HANDBUCH DER MEDIZINISCHEN RADIOLOGIE

ENCYCLOPEDIA OF MEDICAL RADIOLOGY

HERAUSGEGEBEN VON · EDITED BY

L. DIETHELM F. HEUCK

O. OLSSON F. STRNAD H. VIETEN

A. ZUPPINGER

BAND/VOLUME XIV

TEIL/PART 1 B

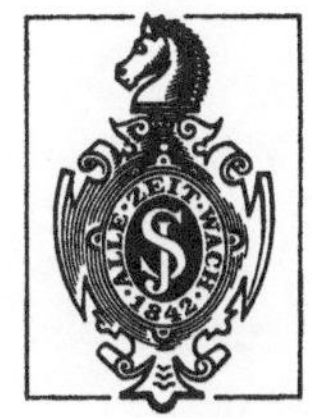

SPRINGER-VERLAG BERLIN · HEIDELBERG · NEW YORK 1981

RÖNTGENDIAGNOSTIK DES ZENTRALNERVENSYSTEMS
TEIL 1 B

ROENTGEN DIAGNOSIS OF THE CENTRAL NERVOUS SYSTEM
PART 1 B

VON · BY

J. AMBROSE · G. FRIEDMANN · R. A. FROWEIN
H. GRAUTHOFF · H. HACKER · M. MEGRET · N. NAKAYAMA
H. STEINHOFF · K. TORNOW · H. VOGELSANG
A. WACKENHEIM · S. WENDE

REDIGIERT VON · EDITED BY
L. DIETHELM · S. WENDE
MAINZ

MIT 363 ABBILDUNGEN (977 EINZELDARSTELLUNGEN)
WITH 363 FIGURES (977 SEPARATE ILLUSTRATIONS)

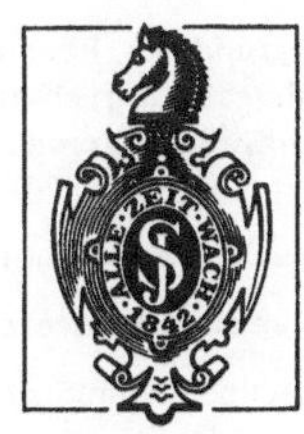

SPRINGER-VERLAG BERLIN · HEIDELBERG · NEW YORK 1981

Professor Dr. L. DIETHELM
Institut für Klinische Strahlenkunde der Universität, Langenbeckstraße 1
D-6500 Mainz

Professor Dr. S. WENDE
Abteilung für Neuroradiologie an der Neurochirurgischen Universitätsklinik,
Langenbeckstraße 1, D-6500 Mainz

CIP-Kurztitelaufnahme der Deutschen Bibliothek
Handbuch der medizinischen Radiologie – Encyclopedia of medical radiology / hrsg. von L. Diethelm ...
Berlin ; Heidelberg ; New York : Springer.
NE: Diethelm, Lothar [Hrsg.]; PT
Bd. 14. → Röntgendiagnostik des Zentralnervensystems

Röntgendiagnostik des Zentralnervensystems – Roentgen diagnosis of the central nervous system. – Berlin ; Heidelberg ; New York : Springer. NE: PT
Teil 1. / von J. Ambrose ... Redigiert von L. Diethelm u. S. Wende, Teil 1, B. – 1981.
(Handbuch der medizinischen Radiologie; Bd. 14)

ISBN-13: 978-3-642-81617-8 e-ISBN-13: 978-3-642-81616-1
DOI: 10.1007/978-3-642-81616-1
NE: Diethelm, Lothar [Hrsg.]; Ambrose, J. [Mitverf.]

Softcover reprint of the hardcover 1st edition 1981

Gesamtherstellung: Universitätsdruckerei H. Stürtz AG, Würzburg

2122/3020-543210

Inhaltsverzeichnis - Contents

Das Röntgenbild der Großhirnvenen. Von H. HACKER

Die Diagnose der Infratentoriellen Tumoren durch die Vertebralisangiographie
Von A. WACKENHEIM u. M. MEGRET

Orbita–Phlebographie. Von K. Tornow

Mitarbeiter von Band XIV/1 B – Contributors to Volume XIV/1 B

Dr. J. AMBROSE, Atkinson Morley's Hospital, Department of Radiology, 31, Copse Hill, Wimbledon SW 20 ONE, GB

Professor Dr. G. FRIEDMANN, Radiologisches Institut und Poliklinik der Universität zu Köln, Zentral-Klinikum, Joseph-Stelzmann-Straße 9, D-5000 Köln 41

Professor Dr. R.A. FROWEIN, Direktor der Neurochirurgischen Klinik der Universität, Joseph-Stelzmann-Straße 9, D-5000 Köln 41

Dr. H. GRAUTHOFF, Radiologisches Institut und Poliklinik der Universität, Zentral-Klinikum, Joseph-Stelzmann-Straße 9, D-5000 Köln 41

Professor Dr. H. HACKER, Klinikum der Universität, Abteilung für Neuroradiologie, Schleusenweg 7–10, D-6000 Frankfurt/Main

Privatdozent Dr. M. MEGRET, Hôpital Cantonal, Service de Neuroradiologie, Geneve

Dr. N. NAKAYAMA†, Neurochirurgische Klinik, Langenbeckstraße 1, D-6500 Mainz

Dr. H. STEINHOFF, Klinikum Großhadern, Radiologische Klinik und Poliklinik der Universität, Marchioninistraße 15, D-8000 München 70

Professor Dr. K. TORNOW, Städtisches Krankenhaus, Neurologische Klinik, Theodor-Kutzer-Ufer, D-6800 Mannheim

Professor Dr. H. VOGELSANG, Medizinische Hochschule Hannover, Department Radiologie, Abteilung für Neuroradiologie, Karl-Wiechert-Allee 9, D-3000 Hannover 61

Professor Dr. A. WACKENHEIM, Hospices Civils de Strasbourg, Centre Hospitalier Régional, Service de Neuroradiologie 1, Place de L'Hôpital, F-Strasbourg

Professor Dr. S. WENDE, Klinikum der Universität, Abteilung für Neuroradiologie an der Neurochirurgischen Klinik, Langenbeckstraße 1, D-6500 Mainz

Angiographie bei Schädel-Hirn-Verletzungen

Von

G. Friedmann, R.A. Frowein, H. Grauthoff

Mit 27 Abbildungen

A. Einleitung

Die Zahl der Schädel-Hirn-Verletzungen stieg im letzten Jahrzehnt vor allem durch die zunehmende Häufigkeit der Unfälle im Straßenverkehr, aber auch durch Betriebsunfälle kontinuierlich an. So ist nach den Untersuchungen von Tönnis, Frowein et al. (1968) in der BRD jährlich mit 150000–200000 einer stationären Behandlung bedürfenden Kopfverletzungen zu rechnen. Hiervon sind etwa 20000–30000 als schwer einzustufen. In rund 10000 Fällen ist mit der Entwicklung eines raumfordernden intrakraniellen Hämatoms zu rechnen. Zu ähnlichen Ergebnissen kommen, wenn auch an kleineren Kollektiven, Lemberger und Benini (1973), Huber (1964), Kessel et al. (1969).

Bei den Hämatomen überwiegen ganz eindeutig die subduralen Blutungen vor den epiduralen und intrazerebralen Hämatomen und den selteneren kombinierten Hämatomen (Frowein und Keila, 1972; Friedmann et al., 1959; Huber, 1964; Tönnis et al., 1963). Der Nachweis oder Ausschluß einer raumfordernden intrakraniellen Blutung gelingt am zuverlässigsten, wenn man von den bekannt gewordenen Ergebnissen der zerebralen Computertomographie absieht, durch die Karotis-Serienangiographie in zwei Ebenen.

Für die röntgenologische Untersuchung empfiehlt sich folgendes, mit Neurochirurgen und Anästhesisten abgestimmtes Vorgehen (Abb. 1). Im Schockstadium ist auf die Anfertigung von Nativaufnahmen zu verzichten. Bestehen eine Bewußtseinstrübung oder Bewußtlosigkeit zusammen mit Lähmungserscheinungen, Krampfanfällen oder einer Anisokorie, ist, neben der Schockbehandlung und Echoenzephalographie, die Angiographie indiziert. Dies gilt auch für bewußtseinsklare Patienten mit neurologischen Symptomen. Fehlen neurologische Ausfallserscheinungen, bleibt aber die Bewußtlosigkeit bzw. die Bewußtseinstrübung länger als 12–24 Std bestehen,

Röntgenuntersuchung bei gedeckten und offenen Schädel-Hirn-Verletzungen

	Bewußtlosigkeit Bewußtseinstrübung	Bewußtseinsklar
Lähmungserscheinungen Krampfanfälle Anisocorie	Schockbehandlung Echoencephalographie Angiographie	Schockbehandlung Echoencephalographie evt. Angiographie
Fehlen neurologischer Ausfallerscheinungen	Schockbehandlung Echoencephalographie nach 24 Std. Angiographie	Schockbehandlung Rö. Nativaufnahme

Abb. 1. Indikationsschema zur zerebralen Angiographie

so ist in jedem Fall eine Angiographie angezeigt. Lediglich bei bewußtseinsklaren Kranken mit neurologisch unauffälligem Befund kann auf die Angiographie verzichtet und die röntgenologische Untersuchung mit der Anfertigung von Nativaufnahmen eingeleitet werden. Bei Schwerverletzten ist erst nach Abklingen des Schockstadiums bzw. der Besserung der zerebralen Funktion die Nativdiagnostik nachzuholen, da eine evtl. vorhandene Fraktur oder geringe Impression nicht verlaufsbestimmend ist und schwere knöcherne Verletzungsfolgen auch auf angiographischen Bildern erfaßt werden.

Werden die Möglichkeiten der Serienangiographie voll ausgeschöpft, so ist eine Lokalisation der raumfordernden Blutung im supratentoriellen Bereich stets möglich. Die Art der Blutung, ob epidural, subdural oder intrazerebral, läßt sich hingegen nicht immer exakt bestimmen. Dies ist jedoch von sekundärer Bedeutung, da es weniger Einfluß auf das therapeutische Vorgehen, wohl aber auf die Operationstechnik – Bohrloch oder osteoplastische Freilegung, Schwierigkeitsgrad – hat. Infratentoriell gelegene Blutungen, die insgesamt selten sind, werden mitunter nicht erfaßt. Hierauf wird bei den einzelnen Kapiteln gesondert eingegangen.

B. Epidurale Hämatome

I. Allgemeines

Die Häufigkeit der epiduralen Hämatome wird in der Literatur mit 0,3–0,4% und 5–6% angegeben (BRODIN, 1951; HOOPER, 1959; ANDERSON, 1949; ORGIAS, 1969). Im Mittel sind wohl etwa 3% aller schweren Schädelhirnverletzungen mit einem epiduralen Hämatom vergesellschaftet. ECHLIN (1949) fand unter 30000 Schädel-Hirn-Verletzungen aller Art in 0,25%, bei 6000 schweren Schädel-Hirn-Verletzungen in 1% epidurale Hämatome. In Sektionszusammenstellungen wurden von LECOUNT und APFELBACH (1920), WERTHEIMER und MARET (1950), GORDY (1948) bis zu 20% epidurale Hämatome angegeben. Diese Differenz dürfte damit zu erklären sein, daß es sich hier z.T. um schwerste Verletzungen handelte, bei denen jede Therapie zu spät kam, oder aber um Kombinationsverletzungen, bei denen nur ein kleines, nicht raumforderndes epidurales Hämatom bestand.

Bilaterale epidurale Hämatome sind selten und wurden vereinzelt von MAURER und MAYFIELD (1948), MCCARTY et al. (1948), BERGLEITER (1964) gesehen. Sie sind als Scheitelhämatome von Bedeutung.

Der Prozentsatz der epiduralen Hämatome unter allen raumfordernden intrakraniellen Blutungen betrug in unserem Krankengut 23% (FROWEIN u. KEILA, 1972). In der überwiegenden Zahl der Fälle wird die Entwicklung eines epiduralen Hämatoms durch eine Verletzung der A. meningea media oder eines ihrer Äste, seltener durch Einriß von Meningealarterien, eines Sinus oder größerer Venen ausgelöst (MCKISSOCK et al., 1960; FARAGO, 1959; MEALEY, 1960; LAZORTHES, 1963). VORIS (1947) sah auch kombinierte arterio-venöse Hämatome, bei denen zunächst eine Blutung aus einem kleinen arteriellen Gefäß erfolgte, die durch den als Tamponade wirkenden Hämatomdruck wahrscheinlich zum Stehen gekommen wäre, wenn nicht die Ablösung der Dura von der Kalotte zum Ein- und Abriß venöser Gefäße und somit zu einer venösen Nachblutung geführt hätte. Die Zahl venöser Blutungsquellen wird von BRODIN (1951) mit etwa 17–19% beziffert.

Die Schädelübersichtsaufnahmen bei epiduralen Hämatomen zeigen sehr häufig Frakturen, und zwar fast ausschließlich auf der Seite des Hämatoms und nur in 1% auf der Gegenseite des Blutungsherdes. Besonders ist auf Bruchlinien zu achten, die einen Gefäßkanal der A. meningea media kreuzen. Insgesamt ist beim Erwachsenen in etwa 52–60% mit einer Schädelfraktur zu rechnen (Streli, 1957; Lin et al., 1958; Wertheimer u. Descottes, 1961; Loew u. Wüstner, 1960; Friedmann u. Frowein, 1966a, b; Gronarz, 1969). Mealey (1960) fand nur in 10–15% keine Fraktur. Gallagher und Browder (1950) sahen bei 88 Obduktionen 82mal Frakturen. Lediglich im Kindesalter treten wegen der noch bestehenden Elastizität der Kalotte und der bei einer leichten Eindellung erfolgenden Duraablösung (Campbell u. Cohen, 1951) seltener Frakturen auf.

Die Angaben über die Dauer eines sog. luziden Intervalls schwanken, je nach Schwere des Traumas, zwischen 0 und 48 Std. Durchschnittlich wird es in 40–60% der epiduralen Hämatome gesehen. In einzelnen Fällen kann die zunehmende Bewußtseinstrübung erst nach Tagen einsetzen. So sahen Friedmann et al. (1959) die raumfordernde Entwicklung eines epiduralen Hämatoms je einmal nach 6, 14, 16 und 18 Tagen. Um ein verlässiges Symptom handelt es sich bei dem luziden Intervall jedoch nicht. Kessel et al. (1969) schreiben zu recht, daß ein freies Intervall von verschieden langer Dauer, gefolgt von zunehmender Bewußtseinstrübung, bis zur völligen Bewußtlosigkeit eher die Ausnahme und nicht die Regel darstellt. Die Mortalität schwankt zwischen 20 und 60%, wobei die Prognose wohl um so günstiger gestellt werden darf, je länger das luzide Intervall war. Im einzelnen gaben McKissock et al. (1960) 27%, Loew und Wüstner (1960) 28%, Josephson (1962) 48%, Sunder-Plassmann und Isfort (1960) 53% Mortalität an.

Die klinische Symptomatik kann uncharakteristisch sein, doch ist die Beobachtung der Pupillenreaktion ein wichtiges Zeichen. Die zunehmende Mydriasis auf der Seite des Hämatoms kommt durch eine Schädigung des N. oculomotorius durch den Druck der verdrängten Schläfenlappenpartien zustande. Es wird jedoch auch eine Mydriasis auf der kontralateralen Hämatomseite beobachtet. Eine direkte traumatische Schädigung kann ebenfalls eine Pupillenerweiterung auslösen.

Somit gewinnt die Serienangiographie für den Nachweis oder Ausschluß eines epiduralen Hämatoms große Bedeutung.

Vor der Möglichkeit der Angiographie war man darauf angewiesen, durch Probetrepanation nach einem epiduralen Hämatom zu suchen. Krönlein empfahl daher 1886, aufgrund seiner Operationsergebnisse und der Untersuchungen Wiesmanns (1885), die Probebohrungen so vorzunehmen, daß das Versorgungsgebiet der A. meningea media übersehen werden könne (Abb. 2). Wie die angiographischen Erfahrungen später zeigten, gelang es auf diese Weise nicht, ausschließlich frontal und okzipital gelegene Hämatome zu erfassen. Ihre Häufigkeit beträgt im Frontalbereich aber nach Brodin (1951) 9%, Verbiest (1956) 12%, nach Puech et al. (1950)

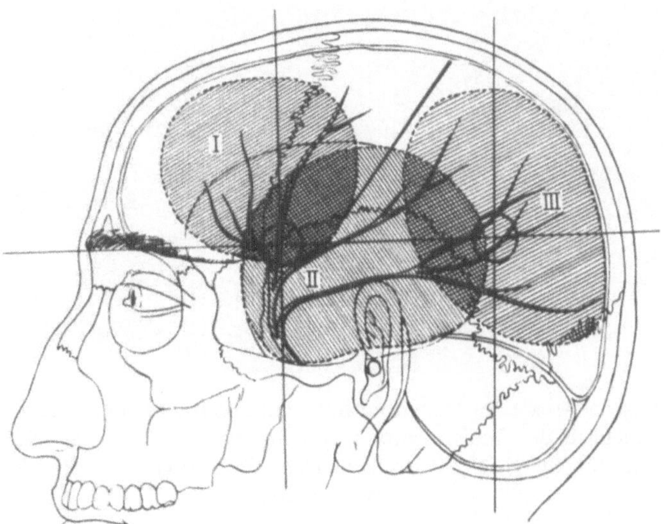

Abb. 2. Kroenlein-Schema mit Angabe der Trepanationsstellen zur Entleerung der epiduralen Hämatome

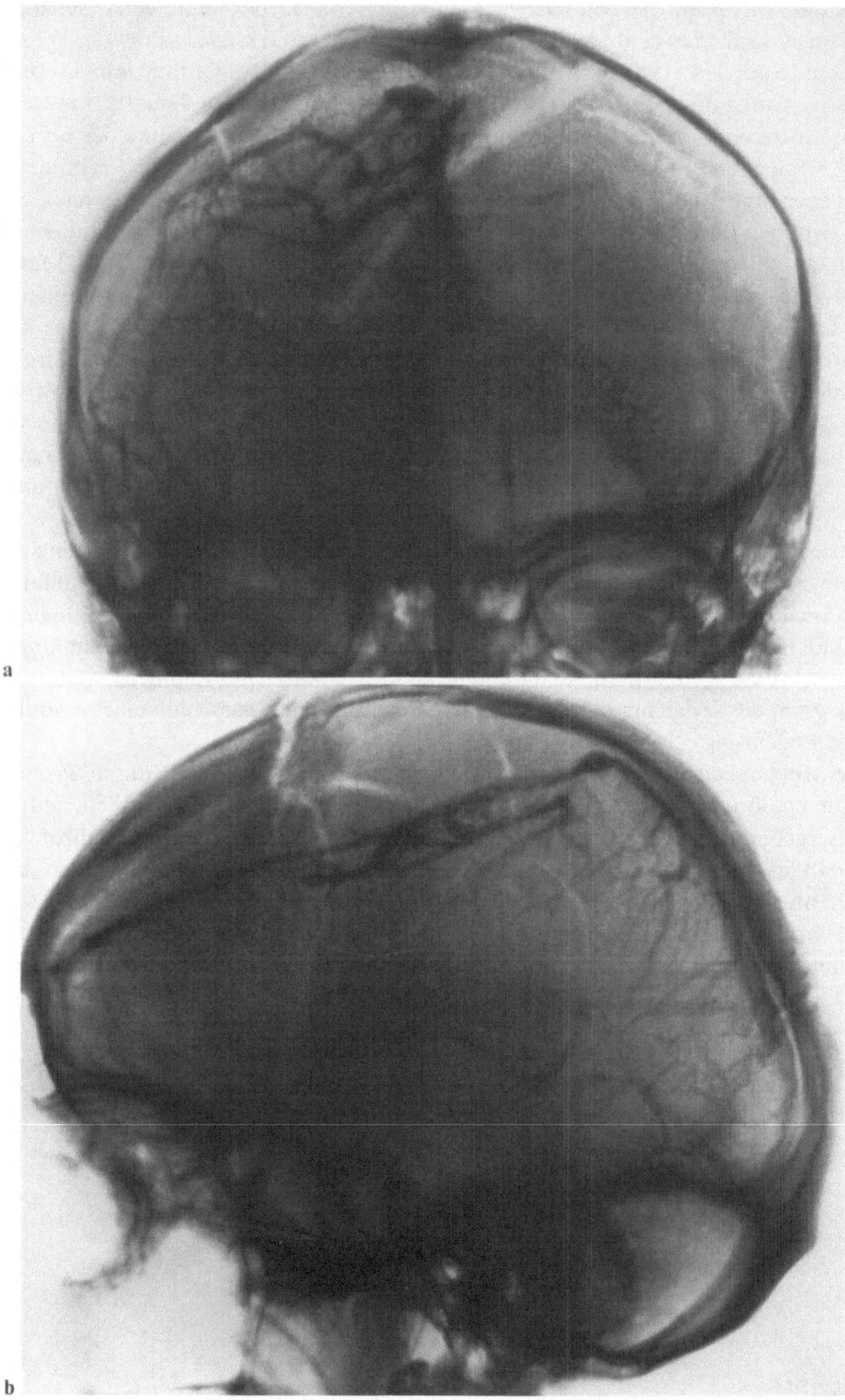

Abb. 3a–d. Epidurales biparieto-frontales Hämatom mit Berstungsfraktur des Hirnschädels. Massive Abdrängung der Gefäße, einschließlich des Sinus sagittalis superior von der Kalotte. Die mittelständige Lage der A. cerebri anterior spricht für ein gleichzeitiges Hämatom der Gegenseite. **a u. b** arterielle Phase, **c u. d** venöse Phase

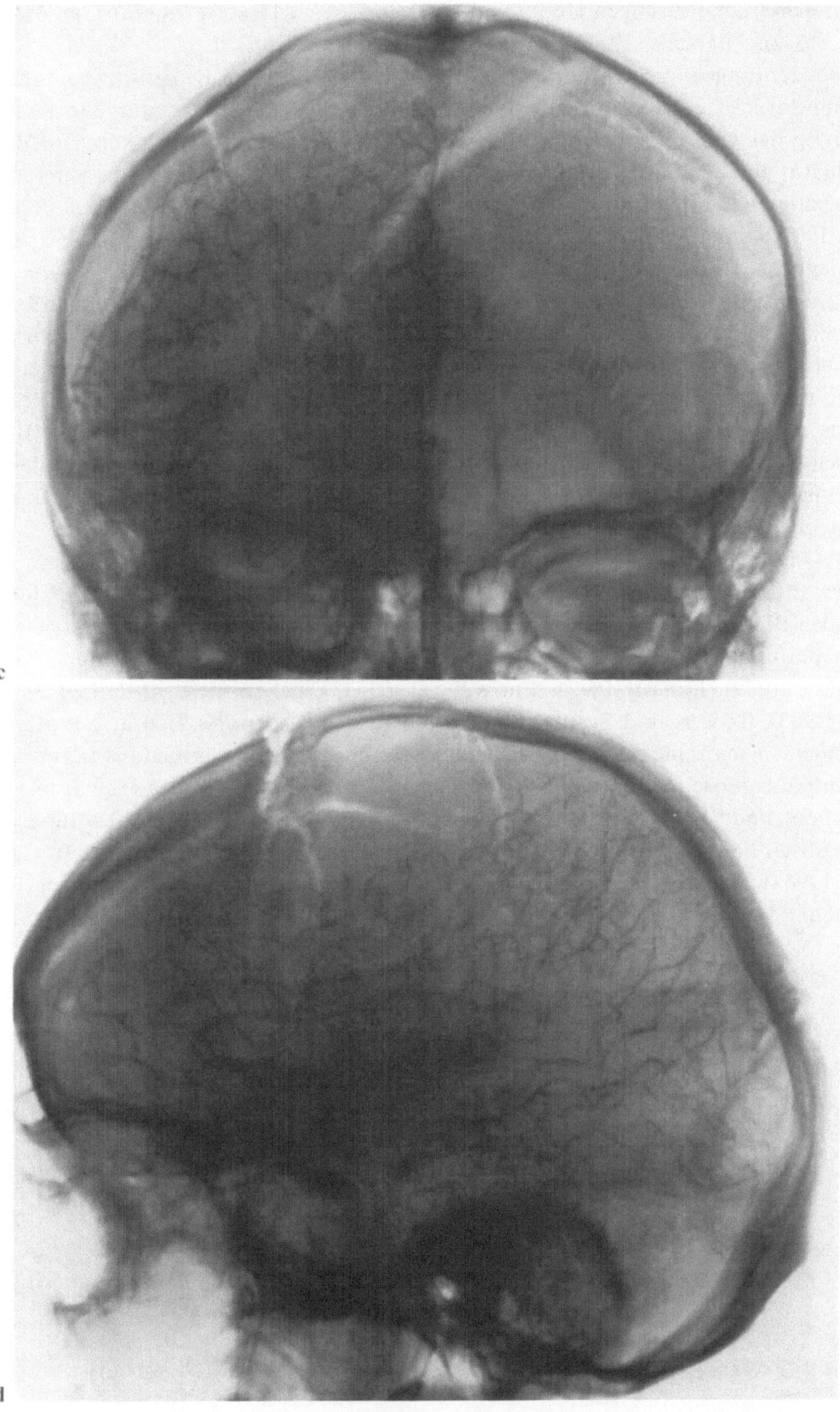

Abb. 3c u. d

17%. Auch rein okzipitale Blutungen sind von WERTHEIMER und DESCOTTES (1961) in 3%, PUECH et al. (1950) in 7% und BRODIN (1951) in 12% beschrieben worden.

Die ersten Beobachtungen über Veränderungen des Gefäßverlaufs im Karotisangiogramm gehen auf LÖHR (1936) zurück. Er wies auf die Abdrängung der Mediagefäße von der Kalotte und eine Verkleinerung des von der A. cerebri anterior und media gebildeten Winkels, auf die Anhebung der Mediagruppe und eine Streckung des Karotissiphons hin. Diese Beschreibung entspricht einer temporo-parietalen Lokalisation der epiduralen Hämatome. PETIT-DUTAILLIS et al. (1952) kamen zu der Feststellung, daß durch die Angiographie zwar eine exakte Lokalisation, nicht aber eine Artdiagnose der Hämatome möglich sei. Nach LINDGREN (1954) und WICKBOM (1949) zeigen die epiduralen Hämatome vielfach das gleiche Bild wie die subduralen Blutungen; allerdings sei der gefäßfreie Raum bei den temporalen epiduralen Hämatomen nicht so breit wie bei den übrigen Blutungen. Hervorgehoben wird von diesen Autoren, daß die Trennung epidurale-subdurale Hämatome nur dann möglich sei, wenn der Sinus sagittalis superior von der Kalotte abgedrängt wäre, da man diesen Befund nur bei epiduralen, nicht aber bei subduralen Blutungen finde. Auch FASIANI (1956) kam zu der Feststellung, daß die Lokalisation der epiduralen Hämatome zwar gelinge, eine Differenzierung zwischen subduralen und epiduralen Blutungen aber erst operativ möglich sei.

NORMAN (1956) fand als erster als verwertbares Kennzeichen bei epiduralen Hämatomen gegenüber subduralen Blutungen einen Unterschied in der Form des gefäßfreien Raums, derart, daß bei den epiduralen Blutungen der gefäßfreie Raum bereits kurz nach dem Trauma plan-bikonvex, bei subduralen Blutungen zu diesem Zeitpunkt aber noch konvex-konkav sei, ein Hinweis, der auch von HOOPER (1959), FRIEDMANN u. FROWEIN (1966a), FRIEDMANN et al. (1959), CRONQVIST und KOEHLER (1963), TÖNNIS und SCHIEFER (1958) sowie WICKBOM (1949) u.a. bestätigt wurde.

Neben den noch im einzelnen zu beschreibenden Veränderungen des Gefäßverlaufs sprechen bei der Differentialdiagnose noch folgende Veränderungen für ein epidurales Hämatom:
Die von LINDGREN und WICKBOM angegebene Abdrängung des Sinus sagittalis superior kann nicht als artspezifisch bezeichnet werden. LOEW und WÜSTNER (1960), HOOPER (1959), CRONQVIST und KOEHLER (1963), FRIEDMANN u.a. haben eine derartige Abdrängung auch bei Patienten gesehen, die sicher kein in diesem Bereich lokalisiertes epidurales Hämatom hatten, bzw. bei

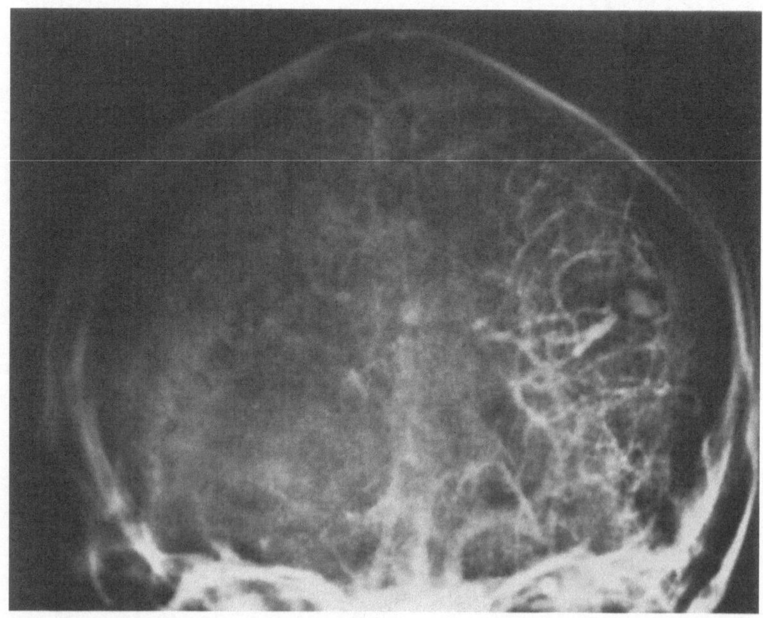

Abb. 4. Extravasat bei epiduralem Hämatom

denen die Blutung an anderer Stelle gelegen war. Ein verläßliches Kriterium ist dies nach HOOPER (1959), FRIEDMANN et al. (1959) nur bei den seltenen biparietalen epiduralen Hämatomen, die dann vor allem im seitlichen Bild eine breite gefäßfreie Zone fronto-parietal zeigen (Abb. 3a–d).

Auf die Verletzung einer Meningealarterie und damit auf ein epidurales Hämatom weist ein vorhandenes Kontrastmittelextravasat hin. Die Lokalisation des Kontrastmittelaustritts ist in den meisten Fällen nahe der Frakturlinie im Bereich der Meningealarterie zu sehen. Dieser Befund spricht für eine starke Blutung und damit eine rasche Hämatomentwicklung und kann als sicher angesehen werden, wenn er während der arteriellen Phase der Angiographie auftritt, seine Form im weiteren Verlauf der Serie ändert und in der venösen Phase noch sichtbar bleibt (Abb. 4).

Beim Nachweis eines Extravasats muß dieses in 2 zueinander senkrechten Ebenen intrakraniell zu lokalisieren sein, um eine Verwechslung mit einer nach Gefäßruptur aufgetretenen extrakraniellen Blutung zu vermeiden (Abb. 5a und b).

Bei venösen Blutungen fand HOOPER (1959) keinen Kontrastmittelaustritt in das epidurale Hämatom, was er als Verdünnungseffekt des Kontrastmittels bei venöser Blutungsquelle deutet.

Ein weiteres Symptom für das epidurale Hämatom ist die Medialverlagerung bzw. Abdrängung der A. meningea media von der Kalotte, die von CRONQVIST und KOEHLER (1963), HIRSCH et al. (1962) beobachtet wurde. HOOPER (1959) sah sie bei insgesamt 37 Fällen 9mal. Dieser Befund kann nur erhoben werden, wenn die Kontrastmittelinjektion in die A. carotis communis bzw. externa und nicht ausschließlich in die A. carotis interna erfolgt (Abb. 6).

Die Entstehung sog. traumatischer Pseudoaneurysmen durch Verletzung der A. meningea media mit der Gefahr der sekundären Perforation und Entwicklung eines epiduralen Hämatoms sind vereinzelt von LINDGREN (1954), HIRSCH et al. (1962), KUHN und KUGLER (1964), KRAYENBÜHL und YASARGIL (1965), PAILLAS et al. (1964) gesehen worden.

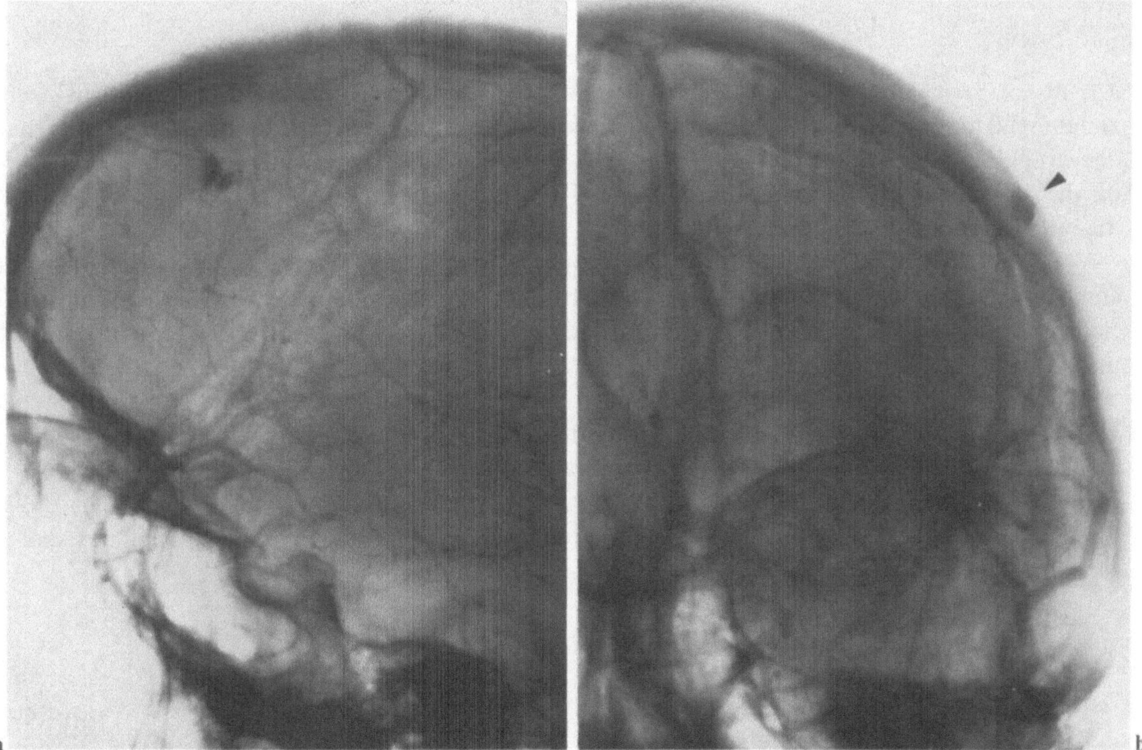

Abb. 5a. Kontrastmittelaustritt frontal (seitliche Aufnahme); **b** Extrakranielle Lage des Extravasats, s. Pfeil (sagittale Aufnahme)

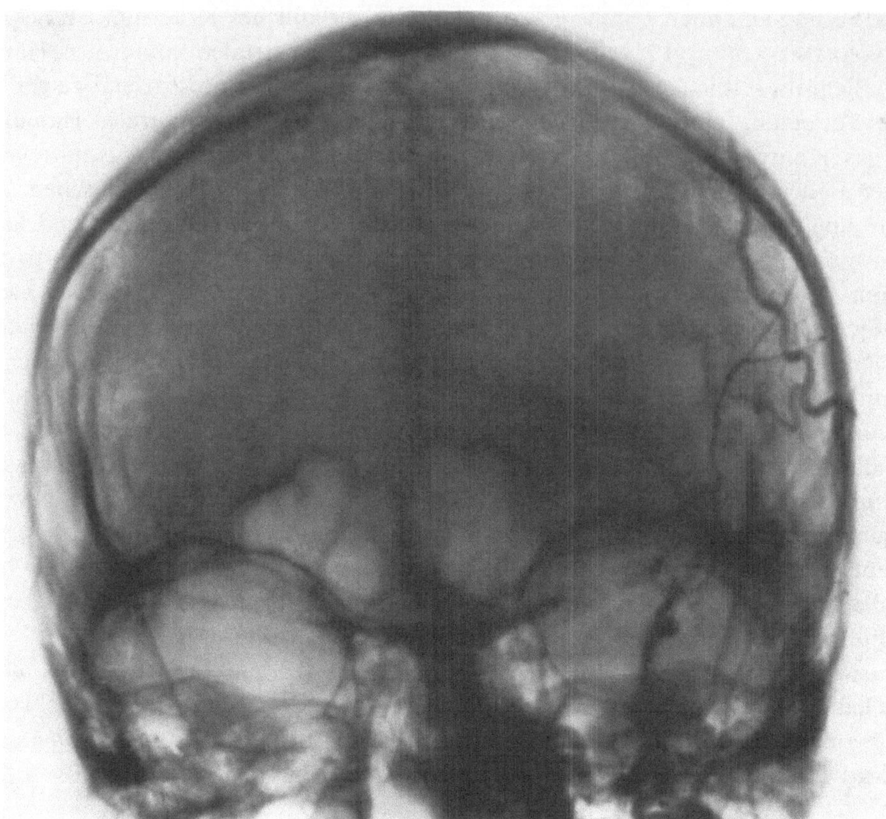

Abb. 6. Isolierte Darstellung der A. carotis externa: Abdrängung der A. meningea media von der Kalotte bei temporalem epiduralem Hämatom

Eine im Serienangiogramm zu registrierende Zirkulationsverlangsamung, die Ausdruck eines zunehmenden Druckanstiegs im Schädelinneren ist, hat bei den epiduralen Hämatomen nach den Angaben von HOOPER (1959), LOEW und WÜSTNER (1960) prognostisch wenig Bedeutung, da die Mortalität bei Patienten mit Zirkulationsverlangsamung gleich hoch war wie bei jenen, die eine normale Durchflußzeit aufwiesen.

Vornehmlich bei den epiduralen Hämatomen der mittleren Schädelgrube findet sich auch gehäuft eine Herabdrängung und Medialverlagerung der A. cerebri posterior als Ausdruck einer transtentoriellen Herniation, die von KAUTZKY und ZÜLCH (1955), PIA (1961), LINDGREN (1954), JEFFERSON und SHELDON (1956) beschrieben wurde.

Hinsichtlich der Lokalisation der epiduralen Hämatome wird von allen Autoren das temporobasale epidurale Hämatom als die mit Abstand häufigste Blutung angegeben. Nach einer Zusammenstellung von KESSEL (1969) waren temporal 60–80%, parieto-frontal und okzipital je 10%, bilateral 4% und infratentoriell 3% lokalisiert. Aus einer Zusammenstellung von HOOPER (1959) über 311 epidurale Hämatome geht hervor, daß 208 temporal, 41 frontal, 40 parietal und 22 okzipital lokalisiert waren.

II. Frontale epidurale Hämatome

Ihre Häufigkeit beträgt nach HOOPER (1959) 18,5%, LOEW und WÜSTNER (1960) 5%, VIGOUROUX et al. (1963) 17% und KESSEL (1969) 10%.

Auf den sagittalen Aufnahmen sind folgende, je nach der Größe des Hämatoms unterschiedlich stark ausgeprägte Abweichungen des Gefäßverlaufs zu finden: Die A. cerebri anterior ist bogenförmig zur Gegenseite verlagert, dies betrifft insbesondere die A. pericallosa und die A. frontopolaris. Die Teilungsstelle der A. carotis interna sowie der jeweilige horizontale Ast der A. cerebri anterior und media sind abgeflacht, so daß die normalerweise zu beobachtende Pilzform der Teilungsstelle verlorengeht. Durch die lateral zur Kalotte hin abgedrängten Gefäße der Mediagruppe wird der Abstand zwischen den aufsteigenden Anterior- und Mediaästen vergrößert (Abb. 7a). Nach HUBER (1963) soll der rechte Winkel zwischen A. cerebri anterior und Anfangsstrecke der A. pericallosa, im Gegensatz zu den frontalen intrazerebralen Hämatomen, erhalten bleiben, ein Symptom, das nach den eigenen Erfahrungen nur bedingt zutrifft und nicht als verläßlich angesehen werden kann.

Auf den seitlichen Aufnahmen findet sich eine enge Schleifenbildung des Karotissiphons. Die Teilungsstelle ist in unterschiedlicher Stärke nach dorsal und kaudal verlagert. Die A. cerebri anterior und insbesondere der A-3-Abschnitt der A. pericallosa weisen durch die Verschiebung des Genu corporis callosi vielfach eine Abdrängung nach okzipital zu auf. Je nach der Größe des Hämatoms ist auch die A. frontalis ascendens nach hinten unten zu abgedrängt. Die A. frontopolaris, einschließlich ihrer Seitenäste, erscheint gestreckt (Abb. 7b).

In der kapillaren und venösen Phase fällt besonders die Gefäßarmut im frontalen Bereich auf. Die aszendierenden Venen, die an der hinteren Begrenzung des Hämatoms in einem okzipitalwärts konvexen Bogen verlaufen, können die hintere Begrenzung der Blutung anzeigen (Abb. 7c).

Bei einer Ausdehnung des Hämatoms mehr nach temporal zu nimmt die Verlagerung der A. pericallosa nach okzipital ab. Der Endabschnitt der A. carotis interna ist dann in stärkerem Maß nach hinten unten medial zu verdrängt, das Mediaknie nach hinten unten zu verschoben, und es bildet sich temporal bereits eine sichelförmige, gefäßfreie, schmale Zone, so daß die Abgrenzung zu einem intrazerebralen frontalen Hämatom mit Durchbruch in den Subduralraum unmöglich wird.

Die Differenzierung einer frontalen epiduralen von einer frontalen intrazerebralen Blutung ließe sich ggf. durch zusätzliche Schrägaufnahmen in Loefstedt-Projektion erreichen. Diese Zusatzuntersuchung ist jedoch zu unterlassen, da sie weitere Zeit beansprucht, was bei der Dringlichkeit der einzuleitenden therapeutischen Maßnahmen nicht vertretbar ist.

III. Parieto-temporale epidurale Hämatome

Bei dieser Hämatomlokalisation treten gegenüber der Norm Abweichungen im Gefäßverlauf auf, die die Diagnose überwiegend ermöglichen.

Auf den sagittalen Bildern ist die Abdrängung der Hirnkonvexität von der Kalotte durch das Hämatom zu erkennen. Der gefäßfreie Raum hat hier, in Abhängigkeit von der Größe des Hämatoms, eine plankonvexe bis bikonvexe Form und reicht kaum unter die Fissura Sylvii. Die Sylvische Gefäßgruppe ist von oben her komprimiert. Die Aa. gyri angularis und parietalis posterior umgreifen das Hämatom bogenförmig. Der Endabschnitt der A. carotis interna ist nach medial verlagert, die A. cerebri anterior entweder parallel oder mehr bogenförmig zur Gegenseite abgedrängt. Der Sinus sagittalis superior liegt der Kalotte an. Der gefäßfreie Raum reicht nie bis an die Falxansatzstelle, so daß die hoch parietal gelegenen Gefäße stets der Kalotte anliegen (Abb. 8a und b). Die Ursache hierfür dürfte, vom Ursprungsort und der Stärke der Blutung abgesehen, darin begründet sein, daß die Dura, insbesondere in der Scheitelgegend und im Bereich der Pacchionischen Granulationen, verhältnismäßig fest mit der Kalotte verbunden ist und dadurch der Ausbreitung der epiduralen Hämatome gewisse Grenzen gesetzt sind.

Die seitlichen Bilder sind wenig charakteristisch. Lediglich bei den Hämatomen, die sich etwas mehr nach temporal erstrecken, kann es zu einer Aufbiegung des Siphons, Anhebung der Teilungsstelle und einer etwas steil und nach kranial konvex verlaufenden Mediagruppe kommen.

Differentialdiagnostisch ist das subdurale Hämatom abzugrenzen, das im akuten Stadium jedoch ganz überwiegend eine Sichelform aufweist und sich bis nach hoch parietal erstreckt, im chronischen Stadium jedoch auch eine plankonvexe bis bikonvexe Form aufweisen kann. Die Kenntnis der Anamnesendauer wird hier weiterhelfen und vor Verwechslungen schützen.

IV. Temporale und temporo-basale epidurale Hämatome

Das temporo-basale epidurale Hämatom entsteht hauptsächlich bei einer Verletzung der A. meningea media im oder knapp oberhalb des Foramen spinosum. Im Angiogramm kommt es zu einer gewissen Ähnlichkeit mit den intrazerebralen Hämatomen des Temporallappens.

Der Karotissiphon ist aufgebogen, die Teilungsstelle angehoben. Die Anfangsstrecke der A. cerebri media (M-1-Abschnitt) ist nach kranial verlagert; die Mediahauptäste verlaufen fast parallel zur A. pericallosa; die Sylvische Gefäßgruppe ist bogenförmig angehoben. Die A. gyri angularis und A. temporalis posterior sind gespannt und verlaufen nach lateral unten konkav (Abb. 9a).

Die sagittalen Aufnahmen zeigen eine teils bogenförmige, teils parallele Abdrängung der A. cerebri anterior zur Gegenseite. Die Gabelung des Endabschnitts der A. carotis interna in die A. cerebri anterior und media liegt zu weit medial. Der von der Basis abgedrängte horizontale Mediaast zieht schräg nach oben lateral. Der gefäßfreie Raum betrifft vornehmlich die Temporalregion. Er endet meist am Übergang zur Parietalregion und wird basalwärts zunehmend breiter (Abb. 9b). Fehlt die Verbreiterung der Abdrängung basal, liegt aber trotzdem eine stärkere

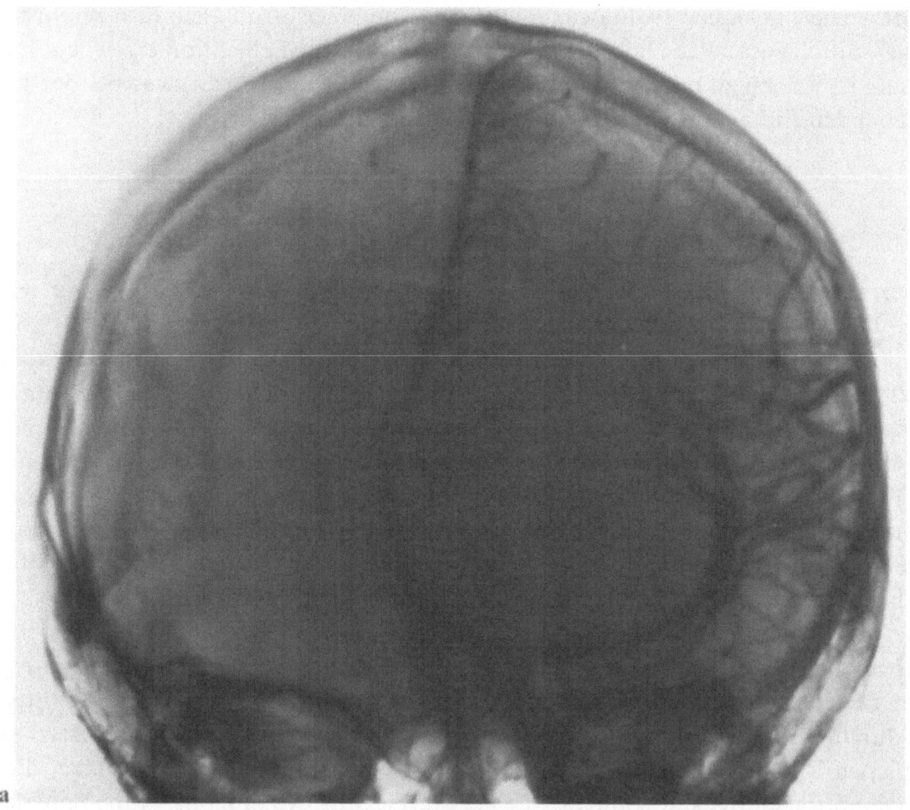

Abb. 7a

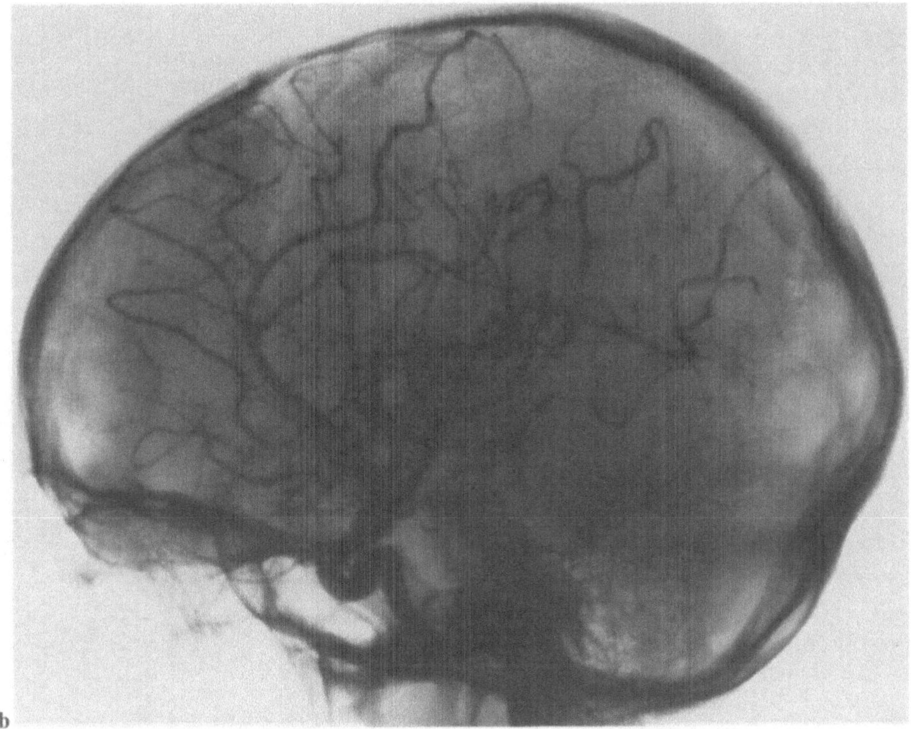

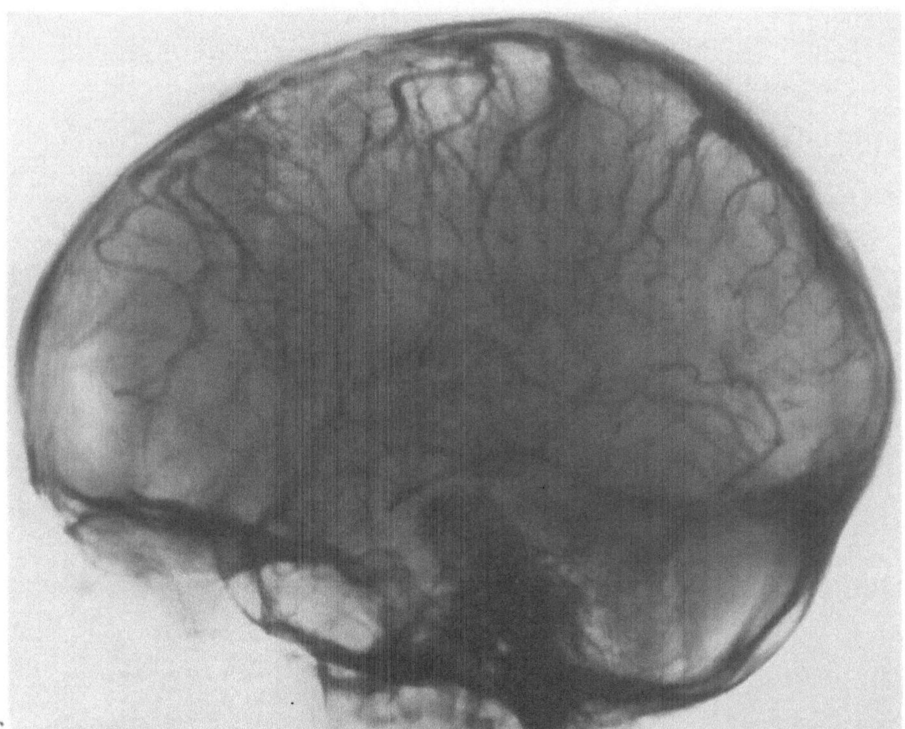

Abb. 7a–c. Frontales epidurales Hämatom. **a** Sagittale Aufnahme, arterielle Phase; **b** seitliche Aufnahme, arterielle Phase; **c** seitliche Aufnahme, venöse Phase

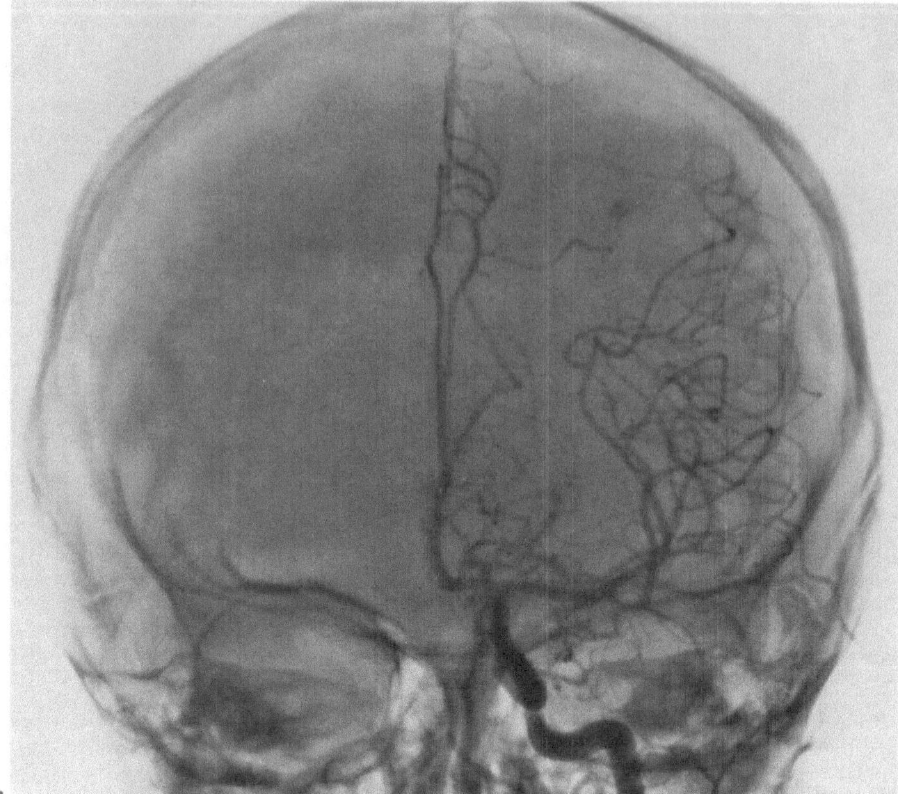

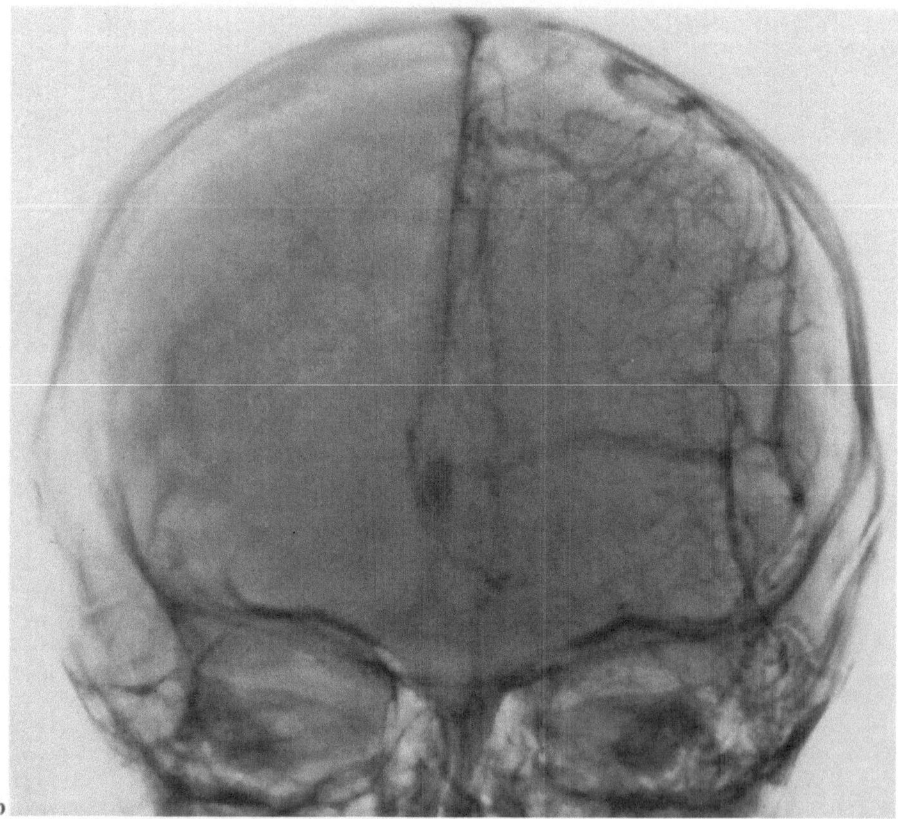

Abb. 8a u. b. Parieto-temporales epidurales Hämatom. **a** Arterielle Phase; **b** venöse Phase

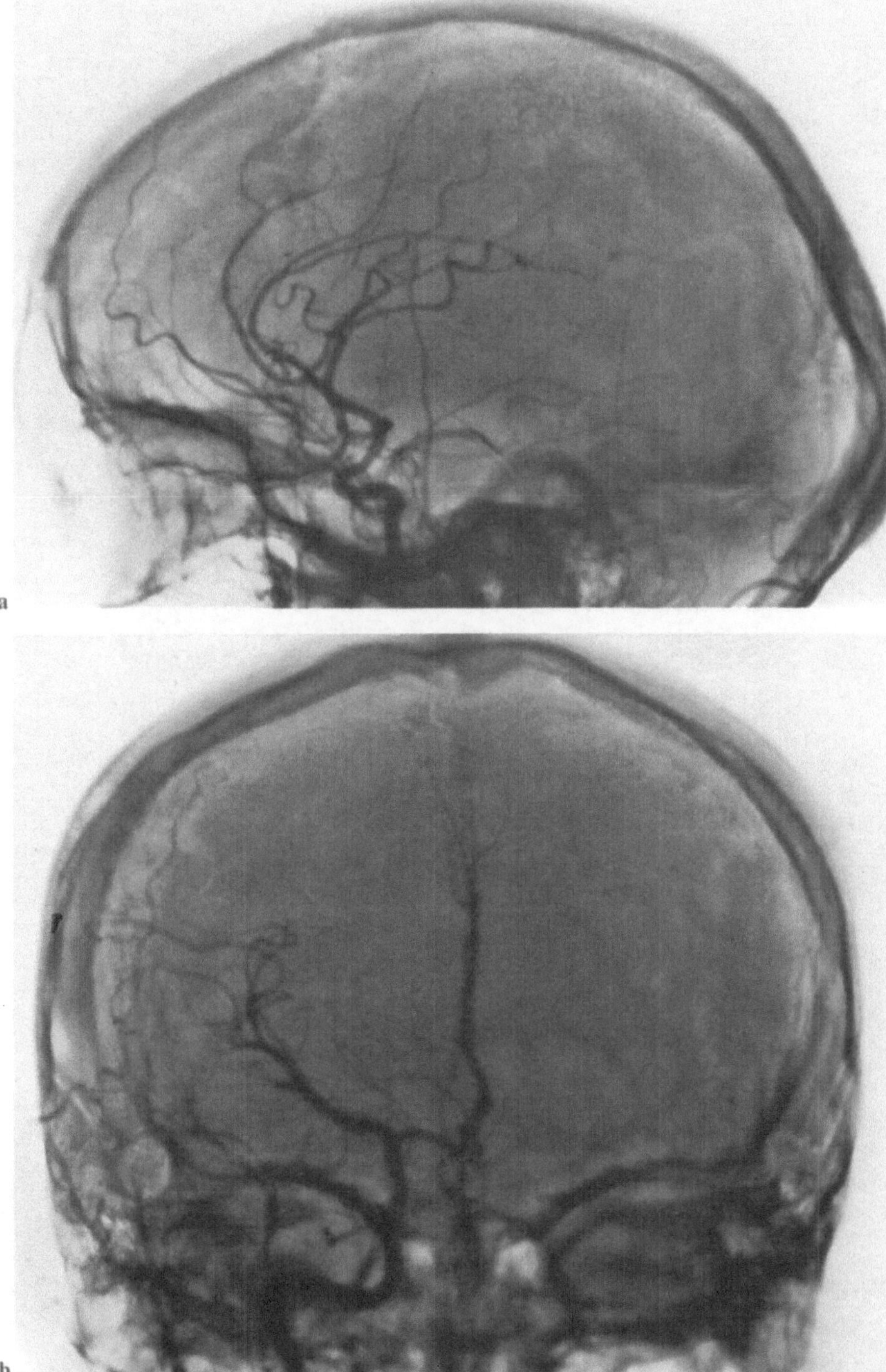

Abb. 9a u. b. Temporo-basales epidurales Hämatom. **a** Arterielle Phase; **b** arterielle Phase

Anhebung des Mediaknies vor, so ist an eine begleitende temporale Kontusion mit Blutung oder Ödem zu denken.

Charakteristisch für ein epidurales Hämatom ist die Einwärtsdrängung der A. meningea media. Manchmal ist die Verletzungsstelle dieses Gefäßes durch einen fleckförmigen Kontrastmittelaustritt zu erkennen (s. Abb. 6).

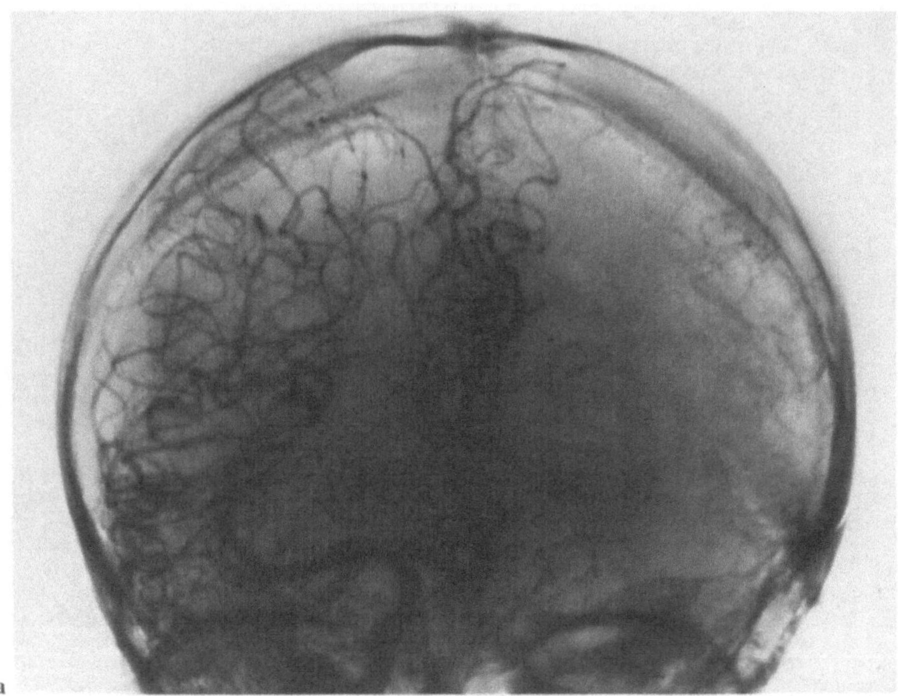

a

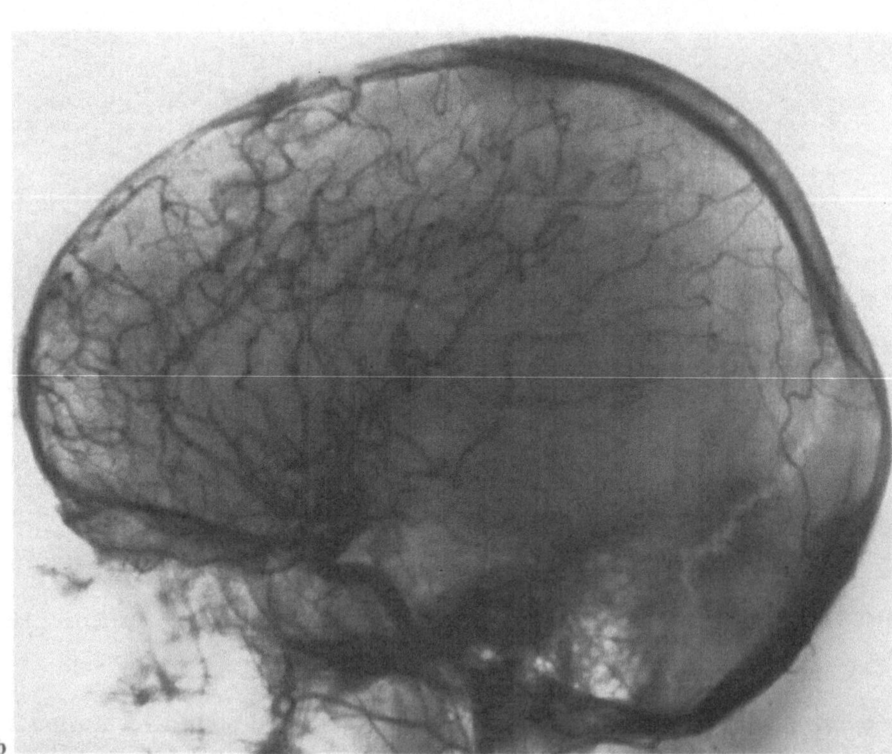

b

Abb. 10a–d. Okzipitales epidurales Hämatom. **a** Arterielle Phase, sagittale Aufnahme, ein schmales subdurales Hämatom vortäuschend; **b** arterielle Phase, seitliche Aufnahme; **c** venöse Phase, sagittale Aufnahme; **d** Schrägaufnahme, arterielle Phase, Hämatomgröße erfaßt

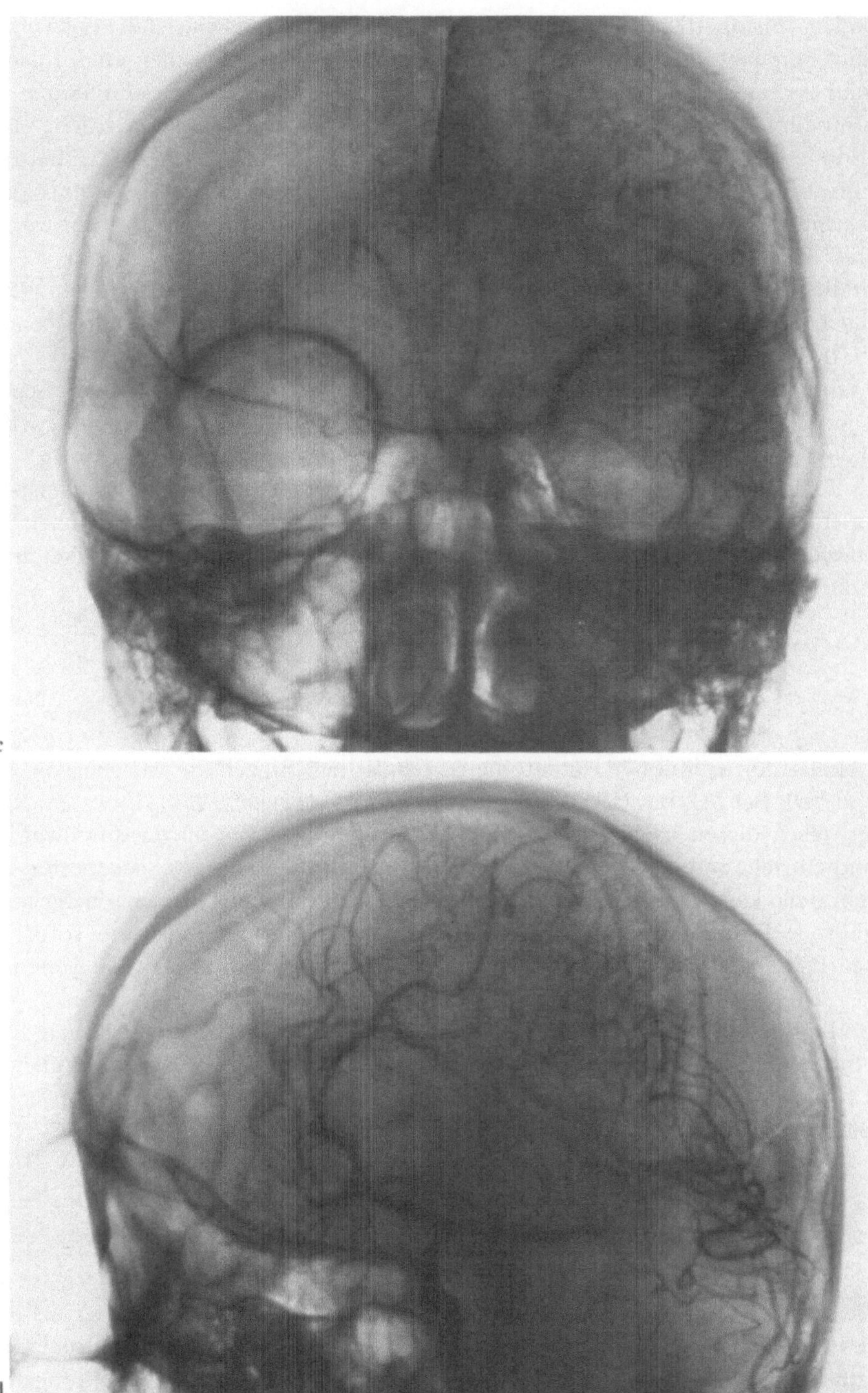

Abb. 10c u. d

V. Okzipitale epidurale Hämatome

Der Nachweis okzipitaler epiduraler Hämatome kann auf dem normalen Serienangiogramm in sagittaler und seitlicher Richtung auf Schwierigkeiten stoßen, da die A. pericallosa entweder gar nicht oder nur in geringem Maß zur Gegenseite verlagert ist und auch die Abdrängung der okzipitalen Hirnoberfläche von der Schädelkalotte durch das parietal der Oberfläche anliegende Gehirn verdeckt wird bzw. es bei der Entwicklung des okzipitalen epiduralen Hämatoms nach parietal zu einer schmalen, sichelförmigen, gefäßfreien Zone parietal kommen kann, die ein kleines subdurales Hämatom vortäuscht (Abb. 10a). Es ist daher auf zusätzliche Gefäßveränderungen besonders zu achten: Die peripheren Abschnitte der Sylvischen Gefäßgruppe sind im Seitenbild nach kaudal konvexbogig verlagert. Gleiches gilt für die A. cerebri posterior. Da der Endabschnitt der A. pericallosa eher angehoben ist, kommt es zu einem verhältnismäßig großen gefäßfreien oder gefäßarmen Raum okzipital (Abb. 10b).

Im Sagittalbild kommt es zu einer Abdrängung der A. parietalis posterior sowie der A. gyri angularis nach medial, so daß aus ihrem Abstand von der Kalotte durch die entstehende bikonvexe Linsenform die Hämatombreite erkennbar wird.

In der venösen Phase ist auf die Abdrängung der V. cerebri interna zur Gegenseite, aber auch auf den Verlauf der kortikalen Venen, insbesondere der V. Trolard und der V. Rolandi bzw. Labbé zu achten, die die Ausdehnung des Hämatoms anzeigen (Abb. 10c).

Sind die Veränderungen bei kleineren Hämatomen nur diskret ausgeprägt, oder ist der Befund zunächst nicht eindeutig, sind unbedingt Schrägaufnahmen anzuschließen, wobei der Kopf um 30–45° zur nicht angiographierten gesunden Seite zu drehen ist, so daß das okzipitale epidurale Hämatom in seiner gesamten Ausdehnung erfaßt werden kann (Abb. 10d).

VI. Epidurale Hämatome der Mittellinie

Diese Lokalisation epiduraler Hämatome ist sehr selten. Einzelfälle wurden von TIWISINA und STAECKER (1959), BERGLEITER (1964), ALEXANDER (1961), HUBER (1964), FRIEDMANN et al. (1959) beobachtet. Nach diesen kasuistischen Mitteilungen sind die Blutungen durchweg venösen Ursprungs und entstehen überwiegend durch einen Einriß im Sinus sagittalis superior.

Das Sagittalbild kann unauffällig sein. Auf den Seitenaufnahmen wird jedoch der unterschiedlich breite gefäßfreie Raum unterhalb der Kalotte in der Frontoparietalregion sofort sichtbar. In der venösen Phase stellt sich der von der Kalotte abgedrängte Sinus sagittalis superior dar (Abb. 3).

Diese Bilder sind eindeutig und sehr viel eindrucksvoller als die fragliche geringe freie Differenz zwischen Sinus sagittalis superior und Schädelkalotte, die mitunter bei epiduralen Hämatomen anderer Lokalisation oder auch bei beidseitigen subduralen Hämatomen, die sich ggf. bis in den Interhemisphärenspalt erstrecken, beschrieben wurden.

VII. Infratentorielle epidurale Hämatome

Die infratentoriellen epiduralen Hämatome sind dem Pathologen bekannter als dem Kliniker. So sah GORDY (1948) in seinem Sektionsmaterial unter 104 epiduralen Hämatomen 14 Blutungen in der hinteren Schädelgrube, während der Prozentsatz klinischer Beobachtungen (HERREN u. ZELLER, 1950; KESSEL et al., 1969; MUNSLOW, 1951; SCHNEIDER et al., 1951; FRIEDMANN u. FROWEIN, 1966a; FRIEDMANN et al., 1959; HUBER, 1964) sehr viel seltener ist. Die Gründe hierfür liegen in der atypischen Symptomatik, da diese Blutungen meist subakut bis chronisch verlaufen. Die Patienten klagen über Hinterkopfschmerzen. Manchmal bestehen zerebelläre oder mesenzephale Störungen und Ausfallserscheinungen oder eine Nackensteife. Die sekundäre Bewußtlosigkeit setzt oft sehr plötzlich ein und kann durch Atemstillstand zum Tod führen. Die bei den supratentoriellen Hämatomen beobachtete Pupillenerweiterung fehlt bei den infratentoriellen Blutungen.

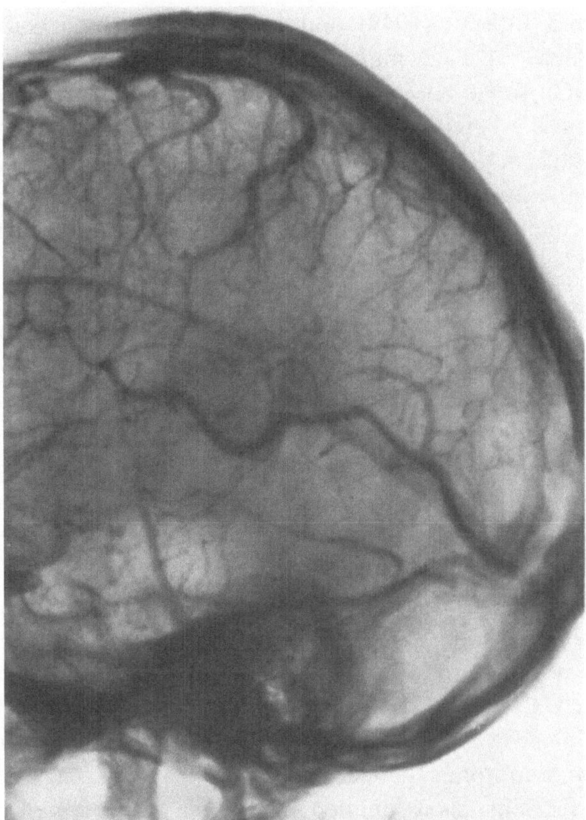

Abb. 11. Infratentorielles epidurales Hämatom, seitliche Aufnahme, venöse Phase; Abdrängung des Confluens sinuum

Eine okzipital gelegene Frakturlinie oder Sprengung der Lambdanaht sollten bei entsprechender Anamnese und klinischem Verlauf besonders an eine derartige Möglichkeit denken lassen. Ein weiterer Grund für eine Fehlbeurteilung ist sicher auch der häufig normale oder uncharakteristische Befund der Karotisangiographie, insbesondere wenn die venöse Phase nicht ausreichend erfaßt wird. Gerade diese Phase ist aber für die Diagnose entscheidend, denn sie zeigt bei größeren, bis okzipital reichenden Hämatomen eine Abdrängung des Confluens sinuum (Abb. 11).

C. Subdurale Hämatome

I. Allgemeines

Unter den intrakraniellen traumatischen Blutungen ist die Zahl der subduralen Hämatome am größten. Das Verhältnis zu den epiduralen Blutungen beträgt nach eigenen Untersuchungen etwa 3:1. Frowein und Keila (1972) fanden unter 822 gesicherten traumatischen intrakraniellen Hämatomen 482, entsprechend 59%, subdurale Blutungen.

Je nach Dauer des Intervalls zwischen Verletzung und Einsetzen der klinischen Symptome werden die subduralen Hämatome in akute, subakute und chronische Blutungen unterteilt. Die Ansichten, von welchem Zeitpunkt an die eine oder andere Form vorliegt, weichen allerdings voneinander ab. Während ECHLIN (1949) und FRAZIER (1935) die subduralen Hämatome, die innerhalb der ersten 7 bzw. 14 Tage manifest werden, noch zu den akuten rechnen, verstehen LOEW und WÜSTNER (1960) sowie KRAYENBÜHL und NOTO (1949) unter einem akuten subduralen Hämatom nur Blutungen, die bereits in den ersten 48 Stunden nach dem Trauma raumfordernd werden. Das subakute Stadium umfaßt den 3. bis 14. Tag und das chronische Stadium Hämatome, die erst nach dieser Zeit klinische Erscheinungen hervorrufen. KESSEL et al. (1969) sehen die subduralen Hämatome innerhalb der ersten drei Tage als akut, die vom 4. Tag bis zum Ablauf der 3. Woche als subakut und die mehr als drei Wochen alten subduralen Hämatome als chronisch an. Die Einteilung von FROWEIN und KEILA (1972) orientiert sich am Schweregrad der Verletzung, dem Intervall zwischen Trauma und Operationstermin sowie der Prognose und Letalität; danach wird unter einem akuten subduralen Hämatom die Blutung innerhalb der ersten 24 Stunden, unter einem subakuten subduralen Hämatom die Blutung zwischen dem 2. und 10. Tag und unter dem chronischen subduralen Hämatom eine Blutung, die mehr als 10 Tage nach dem Trauma klinisch manifest wird, verstanden. Hier besteht eine relativ enge Relation zur Letalität, die innerhalb der ersten drei Stunden 86% betrug, sich bis zum Ende des ersten Unfalltages auf durchschnittlich 60% verringerte, an den folgenden Tagen unter 50%, bis zum 10. Tag auf etwa 20% und danach auf 10% und weniger sank.

Klinisch zeigen die akuten subduralen Hämatome praktisch immer eine schwere zerebrale Symptomatik, da sie sich aus Rindenprellungsherden entwickeln. Ebenso kann, wie bei den epiduralen Hämatomen, eine homolaterale Pupillenerweiterung, eine primäre Bewußtlosigkeit und ein luzides Intervall vorliegen. Bei den chronischen subduralen Hämatomen können eine Stauungspapille ebenso wie neurologische Ausfälle fehlen. Kopfschmerzen und auch psychische Veränderungen sind ein häufiges Symptom.

Die Nativdiagnostik des Schädels ist bei den subduralen Hämatomen wenig ergiebig. Frakturen unterschiedlichen Ausmaßes werden bei den akuten subduralen Hämatomen mit 25–30%, bei den subakuten mit durchschnittlich 18% und bei den chronischen subduralen Hämatomen mit 0–3% angegeben. KESSEL et al. (1969) und MCLAURIN und TUTOR (1961) geben einen durchschnittlichen Prozentsatz von etwa 50% an, wobei bei den letzteren Autoren die ipsilateralen Frakturen gegenüber den kontralateralen überwogen. HUBER (1964) fand bei 51,6% seiner Fälle Schädelbrüche. GRONARZ (1969) ermittelte im Krankengut von FROWEIN bei akuten und subakuten subduralen Hämatomen eine Fraktur in 33%, bei chronischen subduralen Hämatomen nur in 8% der Fälle.

Bei der Nativdiagnostik ist zudem auf eine eventuelle Verlagerung der verkalkten Glandula pinealis zu achten.

Als Blutungsquelle kommen hauptsächlich Hirnrindenkontusionen und Einrisse der Hirnhäute in Betracht, während Brückenveneneinrisse, isolierte Arterienverletzungen der kortikalen Gefäße oder Sinusrupturen seltener sind. Die arteriellen Blutungen erfolgen vorwiegend aus den Ästen der A. cerebri media, die venösen Blutungen aus den Vv. cerebri superiores (KRAULAND, 1956, 1961; HUBER, 1964; KENNEDY und WORTIS, 1936; LINK, 1950, 1959; TROTTER, 1914; WEBER, 1961). TÖNNIS und SCHIEFER (1959) zeigten, daß auch rupturierte Aneurysmen oder Gefäßmißbildungen im Verlauf einer subarachnoidalen Blutung in den Subduralraum durchbrechen können. Vereinzelt kommt es aus einer verletzten A. meningea media zu einer Blutung durch einen gleichzeitigen Durariß in den Subduralraum.

Die sicherste Methode zum Nachweis und zur Lokalisation einer subduralen Blutung ist die Karotisserienangiographie. LÖHR (1936a, b), TÖNNIS (1939), PETIT-DUTAILLIS et al. (1956) machten schon bald nach den Veröffentlichungen von MONIZ (1940) darauf aufmerksam, daß die Karotisangiographie zum Nachweis eines subduralen Hämatoms und auch beim Verdacht einer subduralen Blutung vorgenommen werden sollte, da durch die Abdrängung der Gefäße von der Kalotte – sichtbar auf dem Sagittalbild – die Diagnose gesichert werden könne. In einer zusammenfassenden Darstellung über die möglichen Komplikationen der Angiographie wiesen TÖNNIS und SCHIE-

FER (1959) darauf hin, daß Zwischenfälle außerordentlich selten und bei Berücksichtigung aller Kautelen fast immer zu vermeiden sind, so daß bei den subduralen Hämatomen der Eingriff wegen des großen diagnostischen Wertes absolut zu verantworten ist.

Mit der zunehmenden Verbreitung der Karotisangiographie mehrten sich die Mitteilungen über den angiographischen Nachweis der subduralen Hämatome (LOFSTROM et al., 1955; WICKBOM, 1949; GURDJIAN u. WEBSTER, 1960; KRAYENBÜHL u. NOTO, 1949). LINDGREN (1954) empfahl bei einer Diskrepanz von Klinik und Angiogramm im Anschluß an die Normaleinstellung Schrägaufnahmen anzufertigen, um frontal oder okzipital gelegene Blutungen nicht zu übersehen. ALBRECHT und DRESSLER (1955) fanden bei alten bzw. chronischen subduralen Hämatomen eine Verlangsamung der Hirndurchblutungszeit.

NORMAN (1956) bemühte sich als erster, eine engere Beziehung zwischen angiographischem Befund und der Länge der Anamnese herzustellen. Aufgrund seiner Untersuchungen kam er zum Schluß, daß gewisse Gesetzmäßigkeiten zwischen der Form des gefäßfreien Raumes und der seit dem Unfall vergangenen Zeit bestehen. Danach habe das subdurale Hämatom in den ersten drei Wochen eine sichelartige, also konvex-konkave Form. Bei einem längeren freien Intervall und parallel zu dem Hämatomwachstum entstehe dann ein bikonvexer gefäßfreier Raum, der acht Wochen nach dem Unfall stets vorhanden sei. Diese Ergebnisse wurden an größeren Fallzahlen auch von TÖNNIS et al. (1964), FRIEDMANN u. FROWEIN (1966a), FRIEDMANN (1959), HUBER (1964, 1973), YOKOYAMA (1959), KEILA (1974) bestätigt.

II. Akute subdurale Hämatome

(innerhalb des ersten Tages nach dem Trauma)

Bei den akuten subduralen Hämatomen ist gewöhnlich eine schwere Schädel-Hirn-Verletzung vorausgegangen, so daß es durch die Kontusion des Hirngewebes und den Einriß der Hirnhäute oder gelegentlich auch durch eingedrückte Knochenstücke zu einer Blutung aus den verletzten Gefäßen kommt. Betroffen sind Arterien, Venen oder ein Sinus.

Wesentliches Merkmal für den Nachweis der subduralen Hämatome ist die auf dem sagittalen Bild erkennbare Abdrängung der Gefäße von der Kalotte. Die Form des gefäßfreien Raumes ist hierbei gleichartig. Es entsteht zwischen Kalotte und Hirnmantel ein sichelartiger konvexkonkaver gefäßfreier Spalt, der von parietal bis temporal reicht und sich, von sehr kleinen Blutungen abgesehen, bis zur Mittellinie, also zum Falxansatz, erstreckt. Die größte Breitenausdehnung der gefäßfreien Zone besteht regelmäßig parietal und ist von der Hämatomgröße abhängig (Abb. 12). Dementsprechend findet sich bei der Operation flüssiges oder geronnenes, der Hirnoberfläche kappenartig aufliegendes Blut, das einen mehr oder minder großen Teil der Hemisphäre bedeckt. Als Ausdruck der Massenverschiebung kommt es zu einer vorwiegend parallelen, z.T. aber auch bogenförmigen, von der Größe des Hämatoms und der Schwellungsreaktion des Gehirns abhängigen Verlagerung der A. cerebri anterior zur Gegenseite. Die Teilungsstelle der A. carotis interna befindet sich öfters zu weit medial.

Die seitlichen Aufnahmen ergeben keinen Hinweis für eine subdurale Blutung. Mit Veränderungen ist hier nur zu rechnen, wenn gleichzeitig Kontusionsfolgen vorhanden sind.

In seltenen Fällen dehnt sich die subdurale Blutung nicht über mehr oder minder große Areale der Hirnoberfläche aus, sondern bleibt umschrieben. Vorwiegend sind die subduralen Blutungen fronto-temporo-basal lokalisiert. Dies führt zu einer Verlagerung der A. cerebri media nach medial und oben. Eine sichere Unterscheidung von epiduralen oder intrazerebralen Hämatomen gleicher Lokalisation ist dann schwer, wenn nicht unmöglich.

Bei einer eigenen Beobachtung zeigten die sagittalen Aufnahmen eine Verlagerung der Teilungsstelle nach medial, eine bogenförmige Abdrängung der A. cerebri anterior nach rechts und einen

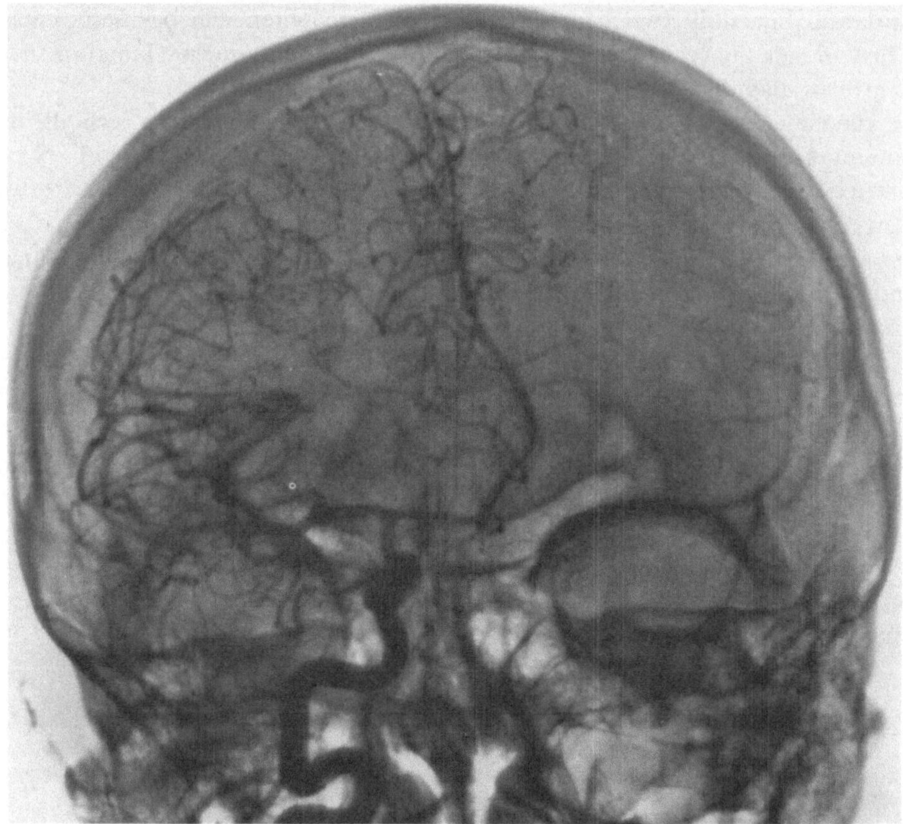

Abb. 12. Akutes subdurales Hämatom, arterielle Phase

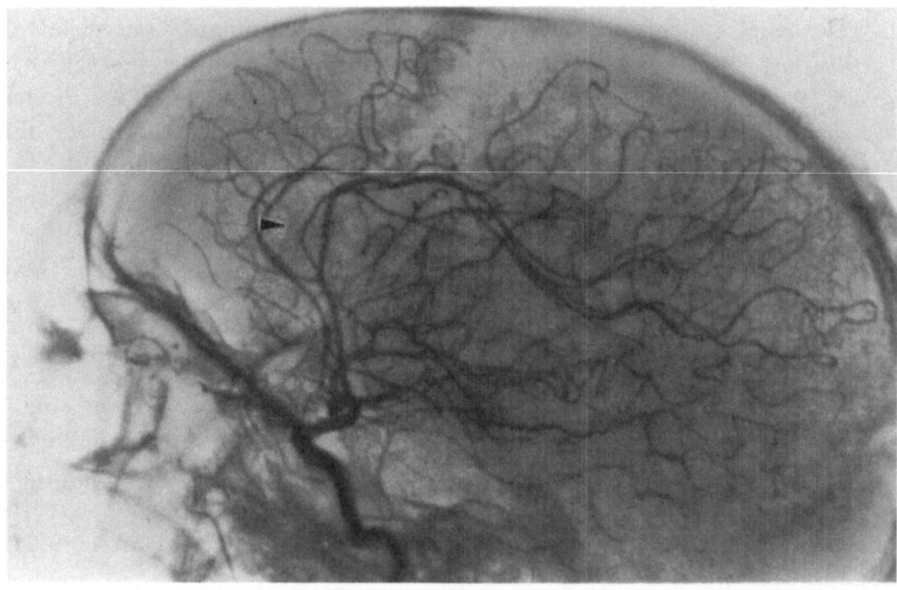

Abb. 13. Akutes subdurales Hämatom, seitliche Aufnahme, arterielle Phase; atypische Lokalisation fronto-temporal und parietal

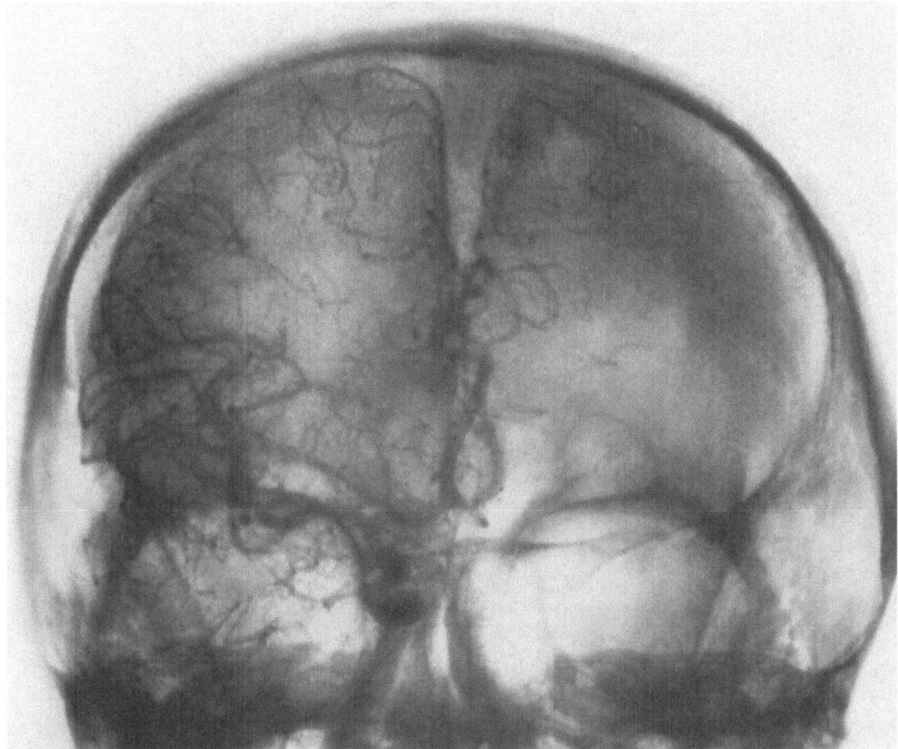

Abb. 14. Subdurales Hämatom in der Fissura interhemisphaerica

schmalen gefäßfreien Raum temporo-parietal. Auf den zugehörigen seitlichen Bildern war die A. cerebri anterior nach okzipital verlagert; die A. cerebri media verlief flach. Vom Angiogramm her wurde eine frontale blutige Kontusion mit subduraler Begleitblutung angenommen. Bei der Operation fand sich jedoch ein größeres abgegrenztes fronto-temporal und parietal lokalisiertes frisches subdurales Hämatom (Abb. 13).

LOEW und WÜSTNER (1960) fanden lokalisierte subdurale Hämatome in 10%, HUBER (1964) in 17%.

Ist trotz des Hämatomnachweises die A. cerebri anterior mittelständig gelegen, muß mit einem doppelseitigen Hämatom gerechnet und daher auch die kontralaterale Seite angiographiert werden.

Kommt es durch Frakturen bzw. Impressionen in Scheitelhöhe zu einer Sinusverletzung, so kann daraus eine stärkere Abdrängung des Hirns von der Scheitelregion resultieren. Im sagittalen Strahlengang verjüngt sich dann der gefäßfreie Raum zur Falx hin nicht, sondern bleibt in gleicher Dicke erhalten. Die seitlichen Aufnahmen zeigen einen gefäßfreien Raum zwischen Hirnoberfläche und Kalotte fronto-parietal.

Liegt neben einem die Hemisphäre bedeckenden subduralen Hämatom eine zusätzliche Blutung in den Interhemisphärenspalt vor, so wird die A. pericallosa stark verlagert, da die vorderen zwei Drittel des Balkens unter der Falx hindurch zur kontralateralen Seite verschoben werden.

Die sehr seltenen, von CAMPBELL und CAMPBELL (1961), CANNON (1961) und JACOBSEN (1955) beschriebenen Hämatome in der Fissura interhemisphaerica führen zu einer Dissoziation der A. pericallosa (Abb. 14).

Eine Zirkulationsverlangsamung konnte bei den akuten subduralen Hämatomen von HUBER (1964, 1973) in 26%, von LOEW und WÜSTNER (1960) in 28% beobachtet werden.

Ein Kontrastmittelaustritt ist, im Gegensatz zum epiduralen Hämatom, eine Seltenheit (Abb. 15 a und b).

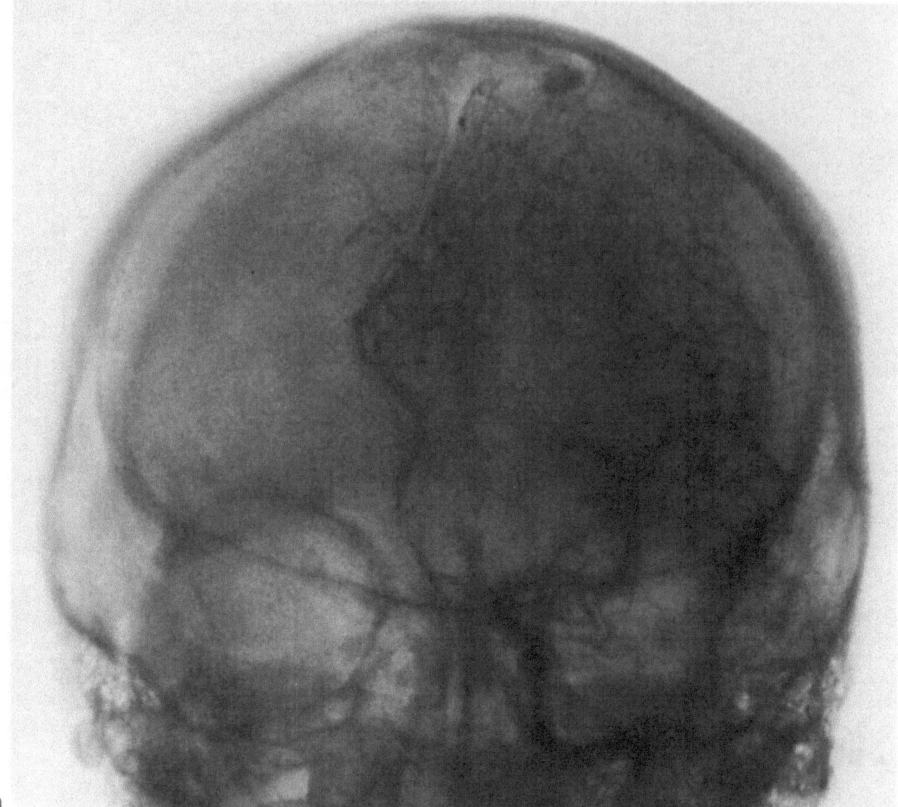

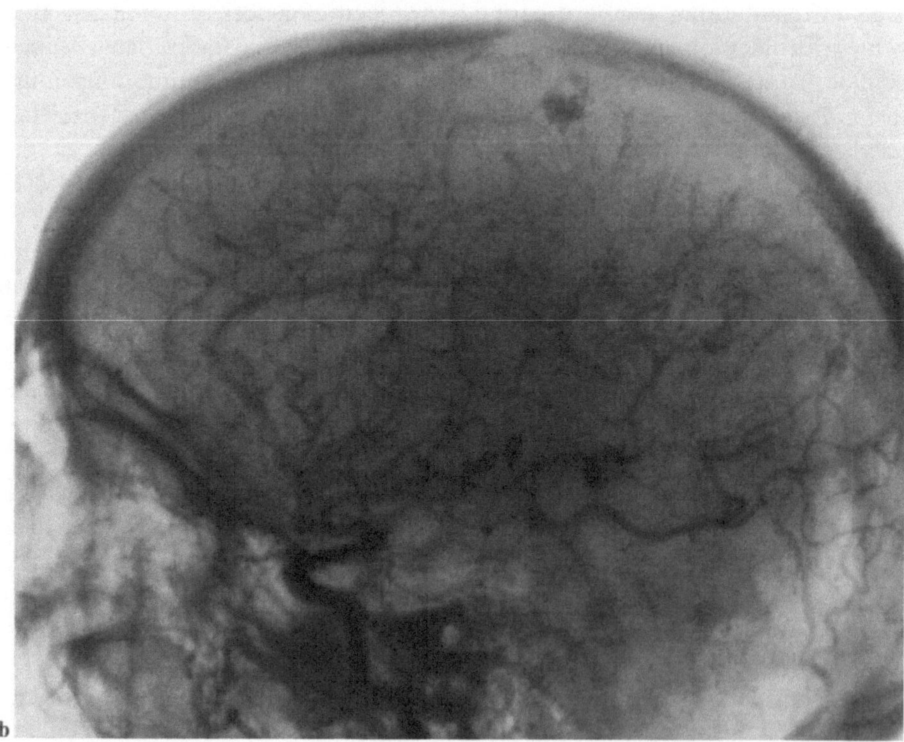

Abb. 15a u. b. Subdurales Hämatom mit Kontrastmittelextravasat parietal. **a** sagittale Aufnahme; **b** seitliche Aufnahme

III. Subakutes subdurales Hämatom
(2.–10. Tag nach dem Trauma)

Die Blutungsquellen sind die gleichen wie beim akuten subduralen Hämatom. Die Häufigkeit nachweisbarer Frakturen nimmt ab.

Im Angiogramm ist das Hämatom nicht mehr so diffus und flächenhaft ausgebreitet. Die Hirnoberfläche flacht sich parietal ab. Nahe der Mittellinie reichen die Gefäße bereits wieder an die Kalotte heran (Abb. 16a und b). Das Alter der Patienten dürfte auf die Formänderung der subduralen Hämatome einen gewissen Einfluß haben, indem die Entwicklung zu dem noch zu besprechenden dritten Stadium bei älteren Patienten schneller vor sich geht als bei jüngeren Kranken.

Die seitlichen Aufnahmen führen bei reinen subduralen Hämatomen, ohne zerebrale Begleitverletzungen zu keinem zusätzlichen Befund.

Die Prognose ist in diesen Fällen sehr viel besser. Die Letalität beträgt nach FROWEIN und KEILA (1972), LOEW und WÜSTNER (1960), HUBER (1964) nur 15%, LAUDIG (1941) 24%, ECHLIN (1949), 22% und KESSEL et al. (1969) 14%. Hierbei spielen sicherlich die unterschiedlichen Einteilungskriterien der einzelnen Autoren eine Rolle. Eine Blutungsquelle wird in diesen Fällen intraoperativ nicht mehr gefunden.

IV. Chronische subdurale Hämatome
(mehr als 10 Tage nach dem Trauma)

Den chronischen subduralen Hämatomen liegt meistens ein leichtes Trauma oder eine Bagatellverletzung zugrunde. Nach der Zusammenstellung von FROWEIN und KEILA (1972) über 482 subdurale Blutungen umfaßt diese Gruppe 13% aller Hämatome, wobei in 9% = 43 Fällen ein leichtes Trauma, in 4% = 20 Fällen eine Bagatellverletzung zu verzeichnen war. Mit einem derartigen chronischen subduralen Hämatom ist vorwiegend im 2., 6. und 7. Lebensjahrzehnt zu rechnen. In etwa einem Drittel dieser Gruppe konnten anamnestisch Mehrfachtraumen ermittelt werden.

Klinisch stehen vor allem Kopfschmerzen und zunehmende psychische Veränderungen im Vordergrund. Differentialdiagnostisch wird aufgrund der Symptomatik vorwiegend an zerebrovaskuläre Störungen, aber auch an Tumoren gedacht. Der angiographische Befund stellt nicht selten eine Überraschung dar.

Das angiographische Bild ist außerordentlich charakteristisch und kann mit zur Altersbestimmung der Blutung herangezogen werden. Das Hämatom ist nicht mehr so diffus und flächenhaft ausgebildet. Durch die sich entwickelnde Hämatomkapsel wird die Blutung abgegrenzt und ist dann parietal lokalisiert. Es kommt zur Verflüssigung des Hämatominhalts, wodurch das Hämatom immer mehr eine Kugelform annimmt. So entsteht ein umschriebener intrakranieller Druck, der zu einer Abflachung und später zu einer Eindellung des Zerebrums führt, so daß der gefäßfreie Raum eine bikonvexe Linsenform aufweist. Die hoch-parietalen paramedianen Gefäße reichen wieder bis an die Kalotte heran (Abb. 17).

Eine ausschließlich okzipitale oder frontale Lokalisation konnte nicht beobachtet werden.

Die seitlichen Bilder bieten sowohl in der arteriellen als auch in der venösen Phase einen unauffälligen Befund.

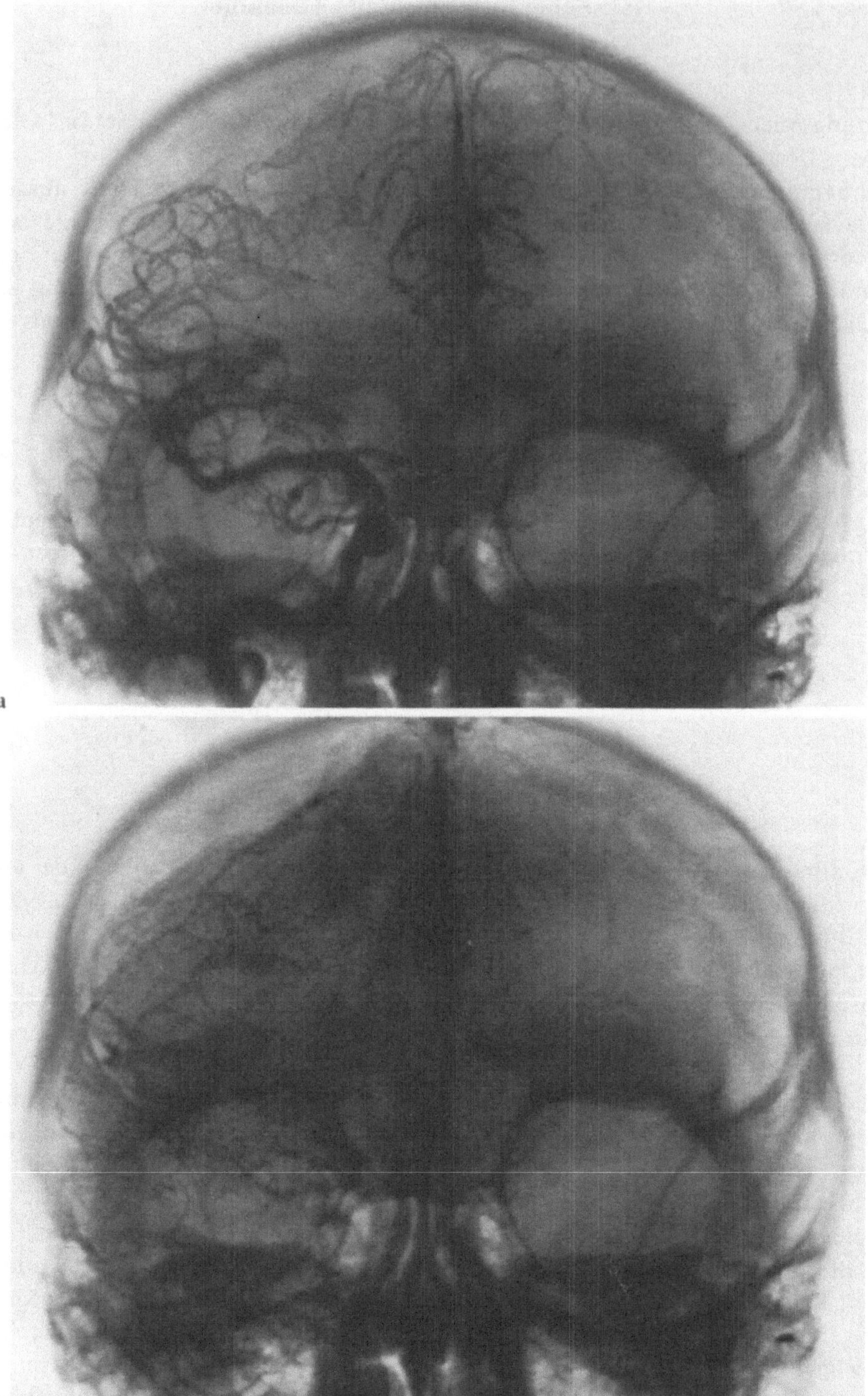

Abb. 16a u. b. Subakutes subdurales Hämatom. **a** arterielle Phase; **b** venöse Phase

V. Doppelseitige subdurale Hämatome

Über die Häufigkeit der doppelseitigen Hämatome findet man unterschiedliche Angaben: KUNKEL und DANDY (1957) 4%, NORDLIE (1958) 5%, HANKE (1939) 15%, KRAYENBÜHL und NOTO

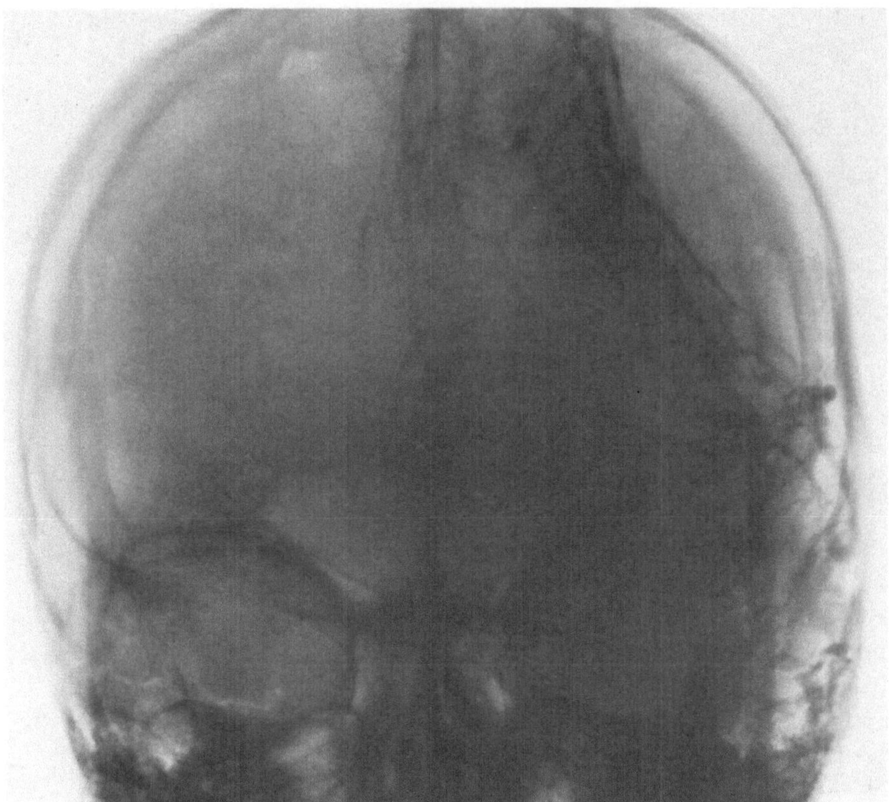

Abb. 17. Chronisches subdurales Hämatom, venöse Phase

(1949) 31%, eigenes Krankengut 6%. Nach leichten Schädel-Hirn-Verletzungen fanden sich nur drei doppelseitige subdurale Hämatome, nach mittelschwerem Trauma 12 und nach schwerem Trauma 13 doppelseitige Blutungen. Unter den Bagatelltraumen konnte kein doppelseitiges subdurales Hämatom gefunden werden. Eine Altersbevorzugung besteht nicht. Die Letalität betrug 55%. Die Häufigkeit beidseitiger akuter subduraler Hämatome lag mit 3% wenig niedriger als bei der subakuten (6%) und chronischen (9%) Verlaufsform. Aufgrund der klinischen Symptomatik ist eine Unterscheidung von einseitigen Hämatomen nicht möglich.

Im Angiogramm erhält man zunächst den Hinweis durch die mittelständig bzw. fast mittelständig gelegene A. cerebri anterior bei gleichzeitig vorliegender raumfordernder Blutung, so daß anschließend die Gegenseite angiographiert werden muß, um das Zweithämatom aufzudecken. Die Gefäßdarstellung der Gegenseite ist auch erforderlich, wenn das Ausmaß der Massenverschiebung der A. cerebri anterior so gering ist, daß sie mit einer großen subduralen Blutung nicht korreliert (Abb. 18a und b).

Die Möglichkeit der Altersbestimmung doppelseitiger subduraler Hämatome ist weniger verläßlich und stärker eingeschränkt, da das Gehirn nur eine beschränkte Ausweichmöglichkeit bei beidseitig einwirkender Kompression besitzt.

Die seitlichen Aufnahmen bieten in diesen Fällen keine Besonderheiten.

VI. Infratentorielle subdurale Hämatome

Die infratentoriellen subduralen Hämatome sind sehr selten. Eine Literaturzusammenstellung von Ciembroniewitz (1965) berichtet über insgesamt 20 Fälle. Weitere Einzelbeobachtungen wurden von Horvath und Marinescu (1964) und Wright (1966) beschrieben.

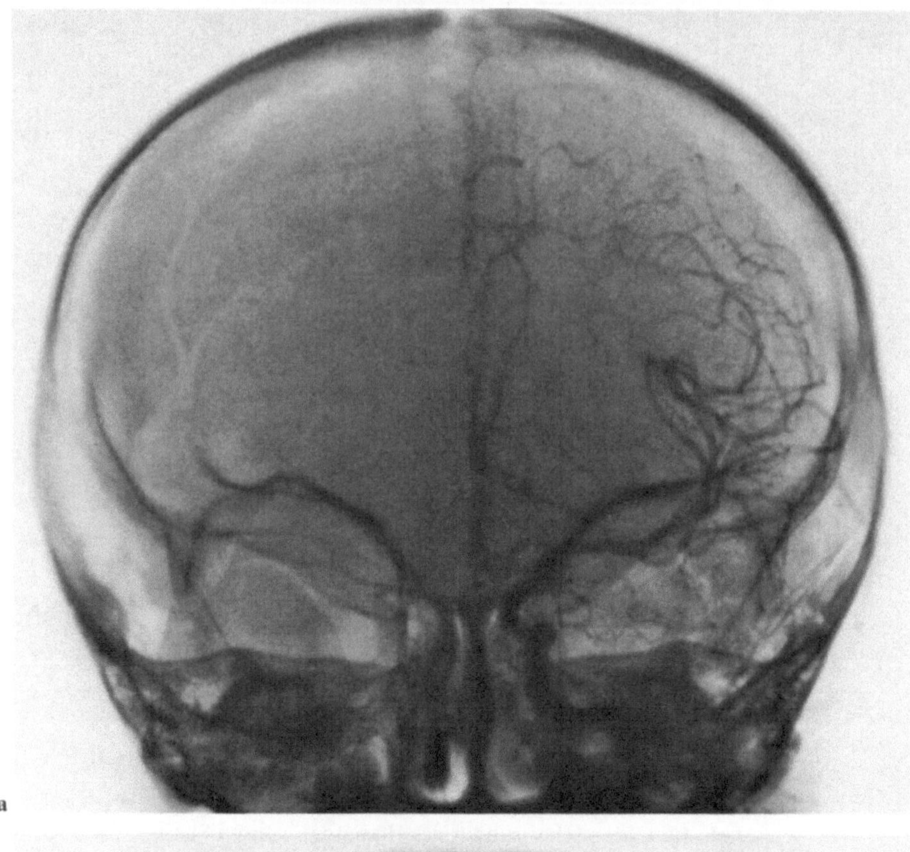
a

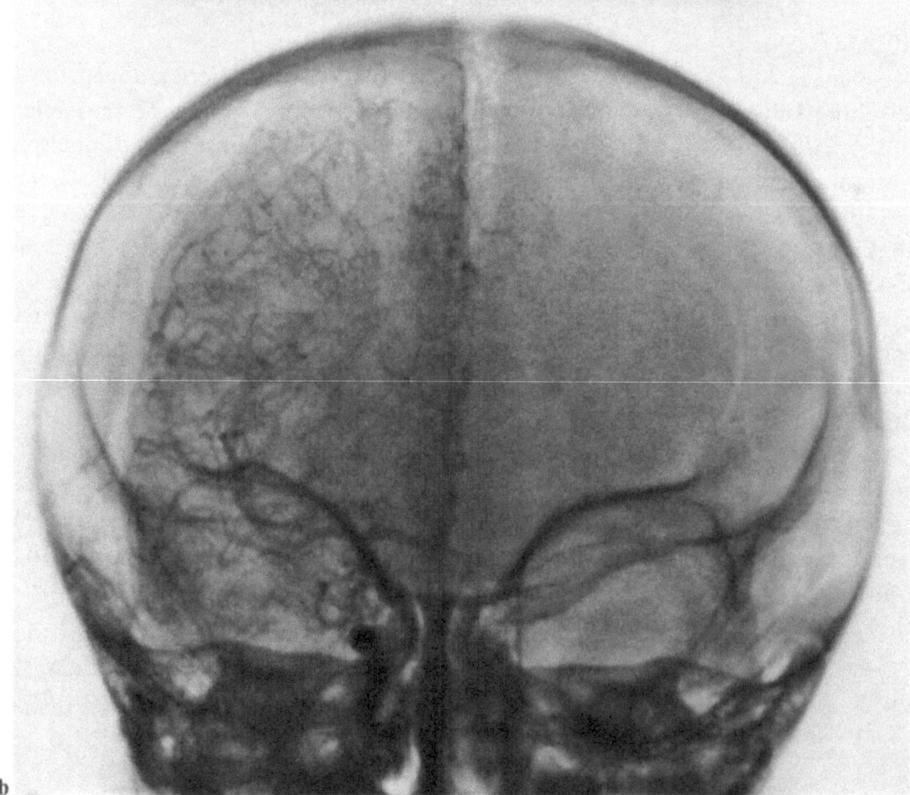
b

Abb. 18a u. b. Doppelseitiges subdurales Hämatom, arterielle Phase, **a** linksseitiges, **b** rechtsseitiges Karotisangiogramm

Das Alter der Patienten schwankte zwischen 9 Tagen und 84 Jahren. Ein luzides Intervall war von Stunden bis zu Wochen und Monaten zu verzeichnen, so daß auch hier akute, subakute und chronische Verlaufsformen zu differenzieren sind. Klinisch stehen Bewußtseinsstörungen, Kopfschmerzen, Erbrechen, Nackensteifigkeit, Entwicklung einer Stauungspapille und gesteigerte Reflexe im Vordergrund.

Röntgenologisch sollte an diese Hämatomlokalisation bei Frakturen der Hinterhauptschuppe mit Beteiligung des Sinus transversus und des Foramen occipitale magnum gedacht werden.

Die angiographische Diagnose wäre, falls nicht ein weiter gespannter Bogen der A. cerebri anterior im Rahmen der Karotisangiographie auf einen raumfordernden Prozeß infratentoriell hinweist, nur mittels der Vertebralisangiographie zu erbringen. Einschlägige Erfahrungen hierüber liegen jedoch kaum vor.

D. Hygrome

Bei den traumatisch entstandenen *Hygromen*, auch *Hydrome* genannt, handelt es sich um einen unter Spannung stehenden Hydrocephalus externus, den DANDY (1938, 1944) auf einen Riß in der Arachnoidea mit Liquoraustritt und zusätzlichem Ventilmechanismus bezog. Gleicher Ansicht ist KRAULAND (1961), während PIA (1961), BANNWARTH (1949), VOSSSCHULTE (1950) die Ursache in Permeabilitätsstörungen der Arachnoidalgefäße und WOLFF und BÜES (1957) in einer Transsudation bei gleichzeitigem Unterdruck im Schädelinnern mit auf Verklebungen zurückzuführenden Resorptionsstörungen sehen.

Die traumatischen Hygrome treten nahezu ausschließlich bei Kindern und älteren Leuten männlichen Geschlechts auf. Sie sind zumeist beidseitig entwickelt.

Die klinische Symptomatik wird, falls andere zerebrale Veränderungen fehlen, in Stunden bis Tagen nach dem Unfall manifest. Die Mortalität wird mit etwa 25–30% angegeben.

Die Sicherung der intrakraniellen Raumforderung und Lokalisation gelingt angiographisch anhand der sagittalen Aufnahmen, die einen zumeist verhältnismäßig schmalen sichelförmigen gefäßfreien Raum parieto-temporal, bis an die Falx heranreichend, ohne Impression der Hirnoberfläche, zeigen. Die A. cerebri anterior und auch die inneren Venen liegen mittelständig. Damit ist der Befund identisch mit einem nicht sehr ausgeprägten beidseitigen frischen subduralen Hämatom. HUBER (1964) und KESSEL et al. (1969) weisen, in Übereinstimmung mit den eigenen Befunden, darauf hin, daß der Verdacht auf ein Hygrom ausgesprochen werden kann, wenn der allgemeine Krankheitszustand des Patienten und die vorhandene Zirkulationsstörung durch die verhältnismäßig geringe intrakranielle Raumforderung keine befriedigende Erklärung finden. Vielfach führt erst die Operation zur richtigen Diagnose (KESSEL et al., 1969; HUBER, 1964, 1973; GURDJIAN, 1933; AFRA und DÉAK, 1964).

E. Intrazerebrale Hämatome

I. Allgemeines

Der Entwicklung eines traumatischen intrazerebralen Hämatoms liegt gewöhnlich eine erhebliche Gewalteinwirkung zugrunde. Wie die Operationsbefunde zeigen, können dabei Blutung und Kontusion unterschiedlich stark entwickelt sein. In einem Teil der Fälle steht die Zertrümmerung von Hirngewebe, im Vergleich zu der Blutung aus eröffneten Gefäßen, im Vordergrund. Andererseits kann es primär zur Ruptur eines größeren Gefäßes kommen, so daß die Blutung verlaufsbestimmend und die Kontusion weniger ausgeprägt ist. Zwischen diesen beiden Formen sind alle Übergänge möglich. Kessel et al. (1969) sprechen daher von primären oder zentralen intrazerebralen Hämatomen mit im Vordergrund stehender Blutung und den sekundären intrazerebralen Hämatomen, bei denen die blutige Kontusion mit ausgedehnter Ödembildung in der Umgebung überwiegt.

Über die Häufigkeit unfallbedingter intrazerebraler Blutungen findet man relativ wenig Angaben. Lin et al. (1958) sahen unter 46574 Schädelhirnverletzten 153 = 0,35% intrazerebrale Blutungen. Alayza-Escaròd et al. (1956) geben die Zahl derartiger Hämatome mit 3%, Loew und Wüstner (1960) mit etwa 2% an. Echlin (1949) sah sie in 1%, Gurdjian und Webster (1960) in 1,6%. Unter den intrakraniellen Hämatomen beträgt der Anteil der intrazerebralen Blutungen nach Lemberger und Benini (1973) 5%, nach Frowein und Keila (1972) 9%.

Die intrazerebralen Hämatome entwickeln sich nicht selten an der der direkten Gewalteinwirkung gegenüberliegenden Stelle in Form des Contre-Coup-Mechanismus. Ihr Sitz ist überwiegend temporal (Driesen und Franke, 1961; Loew und Wüstner, 1960; Friedmann et al., 1960; McLaurin und McBride, 1956; Huber, 1964). Sehr viel seltener liegen die Hämatome frontal und okzipital (Friedmann et al., 1960; Huber, 1964). Lediglich Lin et al. (1958) sahen frontale und temporale Blutungen gleich oft.

Mit Frakturen ist in 50–65% zu rechnen.

Die klinische Symptomatik der intrazerebralen Hämatome ist uncharakteristisch. Neben Bewußtseinsstörungen können herdförmige neurologische Ausfälle sowie Symptome einer Hirndrucksteigerung vorkommen.

Die Mortalität ist hoch (Kessel et al. (1969) 60%, Huber (1964) 50%, Gurdjian und Webster (1960) 55,2%, Loew und Wüstner (1960) 68%, Afra und Vidovsky (1964) 43%).

II. Frontale intrazerebrale Hämatome

Das angiographische Bild entspricht dem eines avaskulären raumfordernden Prozesses im Stirnhirn, wie er bei gefäßarmen Tumoren, Frühformen eines Abszesses und in recht ähnlicher Weise bei epiduralen frontalen Hämatomen zur Darstellung gelangt. Während Tumoren und entzündlich bedingte Veränderungen durch Anamnese und klinische Symptomatik im allgemeinen abzugrenzen sind, trifft dies für die frontalen epiduralen Hämatome nur bedingt zu.

Die sagittalen Aufnahmen zeigen eine von der Größe des Hämatoms abhängige bogenförmige Verlagerung der A. pericallosa zur Gegenseite mit einer lateralen Verlagerung der Sylvischen Gefäßgruppe zur Kalotte, so daß die Distanz zwischen Anterior- und Mediagefäßen vergrößert ist und nach Huber (1964) das Bild eines sog. Cognacschwenkers entsteht (Abb. 19a). Dabei soll bei den intrazerebralen Hämatomen die A. cerebri anterior, im Gegensatz zu den epiduralen Hämatomen, mit bestehen bleibendem Winkel zwischen A. cerebri anterior und A. pericallosa in einem gleichmäßigen Bogen in die A. pericallosa übergehen und somit eine Abgrenzung erlauben. Im eigenen Krankengut ließ sich dieser Befund nicht konstant erheben.

Auf den seitlichen Bildern fällt eine etwas enge Siphonschleife mit nach hinten unten und temporal verlagerter Teilungsstelle, eine Verlagerung der A. pericallosa nach okzipital, ein etwas gespannter Verlauf der Äste der A. frontopolaris und in der venösen Phase eine Gefäßarmut im Hämatombereich auf (Abb. 19b).

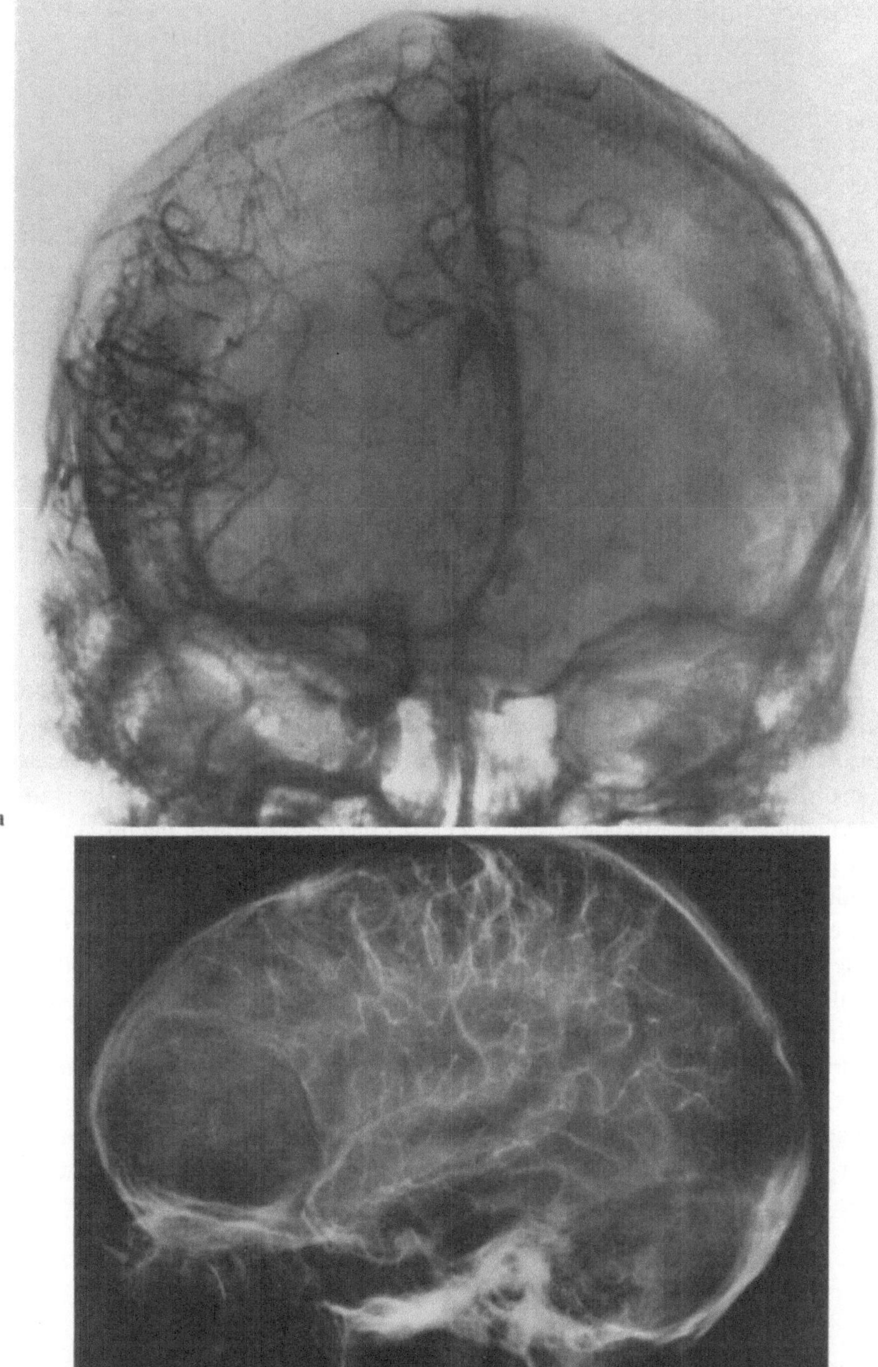

Abb. 19a u. b. Frontales intrazerebrales Hämatom, **a** arterielle Phase, **b** venöse Phase

III. Temporale intrazerebrale Hämatome

Das Gefäßbild ist hinsichtlich der pathologischen Merkmale nicht ganz einheitlich und davon abhängig, ob die Blutung gegenüber der Kontusion überwiegt oder nicht und ob die Raumforderung mehr im vorderen oder hinteren Anteil des Temporallappens lokalisiert ist.

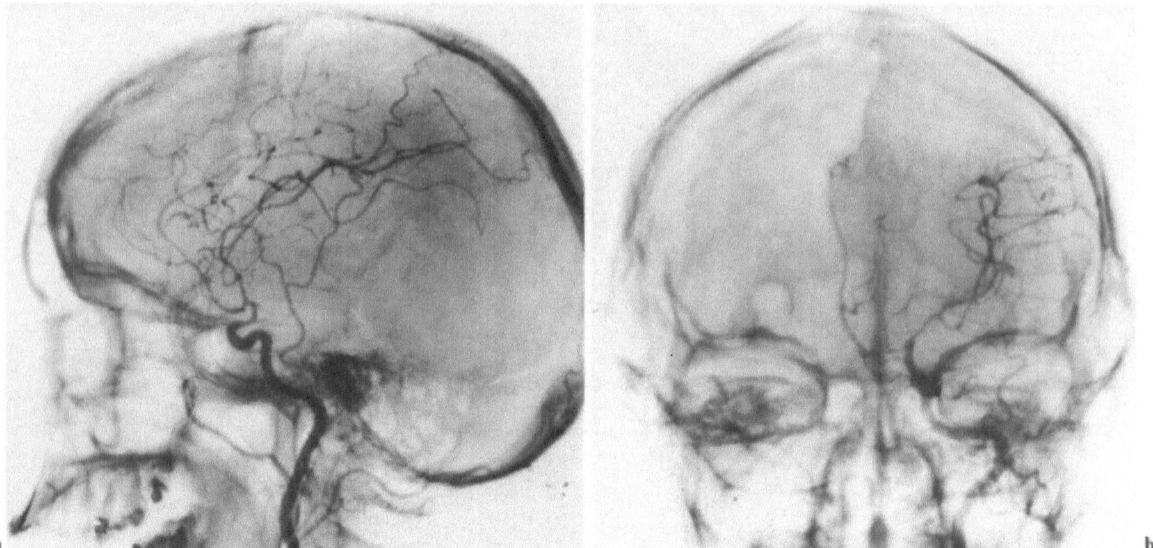

Abb. 20. Temporales intrazerebrales Hämatom, **a** und **b** arterielle Phase

Auf den seitlichen Aufnahmen sieht man, daß die Schleifenbildung des Karotissiphons z.T. erhalten, z.T. etwas eng ist. Der Anfangsteil der A. cerebri medi zieht bei den mehr vorn gelegenen Blutungen schräg nach vorn oben und biegt nach parietal um, wobei die Anhebung und ein nach oben gerichteter konvexer Bogen deutlich sichtbar werden. Das Temporalgebiet bleibt gefäßarm. Bei den mehr im hinteren Teil des Temporallappens gelegenen Hämatomen stand ausschließlich die unterschiedlich starke Anhebung der A. cerebri media mit einem nach oben konvexbogigen und mehr oder minder parallel zur A. pericallosa gerichteten Verlauf im Vordergrund (Abb. 20a).

Auf den sagittalen Aufnahmen fällt, neben der parallel bis bogenförmigen Verlagerung der A. pericallosa, eine Verlagerung der Teilungsstelle der A. carotis interna zur Mittellinie hin auf. Der horizontale Mediaschenkel ist stark von der Basis abgedrängt und der normalerweise vorhandene Mediawinkel aufgehoben. Im temporo-parietalen Übergangsbereich reichen die Gefäße dann wieder bis an die Kalotte heran (Abb. 20b).

Inwieweit der raumfordernde Prozeß ausschließlich auf ein Hämatom oder eine blutige Kontusion mit stärkerer Ödembildung in der Umgebung zu beziehen ist, läßt sich angiographisch nicht differenzieren; ebenso ist eine exakte Abgrenzung von den temporo-basalen epiduralen Hämatome nur beschränkt möglich. Die für das therapeutische Vorgehen erforderliche Lokalisation des Prozesses gelang jedoch in allen Fällen.

IV. Okzipitale intrazerebrale Hämatome

Hierbei handelt es sich um eine sehr seltene Lokalisation. Huber (1964, 1973) berichtet über zwei Fälle. Im eigenen Krankengut findet sich keine Beobachtung.

Die im Angiogramm vorhandenen Abweichungen im Gefäßverlauf beziehen sich auf eine Anhebung der Sylvischen Gefäßgruppe temporo-okzipital, von der insbesondere die A. temporalis posterior und die A. gyri angularis betroffen sind. Hinzu kommt eine Kontrastarmut in der Okzipitalregion, während im sagittalen Bild Zeichen einer Gefäßverlagerung sowohl arteriell als auch venös fehlen. Da dies insbesondere auch für die V. Labbé und die V. Trolard zutrifft und ggf. auf einer schräg eingestellten Serie keine Zeichen eines okzipital gelegenen gefäßfreien Raums sichtbar werden, gelingt auf diese Weise die Abgrenzung von einem okzipitalen epiduralen Hämatom.

V. Intrazerebelläre Hämatome

Die einzelnen bisher von SCHNEIDER et al. (1953) und WRIGHT (1966) mitgeteilten Beobachtungen zeigen, daß eine Abgrenzung von den infratentoriellen epiduralen und subduralen Hämatomen nicht möglich ist. Es wird daher auf die Ausführungen zu II/7 verwiesen.

Wichtig scheint, daß an ein infratentorielles Hämatom gedacht und dessen Vorhandensein erwogen werden sollte, wenn das Karotisangiogramm den klinischen Befund nicht zu erklären vermag, es zu einer zunehmenden Verschlechterung des Allgemeinzustandes des Patienten kommt und bei der Untersuchung oder anhand der Nativaufnahmen Weichteilquetschungen und knöcherne Verletzungsfolgen in Form einer Fraktur mit Sinusbeteiligung oder einer Sprengung im Lambdanahtbereich zu registrieren sind.

F. Kombinierte ein- oder doppelseitige Hämatome

Neben der isolierten epiduralen, subduralen oder intrazerebralen Blutung können sich zwei oder sogar alle drei der beschriebenen Hämatomformen gleichzeitig entwickeln, wobei die Hämatome entweder auf eine Seite beschränkt bleiben oder beidseitig auftreten. Zwischen den epiduralen, subduralen und intrazerebralen Hämatomen sind alle Kombinationen möglich. Eine bestimmte Bevorzugung oder Häufung zweier Hämatomformen ist aus der Literatur nicht zu ersehen, wenn man von einem Durchbruch eines intrazerebralen Hämatoms in den Subduralraum mit sich entwickelnder zusätzlicher raumfordernder subduraler Blutung absieht.

MCLAURIN und MCBRIDE (1956) fanden bei 16 intrazerebralen Hämatomen 7 zusätzliche raumfordernde subdurale Blutungen und einmal ein zusätzliches epidurales Hämatom. GOINARD und DESCUNS (1948) beschrieben 34 epidurale Hämatome, von denen 7 mit anderweitigen Blutungen verbunden waren. Vier von 22 epiduralen Hämatomen, die VORIS (1947) sah, gingen mit zusätzlichen subduralen Blutungen einher. LINDGREN (1954) sah fünfmal eine Kombination von epiduralen und subduralen Hämatomen. HUBER (1964) beobachtete in seinem Krankengut dreimal die Kombination epi-, sub- und intrazerebrales Hämatom, zweimal die Verbindung Epi- und Subduralhämatom mit temporalem Kontusionsherd und je einmal ein beidseitiges intrazerebrales Hämatom sowie ein epidurales und subdurales Hämatom mit multiplen Kontusionsherden. Im eigenen Krankengut überwogen die mit einem raumfordernden subduralen Hämatom einhergehenden intrazerebralen Blutungen. Nur vereinzelt kam es zu der Kombination epidurale-subdurale, epidurale-intrazerebrale und epidurale-subdurale und intrazerebrale Blutung.

Klinisch ist eine Unterscheidung einseitiger oder doppelseitiger Hämatome nicht möglich. Mit Frakturen muß bei der Schwere dieser Schädelhirnverletzungen durchweg gerechnet werden. Die Mortalität ist hoch. Überleben die Patienten, bleiben öfter neurologische und psychische Schäden zurück.

Bei der Kombination eines intrazerebralen mit einem subduralen Hämatom handelt es sich zumeist um im Temporallappen gelegene Blutungen, die in den Subduralraum durchgebrochen sind.

Angiographisch zeigen sich sodann die Kriterien des temporalen-intrazerebralen Hämatoms. Auf den sagittalen Aufnahmen fällt eine gewisse Abdrängung der Mediagruppe zur Mittellinie und die Form des gefäßfreien Raumes auf, der weiter nach parietal reicht und sich dort allmählich verjüngt (Abb. 21).

Bei beidseits entwickelten raumfordernden Hämatomen ist die A. cerebri anterior bzw. A. pericallosa mittelständig gelegen oder nur in so geringem Maß nach einer Seite verlagert, daß dies durch die zusätzlich nachgewiesene raumfordernde Blutung keine ausreichende Erklärung findet und daher an ein zusätzliches Hämatom der Gegenseite gedacht werden muß. Liegt in diesen Fällen auf jeder Seite ein raumforderndes Hämatom vor, so sind die hierfür bereits erörter-

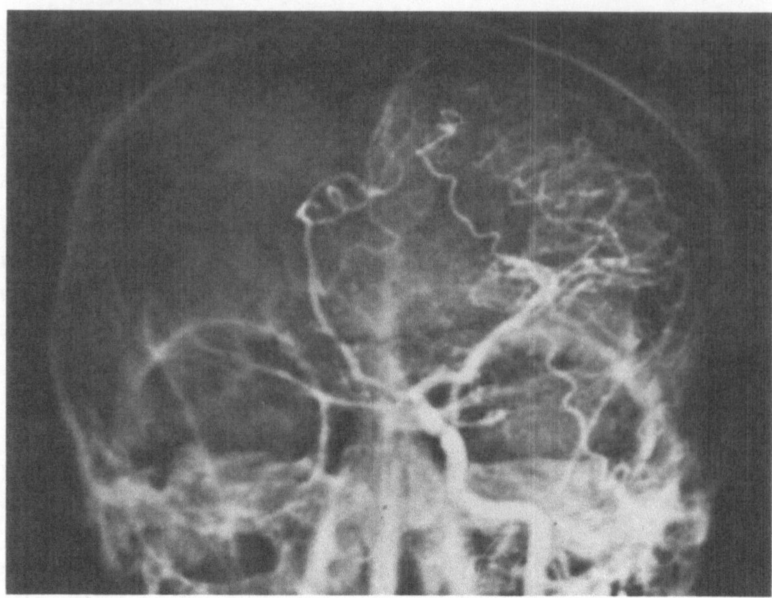

Abb. 21. Kombiniertes intrazerebrales und subdurales Hämatom, links temporal, arterielle Phase

ten, von der Norm abweichenden Kriterien des Gefäßverlaufs durchweg zu erkennen, so daß neben der Lokalisation mit einem verhältnismäßig hohen Wahrscheinlichkeitsgrad die Artdiagnose gestellt werden kann.

Epi- und subdurale Blutungen auf einer Seite erlauben keine angiographische Artdiagnose. Dies gilt auch für eine Kombination von epiduralen, subduralen und intrazerebralen Hämatomen auf einer Schädelseite.

Insgesamt ist festzustellen, daß die Lokalisation der kombinierten supratentoriellen raumfordernden Blutungen wohl in allen Fällen möglich ist, sich hinsichtlich der Bestimmung der Art der Blutung aber doch unterschiedlich große Schwierigkeiten ergeben, da ein Teil der angiographischen Veränderungen mehr für die eine, der weitere Gefäßverlauf mehr für eine andere Blutungsart spricht. Im allgemeinen gewinnt man den Eindruck, daß das im Vordergrund stehende Hämatom den angiographischen Gefäßverlauf bestimmt, durch die zweite Blutung indessen gewisse Kennzeichen verwischt werden.

Auch HUBER (1964) weist darauf hin, daß aus einer mittelständigen oder nur wenig verlagerten A. pericallosa bei nachgewiesener gößerer Raumforderung an ein Hämatom der Gegenseite zu denken ist und vor allem die Verlagerung der A. pericallosa zur Gegenseite um so geringer wird, je weiter okzipital die Blutung gelegen ist.

Findet sich bei mittelständiger A. cerebri anterior und nachgewiesener Raumforderung einer Seite bei der Angiographie der Gegenseite kein entsprechendes Korrelat, so ist in erster Linie an ein stärkeres, zur Volumenzunahme führendes Ödem zu denken, das der Verlagerung der A. pericallosa entgegenwirkt.

G. Anderweitige Gefäßverletzungen

I. Thrombosen und Embolien der Arteria carotis und ihrer Äste

Neben den knöchernen Verletzungsfolgen und der unterschiedlich starken zerebralen Schädigung kann es, wenn auch seltener, zu direkten Verletzungen größerer arterieller Gefäße extra- und intrakraniell kommen. So sind insbesondere bei den kombinierten Schädel-Hals-Traumen und nach Schleudertraumen durch direkte Gewalteinwirkung oder Zerrungen Einrisse an der Intima und Elastica interna der extrakraniellen Abschnitte der A. carotis interna gesehen worden, die bindegewebig ausheilen können, oft aber Ausgangspunkt einer sich entwickelnden Thrombose sind. Die thrombotischen Karotisverschlüsse sind in mehr als der Hälfte der Fälle nahe der Abgangsstelle der A. carotis interna aus der A. carotis communis lokalisiert; zum kleineren Teil betreffen sie die A. carotis communis und verteilen sich im übrigen auf den intrakraniellen Bereich der A. carotis interna und der A. cerebri media. Die extrakraniellen Karotisthrombosen setzen sich vielfach bis zur A. cerebri media fort. Andererseits sind primär im Siphonbereich entstehende Thrombosen gesehen worden, die sich retrograd zur Halsregion ausbreiteten. Mitteilungen über extrakranielle Karotisthrombosen liegen von Dotzauer und Adebahr (1964), Faust (1949), Caldwell und Hadden (1948), Schneider und Lemmen (1952), Isfort (1962), Erikson (1943), Gerstenbrand et al. (1961), Zettel (1960), Hockaday (1959), Gurdjian et al. (1963), Decker und Holzer (1954), Frantzen et al. (1961), Riechert (1952), Sorgo (1939), Zaunbauer (1961) und Huber (1964, 1973) u.a. vor. Födisch und Kloss (1966) haben aus der Literatur 70 einschlägige Fälle zusammengetragen. Vigouroux und Lavieille (1962) berichten über weitere 38 Fälle mit derartigen Karotisthrombosen, bei denen das männliche Geschlecht deutlich dominiert. Gleave (1966) fand unter 10 000 Schädel-Hirn-Verletzungen 20 = 0,2% Karotisthrombosen, gegenüber 90 Epiduralhämatomen des gleichen Krankenguts. Caldwell und Hadden (1948) geben die Häufigkeit der posttraumatischen Karotisthrombosen mit 0,3%, Lecuire et al. (1965) mit 0,06% bzw. 13% aller Karotisthrombosen an.

Primäre Thrombosen der A. cerebri media sind von Riechert (1952), Tiwisina (1956), Isfort (1962), Lindenberg et al. (1955), Brenner und Wasl (1960), Hemmer (1957), Pecker et al. (1959), Raney (1948) u.a. gesehen worden, wobei von den Autoren z.T. diskutiert wird, ob es sich bei den traumatischen Mediaverschlüssen nicht nur um abgelöste Thromben oder Plaques aus der A. carotis communis bzw. A. carotis interna handelt. Brenner und Wasl (1960) berichten in diesem Zusammenhang über einen Verschluß der A. cerebri media, der durch ein intramurales Hämatom, ausgelöst durch einen Intimaeinriß entstanden war, der das Lumen verlegte. Eine ähnliche Beobachtung machten Dratz und Woodhall (1947). Gelegentlich sind, nach Krauland (1949), von diesen Gefäßschädigungen auch die A. vertebralis und die A. basilaris betroffen.

Bei der Mehrzahl der Karotisthrombosen wird ein sog. freies Intervall von mehreren Stunden, gelegentlich von einigen Tagen gesehen.

Das klinische Syndrom ist oft gekennzeichnet durch das Mißverhältnis zwischen schwerer Hemiparese einerseits und relativ geringer Bewußtseinsstörung andererseits. Daneben ist das Ergebnis der Ophthalmodynamometrie sehr zuverlässig, die nach Weigelin (1954) in über 80% die Diagnose erlaubt. Die differentialdiagnostische Abgrenzung gegenüber intrakraniellen Hämatomen ist jedoch schwierig und kann unmöglich sein, so daß die Karotisangiographie, die die extrakraniellen Gefäßabschnitte miterfassen muß, zur Klärung heranzuziehen ist. Aus den Aufnahmen muß zu ersehen sein, ob die Spitze der Injektionsnadel frei im Gefäßlumen liegt, um ein intramurales Hämatom oder ein Paravasat sicher auszuschließen. Außerdem ist aufgrund der Serie eine ggf. bestehende Zirkulationsstörung, eine sog. Pseudokarotisthrombose (Tönnis und Frowein, 1963) abzugrenzen.

In typischen Fällen findet sich der extrakranielle Karotisverschluß an der Teilungsstelle der A. carotis communis oder an der A. carotis interna, etwa 1 cm oberhalb des Abgangs aus der A. carotis communis (Abb. 22a und b). Ein derartiger Befund sagt jedoch nichts Verbindliches darüber aus, wie weit der Thrombus sich nach kranial fortsetzt. Nach Lecuire et al. (1965) besteht die Möglichkeit, die im Halsteil der A. carotis interna entstandene Thrombose von der primär im Siphonbereich sich entwickelnden, nach zervikal fortschreitenden Thrombose zu unterscheiden. Bei der primär zervikalen Thrombose komme es zu einem Stopp auf Höhe der Bifurkation oder bis zu 1 cm oberhalb der Teilungsstelle, wobei die obere Begrenzung des Stopps nach kranial hin leicht konvex geformt sei. Bei den an der Schädelbasis einsetzenden, nach zervikal

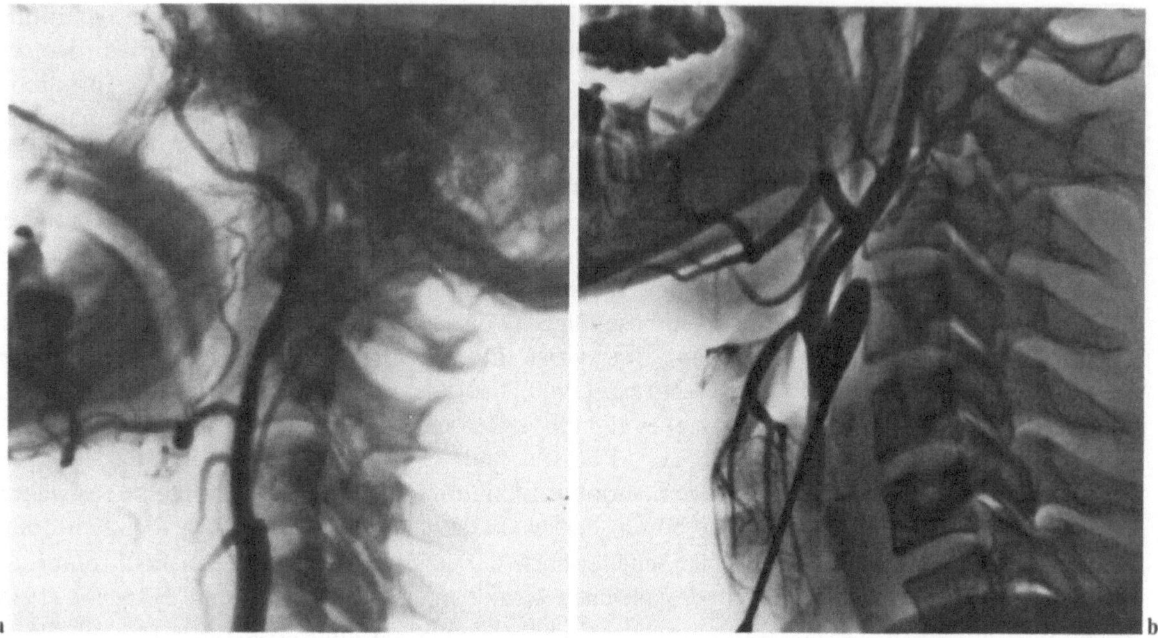

Abb. 22a u. b. Verschluß der A. carotis interna, **a** direkt an der Teilungsstelle, **b** oberhalb der Teilungsstelle

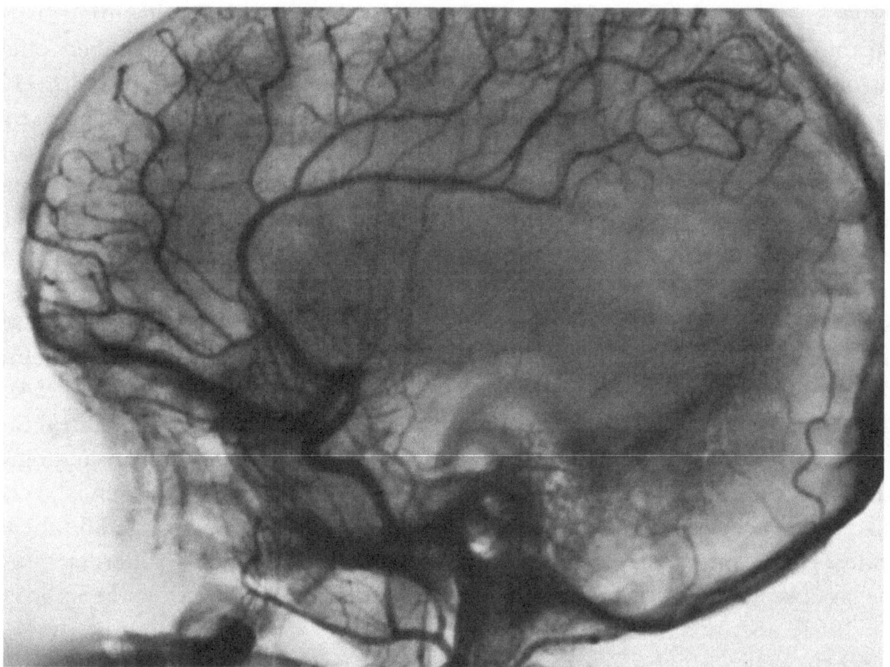

Abb. 23. Verschluß der A. cerebri media

fortschreitenden Thrombosen finde sich hingegen eine lang ausgezogene, 2–3 cm oberhalb der Bifurkation beginnende Enge des Gefäßes, die sich bis zum Siphon verfolgen lasse. Im ersteren Fall sei der Versuch der Thrombektomie angezeigt, im letzteren jedoch abzulehnen.

Die Mortalität bei diesen Karotisthrombosen ist hoch. Sie liegt zwischen 50–80%. Auch in den nicht tödlich verlaufenden Fällen ist meist mit schweren Defektheilungen zu rechnen.

Die sehr seltenen posttraumatischen Verschlüsse der A. cerebri media (HOLLIN et al., 1966) verursachen klinische Symptome, wie sie durch ein intrakranielles Hämatom oder einen ausgedehnten Kontusionsherd hervorgerufen werden. Die Arteriographie ermöglicht hier die sichere Unterscheidung (Abb. 23).

II. Traumatische Aneurysmen

Mitunter kann es durch Stich- oder Schußverletzungen oder durch Scherwirkungen bei Schädelbasisbrüchen zu einem Einriß der Karotiswand mit der Entwicklung von Aneurysmen kommen (CAIRNS, 1942; FINKEMEYER, 1955; MAURER et al., 1961). In diesen Fällen werden nahezu immer Frakturen an der Basis bzw. im Orbitabereich gefunden. Besteht dann eine einseitige Erblindung, und kommt es kurze Zeit nach dem Trauma zu rezidivierenden starken Nasenblutungen, ist die Karotisangiographie dringend indiziert, um nach einem nicht in den Sinus cavernosus durchgebrochenen Aneurysma der A. carotis interna oder nach einem Aneurysma der A. ophthalmica zu fahnden. HANDA et al. (1967) stellten 19 Fälle, BONNAL et al. (1967) 31 derartige Läsionen aus dem Schrifttum zusammen. Weitere Mitteilungen liegen von SCHLOSSHAUER u. VOSTÉEN (1954), VORIS u. BASILE (1961), BIRLEY u. TROTTER (1928), FABIAN (1956) u.a. vor.

Demgegenüber wird den in der Literatur mehrfach beschriebenen intrakraniellen Aneurysmen, die durch eine Gefäßwandläsion bei einem Trauma entstanden sein sollen, zu Recht große Skepsis entgegengebracht (KRAULAND, 1955; SCHMID 1961; PETERS, 1970; u.a.), da es sich überwiegend um angeborene Aneurysmen handeln dürfte, aus denen es nach einem Trauma geblutet hat und die dann wegen der Hämatomentwicklung und der klinischen Symptomatik zur Aufnahme gelangen und bei denen bei der Angiographie die aneurysmatische Aussackung entdeckt wird.

Etwas anders ist die Situation bei aneurysmatischen Aussackungen der A. meningea media, die normalerweise in großen Kollektiven von Carotis-communis-Angiogrammen nicht gefunden werden, in einzelnen Fällen posttraumatisch jedoch von HUBER (1964), POUYANNE et al. (1959), MARKWALDER und HUBER (1961), DILENGE und WUTHRICH (1962), HIRSCH et al. (1962) gesehen wurden(s. Abb. 6). Diese traumatischen Aneurysmen entwickeln sich relativ schnell und neigen zur Perforation, so daß bei einer im Erstangiogramm nachgewiesenen Aneurysmabildung und sich sekundär verschlechternder klinischer Situation an eine Aneurysmablutung zu denken ist und eine Reangiographie erforderlich wird.

III. Venöse Abflußstörung
(Thrombosen der Hirnvenen und Sinus)

Unter 109 Thrombosen intrakranieller Venen und Sinus fand HUHN (1965) als auslösende Ursache in 13% ein Schädeltrauma, das z.T. mit, z.T. ohne Fraktur abgelaufen war. NOETZEL und JERUSALEM (1965) gaben die Zahl der traumatischen Hirnvenen- und Sinusthrombosen mit 6% an. Die Thrombosierung betrifft bevorzugt den Sinus sagittalis superior, den Sinus transversus oder sigmoideus sowie Brückenvenen. Überwiegend handelt es sich um Patienten im höheren Lebensalter. Unter den klinischen Symptomen stehen vor allem Kopfschmerzen, psychische Veränderungen, epileptische Anfälle und motorische Ausfälle im Vordergrund.

Im Serienangiogramm ist die arterielle Phase verlängert, der venöse Abfluß verzögert. Die Kontrastierung der thrombotisch veränderten Venen und Sinus bleibt aus, wobei mitunter ein venöser Kollateralkreislauf sichtbar werden kann.

Da zudem Zeichen der Massenverschiebung im Arteriogramm sichtbar werden, ist die Abgrenzung von einer kontusionellen Schädigung bzw. einem Hämatom außerordentlich schwer. Mit einer angiographisch zu sichernden Diagnose ist bei der gesamten Gruppe der Hirnvenen- und Sinusthrombosen nur in etwa 40% zu rechnen. Wesentlich ist bei klinisch bestehendem Verdacht

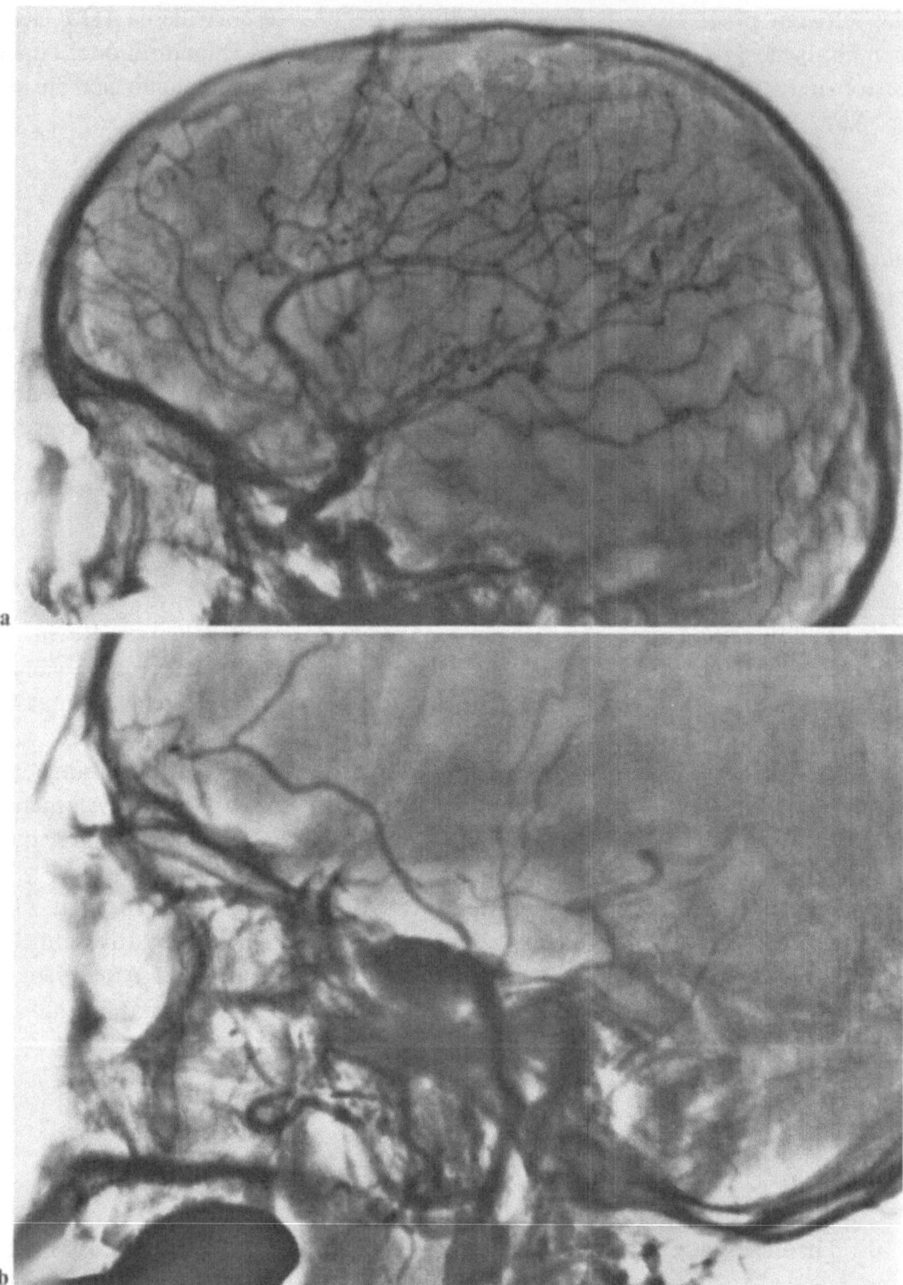

Abb. 24a u. b

einer Hirnvenen- und Sinusthrombose, die Serie so auszulegen, daß eine verbindliche Aussage über die venöse Phase erfolgen kann.

Die Thrombose eines Sinus kann auch stumm bleiben. Klinisch entscheidend für hämorrhagische Infarkte ist die Verlegung der in den Sinus einmündenden Venen.

IV. Karotis-Sinus cavernosus-Fisteln

Kurzschlußverbindungen zwischen A. carotis interna und Sinus cavernosus entstehen zumeist im Anschluß an ein Schädel-Hirntrauma, wenn es entweder nach Frakturen im Basisbereich durch ausgesprengte Knochenstücke zur Anspießung und zum Einriß der Karotiswand oder

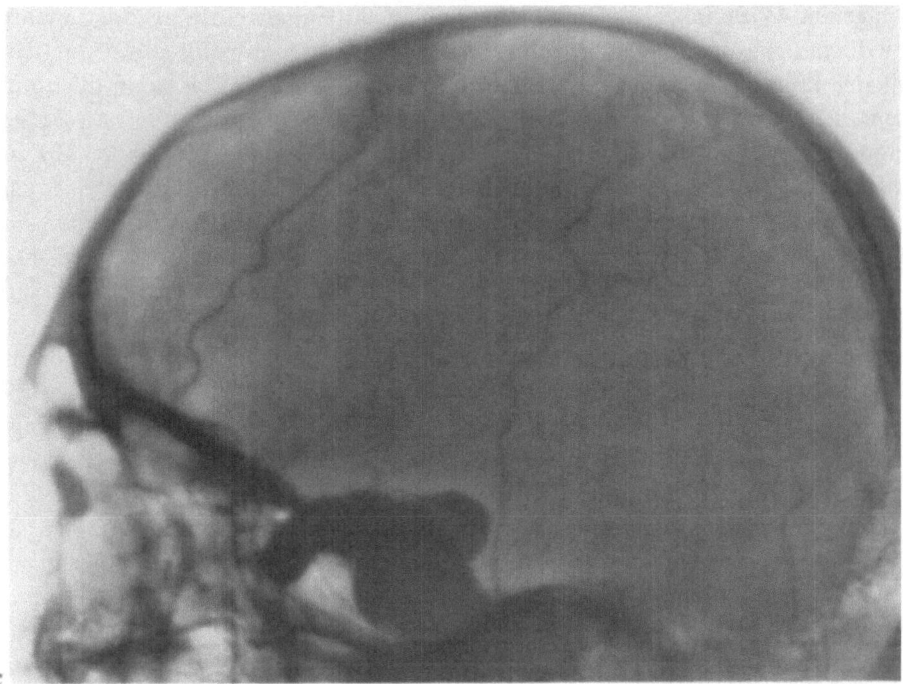

◀ **Abb. 24a–c.** Arteria carotis-Sinus cavernosus-Fistel, **a** kleiner Shunt, **b** großer Shunt, **c** großer Shunt, keine erkennbare Füllung des Versorgungsgebiets der A. cerbri anterior und media

durch die bei dem Anprall erfolgende Erschütterung und Quetschung der Gefäßwand zur Intimaschädigung mit sekundärer Ruptur der A. carotis kommt, oder Stich- und Schußverletzungen zu einer direkten Gefäßwandläsion führen (SATTLER, 1920; DANDY, 1937; HAMBY, 1966; GROTE und SCHIEFER, 1959; ISFORT, 1967; FRIEDMANN et al., 1970). Es sind jedoch, wenn auch selten, spontane Karotis-Sinus cavernosus-Fisteln im Verlauf einer Schwangerschaft oder einer Gefäß- und Infektionserkrankung von SATTLER (1920), LOCKE und GARDNER (1924), DORRANCE und LOUDENSLAGER (1934), ZIELINSKY (1967), SCHOLLMANN und KEPES (1967) beschrieben worden. Als Ursache der spontanen Aneurysmen werden eine anlagebedingte Wandschwäche der A. carotis interna, präformierte Anastomosen zwischen A. carotis interna und Venen des Plexus cavernosus oder zwischen der A. und V. ophthalmica und im höheren Lebensalter Einrisse der sklerotisch veränderten Gefäßwand angesehen (TAPTAS, 1962; HELLNER, 1962; KRAULAND, 1955; WOLFF und SCHMIDT, 1939). PARKINSON (1964) weist darauf hin, daß es sich nicht ausschließlich um Einrisse der Karotiswand handelt, sondern daß es auch zu einem Abriß der hier von der A. carotis interna abgehenden meningo-hypophysären Arterie, der zum Sinus cavernosus ziehenden Arterien und der Kapselarterie kommen kann.

Die Karotis-Sinus cavernosus-Fisteln sind seltene Komplikationen der Schädel-Hirnverletzungen. Trotz der immer größer werdenden Zahl schwerer Schädel-Hirn-Traumen ist kein Ansteigen zu verzeichnen, eine Tatsache, die von HELLNER (1962) erwähnt wird. Unter 1500 schweren Schädel-Hirnverletzungen des eigenen Krankenguts betrug der Prozentsatz der Karotis-Sinus cavernosus-Fisteln 2,2%. Auf alle von uns beobachteten Schädel-Hirn-Traumen bezogen, ergibt sich nur eine Häufigkeit von 0,4%.

Aus der Übersichtsarbeit von SATTLER (1920) ist zu entnehmen, daß unter 214 Fällen 175mal Frakturen unterschiedlicher Lokalisation bestanden, zudem 19mal Folgen einer Schußverletzung und bei weiteren 20 Kranken durch andersartige Fremdkörper hervorgerufene perforierende Verletzungen. DANDY (1938) sah bei 7 derartigen Fisteln stets einen Basisbruch, HELLNER (1962) bei den von ihm beobachteten 17 Patienten 8mal Frakturen des Hirnschädels oder der Schädelbasis.

Bei den eigenen 44 Beobachtungen fanden sich in 30 Fällen einzelne oder mehrere Frakturen unterschiedlicher Ausdehnung und Schwere. Bei 10 Patienten fehlten sie auf den in sagittaler und seitlicher Richtung angefertigten Bildern. Die Zahl der Basisfrakturen dürfte in Wirklichkeit größer sein, da sich bei der Schwere des Gesamtzustandes der Patienten mitunter eine ausreichende Nativdiagnostik verbietet und sich eine Reihe von Schädelbasisfrakturen auch auf gut eingestellten Aufnahmen dem Nachweis entziehen, so daß eine Annäherung an die von SATTLER und DANDY mitgeteilten Zahlen unterstellt werden darf. Direkte Verletzungsfolgen in der Umgebung und in der Nähe des Sinus cavernosus fanden sich bei den von uns beobachteten 44 Patienten nur 5mal (1mal Trümmerbruch des Keilbeinkörpers, 3mal Kontinuitätstrennung der Sattellehne, 1mal Abriß des vorderen Klinoidfortsatzes).

Unter den klinischen Symptomen sind in erster Linie das subjektiv wahrgenommene und dann auch objektiv registrierbare Gefäßgeräusch und der Exophtalmus zu nennen. Außerdem kommt es häufig zu Pulsationen und einer Dislokation des Augapfels, zur Erweiterung der mitunter ebenfalls pulsierenden Orbitalvenen, zu einer Chemosis, einer Optikusatrophie sowie zur Sehminderung und Augenmuskellähmungen.

Der angiographische Nachweis einer Kurzschlußverbindung zwischen der A. carotis interna und dem Sinus cavernosus wird durch die nahezu gleichzeitige Kontrastierung des Siphonabschnitts der A. carotis interna und des Sinus cavernosus erbracht. Ist das Shuntvolumen gering, so hält sich die Kontrastierung des Sinus cavernosus in Grenzen (Abb. 24a), während bei größeren Kommunikationen in der seitlichen Aufsicht das Sellagebiet durch die Kontrastmittelanreicherung im Sinus cavernosus mehr oder minder überlagert wird (Abb. 24b). Die ausgedehnten Karotis-Sinus cavernosus-Fisteln können, je nach dem Umfang des Shuntvolumens, eine nur geringe oder gar keine Kontrastanfärbung der Hirngefäße zur Folge haben (GROTE und SCHIEFER, 1959; POOL und POTTS, 1965; HAMBY, 1966; WALTER und BISCHOF, 1966; FRIEDMANN et al., 1970),

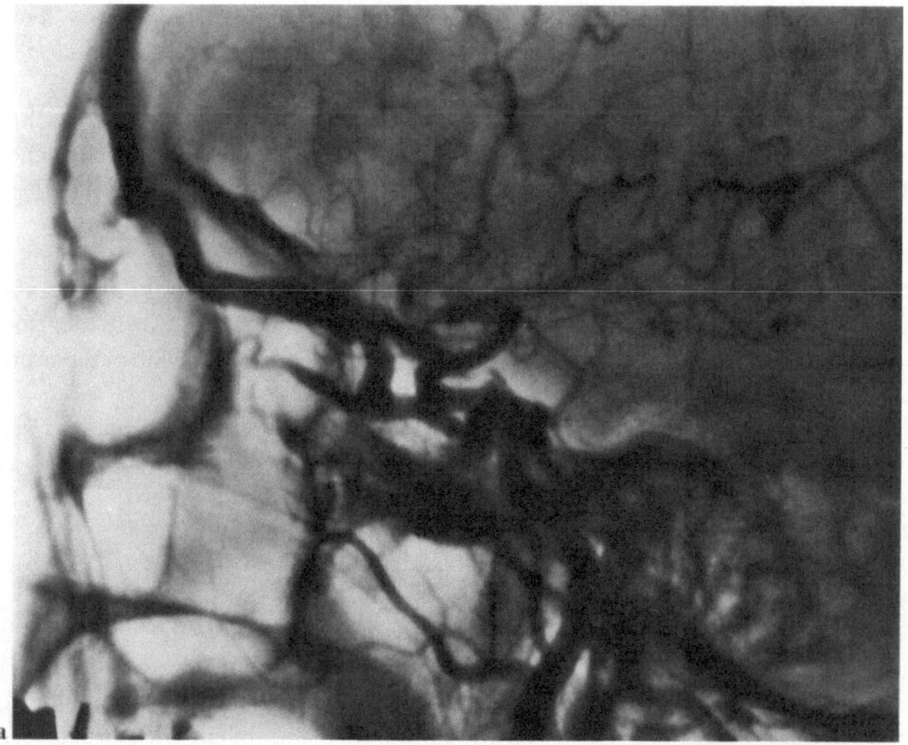

Abb. 25a

also scheinbar eine Minderdurchblutung der Hemisphäre bewirken (Abb. 24c), die jedoch durch den Zufluß der Gegenseite weitgehend und rasch ausgeglichen wird.

Normalerweise münden in den Sinus cavernosus die V. cerebri superior, die V. frontalis, der Sinus petrosus und die V. maxillaris (ISFORT, 1963). Durch das bei der Karotis-Sinus-cavernosus-Fistel sich ändernde Druckgefälle erfolgt, in Abhängigkeit von der Breite der Kommunikation, eine retrograde Füllung und damit eine Stromumkehr in diesen Venengebieten, die auch angiographisch sichtbar wird. WOLFF und SCHMIDT (1939) haben sich mit den Verhältnissen des Kollateralkreislaufs eingehend befaßt und im wesentlichen auf vier Abflußwege aufmerksam gemacht. Einmal kann der Abfluß vom Sinus cavernosus über die V. ophthalmica in die V. angularis und die

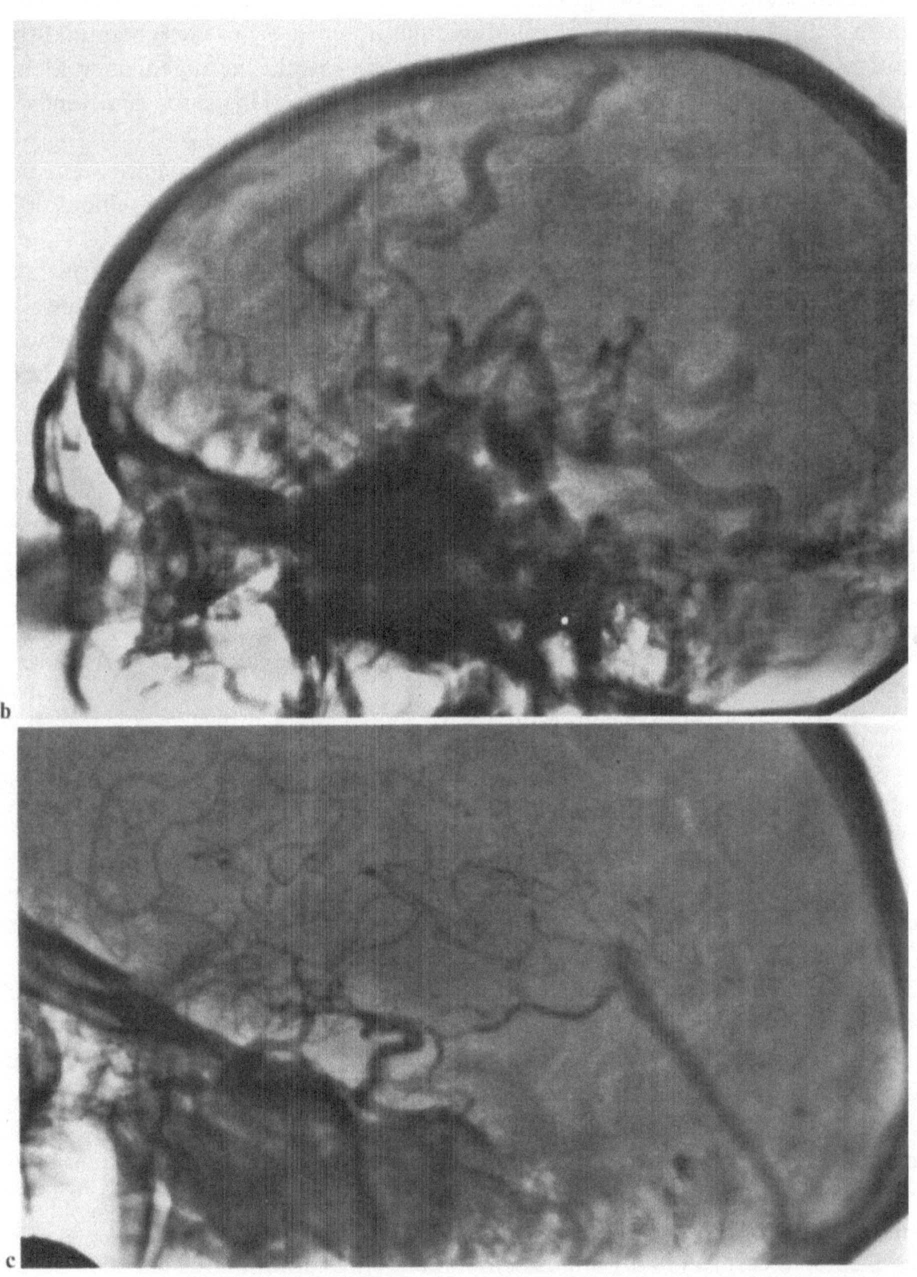

◀ **Abb. 25a–c.** Arteria carotis-Sinus cavernosus-Fistel, **a** vorwiegender Abfluß des Kontrastbluts über die Vena ophthalmica, **b** über mehrere Abstromgebiete, **c** über den Sinus rectus

V. facialis zur V. jugularis erfolgen; weiterhin fanden sich Verbindungen vom Sinus cavernosus zum Sinus petrosus und zu basalen Venengeflechten sowie ein Übertritt des Kontrastblutes aus dem Sinus cavernosus über die V. basalis in den Sinus rectus und schließlich, als Ausnahme, eine vom Sinus cavernosus her erfolgende Darstellung der V. cerebri superior, die bis zum Sinus sagittalis superior zu verfolgen war. Die Auswertung des eigenen Krankengutes ergab, daß unter 24 Serienangiogrammen der Abfluß in 13 Fällen vornehmlich über die orbitalen Venen (Abb. 25a), 4mal zu den basalen Venengeflechten erfolgte und in 6 Fällen eine Kontrastierung zahlreicher Venenkonvolute orbital, basal und dorsal zu sehen war (Abb. 25b). Einmal fand sich eine direkte Verbindung zum Sinus rectus (Abb. 25c).

Im Gegensatz zu den arterio-venösen Kurzschlußverbindungen großer Körpergefäße, die sich hämodynamisch nachteilig auf den gesamten Kreislauf und insbesondere das Herzvolumen auswirken (HEBERER et al., 1966), ist die Beeinflussung, unter diesem Gesichtspunkt betrachtet, bei den Karotis-Sinus cavernosus-Fisteln geringer, weil die Fisteln im allgemeinen kleiner sind, herzfern liegen und die kaum ausdehnungsfähigen Hohlräume der Hirnsinus dem venösen Hypertonus einen gewissen Widerstand entgegensetzen (WALTER und BISCHOF, 1966).

So konnten wir unter 11, erst spät zur Operation eingewiesenen Patienten, nur einmal bei einer schon über Jahre vorhandenen großen Kommunikationsöffnung eine Vergrößerung des Herzschattens nachweisen.

Wenn zwischen Trauma und dem mittels der Auskultation objektivierten intrakraniellen Geräuschnachweis eine unterschiedlich lange Zeitspanne vergeht, so ist dies zum Teil sicherlich auf eine Verkennung der tatsächlichen Situation zu beziehen. Zum Teil tritt aber, wie angiographische Untersuchungen ergaben, die arterio-venöse Kurzschlußverbindung tatsächlich erst später auf, wenn nämlich das durch das Schädel-Hirn-Trauma primär entstandene Aneurysma spurium sekundär perforiert (WASL, 1960; KRAULAND, 1955; FRIEDMANN et al., 1970).

Kasuistik: K.T., 22 Jahre. Der Patient erlitt einen Verkehrsunfall. Bei der Aufnahme war er stark bewußtseinsgetrübt. Es bestand eine Blutung aus Mund, Nase und beiden Ohren. Bei der neurologischen Untersuchung fand sich rechtsseitig eine Fazialisparese, eine Anakusis und eine Vestibularisstörung, linksseitig ein Ausfall des N. facialis. Die röntgenologischen Nativaufnahmen deckten eine breite Fraktur rechts temporo-parietal, einen Abriß des Dorsum sellae, zur Keilbeinhöhle verlaufende Bruchlinien, Verletzungsfolgen an der Siebbeinplatte und eine Querfraktur durch das rechte Felsenbein, einschließlich des Innenohrs auf. Die zum Ausschluß eines intrakraniellen Hämatoms vorgenommene rechtsseitige Karotisangiographie erbrachte den Nachweis eines temporo-basalen Blutungsherdes. Zeichen einer Karotis-Sinus cavernosus-Fistel fehlten im damaligen Zeitpunkt noch. Nach der operativen Versorgung besserte sich der Zustand des Patienten langsam. Zwei bis drei Wochen später kam es zu einer zunehmend stärker werdenden Protrusio des rechten Auges, und es konnte nun auch über dem Schädel ein Lokomotivgeräusch gehört werden. Bei der erneuten rechtsseitigen Angiographie, die 4 Wochen nach der ersten Gefäßdarstellung erfolgte, zeigte sich nunmehr eine gut erkennbare Karotis-Sinus cavernosus-Fistel.

Es darf hier unterstellt werden, daß es beim Trauma durch die direkte und wohl auch indirekte Gewalteinwirkung nur zu einer unvollständigen Kontinuitätstrennung der Karotiswand kam und die Perforation in den Sinus cavernosus erst zu einem späteren Zeitpunkt erfolgte.

Die Gegenüberstellung der Dauer der Bewußtlosigkeit und der Anamnese, einschließlich des klinischen Befundes, zeigte eine im Vordergrund stehende direkte Beziehung zur Schwere der Schädel-Hirn-Verletzung, ließ aber keinen eindeutigen Zusammenhang zwischen der primären posttraumatischen Bewußtlosigkeit und der jeweiligen Shuntgröße der Karotis-Sinus-cavernosus-Fistel erkennen, waren doch bei den Verletzten mit langdauernder initialer Bewußlosigkeit sowohl sehr große als auch kleine und ebenso bei den Verletzten mit kurzer initialer Bewußtlosigkeit ebenfalls umschriebene und ausgedehnte Aneurysmen zu sehen.

Mitunter wird, trotz einer einseitigen Karotis-Sinus cavernosus-Fistel, eine Protrusio beider Bulbi beobachtet. SATTLER (1920) sah diesen bilateralen Exophthalmus bei 20% der traumatischen und 8% der spontanen Fisteln. DANDY (1937) und HELLNER (1962) erwähnten unter ihren 8 bzw. 17 Fällen je eine entsprechende Beobachtung, HAMBY (1964) 12%. Im eigenen Krankengut fanden wir sechsmal eine beidseitige Protrusio bulbi. Der Exophthalmus auf der Gegenseite der Fistel ist auf einen Abfluß des Blutes über die Sinus intercavernosi zurückzuführen, deren manchmal recht breite Kommunikation mehrfach, so von DANDY (1937), SUNDER-PLASSMANN und TIWISINA (1952), WOLFF und SCHMIDT (1939) beschrieben wurde. Seine Entwicklung erfolgte zumeist mit einem gewissen zeitlichen Abstand gegenüber der primär betroffenen Seite. Angiographisch ließ sich in 5 Fällen eine Kontrastierung des Sinus cavernosus auf der Gegenseite der Fistel nachweisen. Der Vergleich mit den Beobachtungen eines beidseitigen Exophthalmus ergab allerdings, daß nur einmal Klinik und angiographischer Befund übereinstimmten. Möglicherweise ist z.T. die Verdünnung des Kontrastblutes zu stark gewesen, so daß ein geringer Übertritt im Angiogramm nicht mehr zu erkennen war.

Bei einem beidseitigen Exophthalmus ist jedoch auch an die Möglichkeit einer doppelseitigen Karotis-Sinus cavernosus-Fistel zu denken, wenngleich derartige Befunde außerordentlich selten sind. SELTZER und HURTEAU (1957) berichteten über 10 entsprechende Fälle aus der Literatur. Eine weitere Beobachtung stammt von HELLNER (1962), der allerdings für die beidseitigen Fisteln eine traumatische Entstehung ablehnt. Wir selbst sahen einen derartigen Fall, dessen Symptomatik kurz skizziert sei:

Die 60jährige Patientin wurde von einem Radfahrer angefahren und kam in bewußtlosem Zustand zur stationären Aufnahme. Die Bewußtseinslage besserte sich rasch. Die Untersuchung ergab eine Schädelbasisfraktur und einen Sehverlust des linken Auges. 24 Std nach dem Trauma klagte die Patientin über ein pulssynchrones Geräusch, das sie zunächst nur links, später im ganzen Schädel hörte. In den folgenden Monaten kam eine langsam sich entwickelnde Protrusio bulbi und eine Sehstörung des rechten Auges hinzu. Der ophthalmologische Befund lautete: Amaurose links nach Sekundärglaukom; Gesichtsfeld und Sehschärfe rechts durch Glaskorrektur ausgleichbar; Caput medusae links, beginnend auch rechts; vermehrte Füllung und Schlängelung der Netzhautvenen mit positivem Venenpuls, links stärker als rechts.

Das pulssynchrone Geräusch konnte nur nach Drosselung beider Karotiden zum Schwinden gebracht werden. Etwa drei Jahre nach dem Unfall traten Funktionsstörungen der rechtsseitigen Augenmuskeln auf. Es kam zu Stauungsblutungen der rechten Netzhaut und weiterer Verschlechterung des Sehvermögens bei einer Stauungspapille von 2–3 Dioptrien. Der beidseitige Exophthalmus betrug 18 mm.

Während der ersten Aufnahme in unserer Klinik, 13 Jahre nach dem erlittenen Trauma, zeigte der ophthalmologische Befund keine wesentliche Progredienz. Röntgenologisch konnte eine deutliche Entkalkung der Pyramidenspitzen nachgewiesen werden. Die Angiographie erbrachte den Nachweis einer doppelseitigen Karotis-Sinus cavernosus-Fistel. Bei der linksseitigen Angiographie stellte sich, ebenso wie bei der rechtsseitigen Gefäßdarstellung, jeweils der Sinus cavernosus beiderseits kräftig kontrastiert dar (Abb. 26).

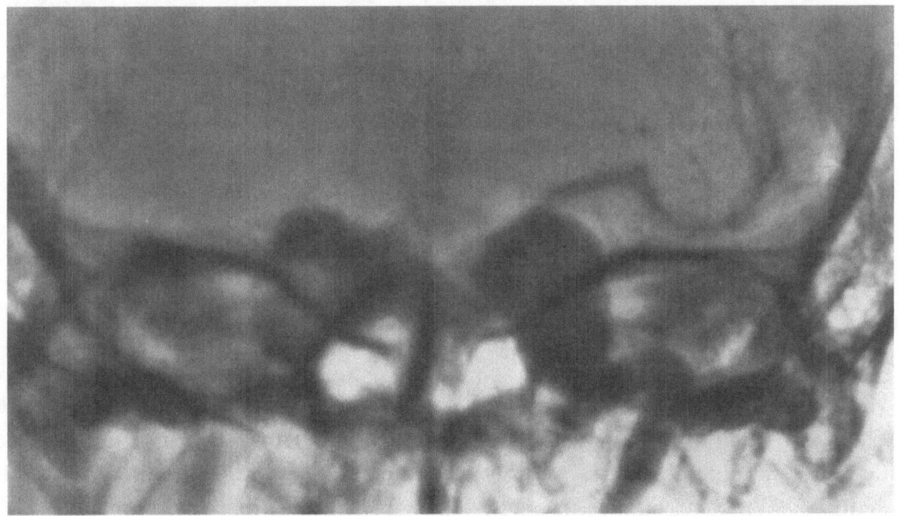

Abb. 26. Beidseitige A. carotis-Sinus cavernosus-Fistel

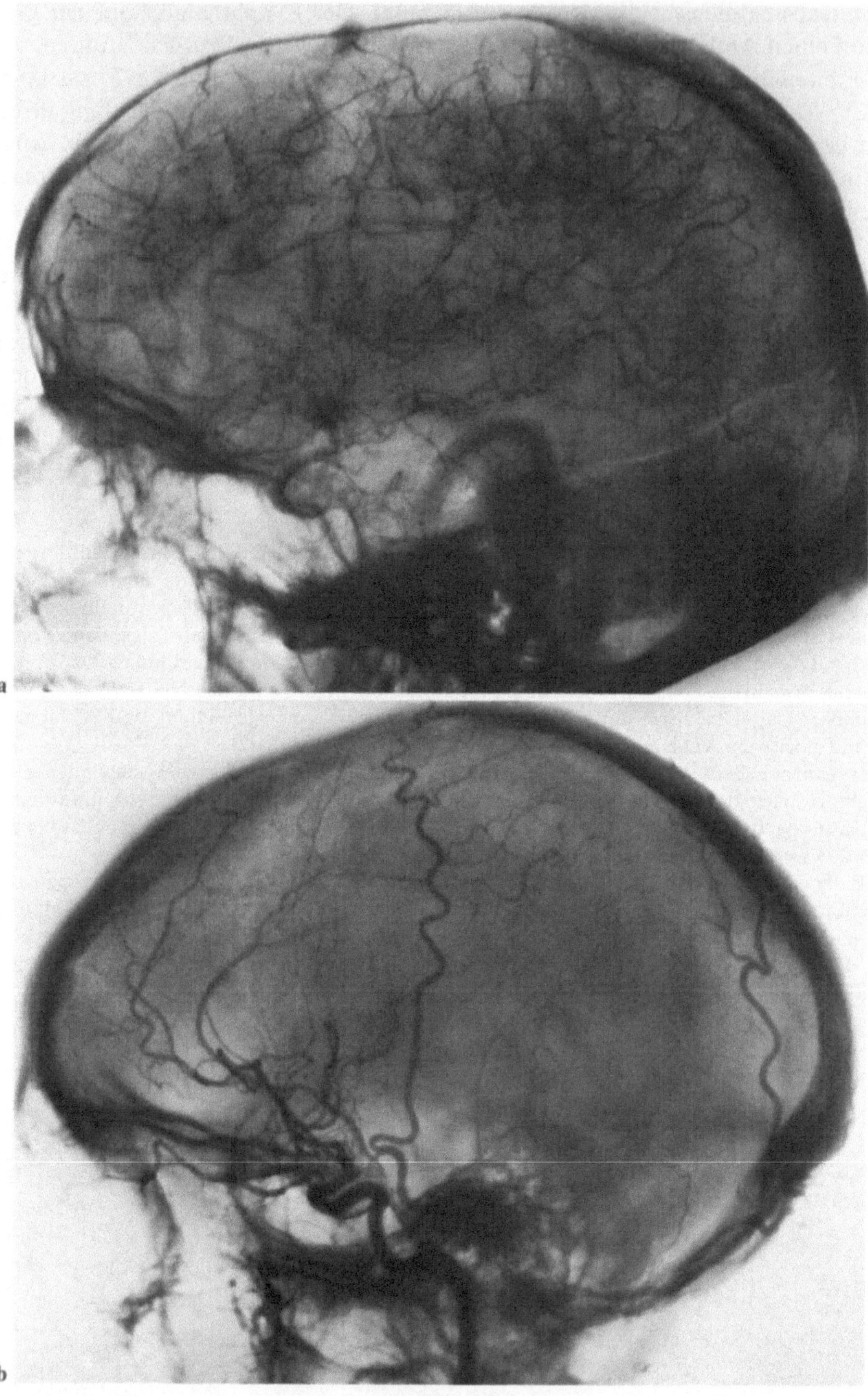

Abb. 27a u. b

Wenn HELLNER (1962), JUNGMICHEL (1932) und WALCHER (1933) für die Anerkennung einer traumatischen Karotis-Sinus cavernosus-Fistel auch fordern, daß der Unfall geeignet gewesen sein muß, einen Einriß der Karotiswand zu verursachen, so war in diesem Fall der Unfallzusammenhang ganz sicher gegeben, wenn auch einzuräumen ist, daß bei dem Alter der Patientin aufgrund eines wahrscheinlich schon vorhandenen Gefäßleidens eine Prädisposition bestand.

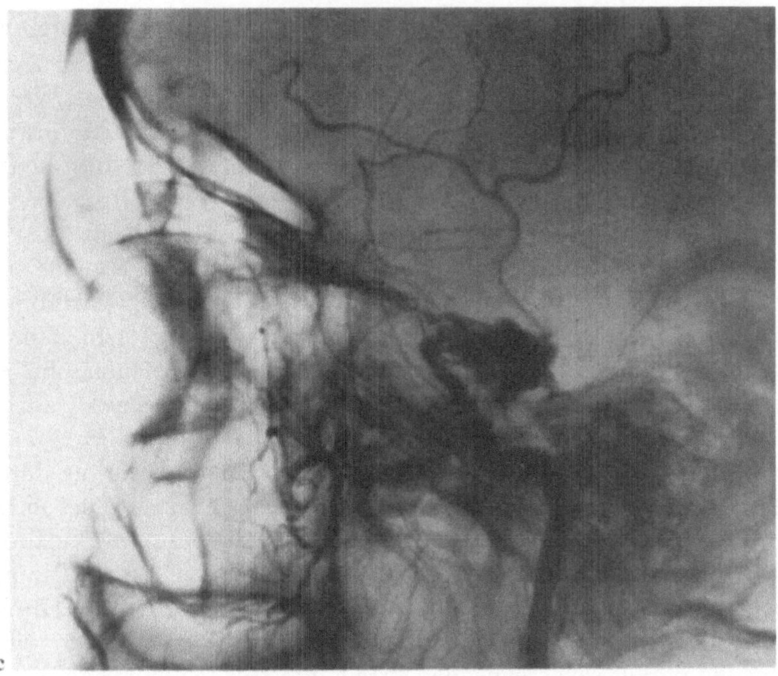

c

◀ **Abb. 27a–c.** Stadien der Zirkulationsstörung durch intrakranielle Drucksteigerung, **a** spätarterielle Phase, 5–6 s nach Injektionsbeginn, **b** früharterielle Phase, 10 s nach Injektionsbeginn, **c** kompletter Zirkulationsstillstand mit gleichzeitiger Karotis-Sinus cavernosus-Fistel

Differentialdiagnostisch sind in erster Linie die traumatischen Aneurysmen der A. carotis interna ohne Perforation in den Sinus cavernosus zu nennen. SCHLOSSHAUER und VOSTÉEN (1954) haben über zwei derartige Beobachtungen berichtet und als wesentlichen Hinweis wiederholtes starkes Nasenbluten und bald nach dem Unfall auftretende Sehstörungen hervorgehoben. Mitunter ist eine Ruptur des Sinus cavernosus mit Verblutung in die Schädelhöhle gesehen worden (SATTLER, 1920; ECHOLS und JACKSON, 1959). Hinzuweisen ist ferner auf kavernöse Angiome und arterio-venöse Hämagiome der Orbita (DANDY, 1937), die zwar zu einem Exophthalmus führen, aber kein Gefäßgeräusch hervorrufen und zudem angeboren sind. GERLACH et al. (1962) beobachteten Aneurysmen der A. ophthalmica.

H. Zirkulationsstörungen

Gasanalytische Methoden, Isotopenuntersuchungen und insbesondere die Serienangiographie haben Aufschluß über die Dauer der zerebralen Zirkulationszeit unter normalen Bedingungen und bei unterschiedlich gesteigertem intrakraniellen Druck gebracht (KETY und SCHMIDT, 1948; BERNSMEIER und SIEMONS, 1953; GÄNSHIRT, 1957; GREITZ, 1956; HIRSCH et al., 1961; SCHNEIDER und OPITZ, 1950; TÖNNIS und SCHIEFER, 1959; FROWEIN et al., 1964).

Durch eine allgemeine intrakranielle Drucksteigerung wird die gesamte Hirndurchblutung in empfindlicher Weise gestört bzw. vermindert. Dadurch nimmt die Sauerstoffversorgung des Hirngewebes ab und die von oxydativen Prozessen abhängigen Hirnfunktionen werden beeinträchtigt. Bezeichnet man als zerebrale Zirkulationszeit, entsprechend dem Vorgehen von TÖNNIS und SCHIEFER (1959), die Dauer des Kontrastmitteldurchflusses vom Eintritt in die Schädelbasis bis zum

Verschwinden aus den Venen und Sinus, so ergibt sich eine normale zerebrale Zirkulationszeit zwischen 7 und 9 s. Bei intrakranieller Drucksteigerung kommt es zu einer Zirkulationsverlangsamung, bei der sich arterielle und venöse Phase etwa proportional zueinander verlängern (Voraussetzung ist eine konstante Kontrastmittelmenge und ein konstanter Injektionsdruck). Eine intrakranielle Drucksteigerung führt zur Abnahme der Hirndurchblutung (NOELL und SCHNEIDER, 1948; GÄNSHIRT, 1957; SHENKIN und NOVACK, 1961) und entsprechend zu einer Verlängerung der zerebralen Zirkulationszeit (Abb. 27a und b). Beträgt diese mehr als 11 s, kommt es zu Bewußtseinsstörungen; steigt sie auf 15 und mehr Sekunden an, so besteht eine Bewußtlosigkeit, die mit dem Leben nur kurzfristig vereinbar ist. Während die Zirkulationsverlangsamung bei Hämatomentwicklung nach der operativen Entlastung reversibel sein kann, besteht bei einer Verlängerung auf dem Boden eines allgemeinen Ödems, ohne Hämatom, eine sehr schlechte Prognose. Die Zirkulationsverlangsamung ist bei einem nachgewiesenen Hämatom von geringerer prognostischer Bedeutung, wohl aber beim Ödem.

In noch weiter fortgeschrittenen Fällen nimmt die Zirkulationsstörung durch die zunehmende Erniedrigung des arterio-venösen Druckgefälles und die Angleichung des intrakraniellen Drucks an den systolischen Blutdruck ein derartiges Ausmaß an, daß es zum Zirkulationsstillstand kommt (Abb. 27c). Wird dieser mit Bewußtlosigkeit, lichtstarren Pupillen, Streckkrämpfen und Anisokorie einhergehende Zustand nicht innerhalb von 8–10 min behoben, ist der Hirntod auch bei noch erhaltener Atem- und Kreislauffunktion eingetreten. Nach GÄNSHIRT (1957) sind bei einer Liquordrucksteigerung mit daraus sich ergebender Zirkulationsstörung und venöser Hypoxie nicht unbedingt irreversible Substanzschädigungen zu erwarten, während beim Hirnödem, wegen des Abfalls des Sauerstoffdrucks zwischen Kapillaren und den einzelnen Zellelementen, infolge der Hypoxidose irreversible Schäden auftreten. Bei sehr stark erhöhtem Hirndruck kann die arterio-venöse Druckdifferenz so stark gesenkt werden, daß eine Zirkulation angiographisch kaum mehr zu erfassen ist (MITCHELL et al., 1962).

Die fehlende Füllung der intrakraniellen Gefäße bei guter Nadellage, auszuschließender intramuraler oder paravasaler Injektion und korrekter Füllung der extrakraniellen Karotisabschnitte wurde von PRIBRAM (1961), HORWITZ und DUNSMORE (1956), STEINBRECHER (1961), SCHECHTER und ELKIN (1963), HUBER (1964), MARGUTH und SCHIEFER (1957), FROWEIN (1961), FROWEIN et al. (1964) u.a. beschrieben.

Das Serienangiogramm zeigt bei der Zirkulationsstörung eine vom intrakraniellen Druck abhängige Zirkulationsverlangsamung, die alle Grade erreichen kann und beim sog. Zirkulationsstillstand nur noch eine Füllung der Anfangsabschnitte der großen intrakraniellen Gefäße bei ausreichender Füllung des Versorgungsgebiets der A. carotis externa erkennen läßt.

Ferner ist bei einem stärkeren Hirnödem häufiger eine Doppelfüllung der Anfangsabschnitte der A. cerebri anterior und media zu sehen.

Technische Fehler bei der Punktion, Injektion des Kontrastmittels in die Gefäßwand und die Möglichkeit eines organischen Gefäßverschlusses mit Kollateralkreislauf, zumeist über die A. ophthalmica, müssen ausgeschlossen sein.

Stellt sich die Frage nach einer Organtransplantation, so kann, von den klinischen Kriterien des Hirntodes abgesehen, zum Beweis der erloschenen zerebralen Zirkulation eine Füllung der A. carotis interna und in nicht eindeutigen Fällen eine ergänzende Darstellung der Gegenseite und gegebenenfalls des Vertebraliskreislaufs vorgenommen werden. Die A. carotis interna darf sich in diesen Fällen nur bis zum Siphon oder bis zur Teilungsstelle in die A. cerebri anterior und media oder aber die A. vertebralis bis zum Eintritt in die Schädelbasis kontrastieren.

Bestehen aufgrund einer noch weiter nach peripher reichenden Füllung Zweifel an dem kompletten Zirkulationsstillstand, so ist die Untersuchung nach Ablauf von 30 min zu wiederholen.

Bei klinischem Hirntod und supratentoriellem Zirkulationsstillstand kann es im Bereich des Vertebraliskreislaufs noch zu einer Restfüllung kommen. Dies ist der Fall, wenn der supratentorielle Kreislaufstopp durch intrakranielle Drucksteigerung zustande gekommen ist, der Ausfall der bulbären Hirnstammfunktionen – Atemstillstand – aber auf eine sekundäre Blutung in den Pons zurückzuführen ist (FROWEIN und POHL, 1970).

Eine normale Zirkulationszeit schließt eine schwere zerebrale Schädigung nicht aus und erlaubt daher auch keine prognostische Schlußfolgerung.

Literatur

AFRA, D., DÉAK, G.: Subdurales Hydrom. Acta neurochir. **10**, 57 (1964)

AFRA, D., VIDOVSKY, T.: Die prognostische Bedeutung der Hirnmassenverschiebung bei traumatischen epiduralen Hämatomen. Zbl. Neurochir. **22**, 4 (1961)

AFRA, D., VIDOVSKY, T.: Über traumatische intracerebrale Hämatome. Zbl. Neurochir. **24**, 88 (1964)

ALAYZA-ESCARÒD, F., CÉSAR POLO, P., VALLENAS, O.M.: Hematomas intracerebrales traumaticos, Rev. méd. Hosp. Obrero (Lima) **5**, 76 (1956)

ALBRECHT, K., DRESSLER, W.: Über serienangiographische Besonderheiten beim subduralen Hämatom. Fortschr. Röntgenstr. **83**, 316 (1955)

ALEXANDER, G.L.: Extradural haematomata at the vertex. J. Neurol. Neurosurg. Psychiat. **24**, 381 (1961)

ANDERSON, F.M.: Extradural cerebellar hemorrhage, review of the subject and report of a case. J. Neurosurg. **6**, 191 (1949)

BANNWARTH, A.: Das chronische cystische Hydrom der Dura. G. Thieme, Stuttgart 1949

BERGLEITER, R.: Traumatische arteriovenöse Fistel zwischen A.vertebralis u. V. jugularis. Nervenarzt **35**, 269 (1964)

BERNSMEIER, A., SIEMONS, K.: Hirndruck und Hirndurchblutung. Klin. Wschr. **31**, 166 (1953)

BIRLEY, J.L., TROTTER, W.: Traumatic aneurysm of the intracranial portion of the internal carotid artery. Brain **51**, 184 (1928)

BONNAL, J.: Hématome extradural de la fosse cérébelleuse. Rev. neurol. **85**, 439 (1951)

BONNAL, J., STEVENAERT, A., BEAUJEAU, M., THIBAUT, A.: Epistaxis repetées graves, parfois mortelles, secondaire à des lésions de la carotide interne. Rupture traumatique ou rupture d'un anévrisme infraclinoidien. Neurochirurgie **13**, 417 (1967)

BRADAC, G.B., SIMON, R.S.: Angiography in Brain Death. Neuroradiology **7**, 25 (1974)

BRENNER, H., WASL, H.: Ein Fall von tödlich verlaufendem Hirnarterienverschluß als alleinige Folge einer Schädelprellung. Zbl. Chir. **85**, 2010 (1960)

BRODIN, H.: Extradural hematomas. Survey of cases covering a 20-year period with special reference to diagnosis. Acta chir. Scand. **102**, 99 (1951)

BÜCHELER, E., KÄUFER, C., DÜX, A.: Cerebrale Angiographie zur Bestimmung des Hirntodes. Fortschr. Röntgenstr. **113**, 278 (1970)

CAIRNS, H.: The vascular aspects of head injuries. Lisboa méd. **19**, 375 (1942)

CALDWELL, J.: Posttraumatic thrombosis of the internal carotid artery. Amer. J. Surg. **32**, 522 (1936)

CALDWELL, H.W., HADDEN, F.C.: Carotid artery thrombosis: report of eight cases due to trauma. Ann. int. Med. **28**, 1132 (1948)

CAMPBELL, J.A., CAMPBELL, R.L.: Angiographic diagnosis of traumatic head and neck lésions. J. Amer. med. Ass. **175** (1961)

CAMPBELL, J.B., COHEN, J.: Epidural hemorrhage and the skull of children. Surg. Gynec. Obstet. **92**, 257 (1951)

CIEMBRONIEWICZ, J.E.: Subdural hematoma of the posterior fossa. J. Neurosurg. **22**, 465 (1965)

CLITHEROW, N.R., et al.: Combined intracerebellar and posterior fossa subdural hematoma. Case report. J. Neurosurg. **30**, 744 (1969)

CRONQVIST, S., KOEHLER, R.: Angiography in epidural haematomas. Acta radiol. **1**, 42 (1963)

DANDY, W.E.: Carotid-cavernous-aneurysms. (Pulsating exophthalmos). Zbl. Neurochir. **2**, 77 (1937) und **3**, 165 (1937)

DANDY, W.E.: Hirnchirurgie. Barth, Leipzig 1938

DANDY, W.E.: Treatment of rhinorrhoea and otorrhoea. Arch. surg. **49**, 75 (1944)

DECKER, K., HOLZER, E.: Gefäßverschlüsse im Carotis- und Vertebralisangiogramm. Fortschr. Röntgenstr. **80**, 565 (1954)

DILENGE, D., WUTHRICH, R.: L'anévrysme de l'artère méningée moyenne. Neurochirurgia **4**, 202 (1962)

DORRANCE, G.M., LOUDENSLAGER, P.E.: Physiologic considerations in treatment of pulsating exophthalmos. Amer. J. Ophthal. **17**, 1099 (1934)

DOTZAUER, G., ADEBAHR, G.: Trauma und Carotisthrombose. Z. ges. gerichtl. Med. **55**, 237 (1964)

DRATZ, H.M., WOODHALL, B.: Traumatic dissecting aneurysm of left internal carotid anterior cerebral and middle cerebral arteries. J. Neuropath. exp. Neurol. **6**, 286 (1947)

DRIESEN, W., FRANKE, D.: Die traumatische Infarzierung des Schläfenhirns, ihre Diagnose und operative Behandlung. Zbl. Neurochir. **21**, 14 (1961)

ECHLIN, F.: Head Injuries and Their Management. Lippincott, Philadelphia 1956

ECHLIN, F.: Traumatic subdural hematoma – acute, subacute and chronic. J. Neurosurg. **6**, 294 (1949)

ECHLIN, F.A., SORDILLO, S.V.R., GARVEY, T.Q.: Acute, subacute and chronic subdural hematoma. J. Amer. med. Ass. **161**, 1345 (1956)

ECHOLS, D.H., JACKSON, J.D.: Carotid-cavernosus-fistula: a perplexing surgical problem. J. Neurosurg. **16**, 619 (1959)

ERIKSON, S.: Über Arteriographie bei Thrombose in der Carotis interna. Acta radiol. **24**, 392 (1943)

FABIAN, G.: Traumatisches Aneurysma der Carotis interna in der Keilbeinhöhle. Hals-, Nasen-, Ohrenarzt **6**, 42 (1956)

FARAGÓ, I.: Über neurologische Syndrome beim Epiduralhämatom. Confin. neurol. (Basel) **19**, 118 (1959)

FASIANI, G.M.: Cerebral angiography in acute brain injuries. Acta radiol. **46**, 466 (1956)

FAUST, C.: Traumatische Schädigungen der Carotiden und ihre Folgeerscheinungen. Z. Psychiat. **124**, 243 (1949)

FINKEMEYER, H.: Verletzungen der A. carotis int. in ihrem intrakraniellen extraduralen Abschnitt. Zbl. Neurochir. **15**, 886 (1955)

FÖDISCH, H.J., KLOSS, K.: Thrombotische Verschlüsse im Stromgebiet der Arteria carotis nach stumpfen Schädel-Halstraumen. (=Hefte zur Unfallheilk. 88) Springer, Berlin-Heidelberg-New York 1966

FRANTZEN, E., JACOBSON, H.H., THERKELSEN, J.: Cerebral artery occlusions in children due to trauma to the head and neck. Neurology **11**, 695 (1961)

FRAZIER, C.H.: The surgical management of chronic subdural hematoma. Ann. Surg. **101**, 671 (1935)

FRIEDMANN, G., FROWEIN, R.A.: Röntgendiagnostik des akuten Schädelhirntraumas. Röntgenblätter **19**, 83 (1966a)

FRIEDMANN, G., FROWEIN, R.A.: Die Bedeutung der Schädelfrakturen für die klinische Behandlung. Fortschr. Röntgenstr. Beih. **170** (1966b)

FRIEDMANN, G., FROWEIN, R.A., LUSTER, G.: Karotis-Sinus cavernosus-Aneurysmen (Klinik, Röntgenbefunde, Therapie und Katamnesen bei 44 Patienten). Fortschr. Neurol. Psychiat. **38**/2, 57 (1970)

FRIEDMANN, G., FROWEIN, R.A., WIECK, H.H., PICKA, V.: Röntgenologische Bestimmung der zerebralen Zirkulationszeit bei intrakranieller Drucksteigerung. Fortschr. Röntgenstr. **100**, 483 (1964)

FRIEDMANN, G., SCHMIDT-WITTKAMP, E., WALTER, W.: Das Carotisangiogramm bei subduralen Hämatomen unter besonderer Berücksichtigung der Altersbestimmung. Dtsch. Z. Nervenheilk. **179**, 589 (1959)

FRIEDMANN, G., SCHMIDT-WITTKAMP, E., WALTER, W.: Zur Diagnose des epiduralen Hämatoms im Carotisangiogramm. Dtsch. Z. Nervenheilk. **179**, 603 (1959)

FRIEDMANN, G., SCHMIDT-WITTKAMP, E., WALTER, W.: Serienangiographische Befunde bei traumatischen intrazerebralen Hämatomen. Acta neurochir. **8**, 70 (1960)

FROWEIN, R.A.: Pathogenese vegetativer Störungen bei intrakranieller Drucksteigerung. In: Kreislaufstörungen des Zentralnervensystems. Acta neurochir. Suppl. VII, S. 459. J. Springer, Wien 1961

FROWEIN, R.A., KEILA, M.: Einteilung der traumatischen subduralen Hämatome. Acta traumatol. **4**, 205 (1972)

FROWEIN, R.A., POHL, F.: Klinische Beobachtungen bei cerebralen Zirkulationsstillständen und Hirntod-Syndrom. In: Fortschritte auf dem Gebiet der Neurochirurgie. Hippokrates, Stuttgart 1970

FROWEIN, R.A., WIECK, H.H., FRIEDMANN, G., KINZEL, W.: Serienangiographische Untersuchungen der Hirndurchblutung bei körperlich begründbaren Psychosen infolge intrakranieller Drucksteigerung. Acta neurochir **12**, 498 (1964)

GÄNSHIRT, H.: Die Sauerstoffversorgung des Gehirns und ihre Störung bei der Liquordrucksteigerung und beim Hirnödem. J. Springer, Berlin 1957

GALLAGHER, J.P., BROWDER, E.J.: Progr. Neurol. Psychiat. **5**, 361 (1950)

GALLAGHER, J.P., BROWDER, E.J.: Extradural hematoma. Experience with 167 patients. J. Neurosurg. **29**, 1 (1968)

GANNON, W.E.: Interhemispheric subdural haematoma. J. Neurosurg. **18**, 829 (1961)

GERLACH, J., SPULER, H., VIEHWEGER, G.: Über das Aneurysma der Orbita. Klin. Augenheilk. **140**, 344 (1962)

GERSTENBRAND, F., SCHÜRER-WALDHEIM, H., ZEITLHOFER, J.: Zur Klinik und Pathologie der traumatisch bedingten Carotisthrombose. Chirurg. **32**, 230 (1961)

GLEAVE, J.R.W.: Thrombosis of the carotid artery in the neck in association with head injury. Proc. Third Int. Congr. Neurol. Surg. Excerpta medica, Int. Congr. Ser. No. 110, 200, Amsterdam 1966

GLICKMAN, M.G., HANDEL, S.F., HOFF, J.T., COULSON, W.: Cerebral cortical arteries in the diagnosis of epidural hematoma. Neuroradiology **10**, 187 (1976)

GOINARD, P., DESCUNS, P.: Les traumatismes de la tête (sans les plaies pénétrantes). Masson, Paris 1948

GORDY, P.D.: Extradural hemorrhage of the anterior and posterior fossa. J. Neurosurg. **5**, 294 (1948)

GREITZ, T.: A radiologic study of the brain circulation by rapid serial angiography of the carotid artery. Acta radiol. Suppl. **140**, 1956

GRONARZ, D.: Die klinische Bedeutung der Schädelfraktur. Inaugural-Dissertation, Köln, 1969

GROTE, W., SCHIEFER, W.: Klinik und Behandlung der traumatischen arteriovenösen Aneurysmen. Beih. Neurochir. **1**, 79 (1959)

GURDJIAN, E.S.: Studies on acute cranial and intracranial injuries. Ann. Surg. **97**, 327 (1933)

GURDJIAN, E.S., HARDY, W.G., LINDNER, D.W., THOMAS, L.M.: Closed cervical trauma associated with involvement of carotid and vertebral arteries. J. Neurosurg. **20**, 418 (1963)

GURDJIAN, E.S., WEBSTER, J.E.: Traumatic intracranial hemorrhage. In: S. Brock (Edit.): Injuries of the Brain and Spinal Cord. Cassell, London 1960

GURDJIAN, E.S., WEBSTER, J.E.: Extradural hemorrhage, a collective review of the literature and a report of 30 cases of middle meningeal hemorrhage and 4 cases of dural sinus hemorrhage treated surgically. Int. Abstr. Surg. **75**, 206 (1942)

HAMBY, W.B.: Carotid-cavernous fistula. Report of 32 surgically treated cases and suggestions for definitiv operation. J. Neurosurg. **21**, 859 (1964)

HAMBY, W.B.: Carotid-Cavernous Fistula. Thomas, Springfield 1966

HAMBY, W.B., GADNER, W.J.: Treatment of pulsating exophthalmos with report of 2 cases. Surg. Arch. **27**, 676 (1933)

HANDA, J., KIKUCHI, H., IWAYAMA, K., TERAURA, T., HANDA, H.: Traumatic aneurysm of the internal carotid artery. Acta neurochir. **17**, 161 (1967)

HANKE, H.: Das subdurale Hämatom. Springer, Berlin 1939

HEBERER, G., RAU, G., LÖHR, H.H.: Aorta und große Arterien-Pathophysiologie, Klinik, Röntgenologie und Chirurgie. Springer, Berlin 1966

HELLNER, K.A.: Zur Entstehung der Carotis-Cavernosus-Aneurysmen. Neurochirurgia **4**, 193 (1962)

HEMMER, R.: Schädeltrauma und cerebrale Angiographie. Dtsch. med. Wschr. **82**, 180 (1957)

HERREN, R.Y., ZELLER, W.E.: Extradural hematomas of the posterior fossa. Arch. surg. **60**, 953 (1950)

HIRSCH, H., GLEICHMANN, U., KIRSTEN, H., MAGAZINOVIC, V.: Über die Beziehung zwischen O_2-Aufnahme des Gehirns und O_2-Druck im Sinusblut des Gehirns bei uneingeschränkter und eingeschränkter Durchblutung. Pflügers Arch. ges. Physiol. **273**, 213 (1961)

HIRSCH, J.F., DAVID, M., BORNE, G.: Un signe angiographique des hématomes extra-duraux. Neurochirurgia **5**, 91 (1962)

HIRSCH, I.E., DAVID, M., SACHS, M.: Les anévrismes artériels traumatiques intracrâniens. Neurochirurgie **8**, 189 (1962)

HOCKADAY, T.D.R.: Traumatic thrombosis of the internal carotid artery. J. Neurol. Neurosurg. Psychiat. **22**, 229 (1959)

HOLLIN, S.A., SUKOFF, M.H., SILVERSTEIN, A., GROSS, S.W.: Post-traumatic middle cerebral artery occlusion. J. Neurosurg. **25**, 526 (1966)

HOLZER, F.J.: Verschluß der Wirbelsäulenschlagader am Kopfgelenk mit nachfolgender Thrombose durch Seitwärtsdrehen des Kopfes. Dtsch. Z. ges. gerichtl. Med. **44**, 422 (1955)

HOOPER, R.: Observations on extradural haemorrhage. Brit. J. Surg. **47**, 71, (1959)

HOOPER, R.S.: Extradural haemorrhages of the posterior fossa. Brit. J. Surg. **42**, 19, (1954)

HORVATH, L., MARINESCU, V.: Chronic subdural haematoma of the posterior cranial fossa. Acta neurochir. **11**, 579 (1964)

HORWITZ, N.H., DUNSMORE, R.H.: Some factors influencing the nonvisualization of the internal carotid artery by angiography. J. Neurosurg. **13**, 155 (1956)

HUBER, P.: Angiographische Schichtungseffekte in den sackförmigen Aneurysmen der Hirngefäße. Fortschr. Röntgenstr. **94**, 355 (1961)

HUBER, P.: Posttraumatische Kaliberschwankungen der Hirngefäße im Angiogramm. Fortschr. Röntgenstr. **98**, 292 (1963)

HUBER, P.: Zerebrale Angiographie beim frischen Schädel-Hirn-Trauma. Thieme, Stuttgart 1964

HUBER, P.: Die Angiographie beim frischen Schädel-Hirn-Trauma. Therap. Umschau **30**, 345 (1973)

HUHN, A.: Die Thrombosen der intrakraniellen Venen und Sinus. Schattauer, Stuttgart 1965

ISFORT, A.: Traumatische Carotisthrombosen. Mschr. Unfallheilk. **65**, 257 (1962)

ISFORT, A.: Probleme der chirurgischen Behandlung von Carotis-Cavernosus-Fisteln. Zbl. Chir. Sonderb. 1967, II, 1519

ISFORT, A.: Zur Behandlung und Begutachtung traumatischer arteriovenöser Fisteln. Mschr. Unfallheilk. **66**, 87 (1963)

ISFORT, A.: Traumatische cerebrale Gefäßschäden im Kindesalter. Z. Kinderheilk. **86**, 469 (1962)

JACOBSEN, H.: An interhemispherically situated haematoma. Acta radiol, **43**, 235 (1955)

JEFFERSON, A., SHELDON, PH.: Transtentorial herniation of the brain as revealed by the displacement of arteries. Acta radiol. **46**, 480 (1956)

JELICIC, I., STANCIC-ROKOTOV, F.: Chronic subdural hematoma of the posterior fossa. Med. Assn. of Crotis Med. J. **90**, 44 (1968)

JOSEPHSON, S.: Epidural haematoma. Acta chir. scand. **124**, 26 (1962)

JUNGMICHEL, G.: Aneurysma einer basalen Gehirnarterie. Z. ges. gerichtl. Med. **19**, 117 (1932)

KÄUFER, C.: Die Bestimmung des Todes bei irreversiblem Verlust der Hirnfunktion. Fortschr. Med. **89**, 651 (1971)

KAUTZKY, R., ZÜLCH, K.J.: Neurologisch-neurochirurgische Röntgendiagnostik und andere Methoden zur Erkennung intracranieller Erkrankungen. Berlin-Göttingen-Heidelberg: Springer 1955

KEILA, M.: Bagatell-Traumen bei subduralen Hämatomen. Inaugural-Dissertation. Köln 1974

KENNEDY, F., WORTIS, H.: "Acute" subdural hematoma and acute epidural hemorrhage. Surg. Gynec. Obstet. **63**, 732 (1936)

KESSEL, K., GUTTMANN, L., MAURER, G.: Neuro-Traumatologie mit Einschluß der Grenzgebiete, Band I. Urban und Schwarzenberg, München-Berlin-Wien 1969

KETY, S.S., LANDAU, W.H., FREYGANG, W.H., ROWLAND, L.P., SOKOLOFF, L.: Estimation of regional circulation in the brain uptake of an inert gas. Fed. Proc. **14**, 35 (1955)

KETY, S.S., SCHMIDT, C.F.: The determination of cerebral blood flow in man by the use of nitrous oxyde in low concentrations. Amer. J. Physiol. **143**, 53 (1945)

KETY, S.S., SCHMIDT, C.F.: The nitrous oxide method for the quantitative determination of cerebral blood flow in man. Theory, procedure and normal values. J. clin. Invest. **27**, 476 (1948)

KETY, S.S., SCHMIDT, C.F.: The effects of altered arterial tensions of carbon dioxide and oxygen on cerebral blood flow and cerebral oxygen consumption of normal young men. J. clin. Invest. **27**, 484 (1948)

KETY, S.S., SHENKIN, H.A., SCHMIDT, C.F.: The effects of increased intracranial pressure on cerebral circulatory functions in man. J. clin. Invest. **27**, 493 (1948)

KOCH, R.L., GLICKMAN, M.G.: The angiographic diagnosis of extradural hematoma of the posterior fossa. Amer. J. Roentgenol. **112**, 289 (1971)

KRAULAND, W.: Über die Aneurysmen der Schlagadern und ihre Entstehung. Dtsch. Z. ges. gerichtl. Med. **35**, 248 (1942)

KRAULAND, W.: Zur Entstehung traumatischer Aneurysmen der Schlagadern am Hirngrund. Schweiz. Z. Path. Bakt. **12**, 113 (1949)

KRAULAND, W.: Traumatische intrakranielle Blutungen aus pathologischer Sicht. Hefte Unfallheilk. **78**, 213 (1964)

KRAULAND, W.: Über die Quellen des akuten und chronischen subduralen Hämatoms. Thieme, Stuttgart 1961

KRAULAND, W.: Über Hirnschäden durch stumpfe Gewalt. Dtsch. Z. Nervenheilk. **163**, 265 (1950)

KRAULAND, W.: Verletzungen der Schlagaderzweige an der Mantelfläche des Großhirns durch stumpfe Gewalt ohne Schädelbruch als Quelle tödlicher subduraler Blutungen. Dtsch. Z. Nervenheilk. **175**, 54 (1956)

KRAULAND, W.: Verletzungen der A. carotis interna im Sinus cavernosus und Verletzungen der großen Hirnschlagadern mit Berücksichtigung der Aneurysmenbildung. In: Handbuch der speziellen pathologischen Anatomie und Histologie. O. Lubarsch, F. Henke, E. Uehlinger (Hrsg.), Bd. XIII/3, S. 170. Berlin-Göttingen-Heidelberg: Springer 1955

KRAULAND, W., STÖGBAUER, R.: Zur Kenntnis der Schlagaderverletzungen am Hirngrund bei gedeckten stumpfen Gewalteinwirkungen. Beitr. gerichtl. Med. **20–22**, 171 (1955–62)

KRAYENBÜHL, H., NOTO, G.: Das intrakranielle subdurale Hämatom. Huber, Bern 1949

KRAYENBÜHL, H., YASARGIL, M.G.: Die zerebrale Angiographie. Thieme, Stuttgart 1965

KRÖNLEIN: Weitere Bemerkungen über die Lokalisation der Hämatome der Art. meningea media und deren operative Behandlung. Beitr. klin. Chir. **13**, 466 (1895)

KRÖNLEIN: Über die Trepanation bei Blutungen aus der A. meningea media und geschlossener Schädelkapsel. Dtsch. Z. Chir. **23**, 209 (1886)

KUHN, R.A., KUGLER, H.: False aneurysm of the middle meningeal artery. J. Neurosurg. **21**, 92 (1964)

KUNKEL, P.A., DANDY, W.E.: Subdural hematoma; diagnosis and treatment. Arch. Surg. **38**, 24 (1939)

KUNKEL, P.A., DANDY, W.E.: Subdural hematoma; diagnosis and treatment. Arch. Surg. **38**, (1957)

LAUDIG, G.H., BROWDER, E.J., WATSON, R.A.: Subdural hematoma. Ann. Surg. **113**, 170 (1941)

LAZORTHES, G., CAMPAN, L. (Edit.): L'oedème cérébral. Masson, Paris 1963

LE COUNT, E.R., APFELBACH, C.W.: Pathologic anatomy of traumatic fractures of cranial bones and concomitant brain injuries. J. amer. med. Ass. **74**, 501 (1920)

LECUIRE, J., GOUTELLE, A., SPAY, G., DECHAUME, J.P.: Indications thérapeutiques dans les thromboses traumatiques de l'artère carotide interne (à propos de 10 observations). Neuro-chirurgie **11**, 295 (1965)

LEMBERGER, U., BENINI, A.: Das Schädel-Hirn-Trauma (anhand von 831 Fällen). Therapeut. Umschau **30**, 336 (1973)

LIN, T.H., COOK, A.W., BROWDER, E.J.: Intracranial hemorrhage of traumatic origin. Med. Clin. N. Amer. **42**, 603 (1958)

LINDENBERG, R., FISCHER, R.S., DURLACHER, ST.H., LOVITT, W.V., FREYTAG, E.: Lesions of the corpus callosum following blunt mechanical trauma to the head. Amer. J. Pathol. **31**, 297 (1955)

LINDGREN, E.: Röntgenologie, einschließlich Kontrastmethoden. In: Handbuch der Neurochirurgie (Hrsg. H. Oliveçrona, W. Tönnis), Bd. 2. Berlin: Springer 1954

LINDGREN, ST.O.: Acute severe head injuries. Acta chir. scand., Suppl. 254 (1960)

LINDGREN, ST.O.: Experimental studies of mechanical effects in head injury. Acta chir. scand., Suppl. 360 (1966)

LINK, K.: Das subdurale Hämatom. Zbl. Neurochir. **10**, 264 (1950)

LINK, K.: Traumatische subdurale Blutung aus Brükkenvenen bei abnormen Duraknochen. Mschr. Unfallheilk. **62**, 201 (1959)

LINK, K.: Traumatische sub- und intradurale Blutung-Pachymeningitis haemorrhagica. Fischer, Jena 1945

LINK, K.: Zum Schicksal der traumatischen subduralen Blutung. Mschr. Unfallheilk. **61**, 1 (1958)

LOCKE, C.E., Jr., GARDNER, W.J.: Internal carotid arterio venous aneurysm, or pulsating exophthalmos. Ann. surg. **80**, 1, 272 (1924)

LOEW, F., WÜSTNER, S.: Diagnose, Behandlung und Prognose der traumatischen Hämatome des Schädelinnern. Acta neurochir, Suppl. 8 (1960)

LOFSTROM, J.E., WEBSTER, J.E., GURDJIAN, E.S.: Angiography in the evaluation of intracranial trauma. Radiology **65**, 847 (1955)

LÖHR, W.: Erkrankungen der Hirngefäße in arteriographischer Darstellung. Zentr.-Org. ges. Chir. **78**, 16 (1936a)

LÖHR, W.: Hirngefäßverletzungen in arteriographischer Darstellung. Zbl. Chir. **63**, 2466 und 2593 (1936b)

MARGUTH, F., SCHIEFER, W.: Spontanheilung eines intrakraniellen Aneurysmas. Acta neurochir. **5**, 38 (1957)

MARKWALDER, H., HUBER, P.: Aneurysmen der Meningealarterien. Schweiz. med. Wschr. **91**, 1344 (1961)

MAURER, J.J., MAYFIELD, F.H.: Acute bilateral extradural hematoma. J. Neurosurg. **5**, 88 (1948)

MAURER, J.J., MILLS, M., GERMAN, W.G.: Triad of unilateral blindness, orbital fracture and massive epistaxis after head injury. J. Neurosurg. **21**, 678 (1961)

MCCARTY, C.S., HORNING, E.D., WEAVER, E.N.: Bilateral extradural hematoma. Report of case. J. Neurosurg. **5**, 88 (1948)

MCCLELLAND, R.R., RAMIREZ-LASSEPAS, M.: Posterior Fossa Subdural Hematoma Demonstrated by Vertebral Angiography. Neuroradiology **10**, 181 (1976)

MCKISSOCK, W., RICHARDSON, A., BLOOM, W.H.: Subdural haematoma. Lancet **1**, 1365 (1960)

MCKISSOCK, W., TAYLOR, J.C., BLOOM, W.H., TILL, K.: Extradural haematoma. Observations on 125 cases. Lancet **2**/1960, 167

MCLAURIN, R.L.: Contributions of angiography to the pathophysiology of subdural hematomas. Neurology **15**, 866 (1965)

MCLAURIN, R.L., MCBRIDE, B.H.: Traumatic intracerebral hematoma. Ann. Surg. **143**, 294 (1956)

MCLAURIN, R.L., TUTOR, F.T.: Acute subdural hematoma. Review of ninety cases. J. Neurosurg. **18**, 61 (1961)

MEALEY, J.: Acute extradural hematomas without demonstrable skull fractures. J. Neurosurg. **17**, 27 (1960)

MITCHELL, O.CH., DE LA TORRE, E., ALEXANDER, E., DAVIS, C.H.: The nonfilling phenomenon during angiography in acute intracranial hypertension. J. Neurosurg. **19**, 766 (1962)

MONIZ, E.: Die cerebrale Arteriographie und Phlebographie. Springer, Berlin 1940

MUNSLOW, R.A.: Extradural cerebellar hematomas. J. Neurosurg. **8**, 542 (1951)

NELSON, T.Y.: Acute subdural haematoma in the posterior fossa. Med. J. Aust. **2**, 792 (1959)

NOELL, W., SCHNEIDER, M.: Zur Hämodynamik der Gehirndurchblutung bei Liquordrucksteigerung. Arch. Psychiat. Nervenkr. **180**, 713 (1948)

NOETZEL, H., JERUSALEM, F.: Die Hirnvenen- und Sinusthrombosen (=Monographien aus dem Gesamtgebiet der Neurologie und Psychiatrie, H. 106.). Springer, Berlin-Heidelberg-New York 1965

NORDLIE, R.: Chronic Subdural Hematoma; with Particular Reference to the Diagnosis. Johan Grundt Tanum, Oslo 1958

NORLÉN, G., RADBERG, C., GRANHOLM, L.: Infantile hydrocephalus and hematoma in the posterior fossa. J. Neurosurg. **21**, 309 (1964)

NORMAN, O.: Angiographic differentiation between acute and chronic subdural and extradural haematomas. Acta radiol. **46**, 374 (1956)

ORGIAS: zitiert nach Kessel-Guttmann-Maurer: Neurotraumatologie mit Einschluß der Grenzgebiete. I. Band: Die frischen Schädel-Hirn-Verletzungen. Urban u. Schwarzenberg. München-Berlin-Wien 1969

PAILLAS, J.E., BONNAL, J., LAVIEILLE, I.: Angiographic images of false aneurysmal sac caused by rupture of middle meningeal artery in course of traumatic extradural hematomata. Report of 3 cases. J. Neurosurg. **21**, 667 (1964)

PARKINSON, D.: A surgical approach to the cavernous portion of the carotid artery. Anatomical studies and case report. J. Neurosurg. **23**, 474 (1965)

PARKINSON, D.: Transcavernous repair of carotid cavernous fistula. Case report. J. Neurosurg. **26**, 420 (1967)

PARKINSON, D.: Collateral circulation of cavernous carotid artery: Anatomy. Canad. J. Surg. **7**, 251 (1964)

PECKER, J., JAVALET, A., STABERT, CH.: L'angiographie dans les traumatismes crâniens. J. Radiol. Électrol. **40**, 623 (1959)

PEROT, P., ETHIER, R., WONG, A.: An arterial posterior fossa extradural hematoma demonstrated by vertebral angiography. J. Neurosurg. **26**, 255 (1967)

PETERS, G.: Ergebnisse vergleichender anatomisch-pathologischer und klinischer Untersuchungen an Hirngeschädigten. G. Thieme, Stuttgart 1962

PETERS, G.: Die gedeckten Gehirn- und Rückenmarksverletzungen. In: O. Lubarsch, F. Henke, E. Uehlinger (Hrsg.). Handbuch der speziellen pathologischen Anatomie und Histologie XIII/3, S. 84. Springer, Berlin-Göttingen-Heidelberg 1955

PETERS, G.: Klinische Neuropathologie. G. Thieme, Stuttgart, 1970

PETIT-DUTAILLIS, D., GUIOT, G., PERTUISET, B., LE BESNERAIS, Y.: Les hématomes extra-duraux de la fosse cérébelleuse. Presse méd. **64**, 521 (1956)

PETIT-DUTAILLIS, D., PERTUISET, B., ROUGERIE, J.: Intérêt de l'angiographie cérébrale comme moyen de diagnostic et de localisation des hématomes intracrâniens de l'étage sous-tentoriel; déductions thérapeutiques. Presse méd. **60**, 712 (1952)

PETIT-DUTAILLIS, P., PERTUISET, B., VERLLY, R.: Les hématomes extraduraux subaigues (d'après 14 cas opérés). Neuro-chirurgie **1**, 321 (1955)

PIA, H.W.: Das traumatische subdurale Hydrom. Zbl. Neurochir. **21**, 74 (1961)

PIA, H.W.: Die Schädigung des Hirnstammes bei den raumfordernden Prozessen des Gehirns. Acta neurochir. Suppl. IV. J. Springer, Wien 1957

PITLYK, P.J., et al.: Subdural hematoma of the posterior fossa: Report of a case. Pediatrics **40**, 436 (1967)

POOL, J.L., POTTS, D.G.: Aneurysms and arterio venous anomalies of the brain. Harper and Row, New York 1965

POUYANNE, H., LEMAN, P., GOT, M., GOUAZE, A.: Anévrysme artériel traumatique de la méningée moyenne gauche. Neurochirurgie **5**, 311 (1959)

PRIBRAM, H.F.W.: Angiographic appearances in acute intracranial hypertension. Neurology **11**, 10 (1961)

PUECH, P., BRUN, M., LAIRY-BOUNES, G.-C., MORICE, J., PERRIN, J.: Traumatismes crânio-cérébraux. Legrand, Paris 1950

RANEY, A.A.: Cerebral embolism following minor wounds of the carotid artery; report of autopsy. Arch. Neurol. Psychiat. **60**, 425 (1948)

RIECHERT, T.: Die Arteriographie der Hirngefäße, 2. Aufl. Urban und Schwarzenberg, Berlin-München 1949

RIECHERT, T.: Über arteriographisch nachgewiesene Hirndurchblutungsstörungen nach stumpfen Traumen. Med. Klin. 1383 (1952)

RIECHERT, T.: Arteriographisch nachweisbare Störungen der Hirndurchblutung als chronischer Folgezustand nach Schädelverletzungen. Nervenarzt **18**, 453 (1957)

SATTLER, C.H.: Pulsierender Exophthalmus. Handb. ges. Augenheilk. 2. Aufl., 2. Teil, Kap. XII, IX, 1. Abt. Springer, Berlin 1920

SCHECHTER, M.M.: Angiography in head trauma. Clin. Neurosurg. **12**, 193 (1966)

SCHECHTER, M., ELKIN, M.: Layering effect in cerebral angiography. Acta radiol. **1** (new series) Diagnosis 427 (1963)

SCHLOSSHAUER, B., VOSTÉEN, K.H.: Zur Diagnostik und Therapie der Carotis-Blutung nach Keilbeinhöhlenfrakturen. Arch. Hals-Nasen-Kehlkopf-Heilk. **165**, 270 (1954)

SCHMID, K.O.: Zur Morphologie der posttraumatischen Anosmie und des posttraumatischen intracerebralen Aneurysmas. Virchows Arch. path. Anat. **334**, 67 (1961)

SCHNEIDER, M.: Durchblutung und Sauerstoffversorgung des Gehirns. In: Verh. dtsch. Ges. Kreisl.-Forsch. Steinkopff, Darmstadt 1953

SCHNEIDER, M.: Zur Pathophysiologie des Gehirnkreislaufs. In: Kreislaufstörungen des Zentralnervensystems. Acta neurochir. Suppl. VII, S. 34. J. Springer, Wien 1961

SCHNEIDER, M., OPITZ, E.: Über die Sauerstoffversorgung des Gehirns und den Mechanismus von Mangelwirkungen. Ergebn. Physiol. **46**, 126 (1950)

SCHNEIDER, R.C., KAHN, E.A., CROSBY, E.C.: Extradural hematoma of the posterior fossa. Neurology (Minneap.) **1**, 386 (1951)

SCHNEIDER, R.C., LEMMEN, L.J.: Traumatic internal carotid artery thrombosis secondary to nonpenetrating injuries to the neck. J. Neurosurg. **9**, 495 (1952)

SCHNEIDER, R.C., LEMMEN, L.J., BAGCHI, B.K.: The syndrome of traumatic intracerebellar hematoma with contrecoup supratentorial complications. J. Neurosurg. **10**, 122 (1953)

SCHOLLMANN, A., KEPES, J.J.: Bilateral spontaneous carotid-cavernous fistulae in Ehlers-Danlos Syndrome. J. Neurosurg. **26**, 82 (1967)

SCHORLACH, H.: Traumatische Hirngefäßthrombosen und -embolien. Diss. Köln 1965

SELTZER, J., HURTEAU, E.F.: Bilateral symm. Aneurysm of int. car. artery within the cav. sinus. J. Neurosurg. **14**, 448 (1957)

SHENKIN, H.A., GRANT, F.C.: Middle meningeal hemorrhage. Amer. J. Surg. **75**, 704 (1948)

SHENKIN, H.A., NOVACK, P.: The Control of the Cerebral Circulation. J. Amer. Med. Ass. **178**, 390 (1961)

SJÖGREN, S.E.: The anterior chorioidal artery. Acta radiol. **46**, 143 (1956)

SORGO, W.: Über den Arteria carotis interna-Verschluß bei jüngeren Personen. Z. ges. Neurol. **167**, 581 (1939)

STEINBRECHER, W.: Beidseitiger Carotisverschluß bei extraduralem Hämatom. In: Kreislaufstörungen des Zentralnervensystems. Acta neurochir. Suppl. VII. J. Springer, Wien 1961

STRELI, R.: Epidurale Hämatome. Klin. Med. **12**, 197 (1957)

SUNDER-PLASSMANN, P., ISFORT, A.: Klinische Beobachtungen bei intracraniellen extracerebralen Blutungen. Chirurg **31**, 438 (1960)

SUNDER-PLASSMANN, P., TIWISINA, TH.: Die Behandlung der Aneurysmen im Sinus cavernosus. Chirurg. **23**, 376 (1952)

TAPTAS, J.N.: Les anévrysmes artério-veineux carotido-caverneux. Neurochirurgia (Paris) **8**, 385 (1962)

TAPTAS, J.N.: Etiologie et pathogénie des exophtalmies pulsatiles d'origine vasculaire. Arch. Ophtal. **10**, 22 (1959)

TAPTAS, J.N.: Exophtalmies d'origine vasculaire et leurs rapports avec une communication carotido-caverneuse. Pathogénie des anévrysmes carotido-caverneux. Sem. Hôp. Paris (1952)

TIWISINA, TH.: Die zerebralen Durchblutungsschäden nach Schädeltraumen. Chirurg. **27**, 390 (1956)

TIWISINA, TH., STAECKER, A.D.: Die frischen Schädel-Hirn-Verletzungen im Gefäßbild. Chirurg **30**, 344 (1959)

TÖNNIS, W.: Zirkulationsstörungen bei krankhaftem Schädelinnendruck. Z. Ges. Neurol. Psychiat. **167**, 462 (1939)

TÖNNIS, W.: Pathophysiologie und Klinik der intrakraniellen Drucksteigerung. In: Hdb. d. Neurochir. Bd. I v. H. Olivecrona, W. Tönnis. J. Springer, Berlin 1959

TÖNNIS, W., FRIEDMANN, G., SCHMIDT-WITTKAMP, E., WALTER, W.: Die traumatischen intrakraniellen Hämatome, Series chirurgica Geigy 6 (1964)

TÖNNIS, W., FROWEIN, R.A.: Wie lange ist Wiederbelebung bei schweren Hirnverletzungen möglich? Mschr. Unfallhlk. **66**, 169 (1963)

TÖNNIS, W., FROWEIN, R.A., EULER, K.H.: Zur Erkennung der akuten traumatischen intrakraniellen Hämatome. Chirurg **34**, 145 (1963)

TÖNNIS, W., FROWEIN, R.A., LOEW, F., HEMMER, R., KLUG, W., GROTE, W., FINKEMEIER, H.: Organisation der Behandlung schwerer Schädel-Hirn-Verletzungen. Thieme, Stuttgart 1968

TÖNNIS, W., SCHIEFER, W.: Zirkulationsstörungen des Gehirns im Serienangiogramm. J. Springer, Berlin (1959)

TÖNNIS, W., SCHIEFER, W.: Die Komplikationen bei Angiographie der Hirngefäße. Fortschr. Neurol. Psychiat. **26**, 265 (1958)

TROTTER, W.: Chronic subdural hemorrhage of traumatic origin and its relation to Pachymeningitis haemorrhagica interna. Brit. J. Surg. **2**, 271 (1914)

VERBIEST, H.: Omissies in de diagnostiek en behandeling van hersenletsels. Ned. T. Geneesk. **100**, 3767 (1956)

VIGOUROUX, R., LAVIEILLE, J.: Les thromboses posttraumatiques de la carotide interne. Neuro-chirurgie **8**, 115 (1962)

VIGOUROUX, R., SEDAN, R., CHOUX, M., BAURAND, G., NAQUET, R., VIGOUROUX, M., SALAMON, G., LAVIEILLE, J.: Les hématomes extra-duraux frontaux post-traumatiques. Neuro-chirurgie **9**, 197 (1963)

VORIS, H.C.: The surgical treatment of extradural haematoma. J. int. Coll. Surg. **10**, 655 (1947)

VORIS, H.C., BASILE, J.X.R.: Recurrent epistaxis from aneurysm of the internal carotid artery. J. Neurosurg. **18**, 841 (1961)

VOSSSCHULTE, K.: Anatomische Untersuchung zur Pathogenese des subduralen Hydroms. Zbl. Neurochir. **10**, 290 (1950)

WALCHER, K.: Über die extracerebralen Aneurysmen der Hirnarterien und deren traumatische Entstehung. Mschr. Unfallheilk. **40**, 433 (1933)

WALTER, W., BISCHOF, W.: Die Durchblutungsstörung des Gehirns bei Sinus-Cavernosus-Aneurysmen. Zbl. Neurochir. **27**, 139 (1966)

WASL, H.: Isolierte Verletzungen der basalen Hirnarterien. Zbl. allg. Path. **101**, 184 (1960)

WEBER, G.: Brückenvenenruptur und subdurales Hämatom. Schweiz. Neurol. Ges. **87**, 300 (1961)

WEBER, G., HEYSER, J., ROSENMUND, H., DUCKERT, F.: Subdurale Hämatome. Schweiz. med. Wschr. **94**, 541 (1964)

WEBSTER, J.E., DAWSON, R., GURDJIAN, E.S.: The Diagnosis of Traumatic Intracranial Hemorrhage by Angiography. J. Neurosurg **8**, 368 (1951)

WEIGELIN, E.: Beurteilung des intrakraniellen Kreislaufs mit Hilfe der Netzhautarterienmessung. Docum. ophthal. **7/8**, 183 (1954)

WERTHEIMER, P., ALLEGRE, G., AVET, J., DESCOTES, J., LÉVY, A.: La valeur séméiologique de l'angiographie cérébrale dans le diagnostique des hématomes intracrâniens. J. Radiol. Électrol. **38**, 340 (1957)

WERTHEIMER, P., DESCOTTES, J.: Traumatologie crânienne. Masson, Paris 1961

WERTHEIMER, P., LÉVY, A., LAPRAS, C., TUSINI, G.: Les aspects angiographiques des épanchements intra-crâniens traumatiques. Lyon chir. **54**, 482 (1958)

WERTHEIMER, P., MARET, G.: Documents et réflexions sur l'hématome extradural traumatique. Rev. chir. (Paris) **69**, 321 (1950)

WICKBOM, I.: Angiography in posttraumatic intracranial hemorrhage. Acta radiol. **32**, 249 (1949)

WIESMANN, P.: Über die modernen Indicationen zur Trepanation mit besonderer Berücksichtigung der Blutungen aus der Arteria meningea media. Dtsch. Z. Chir., **21**,1 und 283 (1884) und **22**,52 (1885)

WOLFF, H., BUES, E.: Zur Diagnose und Pathogenese des traumatischen subduralen Hydroms: Meningopathie der Hirnkonvexität. Dtsch. Z. Nervenheilk. **176**, 40 (1957)

WOLFF, H., SCHMIDT, B.: Das Arteriogramm des pulsierenden Exophthalmus. Zbl. Neurochir. **4**, 241, 310 (1939)

WRIGHT, R.L.: Hematomas of the posterior cranial fossa. J. Neurosurg. **25**, 402 (1966)

YOKOYAMA, I.: Diagnosis of subdural haematoma and its differentiation from epidural haematomas by carotid angiography. Brain Nerve (Tokio) **11**, 353 (1959)

ZAUNBAUER, W.: Über zerebrale Gefäßverschlüsse. Radiol. Aust. **12**, 281 (1961)

ZETTEL, H.: Traumatische Thrombose der Art. carotis. Mschr. Unfallheilk. **63**, 248 (1960)

ZIELINSKY: Augensymptome bei intrakraniellen Aneurysmen. Bücherei des Augenarztes. Enke, Stuttgart 1967

Das Röntgenbild der Großhirnvenen

Von

H. HACKER

Mit 32 Abbildungen

A. Technische Voraussetzungen

Die cerebralen Venen und Sinus sind 7 bis 12 s nach der Kontrastmittelinjektion in die A. carotis communis oder günstiger in die A. carotis interna gut zu erkennen. Ist eine spezielle Frage zur Venen- oder Sinuspathologie zu klären, empfiehlt es sich, in max. 2 s bis zu 12 ml 60%iges Kontrastmittel in die A. carotis interna zu injizieren. Dabei ist der venöse Abstrom nahezu unbeeinflußt durch die Untersuchung zu beobachten. Eine direkte Venendarstellung durch retrograde Katheterisierung eines Sinus petrosus inferior oder direkte Punktion des Sinus sagittalis superior nach Anlegen eines Bohrloches sind in der Praxis kaum je erforderlich. Die Subtraktion verhilft auch bei schwachem Kontrast in den Gefäßen zu einer ausreichenden Darstellung. Die Subtraktion ist unerläßlich für eine Beurteilung der basisnahen Venen und der transbasalen Venenabflüsse.

Die Standardprojektionen reichen für die Erkennung der Venenverläufe aus, die Beurteilung des Sinus sagittalis superior erfordert eine zusätzliche Angiographie in halbaxialer Projektion bei Drehung des Kopfes um 40° zur Gegenseite der Injektion. Diese Projektion erleichtert auch die genaue Definition der einzelnen tiefen Hirnvenen.

Sollen die medialen, falxnahen Oberflächenvenen von den Konvexitätsvenen im Seitenbild eindeutig getrennt dargestellt werden, so eignet sich dafür sowohl eine stereoskopische seitliche Angiographieserie wie ein seitliches Angiotomogramm (NADJMI 1977).

Den arteriellen Zuflüssen entsprechend finden sich die meisten und kräftigsten Venen auf der Hirnoberfläche. Das Blut der Stammganglien wird von den tiefen Venen gesammelt, die über die V. basalis Rosenthal auch Blut aus dem Temporal- und Frontallappen aufnehmen.

Während die tiefen Hirnvenen mit wenigen durch Hirnstrukturen unmittelbar bedingten Biegungen verlaufen, zeigen die oberflächlichen Venen stärkere, scheinbar regellose Schlängelungen. Zahl und Anordnung der tiefen Venen sind im wesentlichen regelhaft, das Venensystem der Konvexität ist dagegen durch sehr verschiedene Abflußmuster gekennzeichnet.

B. Normale Röntgenanatomie

I. Oberflächliche Hirnvenen

1. Allgemeine Anordnung

Die Venen der medialen Hirnoberfläche beginnen über dem Balken, laufen auf kurzem Weg zur Mantelkante, um die sie herumbiegen, um Anschluß an die Konvexitätsvenen zu gewinnen.

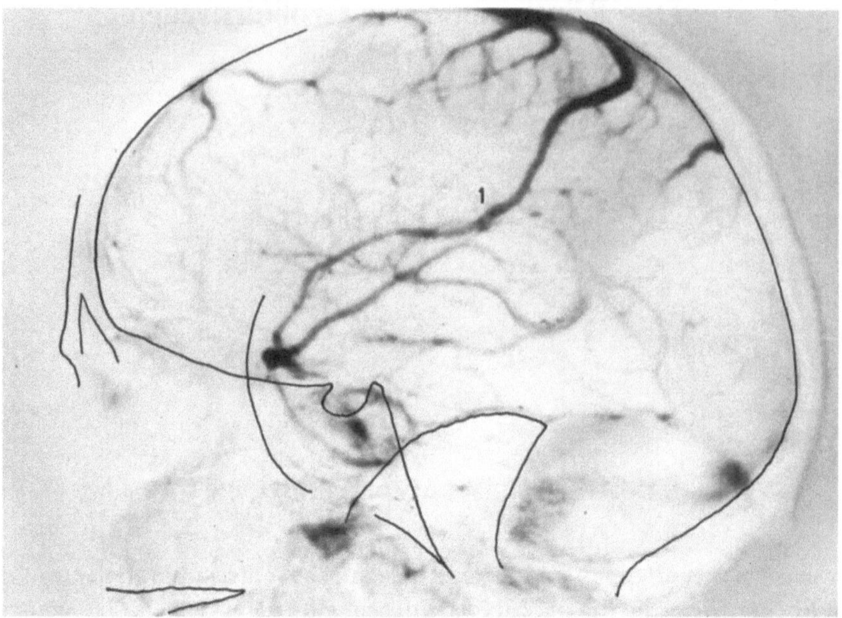

Abb. 1. Ausgeprägte V. anastomotica superior Trolard. (1), parallel dazu und etwas tiefer eine Sylvische Vene, die teilweise als V. spheno basilaris zur Basis und zum Plexus pterygoideus verläuft

Einige wenige ziehen direkt zur Falx, um hier in den Sinus sagittalis inferior einzumünden (MCCORD et al., 1927). Da die medialen Venen nur ein sehr viel kleineres Hirnvolumen drainieren, sind sie kleiner und kürzer als die Konvexitätsvenen.

Über der Konvexität unterscheiden wir die zum Sinus sagittalis superior drainierenden suprasylvischen Venen, die zum Sinus sphenoparietalis ziehende Sylvische Venengruppe und die in den Sinus transversus mündende V. anastomotica inferior Labbé. Diese drei Abflußwege sind durch vielfache Kollateralen verbunden. Stark ausgeprägt ist gelegentlich eine V. anastomotica superior Trolard, die die Verbindung einer großen parietalen Vene mit der Sylvischen Venengruppe darstellt und die V. anastomotica inferior Labbé, die suprasylvische Venen mit dem Sinus transversus verbindet. Es gibt keine festen Grenzen zwischen diesen drei Abflußmöglichkeiten. Zwischen den nachfolgend genannten drei extremen Anordnungen gibt es alle Übergangsformen.

1. Stark entwickelte suprasylvische Venen, die zum Längssinus ziehen. Kräftige V. Trolard, deren Drainagegebiet bis auf den Temporallappen reicht. Sylvische Venengruppe und V. Labbé sehr klein, eine der beiden kann fehlen (Abb. 1).
2. Die Sylvischen Venen leiten das Blut aus dem größten Teil des Operkulums und des Temporallappens ab. Die zum Längssinus ziehenden Venen sind meist in der Zahl nicht reduziert, aber klein. Eine V. Labbé ist rudimentär (Abb. 2a, b).
3. Eine V. Labbé sammelt vom Fuß der Frontalregion bis nach occipital einen großen Teil des Blutes, das so direkt in den Sinus transversus abgeführt wird. Die suprasylvischen Venen und die Sylvische Venengruppe sind dabei schwach ausgebildet (Abb. 3).

Es können die venösen Drainagemuster über der rechten und linken Hemisphäre völlig verschieden sein. Bei der Durchuntersuchung von 272 eigenen Angiogrammen zeigte sich ein signifikanter Seitenunterschied für den Temporalbereich: auf der linken Hemisphäre ist eine V. anastomotica inferior Labbé um 11,5% häufiger ausgebildet als rechts. Umgekehrt ist die Sylvische Vene auf der rechten Seite häufiger. Gleiche Befunde erhoben DELMAS u. Mitarb. bei anatomischen Untersuchungen.

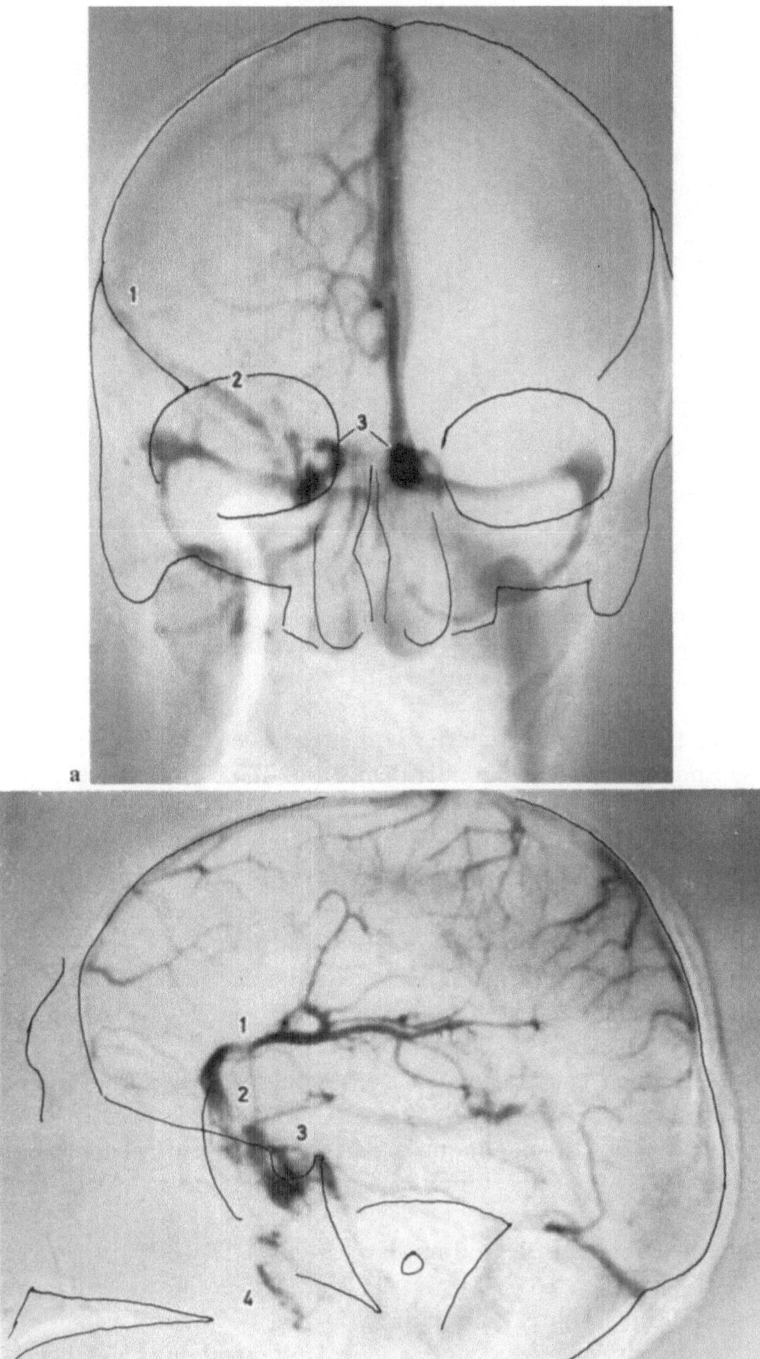

Abb. 2a u. b. V. cerebri media superficialis (1) und Sinus spheno-parietalis (2) in regelrechtem Verlauf zum Sinus cavernosus (3). Im Sinus cavernosus ist jeweils als Aussparung die A. carotis zu erkennen. Venenabfluß über den Sinus petrosus inferior und zusätzlich direkt transbasal zum Plexus pterygoideus (4)

2. Suprasylvische Venen

Die suprasylvischen Venen sind radiär ausgerichtet. Der Mittelpunkt liegt etwa in der Mitte der Sylvischen Furche. Meistens sammeln sie sich zu einigen wenigen größeren Venen, die wie die Speichen eines Rades zum annähernd ringförmig gelegenen Sinus ziehen. Vor der Einmündung

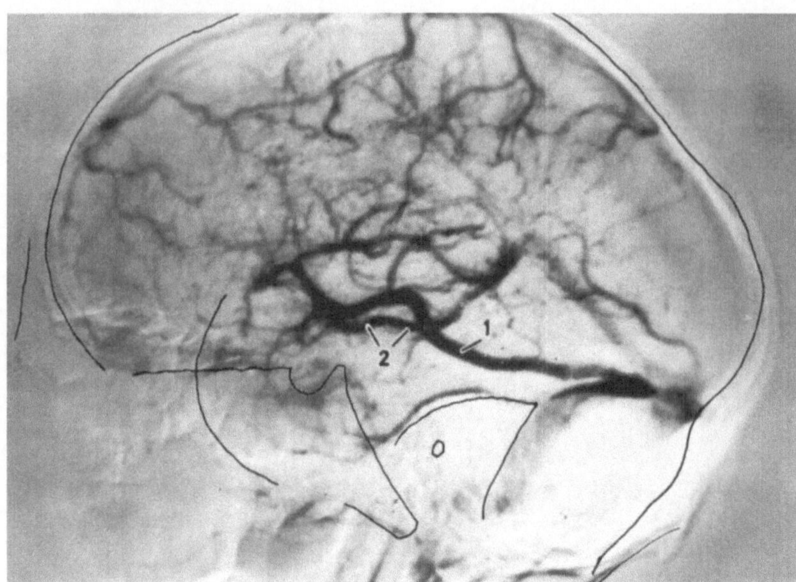

Abb. 3. Fehlen einer V. cerebri media superficialis. Sylvische Region lateral durch eine sehr große V. Labbé (1) und medial durch eine starke V. basalis Rosenthal (2) drainiert

in den Sinus zeigt die Endstrecke ein scharfes Umbiegen zu einem dem oberen Längssinus parallelen Verlauf. Diese Endabschnitte ziehen über dem Frontalhirn in Flußrichtung des Sinus sagittalis superior nach occipital, über dem Parietal- und Occipitalhirn in entgegengesetzter Richtung nach frontal. Die Einmündung der Brückenvenen in die Sinus ist durch eine radiologisch deutliche und auffallende Engstelle gekennzeichnet, häufig in einer uhrglasförmigen Ausbeulung der Tabula interna liegend. Da die Vene hier breit und flach wird, werden diese Abschnitte im Parietalbereich von der Kante gesehen und erscheinen als dünne, kontrastreiche Gefäße. Werden diese flachen Abschnitte im Frontalbereich bei einer ap-Projektion von oben gesehen, so kann durch den dünnen Kontrastmittelfilm eine Unterbrechung der Vene vorgetäuscht werden (siehe: Physiologie des Venenflusses) (Abb. 4).

Frontal zieht gelegentlich ein kräftiger Venenstamm parallel zum Längssinus, der dann in diesem Bereich hypoplastisch ist, nach dorsal und mündet meist erst in Höhe der Kranznaht in den Sinus ein (Abb. 5). Eine besonders starke parietale Vene, die mit der Sylvischen Venengruppe anastomosiert, findet sich als V. anastomotica superior Trolard in einem Drittel der cerebralen Angiogramme (s. Abb. 1).

Eine ausgeprägte V. Labbé mit Beginn im Bereich der Sylvischen Furche findet sich angiographisch links in 77%, rechts in 66%. Sie ist als kräftige Vene im lateralen Carotisangiogramm gut erkennbar. Auffallend ist ihre Einmündung in den Sinus transversus, bei der nicht selten durch eine extreme düsenförmige Einengung eine Unterbrechung zu sehen ist (Abb. 6). Etwas höher und weiter zum Confluens hin mündet die Drainagevene des Occipitallappens im allgemeinen getrennt (STEPHENS und STILWELL, 1969).

3. Sylvische Venengruppe

Die in der anatomischen Literatur als V. cerebri media superficialis bezeichnete Vene besteht aus einer Gruppe von Venen, die in der Sylvischen Furche nach vorne ziehen. In 21% der Fälle ist angiographisch eine einzige V. cerebri media zu erkennen, meist sind es zwei oder drei parallel oder unmittelbar nebeneinander verlaufende Venen, selten mehr. Man kann daher

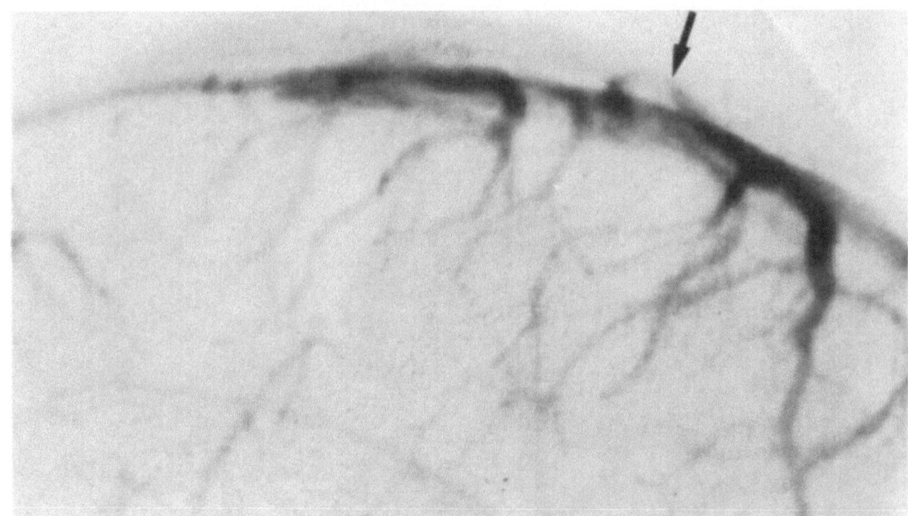

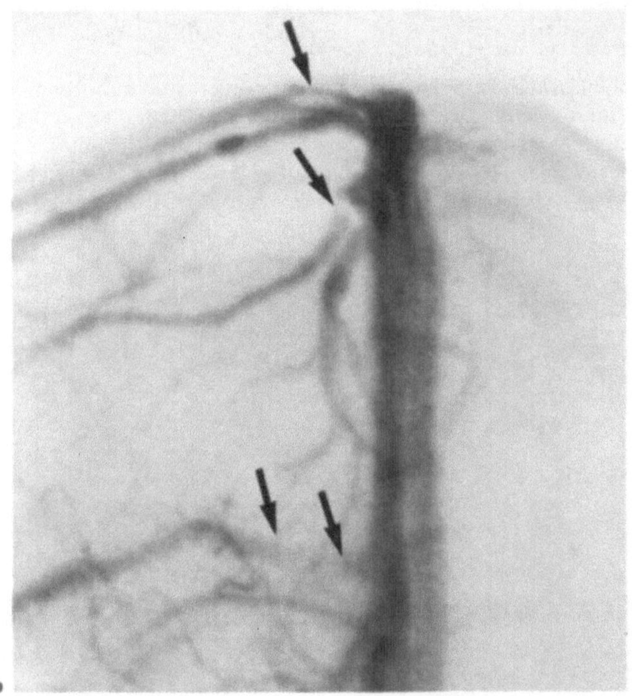

Abb. 4a. Engstelle (Pfeil) der Brückenvenen vor ihrer Einmündung. **b** In der ap-Projektion bei Draufsicht wird Unterbrechung vorgetäuscht (Pfeile)

von einer Sylvischen Venengruppe sprechen. Die Ursprünge der Zuflüsse sind bis in die frontale, temporale und parietale Hirnregion zu verfolgen, in 12% entspringt die Sylvische Vene überwiegend temporal. Ist diese Vene sehr kräftig ausgebildet, findet sich häufig nur eine rudimentäre V. basalis Rosenthal und umgekehrt (Abb. 7, s. Abb. 2b). Es besteht also eine konkurrierende Plastizität des Venensystems, auch zwischen inneren und äußeren Hirnvenen. Die Sylvische Venengruppe vereinigt sich kurz vor der Einmündung in die Vena oder den Sinus sphenoparietalis, der am kleinen Keilbeinflügel in Richtung auf den Sinus cavernosus zieht.

Der weitere Abfluß der Sylvischen Venengruppe ist wegen seiner praktischen Bedeutung bei Operationen am Temporallappen (Perese) ausführlicher darzulegen, zumal in der anatomischen Literatur eine korrekte Darstellung fehlt.

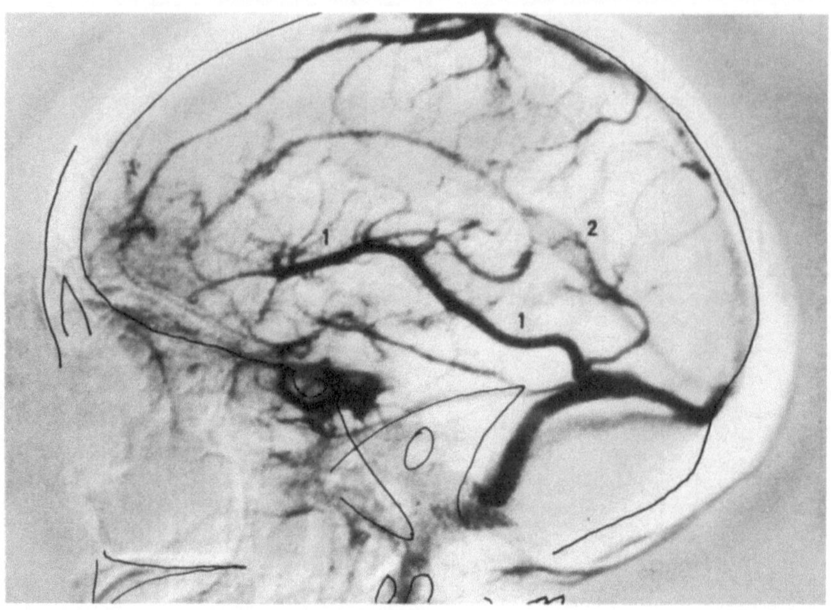

Abb. 5. Kräftige V. Labbé (1), die die Sylvische Furche drainiert und zum Sinus transversus zieht. Der Sinus sagittalis superior fehlt im vorderen Drittel und wird durch eine parallel zur Sagittalnaht verlaufende große V. fronto-parietalis ersetzt. Wohl ebenfalls als Ausgleich ist der Sinus sagittalis inferior ungewöhnlich stark. An der Einmündung der V. magna Galeni kommt es zu einer breiten Auftreibung des Sinus rectus nach Art einer Lakune in der Falx cerebri (2). Der Sinus cavernosus ist über einen Sinus spheno-parietalis gefüllt

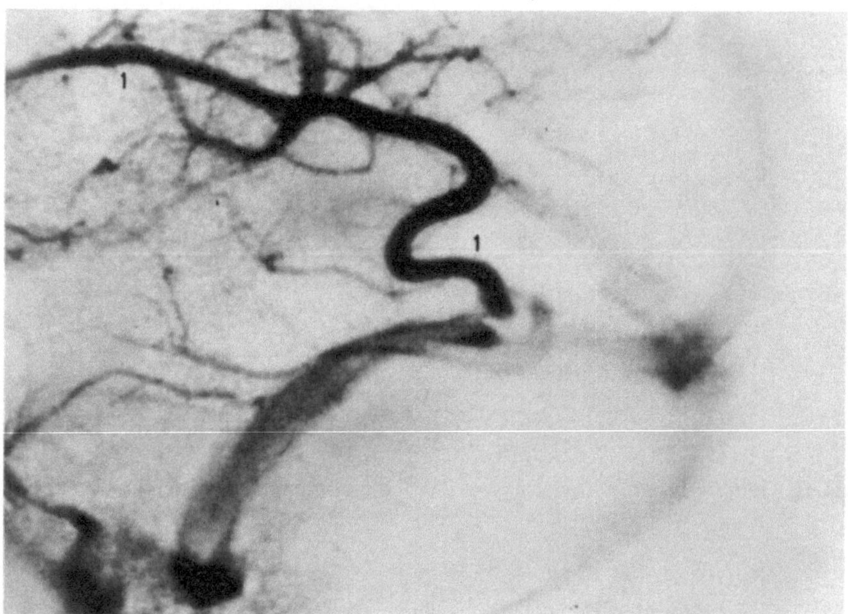

Abb. 6. Eine kräftige V. Labbé (1) zeigt einen scharfen Konturabbruch am Eintritt in den Sinus transversus. Im Sinus transversus an der Einmündungsstelle eine halbkreisförmige Kontrastmittelaussparung

Die Sylvische Vene zieht am kleinen Keilbeinflügel entlang als Sinus sphenoparietalis zum Sinus cavernosus. Dieser in der anatomischen Literatur als regelhaft bezeichnete Abfluß findet sich rechts nur in 50% der Angiogramme, links in 62% der Angiogramme. In 14% der Fälle biegt die Sylvische Vene am kleinen Keilbeinflügel auf halbem Wege nach basal ab und überquert den großen Keilbeinflügel. Dann scheint die Vene sich aufzuteilen und ist an der Füllung des

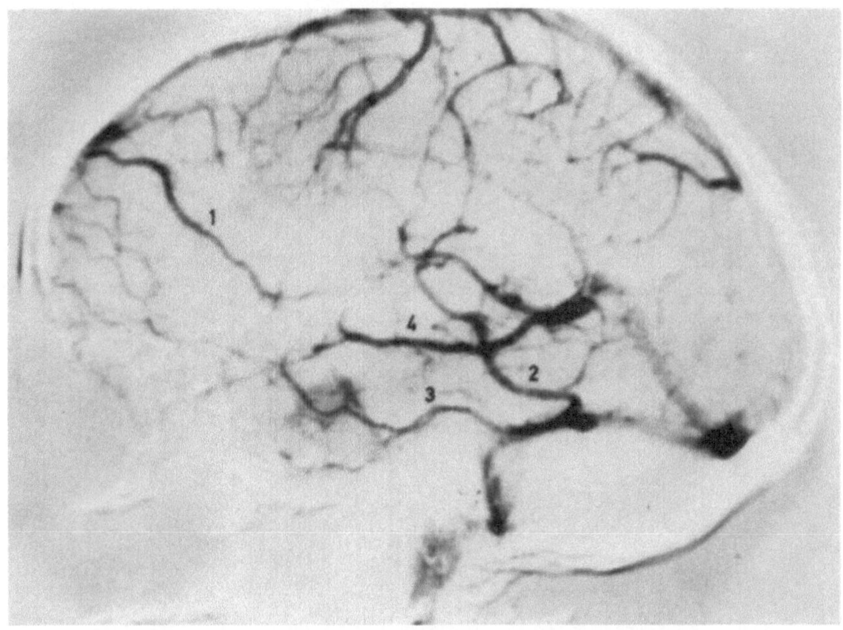

Abb. 7. Die Region der Sylvischen Furche wird hier bei Fehlen einer typischen V. cerebri media superficialis von einer frontalen Vene (1), einer V. Labbé (2) und einer schwachen V. spheno-petrosa (3) drainiert. Von medial her ist die V. basalis Rosenthal (4) als ungewöhnlich stark drainierendes Gefäß erkennbar. Keine Füllung des Sinus cavernosus

Plexus pterygoideus wiederzuerkennen. Zum Durchtritt durch die Schädelbasis werden offenbar mehrere Wege gleichzeitig benutzt. Das Venenstück vom kleinen Keilbeinflügel bis zur Schädelbasis lateral der Fissura sphenoorbitalis bezeichnen wir als V. sphenobasalis. Sie ist rechts in 25%, links in 18% der Angiogramme kräftig ausgebildet. Dabei ist der Sinus sphenoparietalis rudimentär angelegt oder fehlt (Abb. 8a, b).

Ein anderer Weg führt an der Temporalschuppe in Höhe des kleinen Keilbeinflügels zum Boden der mittleren Schädelgrube. Lateral vom Foramen ovale zieht die Vene zum Felsenbein und hier an der Sutura petrosquamosa zum Tentorium, um schließlich in den Sinus transversus zu münden. Diese angiographisch besonders auffällige Verlaufsvariante bezeichnen wir als V. sphenopetrosa, sie ist links in 10%, rechts in 19% der Angiogramme kräftig ausgebildet (Abb. 9a, b; 10).

Wenn eine Sylvische Vene nicht voll ausgebildet ist, wird ihr Drainagegebiet von den suprasylvischen Venen, der V. Labbé und der V. basalis Rosenthal übernommen.

4. Zur Physiologie des Venenabflusses

Die dünnwandigen kortikalen Venen liegen auf der Hirnoberfläche und sind jeder intrakraniellen Druckerhöhung voll ausgesetzt. Trotzdem kollabieren sie erst bei extrem hohen Drucken, wenn die Hirnzirkulation dicht am Stillstand ist. Da die Hirnvenen auch bei erhöhtem Schädelinnendruck voll gefüllt sind, müssen sie ebenfalls einen erhöhten Venendruck aufweisen. Die Sinus sind dagegen von ihrem Bau her nicht komprimierbar und können daher niedrige Drucke aufrechterhalten (Shulman, Johnston und Rowan). An der Grenze dieser beiden Systeme mit verschiedenen Drucken finden sich keine Klappen, wohl aber trennt die besondere Bauart der Brückenvenen auch bei erhöhtem intrakraniellem Druck zuverlässig das Venensystem des Gehirns vom Niederdruck im Sinus. Die Brückenvenen sind vor ihrer Einmündung in den Sinus am Eintritt in die intradurale Verlaufsstrecke breit und sehr flach. Sie verlaufen unmittelbar in der Dura, so

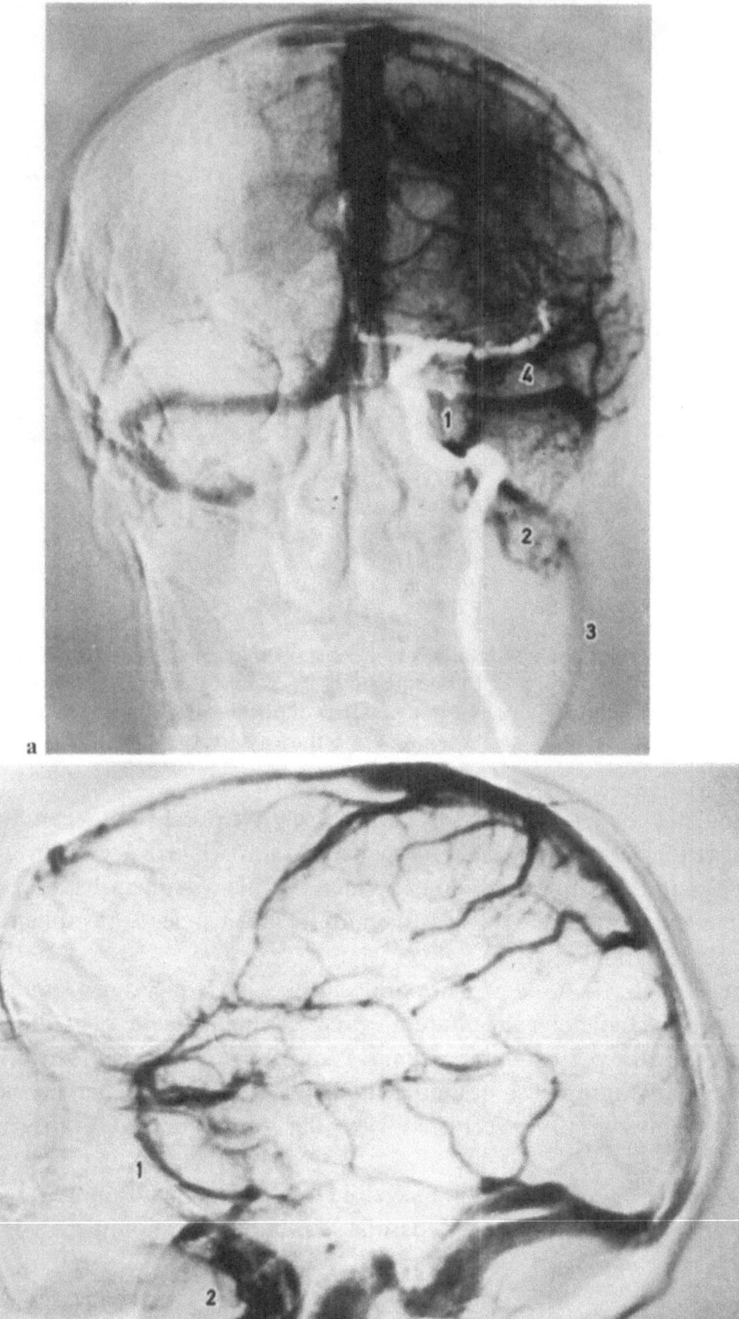

Abb. 8a u. b. Die Sylvischen Venen vereinigen sich am Keilbeinflügel und biegen nach kurzem Verlauf nach basal und ziehen als V. spheno basalis (1) direkt in den Plexus pterygoideus (2). Die V. jugularis externa (3) ist nur schwach zu erkennen. Der li. Sinus transversus ist gut gefüllt (4) während der Sinus sigmoideus fehlt (Variante!). Keine Darstellung des Sinus cavernosus

daß ein bereits um 60% eingeengtes Lumen (HACKER und KÜHNER) voll vom gesteigerten Schädelinnendruck komprimiert wird bis der Venendruck in die Nähe des Schädelinnendruckes angestiegen ist. Erst dann kann sich Blut in den Sinus entleeren. Dadurch wird der drohende Kollaps der Hirnvenen vermieden (s. Abb. 4).

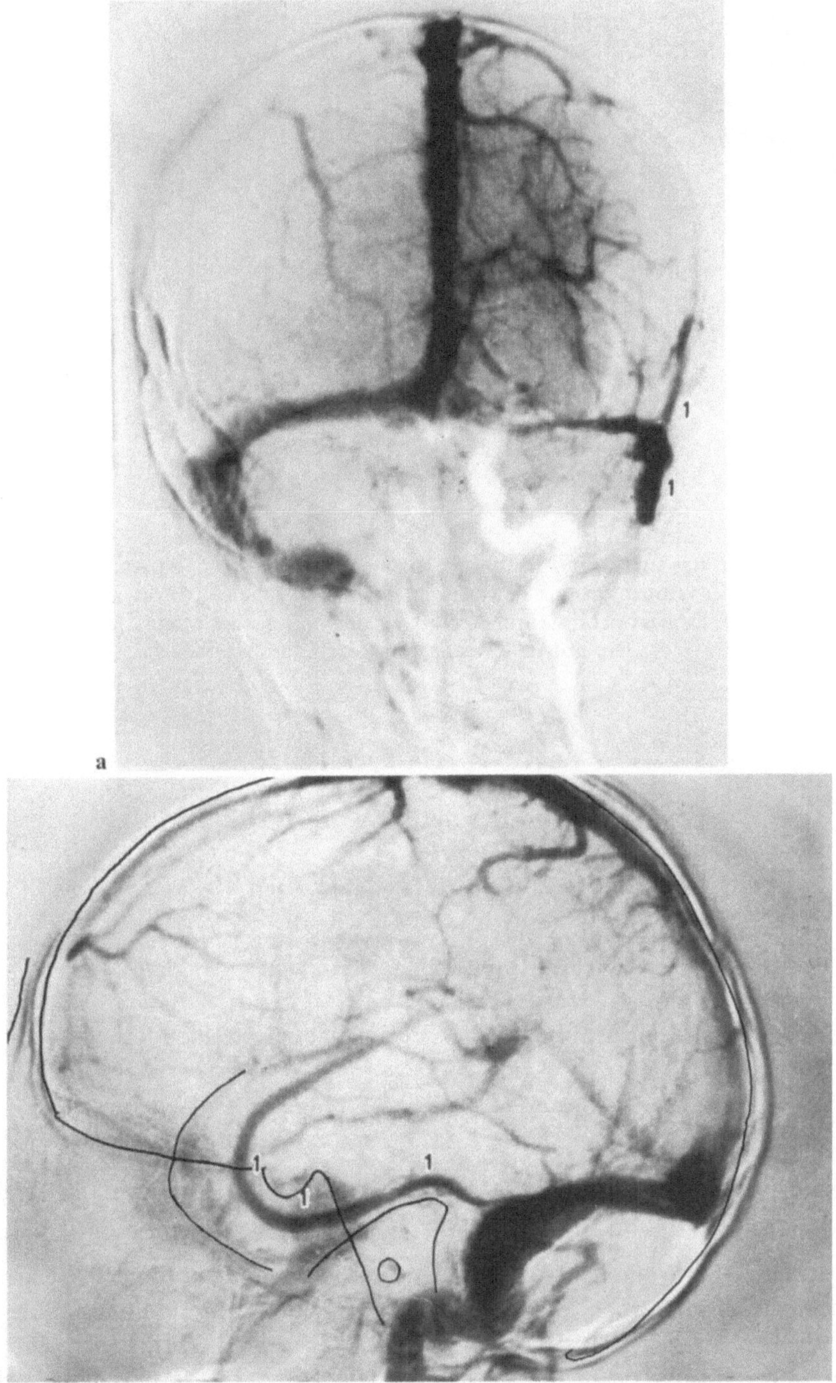

Abb. 9a u. b. Die Sylvische Vene biegt an der Temporalschuppe nach basal und zieht dann über das Felsenbein nach okzipital als V. spheno-petrosa (1). Die Vene mündet in den Sinus transversus. Obwohl es sich um eine linksseitige Carotisinjektion handelt, fehlt der Sinus sigmoideus (Variante)

Engstellen finden sich radiologisch und anatomisch auch an der Einmündung der V. Labbé im Sinus transversus und radiologisch am Übergang der V. magna Galeni in den Sinus rectus (s. Abb. 6). Auch die V. ophthalmica weist eine Engstelle am Eintritt in das Schädelinnere auf. Diese Engstellen haben physiologisch die Funktion einer durch Außendruck gesteuerten Klappe.

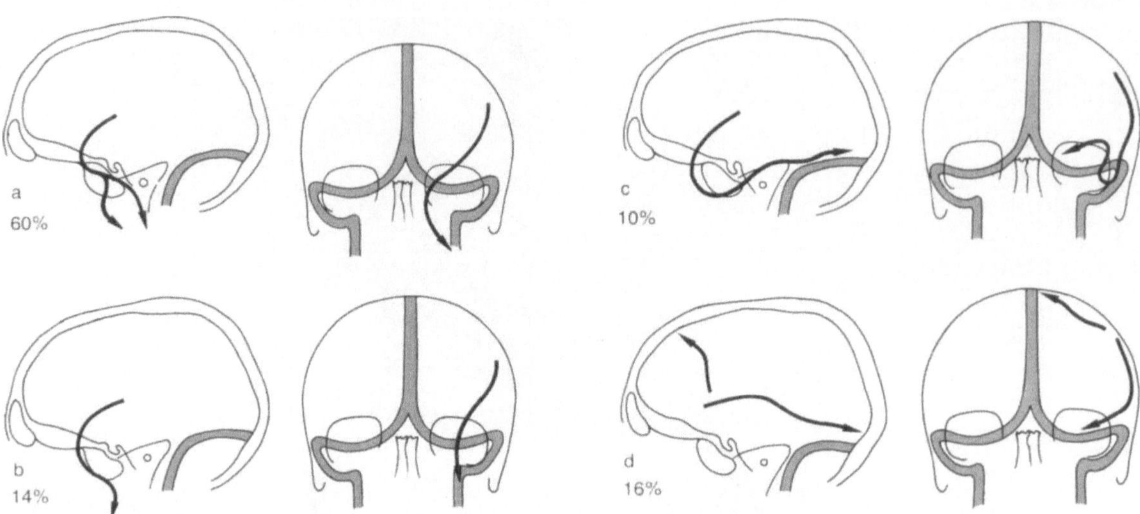

Abb. 10. Schematische Darstellung der Abflußwege aus der Sylvischen Furche. Die Prozentzahlen geben die Häufigkeit des Auftretens der jeweiligen Abflußwege in einem Material von 300 Angiogrammen wieder. **a** Sinus spheno-parietalis, Sinus cavernosus, Sinus petrosus inferior. **b** V. spheno basalis mit direktem Abfluß in den Plexus pterygoideus. **c** V. sphenopetrosa mit Abfluß in den Sinus transversus. **d** V. anastomotica superior Trolard und V. anastomotica inferior Labbé

II. Die tiefen Hirnvenen

1. Allgemeine Anordnung

Das System der nach zentral abfließenden Venen hat zwei Besonderheiten, die ihm klinische Bedeutung geben:

1. Die Venen laufen im wesentlichen subependymal und folgen daher jeder Lageveränderung der Ventrikelwand.
2. Es gibt in der Ventrikelwand keine Arterien, so daß nur die Venen im Angiogramm über Ventrikellage und -form informieren können.

Die Hauptstämme der Venen sind unter normalen Bedingungen immer im Carotisangiogramm zu erkennen, wobei die V. cerebri interna zwar verkürzt oder dünn sein kann, aber immer erkennbar sein sollte. Die übrigen Venen können sich zum Teil gegenseitig vertreten. Am häufigsten zu erkennen sind: V. septi pellucidi, V. thalamostriata und mindestens eine mediale Vene des Trigonums (engl.: medial atrial vein) (Abb. 11a–d).

Varianten von Verlauf und Einmündung sind häufig und, da die Verlaufsrichtung der Venen im wesentlichen in der Sagittalebene liegt, vorwiegend im Seitenbild zu erkennen. Zahl, Größe und Bedeutung der inneren Hirnvenen werden verständlich aus dem großen Gebiet, das dieses Venensystem drainiert. Es umfaßt das gesamte Stammgangliengebiet und einen großen Teil der weißen Substanz.

Fixpunkte der Venen sind frontal das Foramen Monroe, dorsal die Pinealis unter der V. cerebri interna, das hintere Balkenende, um das sich die V. magna Galeni schlingt, und schließlich das Tentorium mit dem Sinus rectus.

Die Teilung der Venengruppen in eine mediale und laterale Gruppe ist nach den Arbeiten von WOLF und HUANG allgemein übernommen.

Das radiologische Studium der inneren Hirnvenen basiert auf der sehr gründlichen Arbeit von JOHANNSON und den späteren Arbeiten von WOLF und HUANG. 1974 wurden sehr ausführliche Studien des gesamten Gebietes von STEIN und ROSENBAUM, ROSENBAUM und STEIN sowie HUANG und WOLF veröffentlicht.

2. Mediale Venen

a. Verlauf der medialen Venen (Abb. 12a–e, 13)

Die V. septi pellucidi kommt von frontal in mehreren kleinen Zweigen quer über den Boden und die Vorderwand des Vorderhornes und empfängt hierbei von lateral gelegentlich Markvenen. Sie folgt dann der medialen Wand und überquert den Fornix, wobei im Seitenbild oft ein kleiner Bogen erkennbar ist, der die Columna fornicis und den wenige Millimeter dahinter liegenden Vorderrand des Foramen Monroe definieren läßt, auch bei abnormem Venenwinkel (s. Abb. 15). Die häufigste Einmündung der V. septi pellucidi erfolgt am Foramen Monroe als Vereinigung mit der V. thalamostriata und Bildung der V. cerebri interna. In mehr als 4% (ZIMMER und ANNES, STEIN und ROSENBAUM) zieht die V. septi pellucidi jedoch über das Foramen Monroe weiter nach dorsal und mündet erst in der vorderen Hälfte der V. cerebri interna in dieses Gefäß ein (s. Abb. 11). Sie kann gestreckt verlaufen oder sehr unterschiedlich gekurvt, wobei zwischen rechts und links Asymmetrien vorkommen.

Die V. cerebri interna ist im Angiogramm immer zu sehen, meist bis 10 s nach der Carotisinjektion gefüllt. Sie kann hypoplastisch oder verkürzt sein, ist jedoch immer ausgebildet. Sie beginnt mit der Einmündung der V. thalamostriata im „Venenwinkel" (KRAYENBÜHL und RICHTER) am hinteren Rand des Foramen Monroe. Die Vene verläuft auf dem Dach des III. Ventrikels in flach nach oben konvexem Bogen nach occipital und vereinigt sich dicht hinter und über der Epiphyse mit der V. cerebri interna der Gegenseite. Beide Venen liegen in der Tela chorioidea dicht nebeneinander, treten in Höhe des Recessus suprapinealis des III. Ventrikels und der Pinealis auseinander, um sich unmittelbar unter dem Splenium corporis callosi zur V. magna Galeni zu vereinen (Abb. 13).

Der Venenwinkel hat eine charakteristische nach vorn eng konvexe, gelegentlich spitze Biegung, die aber auch durch eine weiter occipital einmündende V. thalamostriata oder eine direkte laterale Vene vorgetäuscht werden kann. In solchen Fällen ist der Venenwinkel weiter frontal zu suchen (s. Abb. 16).

Der Venenwinkel ist wegen seiner Beziehung zum Foramen Monroe Gegenstand zahlreicher Versuche zur Lagebestimmung in Relation zum knöchernen Schädel geworden. Das Ziel ist, jede Abweichung aus der Normallage beweisbar erfassen zu können.

b. Lagebestimmung des Venenwinkels

Zur Bestimmung der normalen Lage des Venenwinkels am Foramen Monroe haben STEIN und ROSENBAUM aus den vielen publizierten Methoden drei praktisch leicht anwendbare Verfahren herausgesucht und kombiniert.

In antero-posteriorer Richtung liegt der Venenwinkel nach SCHMIDT-WITTKAMP 0,6 mm vor der Verbindungslinie Endobregma (Kranznaht) – Basion (Klivusende). Die Streuung liegt bei 99% innerhalb 8 mm anterior und 6 mm posterior. In der Höhe ist der Venenwinkel in 99% 3 mm oberhalb oder unterhalb der Verbindungslinie Lambda – oberer Orbitarand zu finden.

Zur Kontrolle mag die von FISCHER angegebene Bestimmung benutzt werden. Danach liegt der Venenwinkel auf der Senkrechten, die auf der Grenze vom unteren zum mittleren Drittel der Verbindung Tuberkulum sellae – Endobregma errichtet wurde (Abb. 14).

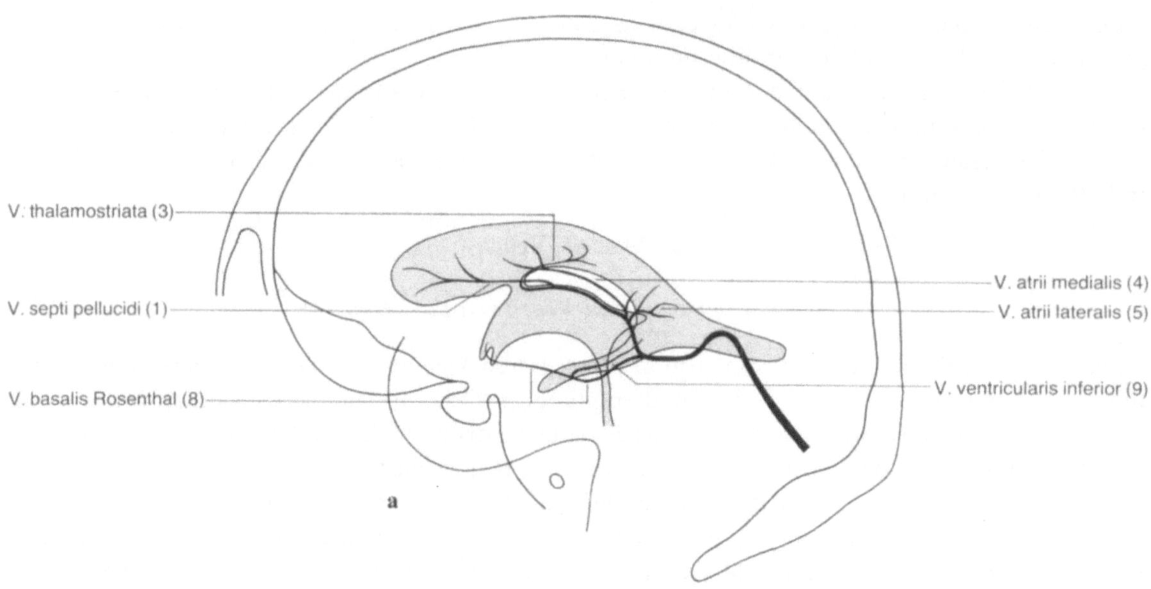

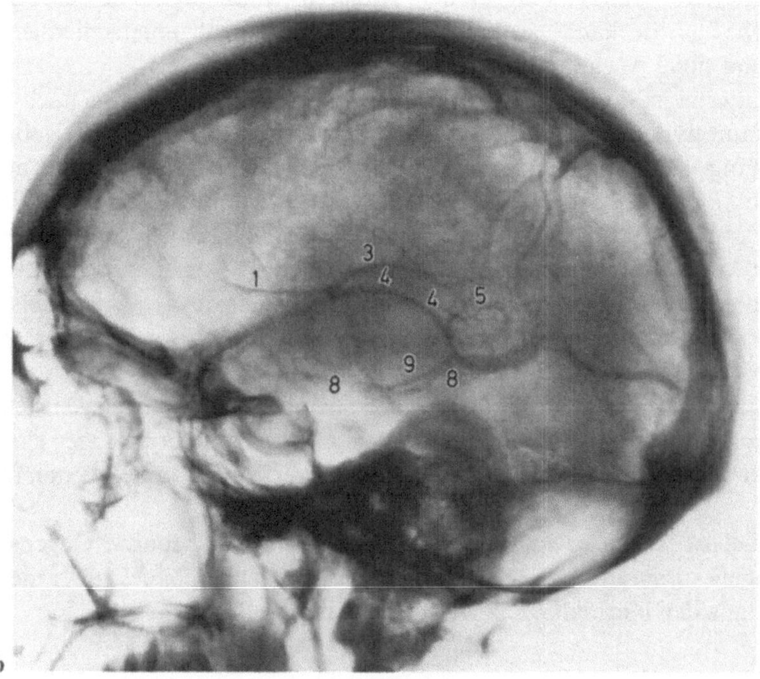

Abb. 11a–d. Normale. späte venöse Phase (8.5 s nach Injektion) mit Darstellung der inneren Hirnvenen. Die ► Nummernbeschriftung entspricht den Zeichnungen. Die V. septi pullucidi (1) mündet hier hinter dem Foramen Monroe in die innere Hirnvene. Die V. atrii medialis hat einen langgestreckten, parallelen Verlauf zur inneren Hirnvene. Als Variante die nur relativ selten so deutlich zu erkennen ist, muß die V. ventrikularis inferior (9) gesehen werden

Voraussetzung zum Beweis einer Abweichung des Venenwinkels aus der Normlage ist natürlich die korrekte Festlegung des Venenwinkels im Phlebogramm. Auf die Irrtumsmöglichkeiten durch variante Venenzusammenflüsse sei noch einmal hingewiesen. Die mediale Trigonumvene (engl.: medial atrial vein) hat Zuflüsse über einzelne Äste von der Cella media her, vom Trigonum

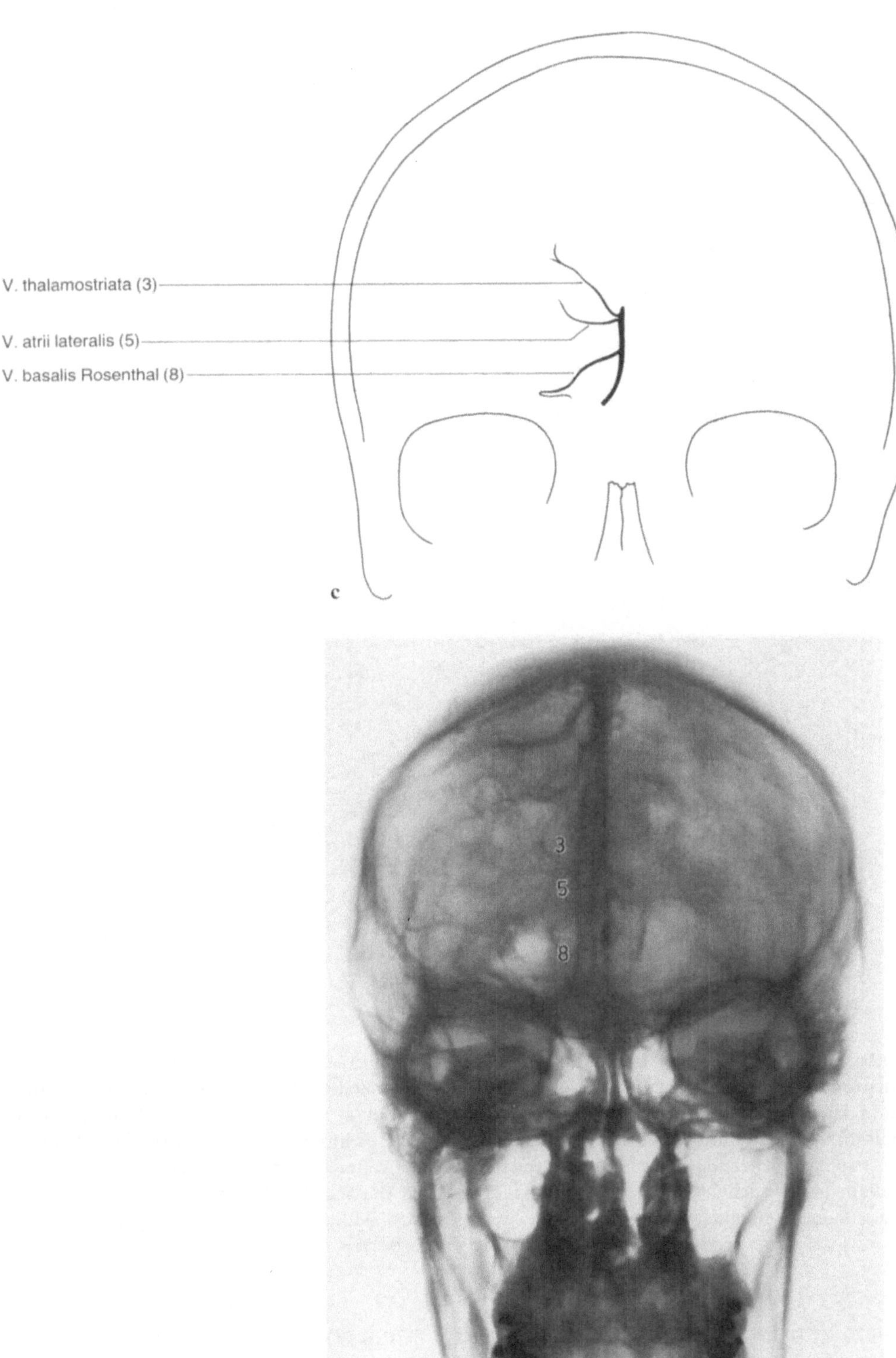

Abb. 11c u. d

und aus dem Hinterhorn des Seitenventrikels. Die Venen ziehen entsprechend ihres mehr vorn oder mehr hinten gelegenen Ursprungs im Dach des Seitenventrikels zum Trigonum und biegen dann nach unten in Richtung zur V. cerebri interna, wobei sie sich vorher zu einem Stamm vereinigen. Direkt von oben kommt die eigentliche Vene des Trigonums. Gelegentlich werden

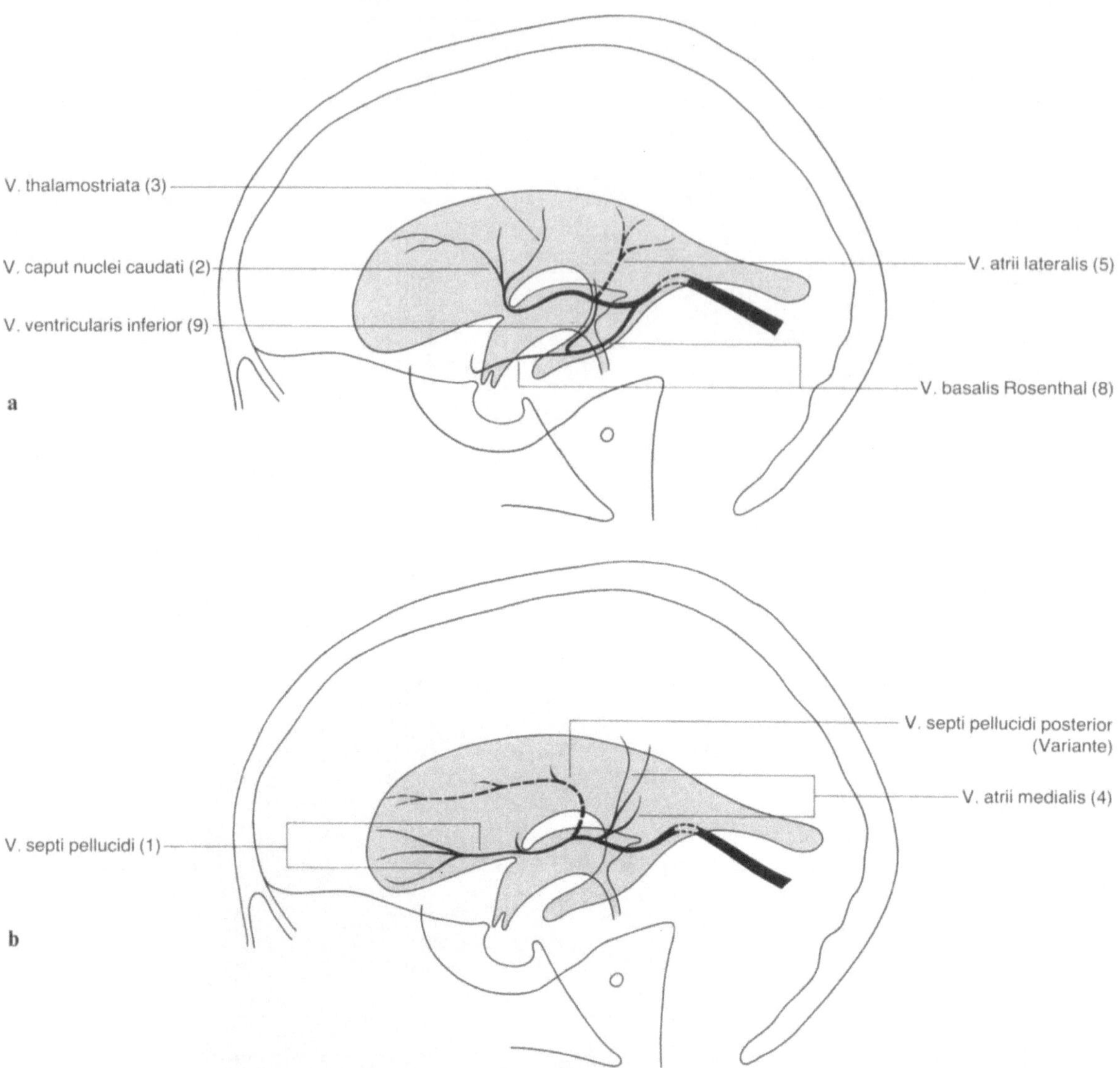

Abb. 12a–e. Ventrikelerweiterung bei Ependymom mit Blockade des Foramen Monroe. **a** Zeichnung der lateralen, inneren Hirnvenen mit gestrichelter Ergänzung der nicht dargestellten V. atrii lateralis. **b** Zeichnung der medialen, inneren Hirnvenen mit gestrichelt ergänzter V. septi pellucidi posterior, die als Variante auftreten kann. **c** Originalbild mit Nummern-Beschriftung entsprechend den Zeichnungen. Die Ventrikelwandvenen sind elongiert. Die V. caput nuclei caudati empfängt zahlreiche kleine, erweiterte Markgefäße. **d** und **e** ap-Projektion. Die V. atrii medialis (4) bezeichnet die mediale Ventrikelwand im Bereich des Atriums. Die V. thalamostriata (3) zeichnet die laterale Ventrikelwandung in Höhe des Foramen Monroe. Die stark ausgeweitete V. septi pellucidi gibt die Weite des Vorderhornes wieder ►

noch eine hintere V. thalamostriata oder eine laterale Trigonumvene aufgenommen. Der Endabschnitt der Vene bildet einen scharfen Bogen nach vorn und liegt an der Grenze von Cella media und Trigonum in Höhe des Crus fornicis.

Im a.p.-Bild darf der Verlauf von oben lateral nach unten medial nicht mit dem der V. thalamostriata verwechselt werden, der im Gegensatz zu dem gestreckten, geradlinigen Verlauf der Trigonumvenen seine charakteristische Schwingung hat. Bei einer Erweiterung des Seitenventrikels bekommt die mediale Trigonumvene eine zunehmende Konvexität nach medial, während die V. thalamostriata nach außen konvex ausgebeult wird. Bei halbaxialer Projektion projiziert sich die V. thalamostriata tief, die Trigonumvenen hoch.

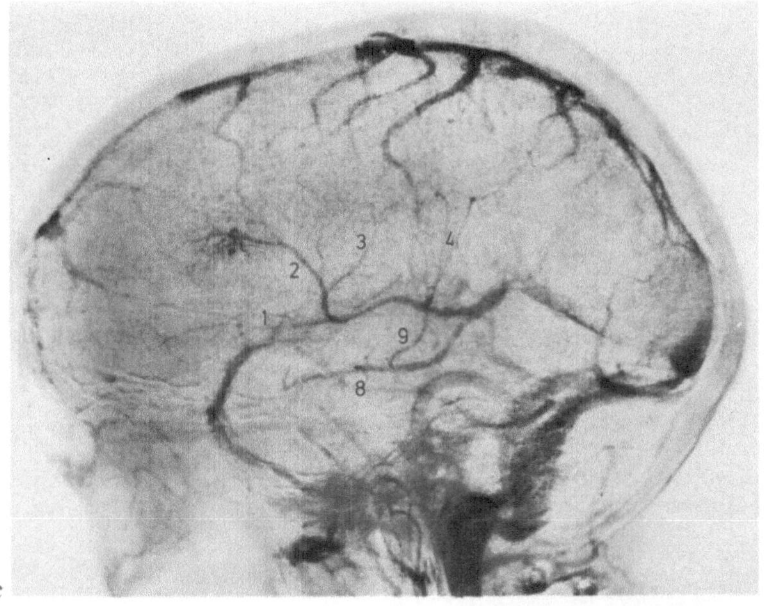

c

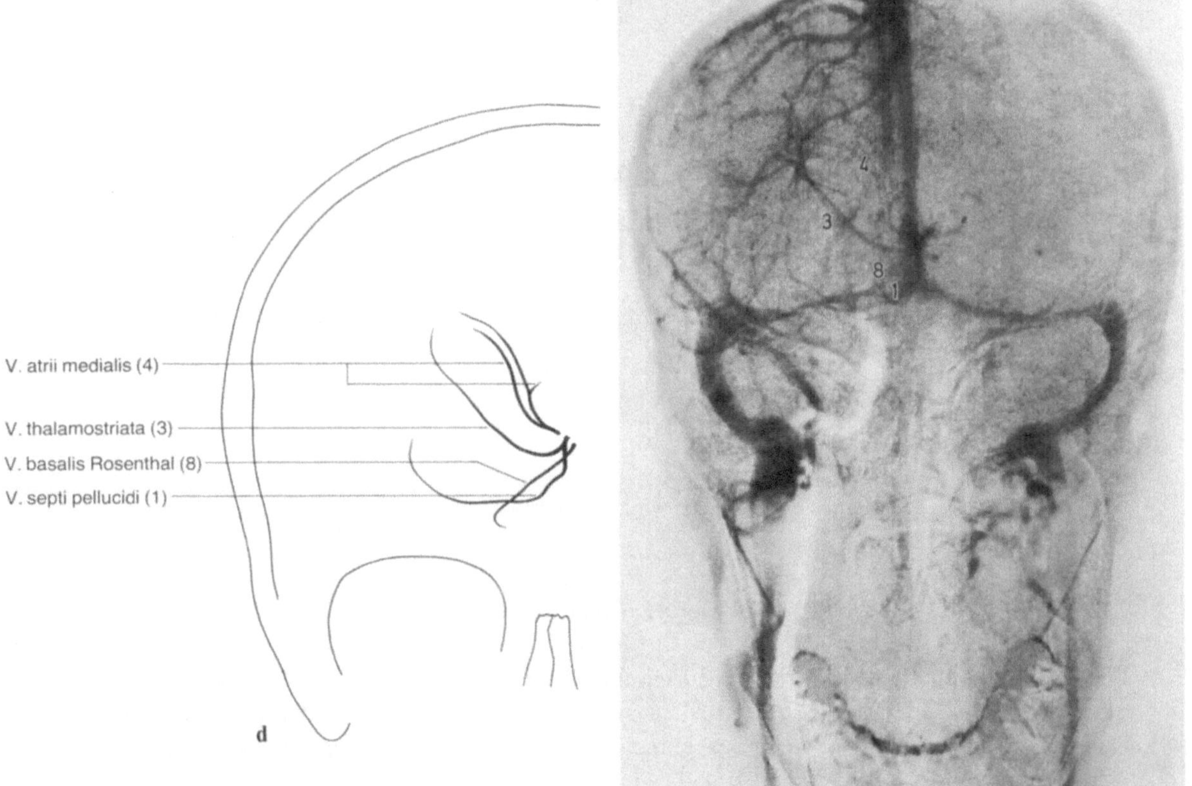

d e

Abb. 12c–e

Eine V. cerebri posterior (engl.: posterior pericallosal vein) mündet in den Endabschnitt der V. cerebri interna. Sie liegt auf dem Balken und markiert das Splenium genauer als die gelegentlich variierende V. magna Galeni. BACKMUND und SCHMIDT-VANDERHEYDEN geben die Häufigkeit ihrer radiologischen Erkennbarkeit mit 44% an.

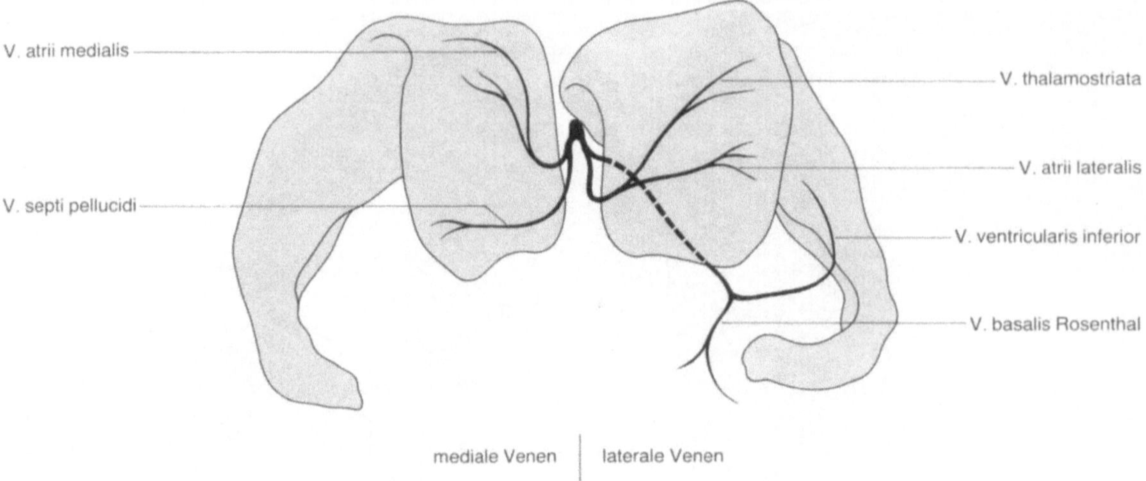

Abb. 13. Schräge Aufsicht von vorne auf das Ventrikelsystem mit den medialen Venen li. und den lateralen Venen re.

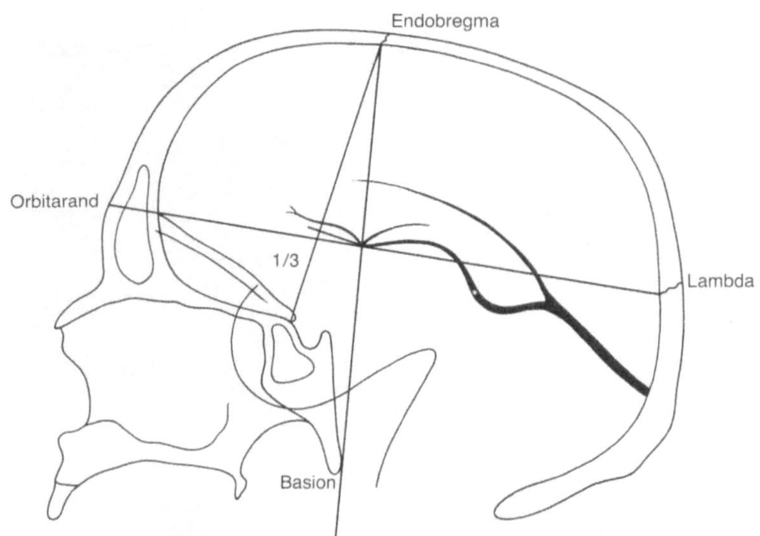

Abb. 14. Lagebestimmung des Venenwinkels nach SCHMIDT-WITTKAMP und nach FISCHER

3. Laterale Venen (Abb. 15a–e)

Die laterale Venengruppe erlaubt durch ihre Lage in der lateralen Ventrikelwand und den Verlauf über den Boden des Seitenventrikels zur Mittellinie hin, die Ausdehnung des Seitenventrikels in den jeweiligen von der Vene bezeichneten, meist schräg liegenden Querschnitten bei sagittalem Strahlengang exakt abzulesen. Für diesen Zweck eignet sich besonders eine gut ausgebildete V. thalamostriata, die gleichzeitig auch das am konstantesten auftretende Gefäß ist (s. Abb. 12d–e).

Die V. thalamostriata läuft in der medialen Furche zwischen Caudatum und Thalamus unter der Stria terminalis vom Trigonum her nach vorne. Sie nimmt aus dem Nucleus caudatus meist eine obere Vene (engl.: longitudinal caudate vein) und gelegentlich eine tiefer liegende Caudatumvene (engl.: anterior caudate vein) auf, die beide von vorne her kommen. Der Venenstamm läuft dann unter dem Boden des Seitenventrikels über das Tuberculum thalami nach medial zum Foramen Monroe, an dessen Hinterrand er durch Vereinigung mit der Septumvene die

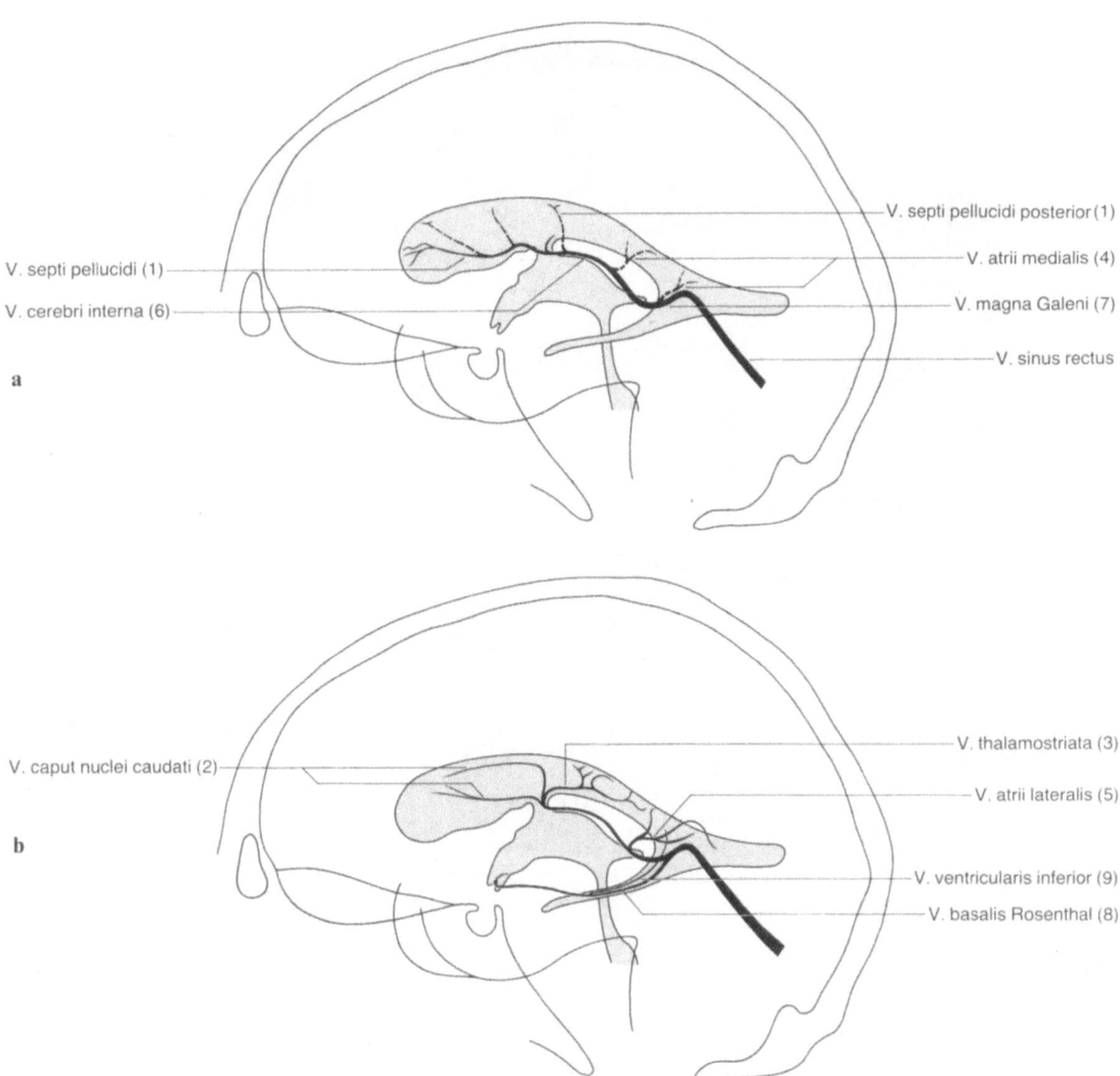

Abb. 15a–e. Normale venöse Phase. Auf den Originalaufnahmen entsprechen die eingefügten Nummern den Zahlen in den Zeichnungen. **a** Mediale innere Hirnvenen. Die im Original nicht dargestellten Venen sind gestrichelt ergänzt. **b** Zeichnung der lateralen, inneren Hirnvenen. **d** Zeichnung der medialen inneren Hirnvenen in ap-Projektion mit gestrichelten Ergänzungen der nicht dargestellten Venenstrecke. Bild 15c–e auf S. 70, 71

V. cerebri interna bildet. Von vorne her gesehen markieren die Caudatumvenen und die V. thalamostriata in idealer Weise Wand sowie Boden des Seitenventrikels einerseits und die Oberflächen des Caudatum sowie Tuberculum rostrale thalami andererseits.

In 80% findet sich die Einmündung der V. thalamostriata in die V. cerebri interna im Hinterrand des Foramen Monroe, dessen Lage dadurch angiographisch bestimmbar wird. In den übrigen 20% liegt die Einmündung entweder occipital (engl.: retrothalamostriate vein), sie kann hypoplastisch sein und durch eine kräftige laterale Trigonumvene (engl.: direct lateral vein) ersetzt werden. Diese Vene läuft nahezu horizontal im Boden des Seitenventrikels und mündet erst im Trigonumbereich in die V. cerebri interna ein. Durch einen nach vorn konvexen Bogen beim Übergang zur Mittellinie kann sie ein verlagertes Foramen Monroe vortäuschen (Abb. 16).

Im Trigonum zieht aus der lateralen Ventrikelwand eine inkonstante untere Ventrikelvene (eng.: inferior ventricular vein) in 7 von 50 Fällen (nach STEIN und ROSENBAUM) in der Richtung

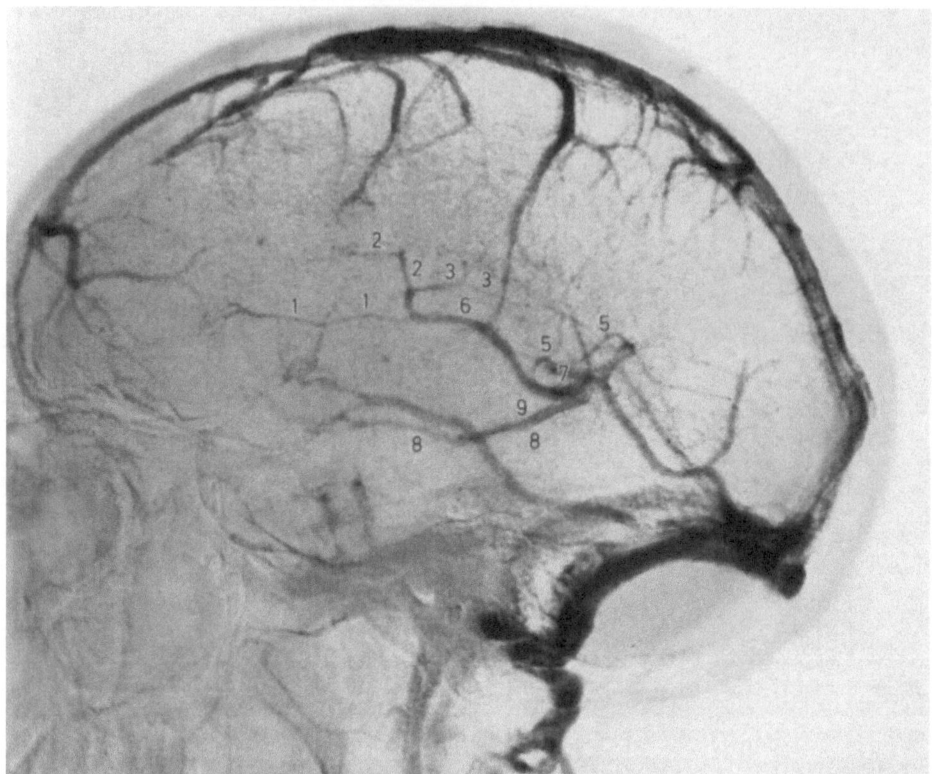

Abb. 15c

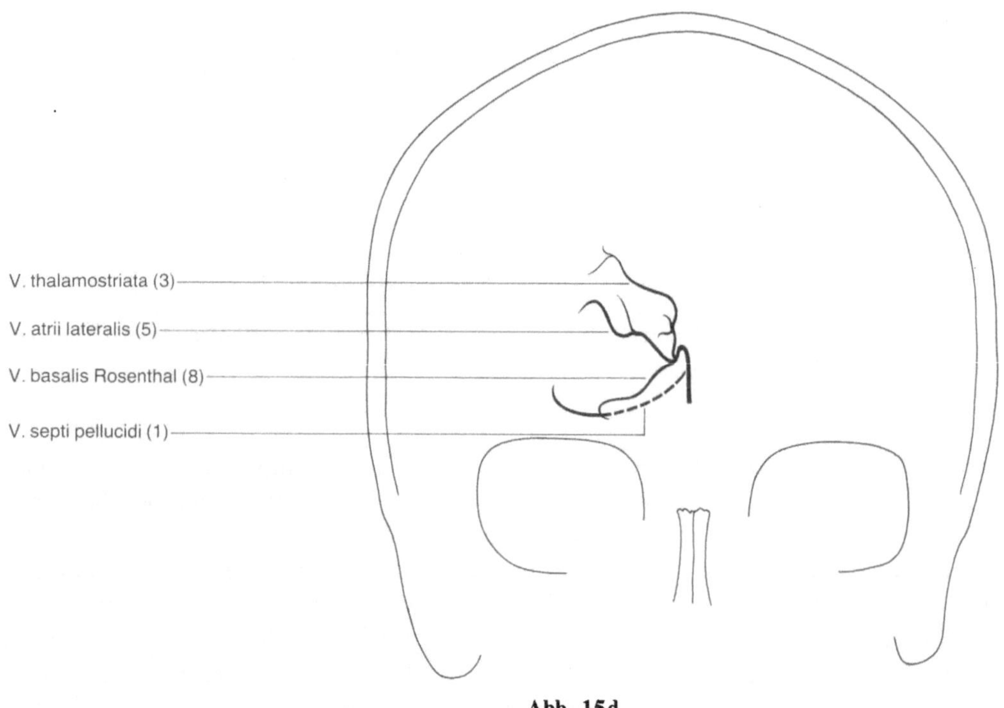

Abb. 15d

des Temporalhorns nach basal, wendet sich hier nach medial und mündet in die V. basalis Rosenthal ein. Sie kann stark ausgeprägt sein und konkurriert dann mit den anderen lateralen Ventrikelwandvenen (s. Abb. 12b, c).

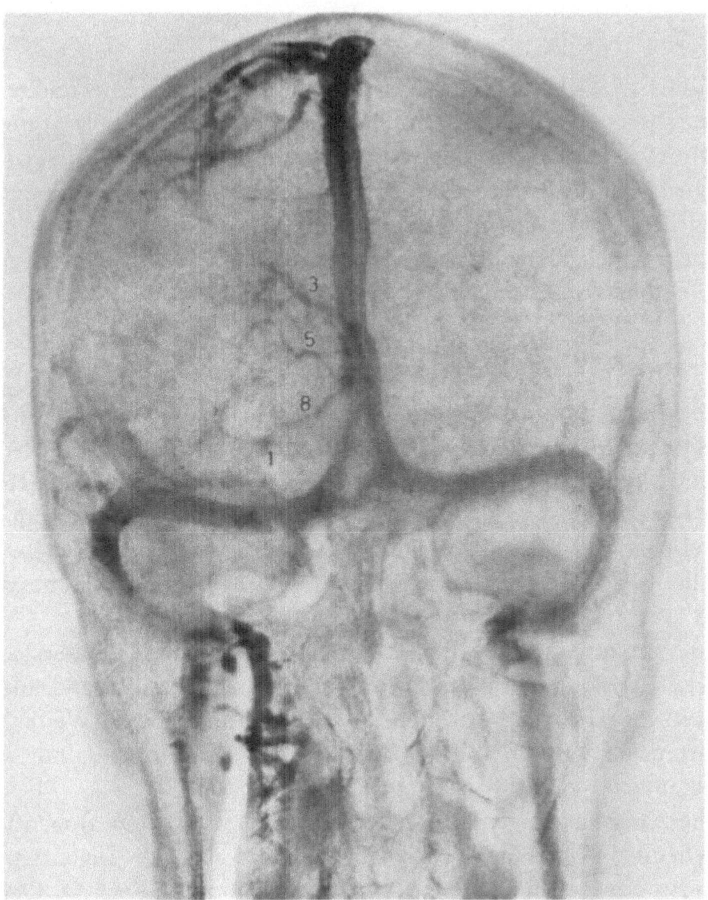

Abb. 15e

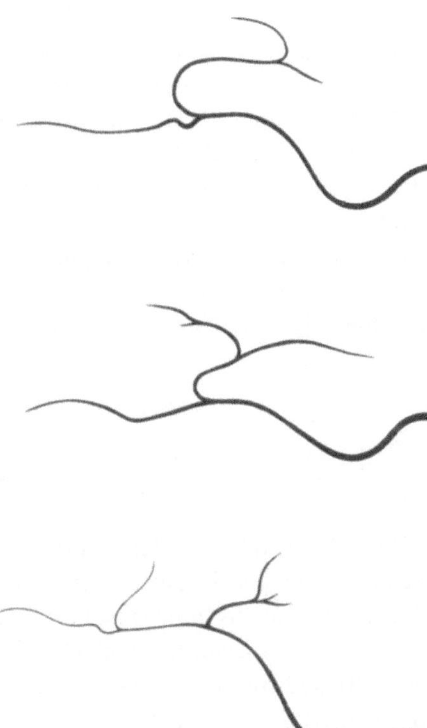

Abb. 16. Zeichnerische Darstellung von Varianten der Einmündung einer V. thalamostriata in die V. cerebri interna. Im oberen Feld Normalfall, in den beiden unteren Feldern posteriore Einmündung. Einen Hinweis auf den Venenwinkel gibt gelegentlich der kleine Bogen der V. septi pellucidi beim Überqueren der Columna fornicis

4. Medulläre Venen

Die feinen medullären Sammelvenen, die von lateral über dem Ventrikeldach in mehr horizontalem Verlauf in die V. septi pellucidi, die V. thalamostriata und die Trigonumvenen einmünden, sind, da orthograd getroffen, gelegentlich im Röntgenbild sichtbar. Dies ist besonders auf Vergrößerungsaufnahmen der Fall. Sie lassen manchmal das Dach des Seitenventrikels auf dem Seitenbild in ganzer Länge erkennen. Findet sich eine Erweiterung und Vermehrung dieser Sammelvenen auf einem begrenzten Gebiet, so deutet das auf einen tiefliegenden infiltrierenden Tumor (Abb. 25).

5. Vena basalis Rosenthal

Das Zuflußgebiet dieser in ihrer Ausprägung stark variablen Vene erfaßt bei kräftiger Ausbildung folgende Regionen: Bulbus olfactorius, subfrontales Marklager, Insel, Thalamus, medialen Temporallappen und Mesenzephalon. Sie konkurriert mit oberflächlichen Hirnvenen, den Ventrikelvenen und den Hirnstammvenen. Ihr Verlauf ist charakterisiert durch den Beginn am Uncus und einer Lage zwischen der medialen Seite des Temporallappens und dem oberen Hirnstamm, an den sie sich schließlich anlegt, um über der Vierhügelregion in die V. magna Galeni einzumünden (s. Abb. 11–13, 15).

HUANG und WOLF unterteilen die V. basalis in drei Segmente. Das erste Segment läuft nach vorn konvex am Uncus von lateral her auf die Hirnschenkel zu und nimmt als wichtigsten Zufluß die tiefe mittlere Hirnvene aus der Sylvischen Furche auf. Weiter münden Venen aus dem unteren Striatum, dem Bulbus olfactorius und dem Frontoorbitalhirn ein. Selten zu sehen ist die vordere Balkenvene.

Das zweite Segment zieht ansteigend in einem nach außen konvexen Bogen um die Hirnschenkel, aus denen sie auch eine V. peduncularis aufnimmt, die mit der gegenseitigen V. peduncularis im allgemeinen anastomosiert. Die V. ventricularis inferior drainiert die Gefäße der Region des Temporalhornes. Die Venen aus dem Hippocampus sind im allgemeinen zu klein, um radiologisch gesehen zu werden.

Die Segmente 1 und 2 lassen sich bei sagittalem Strahlengang am besten in einer halbaxialen Projektion voneinander abgrenzen.

Das 3. Segment läuft am Hirnstamm über die Vierhügelplatte nach medial, um in die Ampulla Galeni, selten auch in den Sinus rectus einzumünden. Wichtigster Zufluß des 3. Segmentes ist die V. mesencephalica lateralis, die bereits vom infratenoriellen Raum kommt. Die Zuflüsse aus dem hinteren Thalamus und dem Corpus geniculatum sowie aus dem Temporallappen sind so zart, daß sie nur selten erkennbar werden. Die zahlreichen Varianten, von HUANG und WOLF im einzelnen aufgezeichnet, erschweren die Beurteilung von Verlagerungen, die nur bei größerem Ausmaß der Verschiebung eindeutig sind.

III. Das Röntgenbild der Sinus

1. Sinus in Falx und Tentorium

Die Sinus oder großen Blutleiter drainieren Blut aus dem Gehirn, den Meningen und dem Schädel. Sie sind in der späten, venösen Phase des Angiogramms erkennbar, insbesondere wenn die Arteria carotis interna isoliert injiziert wurde. Um Blutzufluß von der Gegenseite zu vermeiden, ist es unter bestimmten Umständen notwendig, die gegenseitige Carotis zu komprimieren. Man erreicht dadurch eine bessere und vollständige Füllung des Sinus (THERON und DJINDJIAN). Der Sinus sagittalis superior erscheint in der ap-Projektion und halbaxialer Projektion dreieckig unter dem Schädeldach. Im Seitenbild nimmt er von frontal bis zum Confluens-Sinuum ständig an

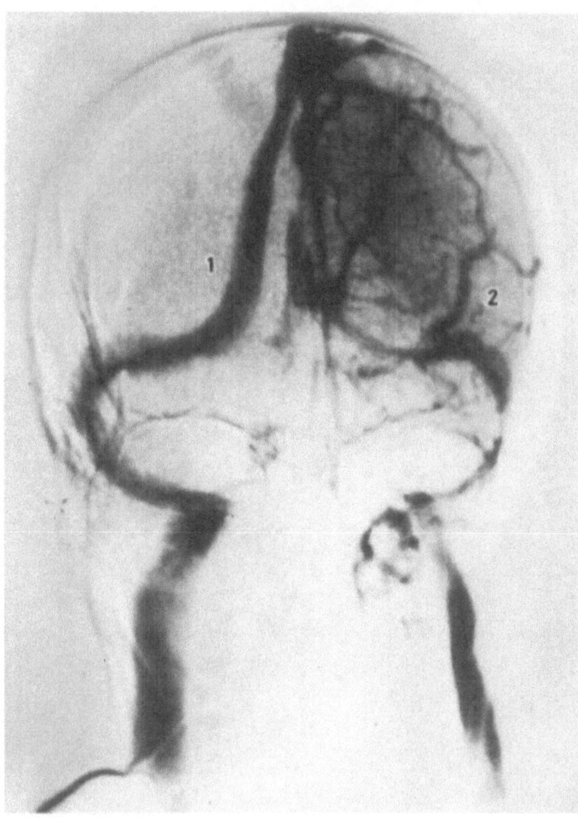

Abb. 17. Bei linksseitiger Carotisinjektion fließt der Hauptteil des Kontrastmittels über den Sinus sagittalis superior, der erheblich nach re. verlagert ist (1) in den re. Sinus transversus und weiter in die re. V. jugularis interna. Der Sinus rectus dagegen fließt vollständig in den li. Sinus transversus, der einen weiteren, starken Zufluß über die V. Labbé (2) bekommt

Größe zu. Die Hauptzuflüsse liegen im Bereich der Kranznaht oder dicht dahinter. Frontal der Kranznaht kann der Sinus sagittalis superior fehlen, in diesem Falle findet sich eine große, parallel verlaufende kortikale Vene, die das Blut der frontalen Konvexität sammelt und etwa im Bereich der Kranznaht in den Sinus einfließen läßt (s. Abb. 2). Die frontale Verbindung des Sinus über eine V. emissaria mit den Nasen- u. Gesichtsvenen ist radiologisch nur selten nachweisbar. Frontal münden die Brückenvenen in Flußrichtung oder senkrecht ein, weiter nach parietal münden sie entgegen der Stromrichtung (s. Abb. 7). Über die Besonderheiten der venösen Einmündungen in den Sinus siehe Seite 59ff. Das Innere der Sinus ist von zahlreichen Septen durchzogen, in den lateralen Wänden der Sinus finden sich venöse Räume. Das Kontrastbild, das im frontoparietalen Abschnitt einen laminären Blutfluß zeigt, kann dadurch stark modifiziert werden und durch laminär zufließendes, kontrastmittelfreies Blut von der Gegenseite ein zu enges Lumen vortäuschen. Okzipital ist das Blut beider Seiten durch die zahlreichen Septen im Sinus vermischt. Über der Hinterhauptschuppe kann der üblicherweise in der Mitte verlaufende Sinus erheblich zu einer Seite abweichen (Abb. 17). Abweichungen von mehr als 1 cm finden sich in 20% der Angiogramme, meist nach rechts. Entsprechend ist die venöse Drainage gelegentlich nicht in ein voll ausgebildetes Torcula Herophilii gerichtet, sondern einseitig in einen Sinus transversus. Überwiegende oder vollständige Drainage des Sinus sagittalis superior in den rechten Sinus transversus ist nahezu dreimal häufiger als eine ähnliche Seitenabweichung der Drainage nach links. Rechtes und linkes Carotis-Angiogramm zeigen das gleiche Bild, da im okzipitalen Bereich des Sinusblut beider Seiten bereits weitgehend durchmischt ist. Selten setzt sich der Sinus sagittalis superior direkt zum Foramen occipitale magnum fort, um als Sinus occipitalis in der Mitte der Okzipitalschuppe verlaufend schließlich in die erweiterten Randsinus des Foramen occipitalis magnus einzufließen (Abb. 18a, b). Diese meist einseitig sehr kräftigen Randsinus münden in den Bulbus jugularis. Ein Confluens sinuum besteht in diesen Fällen nicht. Die

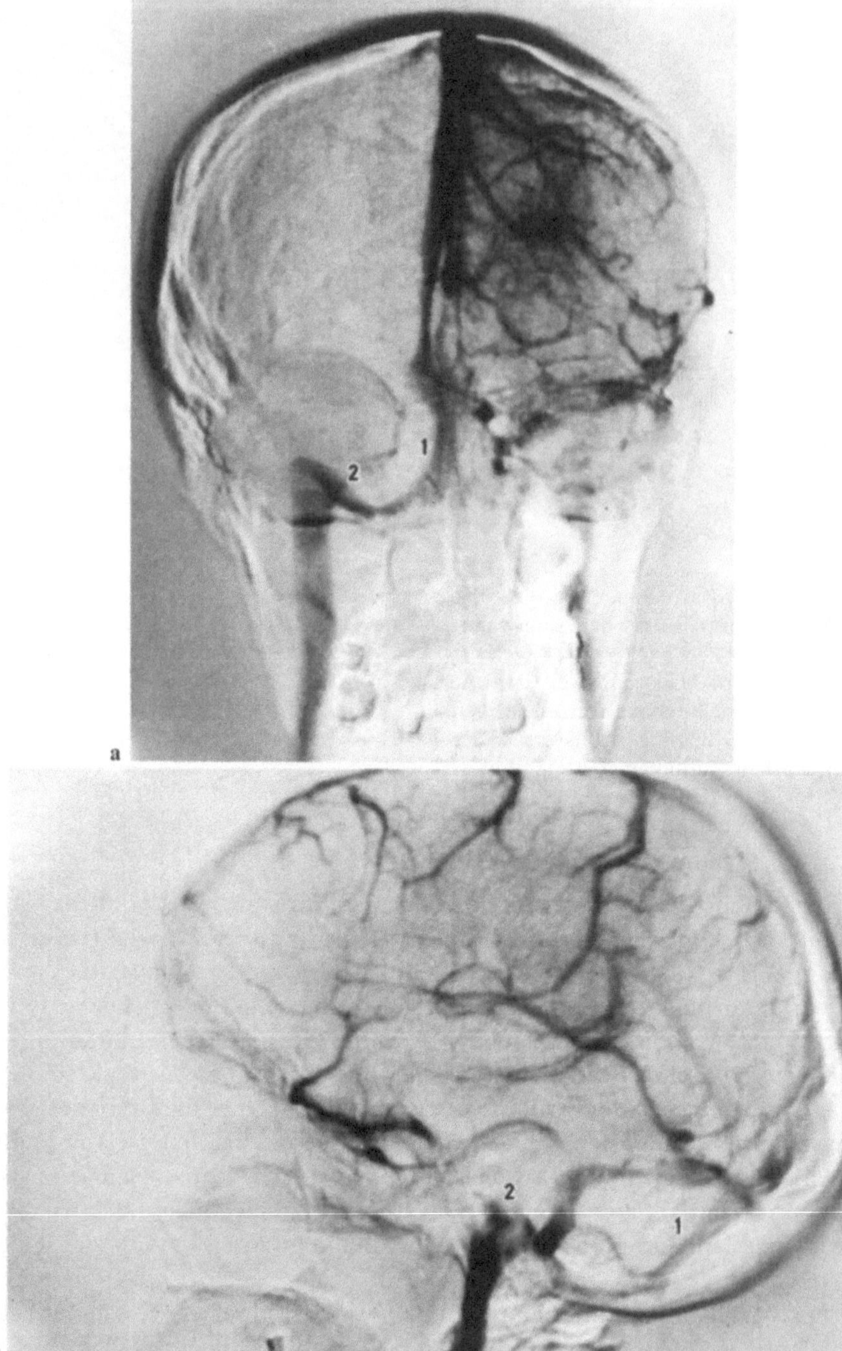

Abb. 18a u. b. Der Sinus sagittalis superior setzt sich an der Okzipitalschuppe über das Konfluens hinaus als Sinus okzipitalis (1) bis zum Foramen okzipitale magnum fort. Hier folgt der Sinus lateral dem Rand des Foramen okzipitale magnum bis zur Einmündung in den Bulbus venae jugularis (2). Der weitere Abfluß in die re. V. jugularis interna ist regelrecht

Neuroradiologie sollte ein derartiges Abflußverhalten bei möglichen Operationen im Bereich der hinteren Schädelgrube unter allen Umständen dem Neurochirurgen mitteilen.

Der Sinus sagittalis inferior liegt im freien Falxrand (s. Abb. 32a, b). Er kann außerordentlich unterschiedlich von kaum sichtbaren bis zum kräftigen Sinus ausgebildet sein. Er vereinigt sich mit der V. magna Galeni zum Sinus rectus. Während der Sinus sagittalis inferior direkt in den Sinus rectus übergeht, zeigt die V. magna Galeni jedoch vor der Einmündung eine typische Engstelle. Die Zuflüsse des Sinus sagittalis inferior kommen im wesentlichen von den medialen Hirnhälften, er erhält aber auch Zuflüsse von basal, vom Balken her. Der Sinus rectus bildet den First des Tentoriums und gibt uns somit ein genaues Bild über die Lage des Daches des Tentoriums. Der Winkel des Tentoriums (Winkel zwischen dem Sinus rectus und einer Verlängerung der Verbindungslinie von Nasion zum Tuberculum sellae) liegt normalerweise zwischen 27 und 52°, im Mittelwert bei 40° (Wolpert). Eine genaue Kenntnis dieses Winkels kann für die exakte Deutung von Computertomogrammen im okzipitalen Bereich von Bedeutung sein. In ap-Projektionen verläuft er praktisch immer in der Mittellinie.

2. Sinus und Abflüsse der Basis

Der Sinus transversus beginnt im Confluens sinum und folgt dem Ansatz des Tentoriums cerebelli an der Schädelcalotte. Die Einwölbung des Sinus in den Schädel ist auf dem Schädelleerbild in halbaxialer Projektion meistens gut zu erkennen. Die Leerbilder lassen auch meistens bereits erkennen, auf welcher Seite der Sinus transversus stärker ausgebildet ist. Er zieht nach lateral und biegt vor dem Felsenbein nach basal als Sinus sigmoideus. In der Biegung verläßt er den Tentoriumrand. Der Sinus transversus erhält nach seinem Beginn im Confluens sinuum direkte Zuflüsse über die V. Labbé, die gelegentlich den größten Teil der lateralen Hirnoberfläche drainiert (s. Abb. 5).

Als weiterer kräftiger Zufluß kann eine V. sphenopetrosa in den Sinus transversus einmünden, daneben empfängt er zahlreiche kleine, direkte Venen vom Kleinhirn.

Bei der Carotisangiografie ist unabhängig von der Injektionsseite eine gleichmäßige Darstellung beider Sinus transversus nur in 20% zu sehen, in über 50% erfolgt der Abfluß der Längsblutleiter überwiegend zu einer – meist zur rechten – Seite, in 25% ausschließlich zu einer Seite. In diesem letzten Falle ist der proximale Teil des gegenseitigen Sinus transversus nicht dargestellt, was nicht als Thrombose gedeutet werden darf. Der proximale Teil des Sinus transversus fehlt rechts in 3%, links in 14% der gleichseitigen Carotisangiografien. Der Sinus Sigmoideus füllt sich dagegen rechts immer und links in 96% bei gleichseitigen Carotisinjektionen.

Der Sinus petrosus superior verläuft in der Ansatzlinie des Tentoriums am Felsenbein und zieht von hier zum Sinus cavernosus (s. Abb. 29a, b).

Er nimmt unter anderem die V. petrosa und die V. mesencephalica lateralis auf und ist vor allem bei einer guten Vertebralisinjektion sichtbar.

Der Sinus petrosus inferior zieht vom Sinus cavernosus in einer Furche zwischen Felsenbein und Clivus durch die Basis in die obere Vena jugularis. Er liegt lateral von den Hirnnerven (Abb. 19). Auf seinem Wege nimmt er Venen vom inneren Gehörgang, dem Hirnstamm und der Vorderfläche des Kleinhirns auf.

Als wesentlicher Abfluß des Sinus cavernosus kommt er bei Carotisangiografien oft zur Darstellung, besonders aber bei Phlebografien des Sinus cavernosus und der Orbitavenen.

Der Sinus cavernosus ist anatomisch ein gekammertes Maschenwerk, in dem sich vielfältige Verbindungen treffen. Hauptzufluß ist des Sinus spheno-parietalis. Manchmal fließt das Kontrastmittel jedoch aus dem Sinus spheno-parietalis in einer besonderen abgegrenzten Venenbahn zur Basis weiter. Der Sinus cavernosus stellt sich radiologisch rechts in 72%, links in 81% dar. Darüber hinaus füllt sich bei rechtsseitiger Injektion in 21% auch der linke Sinus cavernosus, bei linksseitiger Injektion sogar in 42% der rechte Sinus cavernosus (Abb. 20).

Diese häufigere Füllung des Sinus cavernosus rechts bei linker Injektion könnte mit dem schlechteren Blutabfluß der linken Hemisphäre zusammenhängen.

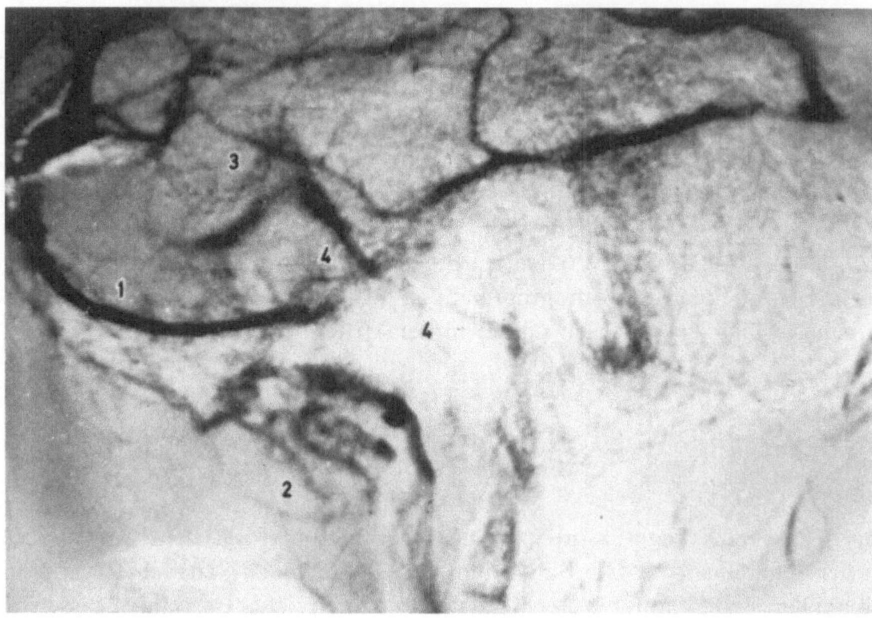

Abb. 19. Transbasale Abflüsse in einer Ausschnittsvergrößerung im Seitenbild. Ein Sinus spheno basalis (1) fließt auf nicht genau dargestellten Kanälen in den Plexus pterygoideus (2). Vom schwach gefüllten Sinus cavernosus (3) füllt sich der Sinus petrosus inferior (4)

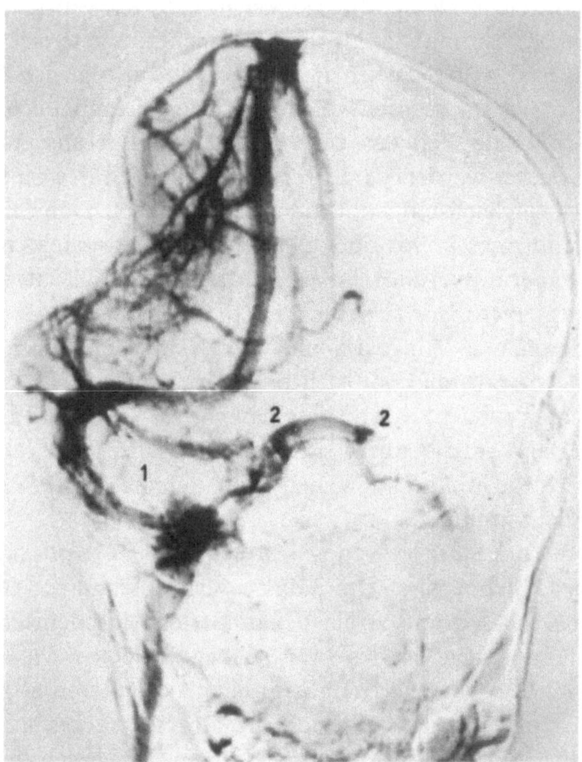

Abb. 20. Phlebogramm bei chronischem subduralen Hämatom. Über einen Sinus spheno-parietalis (1) wird der Sinus cavernosus (2) gefüllt. Sinus intercavernosus anterior und intercavernosus posterior sind deutlich von einander zu unterscheiden. Abfluß nach beiden Seiten über den Sinus petrosus inferior

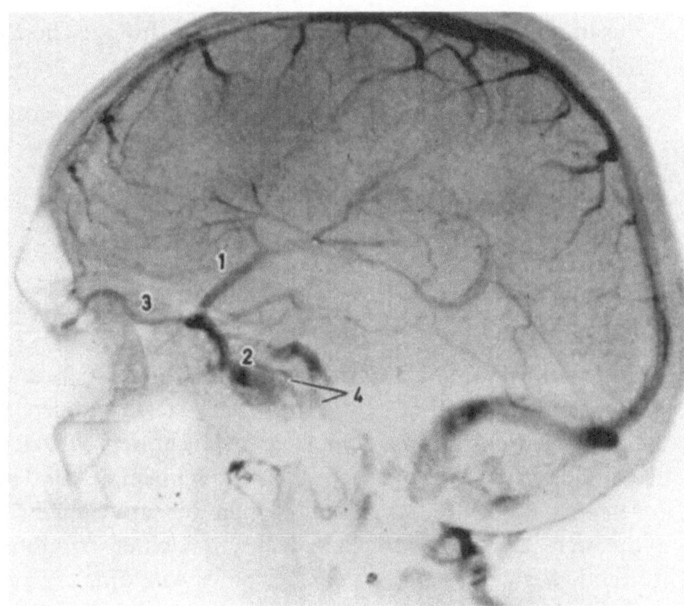

Abb. 21. Die Sylvische Vene (1) fließt über den Sinus sphenoparietalis zum Sinus cavernosus (2). Von hier füllt sich eine Vena opthalmica (3). Deutlich dargestellt ist ein rete venosum caoticum (4)

Der Abfluß des Sinus cavernosus erfolgt über direkte transbasale Venenverbindungen und über den Sinus petrosus inferior. In 8% stellt sich die interessante Formation eines Rete venosum caroticum dar, das als Negativform der A. carotis erkennbar ist (Abb. 21).

Während der Sinus petrosus inferior ungeteilt durch die Schädelbasis tritt, sind die direkten transbasalen Venenabflüsse über zahlreiche kleine Foramina der Basis verteilt. Unter der Basis finden sie sich trichterförmig zu einem oder wenigen Stämmen zusammen, die in die V. jugularis externa, seltener in die V. jugularis interna einmünden (s. Abb. 8a, b; 29a, b).

Wir erkennen den Plexus pterygoideus in 62% der Angiogramme rechts, in 57% links, meist kräftig gefüllt. Isoliert durchgeführte Externaangiogramme zeigen eine Darstellung des Plexus pterygoideus, wobei sich nur ein vorderer Anteil abbildet, der bei der Internainjektion nicht dargestellt wird. Eine Vermischung des Interna- und Externablutes erfolgt im Plexus pterygoideus.

C. Pathologische Befunde

Unter den krankhaften Veränderungen der Hirnvenen sind Eigenerkrankungen verhältnismäßig selten. Es handelt sich dabei um Fehlbildungen und um Thrombosen. Neubildungen von Venen kommen bei Tumorwachstum vor. Erweiterte Venen sind meist Folgen eines arteriovenösen Kurzschlusses, sei es auf der Grundlage eines Angioms oder eines Tumors. Weit häufiger weist das Venenbild Veränderungen auf, die Folge von Erkrankungen des Gehirns sind. Besonders die Verlagerung der inneren Hirnvenen sind charakteristisch für die Lage von Hirntumoren oder anderen intrakraniellen Raumbeschränkungen. Rosenbaum und Stein schätzen, daß in mehr als 18% der supratentoriellen Tumoren das Venenbild die diagnostisch entscheidende Phase des Angiogramms ist. Selten kommt es zu Kompressionen von Hirnvenen, meist nur als lokalisiertes Zeichen bei oberflächlich gelegenen Hirntumoren. Die verzögerte Venendarstellung und -entleerung als charakteristisches Zeichen einer allgemeinen Hirndruckerhöhung wird vor allem nach Hirntraumen mit Hirnschwellungen und großen Ödembereichen oder Blutungen gesehen. Ihr entspricht eine Verminderung des arteriellen Blutstromes.

Zusammengefaßt sind die wichtigsten pathologischen Erscheinungen:
Fehlbildungen
Thrombosen
Venenneubildungen und frühabführende Venen
Verlagerungen
verminderte und verzögerte Venendarstellung.

I. Fehlbildungen

Die häufigsten und wichtigsten Fehlbildungen cerebraler Gefäße betreffen Arterien und Venen gleichermaßen, es handelt sich um die arteriovenösen Angiome. Die Venen sind hier zum Teil unter Umgehung kapillarer Netze mit sehr hohem Druck gefüllt, so daß sie sich erweitern innerhalb der angiografischen Serie bereits nach wenigen Sekunden erkennbar werden.

Je nach Lage des Angioms können die erweiterten Drainagevenen zur Hirnoberfläche oder in das tiefe Venensystem gehen. Bei sehr kleinen Angiomen können erweiterte Venen und frühabführende Venen das einzige Zeichen eines Angioms sein. Es sind auch Venenfehlbildungen beschrieben worden, bei denen deformierte und verdickte Venen ohne Veränderungen des arteriellen Schenkels auftreten. Solche Venenmißbildungen betreffen vorwiegend die tiefen, transmedullären Venen. Das häufig beschriebene, weil eindrucksvolle, sogenan. „Aneurysma" der V. magna Galeni scheint verhältnismäßig selten zu sein, jedenfalls sehr viel seltener als die Häufigkeit der Publikationen dies annehmen lassen würden. Es entsteht auf der Grundlage einer arterio-venösen Mißbildung.

II. Die Venen- und Sinusthrombose

Die Häufigkeit cerebraler Venen- und Sinusthrombosen im angiografierten Krankengut ist mit 1% angegeben, wenn auf die nicht immer einfache Diagnose geachtet wird. Dies entspricht Angaben aus dem pathologischen Krankengut (EHLERS und COURVILLE). Es können Gefäße einer oder beider Hemisphären fast vollständig thrombosiert sein oder – häufiger – nur die kortikalen Venen, Teile des Sinus, gelegentlich auch nur die inneren Hirnvenen.

Die Durchblutungszeit ist immer verzögert, dauert sie mehr als 20 s, ist die Prognose bereits ungünstig. In einzelnen isolierten Venenabschnitten kann Kontrastmittel jedoch noch weit länger stehenbleiben, ohne daß dies ungünstig zu beurteilen wäre. Charakteristisch auf den ersten Blick ist bei einer partiellen Thrombose oberflächlicher Venen und des Längssinus eine Dilatation und erhebliche Schlängelung, mit bruchstückhafter Füllung. Man kann von einem korkenzieherartigen oder varikösen Bild sprechen. Das völlige Fehlen einzelner Venengruppen oder Sinus ist nur dann zu bewerten, wenn bei bester Technik bestimmte, sonst konstant vorhandene Gefäße nicht dargestellt sind. Dazu gehören:
V. cerebri interna
parieto-occipitaler Abschnitt des Sinus sagittalis superior
Sinus sigmoideus der injizierten Seite.

Es ist zu beachten, daß insbesondere der präkoronare Abschnitt des Sinus sagittalis superior, der Sinus cavernosus und der Sinus transversus sich nicht immer mit Kontrastmittel füllen. Sie sind nicht konstant ausgebildet. Bei fehlendem, präkoronarem Abschnitt des Sinus sagittalis superior läuft parallel zum Interhemisphärenspalt eine große Brückenvene.

Typisch sind auch abschnittsweise Ausfälle und Unterbrechungen, die den Aspekt eines zerrissenen Gefäßnetzes mit bruchstückhafter Füllung geben. Für den Sinus sagittalis superior sind die gedrehten halbaxialen und ap-Aufnahmen charakteristisch. In ap-Projektion erkennt man das dreieckige Feld des Sinus sagittalis superior leer und an den lateralen Wänden schmale

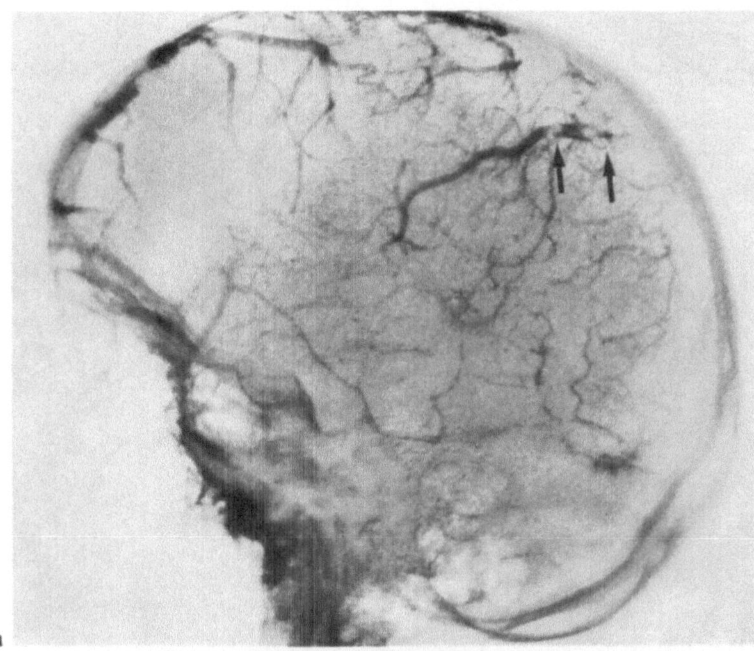

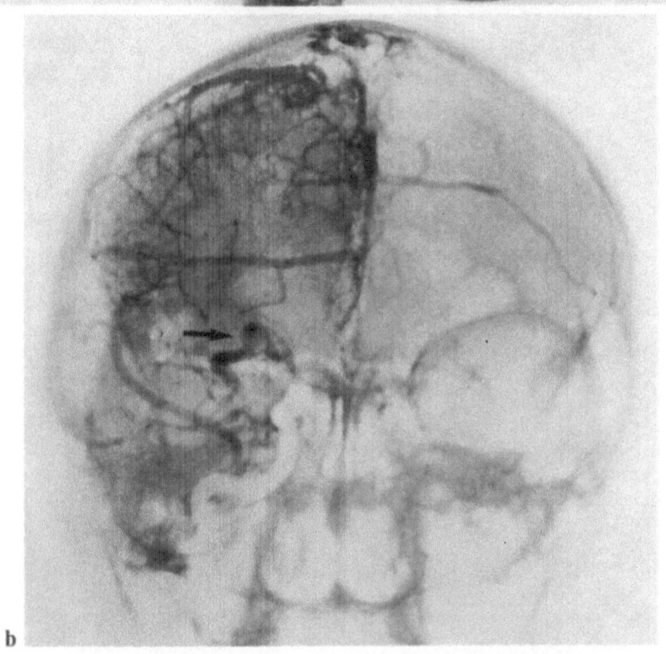

Abb. 22a u. b. Cerebrale Venen- und Sinusthrombose. Seitliche Aufnahme in der 12. Sekunde. Der Füllungszustand der Venen würde normalerweise einer Aufnahme der 6. Sekunde entsprechen. Daher wesentliche Durchblutungsverlangsamung. Der Sinus sagittalis superior ist nur in seinem vorderen Abschnitt in Bruchstücken gefüllt. Er fehlt parietal und okzipital. Große parietale Vene mit einzelnen Aussparungen, ohne Anschluß an den Sinus (Pfeile). Parieto-okzipital feine, stark geschlängelte Venen, zum Teil mit Unterbrechungen. V. cerebri interna nur sehr schwach zu erkennen. In ap-Projektion ist an Stelle des Sinus sagittalis superior unter dem Schädeldach ein freies dreieckiges Feld zu erkennen. In der re. Orbita kräftige V. opthalmica superior als auxiliärer Venenabfluß. (Pfeil)

Kontrastmittelansammlungen: in oder an den Sinuswänden befinden sich schmale kollaterale Venenbahnen. Streckenweise kann der Sinus gefüllt sein. Neue Venenabschnitte zeigen sich durch die Ausbildung von Kollateralen – besonders okzipital – aber auch transmedullär. Nach abgelaufenen Venenthrombosen sind die Kollateralen vom Parietalgebiet zum Einmündungspunkt der

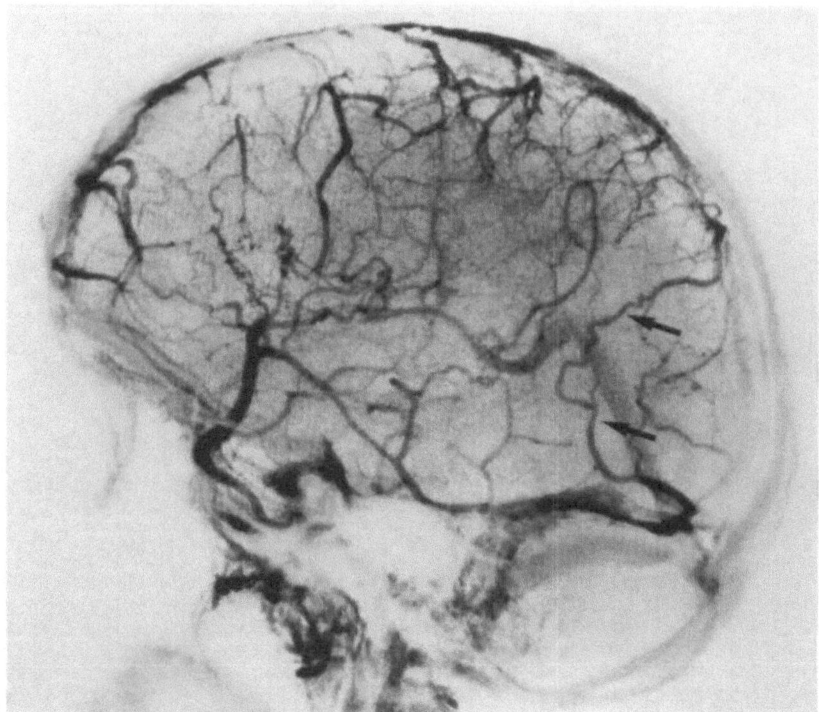

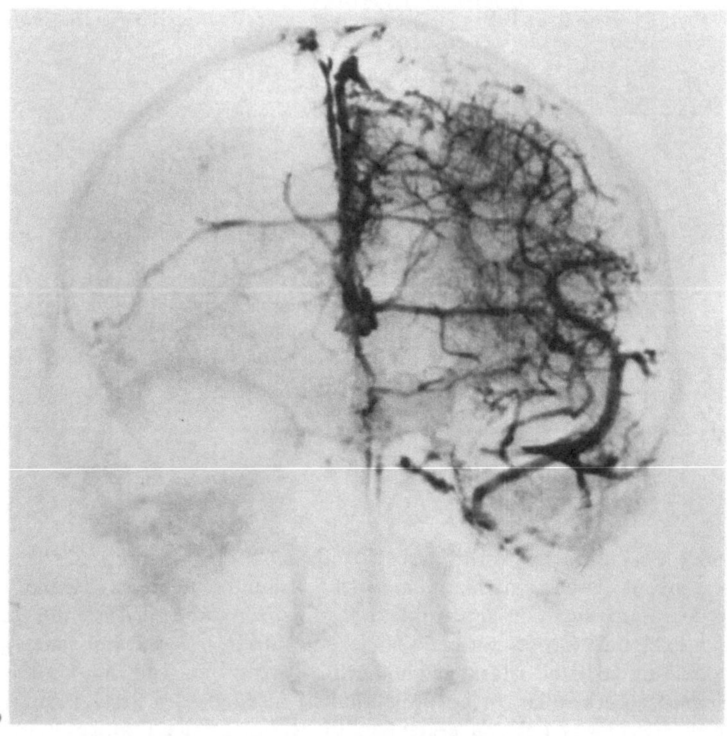

Abb. 23a u. b. Kontrollangiographie bei Venenthrombose (Abb. 22a und b) nach 4 Monaten: Die im akuten Stadium teilunterbrochene, parietale Vene ist jetzt vollständig thrombosiert. Frontal erreichen einige Venen den Sinus nicht mehr. Die Sylvische Vene ist hier extrem kräftig mit korkenzieherartigen Zuflüssen. Okzipital hat sich eine Anastomose zum Sinus transversus ausgebildet (Pfeile). Der Sinus sagittalis superior ist parietal und frontal teilweise rekanalisiert. In ap-Projektion erkennt man unter dem Schädeldach immer noch ein dreieckiges Feld, das nur an den Seiten von Kontrastmittel umgeben ist. Der Sinus ist in diesem Bereich noch thrombosiert. Die Durchblutungszeit ist wieder normalisiert

V. Labbé in den Sinus transversus besonders auffallend. Sie sind nur nach Venenthrombosen beobachtet worden. Die Drainage nach außen können verschiedene auxiliäre Venenabflüsse besorgen: Plexus pterygoideus. V. Ophthalmica superior zur V. facialis und ein parietales Emissarium zur Kopfhaut. Auf eine mögliche Fehldiagnose soll hingewiesen werden: Die Brückenvenen zeigen in Aufsicht, d.h. besonders in halbaxialer Projektion, 1–2 cm vor dem Erreichen des Sinus infolge Abflachung des Lumens eine Kontrastminderung, die eine völlige Unterbrechung vortäuschen kann (Abb. 4b). Eine ähnliche Veränderung findet sich im Endabschnitt der V. magna Galeni vor Einmündung in den Sinus rectus, und an der Einmündung der V. Labbé (Abb. 6, 25).

Es handelt sich um die normale Venenstruktur, die für die Reglung des Venendruckes verantwortlich ist.

Unter Beachtung aller beschriebener Zeichen ist die Diagnose einer Hirnvenenthrombose leicht.

Zusammenfassend sind folgende Punkte zu beachten:

1. Verlängerung der kapillaren Phase.
2. Starke Schlängelung und vermehrte Füllung kleiner Venen – variköses Phlebogramm.
3. Bruchstückhafte Füllung von Venen und Sinus.
4. Nichtdarstellung bestimmter Venen oder Sinus.
5. Darstellung venöser Kollateralen und auxiliärer Venenabflüsse.

Schwierig ist es jedoch, das Alter einer solchen Veränderung zu bestimmen. Teilrekanalisationen, aber auch ein Fortschreiten von Venenverschlüssen sind bei angiographischen Kontrollen zu beobachten, gelegentlich auch ohne Korrelation mit dem Verlauf. Bei schweren, klinischen Zuständen zeigt die Computer-Tomografie eine Erweichung, gelegentlich mit Blutung.

Für die klinische Besserung entscheidend ist die Wiederherstellung der angiographisch kaum erfaßbaren Mikrozirkulation. Vielleicht wird hier die Angio-CT einmal Hinweise geben können.

III. Neubildungen und frühabführende Venen

Bei tumorösen Erkrankungen mit Neubildungen von Gefäßen sind häufig auch die Venen beteiligt. Es finden sich zwar zum Teil erweiterte Venen in der Umgebung eines gefäßreichen Tumors, zum Teil finden sich auch echte Neubildungen. Dies ist insbesondere bei bösartigen, hirneigenen Tumoren der Fall (Abb. 24a–c). Deshalb ist eine große Zahl pathologischer Venen bei einem Tumor für die Artdiagnose von Bedeutung; die Lokalisationsdiagnose und die Diagnose des Tumors selbst wird in diesen Fällen im allgemeinen bereits durch die arterielle Phase eindeutig sein. Dagegen können frühabführende Venen durchaus auch bei sehr kleinen Hirntumoren vorkommen, bei denen in der kapillaren Phase noch kein pathologisches Gefäßnetz zu erkennen ist. Es scheint insbesondere bei Astrozytomen gelegentlich in der Frühphase nur eine beschleunigte Durchblutung zu geben mit früh auftretenden Venen, ohne daß man bereits eine Neoplasie im Gefäßbereich erkennen kann. Besonders seit Einführung der Vergrößerungsangiografie werden bei Gliomen erweiterte, feine Arterien und Venen der weißen Substanz beschrieben. Diese medullären Venen sind auch in Normalfällen bei guter Vergrößerung und reichlicher Kontrastmittelinjektion sichtbar, im Bereich von Tumoren sind sie wesentlich zahlreicher, länger und auf einen kleineren Bereich konzentriert (Abb. 25).

Sie laufen parallel und oft als Einzelvenen kaum noch abgrenzbar auf das Ventrikeldach zu, um hier in die größeren Venen einzumünden. Im Bereich des Ventrikeldaches sind sie durch einen kurzen, orthograden Verlauf im Seitenbild als sehr dichte Kontrastmittelpunkte erkennbar. Auch wenn die Ursache vermehrter, medullärer Venen ein Tumor ist, ist eine Raumbeschränkung oft nicht erkennbar. Besonders Astrozytome zeigen im Frühstadium derartige Bilder.

Frühabführende Venen sind bei Tumoren und größeren Raumbeschränkungen ursächlich leicht zu deuten. Anders ist es, wenn ein oder zwei Venen bereits nach 3 Sekunden sichtbar sind,

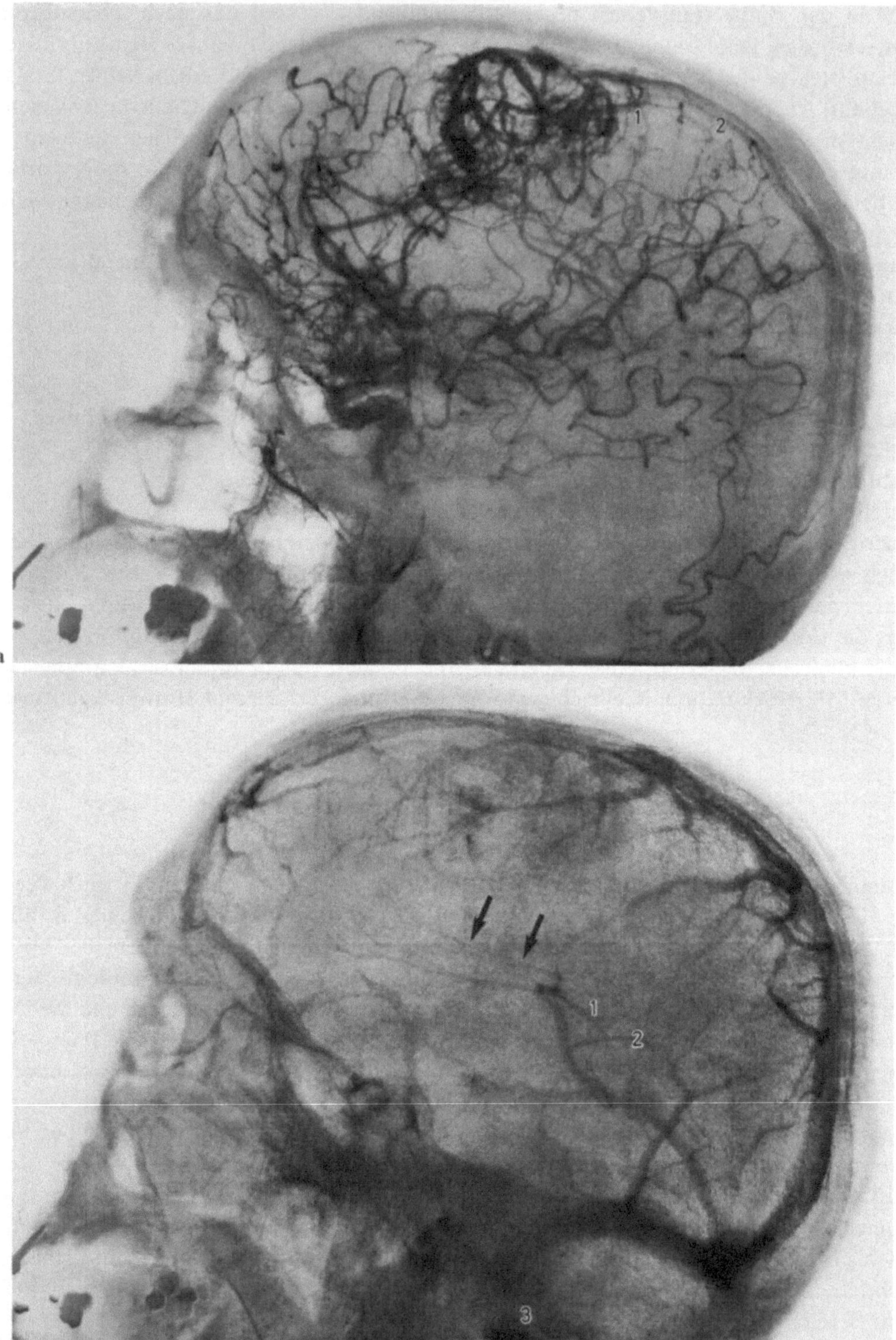

Abb. 24a–c. Gefäßreiches, parietales Gliom. **a** 2 s nach Injektion füllen sich kortikale Venen (1), die bereits zur Füllung des Sinus sagittalis superior (2) führen. **b** V. caput nuclei caudati nach unten verlagert (Pfeile) und der V. septi pellucidi angenähert. Venenwinkel nach okzipital verschoben, aber bereits als Normvariante atypisch weit okzipital gelegen. V. thalamostriata (1) nach unten verlagert, ebenso V. atrii lateralis (2). Als Variante ungewöhnlich kurze V. magna Galeni und große V. emissaria mastoidea und condylaris (3). **c** V. thalamostriata (1) horizontal verlaufend, da ebenso wie die V. atrii lateralis (2) von oben durch den parietalen Tumor herabgedrückt. V. cerebri interna mit Venenwinkel nach li. verlagert. Als Normvariante sehr kräftige V. emissaria mastoidea (3) und V. emissaria condylaris, die Venenblut in die V. cervicalis profunda (4) ableiten

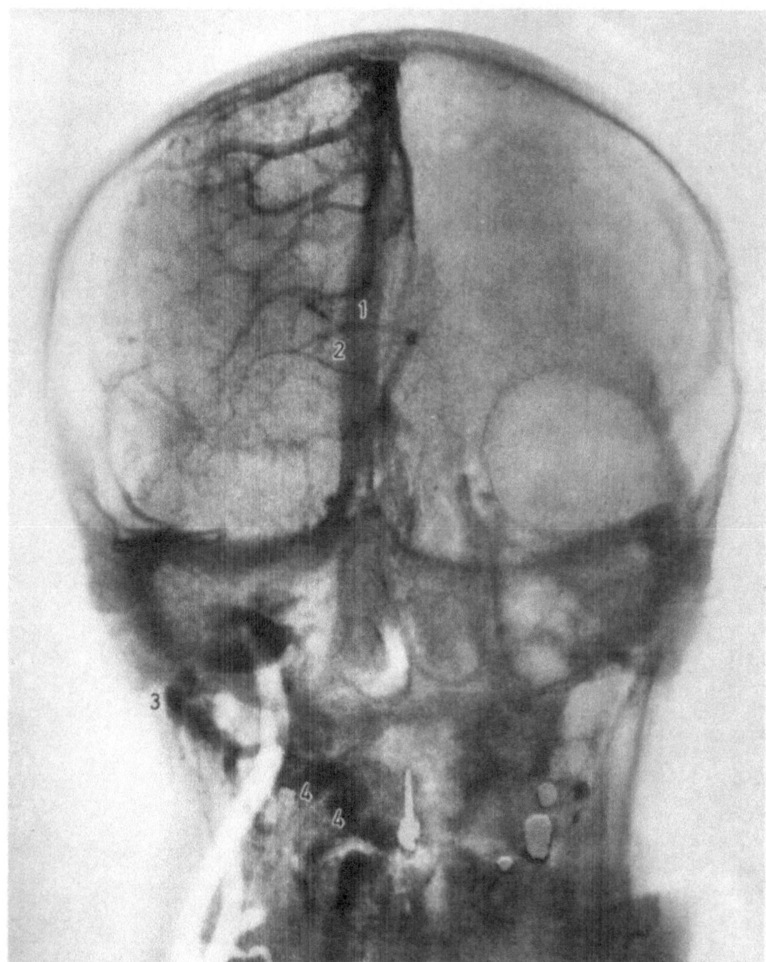

Abb. 24c

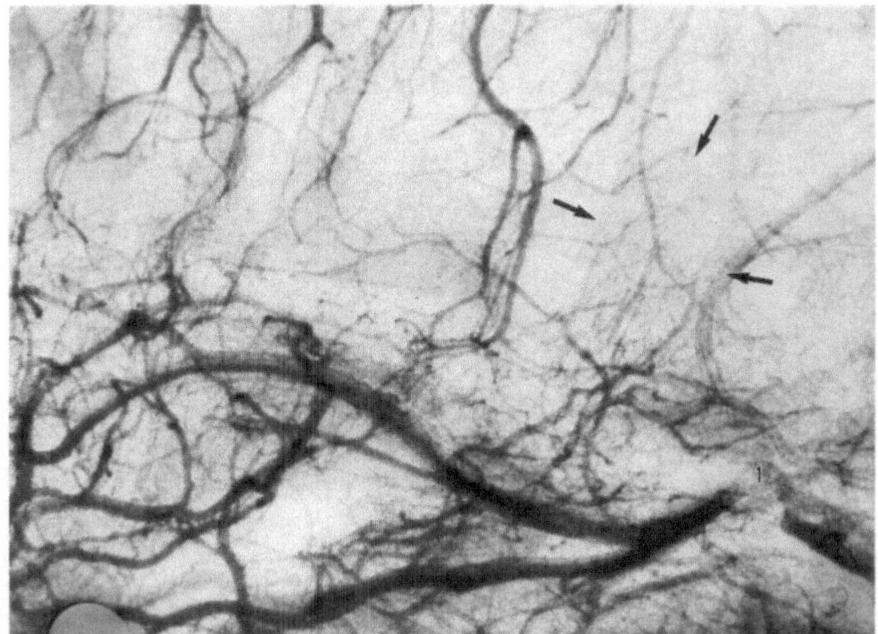

Abb. 25. Rezidiv eines tief parietal gelegenen Astrocytoms. Feine erweiterte Markvenen im Vergrößerungsangiogramm (Pfeile). Als Normbefund typische Engstelle bei Einmündung der V. magna Galeni in den Sinus rectus (1)

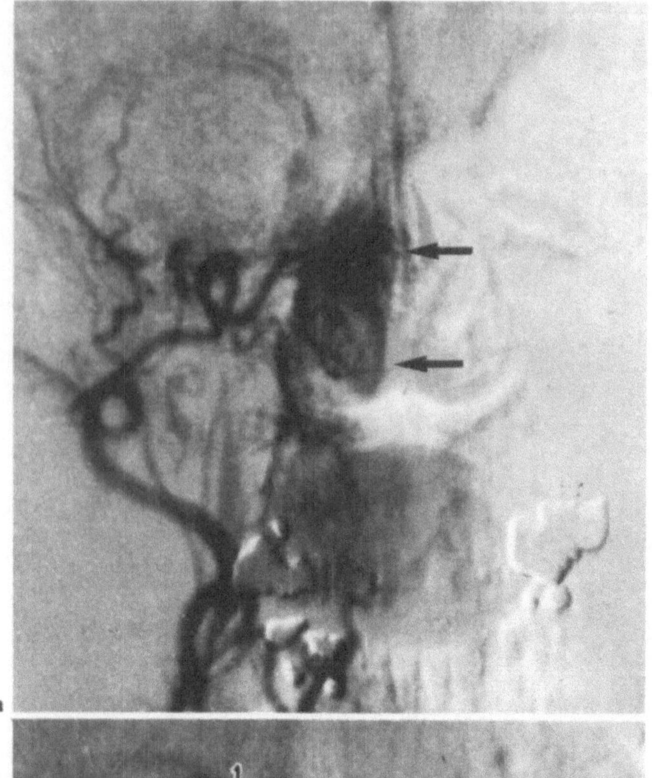
a

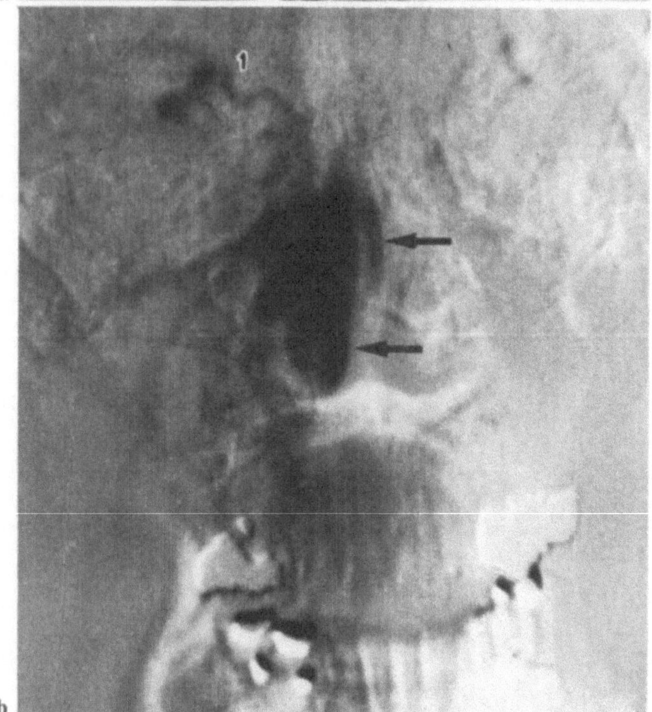

b

Abb. 26a u. b. Angiogramm der A. carotis externa. **a** 2,5 s nach der Injektion: Gute Füllung der Externaäste des Gesichtes, außerordentlich starke Kontrastmittelansammlung im Bereich der Nasenschleimhaut (Pfeile). **b** 6,5 s nach Injektionsbeginn: Die Füllung der Nasenschleimhaut hat an Stärke und Ausdehnung weiter zugenommen (Pfeile). Die V. opthalmica ist re. von frontal bis in den Muskelconus der Orbita hinein sehr gut gefüllt (1), li. nur schwach angedeutet

ohne daß eine Gefäßmißbildung oder eine Geschwulst erkennbar werden. Es kann sich hierbei um drei Ursachen handeln, die voneinander abgegrenzt werden müssen:
- um ein kleines Angiom
- einen Tumor mit nur geringem pathologischen Netzwerk
- eine Vasoparalyse bei einem ischämischen Insult.

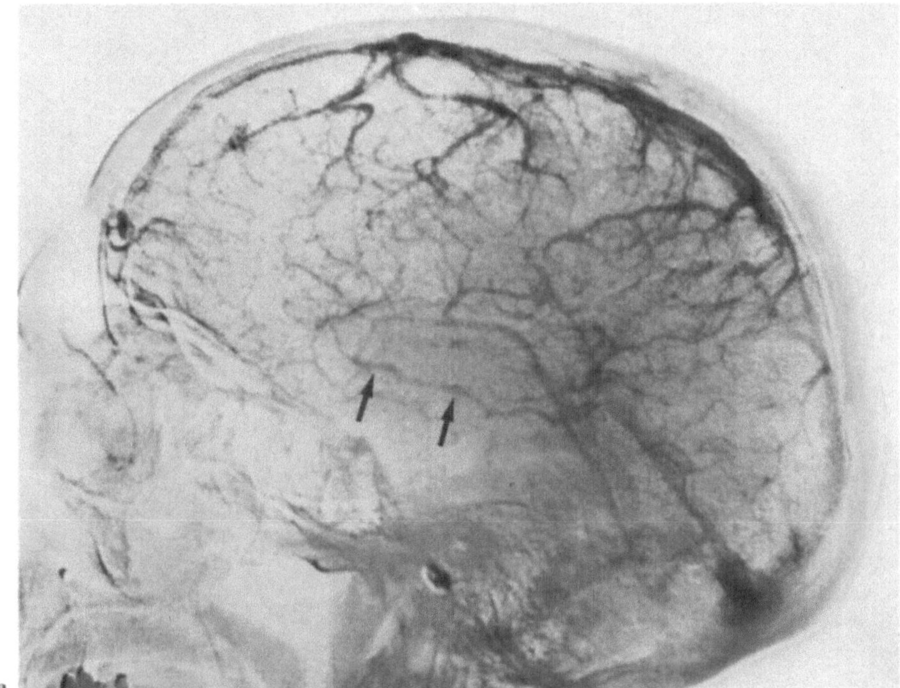

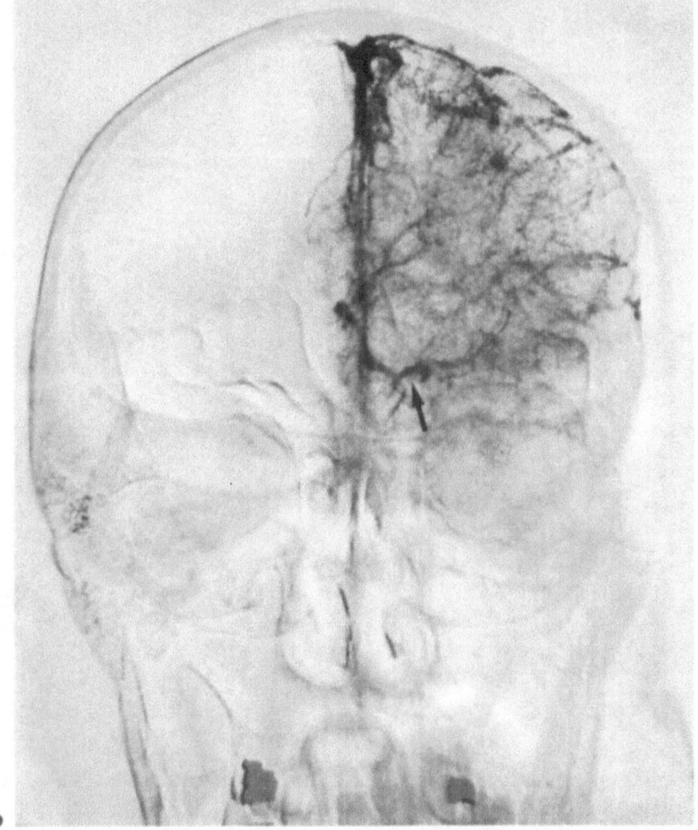

Abb. 27a u. b. Schädelhirntrauma mit parietaler und temporaler Fraktur. Der Sinus sagittalis superior ist vom Vertex bis zum Lambdanaht von der Tabula interna abgedrängt. In ap-Projektion auch die Randvenen von der Tabula interna abgedrängt. Eine große temporo-basale Raumbeschränkung verhindert durch lokalen Druck die Venendarstellung über dem Temporallappen. Die V. basilaris Rosenthal ist nach oben und medial verlagert (Pfeile). Die V. cerebri interna ist zur Gegenseite verschoben

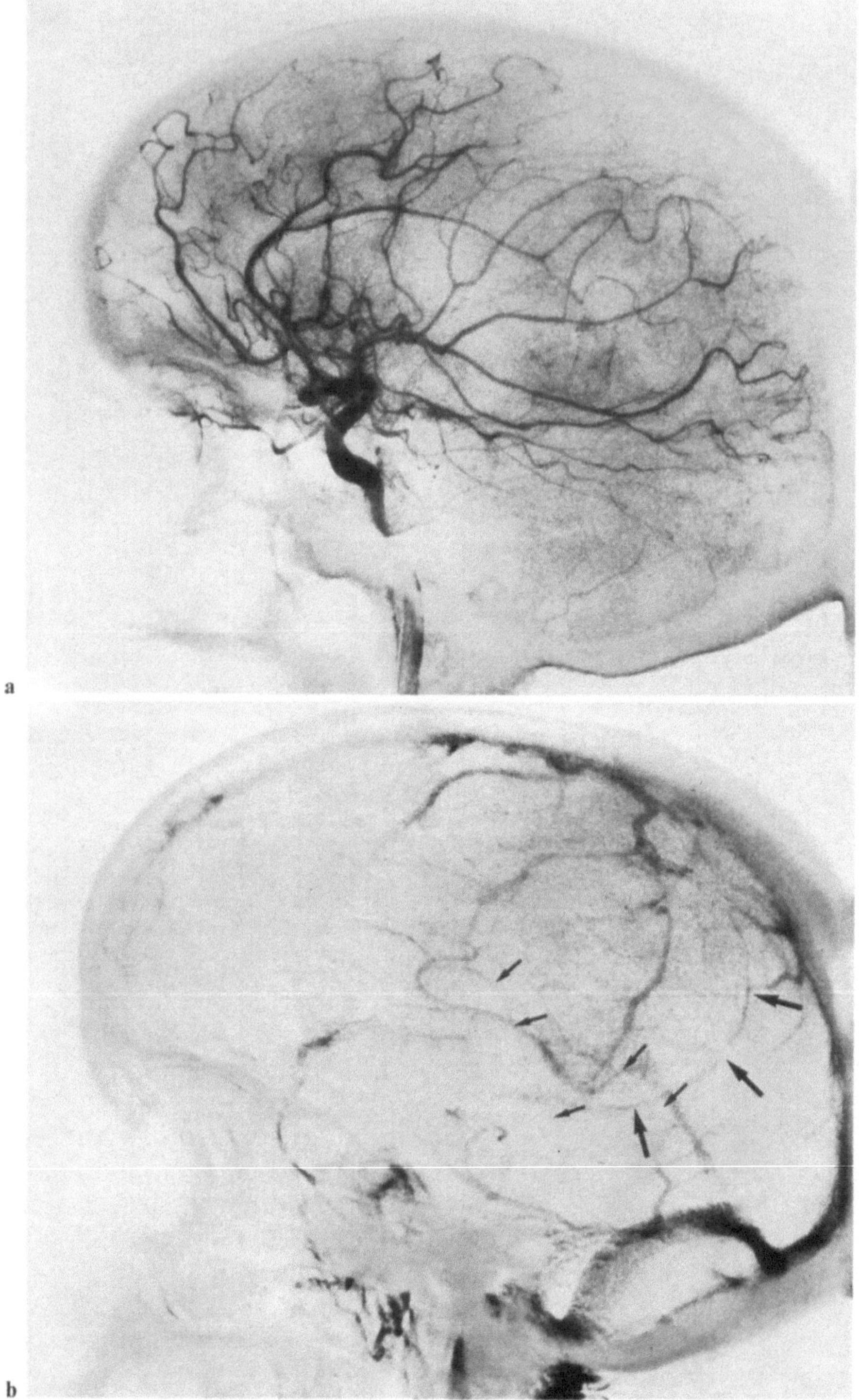

Abb. 28a–c. Parieto-okzipital gelegenes, cystisches Astrocytom. **a** Spätarterielle Phase. Äste der Mediagruppe ► parietal auseinandergedrängt. Sie umfassen einen Bereich mit feiner, kapillarer Anfärbung. Die Inselschlingen nach vorne gestaucht. **b** Venöse Phase. Caudatumvenen unauffällig. Die V. thalamostriata (3 dünne Pfeile) und die atrialen Venen (2 dünne Pfeile) sind nach unten verlagert. Eine cortikale Randvene (dicke Pfeile) läuft am hinteren Pol des Tumors. **c** Verlagerung der V. cerebri interna nach li. Oberflächliche Randvene über dem Tumor (dicke Pfeile). Tief nach unten verlagerte atriale Vene (2 dünne Pfeile). Als normale Variante: Sinus transversus auf der injizierten re. Seite aplastisch, Sinus sigmoideus hypoplastisch. Hauptvenenabfluß über die Gegenseite

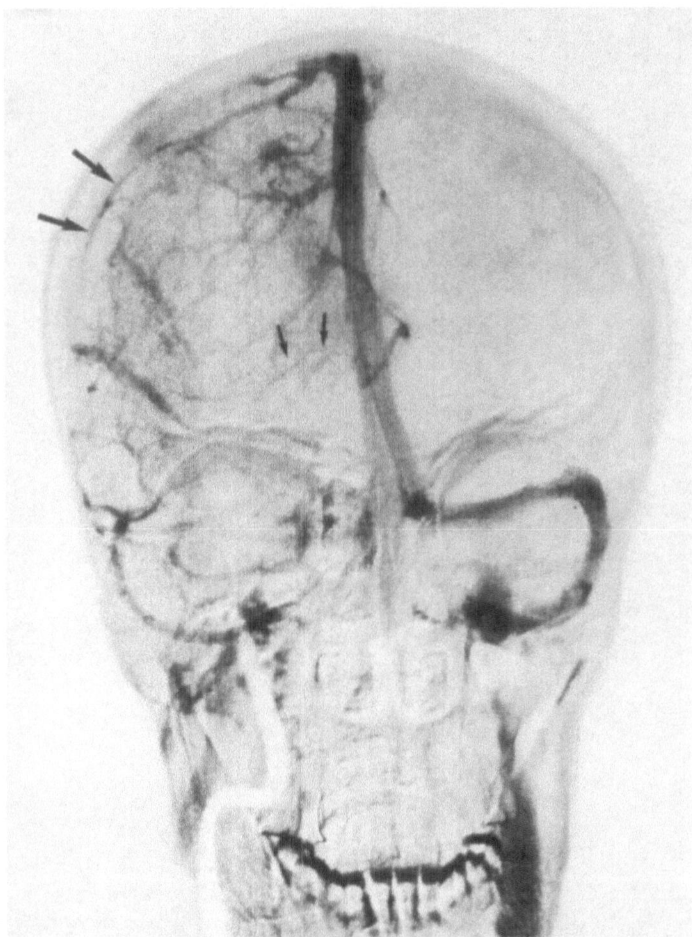

Abb. 28c

Die Veränderungen bei Tumoren durch feinste, erweiterte Gefäße wurden bereits besprochen. Kleine Angiome können eventl. unerkennbar bleiben, da kapillare Zwischengefäße fehlen und die zuführenden Arterien außerordentlich klein sein können.

Bei ischämischem Insult kann in den ersten 14 Tagen im geschädigten Hirnbereich durch eine Vasoparalyse eine Erweiterung der Arterien und Präkapillaren mit erheblich erhöhter Durchblutung erfolgen. Radiologisch ist dabei in der kapillaren Phase häufig eine ganz kurzzeitige, diffuse Kontrastmittelkonzentration zu erkennen, aus denen rasch frühabführende Venen hervortreten. Die Abgrenzung erfolgt über das Fehlen eindeutiger pathologischer Gefäße und ist einfach, wenn ein arterieller Verschluß nachgewiesen wurde. Eventuell muß eine Kontrollangiografie nach einer Woche beweisen, daß die Hyperämie nicht länger vorhanden ist.

Besonders zu beachten ist eine früh und kräftig gefüllte V. ophthalmica superior bei Angiographien der A. Carotis communis. Sie tritt besonders bei bewußtlosen und intubierten Patienten auf und ist Folge einer starken Hyperämie der Nasenschleimhaut mit Öffnung der arterio-venösen Kurzschlüse. Es handelt sich hierbei um eine physiologische Reaktion. Fehldeutungen sollten vermieden werden.

Eine Subtraktion wird immer eine ungewöhnliche, starke Kontrastdarstellung der Nasenschleimhaut (meist einseitig) zeigen (Abb. 26a, b). Anders muß das Sichtbarwerden der V. ophthalmica superior im späteren Phlebogramm gedeutet werden. Hierbei handelt es sich meist um eine Flußumkehr, nämlich vom Sinus cavernosus aus zur V. facialis gerichtet. Die V. ophthalmica superior

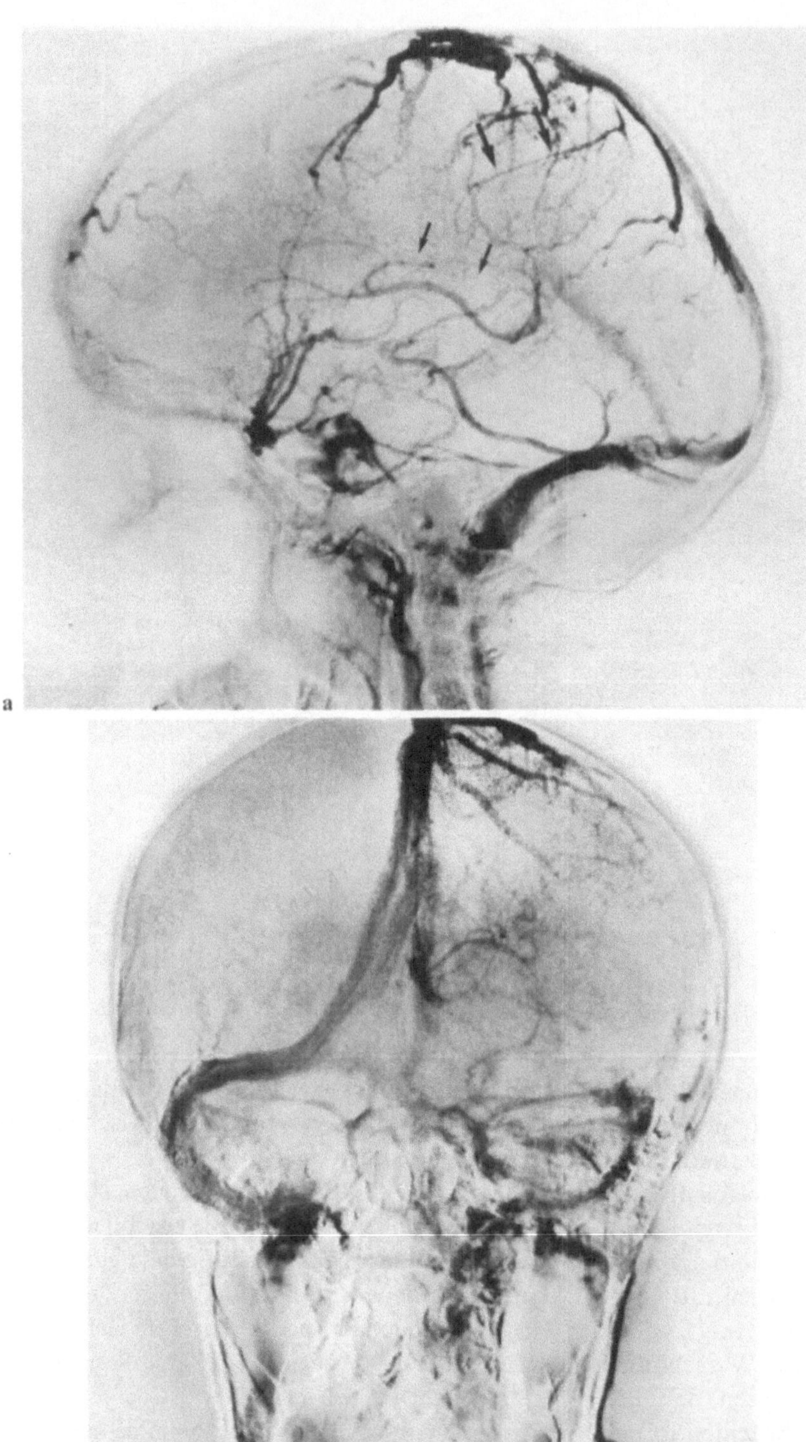

Abb. 29a u. b. Cystisches Astrocytom parietal. Keine Mittellinienverlagerung der V. cerebri interna. Die V. thalamostriata empfängt etwas erweiterte Markvenen und ist nach unten verlagert (kleine Pfeile). Über dem Tumorbereich ausgezogene, cortikale Vene (große Pfeile). Als Normvariante: Der Sinus sagittalis superior drainiert überwiegend nach re., ein Confluens sinuum ist nur rudimentär vorhanden. Hypoplasie des Sinus transversus und sigmoideus auf der injizierten Seite. Die Sylvische Gefäßgruppe besteht aus 5 einzel abgrenzbaren Venen

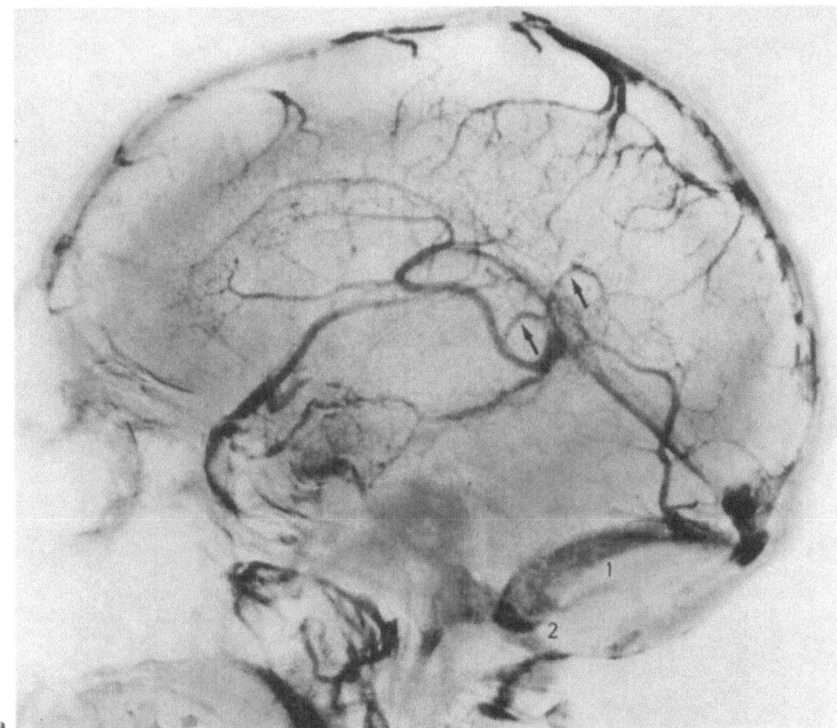

a

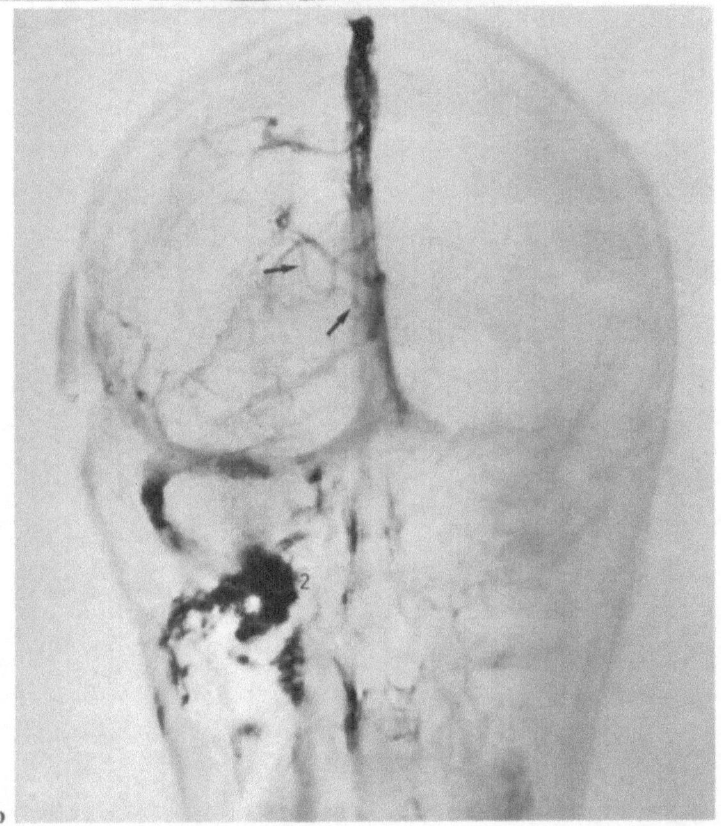

b

Abb. 30a u. b. Supraselllärer Tumor. **a** Seitliches Phlebogramm: Der Venenwinkel ist stark angehoben aber nicht deformiert. V. basalis Rosenthal leicht angehoben. Erweiterte Markvenen über dem Ventrikeldach ohne patholog. Bedeutung. **b** ap-Projektion. V. basalis Rosenthal angehoben und leicht nach lateral verlagert. Auffällig aber ohne krankhafte Bedeutung eine sehr kräftige, laterale, atriale Vene (Pfeile). Emissarium mastoideum (1). Emissarium condyloideum (2)

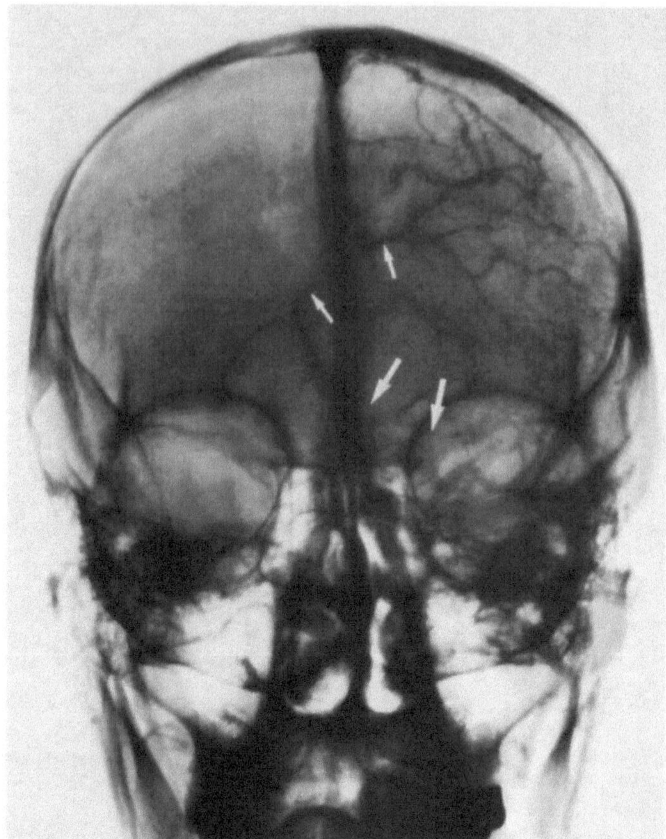

Abb. 31 a

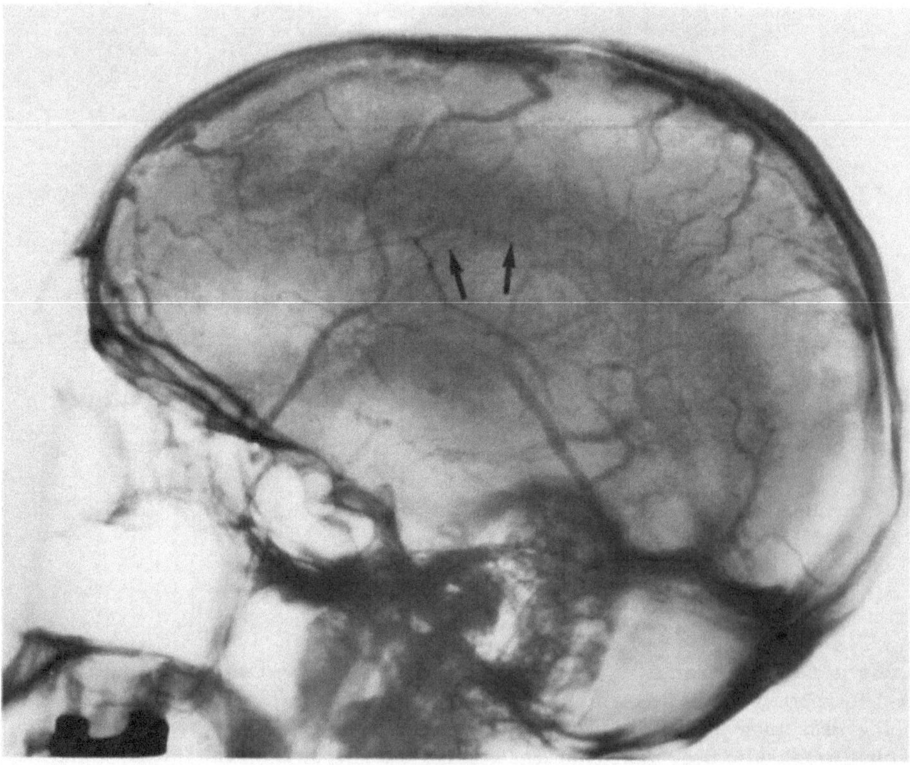

Abb. 31 b

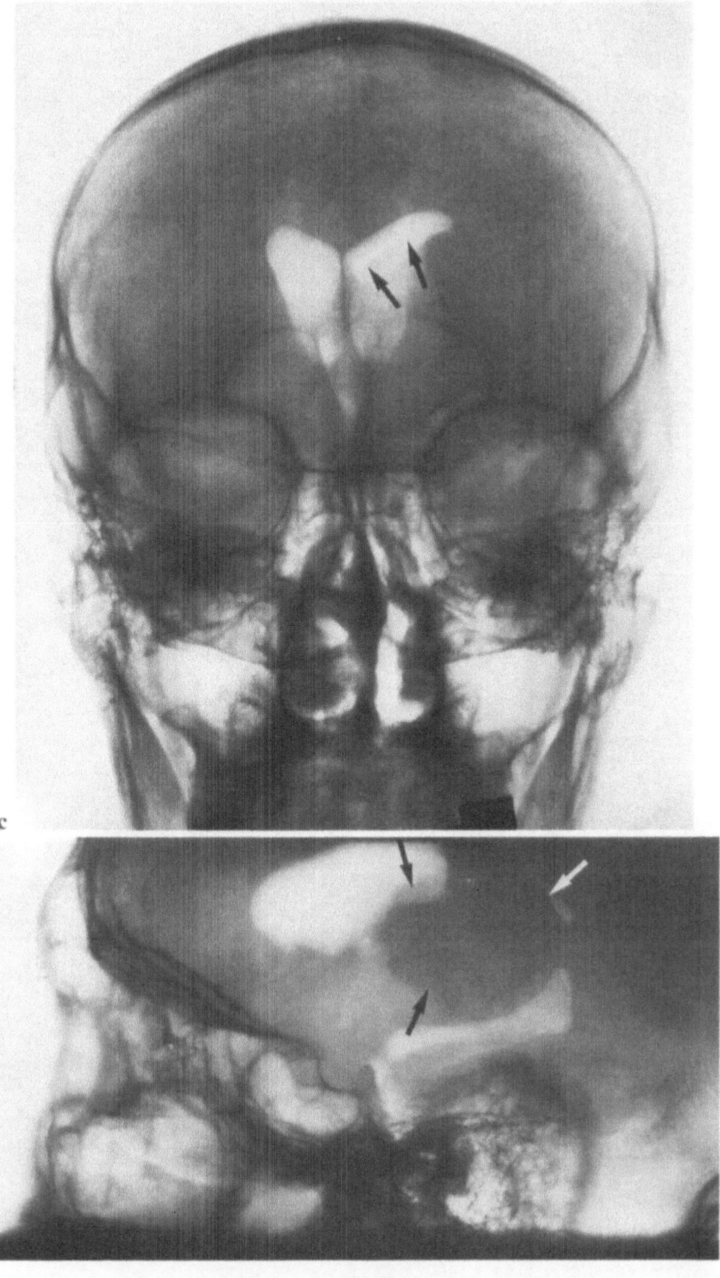

◄ **Abb. 31a–d.** Gliom im Thalamus. **a** In ap-Projektion ist die V. thalamostriata nach medial und oben verschoben (kleine Pfeile). Daher Raumbeschränkung unterhalb und lateral. V. basalis Rosenthal (große Pfeile) nach unten und medial gedrückt. V. cerebri interna stark zur Gegenseite verschoben. **b** Im seitl. Phlebogramm sind die V. thalamostriata (Pfeile) und die V. caput nuclei caudati nach oben ausgezogen und empfangen erweiterte, meduläre Venen. Es entsteht der Eindruck eines erweiterten Ventrikels, der jedoch in Wirklichkeit verlagert ist. **c** Im Luftencephalogramm wölbt sich die obere Tumorkontur in den Seitenventrikel. Der 3. Ventrikel stark zur Gegenseite verlagert. **d** Die Tumorkontur durch Pfeile angegeben, rostral erreicht der Tumor das Foramen Monroe

dient hier als Abflußweg für zerebrales Blut, und es steht in diesen Fällen zu vermuten, daß der normale Blutabfluß durch Verlegungen der Abflußwege gestört ist, etwa bei Sinusthrombosen oder starkem Hirndruck.

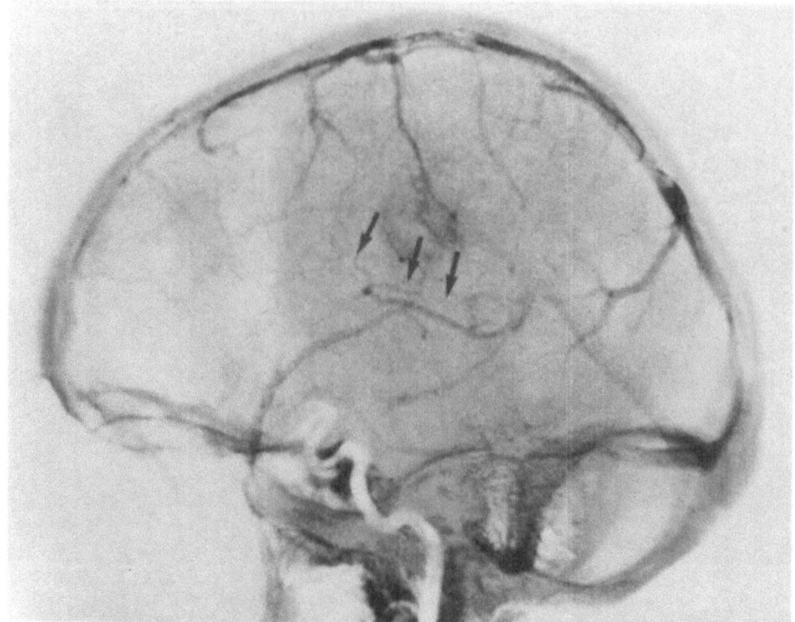
a

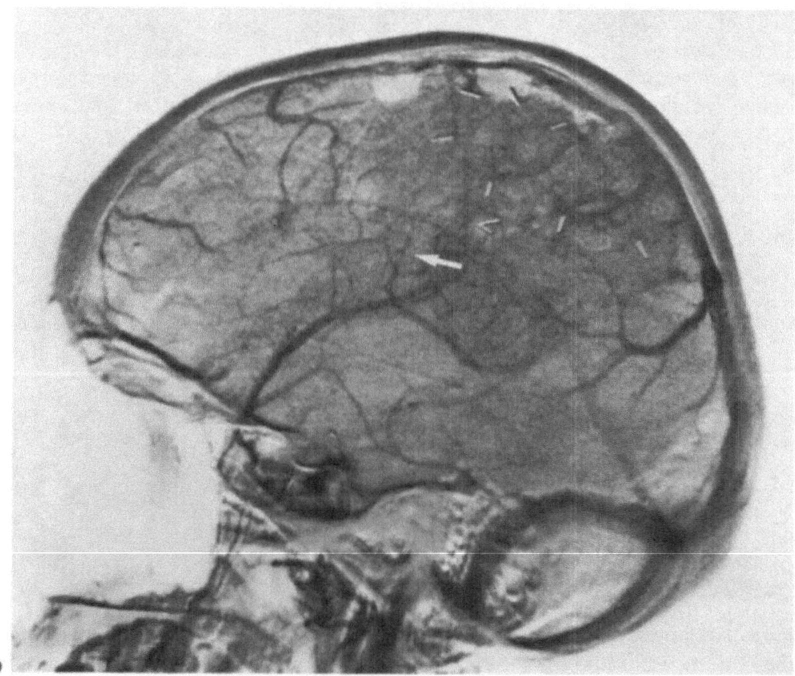
b

Abb. 32a–c. Parietal in der Tiefe gelegenes Gliom, das 3 Jahre nach der Erstuntersuchung und anschließender ▶ Operation in den hinteren Balken eingewachsen ist. **a** Seitl. Phlebogramm der Erstuntersuchung. – Caudatumvenen und V. thalamostriata hochgradig nach unten verlagert und der V. cerebri interna angenähert (Pfeile). Darüber feinste patholog. Gefäße. **b** Nach 3 Jahren ist jetzt die V. thalamostriata aufgeklappt und nach vorne geschoben (Pfeil). Die einzelnen Äste der V. caput nuclei caudati sind breit auseinander getreten. Feinste patholog. Gefäße drainieren aus dem hinteren Balken in atriale Venen. **c** ap-Projektion der Erstuntersuchung: V. thalamostriata nach unten verlagert (Pfeile). Sie empfängt feine Gefäße aus der patholog. Anfärbung. Keine sichere Seitenverlagerung

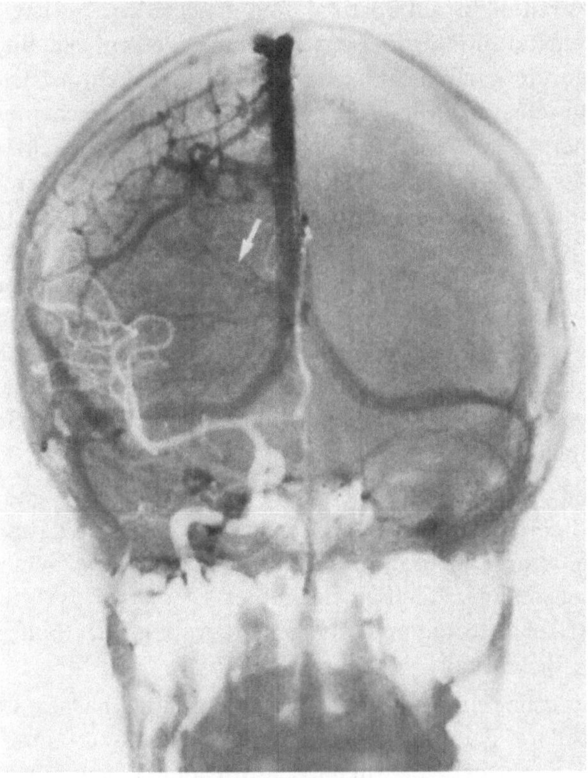

Abb. 32c

IV. Verminderte und verzögerte Venendarstellung

Kompression von Hirnvenen kann nur bei außerordentlich großem Druck erfolgen. Im allgemeinen führt bei mäßig ansteigendem Hirndruck die funktionelle Venensperre in der Endstrecke der Brückenvenen vor dem Sinus zu einem Ansteigen des intravenösen Druckes und dem Beibehalten des üblichen Volumens der Venen. Erst wenn der Hirndruck sehr stark ansteigt, wird das Venenbild insgesamt kontrastschwach durch eine Volumenabnahme der Venen. Gleichzeitig ist die Durchblutungszeit erheblich verzögert. Diese Verzögerung betrifft nicht nur die Venenphase, sondern in besonderem Maße die kapillare Phase. Im Endzustand eines hochgradig gesteigerten Hirndrucks fällt nicht nur die Venenphase nahezu vollständig aus, sondern es füllen sich auch die peripheren, feinen Arterien nicht mehr deutlich. Die V. cerebri interna und die V. magna Galeni sind am längsten sichtbar. Schließlich kommt es zum Kreislaufstillstand, in dem nur noch der Circulus Willisi sich füllt.

Örtlich begrenzte Kompressionen von Hirnvenen erfolgen bei starkem, lokalen Druck über eng umschriebenen, raumbeschränkenden Prozessen, besonders bei Zysten und Blutungen (Abb. 27a, b).

Im Gegensatz zu Hirnvenenthrombosen und arteriellen Verschlüssen ist bei lokaler Kompression eine sehr schwache Zeichnung leicht gestreckt und glatt verlaufender Venen nachweisbar. Sie sind lokal verspätet gegenüber den Venen der übrigen Hirnabschnitte (s. Abb. 28).

V. Verlagerungen

Die Lage der großen, oberflächlichen Hirnvenen auf den Gyri läßt ihnen wenig Möglichkeiten, bei expansiven, intracerebralen Prozessen auszuweichen. Lediglich bei oberflächlichen Tumoren mit großen Ödemen unmittelbar subkortikal finden sich lokal Ausbiegungen der Venen nach lateral. Das wird besonders auffällig bei zystischen Prozessen, die bis dicht an die Oberfläche reichen. Hierbei machen die kortikalen Venen oft einen großen, scharfen Bogen, der den gefäßfreien Bereich der Zyste selbst auch im Angiogramm deutlich erscheinen läßt (Abb. 28a–c).

Im Vorstadium verlieren die Venen ihren normalen, locker geschlängelten Verlauf. Mehrere gestreckte und parallel verlaufende Oberflächenvenen sollten den Verdacht auf eine darunterliegende Raumbeschränkung lenken, sind selbst aber nicht beweisend (Abb. 29a, b).

Bei extracerebralen Raumbeschränkungen sind die Abdrängung der Hirnvenen, besonders im parietalen Bereich, oft charakteristischer als die der Arterien. Im Bereich des Sinus ist lediglich die Abdrängung des Sinus selbst für ein extradurales Hämatom beweisend (s. Abb. 29).

Bei Säuglingen mit noch offenen Schädelnähten kann in Rückenlage die Occipitalschuppe so weit nach innen eingedrückt werden, daß es am Übergang der Lambdanaht zu einer Stufe kommt, die den Längssinus weitgehend verschließt (NEWTON). In Seiten- oder Bauchlage ist der Sinus wieder durchgängig.

Die tiefen Hirnvenen können nach vielen Seiten ausweichen, und ihre Lageveränderungen sind deshalb auch besonders charakteristisch für den Sitz cerebraler Raumbeschränkungen. Durch die computertomographische Lagebestimmung kommt den Venenverschiebungen nicht mehr die große Bedeutung zu, sie kann jedoch noch immer die Diagnose stützen. Desgleichen ist die Bestimmung der Ventrikelweite anhand der phlebographischen Phase zwar gut möglich, aber heute ohne wesentliche Bedeutung.

Frontale Tumoren stauchen die Septumvene und führen bei basaler Lage zu einer eher gestreckten Anhebung. Supraselläre Tumoren werden im Gegensatz zu Tumoren im III. Ventrikel den Venenwinkel und die angrenzenden Venenabschnitte der V. septi pellucidi, der Caudatumvene und der V. thalamostriata erst bei erheblicher Größe anheben (Abb. 30a, b). Bereits kleinere Tumoren im III. Ventrikel, wie etwa Colloid-Zysten in der Nähe des Foramen Monroe werden umschriebene Verlagerungen der hier zusammenlaufenden Venen bewirken.

Tumoren im Thalamus führen zu einer Anhebung der gesamten V. cerebri interna, die im ap-Bild dann charakteristischer Weise nach medial verschoben wird (Abb. 31a–d). Die V. basalis Rosenthal ist besonders im vorderen und mittleren Abschnitt nach unten durchgebogen und verlagert. Während Pinealistumoren den Endabschnitt der V. cerebri interna und die V. magna Galeni anheben, weiten Tumoren des hinteren Balkenendes diese Venen aus.

Fronto-parietale Raumbeschränkungen haben durch Verlagerung des Caudatum und des lateralen Balkens nach unten eine Verschiebung der Caudatumvene, der V. thalamostriata und der V. cerebri interna nach unten zur Folge. Bei Balkentumoren ist die Veränderung ähnlich, aber es fehlt die Seitenverlagerung nach medial und über die Mittellinie zur Gegenseite im ap-Bild (Abb. 32a–c).

Eine Volumenvermehrung im Occipitallappen wird über einen unspezifischen Druck auf die Stammganglien eine breite Verschiebung der inneren Hirnvenen nach medial und der V. cerebri interna über die Mittellinie hervorrufen.

Raumbeschränkungen im Temporallappen führen über eine Verlagerung von Hypothalamus und Thalamus zu einer Anhebung der V. cerebri interna. Die V. basalis Rosenthal wird nach oben (Seitenbild) und medial (ap-Bild) verlagert.

Eine mehr frontale oder mehr okzipitale Lage eines temporalen Tumors zeigt sich in der stärkeren Verschiebung der vorderen oder der hinteren Abschnitte der V. basalis Rosenthal. Eine Verlagerung der hinteren Abschnitte vor der Einmündung in die V. magna Galeni nach vorne oben findet sich auch bei transtentoriellen Herniationen von infratentoriellen Raumbeschränkungen nach vorne und oben.

ROSENBAUM und STEIN versuchten, die möglichen Verlagerungen der inneren Hirnvenen in einer schematischen Übersicht zu erfassen. Dabei ist jedoch zu bedenken, daß dieselben Autoren umschriebene Verlagerungen einzelner, innerer Hirnvenen für kleine Tumoren exakt beschrieben haben.

Literatur

BABIN, E., MEGRET, M.: Variations in the Drainage of the Basal Vein. Neuroradiology **6**, 154–161 (1973)

BACKMUND, H., GRUSCHE, A., SCHMIDT-VANDERHEYDEN, W.: Venous pattern in normal lateral serial angiograms of the carotid artery. Neuroradiology **3**, 20–26 (1971)

BAKER, H.L.: The venous angiogram a frequently overlooked phase of carotid angiography. Clin. Neurosurg. **10**, 130–150 (1964)

BANNA, M., YOUNG, J.R.: Normal anatomical variation and asymmetry of the galenic venous system. Br. J. Radiol. **43**, 26–131 (1970)

BAUMGARTNER, J., WORINGER, E., BRAUN, J.P., ABADA, M.: Phlébogramme cérébral profond de face et ses variations en cas des processus expansifs de L'espace intra-cranien sustentoriel. Acta. Radiol. (Diagn.) (Stockh.) **1**, 82–205 (1963)

BEAU, A., RABISCHONG, P.: Les veines internes du cerveau. C.R. Assoc. Anat. **102**, 175–181 (1959)

BEN-AMOR, M., BILLEWICZ, O.: The posterior cerebral vein. Neuroradiology **1**, 179–182 (1970)

BEN-AMOR, M.: Bi-segmentary deformation of the thalamostriate vein in thalamic tumors. Neuroradiology **3**, 155–156 (1972)

BENSON, D.F., LEMAY, M., PATTEN, D.H., RUBENS, A.B.: Diagnosis of normal-pressure hydrocephalus. N. Engl. J. Med. **283**, 609–615 (1970)

BENTSON, J.R., WILSON, G.H., NEWTON, T.H.: Cerebral venous drainage pattern of the Sturge-Weber syndrome. Radiology **101**, 111–118 (1971)

BILLEWICZ, O., BEN-AMOR, M.: The posterior ventricular branches of the internal cerebral and basilar veins in cases of deep cerebral tumours infiltrating the basal ganglia. Neuroradiology **1**, 223–227 (1970)

BILLEWICZ, O., BEN-AMOR, M.: The posterior ventricular branches of the internal cerebral and basilar vein. Neuroradiology **2**, 37–45 (1971)

BLAUENSTEIN, U.W., LEVY, A.: Darstellung der Vena ophthalmica im Carotisangiogramm. Röntgenologischer Hinweis auf eine Sinusthrombose. Wien. Med. Wochenschr. **116**, 494–503 (1966)

BRAND, P.: Über die Lage des Foramen Monroi im normalen und pathologischen, seitlichen Phlebogramm und über die Verlagerung der tiefen, inneren Venen bei pathologischen Prozessen des Großhirns. Zentralbl. Neurochir. **19**, 130–164 (1959)

BRAUN, J.P., HELD, N., BABIN, E., WACKENHEIM, A.: Zur Venenthrombose der Hirnrinde. Neuroradiology **2**, 52–56 (1972)

BRAUN, J.P., TOURNADE, A., AMMERSCH, H.: Transverse Anastomoses of the veins at the Base of Brain. Neuroradiology **12**, 165–169 (1976)

BRECHT, M.G.: Recherches anatomiques, physiologique et pathophysiologiques sur le système veineux. Villeret, Paris (1829)

BROWNING, H.: The confluence of dural venous sinuses. Amer. J. Anat. **93**, 307 (1953)

CALABRO, A., PALMIERI, A.: Anomalous duplication of the posterior part of the internal cerebral vein and the great vein of Galen. J. Neurosurg. **36**, 646–648 (1972)

CHIRO, DI, G.: Angiographic patterns of cerebral convexity veins and superficial dural sinuses. Amer. J. Roentgenol. **87**, 308 (1962)

CONSTANS, J.P., DILENGE, D., VENDRENNE, C.: Angiomes veineux cérébraux. Neurochirurgia **14**, 641–650 (1968)

CURRY, R.W., CULBRETH, G.C.: The normal cerebral angiogram. Am. J. Roentgenol. **65**, 345–373 (1951)

DELMAS, A., PERTUISET, B.: Les veines du cortex cérébral: distribution générale, variations, types veineux de distribution. C.r. Ass. Anat. **57**, 185–193 (1949)

DELMAS, A., CHIFFLET, J.: Le pressoir d'Hérophile. C.r. Ass. Anat. 123 (1950)

DELMAS, A., BERTRAND, G.: Les veines du lobe temporal. Rev Otoneuroophtalmol **23**, 224–230 (1951)

DE PONTEVILLE, M., PIGANIOL, G.: Les modefications veineuses profondes du cerveau dans les processus expansifs. Neurochirurgia **8**, 201–215 (1965)

DUMAS, M., GIRARD, P.L., COLLOMB, H.: Aspects arteriographiques des thrombophlébites cérébrales. Ann. Radiol. **15**, 887–899 (1972)

EHLERS, H., COURVILLE, C.B.: Thrombosis of internal cerebral veins in infancy and childhood. J. Pediatr. **8**, 600–623 (1936)

ENDTZ, L.J., HO, T.D.: Sur l'angiographie dans les thromboses veineuses cérébrales de la grossesse. Rev. Neurol. Paris **121**, 570–571 (1969)

EL-BANHAWY, A., HIGAZI, I.: Anomalies of the great vein of Galen. J. Egypt. Med. Assoc. **46**, 877–888 (1963)

FERNER, H.: Anatomische und phlebografische Studien der inneren Hirnvenen des Menschen. Z. Anat. Entwicklungsgesch. **120**, 481–491 (1958)

FERRIS, E.J., SHAPIRO, J.H., SIMEONE, F.A.: Arterivenous shunting in cerebrovascular occlusive disease. Am. J. Roentgenol. **98**, 631–636 (1966)

FILLIPA, G., REGLI, F., YASARGIL, M.G.: Beitrag zur Diagnostik der inneren Hirnvenenthrombose. Klinische Diagnostik und Therapie. Dtsch. Med. Wochenschr. **91**, 1025–1034 (1966)

FILIPPA, F., REGLI, F., YASARGIL, M.G.: Zur Nosologie der inneren Hirnvenenthrombose. Anatomie und pathologisch-anatomische Veränderungen. Dtsch. Med. Wochenschr. **91**, 1049–1054 (1966)

FISCHER, F.: Localization of the venous angle with consideration paid to the size and shape of the cranial vault. Acta Radiol. (Diagn.) (Stockh.). **5**, 173–179 (1966)

FISCHER, F.: Eine neue Methode zur Lokalisation des Angulus venosus der tiefen Hirnvenen unter Berücksichtigung der Form des Schädels. Acta Neurochir. **14**, 53–68 (1966)

FISCHER, F.: Röntgenologische Untersuchungen zur Lageabhängigkeit der tiefen Hirnvenen, insbesondere des Angulus venosus von der Form des Schädels. Acta Neurochir. **14**, 25–52 (1966)

FISCHER, P.A.: Das angiographische Bild des Balkenmangels. Dtsch. Z. Nervenheilkd. **180**, 40–54 (1959)
FISCHGOLD, H., DAVID, M., TALAIRACH, J., BREGEAT, P.: Direct opacifying injections into the venous system of the head. Acta Radiol. **40**, 128–138 (1953)
FRENCKNER, P.: Sinography a method of radiography in the diagnosis of sinus thrombosis. J. Laryngol. Otol. **52**, 350–361 (1937)
FRENCKNER, P.: Sinography, especially with reference to block dissection of the neck. Acta Otolaryngl (Stockh) **49**, 273 (1958)
FRIEDMANN, G., FROWEIN, R.A., WIECK, H.H., PILKA, N.: Röntgenologische Bestimmung der zerebralen Zirkulationszeit bei intrakranieller Drucksteigerung. Fortschr. Röntgenstr. **100**, 482 (1964)
FRONT, D., PENNING, L.: Angiographic assessment of ventricular enlargement in subarachnoid hemorrhage. J. Neurosurg. Sci. **13**, 1–11 (1971)
GABRIELSEN, T.O., HEINZ, E.R.: Spontaneus aseptic thrombosis of the superior sagittal sinus and cerebral veins. Am. J. Roentgenol. **107**, 579–588 (1969)
GARCIN, R., PRESTEL, M.: Thrombo-phlébites cérébrales. Masson & Cie., Paris (1949)
GEJROT, T., LAURÉN, T.: Retrograde venography of the internal jugular veins and transverse sinuses. Acta Otolaryngl (Stockh) **57**, 556 (1964)
GIBBS, E.J., GIBBS, F.A.: The cross-section areas of the vessels that form the turcular and the manner in which flow is distributed to the right and left lateral sinus. Anat rec **59**, 419 (1934)
GINS, J.A., GRIER, D.H.: Venous adaption following bilateral radical neck dissection with extension of the jugular veins. Surgery **28**, 305 (1950)
GISEL, A.: Zur systematischen und topographischen Anatomie des Emissarium mastoideum. Verh. anat. Ges. (Erg.-H.z. Anat. Anz.) **106–107**, 338 (1959)
GIUDICELLI, G., SALOMON, G.: The veins of the thalamus. Neuroradiology **1**, 92–98 (1970)
GLICKMANN, M.G., MAINZER, F., GLETNE, J.S.: Early venous opacification in cerebral contusion. Radiology **100**, 615–622 (1971)
GOLD, A.P., RANSOHOFF, J., CARTER, S.: Vein of Galen malformation. Acta Neurol. Scand. (Suppl.) **40**, 5–31 (1964)
GOREE, J.A., DUKES, H.T.: The angiographie differential diagnosis between the vascularized malignant glioma and the intracranial arteriovenous malformation. Am. J. Roentgenol. **90**, 512–521 (1963)
GREITZ, T.: A radiologic study of the brain circulation by rapid serial angiography of the carotid artery. Acta Radiol. Suppl. (Stockh.) 140 (1956)
GVOZDANOVIC, V.: Change in the superficial veins in cases of intracranial expanding processes. Acta Radiol. (Diagn.), (Stockh.) **46**, 195–202 (1956)
GVOZDANOVIC, V., ERAK, P., RAIC, F.: Anomalous drainage of the internal carotid arteries via the veins of the scalp. Acta Radiol. (Diagn.) (Stockh.) **1**, 314–320 (1963)
HABEL, J.: Über die Erkennbarkeit von Seitenventrikeldachdepressionen durch parasagittale Raumforderungen im seitlichen Phlebogramm. Radiologe **11**, 1–4 (1971)
HACKER, H.: Abflußwege der Sylvischen Venengruppe. Radiologe **8**, 383–387 (1968)
HACKER, H., PORRERO, M.: Darstellung und Bedeutung der Vena ophthalmica im Karotisangiogramm. Fortsch. Geb. Röntgenstr. Nuclearmed. **110**, 656–663 (1969)
HACKER, H., MAY, B.: Zur Behandlung der Hirnvenenthrombose. Nervenarzt **40**, 440–443 (1969)
HACKER, H.: Lokalisierende Faktoren bei Venenverschlüssen im Kopfbereich. 3. Angiologisches Symposium in Kitzbühel 1968. F.K. Schattauer-Verlag Stuttgart, New York (1970)
HACKER, H., KÜHNER, G.: Die Brückenvenen. Radiologe **2**, 45–48 (1972)
HANAFEE, W., ROSEN, L.M., WEIDNER, W., WILSON, G.H.: Venography of the Cavernous Sinus, Orbitalveins and Basal Venous Plexus. Radiology **84**, 751 (1965)
HASSAN, ABOUL NAGA: Transbasale Venenabflüsse im und am Foramen jugulare. Morphol. Jahrb. **108**, 363 (1966)
HASSLER, O.: Deep cerebral venous system in man. Neurology **16**, 505–511 (1966)
HIRANO, A., TERRY, R.D.: Aneurysm of the vein of Galen. J. Neuropathol. Exp. Neurol. **17**, 424–429 (1958)
HOCHSTETTER, F.: Über eine Varietät der V. cerebralis basalis des Menschen. Ztschr. f. Anat. u. Entwicklungsgesch. **108**, 311 (1938)
HOOSHMAND, I., ROSENBAUM, A.E., STEIN, R.L.: Radiographic anatomy of normal cerebral deep medullary veins: criteria for distinguishing them from their abnormal counterparts. Neuroradiology **7**, 75–84 (1974)
HUANG, Y.P., WOLF, B.S.: Veins of the white matter of the cerebral hemispheres (the medullary veins): diagnostic importance in cartoid angiography. Am. J. Roentgenol. **92**, 739–755 (1964)
HUANG, Y.P., WOLF, B.S.: The veins of the posterior fossasuperior or galeni drainage groups. Am. J. Roentgenol. **95**, 808–821 (1965)
HUHN, A.: Die Bedeutung der Serienangiographie für die Diagnose der Hirnvenen- und Sinusthrombose. Dtsch. Z. Nervenheilkunde **177**, 48–61 (1957)
HUHN, A.: Die Hirnvenen- und Sinusthrombose. Fortschr. Neurol. Psychiatr. **25**, 440–472 (1957)
HUHN, A.: Über den diagnostischen Wert der Serienangiographie bei der intrakraniellen venösen Thrombose. Fortschr. Neurol. Psychiatr. **30**, 65–80 (1962)
HUHN, A.: Die Thrombosen der intrakraniellen Venen und Sinus. Klinische und patholog. anatomische Untersuchungen, Stuttgart. F.K. Schattauer (1965)
HUHN, A.: Die Klinik der intrakraniellen, venösen Thrombose. Neuroradiology **11**, 377–390 (1971)
INGUNZA, I., HACKER, H.: Die cerebralen Venen- und Sinusthrombose im neurochirurgischen Krankengut. Radiologe **2**, 48–52 (1972)

JANZEN, R., TÄNZER, A., DUENSING, I.: Über die spontane Hirnvenen- und Sinusthrombose bei jungen Frauen. Fortschr. Med. **88**, 47–52 (1970)

JOHANSON, C.: The cerebral phlebogram by carotid angiography in cases of cerebral brain tumors. Acta Radiol. (Diagn.) (Stockh.) **40**, 155–172 (1953)

JOHANSON, C.: The cerebral veins and deep dural sinuses of the brain. Acta Radiol. Suppl. (Stockh.) **107** (1954)

JOHNSEN, S., GREENWOOD, R., FISHMAN, M.A.: Internal cerebral vein thrombosis. Arch. Neurol. **28**, 205–207 (1973)

KALBAG, R.M., WOOLF, A.L.: Cerebral venous thrombosis with special reference to primary aseptic thrombosis. New York, Oxford University Press. Inc. (1967)

KAPLAN, H.A.: The transcerebral venous system an antomical study. Arch. Neurol. **1**, 148–152 (1959)

KINAL, M.E., JÄGER, R.M.: Thrombophlebitis of dural venous sinuses following otitis media. J. of Neuros. **17**, 81 (1960)

KINAL, M.E.: Traumatic thrombosis of dural venous sinuses in closed head injuries. J. Neurosurg. **27**, 142–145 (1967)

KIRKWOOD, J.R., ROSENBAUM, A.E., SCHOENE, W.C.: Deep medullary veins in inflammatory diseases. Annual meeting Radiolog. Society of North America (1972)

KLINGER, M., VOELLMY, W.: Über cerebrale Venen- und Sinusthrombosen. Schweiz. Med. Wschr. **83**, 97 (1953)

KÖNIG, P.: Zur Kenntnis des Verhaltens der äußeren Gehirnvenen zu den Hirnhäuten. Z. Anat. **114**, 605 (1950)

KRAYENBÜHL, H.: Die Bedeutung der Angiographie für die Diagnose der cerebralen Thrombophlebitis. Acta Neurochir. (Suppl.) (Stockh.). **3**, 198–201 (1955)

KRAYENBÜHL, H.: Die Thrombose der Hirnvenen und Sinus. Acta Neurochir. (Suppl.) (Stockh.) **7**, 248–254 (1961)

KRAYENBÜHL, H., YASARGIL, M.B.: Cerebral angiography. J.B. Lippincott & Co. Philadelphia (1968)

KRÜCKE, W.: Pathologie der cerebralen Venen- und Sinusthrombosen. Radiologe **11**, 370–377 (1971)

KÜGELGEN, A. VON: Die hämodynamische Bedeutung des For. jugulare. Verh. anat. Gesellsch. **100**, 203 (1953)

LANGFITT, T.W., KASSELL, N.F.: Non-Filling of Cerebral Vessels Doring. Angiography Correlation with Intracranial Pressore. Acta Neurochir. **14**, 6 (1966)

LA TORRE, E., GAGLIARDI, F.: Angiographic signs of cerebral thrombophlebitis. Anatom.-Radiological study of 8 cases. Minerva Neurochir. **12**, 187–191 (1968)

LEVY, A., BLAUENSTEIN, U.W., SCHÜPBACH, M.: Angiographische und ophthalmologische Befunde beim epiduralen Hämatom über dem Sinus sagittalis superior. Hinweis auf eine venöse Abflußbehinderung. Acta Neurochir. **18**, 112–128 (1968)

LIN, P.M., MOKROHISKY, J.F., STAUFFER, H.M., SCOTT, M.: The importance of the deep cerebral veins in cerebral angiography. J. Neurosurg. **12**, 256–277 (1955)

LITVAK, J., YAHR, M.D., RANSOHOFF, J.: Aneurysm of the great vein of Galen and midline cerebral arteriovenous anomalies. J. Neurosurg. **17**, 945–954 (1960)

LOMBARDI, G., PASSERINI, A.: Venography of the orbit: technic and anatomy. Brit. J. Radiol. **41**, 282 (1968)

LORENZ, R.: Die Bedeutung der Phlebografie für die Tumordiagnostik des Gehirns. Acta Neurochir. **1**, 392–433 (1951)

MASPES, P.E., DONEGANI, G.: Flebografia cerebrale normale e patologica. Acta Neurochir. **3**, 147–169 (1953)

MATSUBARA, T., NOMURA, T.: A sign of cerebral ventricular dilatation observed in carotid phlebograms. Am. J. Roentgenol. **84**, 93–95 (1960)

MOKROHISKY, J.F., PAUL, R.E., LIN, P.M., STAUFFER, H.M.: The diagnostic importance of normal variants in deep cerebral phlebography. Radiology **67**, 34–47 (1956)

MONTRIEUL, B., JANNY, P.: Contribution à l'etude angiographique des thromboses veineuses cérébrales. Neurochirurgie **8**, 175–188 (1962)

MORRIS, L.: Angiography of the superior sagittal and transverse sinuses. Brit. J. Radiol. **33**, 606 (1960)

MURTAUGH, F., STAUFFER, H.M.: The practical value of the internal cerebral vein in the anteroposterior phlebogram. Am. J. Roentgenol. **80**, 978–981 (1958)

NADJIMI, M.: Cerebrale Gefäße im Angiotomogram, Stuttgart, Georg Thieme-Verlag (1977)

NADJIMI, M., MERTENS, H.G., MOISSL, G., KOMMASCH, D.: Jugularographie und Phlebogramm. Neuroradiology **11**, 395–402 (1971)

NETTL, S., STEINHART, L., DITE, B., KROO, M.: Unsere Erfahrungen mit der diagnostischen Ausnutzung des tiefen Phlebogramms bei intrakraniellen, raumbeengenden Prozessen. Fortschr. Geb. Röntgenstr. Nuklearmed. **89**, 645–659 (1958)

NEUBAUER, H., SÜSSE, H.J.: Die Phlebographie der Orbita über die V. frontalis. Klin. Mbl. Augenheilk. **148**, 202 (1924)

NOETZEL, H., JERUSALEM, F.: Die Hirnvenen- und Sinusthrombosen, unter Berücksichtigung der Topografie. Monografie aus dem Gesamtgebiet der Neurologie und Psychiatrie. Springer-Verlag Berlin (1965)

O'BRIEM, M.S., SCHECHTER, M.M.: Arteriovenous malformations involving the Galenic system. Am. J. Roentgenol. **110**, 50–55 (1970)

PADGET, D.H.: The cranial venous system in man in reference to development, adult configuration and relation to the arteries. Am. J. Roentgenol. **98**, 307–356 (1956)

PADGET, D.H.: The development of the cranial venous system in man, from the viewpoint of comparative anatomy. Contrib. Embryol **36**, 79–140 (1957)

PERESE, D.M.: Superficial veins of the brain from a surgical point of view. J. Neurosurg **17**, 402 (1960)
PERRYMAN, C.R., CONLON, P.C., BRUST, K.W.: The value of cerebral vein study in carotid angiography. Radiol. Clin. North. Am. **1**, 145–156 (1963)
PETROV, J.: Determination angiographique du degré de la dilatation aquise des ventricules cérébraux. Acta Radiol. (Diagn.) (Stockh.) **9**, 420–429 (1969)
PIEPGRAS, V.: Internal cerebral venous system in the neurocutaneous syndrome. Radiologe **11**, 457–461 (1971)
POTTS, D.G., TAVERAS, J.M.: Differential diagnosis of spaceoccupying, lesions in the region of the thalamus by cerebral angiography. Acta Radiol. (Diagn.) (Stockh.) **1**, 373–384 (1963)
Probst, F.P.: Position of the "venous angle" in the median sagittal plane. Acta Radiol. (Diagn.) (Stockh.) **10**, 271–288 (1970)
PROBST, F.P.: Topometric positions of venous angles in intracranial expansive lesions. Acta Radiol. (Diagn.) (Stockh.) **10**, 353–358 (1970)
RAMELLA, G., ROSA, M., ROSSI, G.F.: Contributo alla diagnostica angiografica delle neoplasie del corpo calloso. Minerva Neurochir. **13**, 19–28 (1969)
RAY, B.S., DUNBAR, H.S., DOTTER, C.T.: Dural sinus venography as an aid to diagnosis in intercranial disease. J. Neurosurg. **8**, 23–37 (1951)
RICHARDSON, H.D., BEDNARZ, W.W.: The depiction of ventricular size by the striothalamic vein in the anteroposterior phlebogram. Radiology **81**, 604–609 (1963)
RIECHERT, T.: Zur Phlebographie der Hirngefäße. Zentrbl. Chir. **66**, 662–674 (1939)
RIEMENSCHNEIDER, P.A., ECKER, A.: Venographic clues to localization of intracranial masses. Am. J. Roentgenol. **72**, 740–753 (1954)
RING, B.A.: Variations in the striate and other cerebral veins affecting measurements of the venous angle. Acta Radiol. **52**, 433–447 (1959)
RUSSEL, D.S., NEVIN, S.: Aneurysm of the great vein of Galen causing internal hydrocephalus: report of 2 cases. J. Pathol. **51**, 375–383 (1940)
SCOTT, M.: Dural venous sinography. A method of visualization of the sagittal dural sinus and its tributaries by direct injection of Diodrast. Amer. J. Roentgenol. **65**, 619 (1951)
SEARS, A.D., MILLER, J.E., KILGORE, B.B.: Diagnosis of cerebral atrophy from the anteroposterior carotid phlebogram. Am. J. Roentgenol. **85**, 1128–1133 (1961)
SHAH, S.H., KENDALL, B.: Elucidation of the cause of raised intracranial pressure by angiography with special reference to the deep venous system. Br. J. Radiol. **44**, 245–257 (1971)
SHIU, P.C., HANAFEE, W.N., WILSON, G.H., RAND, R.W.: Cavernous sinus venography. Am. J. Roentgenol. **104**, 57–62 (1968)
SPETTOWA, S., CHRZANOWSKI, R.: Patterns of the deep veins in brain tumors. Acta Radiol. Pol. **5**, 201–233 (1964)
SCHLESINGER, B.: The venous drainage of the brain with special reference to the Galenic system. Brain **62**, 274–291 (1939)
SCHMIDT, H., ROSSI, V.: Beziehungen zwischen der Lageanforderung der zentralen Hirnvenen und der Schädelkonfiguration. Acta Radiol. (Diagn.) (Stockh.). **1**, 436–440 (1963)
TÄNZER, A.: Die direkte Sinographie. Neuroradiologie **I**, 390–394 (1971)
TAKAHASHI, M., OKUDERA, T.: The choroid plexus and the choroid vein of the lateral ventricule. Radiology **103**, 113–120 (1972)
TESKE, H.J., METZLER, C., ROOSEN, K.: Position of deep cerebral veins in healthy persons and tumor patients. Radiologe **11**, 461–465 (1971)
TOBEY, G., AYER, J.B.: Dynamic Studies in Lateral Sinus Thrombosis. Arch. Otolaryng. **2**, 50 (1925)
TÖNNIS, W., SCHIEFER, W.: Zirkulationsstörungen des Gehirns im Serienangiogramm. Springer, Berlin, Göttingen, Heidelberg 1959
TORNOW, K.: Beitrag zur angiographischen Diagnose der blanden Thrombose des Sinus cavernosus. Radiologe **I**, 405–408 (1971)
UMBACH, W.: Untersuchungen zur Phlebographie der Hirngefäße. Fortschr. Geb. Röntgenstr. **77**, 179–187 (1952)
VAN REY, W.: Zur Klinik des thrombotischen Verschlusses tiefer Hirnvenen. Nervenarzt **31**, 30–32 (1960)
VINES, F.S., DAVIS, O.: Clinical-radiological correlation in cerebral venous occlusive disease. Radiology **98**, 9–22 (1971)
VRITSIOS, A.: Méthode de phlébographie des veins ophthalmiques, des veines de la face et des vaisseaux superficiels du crane. Arch. Soc. Ophthal. Grèce du Nord **12**, 223 (1961)
WENDE, S., CIBA, K.: Der Wert der Jugularisangiographie für die Darstellung des Sinus cavernosus. Fortschr. Röntgenstr. **109**, 56 (1968)
WHITE, E., GREITZ, T.: Subependymal venous filling sequence at cerebral angiography. Acta Radiol. (Diagn.) (Stockh.) **13**, 272–285 (1972)
WOLF, B.S., NEWMAN, C.M., SCHLESINGER, B.: The diagnostic value of the deep cerebral veins in cerebral angiography. Radiology **64**, 161–177 (1955)
WOLF, B.S., HUANG, Y.P.: The insula and deep middle cerebral venous drainage system: normal anatomy and angiography. Am. J. Roentgenol. **90**, 472–489 (1963)
WOLF, B.S., HUANG, Y., NEWMAN, C.M.: The superficial Sylvian venous drainage system. Am. J. Roentgenol. **89**, 398–410 (1963)
WOODHALL, B., SEEDS, A.E.: Cranial venous sinuses. Correlation between skull markings and roentgenograms of the occipital bone. Arch. Surg. **33**, 867 (1936)
ZIMMER, A.E., ANNES, G.P.: The septal vein: an indicator of space-occupying lessions in the anterior cranial fossa. Radiology **86**, 813–823 (1966)

Die Diagnose der infratentoriellen Tumoren durch die Vertebralisangiographie

Von

A. WACKENHEIM und M. MEGRET

Mit 29 Abbildungen

Die im Jahre 1933 von EGAZ MONIZ zum ersten Mal durchgeführte Vertebralisangiographie war zunächst vom Technischen her eine Enttäuschung, weil ihre Durchführung sehr schwierig war und auch wegen der komplizierten Analyse der Radioanatomie der vertebro-basilären Gefäße. Man hat mehr als 20 Jahre warten müssen, bis die Bedeutung der Vertebralisangiographie durch die Arbeiten von KRAYENBÜHL und YASARGIL (1957) erkannt wurde. Nunmehr ist sie für das Studium der Tumoren der hinteren Schädelgrube eine Routineuntersuchung geworden.

Die Vertebralisangiographie ist durch zwei Entwicklungsstufen gekennzeichnet: die arteriographische und anschließend die phlebographische. Erstere wird bestimmt durch die Arbeiten von NAMIN (1955), RUGGIERO und CONSTANS (1954), KRAYENBÜHL und YASARGIL (1957), BORIES (1958), WOLF et al. (1962), GREITZ und SJÖGREN (1963), ECONOMOS und PROSALENTIS (1963) und DILENGE (1967).

A. Das normale Phlebogramm der hinteren Schädelgrube

In Abb. 1a–c sind die verschiedenen Venen, die bei einer Vertebralisangiographie dargestellt sind, schematisiert. Diese Venen können zum Teil nur durch die Subtraktion demonstriert werden. Da sie einen ungleichen praktischen Wert in der Routinediagnostik der hinteren Schädelgrube haben, werden wir versuchen, die Aufzählung der Venen nicht nach Venensystemen, sondern nach dem Wert der praktischen Anwendung wiederzugeben.

A. Für die Diagnostik wertvolle und einfach darstellbare Venen

1. Vena mesencephalica posterior
2. Venae opto-pedunculares
3. Venae prepontis longitudinales
4. Vena mesencephalica lateralis
5. Vena precentralis
6. Vena vermiana superior
7. Vena vermiana inferior
8. Vena tonsillae posterior superior
9. Vena tonsillae posterior inferior
10. Vena magna Galeni
11. Sinus rectus
12. Sinus lateralis
13. Vena thalami superior
14. Vena chorioidea superior
15. Vena petrosa superior (Dandy)

10
12
19
1
C
5
7
19
4
2
2
E
I
17
3
15
H
24
16
25
18
7
1
19
I
2
E
24
18
12
10
1
E
17
24
22
21
12
7
H
H
16
15
22
12
7
15
25

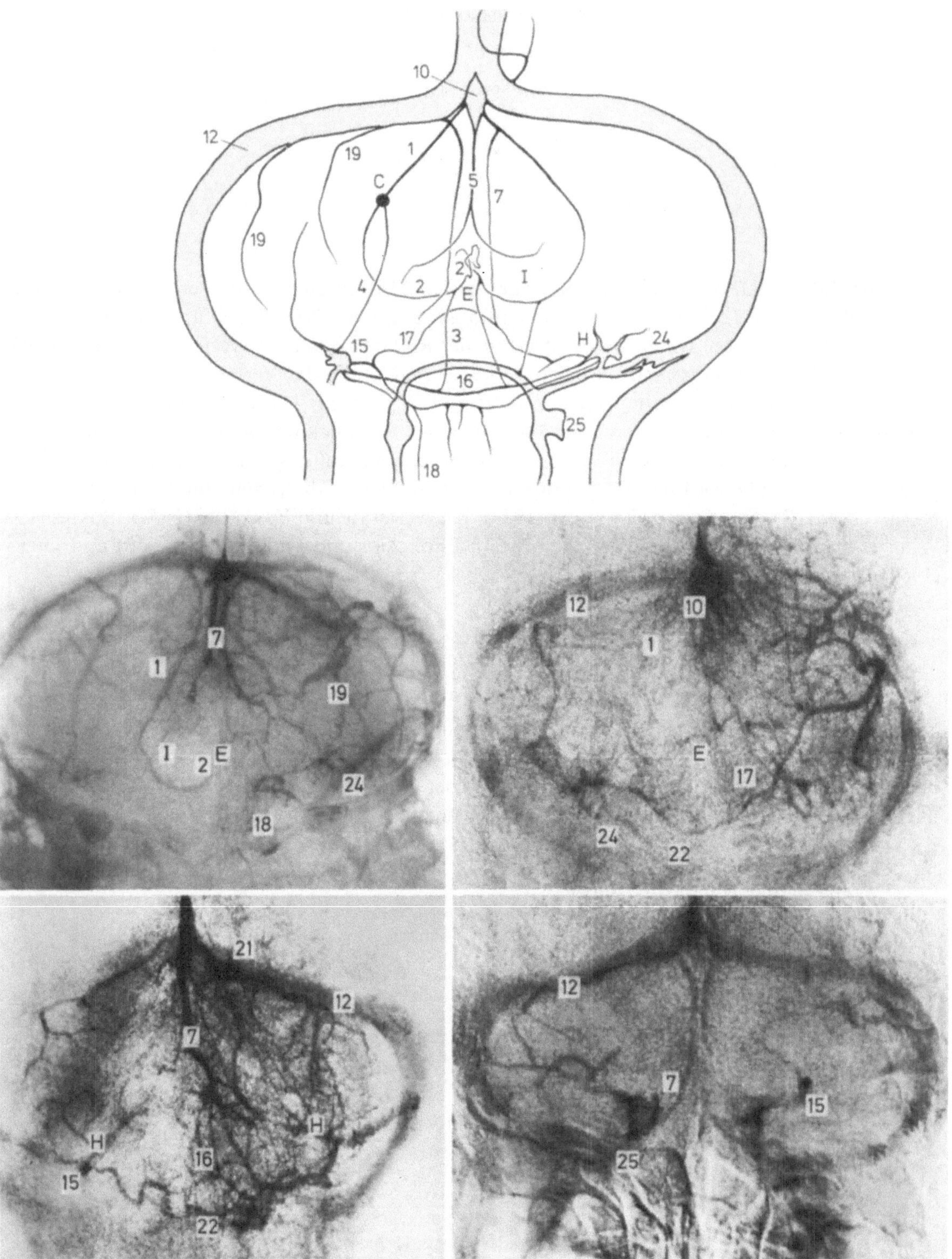

Abb. 1a

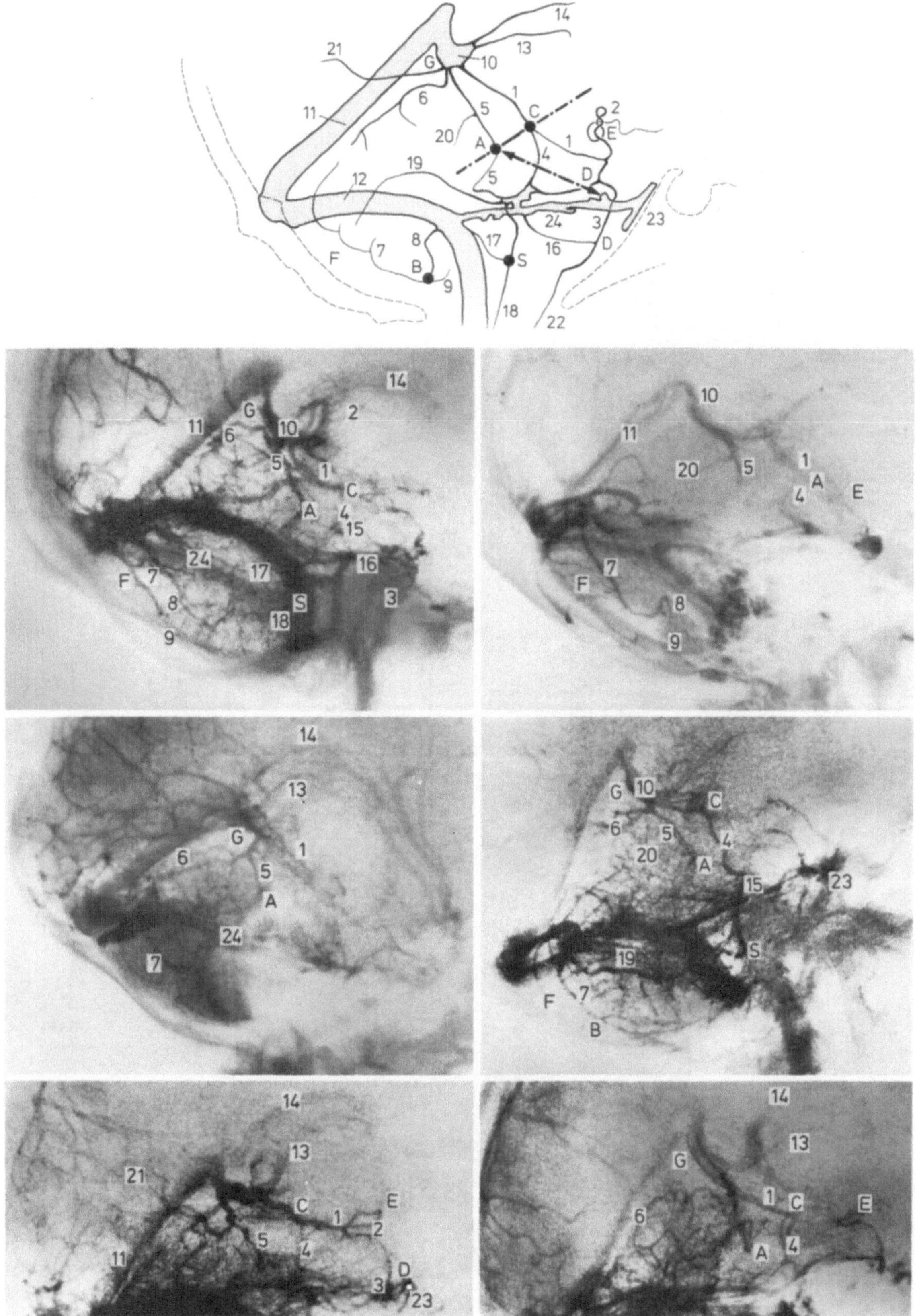

Abb. 1b

6
15
14
10
G
1
C
5
6
11
4
20
A
23
16
D
S
17
18
7

12
1
19
19
7
4
17
H
15
H
15
18

13
2
10
1
21
C
11
15
19
S
18
F
7
8
B
9

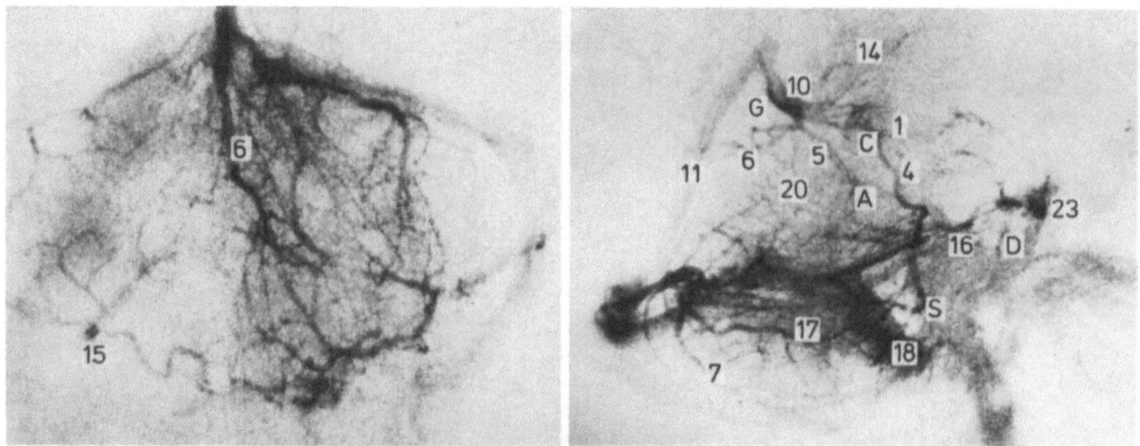

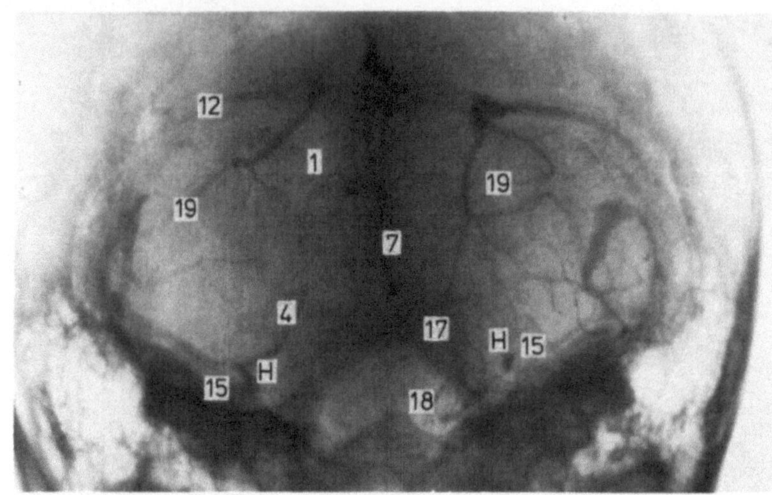

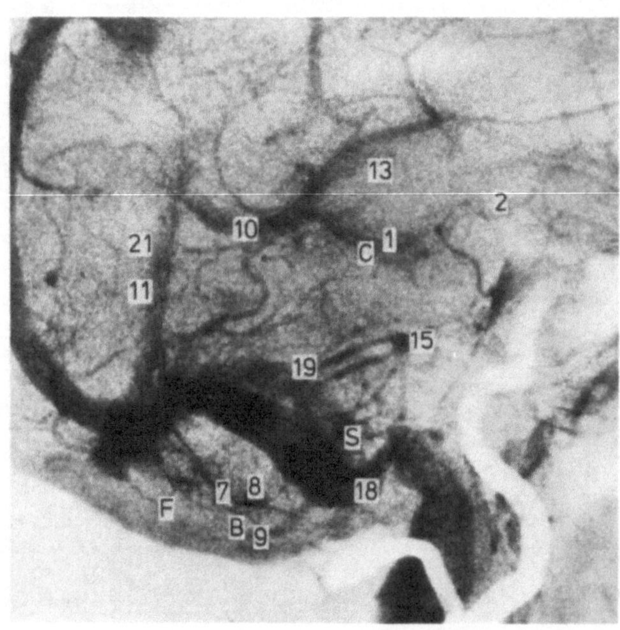

Abb. 1c

►

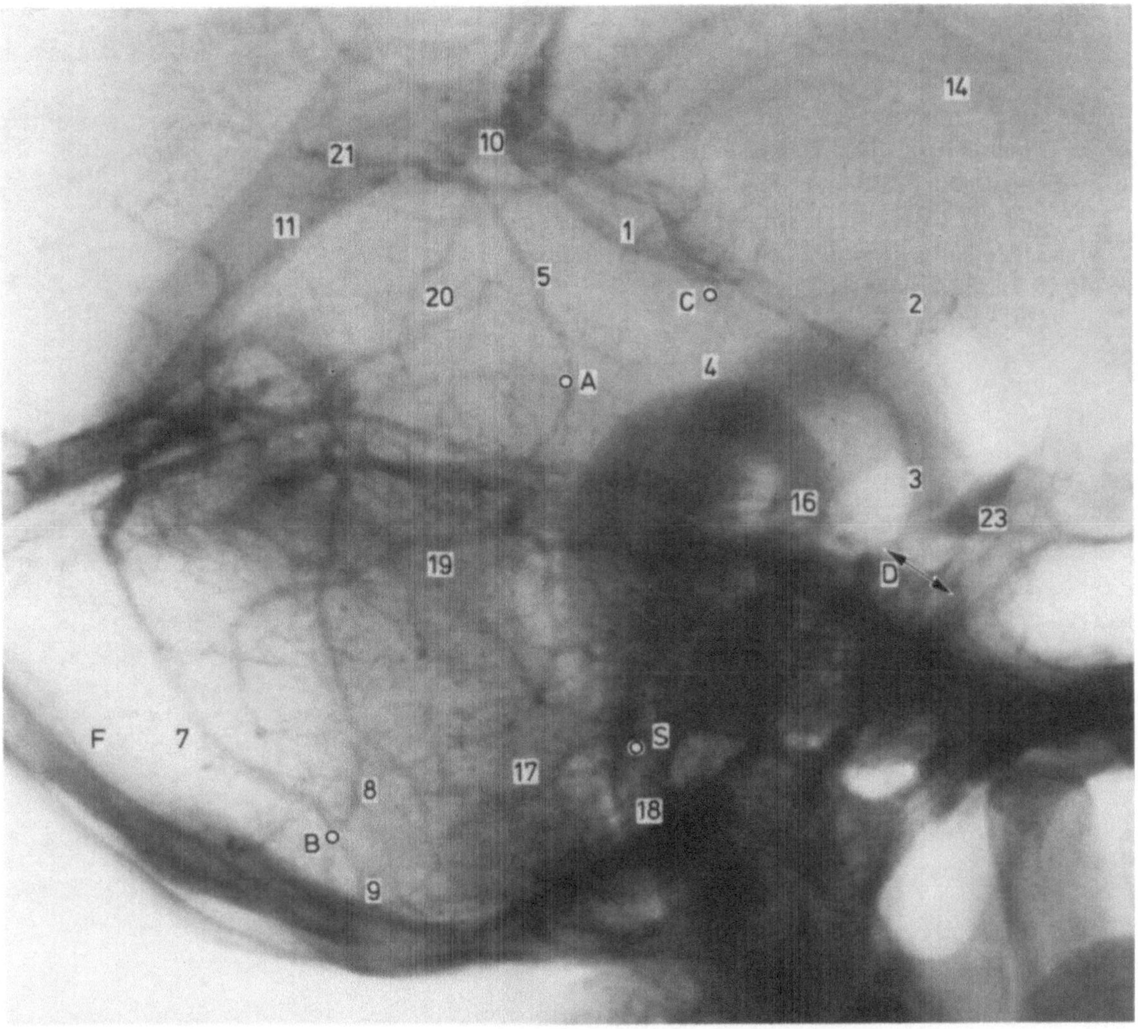

zu Abb. 1c

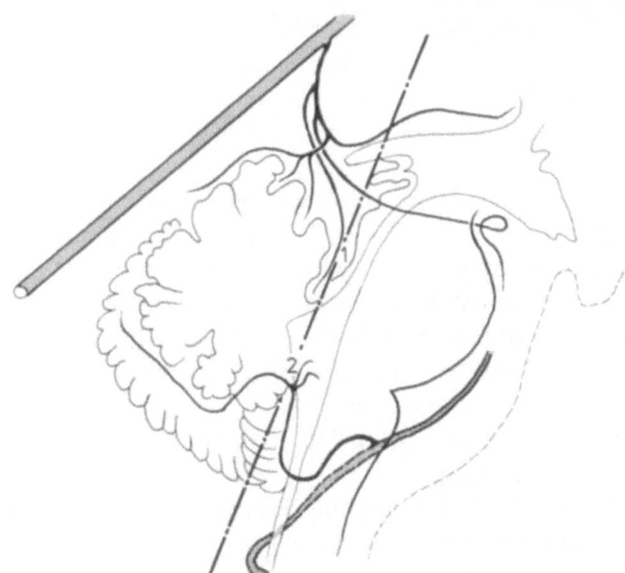

Abb. 2. Die hintere Schädelgrube wird durch eine virtuelle Linie in zwei Abschnitte geteilt. Diese Linie geht durch die Vena praecentralis (*1*) und den Choroidalpunkt des 4. Ventrikels (*2*)

Diese Venen sind bestimmend für verschiedene praktische Aussagen:

A: „collicular point": Im lateralen Bild entspricht dieser Punkt der Spitze des Winkels der Vena precentralis mit dem Tuberculum quadrigemini inferior

B: „copular point": Dieser Punkt entspricht dem Zusammenfluß der oberen und unteren hinteren Tonsillen-Venen und gibt damit eine Lokalisation der Tonsillen

C: entspricht dem Zusammenfluß der lateralen und hinteren mesenzephalischen Venen, so daß die Linie a–c als Projektion des Aquädukts angesehen werden kann

Diese Venen geben anderseits einen Aufschluß über verschiedene Strukturen.

D: Cisterna prepontis

E: Cisterna interpeduncularis

F: Cisterna magna

G: Subduralraum über dem Vermis superior

H: äußerer Rand der Cisterna ponto-cerebellaris

I: Pedunculus cerebralis

Die Distanz a–d entspricht dem Durchmesser der Brücke

S: Zusammenfluß der Vena bulbi et pontis lateralis und der Vena recessus lateralis ventriculi quarti. Er befindet sich auf der nach unten gerichteten Senkrechten zur Mitte der Twiningschen Linie.

B. Andere weniger wichtige oder oft nicht gut dargestellte Venen

16. Venae pontis transversales
17. Vena recessus lateralis ventriculi quarti
18. Vena bulbi et pontis lateralis
19. Venae cerebellaris
20. Vena postcentralis
21. Venae occipitales internae
22. Vena bulbi anterior
23. Sinus clivi
24. Sinus petrosus superior
25. Sinus occipitalis

Es gibt verschiedene Varianten dieses Venennetzes (s. dazu "The veins of the posterior fossa – normal and pathological findings" von A. WACKENHEIM, J.P. BRAUN, Springer 1978).

Die neuere phlebographische Analyse verdanken wir den Arbeiten von LINDGREN (1954), YASARGIL (1962), HUANG und WOLF (1963–1967), KRAYENBÜHL und YASARGIL (1957), WACKENHEIM et al. (1968–1976).

Die angiographische Diagnostik der raumfordernden Prozesse der hinteren Schädelgrube beruht auf zwei Merkmalgruppen: der Erforschung von Gefäßneubildungen und Gefäßverlagerungen. Wenn diese beiden Merkmalgruppen gleichzeitig auftreten, ist die Diagnose in der Regel leicht. Außerdem läßt sich durch das Bild der Gefäßneubildungen oft ein histologischer Typ einer Neoformation vermuten. Wenn jedoch Gefäßneubildungen fehlen, kann zwar die Diagnose eines raumfordernden Prozesses leicht sein, jedoch die des Tumors ist viel ungewisser. Das Ödem des gesunden Parenchyms und das Auftreten einer Hypertension stören in der Tat systematische Verlagerungen und führen eventuell zu lokalen Expansionsmerkmalen, die zu der irrtümlichen Diagnose einer Neubildung verleiten.

Vor der genauen Kenntnis des Phlebogramms der hinteren Schädelgrube wurde die Vertebralisangiographie zum Studium der raumfordernden Prozesse, die im subtentoriellen Raum liegen, als ziemlich irreführend angesehen. Die Röntgenaufnahmen der arteriellen Phase sind schwierig zu deuten, weil es große anatomische Variationen im arteriellen vertebro-basilären System gibt, obwohl die Anomalien offensichtlich sein können.

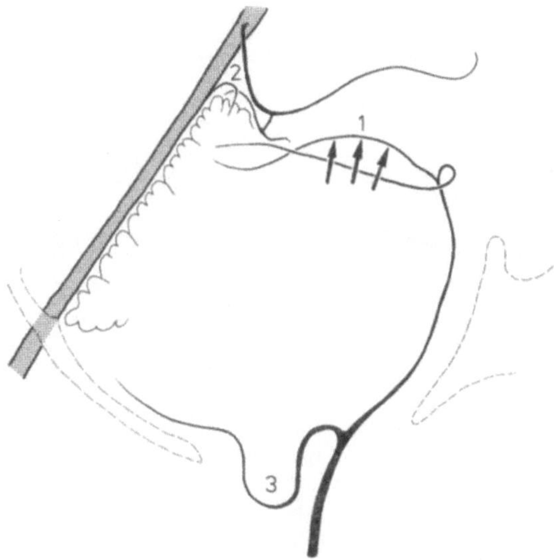

Abb. 3. Dreifache Einklemmung im subtentoriellen Raum: (*1*) Einklemmung des oberen Kleinhirns (Anhebung der Arteriae cerebelli superiores), (*2*) Einklemmung des Oberwurms (Anhebung der Vena vermiana superior), (*3*) Tonsilleneinklemmung (Verschiebung nach unten der Arteria cerebelli posterior)

Die subtentoriellen Arterien liegen dem Parenchym oft nicht an, die Venen hingegen sind meistens mit dem Gewebe verwachsen. Aus diesem Grund zeigen die Venen viel besser die Größe und die Grenzen der Hirnstrukturen sowie ihre Verlagerung. Außerdem sind die Venen wertvolle Anhaltspunkte, wenn sie in Gehirnabschnitten auftreten, die von den Arterien nicht dargestellt werden können. Ebenso verhält es sich im Bereich des Kleinhirnwurms, des Isthmus und des Kleinhirnbrückenwinkels. Diese Regionen sind mit der venösen Phase besser als mit der arteriellen zu diagnostizieren. Da die Venen gegen mechanische Beanspruchung weniger widerstandsfähig sind als die Arterien, führen sie leichter und viel früher zu den für die neuroradiologische Diagnostik wichtigen Abweichungen. Schließlich haben die Venen große Bedeutung für das Studium der Tumordrainage. Sie sind verantwortlich für die spätere Anfärbung einer Geschwulst und liefern in bestimmten Fällen das wesentliche Element der angiographischen Information. Die Kenntnis und der tägliche Umgang, die Verwendung der arteriellen Strukturen und vor allen Dingen der Venenstrukturen ermöglichen daher eine zufriedenstellende neuroradiologische Auswertung einer Läsion der hinteren Schädelgrube.

Die seitliche Projektion der Vertebralisangiographie der hinteren Schädelgrube ist leichter auszuwerten als die frontale, da sie röntgenologisch besser festgelegt und geometrisch aufschlußreicher ist. Die Anfertigung von Subtraktionsbildern im seitlichen wie im sagittalen Strahlengang erleichtert auf jeden Fall das Erkennen von Gefäßen.

B. Grundlegende Semiologie

Die Diagnose eines raumfordernden Prozesses, der sich durch eine Anfärbung zeigt, ist leicht, die eines gefäßlosen Prozesses kann dagegen mit Problemen verbunden sein. Letztere ist einfach, wenn die Hirnstrukturen durch die Gefäße dargestellt werden. Da die Arterien der hinteren Schädelgrube im Normalfall einen ziemlich variablen Verlauf haben, ist es notwendig, sorgfältig und aufmerksam gewisse Abschnitte von Venen zu studieren, die durch die Anatomie oder Struktur von besonderem Interesse sind; zum Beispiel an der Seite des Pedunkulus und des Daches des

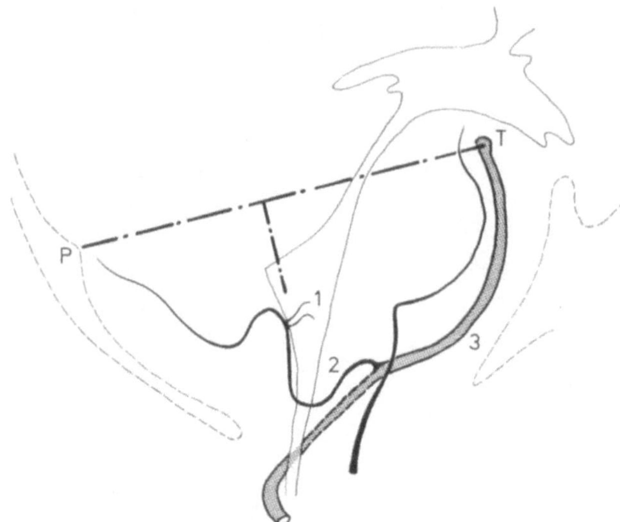

Abb. 4. Festlegung des Choroidalpunkts des 4. Ventrikels. T.P.: Gerade, die die Arteria basilaris mit der Protuberantia occipitalis interna verbindet. (*1*) Arteriae chorioideae (*2*) Arteria cerebelli inferior posterior (*3*) Arteria basilaris

4. Ventrikels. Diese Segmente bilden fast immer einen Fixpunkt, dessen Lage zu den am häufigsten auftretenden Achsen der Tumorentwicklung besonders mobil ist.

Die angiographische Diagnostik einer gefäßlosen Raumforderung der hinteren Schädelgrube wird, vor allem auf den Aufnahmen im seitlichen Strahlengang, durch die willkürliche Aufteilung der hinteren Schädelgrube in zwei Fächer, ein hinteres und ein vorderes, die auf konstanten anatomischen Gegebenheiten beruht, erleichtert. Einerseits bildet die Vena cerebelli praecentralis, die mit konstanter Struktur in der Mitte gelegen und unpaarig ist, einen wichtigen Anhaltspunkt für das Dach des 4. Ventrikels und der unteren Vierhügelplatte, andererseits stellt der die Arteria chorioidea einen Anhaltspunkt der hinteren Seitenwand des 4. Ventrikels dar (Abb. 4). Eine gedachte Linie durch diese zwei Punkte, die auf den Seitenaufnahmen genau festgelegt ist, erlaubt die Aufteilung der hinteren Schädelgrube in die beiden Fächer. Das Ziel der ersten topographischen Analyse ist es zu zeigen, in welchem Fach der raumfordernde Prozeß liegt. In der Regel zeigen die wesentlichen Vorwärts-Verlagerungen der Vena cerebelli praecentralis und des Chorioidalpunkts einen raumfordernden Prozeß des hinteren Faches an. Eine Verlagerung dieser Strukturen nach okzipital spricht für einen raumfordernden Prozeß des vorderen Faches, ja sogar des supratentoriellen Raums. Eine zusätzliche Teilung des vorderen Faches in einen intra- und extraaxialen Fortsatz kann aufgrund der Analyse der Beziehung des Hirnstamms zur Vena pontis longitudinalis vorgenommen werden. Durch Röntgenaufnahmen im sagittalen Strahlengang werden die Informationen, die zur Lokalisation des Tumors führen, vervollständigt.

Zu den angiographischen Merkmalen, die direkt mit dem Vorhandensein eines raumfordernden Prozesses zusammenhängen (Verlagerung und morphologische Modifikation der Arterien und Venen einerseits und Gefäßneubildungen anderseits) können Merkmale kommen, die durch eine intrakranielle Drucksteigerung in der hinteren Schädelgrube bedingt sind, die mit einem Hydrozephalus zusammenhängen und die mit Veränderungen am Kleinhirnwurm oder den Kleinhirntonsillen in Verbindung stehen. In der Tat liegen die subtentoriellen Tumoren so, daß sie den Aquädukt oder das Foramen Magendie einengen können und dadurch einen Verschlußhydrozephalus bewirken. Dabei kann eine Einklemmung der Kleinhirntonsillen (Abb. 26) in das Foramen occipitale magnum[1], eine Einklemmung des oberen Kleinhirnabschnitts in das Kleinhirnzelt[2] oder eine

1 „Herniation nach unten". 2 „Herniation nach oben".

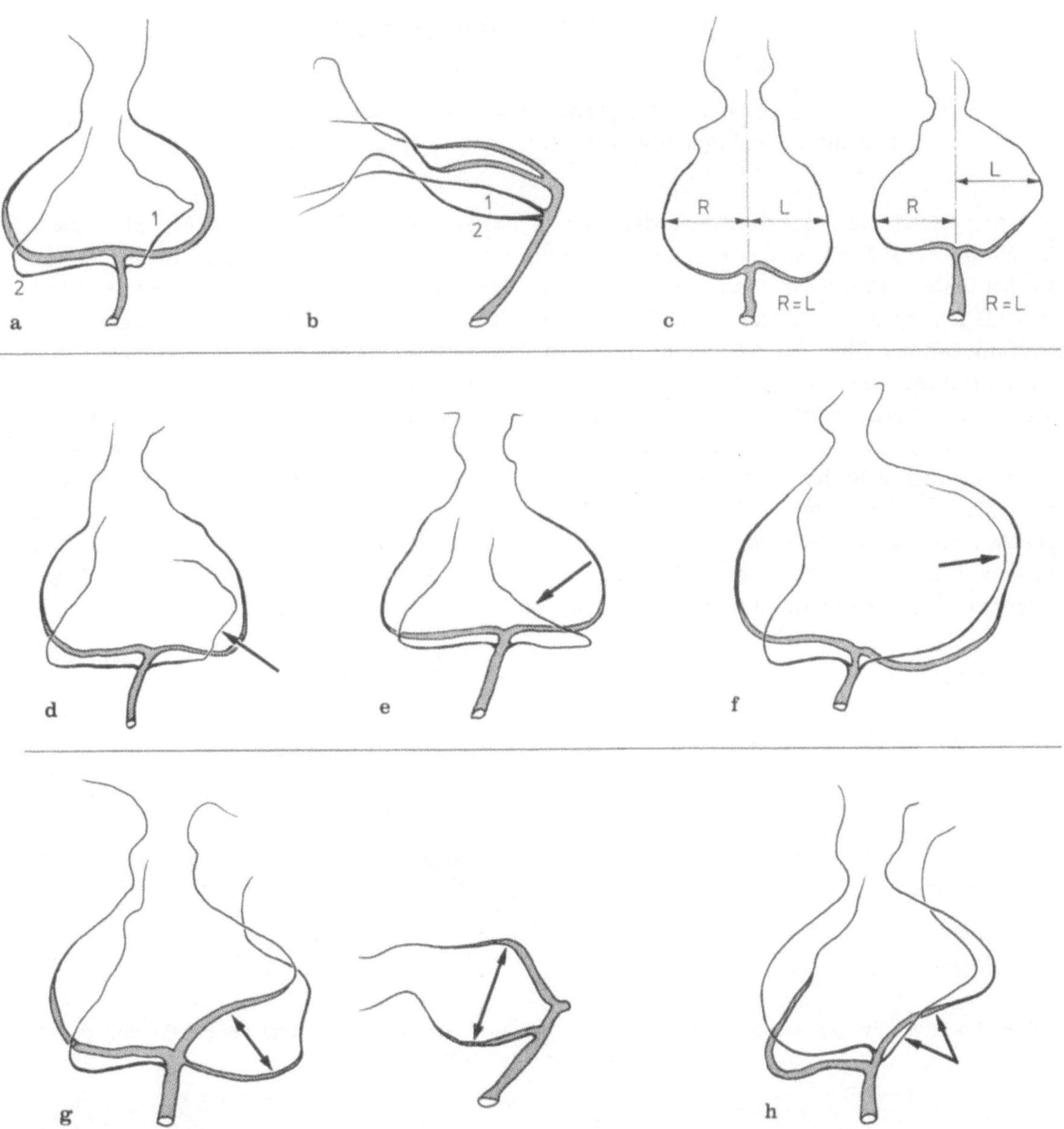

Abb. 5a–h. Kleinhirnbrückenwinkeltumor. Dissoziation zwischen der Arteria cerebelli superior der linken (*1*) und rechten Seite (*2*) im frontalen (**a**) und sagittalen (**b**) Strahlengang. **c** Symmetrisch idealer und asymmetrischer Verlauf der Arteriae cerebralis posteriores. R = L. **d** Kleinhirnbrückenwinkeltumor. **e** Kleinhirnhemisphären-Tumor. **f** Hirnstammtumor. **g** Tumor des Tentoriums. **h** Supratentorielle Ausdehnung eines Kleinhirnbrücken-winkel-Tumors

Einklemmung des Kleinhirnwurms in Subduralraum oberhalb des Oberwurms bestehen (Abb. 3). Letztere Einklemmung verdient nur teilweise diese Bezeichnung, deren Benützung zum Zweck der Vereinfachung vorgeschlagen wurde. In der eigentlichen Bedeutung des Wortes ist die Einklemmung der Übergang von einem Teil des Gehirns einer intrakraniellen Grube in eine andere Grube oder einen anderen Raum. Dabei wird dieser Vorgang durch eine mehr oder weniger starke Verengung, bis zur evtl. Abschnürung, gekennzeichnet, was ja auch für den trichterförmigen zerviko-okzipitalen Übergangskanal nicht zutrifft.

C. Arterielle Verlagerungen

I. Die Verlagerung der Arteria basilaris
(seitliche Verlagerung nach hinten und nach vorne) (Abb. 7)

Von vorn wie von der Seite hat die Arteria basilaris eine mannigfaltige Morphologie. Ihre Beziehung zur Pars basilaris des Os occipitalis ist genau bestimmt. Theoretisch liegt sie auf der Mittellinie, praktisch aber immer mehr oder weniger paramedian. Die klassische Meinung ist, daß der präaxiale Verlauf der A. basilaris gewunden und selten median gelegen ist, aber ihr Ende immer über der Mittellinie liegt. In 25% der Fälle endet die A. basilaris nicht auf der sagittal-medianen Ebene des Hirnstamms, sondern mehr als 3 mm außerhalb. Nur eine stärker ausgeprägte Verlagerung kann also den Verdacht auf eine pathologische Abweichung ergeben.

Die Prozesse, die die A. basilaris deutlich verlagern, wie z.B. ein Klivusmeningiom nach hinten, ergeben groteske Bilder, deren Analyse leicht ist. Hingegen können leichtere Verlagerungen der A. basilaris, die z.B. durch Neurinome des Kleinhirnbrückenwinkels zustande kommen, nur im Zusammenhang mit anderen Gefäßverlagerungen, besonders denjenigen der Venen, interpretiert werden. Eine Verlagerung der A. basilaris nach vorn, gegen den Klivus, ist immer schwer zu erkennen, außer wenn sie sehr ausgeprägt ist.

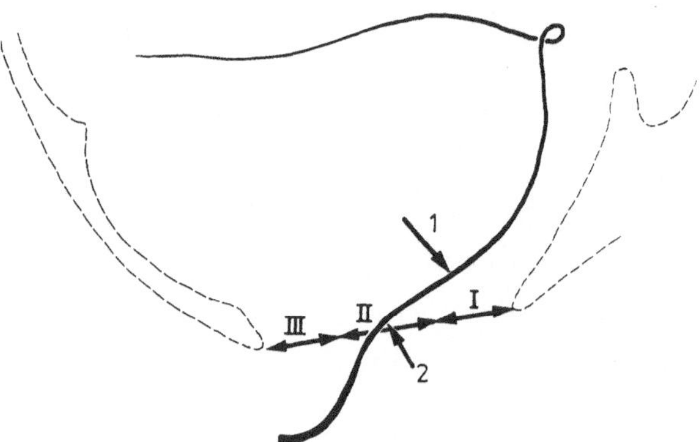

Abb. 6. V4-Abschnitt der Arteria vertebralis: (*1*) Übergang zwischen der Arteria vertebralis und der Arteria basilaris, (*2*) Bulbus-Winkel

II. Verlagerung des Chorioidalpunktes (Abb. 4)

Die A. cerebelli posterior inferior ist von großer morphologischer Mannigfaltigkeit. In der neuroradiologischen Analyse der Arterie verschiedene anatomisch beschriebene Segmente finden zu wollen, ist in der Praxis von wenig Nutzen. Tatsächlich ist eines der allerersten Merkmale, die in der Angiographie gefunden wurden, die Verlagerung der Arterie, die auf einen eventuellen raumfordernden Prozeß hinweist. Es ist daher wichtig, den oder die Fixpunkte der A. cerebelli posterior inferior festzustellen. Auf der sehr variablen Bahn der A. cerebelli posterior inferior kann indessen ein einziger Punkt wegen seiner topographischen Konstanz Aufmerksamkeit verdient, nämlich der Abschnitt, der an der hinteren Wand des 4. Ventrikels liegt, wo die Aa. chorioideae austreten. Eine Markierung des 4. Ventrikels durch die A. chorioidea entspricht somit der Bestimmung eines neuroradiologischen Projektionspunktes der Seite des hinteren Ventrikeldaches.

Eine Methode zur Bestimmung der Seitenwand wurde von WOLF und NEWMANN beschrieben (1962), die den höchsten Punkt der kranialwärts gebogenen A. cerebelli posterior inferior wählt.

Dieser liegt am hinteren Teil des 4. Ventrikels. Eine weitere Methode stammt aus der neuroradiologischen Schule von Straßburg, die durch die A. chorioidea posterior den 4. Ventrikel festlegt.

Wolf und Newmann markieren den auf der nach kranial führenden Schleife der A. cerebelli posterior inferior gelegenen Punkt mit der Linie nach Twining. Sie ziehen die Senkrechte auf diese Linie, die durch den höchsten Punkt der Schädelkrümmung geht und berechnen in Prozent das Verhältnis der Entfernung vom Fußpunkt der Senkrechten auf das Tuberculum sellae, bezogen auf die Linie von Twining. Die Normalwerte liegen zwischen 53 und 59%, mit Höchstwerten von 52 bis 60%. Diese Technik ist in der täglichen Praxis nur schwer anwendbar; auch ist sie wegen der großen morphologischen Variationen der A. cerebelli posterior inferior, die oft keinen nach oben gewundenen Bogen aufweist, wenig zuverlässig.

Die neuroradiologische Schule von Straßburg hat gezeigt, daß in der Seitenprojektion die A. chorioidea des 4. Ventrikels auf der Senkrechten liegt, die durch die Mitte der Geraden geht, die das obere Ende der A. basilaris mit der Protuberantia occipitalis interna verbindet.

Im allgemeinen ist der „Chorioidalpunkt" durch die Tumoren des Hirnstamms, des 4. Ventrikels und des Kleinhirnbrückenwinkels nach hinten verlagert. Umgekehrt wird er durch einen raumfordernden Prozeß der Kleinhirnhemisphären und des unteren Kleinhirnwurms nach vorn verlagert.

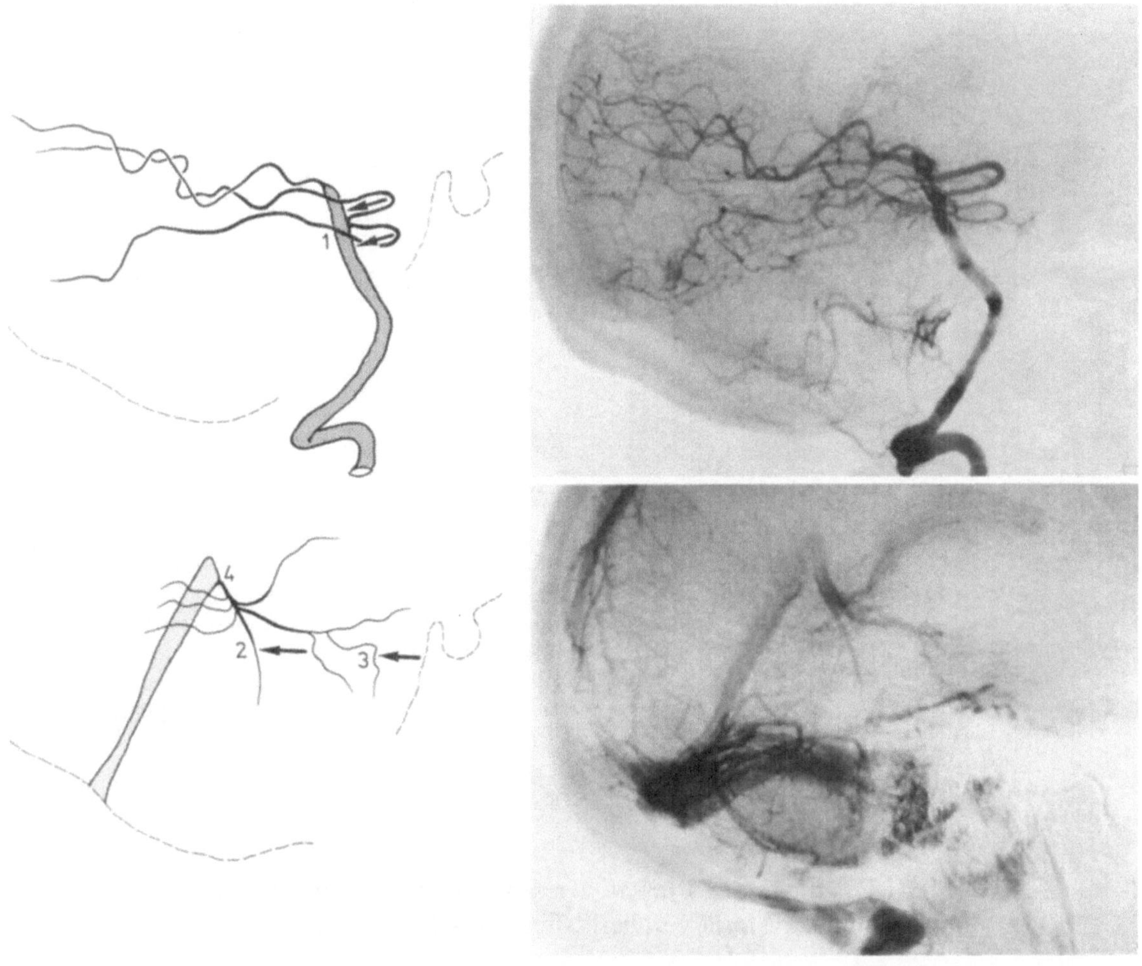

Abb. 7. Klivusmeningiom. (*1*) Verlagerung der Arteria basilaris nach hinten (→), (*2*) Verlagerung der Vena precentralis nach hinten (→), (*3*) Verlagerung der Vena pontis nach hinten (→), (*4*) Einklemmung des Oberwurms. Es ist bemerkenswert, daß trotz der Verlagerung der Arteria basilaris, der Chorioidalpunkt des 4. Ventrikels an normaler Stelle liegt (vgl. Abb. 4)

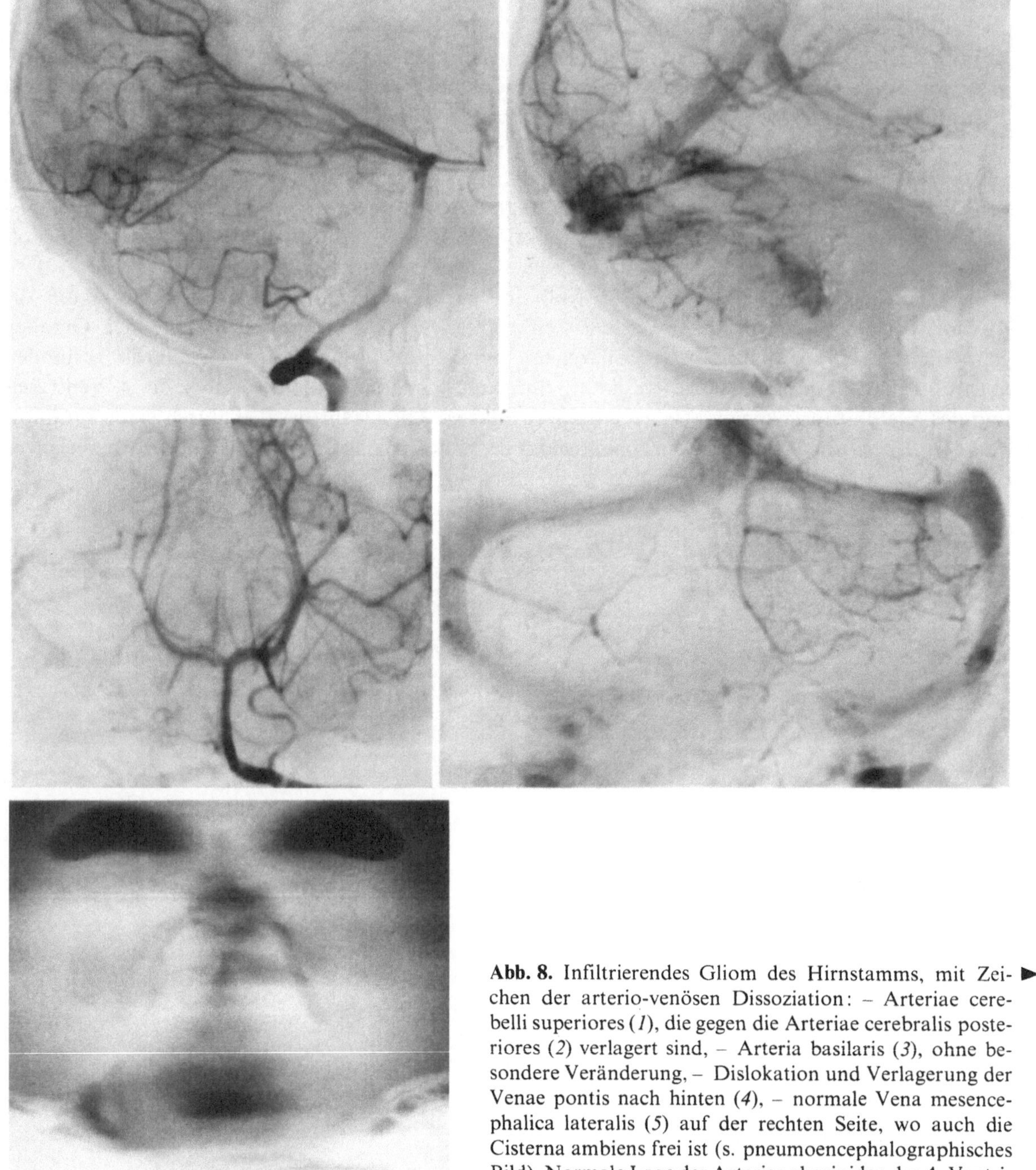

Abb. 8. Infiltrierendes Gliom des Hirnstamms, mit Zeichen der arterio-venösen Dissoziation: – Arteriae cerebelli superiores (*1*), die gegen die Arteriae cerebralis posteriores (*2*) verlagert sind, – Arteria basilaris (*3*), ohne besondere Veränderung, – Dislokation und Verlagerung der Venae pontis nach hinten (*4*), – normale Vena mesencephalica lateralis (*5*) auf der rechten Seite, wo auch die Cisterna ambiens frei ist (s. pneumoencephalographisches Bild). Normale Lage der Arteriae chorioidae des 4. Ventrikels (*6*) ►

III. Die äußersten Punkte der Arteriae cerebri posteriores und der Arteria cerebelli superiores (a-p Projektion)

Die A. cerebri posteriores verlaufen um die Hirnschenkel und bilden eine Kurve, deren Form variabel ist. Sie begrenzen den Hirnstamm in einer Schrägen nach oben hinten. Das Segment P2 oder der Abgang der A. communicans posterior schließt sich an den lateralen und oberen Teil

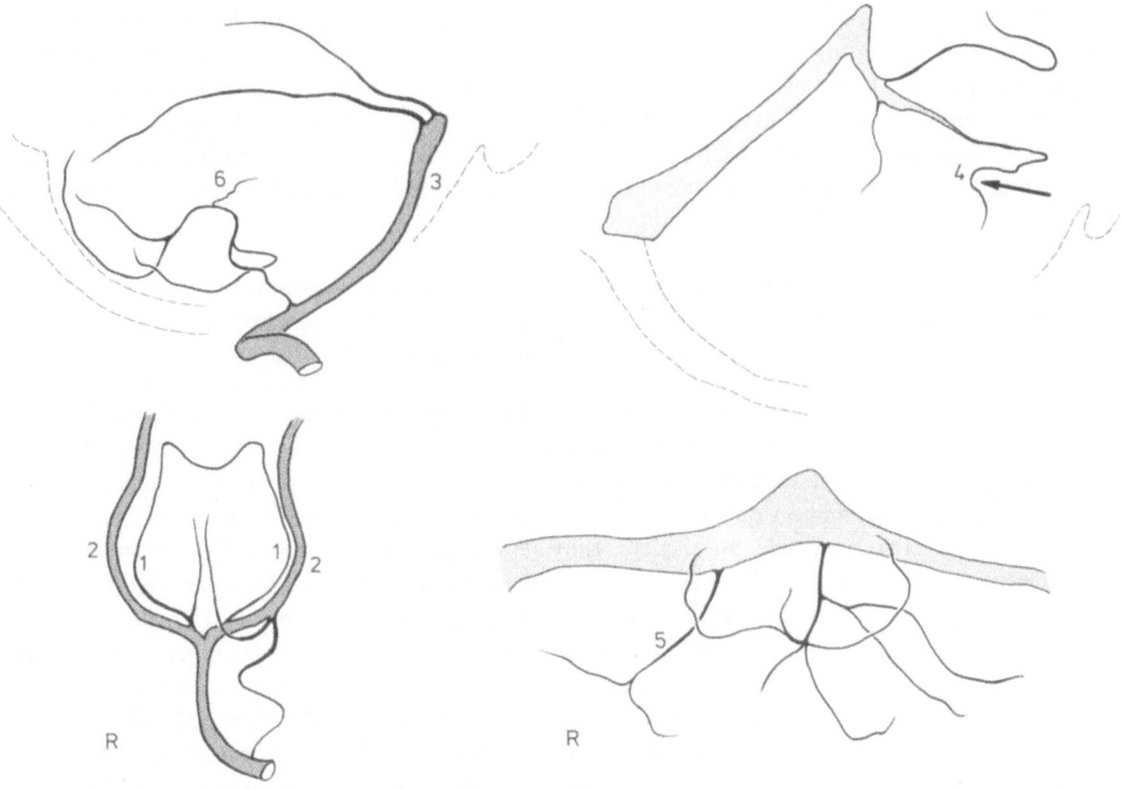

Abb. 8. (Fortsetzung)

der Hirnschenkel an und zwar bis zum Bereich der Vierhügelplatte. Der von der Medianlinie am weitesten entfernte Punkt befindet sich in gleicher Entfernung von der Medianlinie sowohl auf der linken wie auf der rechten Seite (Abb. 5c). Er kann aber auf dem Röntgenbild eine andere horizontale Lage haben, da die frontosubokzipitale Projektion eine geometrische Deformation bewirkt, die in Betracht gezogen werden muß. Die oberen Kleinhirnarterien sehen im allgemeinen wie eine Lyra aus, die mit ihrer konvexen Seite den Pons umschließt. Der äußerste Teil ihrer Konvexität bezeichnet also die Lage der Seitenwand des Hirnstamms auf dieser Höhe. Andererseits stellt der Scheitelpunkt des Winkels, der vom präpontinen Abschnitt und dem lateropontinen Abschnitt gebildet wird, den höchsten Punkt der Cisterna ponto-cerebellaris dar. Die Tumoren des Kleinhirnbrückenwinkels wirken auf diesen Winkel und führen zu seiner Kompression, Abplattung und Öffnung, während die Hemisphärentumoren eine Schließung verursachen. Die Veränderungen des Winkels haben – wenn vorhanden – einen beträchtlichen Wert (Abb. 5d und e); fehlen sie, ist es nicht möglich, daraus auf das Nichtvorhandensein eines Tumors in der hinteren Schädelgrube zu schließen (wertvoll ist das positive Merkmal, ohne Wert das negative). Auf den seitlichen Aufnahmen sind die lateralen Pedunkel-Abschnitte der A. cerebri posterior und die lateralen pontinen Abschnitte der A. cerebelli superior gut sichtbar; oft liegen sie übereinander und sind nach oben konkav. Ihre allgemeine Richtung entspricht derjenigen der A. cerebri posterior, d.h. der Linie, die das Tuberculum sellae mit einem mittleren Punkt zwischen der Lambdanaht und der Protuberantia occipitalis interna verbindet. Jede deutlich abnormale Lage der A. cerebri posterior oder der A. cerebelli superior im lateralen Strahlengang ist verbunden mit einer ebenso abnormalen Lage im frontalen Strahlengang. Da dies umgekehrt nicht der Fall ist, schreibt man dem Verlauf der Arterien in der lateralen Projektion eine größere diagnostische Aussagekraft zu. Das Aussehen der Arterienwindungen ist von großer Bedeutung, da jede segmentäre Streckung ein sicheres diagnostisches Merkmal ist.

Wenn die Aa. cerebri posteriores oder die Aa. cerebelli superiores in der Vorderansicht weit verlagert sind, und wenn sie auf Höhe des Hirnstamms ihre normale Krümmung verloren haben, vermutet man mit Recht eine Vergrößerung des Stammes (Abb. 5f). Die A. cerebri posterior und die A. cerebelli superior umschließen gemeinsam die Seitenflächen des Hirnstammes. Daher liegt ein Tumor, der die beiden Gefäße sowohl im seitlichen als auch im sagittalen Strahlengang auseinanderdrängt, mit großer Wahrscheinlichkeit extra-axial (z.B. Meningiom des Tentoriums, Abb. 5g).

IV. Der Raum zwischen der A. prä- und post-communicans, der A. cerebri posterior und den präpontinen Abschnitten der A. cerebelli superior

Die Ursprünge der Aa. cerebri posteriores sind oft asymmetrisch. Bei der Frontalaufnahme trifft man nicht selten eine Gefäßgabelung aus der A. basilaris, die einen weiten Bogen um die Medianlinie beschreibt und sich weit seitlich in zwei Aa. cerebri posteriores teilt, von denen eine höher zu liegen scheint als die andere, weil sie weiter hinten oder vorn liegt. Diese Verschiebung erweist sich als eine Vertikale unter dem Einfluß der geometrischen Deformation des schräg einfallenden Strahlengangs. Außerdem beschreibt der Abschnitt vor der Vereinigung, der 0,5–1 cm lang ist, in normalem Zustand oft eine nach oben gekrümmte Kurve mit kleinem Radius, der wie ein Ring um einen Tumor erscheinen kann. Daher können Veränderungen der Abschnitte vor der Vereinigung der A. cerebri posterior nur im Zusammenhang mit der Lage des Anfangsabschnitts der A. cerebelli superior berücksichtigt werden. Tatsächlich stellt dieses Gefäß ein konstantes Element dar. Sein Anschlußwinkel zur A. basilaris beträgt 90°. Jede Vergrößerung des Winkels ist Zeichen für einen Tumor des Kleinhirnbrückenwinkels und jede Verkleinerung des Winkels für einen Ponstumor (Abb. 5g, h).

Die Verschiebung zwischen dem Anfangsteil der A. cerebelli superior gegen die A. cerebri posterior gilt nur dann als pathologisch, wenn sie beträchtlich ist. Der Ursprung der beiden Gefäße ist wenn er klar zu erkennen ist, tatsächlich in 50% der Fälle verschoben, und außerdem ist auf die Tatsache zu verweisen, daß beide Gefäße den Hirnstamm in verschiedenen Höhen kreuzen.

Die Zusammenhänge der A. cerebri posterior und A. cerebelli superior sind schließlich wichtiger als eine Anomalie jeder dieser Arterien. In der Pathologie der Tumoren zeigen sie entweder eine Verlagerung in einer einzigen Richtung, wie bei Kleinhirnbrückenwinkeltumoren mit supratentoriellem Teil (Abb. 5h), oder wie bei den Axialtumoren und betreffen dann den Pedunkulus und den Pons (Abb. 5f) oder sie weisen eine unterschiedliche Verlagerung auf, die chrakteristisch ist für einen Kleinhirnbrückenwinkeltumor (Abb. 5d), einen Kleinhirnhemisphärentumor (Abb. 5c) oder für eine extrazerebrale Geschwulst am Tentorium (Abb. 5g).

V. Verlagerung der Arteria vermis inferior

Die A. vermis inferior, der innere Endzweig der A. cerebelli posterior inferior, beschreibt im Seitenbild zunächst eine Kurve konvex nach unten, die der Pyramide entspricht. Eine zweite, weniger deutliche Kurve entspricht dem Tuber. Auf den a-p Aufnahmen (meistens fronto-subokzipital), in denen sie von der A. basilaris getrennt dargestellt ist, hat die A. vermis inferior eine leicht paramediane Lage, die mehr oder weniger parallel zur A. basilaris verläuft. Aufgrund dieser Vorzugslage bei der Medianlinie ist sie ein ausgezeichneter Markierungspunkt der Medianlinie der hinteren Schädelgrube. Die lateralen Tumoren (Kleinhirnhemisphäre) verlagern die A. vermis inferior gegen die Medianlinie oder darüber hinaus, während die medianen Tumoren ihre homolaterale Verschiebung bewirken. Ein raumfordernder Prozeß, der im Unterwurm lokalisiert ist, hat ein deutliches Auseinanderrücken der beiden Aa. vermis inferiores zur Folge.

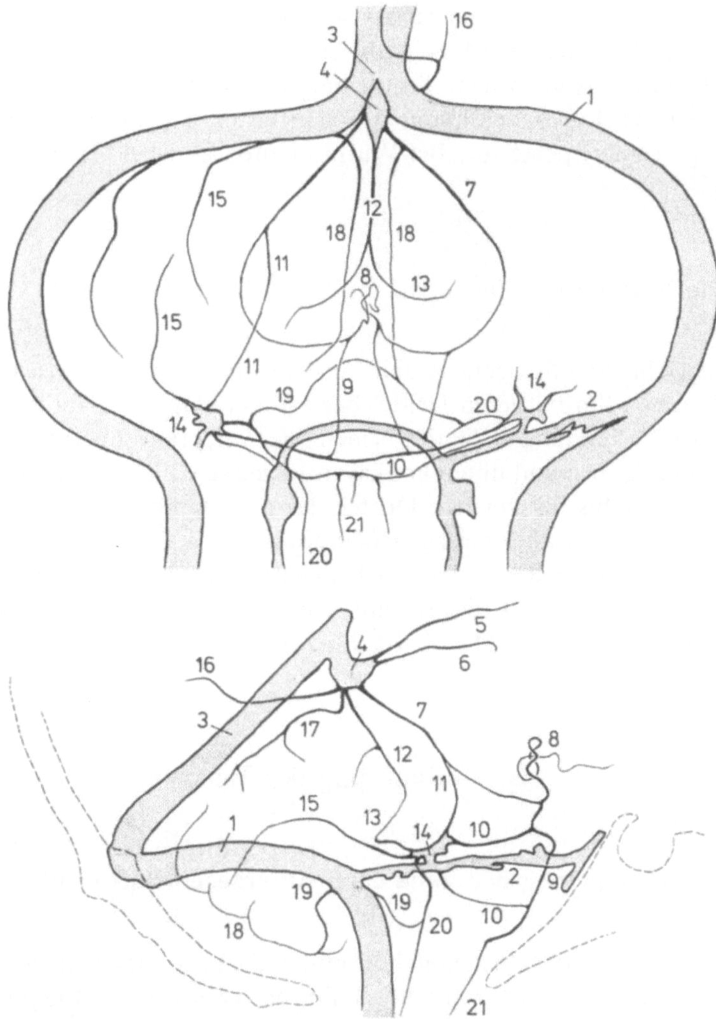

Abb. 9. Schema der Venen der hinteren Schädelgrube in frontaler und lateraler Darstellung: (*1*) Sinus lateralis, (*2*) Sinus petrosus superiorius, (*3*) Sinus rectus, (*4*) Vena magna Galeni, (*5*) Vena chorioidea superior und cerebralis interna, (*6*) Vena thalamica superior, (*7*) Vena mesencephalica posterior, (*8*) Venae opto-pedunculares, (*9*) Venae pontis longitudinales, (*10*) Venae pontis transversales, (*11*) Vena mesencephalica lateralis, (*12*) Vena precentralis, (*13*) Vena brachialis, (*14*) Vena petrosus superior (vena Dandy), (*15*) Venae cerebelli hemisphericae, (*16*) Venae occipitales internae, (*17*) Vena vermiana superior, (*18*) Vena vermiana inferior, (*19*) Vena recessus lateralis ventriculi quarti, (*20*) Vena lateralis medullae oblongatae et pontis, (*21*) Venae anteriores medullae oblongatae

VI. Verschiebung der A. cerebelli posterior inferior

(s.S. 108 „Verlagerung des Chorioidalpunktes" und, S. 112 „Verlagerung der A. vermis inferior").

VII. Der Winkel der Arteriae cerebelli superiores im Culmen gelegen

Die A. vermis superior, der Endabschnitt der A. cerebelli superior, erscheint wie ein feines Gefäß, ohne Verästelung und ohne Wellenlinien, die – im Gegensatz dazu – charakteristisch sind für die okzipitalen Zweige der A. cerebri posterior. Von der Seite gesehen verlängert sie den konkav nach kranial erscheinenden latero-präpontinen Abschnitt der A. cerebelli superior (Hängenmattenbild) nach hinten. Sie beschreibt einen spitzen Winkel, der sowohl dem Wurm auf der Höhe des Culmen als auch dem Tentorium entspricht. Dieser Winkel beträgt höchstens 90°. Er gibt den höchsten Punkt der hinteren Schädelgrube an und kann höher projiziert sein als das Niveau der A. cerebri posterior. Bei Wurmtumoren und bei Überdruck wird der Winkel geöffnet (Abb. 14).

VIII. Die Verlagerung des intrakranialen Abschnittes der A. vertebralis

Dieser Abschnitt (Abb. 6) folgt dem Anteil, in dem die Aa. vertebrales durch die Dura des Foramen occipitale treten (im mittleren Drittel des a-p Durchmessers auf einer lateralen Projektion). Er endet an der Verbindungsstelle der beiden Aa. vertebrales über dem Foramen occipitale und beschreibt einen nach vorn und unten konkaven Bogen. Bei einer dolicho-arteriellen Vertebralis kann dieser Abschnitt bis ins vordere Drittel des a-p Durchmessers des Foramen magnum reichen; normalerweise liegt er aber nie auf Höhe des hinteren Drittels.

Die raumfordernden Prozesse der hinteren Schädelgrube und besonders des Foramen occipitale bewirken, je nach dem, wo sie lokalisiert sind, eine Verlagerung des intrakranialen Segments nach vorn oder nach hinten (Abb. 7, 8, 14, 15, 22, 23).

D. Verlagerung der Venen

I. Verlagerung der Vena cerebelli praecentralis (Abb. 9)

Die Vena cerebelli praecentralis ist von konstanter Struktur, median gelegen, unpaarig und aus zwei Abschnitten bestehend. Ihr erster Abschnitt, der zwischen der Lingula und dem Lobulus centralis liegt, stellt einen wichtigen Markierungspunkt des Daches des 4. Ventrikels dar. Der zweite Abschnitt, unpaarig und median, grenzt an den Lobulus centralis und das Culmen. Der colliculo-zentrale Winkel, der durch die Verbindungsstellen dieser zwei Abschnitte gebildet wird, ist im allgemeinen stumpf, zwischen 100 und 130°. Sein Scheitelpunkt liegt vorn. Er erlaubt die neuroradiologische Markierung der Lingula unten, die des Lobulus centralis hinten und die der unteren Vierhügelplatte vorn. Dieser Winkel projiziert sich 7–8 mm über der Mitte der Linie von Twining (Tuberculum sellae, Protuberantia occipitalis interna).

Die Vena praecentralis ist konstant und stellt einen sicheren Markierungspunkt der Mittellinie dar. Die Elementarverlagerungen der Vena praecentralis gelten als grundlegende Merkmale:

1. *nach hinten* durch vordere und antero-laterale Tumoren (oder supratentorielle Tumoren),
2. *nach vorne* durch hintere und postero-laterale Tumoren,
3. nach oben durch Geschwülste des Hirnstamms.

Umgekehrt kann durch die normale Morphologie und Topographie dieser Venen ein raumfordernder Prozeß ausgeschlossen werden.

II. Verlagerung des präpontinen Venensystems

Der Hauptvorteil des präpontinen Venensystems ist sein enger Kontakt mit der Oberfläche des Hirnstamms, im Gegensatz zur A. basilaris, die in einem Abstand davon liegt.

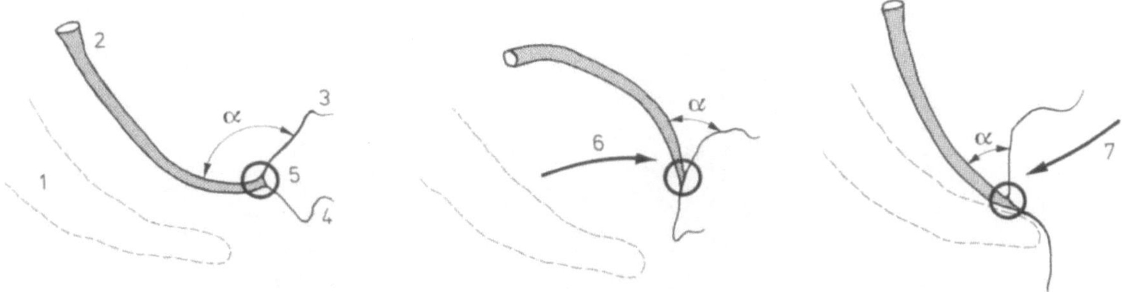

Abb. 10a. Der Winkel α beträgt 90° oder mehr bei normalen Bedingungen. Die Verkleinerung des Winkels entsteht durch eine tumorbedingte Verlagerung. (*1*) Hinterhauptbein, (*2*) untere Wurmvene, (*3*) obere retrotonsilläre Vene, (*4*) untere retrotonsilläre Vene, (*5*) Venenkonfluenz (copular point), (*6*) Tumor im Gebiet der Cisterna magna, (*7*) Tumor im Gebiet des 4. Ventrikels oder Überdruck in der hinteren Schädelgrube

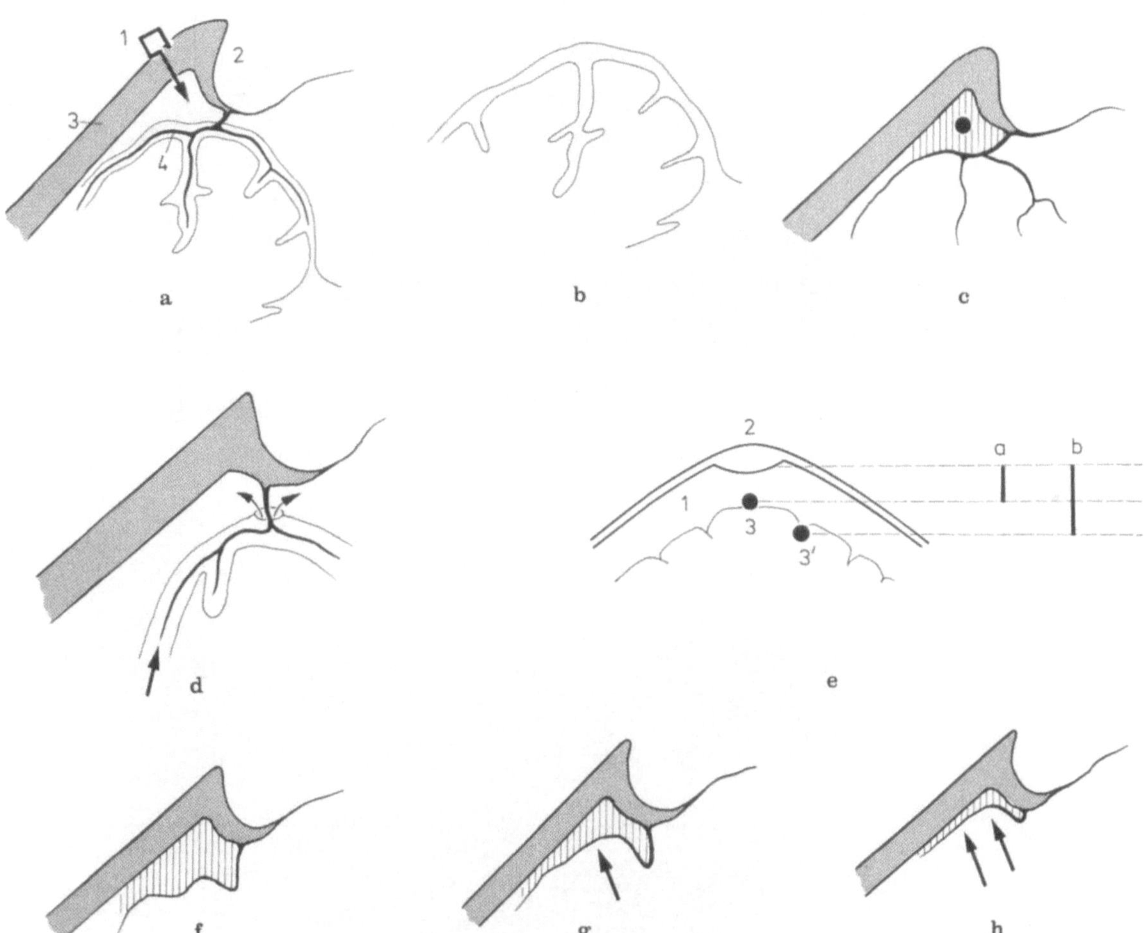

Abb. 10b. Einklemmung des Oberwurms: **a** Dreieckiger Raum (*1*), begrenzt, in lateraler Projektion, von der Vena magna Galeni (*2*), dem Sinus rectus (*3*) und der Vena vermiana superior (*4*). **b** Dieses Dreieck wird bei der Pneumoenzephalographie nicht dargestellt, weil keine Füllung des Subduralraums besteht. **c** Normale Darstellung des von den Venen begrenzten Dreiecks. **d** Die Vena vermiana superior tritt aus dem Subarachnoidalraum aus, um zum Subduralraum und der Vena magna Galeni zu gelangen. Die Austrittsstelle der Vene kann bei der Pneumographie auch als Luftweg wirken. **e** Subduralraum über dem Oberwurm. **f** Normaler Subduralraum über dem Oberwurm. **g** Beginnende Einklemmung des Oberwurms. **h** Einklemmung des Oberwurms

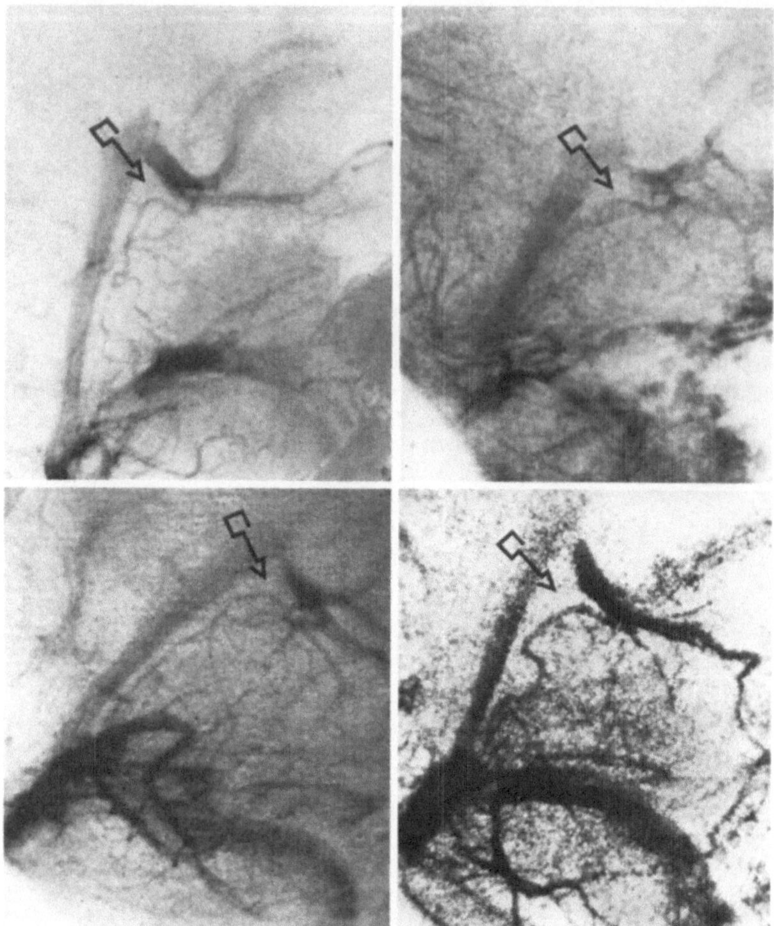

Abb. 11. Normaler Subduralraum über dem Oberwurm in vier Fällen

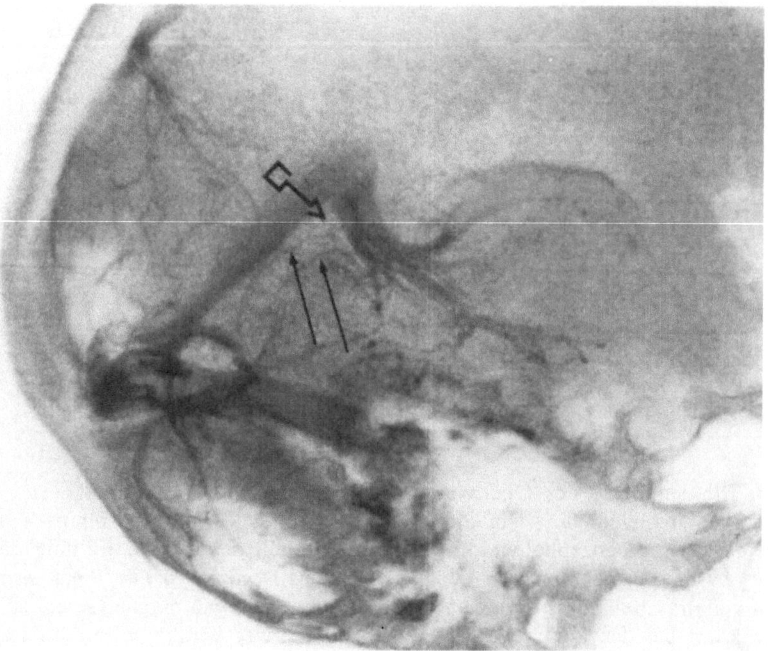

Abb. 12. Beginnende Einklemmung des Oberwurms

Das ponto-pedunkuläre Venensystem umfaßt die Venae opto-pedunculares, die den interpedunkulären Raum begrenzen, d.h. die Cisterna interpeduncularis. Unten kann man durch die Venae praepontis longitudinales et transversales die Vorderseite der Protuberantia lokalisieren, so daß ihre Lage zum Klivus die gleiche Information über die Tiefe des präpontinen Raums vermittelt wie die Pneumoenzephalographie durch Luftfüllung der Cisterna pontis. Eine Verlagerung der präpontinen Venen nach hinten kann die gleiche Bedeutung haben wie eine Verlagerung der Arteria basilaris, d.h. daß sie einen vorderen extraaxialen Tumor anzeigen. Ein intraparenchymatöser Tumor der Brücke bringt immer eine Verlagerung der A. basilaris nach vorne mit sich. Manchmal sieht man eine analoge Verlagerung der Venae pontis nach vorn und in anderen Fällen eine Verlagerung der Venae pontis anteriores nach hinten. Im letzteren Fall besteht die arterio-venösen Dissoziation wie bei intraparenchymatösen Tumoren des Hirnstamms (Wackenheim u. Ben Amor, 1971) (Abb. 8). Die Venae pontis liegen dann im Tumor und erscheinen in der Seitenaufnahme vom Klivus entfernt. Die Inkorporierung durch den Tumor sieht man häufig bei Venen, die wenig widerstandsfähig sind und leicht in den Tumor einbezogen werden. Bei der A. basilaris ist dies nicht leicht der Fall, da sie widerstandsfähig, pulsierend ist und in einiger Entfernung von der Oberfläche der Protuberantia liegt.

III. Verlagerung der Vena cerebelli inferior (V. vermis inf.)

Die Vena vermis inferior, die durch die Vereinigung der oberen und unteren Venae retroamygdales im unteren Teil der Pyramide (copular point) zustande kommt, verläuft nach hinten oben. Sie mündet 10 oder 15 mm vor dem Sinus confluens in den Sinus rectus. Manchmal verbindet sie sich mit der Vena vermis superior, so daß die beiden Venen den vollen Umfang des Kleinhirns zeigen. Die Vena vermis inferior markiert die Vorderwand der Cisterna magna und erlaubt, dadurch ihre Ausdehnung zu beurteilen. Bevor man auf eine Verlagerung nach hinten unten schließen darf, muß man untersuchen, ob die Vene in der a-p Projektion auch median oder nur leicht paramedian liegt. Wenn die Lokalisation eindeutig paramedian ist, d.h. auf der Hinterseite der Kleinhirnhemisphäre, verliert sie ihren Wert für die Bestimmung der Mittellinie und auch der Vorderwand der Cisterna magna. Die Vena vermis inferior ist im Fall einer Einklemmung der Kleinhirntonsillen gesenkt. Bei einer starken Einklemmung ist sie oft nicht sichtbar, da sie dann von den Kleinhirntonsillen zusammengedrückt wird.

Bevor es zur Tieflage des Vereinigungspunktes der Tonsillenvenen kommt, finden wir ein kleines, sehr wertvolles Zeichen in der Verkleinerung des Winkels zwischen dem Stamm der unteren Wurmvene und der oberen hinteren Tonsillenvene. Dieses Zeichen besteht sowohl bei Tumoren der Cisterna magna (epidurale Hämatome oder Meningiome) als auch bei Tumoren des 4. Ventrikels und im allgemeinen bei beginnender Drucksteigerung in der hinteren Schädelgrube (Abb. 10a).

IV. Abweichung des Sinus petrosus superior oder der Vena Dandy

Die Vena Dandy hat eine konstante Lage über und außerhalb des Porus acusticus internus. Da sie auf den Frontalaufnahmen gut zu sehen ist, erlaubt sie, den äußeren Teil der Cisterna pontocerebellaris zu lokalisieren. In den Fällen eines raumfordernden Prozesses ist sie deutlich verlagert und verliert ihren Kontakt zum Felsenbein. Die Vena Dandy verlagert sich im allgemeinen nach oben und außen, so daß ihre Zuflüsse ein sternförmiges oder sonnenschirmähnliches Gebilde ergeben, das den Tumor abgrenzt. Bevor es zur Verschiebung nach oben und außen kommt, kann man eine zur Mittellinie orientierte Konkavität der Vene feststellen oder eine

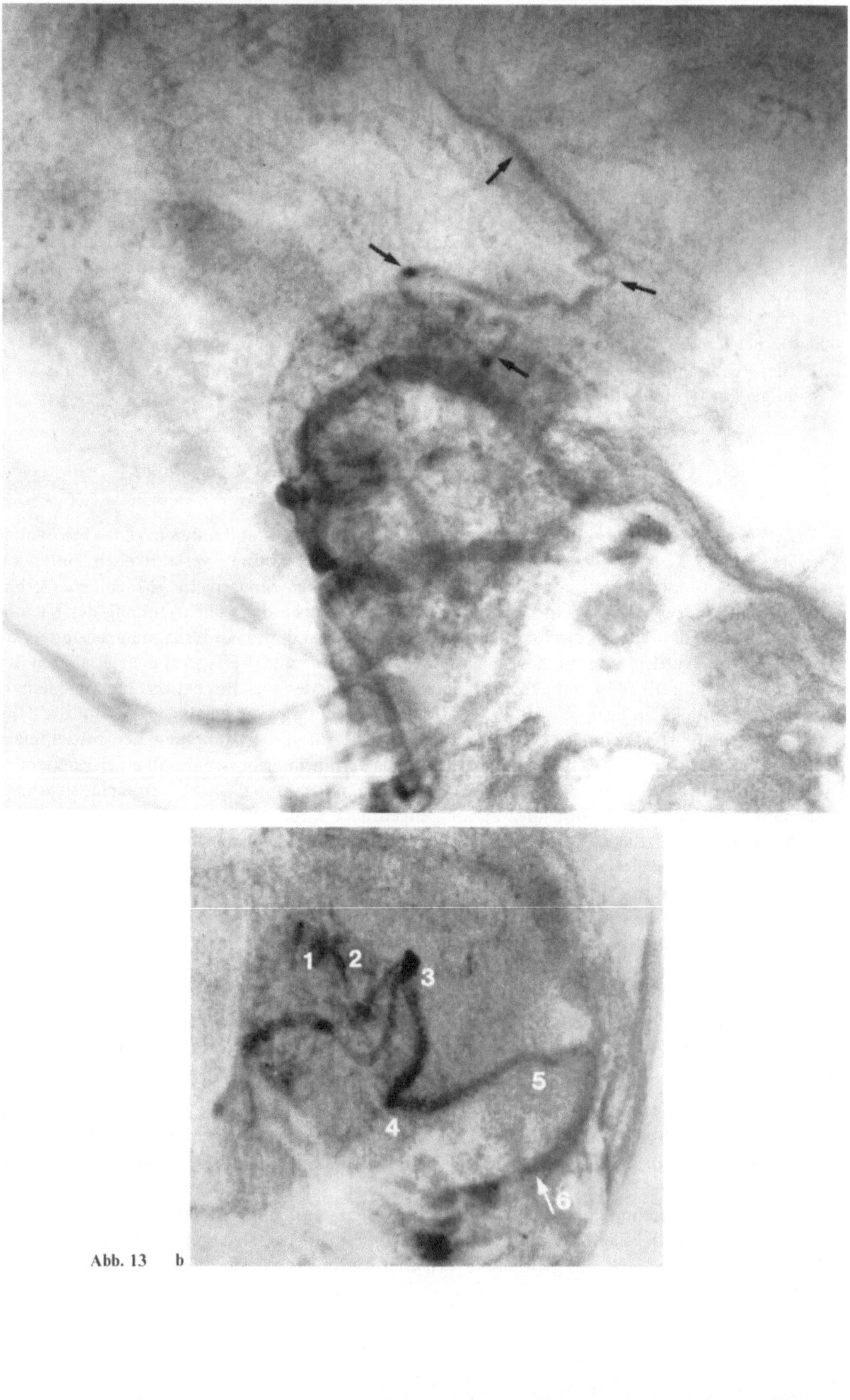

a

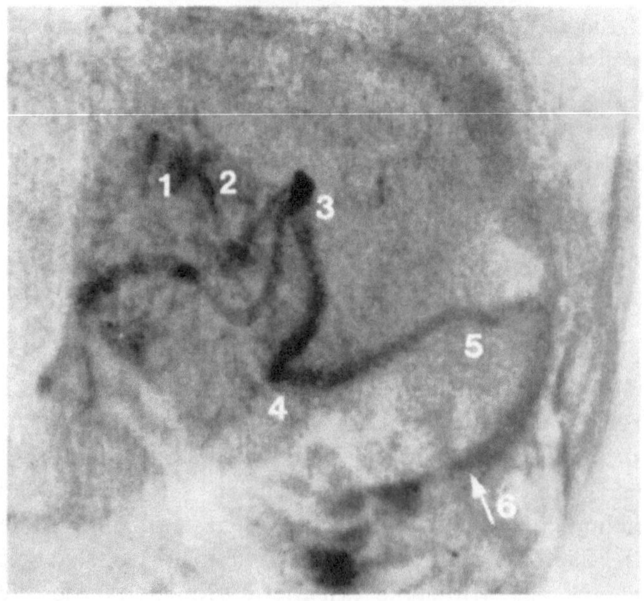

Abb. 13 b

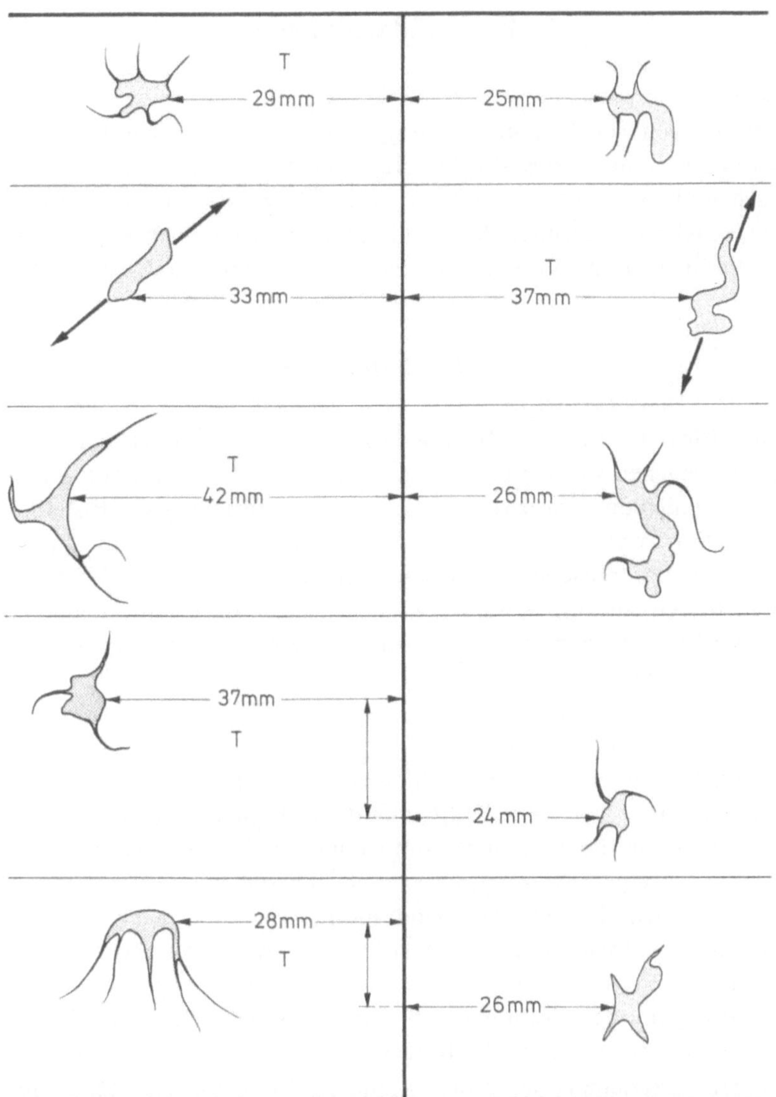

◄ **Abb. 13a.** Neurinom des Kleinhirnbrückenwinkels in der venösen Phase sichtbar mit einer Drainage-Vene die der Vena mesencephalica lateralis und posterior entspricht. **b** Neurinom des linken Akustikus. (*1*) Drainage in die Vene mesencephalica posterior, (*2*) Drainage in die Vena mesencephalica lateralis, (*3*) Angehobene Vena petrosa superior, (*4*) Drainage in den sinus petrosus superior, (*5*) sinus petrosus superior, (*6*) sinus petrosus inferior. **c** Verschiedene Varianten von Verlagerung der Vena Dandy bei Akustikusneurinomen im frontalen Strahlengang

geänderte allgemeine Richtung. Im Normalfall ist die Vena Dandy nach innen und oben ausgerichtet. Bei Akustikustumoren kann auf der Tumorseite eine Richtungsänderung eintreten, und zwar nach außen und oben (Abb. 13c).

V. Verlagerung der Vena vermis superior (V. cerebelli superior)

Sie läßt eine Einklemmung des Oberwurms erkennen, wenn die Oberfläche des Dreiecks, das sie mit dem Sinus rectus und dem Sinus Venae Galeni bildet, stark verkleinert ist oder ganz fehlt. Die Vena vermis superior liegt dann fest diesen beiden Sinusabschnitten an (Abb. 10 und 11).

E. Gefäßneubildungen

Die Diagnose der zerebralen Tumoren beruht auf der einwandfreien Feststellung von anormalen Gefäßen, von arterio-venösen Fisteln und sogar eines „blush". Durch gewisse Anzeichen kann man auf neuroradiologischem Weg die histologische Besonderheit eines Tumors differenzieren, so z.B. aus Lage und Größe des raumfordernden Prozesses, aus der bekannten Morphologie der Geschwülste, aus der Art der Gefäße des Tumors und schließlich aus der vaskulären Dynamik, wenn man die Anfärbung im Verlauf der Zirkulation des Kontrastmittels in der Zeiteinheit betrachtet.

I. Glioblastome

Sie liegen auf Höhe der hinteren Schädelgrube, meistens am Hirnstamm (Abb. 28). In der Mehrzahl der Fälle machen sie sich bemerkbar durch eine Gefäßneubildung aus unregelmäßigen und gewundenen Gefäßen und durch das Auftreten von arteriovenösen Fisteln, deren Kennzeichen das frühzeitige Sichtbarwerden von Venen in der arteriellen Phase ist. In der klassischen Neuroradiologie werden 5 angiographische Typen beschrieben:

- Am häufigsten finden sich am Anfang der arteriellen Phase feine neugebildete Gefäßknäuel, die gewunden und verschieden stark sind. Ihre Dichte ist wechselnd, und sie führen in kurzer Zeit zur Anfärbung einer Vene.
- Ein anderes Bild entsteht durch die arterio-venösen Fisteln, die durch Venendrainage von ziemlich großer Dicke gekennzeichnet sind.
- Ausgeprägte angiomatöse Bilder sind recht häufig zu finden.
- Eine Gefäßneubildung von feinem Kaliber und mit kapillärer oder punktförmiger Anfärbung ist außergewöhnlich. Sie führt zu einer homogenen Anfärbung, die sich im kapillären Stadium ganz ähnlich wie bei einem Meningiom verhält. Diesen angiographischen Befund trifft man sowohl bei Neurinomen als auch bei Ependymomen.
- Manchmal hat die Gefäßneubildung ein sternförmiges Aussehen, das am Ende der präkapillären Phase erscheint.

Die exakte Abgrenzung des Volumens eines intraparenchymatösen Tumors ist schwierig. Bei Glioblastomen können die Gefäßneubildungen in verschiedenen Abschnitten liegen. Sie treten schon am Anfang der arteriellen oder in der kapillären Phase auf. Die Zeit zwischen dem Auftreten der Arterien und Venen des Tumors ist sehr kurz. Die Tumoranfärbung verschwindet sehr schnell, entweder bereits während der kapillären Phase oder zu Beginn der Darstellung kortikaler Venen.

II. Astrozytome

Die Astrozytome entwickeln sich sehr häufig im Kleinhirnbereich, in den Hemisphären oder im Wurm. Nur selten kommt es zu einer sichtbaren Gefäßneubildung. Wenn sie vorhanden ist, erscheinen dünne Gefäße, die sich spät darstellen und eine geringe Dichte aufweisen. Ihr Umfang ist sehr beschränkt und steht um so mehr im Gegensatz zu den größeren vaskulären Verlagerungen die bei Astrozytomen gern vorkommen, wegen des zystischen und nekrotischen Verlaufs (Abb. 20).

III. Meningiome

Sie liegen entweder im Tentorium-Bereich, im Kleinhirnbrückenwinkel oder am Klivus. Die Gefäßneubildung wird oft durch starke Kontrastmittelfüllung der intrakavernösen Äste der A. carotis interna (Arterie von Bernasconi-Cassinari) bestätigt. In den hinteren Abschnitten des

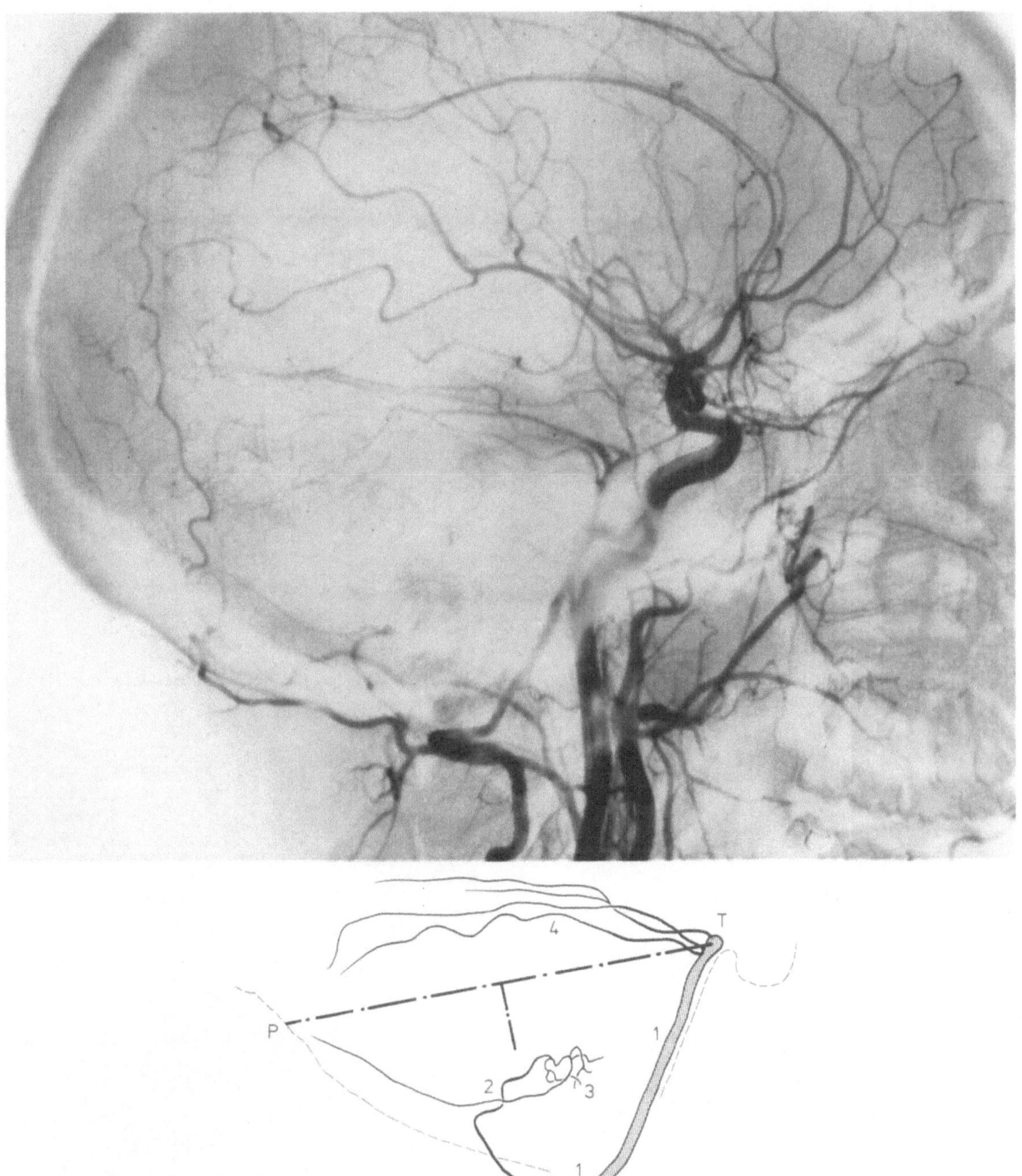

Abb. 14. Plexuspapillom des 4. Ventrikels (*1*) Krümmung der Arteria vertebrobasilaris, die nach vorn verschoben ist. (*2*) Verlagerung des Choroidalpunktes nach hinten. (*3*) Tumor-„blush" durch einen vergrößerten Ast der Arteriae choroideae ventriculi quarti. (*4*) Ausgestreckte Arteriae cerebellaris superiores

Tentoriums finden sich Gefäßneubildungen, die sowohl komplex als auch variabel sind. Sie werden von der A. meningea media und posterior, durch Abzweigungen der A. occipitalis und deren Endäste, versorgt.

Die Klivusregion wird zum größten Teil von den intrakavernösen Zweigen der A. carotis interna und von feinen Gefäßen, die von der A. pharyngica ascendens ausgehen, vaskularisiert.

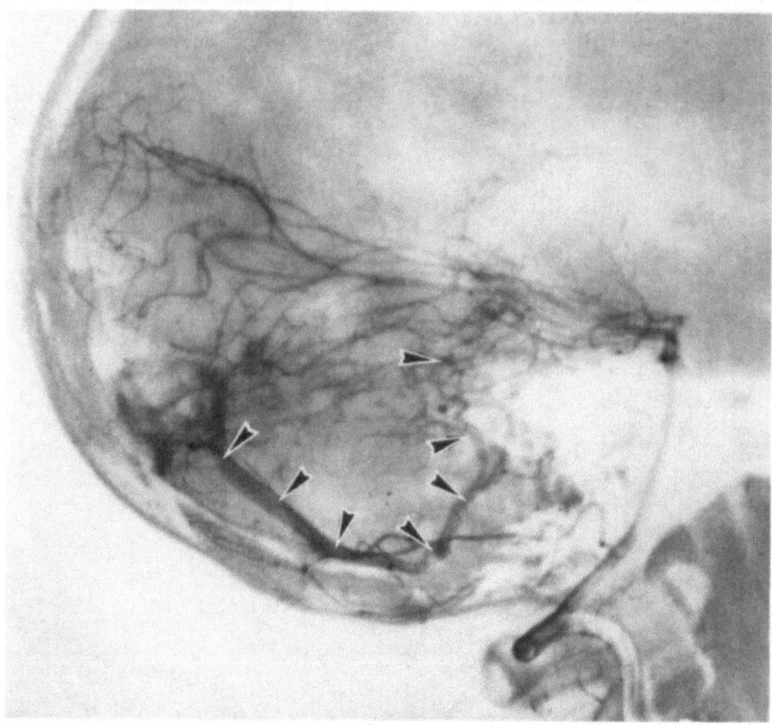

Abb. 15. Ependymom des 4. Ventrikels mit einer sehr großen Drainagevene, die der Vene des lateralen Rezessus des 4. Ventrikels und der unteren Wurmvene entspricht

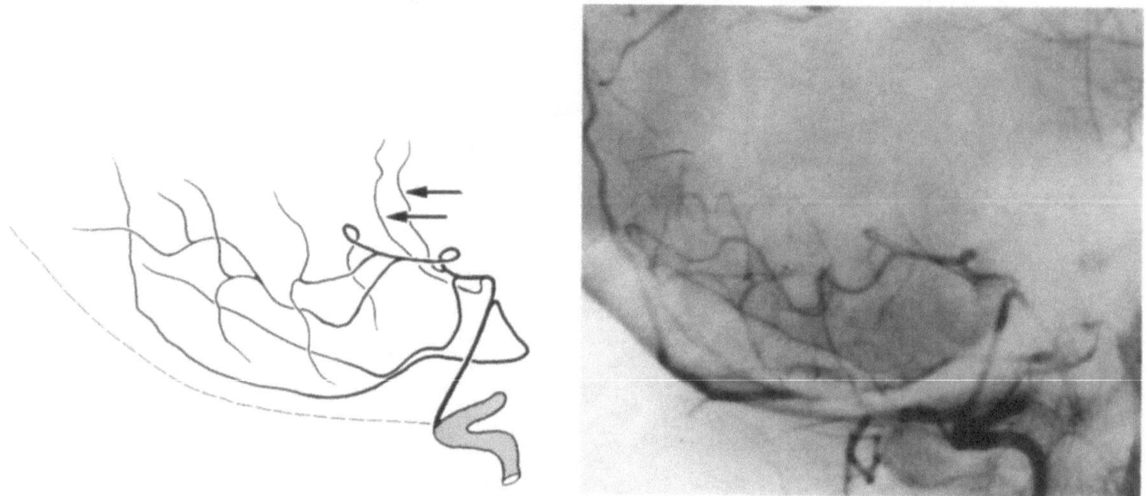

Abb. 16. Hypertrophie der Arteriae chorioideae ventriculi quarti in einem Fall von Medulloblastom

Die Dura mater der Hinterhauptschuppe erhält ihr Blut von der A. meningea posterior (ein Ast der A. vertebralis) und von einem meningealen Endzweig der A. occipitalis.

Folglich macht jeder Verdacht auf ein Meningiom der hinteren Schädelgrube die selektive Angiographie der A. carotis interna und externa notwendig, damit die verschiedenen vaskulären Ausdehnungen bestimmt werden können. Eine Vertebralisangiographie ist in diesem Fall nicht ausreichend.

Das Vorhandensein eines Meningioms drückt sich in der Hypertrophie der ernährenden Gefäße aus, deren Aussehen im frühen Stadium spindelförmig oder strahlenförmig ist. Das klassi-

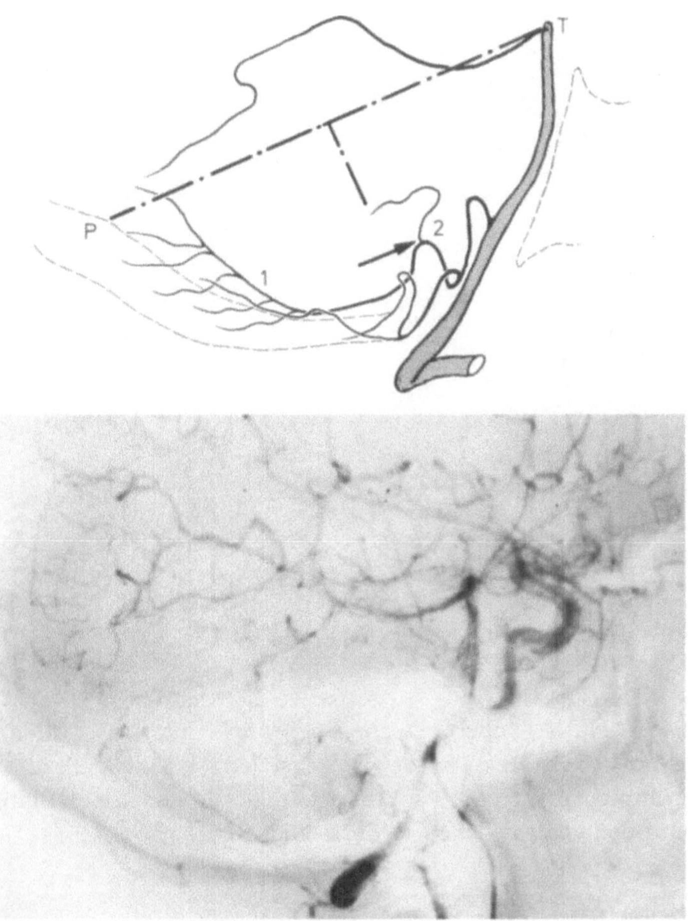

Abb. 17. Metastase im Unterwurm: (*1*) nach oben konkave Verlagerung der Äste der arteria cerebelli inferior posterior; (*2*) der Choroidalpunkt ist nach vorn verschoben (→)

sche Bild des „blush“ oder der diffusen, wolkenförmigen Trübung des Tumors im kapillären Stadium, ist vielleicht weniger häufig als man meint (Abb. 7).

IV. Metastasen

Im allgemeinen liegen sie subkortikal am Ende eines Arteriengebiets. Im Bereich der hinteren Schädelgrube liegen sie vor allem in den Kleinhirnhemisphären. Ihre abgerundete Form und die Vielfalt ihrer Herde sind sehr wichtige Merkmale für die Diagnose. Ihr Volumen ist kleiner als das der Glioblastome. Die Metastasen werden von einem erheblichen Ödem begleitet, das sich durch vaskuläre Vergrößerungen, ohne Beziehung zum Volumen der Metastasen, äußert. Die Metastasen können durch einen homogenen „blush“ sichtbar werden, dessen Dichte sich in den nachfolgenden angiographischen Bildern verstärkt. Die kapilläre Anfärbung kann auf eine frühzeitige Venendrainage folgen, und das ganze ergibt das Bild eines grobrunden Kerns, der an einer frühzeitig sich darstellenden Vene hängt. Neben diesem klassischen Bild kann eine Metastase auch durch eine Gefäßneubildung vom glioblastösen Typ dargestellt werden. Es zeigen sich sinusartige Gefäße, die durch arterio-venöse Fisteln verbunden sind. Im Gegensatz zum Glioblastom wird die Metastase die meiste Zeit durch eine einzige Arterie vaskularisiert und zeigt keine Lumenveränderung der Arterien und Venen. Wenn sich die Tumoranfärbung in einem

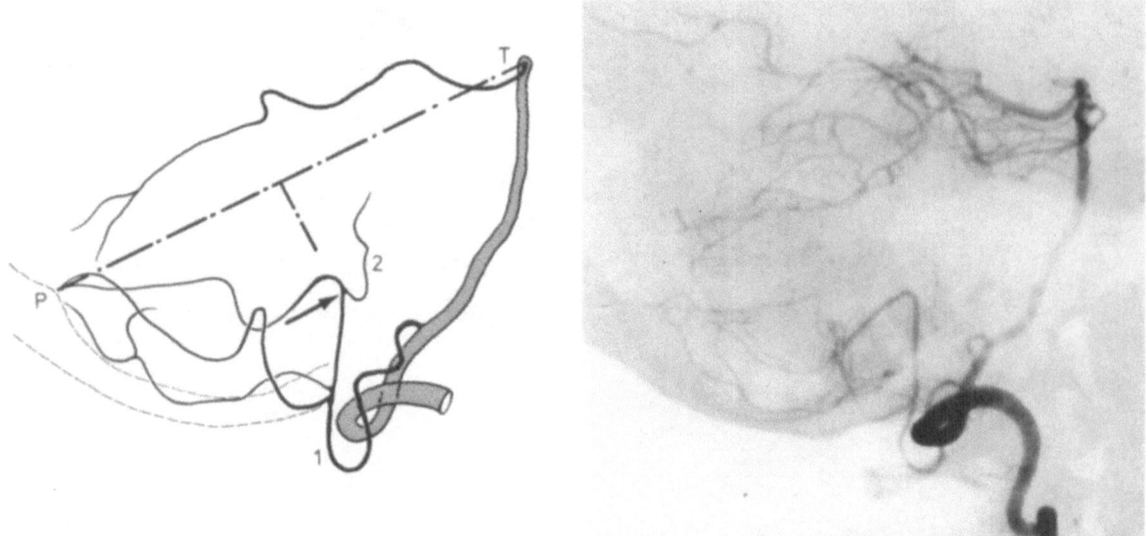

Abb. 18. Durametastase links: (*1*) der abnormale Verlauf der arteria cerebelli inferior posterior ist fehlgebildet; (*2*) Verlagerung nach unten und nach vorn (→) der Arteriae chorioideae ventriculi quarti

totalen oder teilweisen „blush" äußert, erscheint sie am Ende der kapillären Phase verzögert. Die Zirkulationszeit im Bereich des Tumors ist kurz, jedoch länger als die Zirkulationszeit der Glioblastome. Die Hauptcharakteristik der Anfärbung der Metastasen ist ihre langsam fortschreitende Verstärkung auf den verschiedenen Bildern einer Serie.

V. **Angioretikulome** (Abb. 22, 23 und 24)

Sie entwickeln sich im Bereich des Kleinhirns, sind zystisch und erscheinen gern in Form eines kleinen Kerns. Ihr Aussehen entspricht einem arteriovenösen Aneurysma. Dabei steht ihr geringes Volumen im Gegensatz zu den erheblichen vaskulären Verlagerungen (sowohl Arterien wie Venen), die auf die Zysten zurückzuführen sind. Es ist hervorzuheben, daß der Gefäßkern nur den Wandtumor darstellt, der die Zyste umgibt und somit die rundliche Gefäßneubildung an ihrer Peripherie bildet. Da die Angioretikulome oft mehrfach auftreten, können sie differentialdiagnostisch mit Metastasen verwechselt werden.

VI. **Neurinome** (Abb. 13, 21)

Die häufig auftretenden Tumoren des Kleinhirnbrückenwinkels sind, nach allgemeiner Auffassung, wenig vaskularisiert. Sie äußern sich ebenfalls in Gefäßneubildungen. Diese werden von feinen und regelmäßigen Gefäßen gebildet, die ein abgerundetes Bild zeigen, das an Meningiome

Abb. 19. Tuberkulom der rechten Kleinhirnhemisphäre mit dreifacher Einklemmung: (*1*) Kleinhirneinklemmung (arterielle Zeichen), (*2*) Einklemmung des Oberwurms (venöse Zeichen), (*3*) Tonsilleneinklemmung mit Verlagerung nach unten und Krümmung der Arteria cerebelli inferior posterior, (*4*) gespannte Arteriae cerebelli superiores, (*5*) Anhebung der Vena mesencephalica posterior, (*6*) Erweiterung und Verlagerung nach hinten der Tonsillenvenen (Ursprung der unteren Wurmvene), (*7*) Verschiebung des Hirnstamms nach links, von der Vena mesencephalica posterior dargestellt ►

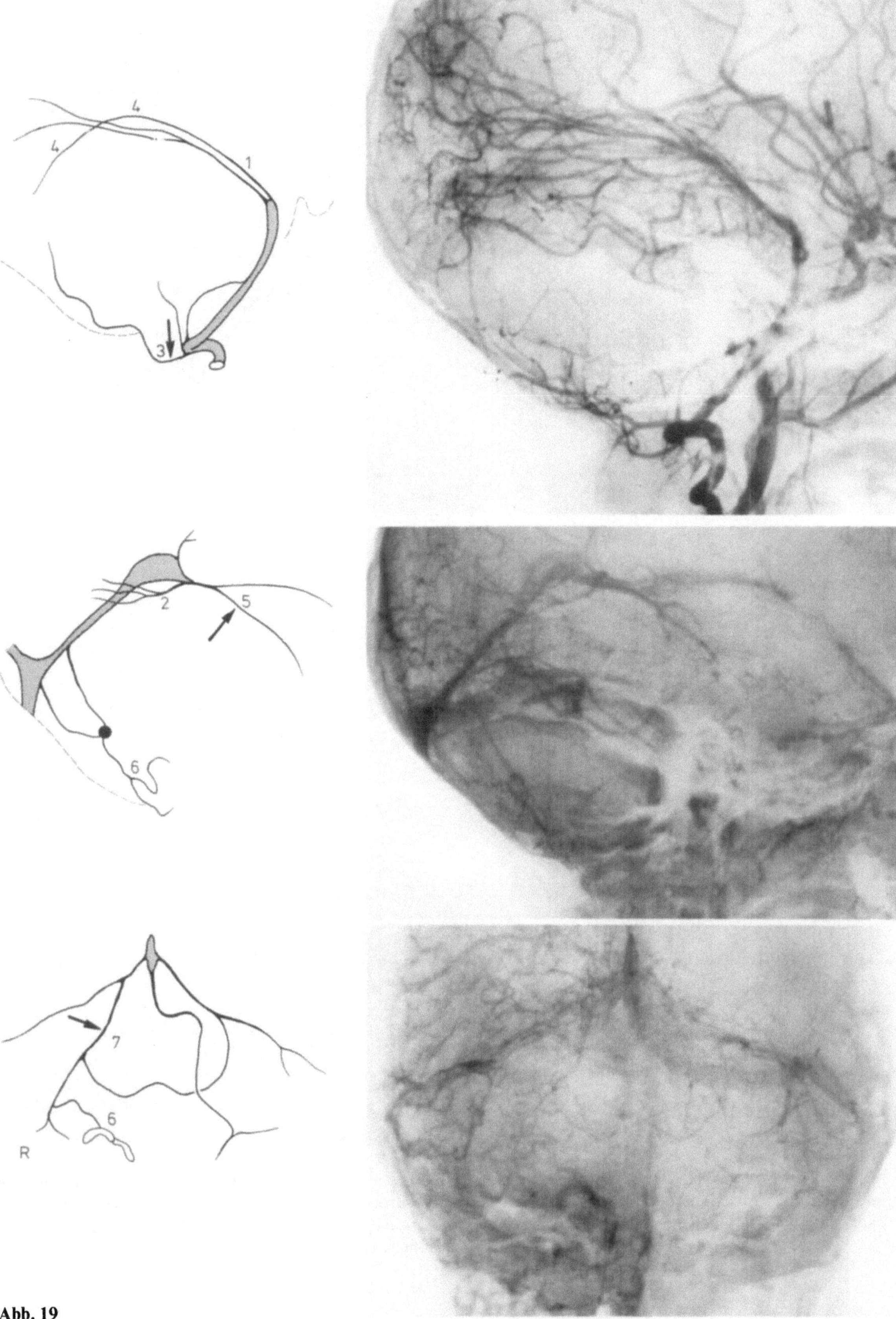

Abb. 19

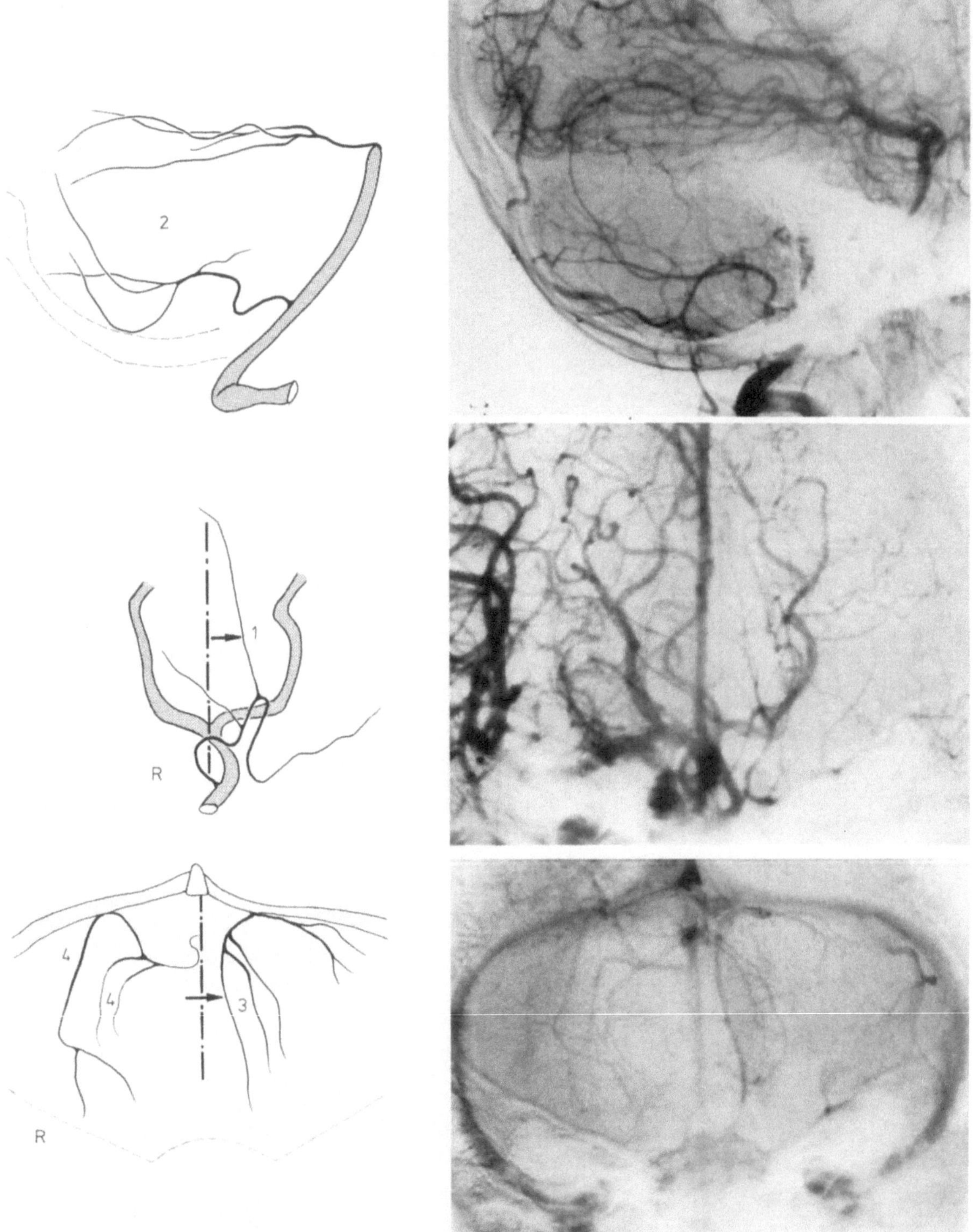

Abb. 20. Astrozytomzyste der rechten Kleinhirnhemisphäre: (*1*) Die Arteria vermiana inferior ist ausgerollt und nach links verschoben (→). (*2*) Avaskuläre Zone des Tumors, (*3*) Verlagerung der Vena vermiana inferior nach links (→), ähnlich der Arterienverschiebung. (*4*) Drainage-Vene in den Sinus petrosus superius (Vena petrosus superior)

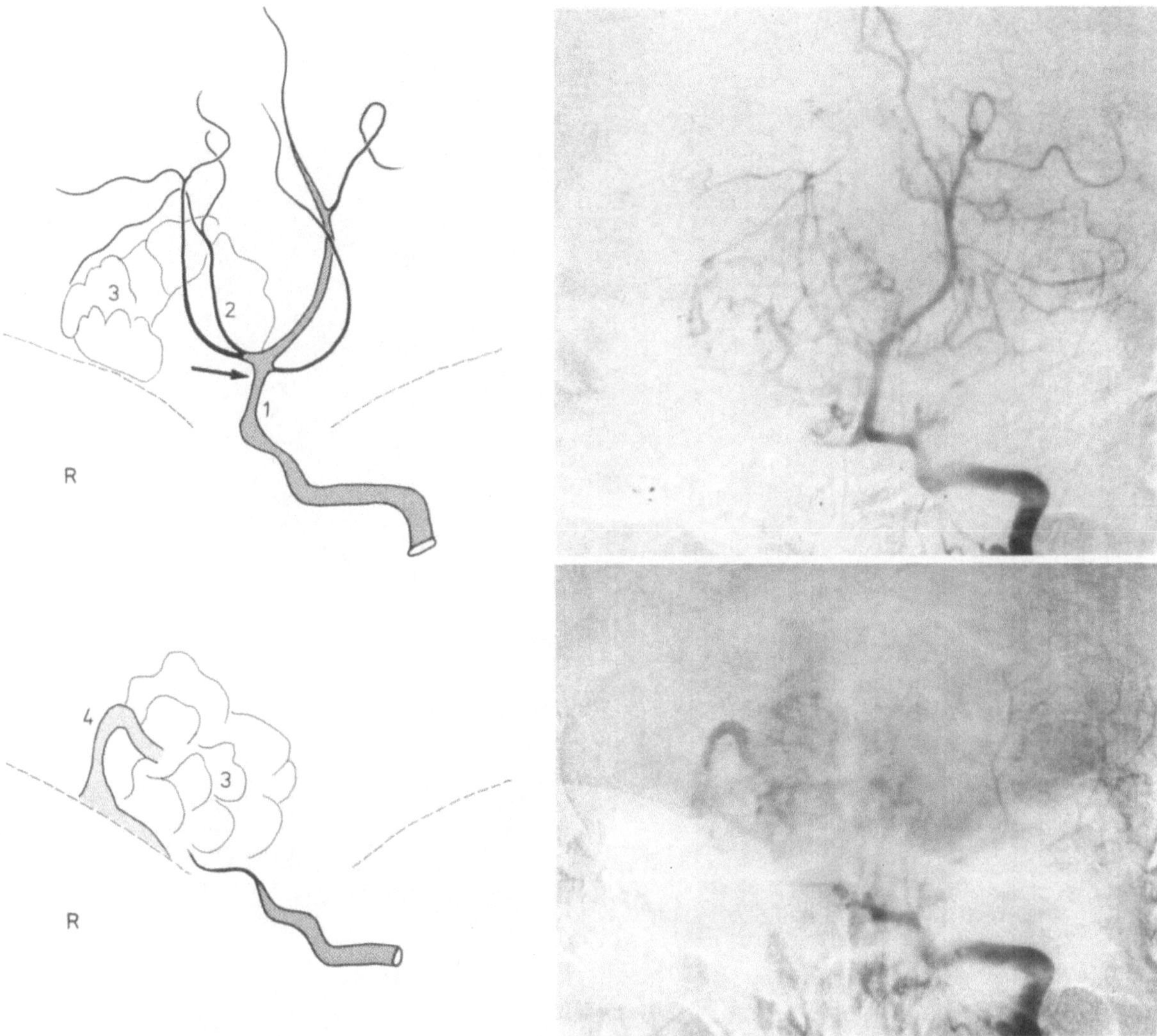

Abb. 21. Neurinom des rechten Kleinhirnbrückenwinkels. (*1*) Verlagerung der Arteria basilaris nach links (→). (*2*) Abgeflachter Brückenwinkel der rechten Arteria cerebelli superior. (*3*) Tumor-„blush". (*4*) Drainage-Vene (Vena petrosa superior) in den Sinus petrosus superior

erinnert. Sie haben aber ein viel größeres Kaliber. Das Gesamtbild des „blush" kann körnig, netz- oder sehr feinnetzförmig sein. Dieses Bild ist sehr charakteristisch, wenn es auf der a-p Aufnahme, zusammen mit dem eines vergrößerten Gehörgangs und einer angehobenen A. cerebelli superior, erscheint. Einerseits ist die A. auditiva interna deutlich hypertrophisch, andererseits ist die sichere Feststellung der Randarterien des Neurinoms ein wichtiges diagnostisches Kriterium. Diese Arterien, die aus der A. cerebelli superior und inferior und größtenteils aus der A. cerebelli inf. ant. kommen, grenzen im Fall eines Neurinoms den oberen und medialen Rand des Tumors ab.

In der Venenphase erscheint die nach oben und außen verlagerte (Abb. 13) Vena petrosa superior (Vena Dandy) sehr oft als eine abnormale Vene, die Drainagevene des Neurinoms, die deutlich dicker ist als eine normale Vene und oben und hinten konvex gewölbt ist. Diese Vene scheint aus dem Bereich des medialen posteroinferioren Teils des Tumors zu kommen und erstreckt sich gewöhnlich in die Vena petrosa superior (Vena Dandy). Es können auch andere Drainagen beobachtet werden: die Vena mesencephalica lateralis (Abb. 13), die Vena mesencephalica posterior, der Sinus Galeni, der Sinus petrosus superior u.a.

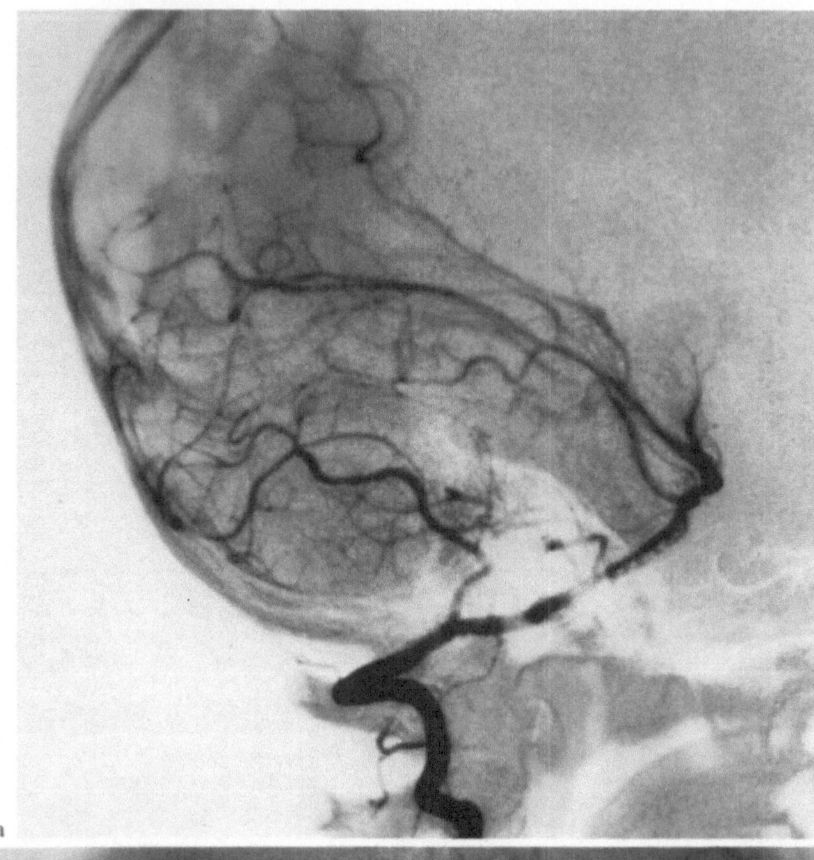

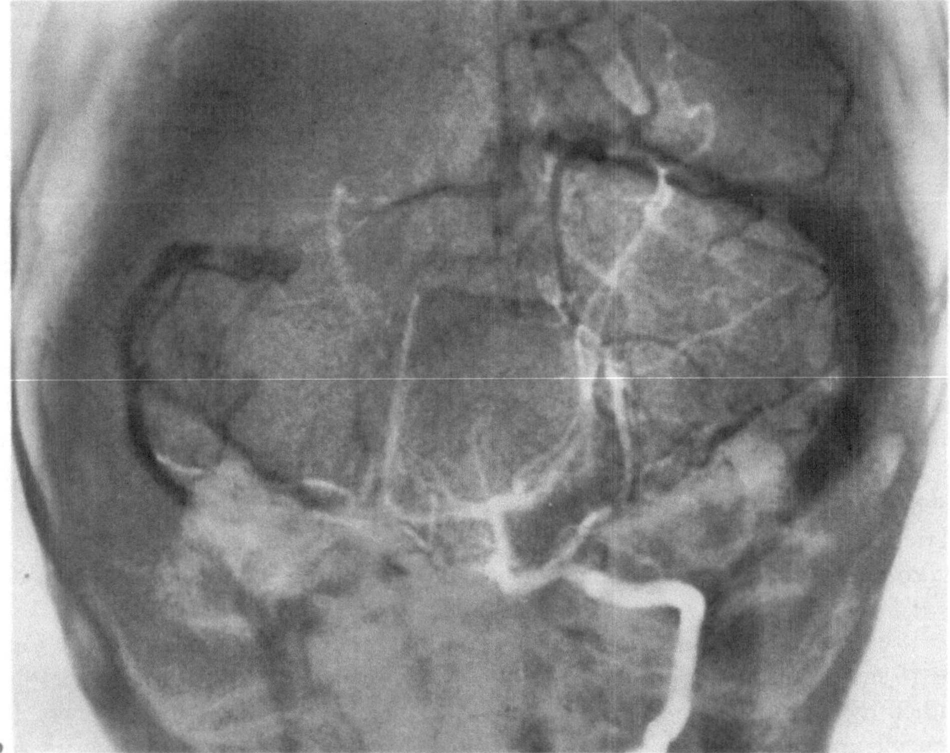

Abb. 22a u. b. Angioretikulom der rechten Kleinhirnhemisphäre: **a** indirekte Tumorzeichen im Gebiet der Arteria cerebelli inferior posterior und Anhebung der Arteria cerebelli superior; **b** Überlagerung der Arterien und der Venen; große avaskuläre Zone in der rechten Kleinhirnhemisphäre

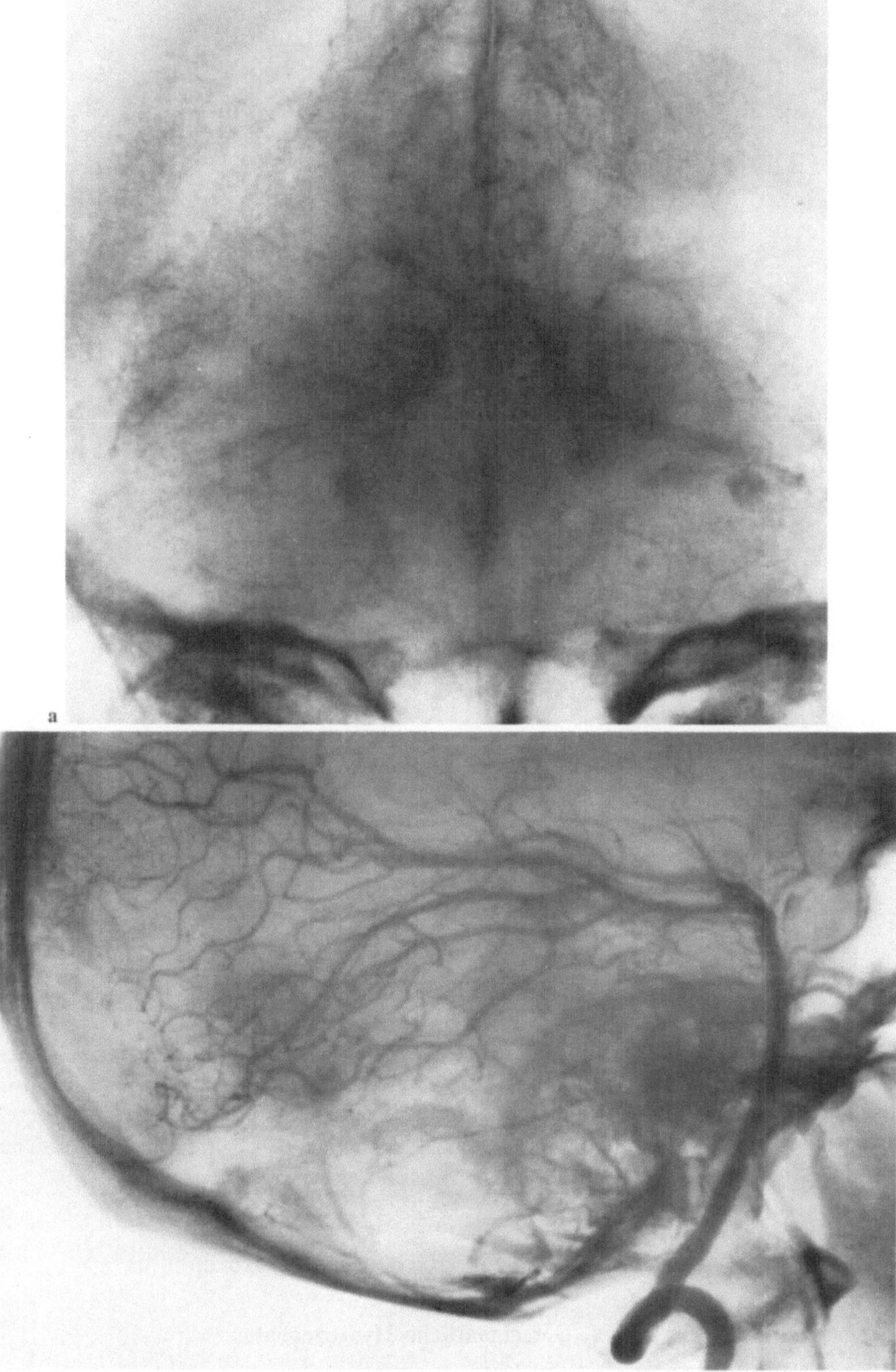

Abb. 23a u. b. Von Hippel-Lindau-Krankheit mit mehreren Tumoren und dreifacher Einklemmung. Man beachte die starken Gefäßverschiebungen und das kleine Volumen der kontrastreichen Tumorteile, die nur im Frontalbild sichtbar werden

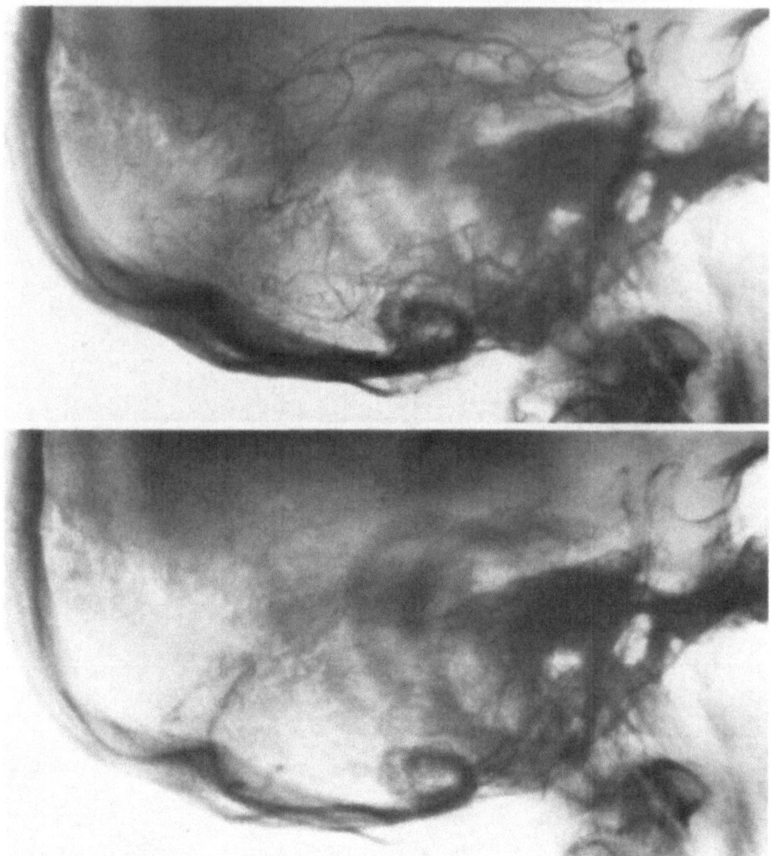

Abb. 24. An der linken Tonsille lokalisierte von Hippel-Lindau-Krankheit mit Drainage-Vene (Vena vermiana inferior), die mit der in Abb. 14 vergleichbar ist

F. Gefäßlose Zonen

Die Gefäßverlagerungen, die wichtig für das Erkennen eines raumfordernden Prozesses sind, werden in einem nicht zu vernachlässigenden Umfang von Gefäßneubildungen begleitet und grenzen manchmal sogar eine gefäßlose Zone ab. In diesen Fällen ist die Diagnose viel schwieriger (Abb. 20). Eine avaskuläre Zone, die in ihrer Peripherie von feinen, kleinen Gefäßen umgeben ist und in der kapillären Phase mit dem Bild einer Kapsel sichtbar wird, kann auf einen Abszeß hinweisen, seltener auf ein Neurinom. Ebenso äußern sich die intrazerebralen Hämatome durch avaskuläre Zonen, die im kapillären Stadium ausgeprägt sind. Aber die Hämatome, wie die Abszesse, ziehen im Verhältnis zum perifokalen Ödem erhebliche Verlagerungen normaler Gefäße nach sich.

G. Angiographische Zeichen des Hydrozephalus

I. Der eigentliche Hydrozephalus

Es ist eine besondere Eigenschaft der Tumoren der hinteren Schädelgrube, im Laufe ihrer Entwicklung recht schnell eine Einengung und dann eine Stenose des Aquädukts nach sich zu ziehen, die zu einem Hydrocephalus occlusus führen. Neben den klassischen Merkmalen von

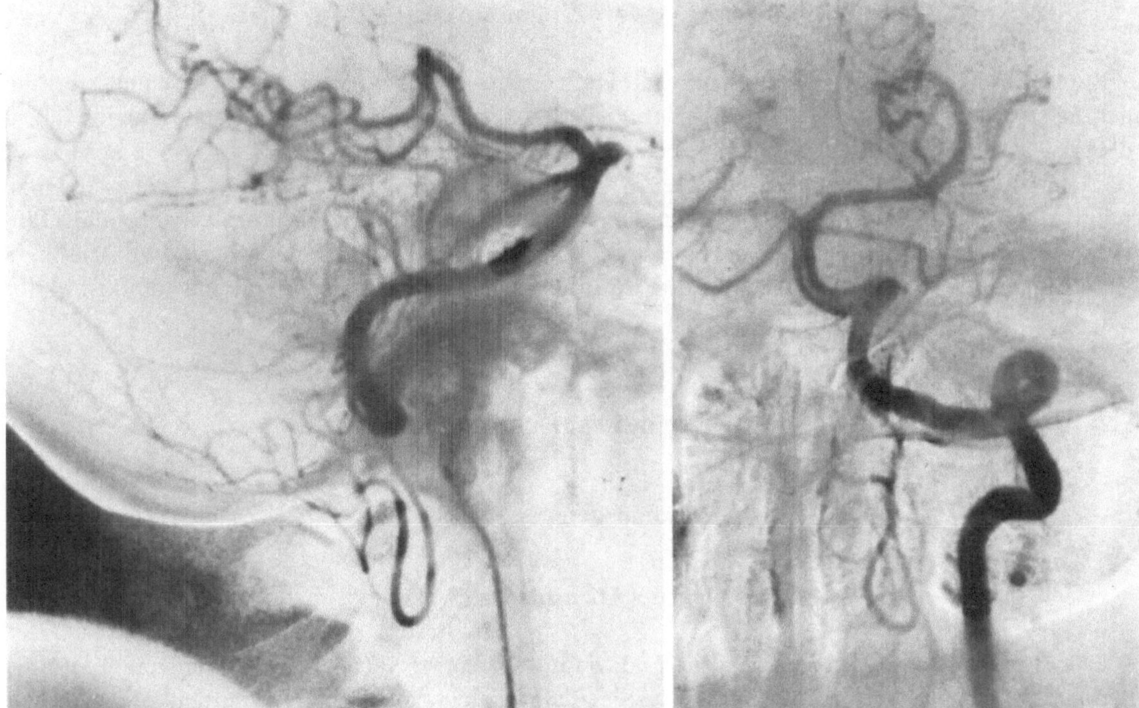

Abb. 25. Chiari-Mißbildung mit großer Verlagerung der Arteria cerebelli inferior posterior nach unten

Ventrikelerweiterungen kann man mit dem Phlebogramm den Grad dieser Erweiterung feststellen, da die subependymalen Venen proportional zur Erweiterung des Ventrikels länger werden. Auch kann man einen kommunizierenden Hydrozephalus von einem Hydrocephalus occlusus unterscheiden. Der erste geht mit einer großen, der zweite mit einer kleinen hinteren Schädelgrube einher. Die Schädelgrubenproportion kann durch Planimetrie ausgerechnet werden, weil das Phlebogramm eine Darstellung des Sinus rectus vermittelt und dadurch eine Grenze des Tentoriums im Lateralbild sichtbar wird.

Im Bereich des vertebro-basilären Systems zieht der Hydrozephalus eine Spannung aller Arterienzweige nach sich, im besonderen kann die A. cerebri posterior einen gradlinigen Verlauf nehmen. Die subependymalen Venen des Seitenventrikels verlängern sich proportional zu der Erweiterung des Ventrikels und bekommen ein gedehntes Aussehen. Auf der a-p Aufnahme mündet die Vena thalamostriata im rechten Winkel in die Vena cerebri interna. Auf den seitlichen Aufnahmen werden das Vorderhorn und die Form des Seitenventrikels durch ein subependymales Venennetz angezeigt, das bei einem starken Hydrozephalus nahe am Sinus longitudinalis superior zu finden ist.

Beim kommunizierenden Hydrozephalus ist die Vena cerebri inferior nach oben verlagert, während die Vena thalami superior gesenkt ist. Der Sinus rectus kann nach hinten verschoben sein, so daß der Winkel, den er mit der Vena Galeni magna bildet, größer als 90° ist. Diese Abflachung der Verbindungsstellen der großen Venen führt dazu, daß der Raum zwischen der Vena Galeni magna und der Vena cerebri posterior im lateralen Projektionsbild beträchtlich zunimmt.

Im Fall einer Aquäduktstenose (Hydrocephalus occlusus) findet man eine Verlagerung der A. basilaris gegen den Klivus. Im lateralen Strahlengang ist die Vena praecentralis nach hinten verlagert und erscheint gestreckt oder nach vorn konkav. Im lateralen Strahlengang ist die Vena mesencephalica posterior girlandenförmig nach unten verlagert und im frontalen Bild zur Mittellinie verschoben (progressive bitemporale Einklemmung).

II. Hydrozephalomyelie

Sie vereinigt den Hydrozephalus und die Hydromyelie. Wenn die angiographischen Merkmale des Hydrozephalus verhältnismäßig leicht zu analysieren sind, so ist es doch schwieriger, die der Hydromyelie zu erkennen, um so mehr als diese Anomalie nicht häufig ist. Sie zeigt sich in einer Verdickung des zerviko-bulbären Marks, dessen indirektes Merkmal auf einer Seitenaufnahme, die Vergrößerung der Entfernung zwischen den vorderen und hinteren Spinalgefäßen (Arterien und Venen) bildet. Für die endgültige Diagnose muß jedoch zur positiven Ventrikulographie gegriffen werden, damit das Kontrastmittel den erweiterten Ependymkanal direkt darstellt.

H. Topographische Diagnose

I. Median gelegene Tumoren

1. Der Tumor des Hirnstamms (Abb. 8, 28, 29)

Die raumfordernden Prozesse (Gliom und Medulloblastom) wachsen mehr oder weniger infiltrierend, d.h. mehr oder weniger expansiv. Sie dehnen sich gewöhnlich nach den Hirnschenkeln und selten gegen den Bulbus aus.

Auf den Aufnahmen im seitlichen Strahlengang, stellt man konstant eine Verlagerung des Chorioidalpunkts und des Colliculus-centralis-Punkts nach hinten fest. Auf jeden Fall kann der raumfordernde Prozeß, wenn er im unteren Teil des Hirnstammes liegt, nicht die anatomische Lage der Vena praecentralis verändern. Eine leichte Anhebung der Vena praecentralis ist im Angiogramm schwer wahrnehmbar, solange es sich nicht um große Tumoren handelt.

Paradoxerweise wird die A. basilaris wenig verändert. Sie ist nach hinten leicht konkav und nach vorn verlagert. Eine A. basilaris, die gegen den Klivus gedrückt ist, ist Beweis für einen sehr großen Tumor. Ausgedehnte Ponstumoren erweitern den frontalen Durchmesser der A. basilaris und bewirken eine Ausdehnung der Gabel der Arteriae cerebelli superiores. Durch Tumoren im Bulbusbereich kommt es zum Auseinanderspreizen der A. cerebelli posteriores inferiores.

Die Venae pontis anteriores, die der Brücke anliegen, sind von tumorartigen Knospen eingeschlossen, eventuell nach hinten verlagert und aus diesem Grund in einer retrobasilären Lage. Somit spricht eine nach vorn, gegen den Klivus verlagerte A. basilaris und ein vorderes Brücken-Venensystem, das nach hinten verlagert ist, für einen raumfordernden Prozeß im oberen Teil des Hirnstamms (arterio-venöse Dissoziation). Der Winkel, den die Venae pontis anteriores mit den Venae optopendunculares bilden, ist oft stumpf oder vergrößert und sein Scheitel liegt höher als normal.

Bei Geschwülsten des Hirnstammes bilden der 4. Ventrikel, der Aquädukt und der 3. Ventrikel einen großen, nach oben konvexen Bogen. Auch sind die Vierhügelplatte und der obere Teil des Lobulus centralis des Vermis nach hinten und etwas nach oben verlagert. Folglich sind die prä-zentralen Segmente der Arteriae und Venae cerebellares nach oben und nach hinten abgeplattet und verlaufen mehr oder weniger parallel zum Klivus. Der colliculozentrale Punkt ist nach hinten verlagert, der colliculo-zentrale Winkel vergrößert. Die Verlagerung des Aquädukts kann aus dem lateralen Venenbild erklärt werden. Seine Projektion stimmt ungefähr mit einer Linie überein, die den Ursprung der präzentralen Vene mit dem Endpunkt der lateralen mesenzephalen Vene verbindet (Abb. 29). Die Ausdehnung eines Brückentumors zum Hirnschenkel und zum Pulvinar ist vor allem in einer frontalen Projektion des Phlebogramms zu sehen (Abb. 28 und 29). Tatsächlich ist die Oberfläche der Projektion der Pedunculi durch das Aufrollen der

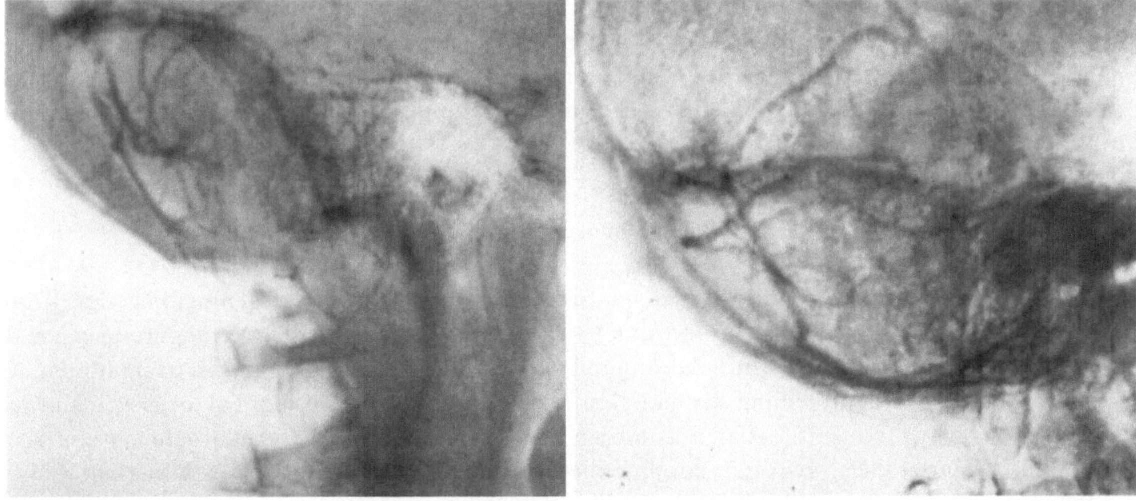

Abb. 26. Venöse Zeichen einer Tonsilleneinklemmung

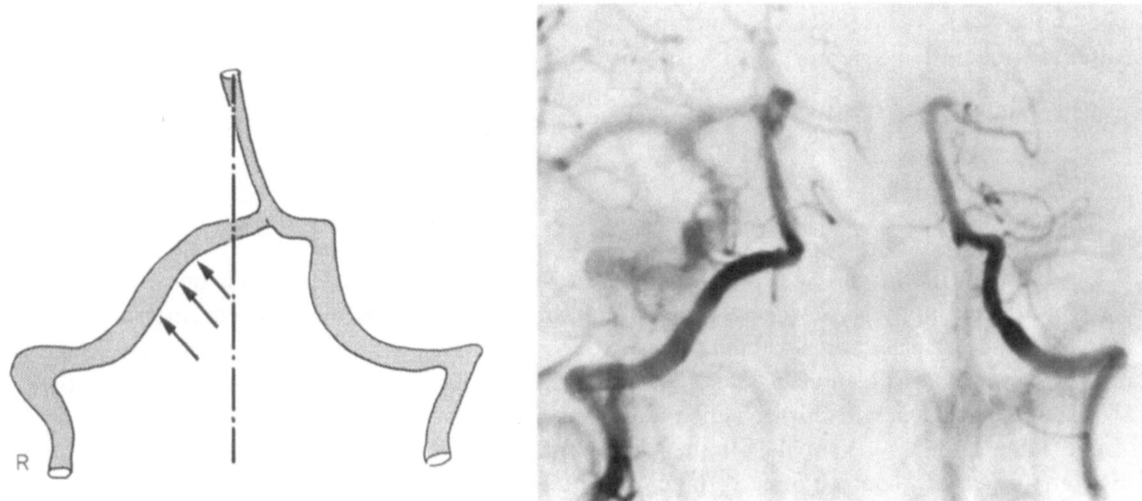

Abb. 27. Arachnoidale Zyste an der rechten Seite des Foramen magnum. Asymmetrie der V4-Abschnitte. Konvexe Anhebung des rechten V4-Abschnitts

Vena peripeduncularis vergrößert. Der Oberwurm, der von der Vena praecentralis und von der Vena vermiana superior begrenzt wird, ist nach hinten und oben zusammengedrückt. Die Vena vermis superior dringt in den subduralen, oberhalb des Oberwurms gelegenen Raum ein und ist ein Zeichen für die fortschreitende Einklemmung des Oberwurms (Abb. 10).

Die nach unten verlagerten und zusammengedrückten Kleinhirntonsillen bewirken die Verlagerung der A. cerebelli postero-inferior. Vom phlebographischen Gesichtspunkt aus sind die Verbindungstellen der Vena supra- und retroamygdalis, der Vena recessus lateralis des 4. Ventrikels nach hinten und unten verlagert, doch kommt es hier frühzeitig zu einem verkleinerten Tonsillo-Wurmvenenwinkel, wie bereits in Abb. 10a dargestellt. Der 1. Abschnitt der Vena recessus lateralis des 4. Ventrikels ist oft gedehnt und von oben nach unten verlagert, sobald ein Einwachsen des Tumors in die Kleinhirnhemisphäre besteht. Andererseits gibt es eine Verbreitung des Winkels der vom 1. und 2. Abschnitt der Vena recessus lateralis und der Vena medullae oblongatae lateralis gebildet wird. Die Vena spinalis postero-medianis und die Vena corporis restiforme sind nach hinten verlagert, doch selten gut zu identifizieren.

Kurz gesagt, weisen drei Grundmerkmale auf einen intraparenchymatösen Brückentumor hin: die Verlagerung des venösen colliculo-zentralen Punkts nach hinten-oben, des Chorioidalpunkts nach hinten und die Verlagerung der Venae pontis mit einer eventuellen arteriovenösen Dissoziation. Die angiographischen Merkmale einer Einklemmung des oberen Wurms und der Kleinhirntonsillen treten erst später auf.

2. Tumoren des Klivus

Es handelt sich um die extra-parenchymatösen vorderen Tumoren (Meningiome des Klivus, Chordome, Metastasen, seltene Chondrome). Alle diese Tumoren rufen Veränderungen an den Knochen hervor. Außer der Zurückdrängung des colliculo-zentralen Punkts nach hinten, das für jeden in der Vorderabteilung der hinteren Schädelgrube lokalisierten Tumoren gemeinsames Merkmal ist, haben die extra-axialen Tumoren auf den seitlichen Röntgenaufnahmen ein pathognomonisches arterielles Merkmal, nämlich die Rückwärtsverdrängung der A. basilaris.

Wenn der Tumor sich symetrisch hinter dem Klivus im Verhältnis zur Medianlinie entwickelt, gibt es auf den Aufnahmen im frontalen Strahlengang keine Verlagerung der A. basilaris. Entwickelt sich der Tumor aber asymmetrisch, so ist der präpontine Anfangsteil der A. cerebellis superior mehr oder weniger angehoben. Manchmal werden die Gefäßverlagerungen auch im Bereich des Anfangsegments der Arteria cerebri posterior beobachtet. Im Gegensatz zu den intra-parenchymatösen Brückentumoren weisen die Venae pontis anteriores bei extra-parenchymatösen anterioren Tumoren eine gleiche Verlagerung wie die A. basilaris auf (Rückwärtsverdrängung).

3. Tumoren des 4. Ventrikels

Die intraventrikulären raumfordernden Prozesse (Ependymome, Tumoren des Plexus chorioideus und Neurinome) entwickeln sich im Innern des Ventrikels. Sie führen einerseits zu einer Abplattung des Hirnstammes, andererseits zu einem ziemlich schnellen Verschluß des Aquädukts oder des Foramen Magendie. Diese Tumoren breiten sich von oben nach unten in der Vallekula zwischen den beiden Kleinhirntonsillen aus, die seitlich verlagert und abgeplattet sind.

Die Tumoren des 4. Ventrikels haben eine Anhebung des Ventrikeldaches zur Folge, so daß die Vena praecentralis nach oben verlagert wird und fast horizontal verlaufen kann. Der colliculozentrale Punkt, der nach rückwärts verdrängt wird, ist nach oben angehoben und der colliculozentrale Winkel kleiner. Der Kleinhirn-Oberwurm, der durch die Vena praecentralis und durch die oberen Zuflüsse der Vena vermis superior dargestellt ist, wird nach oben und hinten zurückgedrängt. Das subdural über dem Wurm gelegene Dreieck ist dadurch geschlossen und läßt den Druckkonus für die Einklemmung des Oberwurms erkennen.

Die Kleinhirntonsillen sind von vorn nach hinten verlängert, abgeplattet und seitlich verlagert. Aus diesem Grund ist das postero-bulbäre Segment der A. cerebelli posterior inferior nach vorn gedrängt, während das retrotonsilläre Segment nach hinten verdrängt erscheint. Das mediane Segment der Arterie ist gedehnt, verlängert und nimmt auf den seitlichen Aufnahmen die Form einer breiten Schleife konvex nach kaudal (Hängemattenform) an. Auf den a-p Aufnahmen ist das Segment stark seitlich verlagert. In der Phlebographie sind die Tonsillenvenen und die Vena des Recessus lateralis des 4. Ventrikels stark gedehnt, verlängert und seitlich verlagert, ebenso wie ihre Vereinigungsstelle. Die Venae spinalis posteromedianes des Corpus restiforme sind nach vorne verlagert. Der Chorioidalpunkt der A. cerebelli post. inferior ist zunächst nach hinten und deutlich nach unten verlagert. Das charakteristische angiographische Merkmal eines Tumors des 4. Ventrikels ist die Vergrößerung des Abstandes der Gefäße des vorderen Teils des Daches zu denen des hinteren Teils: Vergrößerung des Abstands zwischen dem colliculo-zentralen Punkt (Venen) und dem Chorioidalpunkt (Arterien) im seitlichen Strahlengang.

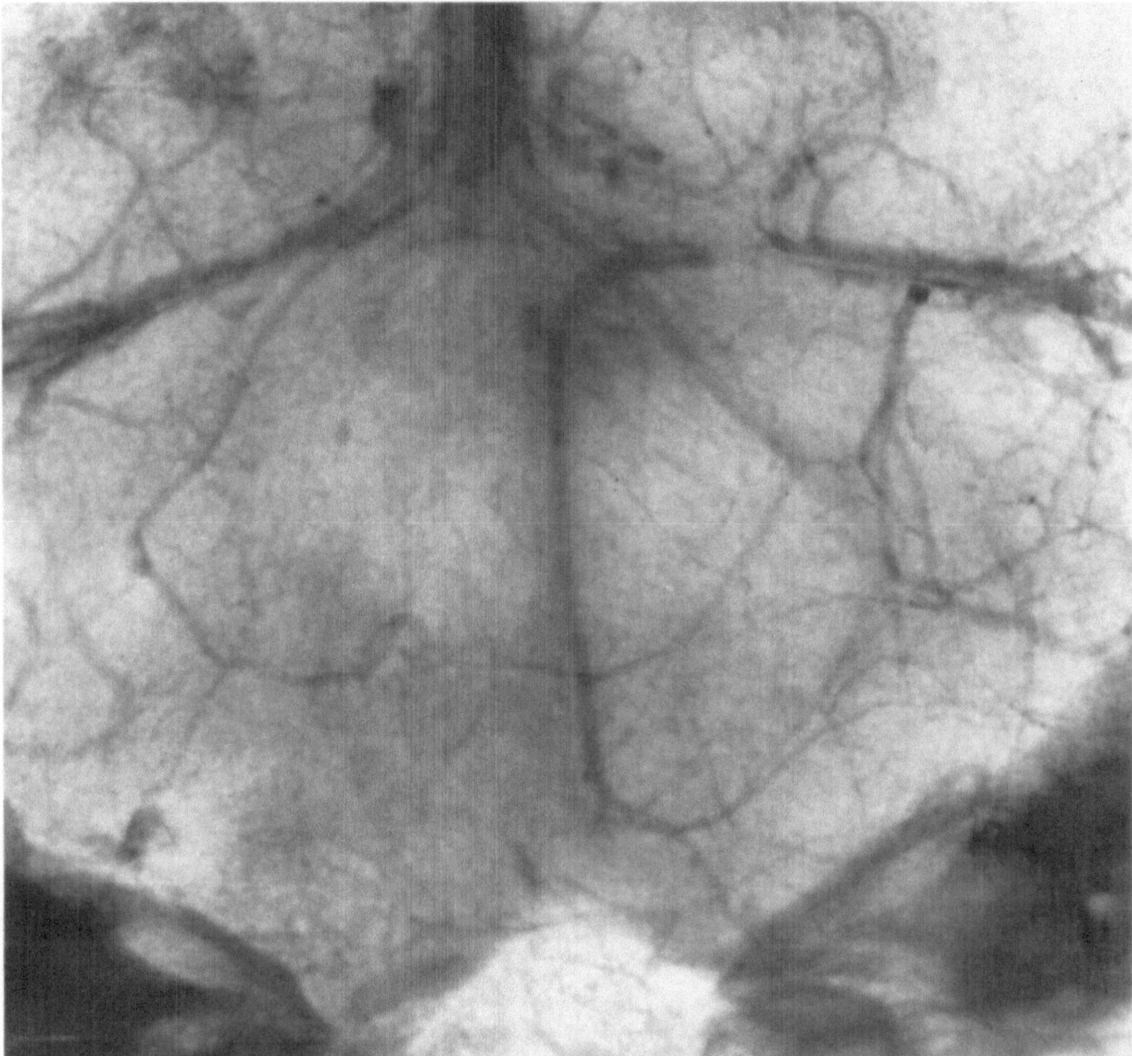

Abb. 28. Gliom des linken Hirnschenkels. Man beachte die Erweiterung des linken Hirnschenkels, der durch die Venae peripedunculares begrenzt wird, die Verschiebung des Hirnstamms nach rechts und den Tumor-„blush" im oberen Teil des linken Hirnschenkels

4. Wurmtumoren

Die Kleinhirntumoren (Medulloblastom, Astrozytom) sind mediane, raumfordernde Prozesse und betreffen im allgemeinen den hinteren Wurm. Aus diesem Grund haben diese Prozesse im Gegensatz zu den oben beschriebenen Tumoren eine Verlagerung des colliculo-zentralen Punktes und des Chorioidalpunktes nach vorn und eine frühzeitige Verlagerung der Vena cerebelli inferior nach hinten und unten zur Folge.

In Verbindung mit diesen drei wichtigen angiographischen Merkmalen werden andere Merkmale beobachtet. Sie sind jedoch verschieden, je nachdem der raumfordernde Prozeß im Bereich des oberen oder unteren Teiles des Wurmes liegt und vor allem je nach der lateralen Ausdehnung des Tumors. Diese Tumoren sind in der Tat selten reine Wurmtumoren und werden schnell zu uni- und bilateralen Hemisphären-Tumoren. Ohne Befall des 4. Ventrikels wird ihre Symptomatologie diesen Regionen zugeordnet.

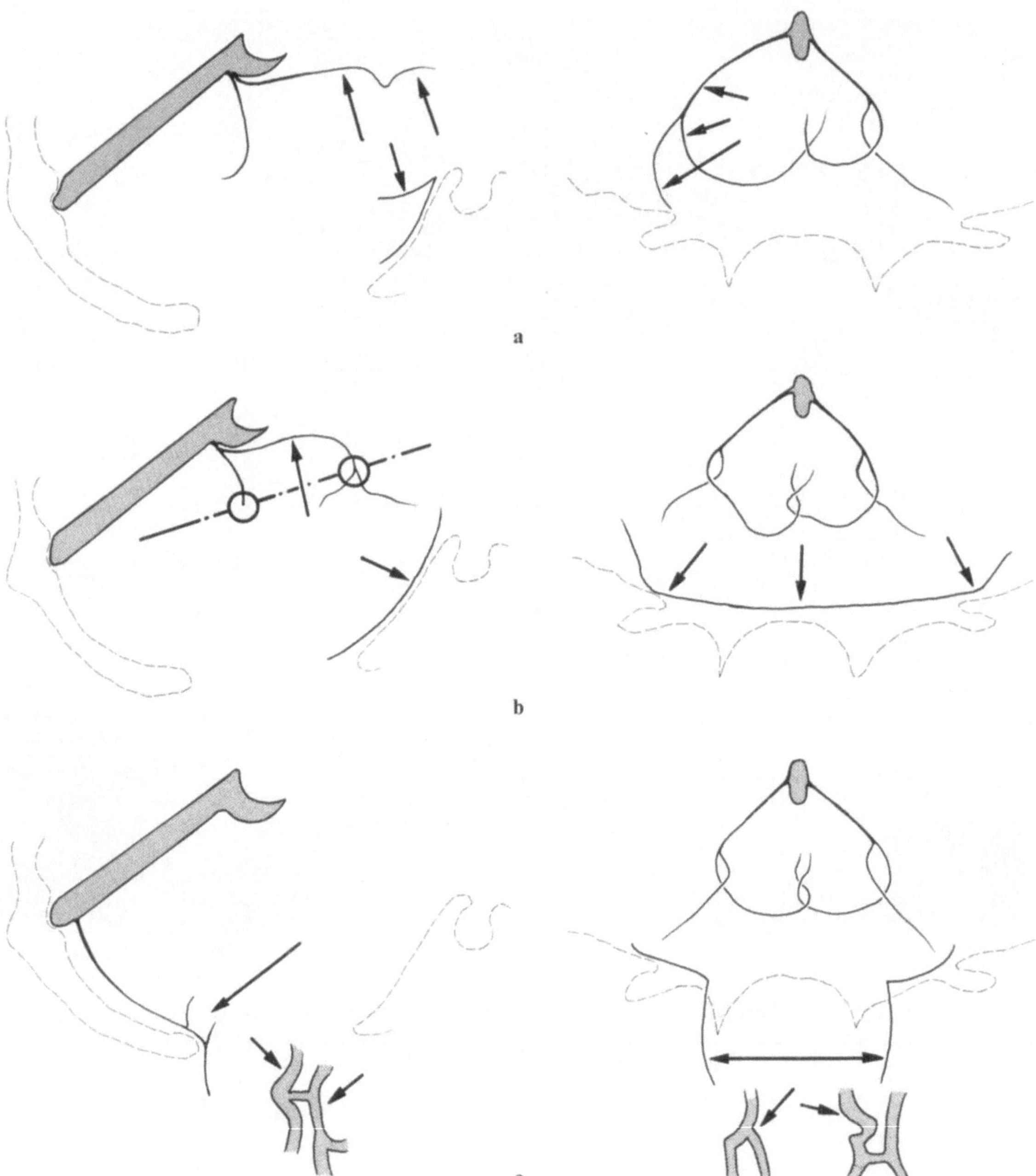

Abb. 29a–c. Schematische Darstellung der Venenverlagerungen bei Hirnstammtumoren. **a** *Hirnschenkeltumoren:* Die frontale Projektion ist als charakteristisch anzusehen, wenn die peripedunkulären Venen sichtbar sind. **b** *Brückentumoren:* Der Verlauf des Aquädukts kann aus dem Venenbild abgelesen werden (– –). **c** *Tumoren der Medulla oblongata:* ausgespreizte Venae lateralis bulbo-pontis und erweiterte Spinalvenen

Die Tumoren des Oberwurmes zeigen eine gespannte A. cerebelli superior, sei es im Verlauf ihrer ganzen Bahn oder nur der distalen Abschnitte. Auf den a-p Aufnahmen können die medianen Endzweige der rechten und linken Aa. cerebelli superiores auseinanderlaufen. In der Phlebographie ist das zweite Segment der V. praecentralis nach oben verlagert und sieht nach vorn konkav aus. Der Scheitel des colliculo-zentralen Winkels ist unter Umständen geschlossen und nach oben verlagert. Auf den a-p Aufnahmen erscheint der zweite Abschnitt der V. praecentralis nicht mehr völlig median.

Auf den a-p Aufnahmen ist ein arteriographisches, pathognomonisches Merkmal der raumfordernden Prozesse des Unterwurms zu beobachten, nämlich die Seitenverdrängung der A. vermis inferior. Eine bilaterale gleichzeitige Injektion in beide Ae. vertebrales zeigt das Auseinanderrücken der beiden Ae. vermis inferiores auf beiden Seiten des Tumors.

In der phlebographischen Phase wird die V. vermis inferior, die gedehnt ist, gegen die Okzipitalschuppe gepreßt. Der Vereinigungspunkt der Zuflüsse der oberen und unteren retro-amygdalen Abschnitte der V. vermis inferior ist nach unten verlagert.

II. Lateral gelegene Tumoren

1. Tumoren der Kleinhirnhemisphäre

Die intraparenchymatösen Tumoren (Metastasen, Astrozytome und Hämangioblastome) der Kleinhirnhemisphäre sind raumfordernde Prozesse mit seitlich-hinterer Lokalisation. Sie sind mit einer Verlagerung des colliculo-zentralen Venenpunkts und des Punktes der A. chorioidae posteriores nach vorne verbunden. Zu den angiographischen Merkmalen des Überdruckes im Bereich der hinteren Schädelgrube kommen Zeichen der Seitenverschiebung (Lateralisation) auf der a-p Aufnahme. Vor allem ist die A. cerebelli posterior inferior von diesen Tumoren betroffen, besonders der untere Endast, die A. vermis inferior.

Bei großen raumfordernden Prozessen kann die A. cerebelli post. inferior auf der entgegengesetzten Seite liegen. Die kortikalen Äste sind durch die Volumenvergrößerung der Kleinhirnhemisphären verändert. Sie sind gespannt, geradlinig, mit abschnittsweisen Straffungen und befinden sich, je nach Größe des Tumors, in einem mehr oder weniger großen Abstand voneinander. Diese Dissoziation ist besonders deutlich bei zystischen Tumoren. Es kommt hier zu einer bogenförmigen Deformation der arteriellen Hemisphärenäste.

Auf den seitlichen Aufnahmen ist, zusätzlich zu der Verlagerung des Chorioidalpunktes, der prächorioidale Abschnitt der A. cerebelli posterior inferior nach vorn und nach unten, gegen das Foramen occipitale magnum gedrängt. Die Endäste der Hemisphärengefäße sind gedehnt und gegen die Hinterhauptschuppe verlagert.

Zu diesen grundlegenden Veränderungen der A. cerebelli posterior inferior können Modifikationen im Verlauf der homolateralen A. cerebelli superior kommen, die von vorn und von der Seite sichtbar sind. Hier sind es besonders die Hemisphären-Endäste, die durch ihre Form, durch Spannung, durch die segmentäre Straffung und durch die Abweichuung nach der Mittellinie auffallen. Auch ist auf den Frontalaufnahmen ihr lateral zum Pons gelegener Winkel spitzer als der auf der gegenüberliegenden Seite (Abb. 5e). Je nachdem sich der Tumor in dem oberen oder unteren Teil der Hemisphäre entwickelt, werden die Herdmerkmale entweder die Seitenverdrängung der A. cerebelli superior oder die der A. cerebelli posterior inferior sein.

In der Phlebographie ist, außer der Vorverlagerung des colliculo-zentralen Punktes, die V. vermis superior nach hinten, gegen den Sinus rectus zurückgedrängt und erscheint gedehnt und abgerundet. Der zwischen der V. praecentralis und der V. vermis superior gelegene Raum ist vergrößert. Die V. vermis inferior ist gegen die Hinterhauptschuppe nach unten gedrängt und zeigt eventuell eine Verlagerung unter das Foramen magnum.

2. Meningiome des Tentoriums

Als pathognomonische Merkmale eines Meningioms des Tentoriums sind auf den Angiogrammen im seitlichen Strahlengang das Auseinanderrücken der A. cerebelli superior und der A. cerebri posterior anzusehen (Abb. 5g). Unabhängig von der Ausdehnung des Meningioms, ob supratentoriell und subtentoriell oder beides, besteht sowohl im seitlichen als auch im sagittalen Strahlengang diese Dissoziation der A. cerebri posterior und der A. cerebelli superior. Die Meningiome des Zelts können eine sehr große Ausdehnung erreichen, so daß ihre Symptomatologie gewöhnlich undiskutabel ist. Die V. praecentralis ist nach hinten zurückgedrängt, die V. mesencephalica posterior und lateralis sind disloziert. Bösartige Tumoren, die sich quer durch das Zelt ausbreiten, können auch die A. cerebelli sup. von der A. cerebri posterior trennen. Auf einer a-p Aufnahme verlagern diese Tumoren von der Mitte her die kalkarinen Endzweige. Die allgemeine Regel für die angiographische Diagnostik der Meningiome gilt auch für die des Tentoriums: selektive Angiographie der A. carotis interna und externa zur Beurteilung der verschiedenen Abschnitte der Blutversorgung des Tumors.

3. Tumoren des Kleinhirnbrückenwinkels

Das Akustikusneurinom stellt am häufigsten und am klassischsten den raumfordernden Prozeß des Kleinhirnbrückenwinkels dar. Ein arterielles Hauptmerkmal ist im frontalen Strahlengang die morphologische Veränderung entweder des in der Nähe gelegenen Abschnittes oder des lateral zum Pons gelegenen Winkels der A. cerebelli superior von der Seite der Läsion her (Abb. 5d). Der präpontine Abschnitt kann gerade sein, während der latero-pontine Winkel angehoben, abgeflacht und gerundet ist. Diese örtliche Gefäßverlagerung tritt früh auf und ist charakteristisch für Kleinhirnbrückenwinkeltumoren. Das andere arterielle Merkmal ist die Verdrängung der A. cerebelli inf. ant. oder der entsprechenden Äste der A. cerebelli posterior inferior. Sie ist median ausgestreckt und nach unten verlagert, so daß sie „zusammengedrückt" erscheint oder einen großen, nach oben konkav ausgerichteten Verlauf zeigt. Größere Tumoren bewirken noch eine Anhebung des Anfangsteils der A. cerebri posterior. Wenn zur gleichen Zeit mit der A. cerebelli superior eine Anhebung der A. cerebri posterior vorliegt, darf man eine Hernie durch das Foramen ovale vermuten.

Dagegen ist die Anhebung des ersten Abschnittes der A. cerebri posterior mit einem Absinken des ersten Abschnittes der A. cerebelli superior charakteristisch für die raumfordernden Prozesse des Cavum Mekeli (Meningiom des Kavums, Neurinom des 5. Hirnnervs).

Im sagittalen Strahlengang bedingt ein großer Tumor eine mediane Verlagerung des gesamten prächorioidalen Abschnittes der A. cerebelli posterior inferior. Dabei kann gleichzeitig eine Verlagerung der Endäste der A. vermis inferior auftreten. Auf den Röntgenaufnahmen im seitlichen Strahlengang ist der Chorioidalpunkt mehr oder weniger nach hinten und unten verlagert.

Während auf den Aufnahmen im sagittalen Strahlengang die A. basilaris oft keine Veränderung aufweist, findet sich manchmal eine Verlagerung dieses Gefäßes auf den seitlichen Aufnahmen. Die A. basilaris, die gewöhnlich gegen den Klivus verdrängt wird, kann sich von ihm klar absetzen und dabei mit diesem einen nach oben geöffneten Winkel von etwa 30° bilden. Dies scheint dann der Fall zu sein, wenn sich der Prozeß des Kleinhirnbrückenwinkels zapfenförmig vor den Pons drängt.

Die topographische Diagnose eines Tumors des Kleinhirnbrückenwinkels kann nach den oben beschriebenen, verschiedenen arteriellen Veränderungen vorgenommen werden:

- Eine Beeinträchtigung des Anfangsteils der A. cerebelli superior ist bezeichnend für einen raumfordernden Prozeß, der sich nach oben-medial hin entwickelt.
- Die Zurückdrängung des Chorioidalpunktes mit geringen Veränderungen der A. cerebelli superior ist ein deutliches Zeichen für einen raumfordernden Prozeß der sich nach unten entwickelt.
- Ein Tumor mit einer antero-medianen Ausdehnung hat ein Ablösen der A. basilaris vom Klivus zur Folge mit einem Befall des ersten Abschnittes der A. cerebelli superior.

- Ein Tumor mit langsamem Wachstum bedingt eine Verlagerung mit gleichzeitiger Seitenverschiebung der medianen und Endäste der Arteria cerebelli inferior posterior oder der Arteria cerebelli media.

Auf den Röntgenaufnahmen der phlebographischen Phase ist das bezeichnendste Merkmal die vertikale oder nach oben und außen gerichtete Verlagerung der Vena petrosa superior (Abb. 13c). Bei einem großen Tumor ist die V. petrosa superior gedehnt, nach oben angehoben und nach außen zurückgedrängt und bildet dann ein Gefäß, das dem Tumor anliegt (komplettes Bild in Sonnenschirmform). Die V. praecentralis ist nach hinten verlagert, wenn der Tumor die Rotation des Hirnstammes bewirkt oder wenn eine Ausdehnung des Tumors in die Cisterna pontii vorliegt, wobei diese Ausdehnung auch die Verlagerung der V. pontis anterior verursacht.

Durch die Vergrößerungs-Angiographie mit einem 0,1 Millimeter-Fokus ist es möglich, sowohl die Veränderungen der arteriellen als auch der venösen Phase der Angiographie in beiden Ebenen genauer darzustellen. Dank der Röntgenvergrößerung und der unbedingt notwendigen Subtraktion erhält man z.B. die bessere Darstellung eines „blush" bei Kleinhirnbrückenwinkeltumoren, unter denen die Neurinome den ersten Platz einnehmen, ferner Meningiome, Epidermoide und Arachnoidalzysten. Letztere können mit dem Neurinom assoziiert sein und Anlaß zu einer falschen Bestimmung des eigentlich kleineren Tumorvolumens bilden.

Literatur

Bories, J.: L'artériographie vertébrale. J. Garnier, Paris, 1. Bd., 1958

Castan, P., Bouzige, J.C., Castan-Tarbouriech, E.: Les hydrocéphalies de l'enfant – angiographie cérébrale. Expansion Scientifique, 1. Bd., 1975

Dilenge, D.: Angiographie vertébrale. Neuro-chirurgie **13**, 121–156 (1967)

Economos, D., Prosalentis, A.: L'artère cérébelleuse supérieure dans les tumeurs de la fosse postérieure. Acta radiol. **1**, 267–277 (1963)

Francke, J.P.: Contribution à l'étude des artères vertébrales. Lille: Thèse 1971

Greitz, T., Lauren, T.: Anterior meningeal branch of the vertebral artery. Acta radiol. **7**, 219–224 (1968)

Greitz, T., Liliequest, T.D., Muller, R.: Cervical vertebral phlebography. Acta radiol. **57**, 353–365 (1962)

Greitz, T., Sjögren, S.E.: The posterior inferior cerebellar artery. Acta radiol. **1**, 284 (1963)

Huang, Y.P., Wolf, B.S.: The veins of the posterior fossa: superior or galenic draining group. Amer. J. Roentgenol. **95**, 808–821 (1965)

Huang, Y.P., Wolf, B.S.: Precentral cerebellar vein in angiography. Acta radiol. **5**, 250–262 (1966)

Huang, Y.P., Wolf, B.S.: The vein of the lateral recess of the fourth ventricle and its tributaries. Amer. J. Roentgenol. **101**, 1–21 (1967)

Huang, Y.P., Wolf, B.S., Okudera, T.: The veins of the posterior fossa: anterior or petrosal draining group. Amer. J. Roentgenol. **104**, 36–56 (1968)

Huang, Y.P., Wolf, B.S., Okudera, T.: Angiographic anatomy of the inferior vermian vein of the cerebellum. Acta radiol. **9**, 327–344 (1969)

Krayenbühl, H., Richter, H.R.: Die zerebrale Angiographie, 1. Bd. Stuttgart: Thieme 1952

Krayenbühl, H., Yasargil, M.G.: Die vaskulären Erkrankungen im Gebiete der Arteria vertebralis und Arteria basalis, 1. Bd. Stuttgart: Thieme 1957

Lindgren, E.: Roentgenologie. In: Handbuch der Neurochirurgie, 1. Bd. Berlin-Göttingen-Heidelberg: Springer 1954

Megret, M.: Repérage des artères choroïdiennes de l'artère cérébelleuse postéroinférieure. Dis. Straßburg 1972

Namin, P.: L'angiographie vertébrale, 1. vol. Paris: Doin 1955

Peeters, F.L.M.: Het vertebralis angiogram bij intracraniele tumoren, 1. vol. Nijmegen: Centrale Drukkerij N.V. 1969

Ruggiero, G., Constans, J.P.: L'artériographie vertébrale. Analyse de 48 cas d'artériographie vertébrale percutanée selon la méthode de Lindgren. Rév. Neurol. **90**, 467–502 (1954)

Wackenheim, A.: Angiography of the Mesencephalon, vol. 1. Berlin-Heidelberg-New York: Springer 1970

Wackenheim, A.: Some views regarding the diagnostic value of the veins of the posterior fossa. Neuroradiology **3**, **2**, 75–76 (1971)

Wackenheim, A.: Roentgendiagnosis of the craniovertebral region. Berlin-Heidelberg-New York: Springer 1975

Wackenheim, A., Babin, E.: Excursion extra-transversaire de l'artère vertébrale. Presse méd. **77**, 1213–1214 (1969)

WACKENHEIM, A., BEN AMOR, M.: Arterio-venous separation of the prepontine vessels as a sign of intrapontine tumour. Neuroradiology **3-2**, 77–79 (1971)

WACKENHEIM, A., BRAUN, J.P.: Capillarographie cérébrale. Neurochirurgia **12**, 3, 94–99 (1969)

WACKENHEIM, A., BRAUN, J.P.: Roentgendiagnosis of the veins of the posterior fossa. Springer 1978

WACKENHEIM, A., BRAUN, J.P., BABIN, E., TOURNADE, A., DUPUIS, M., HALLER, M., MARVAN, P., MATIAS, J.: The herniation of the superior vermis. Neuroradiology **7**, 4, 221–227 (1974)

WACKENHEIM, A., BRAUN, J.P., BRADAC, G.B.: Angiographie der Tumoren des Mittelhirns und seiner Nachbarschaft Radiologe **8**, 11, 354–363 (1968)

WACKENHEIM, A., HELDT, N., BEN AMOR, M.: Variations in the drainage of the lateral mesencephalic vein. Neuroradiology **2**, 3, 154–161 (1971)

WOLF, B.S., HUANG, Y.P., NEWMAN, C.M.: The lateral anastomotic mesencephalic vein and other variations in drainage of the basal cerebral vein. Amer. J. Roentgenol. **89**, 411–422 (1963)

WOLF, B.S., NEWMAN, C.M., KHILNANI, M.T.: The posterior inferior cerebellar artery on vertebral angiography. Amer. J. Roentgenol. **87**, 322–337 (1962)

YASARGIL, M.G.: Die Vertebralisangiography. Berlin: Springer 1962

Orbita-Phlebographie

Von

K. Tornow

Mit 16 Abbildungen

A. Einleitung

Bei allen intraorbitalen, periorbitalen und retroorbitalen Prozessen mit einem einseitigen Exophthalmus werden die Röntgenaufnahmen ohne Kontrastmittel in den wenigsten Fällen zur Diagnostik beitragen. Beim Fehlen von Knochenveränderungen und Verkalkungen der Orbita und Periorbita sind Kontrastmitteluntersuchungen erforderlich. Die Injektion eines jodhaltigen Kontrastmittels oder eines Gases in das orbitale Gewebe war nicht nur diagnostisch recht unergiebig, sondern stelle auch nach Yasargil (1957) eine Belastung für den Patienten dar mit recht gefährlichen Folgezuständen. Nach Brismar (1974) ist die orbitale Phlebographie bei allen Raumforderungen und vaskulären Prozessen der Orbita die Methode der Wahl, nach Vignaud et al. (1973) in Kombination mit gleichzeitiger Darstellung der A. ophthalmica.

B. Anatomie und Röntgenanatomie des orbitalen Venensystems und seiner Zu- und Abflußbereiche

Das orbitale Venensystem liegt topographisch-anatomisch und entwicklungsgeschichtlich im Grenzbereich von Hirn und Gesicht. Es stellt über das basale Sinussystem eine Verbindung der V. facialis mit der V. jugularis her. Eine erste genaue Einteilung und Gliederung der orbitalen Venen erfolgte von Sesemann (1869) und Gurwitsch (1883). In der phlebographischen Literatur wurde allermeist nur über die V. ophthalmica superior geschrieben, andere orbitale Venen selten erwähnt. Über die V. ophthalmica inferior im orbitalen Phlebogramm berichteten Boudet (1953, 1955), Aron-Rosa et al. (1966) sowie Lombardi und Passerini (1968). Erste detailliertere Untersuchungen stammen von Clay und Vignaud (1970, 1974) sowie Brismar (1974). Salamon et al. (1972) beschrieben neben der V. ophthalmica superior und der V. ophthalmica inferior eine dritte intraorbitale Hauptvene, die V. ophthalmica media. Intraorbitale Kollateralen wurden schon von Boudet (1953), Offret et al. (1965) sowie Lombardi und Passerini (1968) erwähnt. Eine erste genauere Beschreibung erfolgte von Clay und Vignaud (1974) und Brismar (1974).

I. V. ophthalmica superior

Die wichtigste, größte und am meisten konstant verlaufende orbitale Vene ist die V. ophthalmica superior. Sie entsteht aus der Vereinigung zweier kurzer Venenstämme aus der V. supraorbitalis und der V. angularis am medialen Augenwinkel. Die Konstanz des doppelten Ursprungs wurde bereits von den alten Anatomen SESEMANN (1869) und GURWITSCH (1883) beschrieben. BOUDET (1953, 1955) glaubte, daß es eventuell neben einem oberen Hauptzweig von der V. supraorbitalis noch einen kleineren inferioren Zweig von der V. angularis geben könne. LOMBARDI und PASSERINI (1968) sahen die V. angularis als den proximalen Teil der V. ophthalmica superior. Nach den Untersuchungen von BRISMAR (1974) war in der Hälfte der Fälle der Nebenast der V. angularis und nur etwa in einem Drittel der aus der V. supraorbitalis kommende Ast weiter. In 4% war die supraorbitale und in 1% die angulare Wurzel phlebographisch nicht dargestellt.

In der Regio orbitalis bestehen viele Verbindungen zwischen der V. ophthalmica superior und der V. facialis. Die Kenntnis über die anatomisch-topographische Lage der V. facialis und ihrer Äste in der Nähe der Orbita und um die Orbita herum ist wichtig für die Punktion und Applikation des Kontrastmittels zur Darstellung des orbitalen Venensystems und für die digitale Kompression, um einen gerichteten Abstrom des Kontrastmittels nach intraorbital zu erhalten. Von besonderer Bedeutung ist die V. frontalis. Nach GURWITSCH (1883) ist die V. frontalis in den meisten Fällen unpaar; nach BRISMAR (1974) waren phlebographisch zwei oder mehrere Vv. frontales zu finden, selten nur eine. Im allgemeinen fand sich eine V. frontalis auf jeder Seite mit zahlreichen Anastomosen zwischen ihnen, nach kaudal mit der V. supraorbitalis zusammentreffend, um die V. angularis zu bilden, welche sich als V. fazialis fortsetzt.

In der Augenhöhle verläuft die V. ophthalmica superior von fazial nach dorsal und von medial nach lateral in folgender Weise: Anfangs vom M. rectus superior bedeckt, zieht sie nach dorsal und von medial nach lateral über den Sehnerv hinweg, verläuft zwischen dem M. rectus superior und dem M. rectus externus, geht dann über den M. rectus superior zur lateralen Augenhöhlenwand, um dann nach dorsal und kaudal zur Fissura orbitalis superior abzufallen und mündet in den Sinus cavernosus.

Schon GURWITSCH (1883) stellte fest, daß die V. ophtahlmica superior während ihres Verlaufs ihr Kaliber verändert: An ihrer Vereinigungsstelle verhältnismäßig eng, wird sie, nachdem sie die Venen der Augenhöhle aufgenommen hat, bedeutend weiter und verengt sich wiederum an der Mündungsstelle in den Sinus cavernosus. OFFRET et al. (1965) bestimmten die Weite der V. ophthalmica superior, später auch HANAFEE et al. (1968), die eine Weite bis zu 5 mm noch für normal hielten. BRISMAR (1974) gab eine normale Weite von 1,8–5,9 mm an. Er konnte durch Kompression der Vv. faziales, auch unter normalen Bedingungen, eine deutliche Weiterstellung erreichen.

In der französischen Literatur wurde das orbitale Phlebogramm der V. ophthalmica superior im naso-okzipitalen Strahlengang als klassisches Parallelogramm bei einer fehlenden Seite bezeichnet. SCHOBER und BENDER (1968) teilten den Verlauf der V. ophthalmica superior im Phlebogramm in drei Hauptstämme ein: in den präbulbären Abschnitt, in die Rectus-superior-Schlinge und in den postbulbären Abschnitt.

HANAFEE et al. (1968) gaben eine Unterteilung der V. ophthalmica superior im Phlebogramm in drei Segmente an. Das erste Segment beginnt an der Vereinigungsstelle der beiden Ursprungszweige der V. ophthalmica superior, kreuzt unterhalb des M. rectus superior und verläuft danach in latero-dorsaler Richtung. Das erste Segment ist sehr kurz und extrakonisch gelegen. Das zweite oder mittlere Segment dringt in den Muskelkonus ein, verläuft zwischen dem M. rectus internus und dem M. rectus superior oberhalb des Augapfels, der die V. ophthalmica superior an dieser Stelle leicht von der Seite her einwölbt, dann in Richtung zur Unterseite des M. rectus superior. Durch den M. rectus superior wird die V. ophthalmica superior, besonders im seitlichen Strahlengang, nach kranial konvexbogig angehoben. Danach verläuft die V. ophthalmica superior auf der kranialen lateralen Seite der Orbita zwischen dem M. rectus superior und dem M. rectus externus, um das dritte Segment zu bilden. Nach CLAY und VIGNAUD (1974) werden am dritten Segment zwei Teile unterschieden: Der anteriore oder erste Teil folgt der Außenseite des Muskelkonus zwischen dem M. rectus superior und dem M. rectus externus nach dorso-medial und leicht nach kaudal, der zweite oder dorsale Teil folgt dem inneren Rand der Fissura orbitalis superior, um sich dort mit der V. ophthalmica inferior zu vereinigen und mündet in den Sinus cavernosus.

In einem Drittel aller Fälle fand sich nach BRISMAR (1974) eine Doppelung der V. ophthalmica superior. Die Richtungsänderungen der V. ophthalmica superior im Orbitaphlebogramm bilden nach CLAY und VIGNAUD (1974) folgende Winkel: *P* 1 (Winkel der beiden Wurzeln), *P* 2 (Vereinigung des ersten und zweiten Segments) und *P* 3 (Vereinigung des zweiten und dritten Segments) (Abb. 1).

Nach BRISMAR (1974) bestehen schon normalerweise größere Differenzen im Verlauf der rechten und linken V. ophthalmica superior. Die Variabilität kann recht groß sein, und es ist auch nicht möglich, normale Werte für den Verlauf der V. ophthalmica superior zu geben.

Die V. ophthalmica superior steht direkt oder indirekt mit allen anderen orbitalen Venen, dem Stamm der V. fazialis und durch die Fissura orbitalis inferior über die V. ophthalmica inferior mit dem Plexus pterygoideus in Verbindung und kann, nach HAFFERL (1969), in dieser Richtung sogar ihren Hauptabfluß haben.

II. V. ophthalmica inferior

Die V. ophthalmica inferior ist der zweite wichtige, allerdings wesentlich kleinere Venenstamm der Orbita, am Orbitaboden und vorwiegend extrakonisch verlaufend. BRISMAR (1974) konnte sie in 65% seiner Fälle phlebographisch darstellen. CLAY und VIGNAUD (1974) teilten den Verlauf der V. ophthalmica inferior in zwei Segmente ein: in ein sehr variabel verlaufendes anteriores und ein verhältnismäßig konstant verlaufendes posteriores Segment.

Im anterioren Segment verläuft die V. ophthalmica inferior in einer nach medial offenen Kurve, dicht über dem Orbitaboden und dann im posterioren Segment entlang dem Muskelkonus, bis zur Einmündung in die V. ophthalmica superior. GURWITSCH (1883) fand in 43% seiner Fälle eine Anastomose zwischen der V. ophthalmica inferior und dem Plexus pterygoideus durch die Fissura orbitalis inferior. In 5 von 57 Fällen konnte BRISMAR (1974) diesen Befund auch phlebographisch bestätigen. In knapp 10% seiner Fälle fand BRISMAR (1974) eine Doppelung der V. ophthalmica inferior. Orbitalphlebographisch spielt die V. ophthalmica inferior eine wichtige Rolle bei extrakonischen Prozessen.

III. V. ophthalmica media

Neben der V. ophthalmica superior und der V. ophthalmica inferior existiert nach CLAY und VIGNAUD (1974) eine orbitalphlebographisch nicht sehr wichtige V. ophthalmica media, von der V. angularis oder dem ersten Segment der V. ophthalmica superior ausgehend, seitlich zwischen der V. ophthalmica superior und der V. ophthalmica inferior gelegen, am Orbitadach dicht an der medialen Orbitawand nach dorsal laufend, in die V. ophthalmica superior oder in den Sinus cavernosus einmündend. In der a-p Projektion kann es schwierig sein, sie von der anterioren oder medialen Kollateralvene und in der seitlichen Projektion von der V. ophthalmica superior zu unterscheiden. Nach BRISMAR (1974) ist sie in 39% seiner Fälle dargestellt.

IV. Kollateralvenen

Vier Venen verlaufen von der V. ophthalmica superior in Richtung zur V. ophthalmica inferior und sind meist mit ihr verbunden. Sie sind von BRISMAR (1974) als anteriore, mediale, laterale und posteriore Kollateralvenen benannt worden, nach VIGNAUD et al. (1973) und CLAY und

S1
R2
P1
S2
R1
P2
C2
S3
C1
AV
C3
i2
p
i1
CS
R2
P1
R1
S2
P2
AV
C1
gl.
C2
C3
S3
i1
p
i2
CS
R2
S1
P1
R1
S2
i1
p
P2
S3
i2
a
CS
S2
P2
C2
C3
S3
i2
S2
P2
C2
S3
C3
P2
S3
gl.
C2
C3
i2
P2
P2
b
LV
LV
c

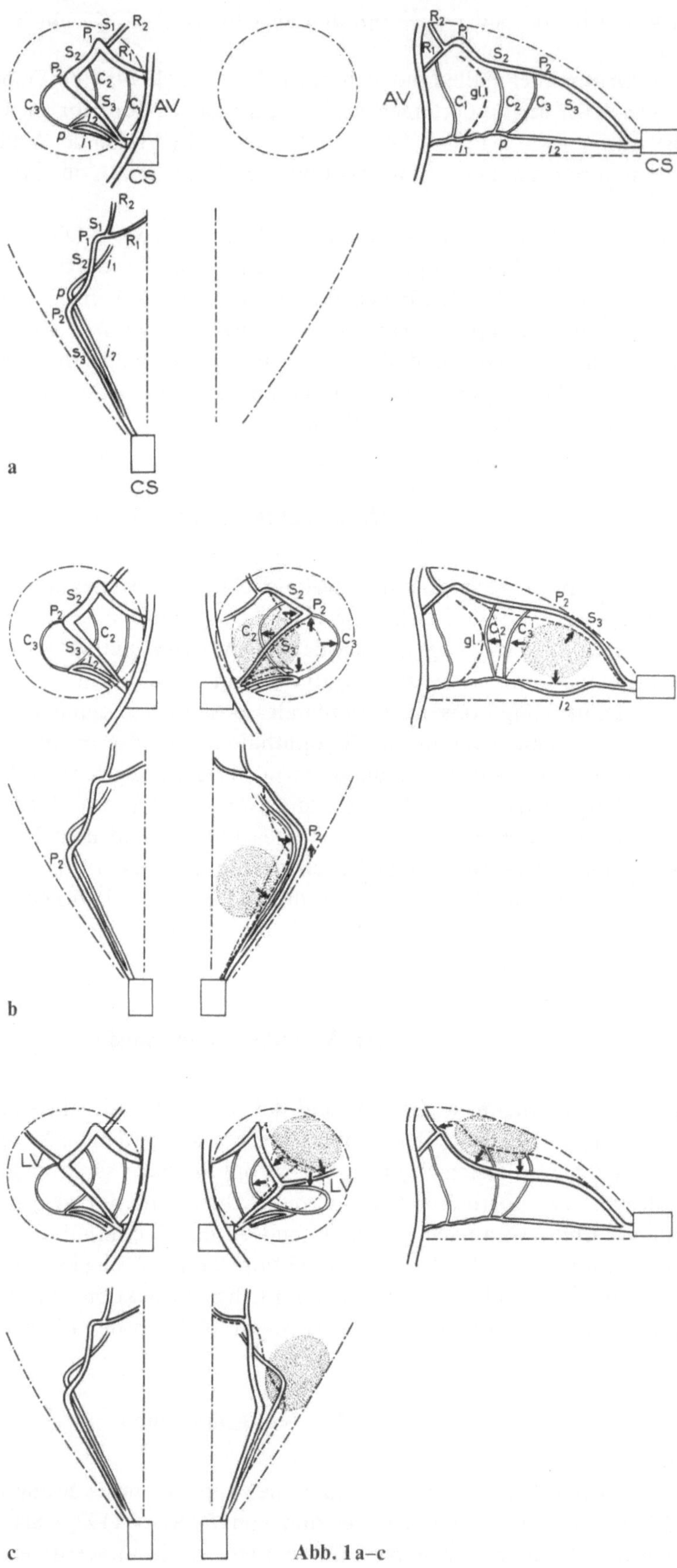

Abb. 1a–c

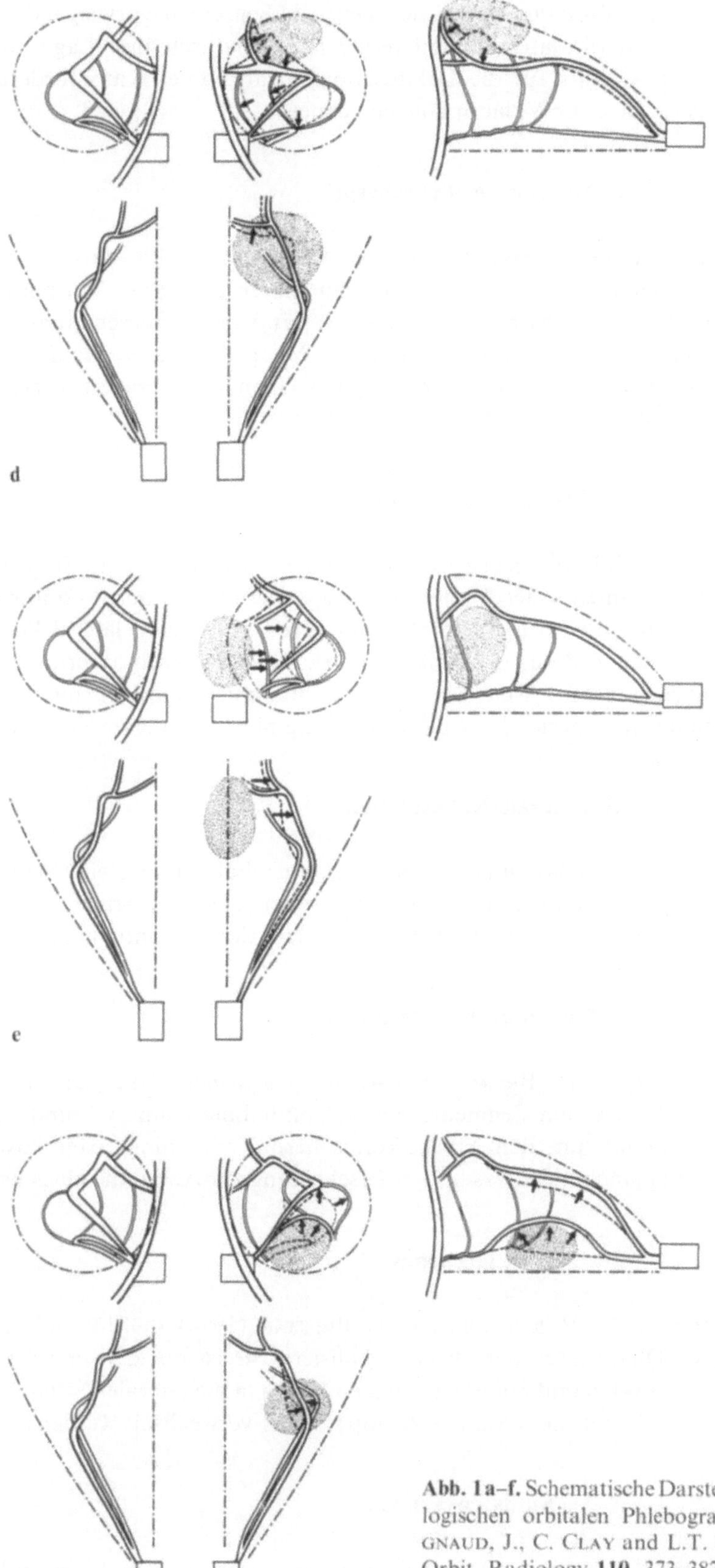

Abb. 1a–f. Schematische Darstellung des normalen und pathologischen orbitalen Phlebogramms in drei Ebenen aus VIGNAUD, J., C. CLAY and L.T. BILANIUK: Venography of the Orbit. Radiology **110**, 373–382 (1974). (Mit freundl. Genehmigung von Madame Vignaud)

VIGNAUD (1974) als „le système des absidales". Alle vier Venen haben einen vorwiegend kraniokaudalen Verlauf. Die mediale und die laterale Kollateralvene sind durch ihre Lage an jeder Seite des Muskelkonus besonders wichtig für die Lokalisation intraorbitaler Raumforderungen. Ebenfalls zu den Kollateralvenen wird die V. lacrimalis gerechnet.

1. Anteriore Kollateralvene

Die anteriore Kollateralvene ist nach BRISMAR (1974) in 91% seiner Fälle dargestellt. Eine Vene, die vom vorderen Teil der medialen Orbitawand, vom angulären Zweig der V. ophthalmica superior zum anterioren Segment der V. ophthalmica inferior verläuft mit kleineren Anastomosen zur V. angularis und in einigen Fällen auch direkt mit der V. fazialis in Verbindung steht. Sie hat nach CLAY und VIGNAUD (1974) im a-p Strahlengang einen fast geraden Verlauf und ist in seitlicher Projektion leicht nach anterior konkav dargestellt.

2. Mediale Kollateralvene

Die mediale Kollateralvene ist nach BRISMAR (1974) in 97% seiner Fälle dargestellt. Sie verbindet den mittleren Teil des zweiten Segments der V. ophthalmica superior mit der V. ophthalmica inferior. Sie ist eine Kollateralvene, die im a–p Strahlengang einen stark nach lateral konkaven Verlauf zeigt und – so den mittleren Teil des Muskelkonus abzeichnend – nach anterior verläuft. Sie ist die größte Kollateralvene, fast so weit wie die V. ophthalmica superior und darf bei einem Verschluß der V. ophthalmica superior im a-p Strahlengang nicht mit dieser Vene verwechselt werden.

3. Laterale Kollateralvene

Die laterale Kollateralvene ist nach BRISMAR (1974) in 72% seiner Fälle dargestellt. Sie verläuft am vorderen lateralen Teil des Orbitabodens in einer weiten nach medial offenen Kurve, den lateralen Rand des Muskelkonus passierend, zum mittleren Segment der V. ophthalmica superior.

4. Posteriore Kollateralvene

Die posteriore Kollateralvene ist nach BRISMAR (1974) in 19% seiner Fälle dargestellt. Sie entspringt vom dorsalen Teil des zweiten Segments der V. ophthalmica superior und verläuft nach dorso-lateral und nach kaudal, um den Muskelkonus herum zum Sinus cavernosus. Im lateralen Strahlengang kann ihre manchmal etwas bizarre Erscheinung zur Annahme eines pathologischen Venennetzes führen.

5. V. lacrimalis

Eine weitere Kollateralvene ist die V. lacrimalis, nach BRISMAR (1974) in 81% seiner Fälle dargestellt, im äußeren oberen Quadranten der Orbita lokalisiert. Sie ist mit dem mittleren Teil der V. ophthalmica superior verbunden und mündet in einigen Fällen in die laterale Kollateralvene. Im a-p Strahlengang sollte sie nicht mit dem Sinus sphenoparietalis verwechselt werden.

V. Sinus cavernosus

Der Sinus cavernosus ist nach TORNOW (1972) bei einer technisch einwandfreien orbitalen Phlebographie in jedem Fall ausreichend und beiderseits dargestellt.

C. Physiologie und Pathophysiologie des orbitalen Venensystems unter besonderer Berücksichtigung hämodynamischer Aspekte

Hämodynamische Informationen im Bereich der orbitalen Venen und ihrer Drainagesysteme können mittels retrograder phlebographischer Verfahren, insbesondere durch den frontalen Zugang, nicht erzielt werden, vielleicht von vereinzelten pathologischen Fällen abgesehen, wie orbitale Angiome und Sinuscavernosus-Fisteln.

Erste Mitteilungen über die Hämodynamik der orbitalen Venen, einschließlich der zu- und abführenden Drainagesysteme, insbesondere über die Frage nach der Richtung des Blutstromes in den orbitalen Venen, stammen von den Anatomen SESEMANN (1869) und GURWITSCH (1883). KRAYENBÜHL und YASARGIL (1965) berichteten, daß das Fehlen von Klappen in den Vv. ophthalmicae eine Umkehrung des wahrscheinlich von fazial zum Sinus cavernosus erfolgenden Blutstromes ermöglichen würde, die Abflußregelung des venösen Blutes in der Orbita aber noch nicht ganz klar sei. Aufgrund serienangiographischer Untersuchungen konnten HACKER und PORRERO (1969), TORNOW und PISCOL (1970) sowie TORNOW (1971, 1972) feststellen, daß sich über die A. carotis externa in einem hohen Prozentsatz die venösen Plexus der Nasenmuscheln füllen, die in Verbindung zur V. ophthalmica superior stehen.

Drainierten (nach TORNOW, 1972) die Plexus venosus der Nasenmuscheln in das orbitale Venensystem, so ließ sich die V. ophthalmica superior bereits nach 2–3 s post injektionem nachweisen, d.h. also noch in der spätarteriellen bis gerade frühvenösen Phase des intrakraniellen Karotisangiogramms. Diese frühe Zeichnung der V. ophthalmica superior, bedingt durch den raschen Durchfluß durch die pseudokavernösen Räume der Nasenmuscheln, sprach für die physiologische Stromrichtung von fazial nach endokranial. Wird die V. ophthalmica superior über den Sinus cavernosus (von Sinus-cavernosus-Fisteln abgesehen) oder den Sinus sphenoparietalis als Abflußweg endokraniellen Blutes benutzt, so ist sie erst später, d.h. immer erst in der venösen Phase und nicht früher als 4–5 s post injectionem nachweisbar.

Eine Darstellung der V. ophthalmica superior von endokranial nach fazial wurde nach TORNOW (1972) in der Regel nur bei intrakraniellen Raumforderungen oder Verlegungen des Sinus cavernosus (besonders bei nach seitlich ausbrechenden Hypophysentumoren sowie bei Thrombosen des Sinus cavernosus) gefunden und immer nur im Sinne einer pathologischen Strömungsumkehr gedeutet. BRISMAR (1974) kam zu ähnlichen Ergebnissen.

D. Methodik

DEJEAN und BOUDET haben 1951 erstmals durch eine kraniale retrograde Phlebographie die Ursache eines einseitigen Exophthalmus klären können.

Die Darstellung der orbitalen Venen und des Sinus cavernosus gelingt mit verschiedenen Techniken und auf zwei verschiedenen Wegen: den anterioren, über Zuflüsse der V. fazialis und den posterioren, über die Sinus petrosii.

DEJEAN und BOUDET (1951) und BOUDET (1953) injizierten das Kontrastmittel in eine operativ freigelegte V. angularis. HAYDEN und GLONIG (1952) sowie DU BOULAY (1961) punktierten die V. angularis perkutan. BRICK (1961) und BROVKINA (1964) katheterisierten die V. angularis von der zuvor operativ freigelegten V. fazialis aus. Die perkutane Punktion einer V. frontalis wurde erstmals von YASARGIL (1957) angegeben. HANAFEE et al. (1968) katheterisierten über die V. jugularis interna den Sinus petrosus inferior und konnten auf diesem Weg auch den Sinus cavernosus und das orbitale Venensystem darstellen. VIGNAUD und CLAY (1969) sowie PISCOL (1970) führten erstmals die perkutane Katheterisierung einer V. frontalis durch. TAKAHASHI und TANAKA (1971)

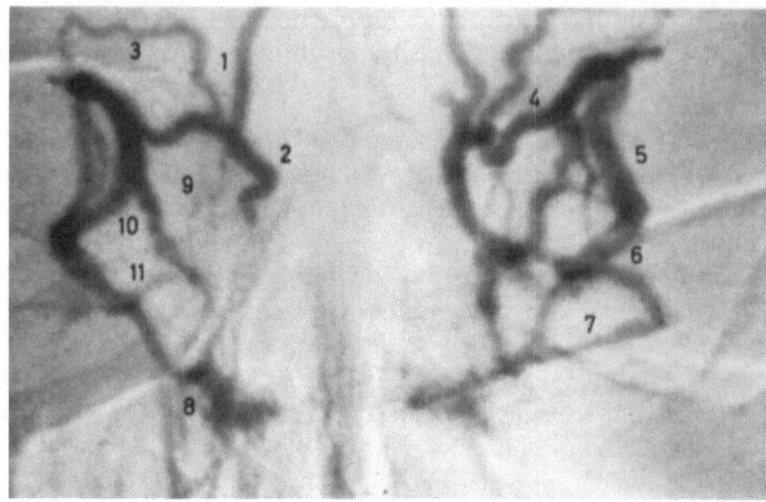

Abb. 2. Normales orbitales Phlebogramm im naso-okzipitalen Strahlengang. Subtraktionsaufnahme. (*1*= V. frontalis, *2*=V. angularis, *3*=V. supraorbitalis, *4, 5, 6*=1., 2., 3. Segment der V. ophthalmica superior, *7*=V. ophthalmica inferior, *8*=Sinus cavernosus, *9, 10, 11*=Kollateralvenen)

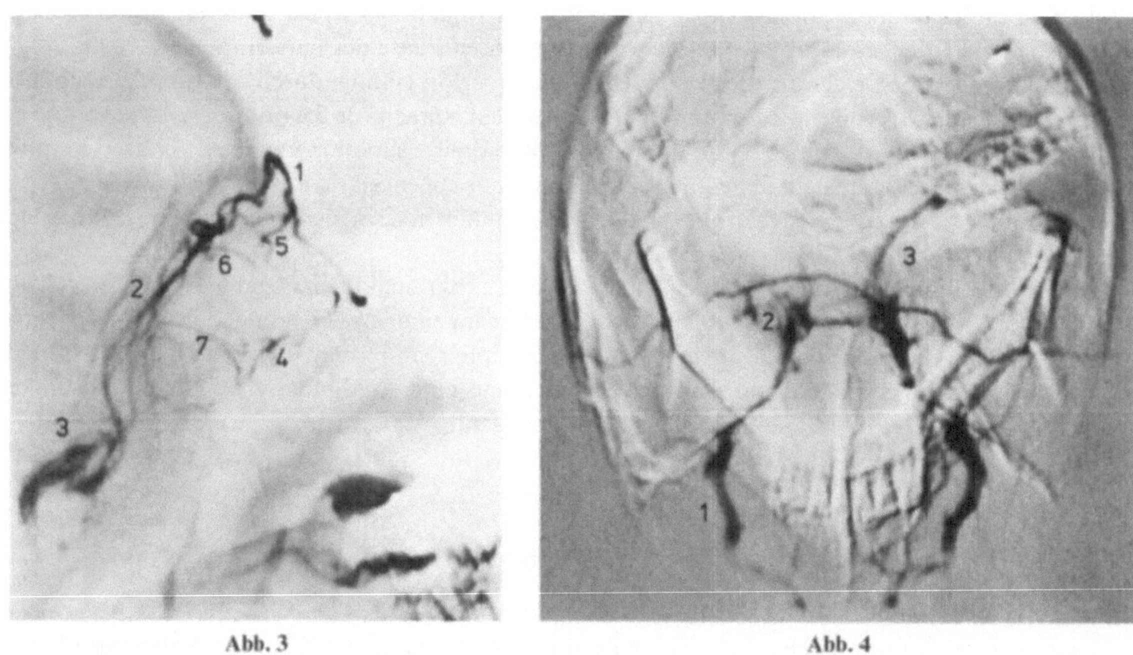

Abb. 3. Normales orbitales Phlebogramm im seitlichen Strahlengang. Subtraktionsaufnahme. (*1*=V. angularis, *2*=V. ophthalmica superior, *3*=Sinus cavernosus, *4*=V. ophthalmica inferior, *5., 6.* und *7.*=anteriore, mediale und posteriore Kollateralvene)

Abb. 4. Normales orbitales Phlebogramm in Schädelbasiseinstellung. Subtraktionsaufnahme. (*1*=V. ophthalmica superior, *2*=Sinus cavernosus, *3*=Sinus petrosus inferior)

berichteten über die transfemorale Katheterisierung der Sinus petrosii mit Darstellung auch der orbitalen Venen.

Für die Darstellung des orbitalen Venensystems und des Sinus cavernosus hat sich die perkutane Punktion und Katheterisierung einer V. frontalis durchgesetzt. In der Hand des geübten Untersuchers ist die Punktion und Katheterisierung der V. frontalis einfach. BRISMAR (1974) berichtete über eine Fehlpunktion auf 40 Untersuchungen. VIGNAUD et al. (1973) berichteten über eine Erfolgsrate von 89%. Bei den weiteren 11% wurde anschließend die Jugularographie, Angularographie, die Darstellung der V. facialis oder andere Zugangswege benutzt. Der besondere Wert der Katheterisierung einer V. frontalis liegt darin, daß die Untersuchung örtlich und zeitlich getrennt vom Funktionsraum erfolgt, die gewünschte Lage jederzeit vom Monitor kontrolliert werden kann, und die unbehinderte Lage des Patienten bei den verschiedenen Einstellungen gewährleistet ist.

Bei der Injektion des Kontrastmittels ist eine Kompression der nicht in die Orbita ziehenden Venen erforderlich. Nach VIGNAUD et al. (1973) ist die effektivste Form der Kompression die Kompression der Vv. angulares. Damit kann eine Anfärbung der Nasenmuscheln verhindert und diese nicht mit einer abnormen orbitalen Vaskularisation verwechselt werden.

Wichtig ist eine rasche Injektion des Kontrastmittels, da dadurch eine Erweiterung der orbitalen Venen ermöglicht wird. Die orbitale Phlebographie wird nach BRISMAR (1974) in zwei a-p Serien, einer semiaxialen und axialen Einstellung sowie in scharf lateraler und schräg lateraler Position, bei jeweils vier Aufnahmen pro Serie, im Abstand von einer Sekunde durchgeführt. Subtraktionsaufnahmen sind unerläßlich. Über angiotomographische Untersuchungen, besonders des Sinus cavernosus, berichtete BRISMAR (1974). Von NAKAYAMA und WENDE (1972), WENDE und NAKAYAMA (1973) sowie WENDE et al. (1974) wurde auf die besondere Bedeutung der Vergrößerungstechnik bei der orbitalen Phlebographie hingewiesen. So konnten CLAY und VIGNAUD (1974) durch die Vergrößerungstechnik die dünnen Venen des M. rectus externus darstellen; der Versuch, auch die V. centralis retinae abzubilden, gelang jedoch nicht. (In den Abb. 2–4 sind unauffällige Orbitaphlebogramme im naso-okzipitalen und im seitlichen Strahlengang sowie in einer speziellen Schädelbasiseinstellung dargestellt.)

E. Komplikationen

Ernsthafte Komplikationen bei der orbitalen Phlebographie mittels perkutaner Punktion und Katheterisierung einer V. frontalis sind nicht beschrieben. Lokale Hämatome im Punktionsbereich, leichtes Druck- und Hitzegefühl der Stirngegend und hinter den Augen sowie ganz selten leichte Übelkeit und Brechreiz können während der Kontrastmittelinjektion beobachtet werden. Nach BRISMAR (1974) kam es einige Male zu Störungen der Nasenatmung, sehr wahrscheinlich durch kontrastmittelbedingte Schwellung der Nasenschleimhäute.

F. Das pathologische orbitale Phlebogramm

I. Der unilaterale Exophthalmus

Die wichtigste Indikation zur Durchführung einer orbitalen Phlebographie ist der einseitige Exophthalmus. Die Orbita, mit einem Längsdurchmesser von nur 4–5 cm, hat nach SCHOBER und BENDER (1968) die Form eines Kegels, dessen knöcherner Mantel Massenverschiebungen in eine dorsoventrale Richtung mit Protrusion des Bulbus zwingt. Der Prozeß, der zum einseitigen Exophthalmus führt, kann primär orbital, periorbital oder retroorbital liegen.

Liegt der Prozeß primär intraorbital, wird wiederum eine intrakonische und eine extrakonische Lokalisation unterschieden. Gleichwohl gibt es intrakonische Prozesse mit extrakonischer Ausdehnung und umgekehrt. Für die Lokalisation eines intraorbitalen Prozesses ist, neben der Protrusion, die Dislokalisation des Bulbus von erheblicher Bedeutung (SCHÜRMANN, 1974). So vermag die Dislokalisation schon zuverlässige Aussagen darüber zu geben, ob der Prozeß lateral oder medial, kranial oder kaudal vom Bulbus zu suchen ist. Nach VIGNAUD et al. (1973) kommt es bei einer intrakonischen Raumforderung zu einem mehr axialen Exophthalmus, zu einer frühen Visusbeeinträchtigung und zu einer nur geringen Beeinträchtigung der Augenmotilität; bei einer extrakonischen Raumforderung dagegen zu einem nicht axialen Exophthalmus, zu einer erst späten Visusbeeinträchtigung und zu einer frühen Augenmotilitätsstörung. Bei einer retroorbitalen Raumforderung mit einem unilateralen Exophthalmus ist die Unterscheidung zwischen einem Fissura-orbitalis-superior-Syndrom und einem Sinus-cavernosus-Syndrom von lokalisatorischer Bedeutung. Bei dem Fissura-orbitalis-superior-Syndrom ist neben den Hirnnerven III, IV und VI auch noch der 1. Ast des Nervus trigeminus und beim Sinuscavernosus-Syndrom zusätzlich der 2. Ast des Nervus trigeminus betroffen.

In der Differentialdiagnose des unilateralen Exophthalmus unterscheidet BUSHE (1959) drei Hauptgruppen: den entzündlichen, den blanden, nicht pulsierenden und den pulsierenden Exophthalmus.

1. Der entzündliche Exophthalmus

Der entzündliche wird in den akuten und in den chronischen Exophthalmus unterteilt.

a) Der akut entzündliche Exophthalmus (vor allem die Orbitalphlegmone, die Thrombophlebitis der Orbitalvenen, die Sinus-cavernosus-Thrombose und Empyeme der Nasennebenhöhlen mit Durchbruch in die Orbita).

b) Der chronisch entzündliche Exophthalmus (vor allem die chronische Myositis, die Mukozele und der Pseudosinus dilatans sowie spezifische Granulome).

2. Der blande, nicht pulsierende Exophthalmus

a) Allgemeinerkrankungen (Thyreotoxikose Basedow – meist doppelseitig –, leukämische Infiltrate, Lymphogranulomatose)

b) Systematisierte Krankheiten (Lipoidgranulomatose, eosinophiles Granulom, Neurofibromatose, Marmorknochen und Pagetsche Krankheit)

c) Exophthalmus nach Traumen (retrobulbäres Hämatom, retrobulbäre Knochenimpression, retrobulbäre Fremdkörper, retrobulbäres Emphysen)

d) Geschwulstähnliche Gewebsfehlbildungen (Dermoide und Teratome, kavernöse Angiome, kavernöses Lymphangiom)

e) Echte Geschwülste (Meningiome, Optikusspongioblastome, Hämangiome, Fibrome, Fibrosarkome, Rhabdomyosarkome, Rundzellensarkome, maligne Schädelbasistumoren, Plasmozytome, orbito-ethmoidale Osteome)

f) Geschwulstmetastasen (Karzinome, Sarkome, Melanome).

3. Der pulsierende Exophthalmus

a) Gefäßprozesse (die traumatische oder spontane Sinus-cavernosus-Fistel, das Aneurysma der A. ophthalmica, Rankenangiome der Orbita, gefäßreiche Tumoren)

b) Angeborene oder erworbene Defekte des Orbitaldaches.

VIGNAUD et al. (1973) berichteten über 395 ausgewertete orbitale Phlebogramme. Von 149 Fällen eines tumorös bedingten Exophthalmus konnten 95,7%, die später chirurgisch verifiziert wurden, lokalisiert werden. Es handelte sich u.a. um 29 Meningiome, 22 Hämangiome, 14 Mukozelen, weiteren 21 benignen Tumoren, wie Dermoidzysten, Neurinome sowie 10 Optikusspongioblastome, 8 Tumoren der Tränendrüse, 8 Karzinome des Nasenrachenraums, 18 weiteren malignen Tumoren, wie Retikulosarkome, Melanome, Angiofibrosarkome sowie 9 Metastasen.

24% dieser Tumoren waren rein intrakonisch, 64% rein extrakonisch und 12% intra- und extrakonisch lokalisiert. Bei 15 Patienten mit einem endokrin bedingten Exophthalmus wurde lediglich zweimal eine übermäßige Ausweitung des zweiten Segments der V. ophthalmica superior gefunden und im Sinne einer Raumforderung gedeutet. Bei einer operativen Intervention war diese Ausweitung des zweiten Segments durch einen besonders stark entwickelten M. rectus superior bedingt. Beim endokrinen Exophthalmus kann es durch die Grundkrankheit sowohl zu einem hypoplastischen wie hyperplastischen M. recuts superior kommen. VIGNAUD et al. (1973) kamen zu der Ansicht, daß es nicht indiziert sei, bei einem endokrin bedingten Exophthalmus eine orbitale Phlebographie durchzuführen.

Auch bei den 11 Patienten mit entzündlichen Orbitaprozessen wurden orbitalphlebographisch keine charakteristischen Veränderungen gefunden.

Weiterhin wurde bei 125 Patienten mit orbitalen Erkrankungen ohne Exophthalmus, allein bei 85 Patienten mit einer Thrombose der V. centralis retinae, die orbitale Phlebographie durchgeführt. In all diesen Fällen orbitaler Erkrankungen ohne Exophthalmus war die orbitale Phlebographie stets unauffällig.

II. Die röntgenologische Interpretation des pathologischen orbitalen Phlebogramms

Zu den pathologischen Befunden gehören
a) Teil- oder Nichtdarstellungen orbitaler Venen oder des Sinus cavernosus,
b) Verlagerungen,
c) Kaliber- und Konturveränderungen,
d) Pathologische Anfärbungen.

1. Teil- oder Nichtdarstellungen orbitaler Venen oder des Sinus cavernosus

Bevor eine Nichtdarstellung eines Teils der orbitalen Venen oder des Sinus cavernosus als pathologisch bewertet wird, sollte man sicher sein, daß kein technischer Fehler dafür verantwortlich ist. Teil- oder Nichtdarstellungen kommen vor bei entzündlichen Prozessen, Tumoren und Strömungsänderungen.

a) Entzündliche Prozesse

Über Nichtdarstellungen bzw. Füllungsdefekte einer oder mehrerer orbitaler Venen durch eine orbitale Venenthrombose berichteten LOMBARDI und PASSERINI (1968), HANAFEE et al. (1968), RUSSEL und MILLER (1972) sowie GLYN und LLOYD (1974).

Über die orbitalphlebographische Darstellung von Thrombosen des Sinus cavernosus berichteten GLONIG und KLAUSBERGER (1953), KRAYENBÜHL (1958), ARSENI et al. (1965), HANAFEE et al. (1965) sowie TORNOW (1971), der zudem das Übergreifen der Sinus-cavernosus-Thrombose auf die benachbarten orbitalen Venen darstellen konnte (Abb. 5a und 5b)

b) Tumoren

Wenn die Nichtdarstellung auf ein einziges Gefäß isoliert bleibt, auch bei Wiederholung und unabhängig vom Injektionsdruck, und sie verläuft außerdem spitzzipflig in ihrer dargestellten

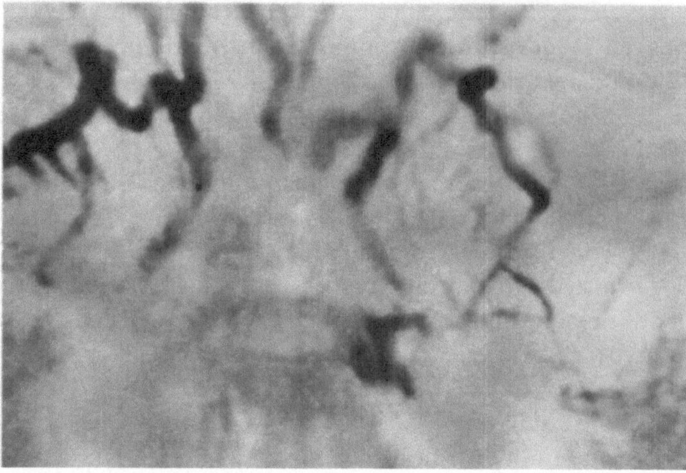

Abb. 5a. Beispiel einer fast vollständigen Aussparung des rechten Sinus cavernosus, einschließlich des dritten Segments der V. ophthalmica superior rechts durch eine blande Sinu-cavernosus-Thrombose. Subtraktionsaufnahme

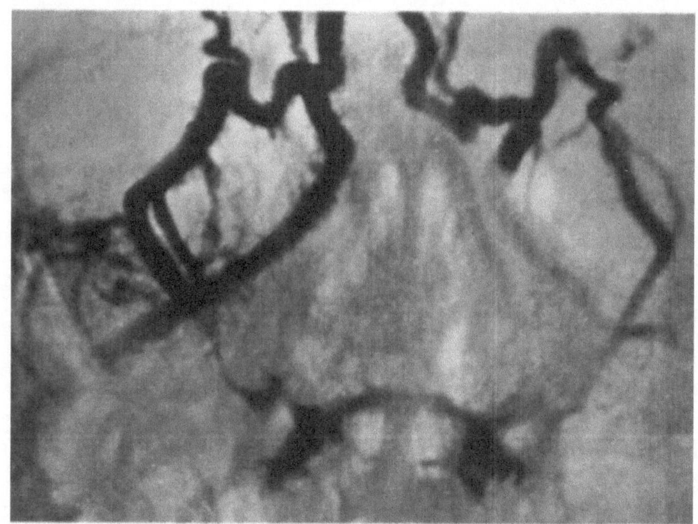

Abb. 5b. Gleicher Patient wie Abb. 5a. Kontrolliertes Phlebogramm nach Heparinbehandlung. Rekanalisation des dritten Segments der V. ophthalmica superior rechts und des rechten Sinus cavernosus. Subtraktionsaufnahme

Portion, dann muß nach VIGNAUD et al. (1973) eine tumorbedingte Amputation des entsprechenden Gefäßes angenommen werden (Abb. 6). Dabei braucht die Verlegung nicht streng auf nur ein orbitales Gefäß beschränkt zu bleiben. Sellanahe Raumforderungen, insbesondere nach lateral ausbrechende Hypophysentumore, können nach TORNOW und PISCOL (1970) zu einer vollständigen Verlegung ein oder beider Sinus cavernosi führen (Abb. 7). Eine komplette Nichtdarstellung aller orbitalen Venen gab BRISMAR (1974) bei einem Fall eines ausgedehnten Meningioms an.

c) Strömungsänderungen

Bei der klassischen Strömungsumkehr im orbitalen Venensystem durch die Sinus-cavernosus-Fistel wurden von VIGNAUD et al. (1973) in 14 Fällen niemals eine Darstellung der orbitalen Venen auf der Seite der Fistel beobachtet (Abb. 8a und b).

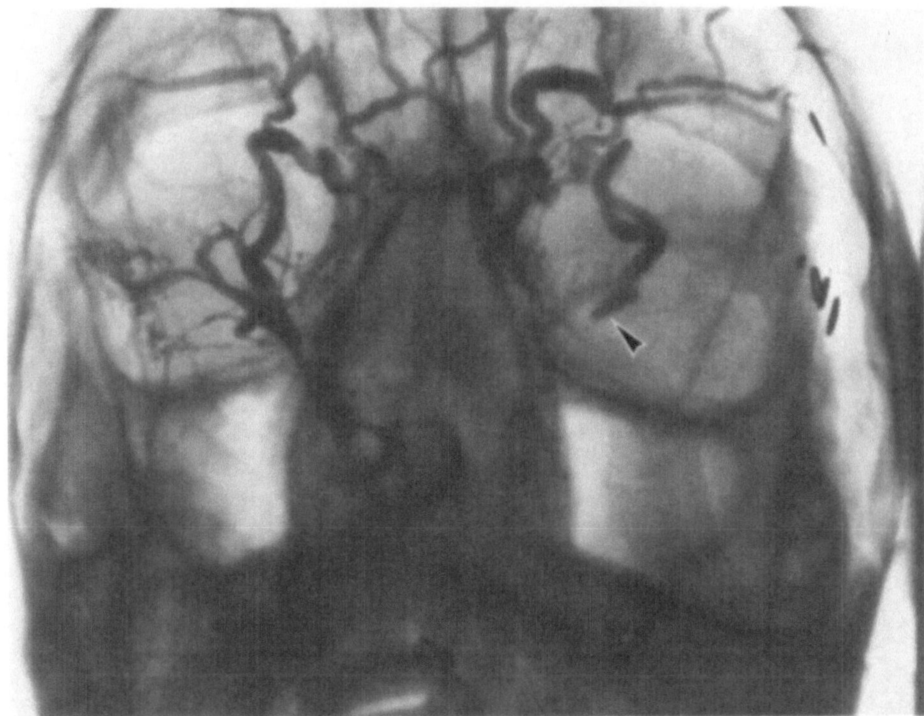

Abb. 6. Spitzzipflige tumorbedingte Amputation des dritten Segments und Ausweitung des zweiten Winkels der V. ophthalmica superior links durch ein weit in die Orbita eingedrungenes mediales Keilbeinmeningiom. Subtraktionsaufnahme

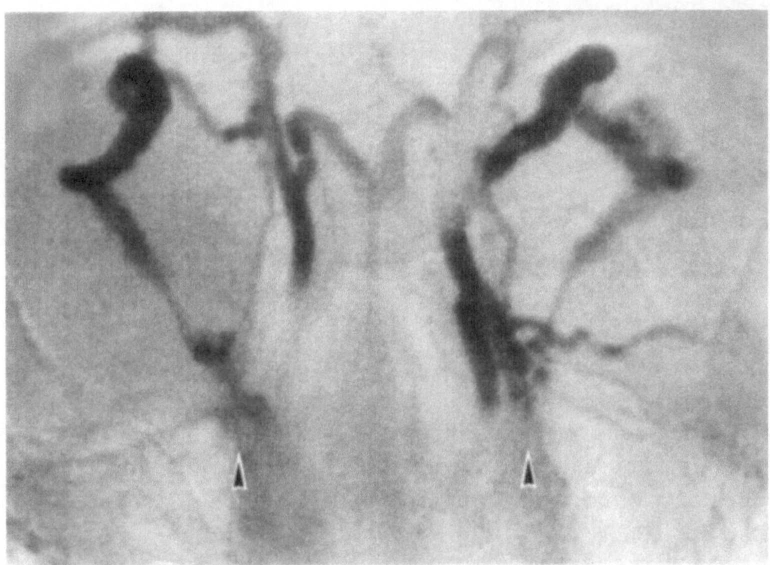

Abb. 7. Beispiel einer vollständigen Verlegung beider Sinus cavernosi durch einen vorwiegend nach beiderseits lateral ausbrechenden Hypophysentumor

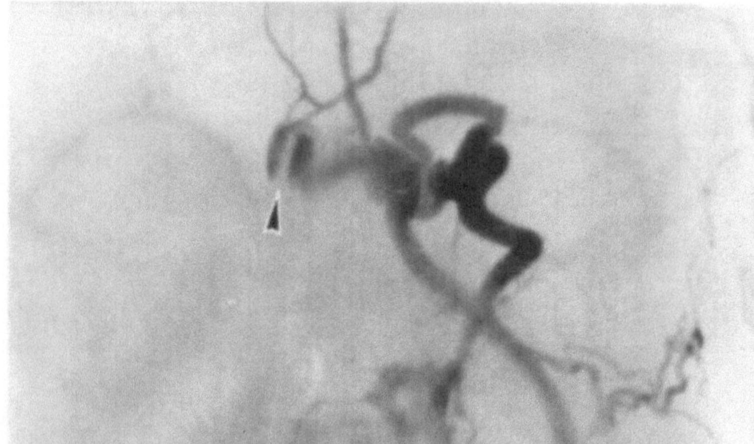

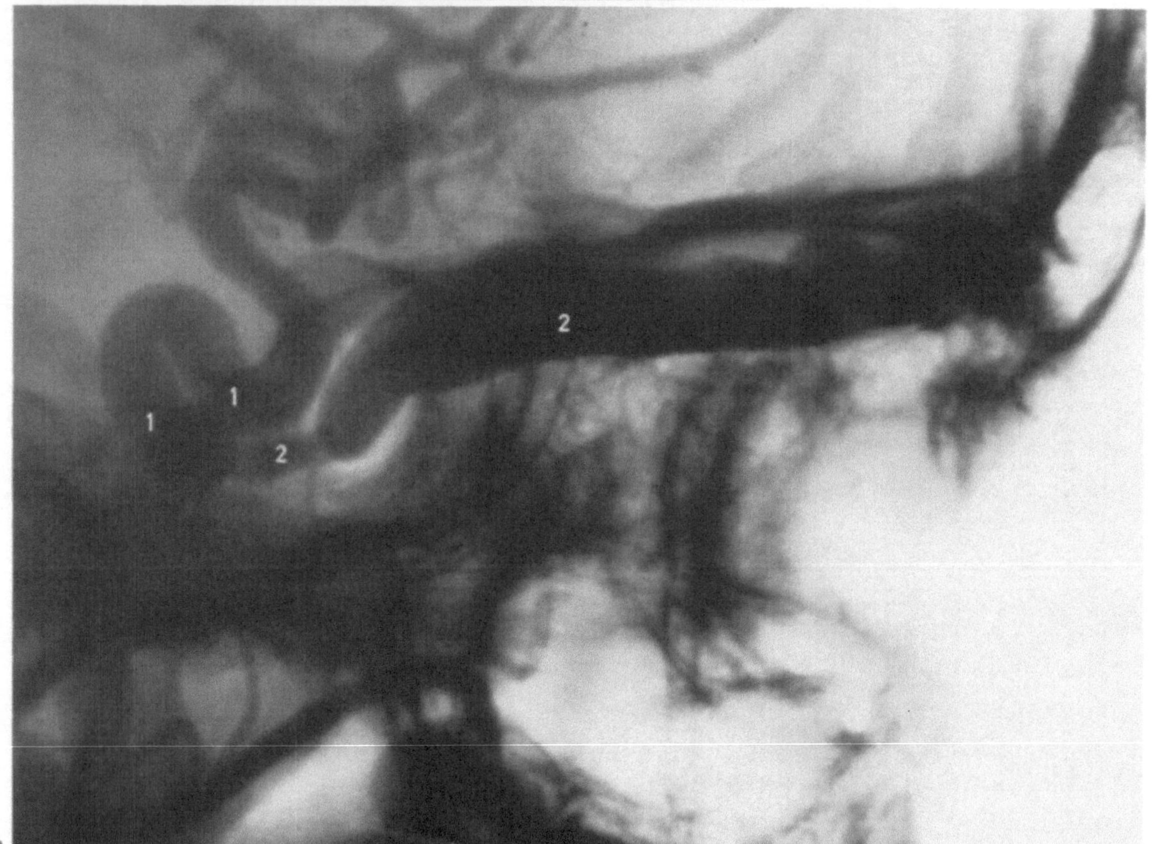

Abb. 8. a Spontane Sinus-cavernosus-Fistel. Im orbitalen Phlebogramm keine Darstellung der V. ophthalmica superior rechts. **b** Gleicher Patient wie Abb. 8a. Im Karotisangiogramm Darstellung der Sinus-cavernosus-Fistel rechts (*1* = A. carotis interna, *2* = V. ophthalmica superior)

2. Verlagerungen

Eine deutliche Verlagerung von orbitalen Venen oder der Sinus cavernosi, wie sie bei orbitalen oder sellanahen Raumforderungen beobachtet wird (Abb. 9a und b), bereitet diagnostisch keine Probleme. Bei noch physiologischen Variationen der V. ophthalmica superior oder anderer intraorbitaler Venen ist die Diagnose einer Raumforderung eher zufällig und nur bei geringen pathologischen Abweichungen auch für den geübten Untersucher schwierig. Die Verlagerungszeichen sollten in allen drei Ebenen übereinstimmen und eine genaue Lokalisation des raumfordernden Prozesses ermöglichen, unter besonderer Beachtung der Lagebeziehung zum Muskelkonus und zu den knöchernen Orbitagrenzen (Abb. 1).

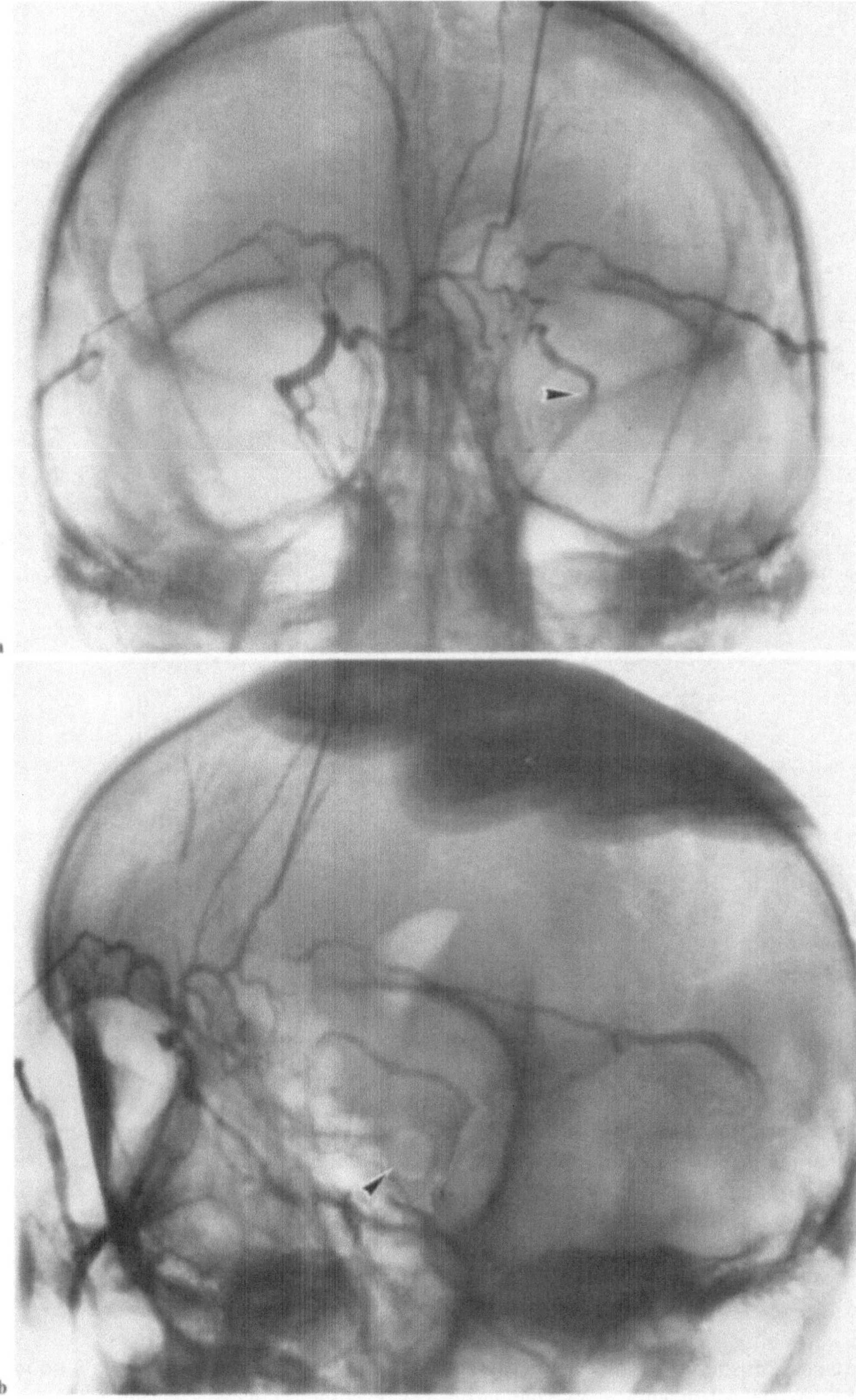

Abb. 9. a Orbitales Phlebogramm. Ausweitung des 2. Winkels der V. ophthalmica superior links durch ein linksseitig gelegenes Optikusspongioblastom. **b** Orbitales Phlebogramm in einer modifizierten Einstellungstechnik nach Rhese. Gleicher Patient wie Abb. 9a. Spongioblastom des linken N. opticus mit Erweiterung des Canalis nervi optici der linken Seite

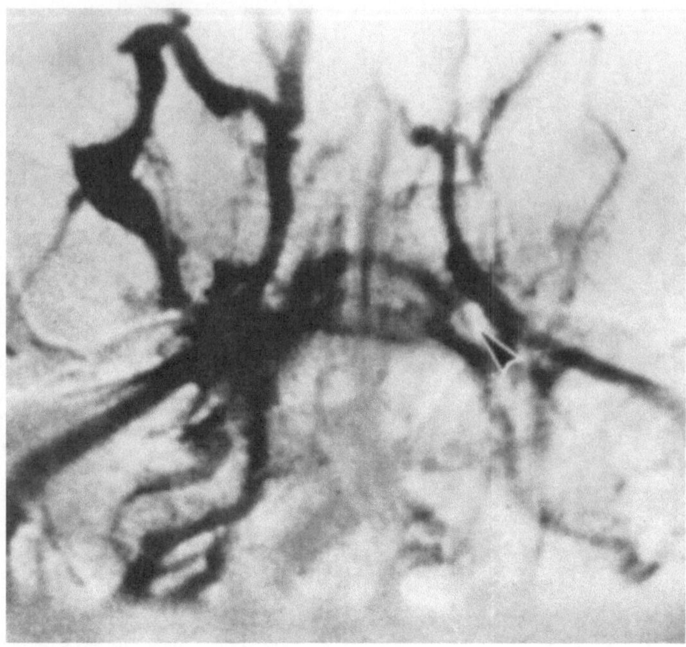

Abb. 10. Ausweitung des sog. negativen Karotisschattens links durch ein infraklinoidales Aneurysma

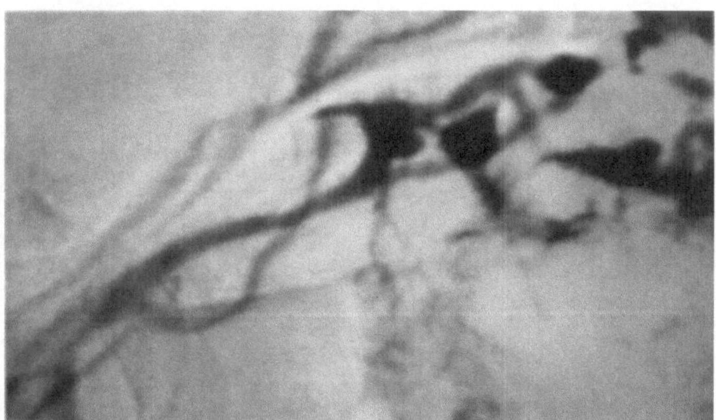

Abb. 11. Orbitales Phlebogramm. Seitlicher Strahlengang. Subtraktionsaufnahme. Mehrere Varixknoten im Bereich der V. ophthalmica superior

Verlagerungen im Sinus cavernosus sind allermeist von medial nach lateral zu beobachten und deshalb in der Regel Raumforderung vom Sellakavum. Daß ein infraklinoidales Aneurysma der A. carotis interna orbitalphlebographisch eine Aufweitung des sog. negativen Karotisschatten bedingen kann, wurde von Tornow (1971) beschrieben (Abb. 10).

3. Kaliber- und Konturveränderungen

Eine charakteristische Veränderung des Kalibers orbitaler Venen ist das tropfen- und manchmal perlschnurartige Aussehen bei Varizen (Abb. 11), eventuell mit Verlagerungen gepaart, wenn es sich zusätzlich um ein Hämatom handelt (Abb. 12). Diese orbitalen Varizen, angeboren oder traumatisch, können nach Glyn und Lloyd (1974) eine erhebliche und auch extraorbitale Ausdeh-

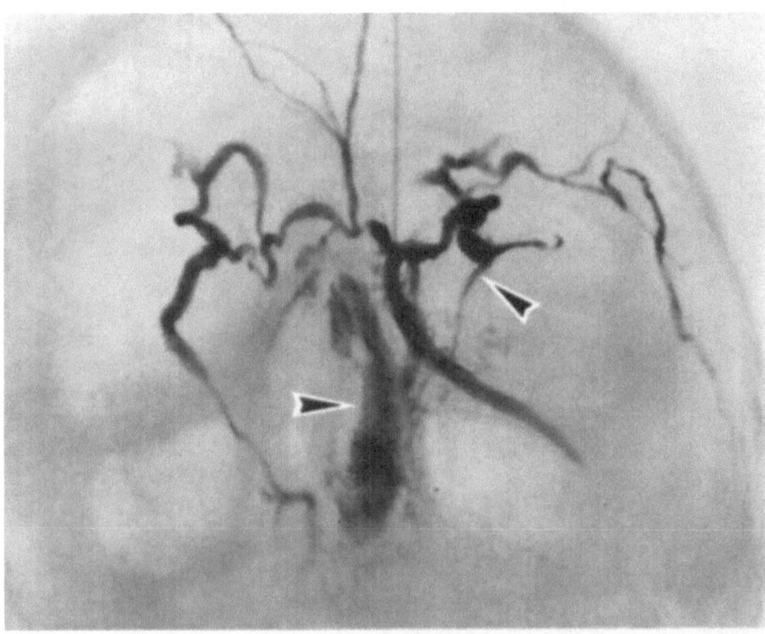

Abb. 12. Intraorbitale retrobulbär intrakonisch gelegene Raumforderung mit Teilverschluß der V. ophthalmica superior und Verlagerung der medialen Kollateralvene (*langer Pfeil*) nach kranial und medial durch ein intraorbitales Hämatom links. Der kurze dicke Pfeil weist auf eine Kontrastmittelanfärbung der Nasenmuscheln links hin

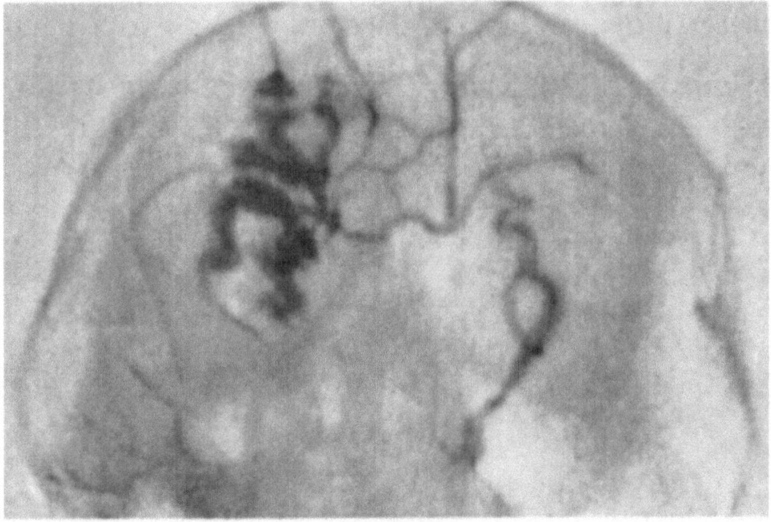

Abb. 13. Ausgedehnte intraorbital und subgaleal gelegene varikös-angiomatöse Malformation rechts

nung haben (Abb. 13) und stellen eine der häufigsten Ursachen eines unilateralen Exophthalmus dar. Konturveränderungen mit zum Teil ausgeprägten Füllungsdefekten lassen sich regelmäßig nachweisen (Abb. 14).

4. Pathologische Anfärbungen

Eine persistierende fleckförmige Anfärbung deutet schon auf ein Hämangiom hin und gibt nicht nur den lokalisatorischen, sondern auch den artdiagnostischen Hinweis. Auch kleinere

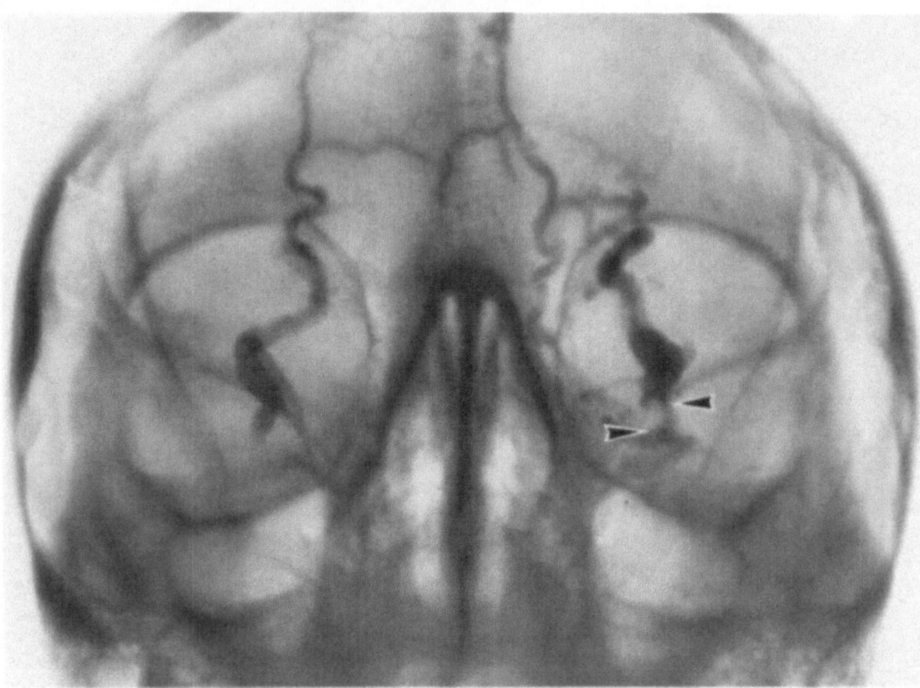

Abb. 14. Variköse Erweiterungen im Bereich der linken V. ophthalmica superior mit Kaliberschwankungen und Füllungsdefekten

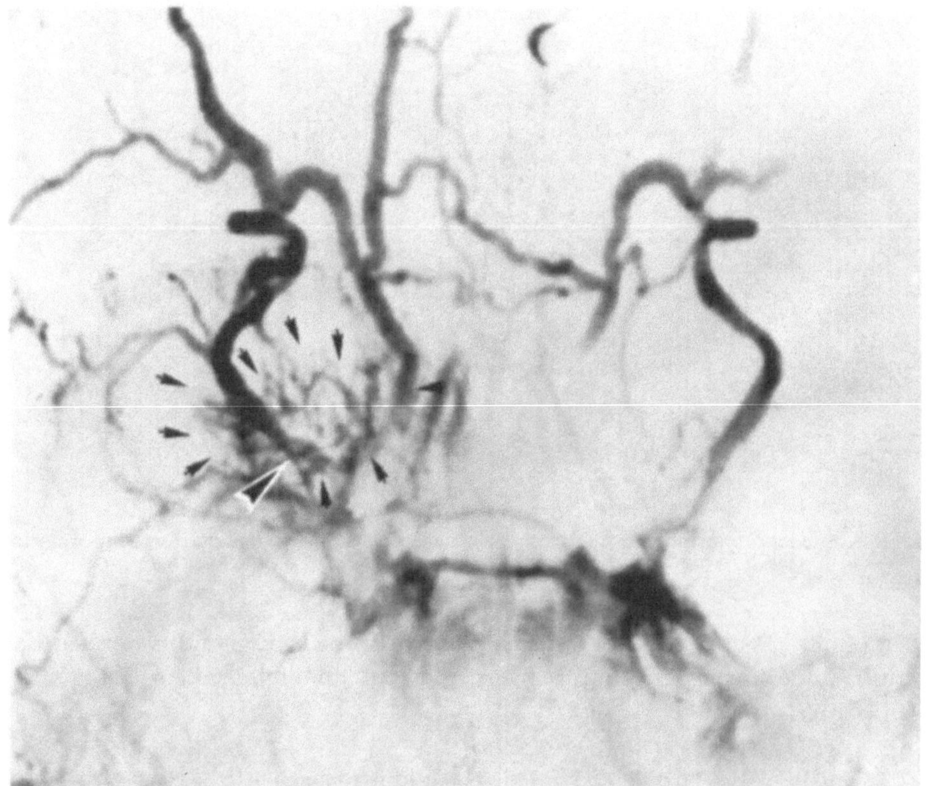

Abb. 15. Intraorbitale Metastase eines Mammakarzinoms, links retrobulbär und vorwiegend extrakonisch gelegen, mit einer pathologischen, feinstreifig-strähnigen Anfärbung (*kleinere Pfeile*) und einer Verlagerung des dritten Segments der V. ophthalmica superior nach medial (*großer Pfeil*)

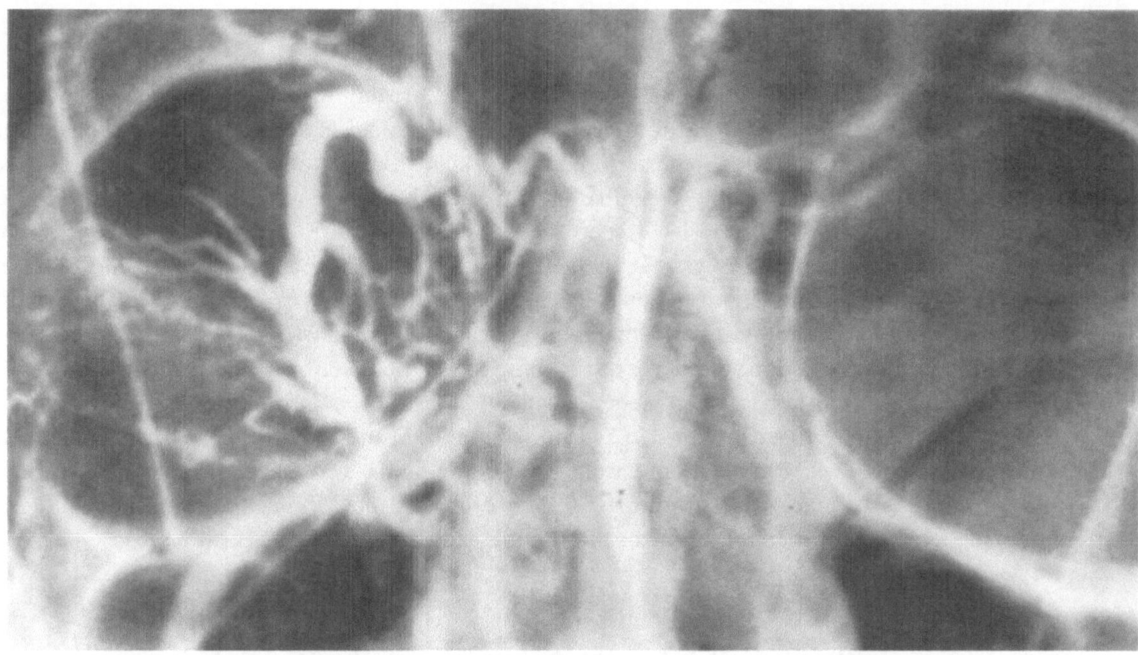

Abb. 16a. Angularis-Venographie mit Darstellung eines Orbitatumors rechts

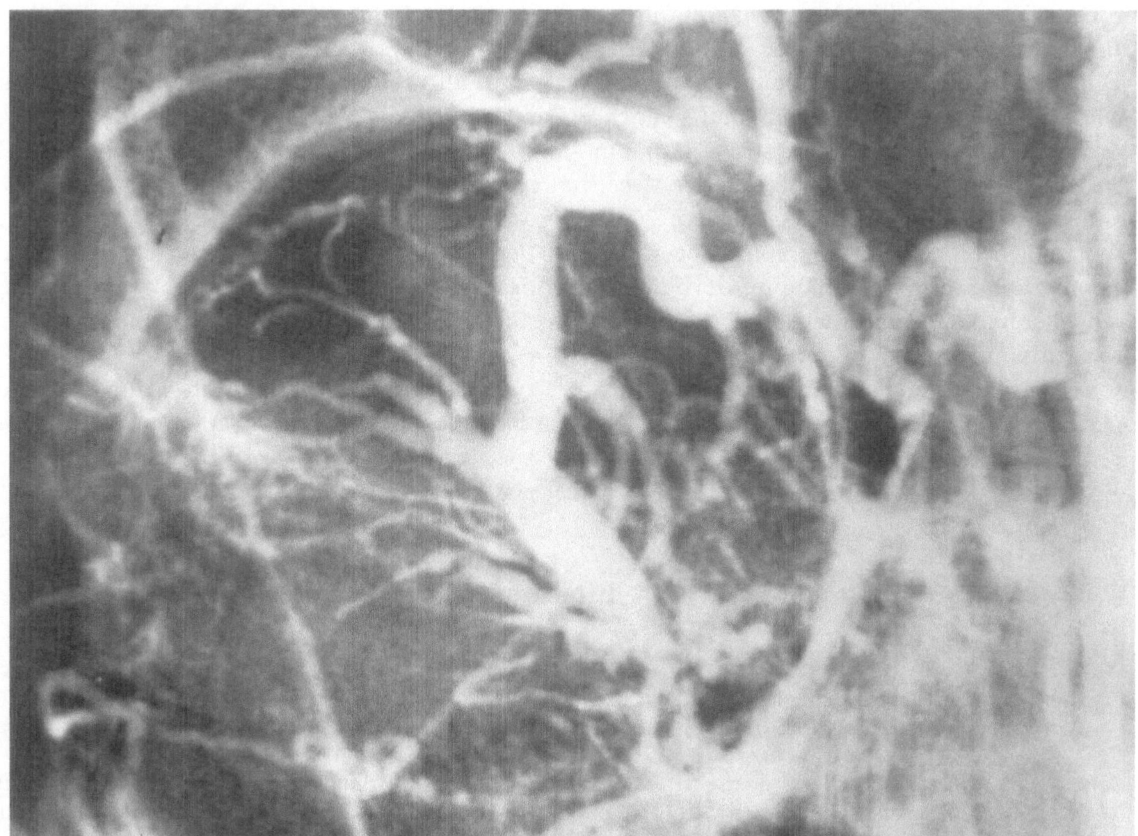

Abb. 16b. Vergrößerungsphlebogramm. Gleicher Patient wie Abb. 16a. Jetzt sehr viel deutlicher die Darstellung der pathologischen Gefäße. Mit freundl. Genehmigung von Herrn Prof. Dr. med. S. WENDE aus WENDE, S., E. ZIELER und N. NAKAYAMA: Cerebral Magnification Angiography Physical Basis and Clinical Results. Berlin, Heidelberg, New York: Springer (1974)

oder größere Varixknoten können sich typisch angefärbt darstellen und erlauben dann ebenfalls eine Artdiagnose.

Bei allen anderen „angefärbten" Prozessen ist eine sichere Artdiagnose nicht möglich. Abgesehen von den vaskulären Prozessen, sind pathologische Anfärbungen bei Neoplasmen und insbesondere bei Metastasen (Abb. 15, 16a und b) beschrieben. SCHOBER und BENDER (1968) berichteten über eine deutliche Dilatation und auch Vermehrung von Gefäßen bei entzündlichen Erkrankungen der Orbita, und GLYN und LLOYD (1974) beobachteten eine pathologische Vaskularisation bei einem Granulom oder Pseudotumor der Tränendrüse. In der Literatur gibt es zahlreiche Beispiele pathologischer Anfärbungen bei malignen Neoplasmen intra- und periorbital. Meist wird die Angioarchitektur dieser pathologischen Venenneubildungen als netzartig, feinsträhnig, sehr unregelmäßig und häufig in Verbindung mit verstärkt dargestellten benachbarten intraorbitalen Venen, als Zeichen vermehrten Abflusses, beschrieben. In der Mehrzahl der in der Literatur aufgezählten Fälle handelt es sich um entweder von den Nasennebenhöhlen durchgebrochene Karzinome oder Karzinommetastasen sowie um Sarkome und Melanome. Nur vereinzelt finden sich Berichte über pathologische Vaskularisationen gutartiger Tumoren, wie bei einigen Neurinomen und Meningiomen sowie einem Tränendrüsenmischtumor und Kavernomen (YASARGIL, 1957).

G. Indikation, Reichweite und diagnostische Wertigkeit

Die wichtigste Indikation zur Durchführung der orbitalen Phlebographie ist der Exophthalmus unilateralis. Wie VIGNAUD et al. (1973) nachweisen konnten, war bei 125 orbitalen Erkrankungen jeglicher Art ohne Exophthalmus auch nicht in einem Fall orbitalphlebographisch ein pathologischer Befund zu erheben. Hier muß jedoch eingewandt werden, daß es mit der zunehmenden Anwendung der Vergrößerungstechnik und in Kombination mit den Subtraktionsmethoden denkbar wäre, Venen im Größenbereich der V. centralis retinae zu erfassen und orbitale Erkrankungen ohne Exophthalmus klären zu helfen. Vielleicht wird hier später der wirkliche und bleibende Wert der orbitalen Phlebographie liegen, da mit der zunehmenden Anwendung der Computer-Tomographie intra-, peri- und retroorbitale Raumforderungen jeglicher Genese sehr viel einfacher, schneller und ohne Belastung des Patienten und lokalisatorisch noch exakter erfaßt und abgegrenzt werden können.

Die orbitale Phlebographie ist bemerkenswert zuverlässig bei der Lokalisation intraorbitaler, peri- und retroorbitaler Raumforderungen. Bis auf eine kleinere Gruppe vaskulärer Malformationen gelingt keine artdiagnostische Aussage.

Literatur

ARON-ROSA, D., OFFRET, G., RAMÉE, A., ARON, C., ROSA, A.: La phlébographie orbitaire. Bull. Mem. Soc. Franc. Ophtal. (Suppl.) Paris: Masson et Cie 1966

ARSENI, C., MIHAILESCU, N., SIMIONESCU, M., LE-XUAN-TRUNG: Orbital phlebography. Its value for the aetiological diagnosis of unilateral exophthalmus. Acta Neurochir. **12**, 521–541 (1965)

BOUDET, CH.: Premiers résultats de la phlébographie orbitaire. Montpellier: Thèse 1953

BOUDET, CH.: La place du phlébogramme orbitaire dans le diagnostic des tumeurs de l'orbite. Arch. Ophtal. (Paris) **15**, 597–618 (1955)

BRICK, M.: Phlebography of the orbit. Arch. bras. Oftal. **24**, 46–49 (1961)

BRISMAR, J.: Orbital phlebography. A method of the intraorbital veins and the basal simuses of the scull. Technique and normal anatomy. Stockholm: Kungl. Boktrycheriet P.A. Norstedt & Söner 1974

BROVKINA, A.F.C.: Angiography in orbital lesions. Radiology **39**, 46–50 (1964)

BUSHE, K.A.: Zur Differentialdiagnose des einseitigen

Exophthalmus. Klin. Mbl. Augenheilk. **135**, 465 (1959)

CLAY, C., VIGNAUD, J.: Phlébographie orbitaire. Vie méd. **3**, 281–304 (1970)

CLAY, C., VIGNAUD, J.: Affluents orbitaires du plexus caverneux. Ann. Radiol. **17**, 237–246 (1974)

DÈJEAN, C., BOUDET, CH.: Du diagnostic des varices de l'orbite et de leurs complications par le phlébographie. Bull. Mém. Soc. Franç. Ophtal. **64**, 374–377 (1951)

DU BOULAY, G.H.: Orbital phlebography in the diagnosis of intra-orbital haemangiomas. Trans. ophthal. Soc. U.K. **81**, 245–259 (1961)

GLONIG, K., KLAUSBERGER, E.M.: Die Kontrastmittelfüllung der Vena angularis faciei. Wien. med. Wschr. **103**, 942–945 (1953)

GLYN, A.S., LLOYD, D.M.: Pathological veins in the orbit. Brit. J. Radiol. **47**, 570–578 (1974)

GURWITSCH, M.: Über die Anastomosen zwischen den Gesichtsvenen und den Orbitalvenen. Albrecht v. Graefes Arch. Ophthal. **29**, 31–88 (1883)

HACKER, H., PORRERO, M.: Darstellung und Bedeutung der V. ophthalmica im Karotisangiogramm. Fortschr. Röntgenstr. **110**, 656–663 (1969)

HAFFERL, A.: Lehrbuch der topographischen Anatomie. Berlin, Heidelberg, New York: Springer 1969

HANAFEE, W., ROSEN, L.M. WEIDNER, W.: Venography of the cavernous sinus, orbital veins, and basal venous plexus. Radiology **84**, 751–753 (1965)

HANAFEE, W.N., SHIU, P.C., DAYTON, G.O.: Orbital venography. Amer. J. Roentgenol. **104**, 29–35 (1968)

HAYDEN, K., GLONIG, K.: Zur Angiographie der orbitalen Gefäße und des Sinus cavernosus. Münch. med. Wschr. **94**, 1982–1989 (1952)

KRAYENBÜHL, H.: Diagnostic value of orbital angiography. Brit. J. Ophthal. **42**, 180–190 (1958)

KRAYENBÜHL, H., YASARGIL, M.G.: Die zerebrale Angiographie. Stuttgart: Georg Thieme 1965

LLOYD, G.A.S.: Radiology of the Orbit. London-Philadelphia-Toronto: W.B. Saunders Company Ltd. 1975

LOMBARDI, G., PASSERINI, A.: Venography of the orbit: technique and anatomy. Brit. J. Radiol. **41**, 282–286 (1968)

NAKAYAMA, N., WENDE, S.: Value of magnification technique in angular venography. Modern aspects of neurosurgery. Proceedings of the 23rd annual meeting held in Hamburg, September 25–27 (1972). Amsterdam: Excerpta Medica 1973

OFFRET, G., ARON-ROSA, D., METZGER, J., DOYON, D.: Le phlébogramme orbitaire. Acta Radiol. (diag.) **5**, 441–452 (1965)

PISCOL, K.: Die percutane Katheterisierung der Vena frontalis zur Darstellung der orbitalen Venen und des Sinus cavernosus. Fortschr. Röntgenstr. **112**, 56–60 (1970)

RUSSEL, D.B., MILLER, D.R.: Orbital venography. Radiology **103**, 267–273 (1972)

SALAMON, G., RAYBAUD, C., GRISOLI, F.: Anatomical study of the blood vessels of the orbit. In: Proceedings of the second congress of the European Association of Radiology, Amsterdam, 14.–18. June 1971, p. 284. Amsterdam: Excerpta Medica 1972

SESEMANN, E.: Die Orbitalvenen des Menschen und ihr Zusammenhang mit den oberflächlichen Venen des Kopfes. Arch. Anat. Physiol. u. wiss. Med. (Reichert und Dubois) 154–173 (1869)

SCHOBER, R., BENDER, R.: Die Orbita-Phlebographie. Fortschr. Röntgenstr. **109**, 345–360 (1968)

SCHÜRMANN, K.: Neurochirurgische Aufgaben in der Orbita. Arch. Oto-Rhino-Laryng. **107**, 253–282 (1974)

TAKAHASHI, M., TANAKA, M.: Cavernous sinus venography by transfemoral catheter technique. Neuroradiol. **3**, 1–3 (1971)

TORNOW, K.: Beitrag zur angiographischen Diagnostik der blanden Thrombose des Sinus cavernosus. Radiologe **11**, 405–408 (1971)

TORNOW, K.: Die Orbita-Phlebographie. Radiologe **12**, 403–408 (1972)

TORNOW, K., PISCOL, K.: Technik und Wert der retrograden Phlebographie bei raumfordernden Prozessen im Sellabereich. Radiologe **10**, 470–475 (1970)

VIGNAUD, J., CLAY, C.: Technique de phlébographie orbitaire par ponction direct d'une veine du front. Arch. Ophtal. (Paris) **29**, 205–211 (1969)

VIGNAUD, J., CLAY, C., BILANIUK, L.T.: Venography of the orbit. An analytical report of 413 cases. Radiology **110**, 373–382 (1973)

WENDE, S., NAKAYAMA, N.: Magnification angiography in orbital diseases. Neuroradiol. **5**, 187–189 (1973)

WENDE, S., ZIELER, E., NAKAYAMA, N.: Cerebral magnification angiography. Physical basis and clinical results. Berlin, Heidelberg, New York: Springer 1974

YASARGIL, M.G.: Die Röntgendiagnostik des Exophthalmus unilateralis. Basel: S. Karger 1957

Die Jugularis – Venographie

Von

N. NAKAYAMA † und S. WENDE

Mit 6 Abbildungen

A. Einleitung

Für eine optimale röntgenologische Darstellung der Vv. jugulares reicht die Kontrastmittelmenge bei der Karotisangiographie nicht aus. Es ist daher eine direkte Darstellung der Jugularvenen erforderlich.

Die direkte Punktionstechnik zur Blutgewinnung aus der V. jugularis interna ist auf MAYERSON et al. (1927) zurückzuführen. Die Punktion wird dabei in Höhe der Mastoidspitze unmittelbar ventral vom M. sternocleidomastoideus vorgenommen.

GIBBS et al. (1945) veränderten die Methode nach MAYERSON et al. geringfügig. Der Patient liegt horizontal auf dem Rücken, der Kopf wird zur Gegenseite der Punktionsstelle gedreht. Die Punktion erfolgt ca. 1 cm unterhalb und ventral von der Mastoidspitze in einem Winkel von 45–60° zur Halsebene. Allerdings ist bei der Durchführung der Methode eine Verletzung des N. facialis durch die Punktionskanüle möglich. Von HERRMANN (1963) wurde daher diese Punktionsmethode modifiziert. ROMIEU et al. (1959) und BIENAS (1962) führten eine perkutane Punktion der V. jugularis mit Kontrastmittelinjektion durch, um die V. ophthalmica, V. facialis und V. temporalis darzustellen.

RAY et al. (1951) berichteten über das sog. „retrograde jugular venogram", wobei unter Durchleuchtungskontrolle ein Katheter von der V. basilica in der Ellenbeuge über die V. subclavia in die V. jugularis interna bzw. bis zum Bulbus jugulare eingeführt wird.

Eine Mitteilung über die retrograde Jugularisvenographie durch direkte perkutane Punktion der V. jugularis interna mittels Katheterisierung bei 20 Patienten erfolgte erstmals durch GEJROT und LINDBOM (1960). GEJROT und LAURÉN (1964) berichteten über den venösen Abfluß vom Schädelgebiet vor einer „neck dissection", um nachzuweisen, ob die Venen durch Geschwülste eingeengt sind. Dieser Zugangsweg ist besonders bei Glomustumoren und bei Tumoren im Bereich des Bulbus jugulare und der Schädelbasis als Methode der Wahl angesehen worden.

HANAFEE et al. (1965) gaben die sog. „transjugular cavernous sinus venography" mittels Seldinger-Technik an. Die diagnostische Bedeutung dieser Untersuchungsmethode bei Hypophysentumoren wurde dabei hervorgehoben.

HERRMANN und BETZ (1965) und BETZ und HERRMANN (1966) konnten zeigen, daß die direkte perkutane Punktion der V. jugularis interna zur fortlaufenden Registrierung der Hirndurchblutung mit Wärmeleitsonden und zur Kontrastdarstellung der V. jugularis interna bei tumorösen Schädelbasisprozessen im Bereich des Foramen jugulare besonders geeignet sei. WENDE und CIBA (1968) wiesen auf den diagnostischen Wert der Jugularisvenographie bei parasellären Prozessen hin.

MEYER et al. (1969) führten einen Katheter von der V. basilica bis zum Bulbus jugulare vor, um die zerebrale Durchblutung zu messen.

Es soll hier die für die röntgenologische Beurteilung notwendige Anatomie der Schädelbasis im Bereich des Foramen jugulare und des Sinus cavernosus, einschließlich der basalen Hirnvenen besprochen werden. Anschließend werden die verschiedenen Untersuchungstechniken der Jugularisvenographie, die Indikationen und Kontraindikationen der Methode abgehandelt.

B. Anatomie der Vv. jugulares internae

Der Abfluß des Hirnvenenbluts erfolgt in der Hauptsache über den Sinus sigmoideus in den Bulbus superior der V. jugularis interna. Der Sinus sigmoideus setzt sich nicht geradlinig in die V. jugularis interna fort, sondern mündet nach einer kurzen, lateral gelegenen Lumeneinengung (Bulbusschwelle) spiralig exzentrisch in den Bulbus ein (ROHEN, 1966). Der Durchmesser der V. jugularis interna und des Sinus transversus ist oftmals rechtsseitig größer. Beide Sinus transversus treffen sich in der Mittellinie im Bereich des Confluens sinuum mit dem Sinus sagittalis superior und dem Sinus rectus. Dabei liegen im Bereich des Confluens sinuum erhebliche anatomische Varianten vor.

I. Verlauf der Sinus durae matris (Nach ROHEN, 1966)

Folgende Sinus durae matris sind wegen ihrer Bedeutung zu erwähnen:

Sinus sagittalis superior: er liegt direkt am Ansatz der Falx cerebri am Schädeldach und verläuft vom Foramen coecum bzw. der Crista galli bis zum Confluens sinuum und nimmt vor allem das Blut kortikaler Venen, teilweise über die Lacunae laterales, auf.

Sinus transversus: er liegt am Ansatz des Tentoriums am Schädelknochen, etwa in Höhe der Haargrenze. Bevorzugter Abfluß des Bluts über den rechten Sinus transversus, da die rechtsseitigen Venenwege kürzer sind.

Sinus sigmoideus: an der Basis der Felsenbeinpyramide gelegen; Übergang durch das Foramen jugulare in den Bulbus superior der V. jugularis interna. Die unterschiedliche s-förmige Eingrabung in die Temporalschuppe bewirkt wichtige topographische Beziehungen zum Antrum mastoideum und zu den Mastoidzellen.

Sinus petrosus superior: an der oberen Pyramidenkante gelegen; verbindet den Sinus cavernosus mit dem Sinus transversus.

Sinus petrosus inferior: an der unteren Pyramidenkante gelegen; verbindet den Sinus cavernosus mit dem Bulbus superior der V. jugularis interna.

Sinus sagittalis inferior: am unteren Rand der Falx cerebri gelegen; Übergang in den Sinus rectus an der Spitze des Tentoriumschlitzes.

Sinus rectus: Fortsetzung des Sinus sagittalis inferior; am Übergang der Falx cerebri in das Tentorium; mündet in den Confluens sinuum und nimmt vor allem Blut der tiefen Hirnvenen durch die V. cerebri magna (Galeni) auf.

Plexus basilaris: am Clivus gelegen, verbindet den Sinus cavernosus mit dem Sinus marginalis und den venösen Geflechten am Hinterhauptsloch.

Sinus marginalis: ringförmig um das Hinterhauptsloch gelegen, Verbindung mit dem Sinus occipitalis, Plexus basilaris und Plexus venosus vertebralis.

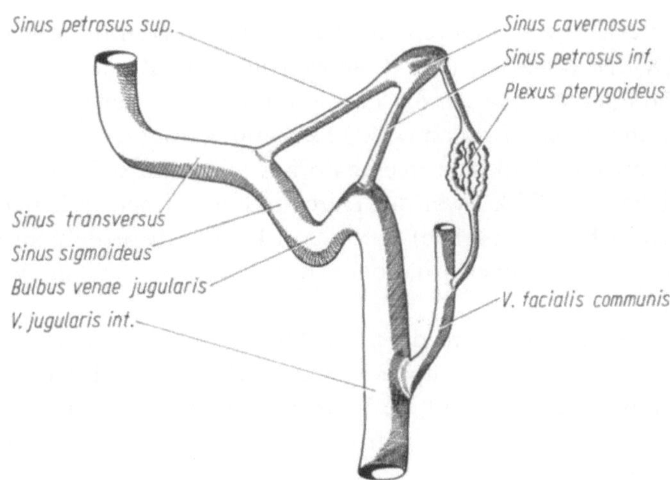

Abb. 1. Schematische Darstellung der Sinus im seitlichen Strahlengang

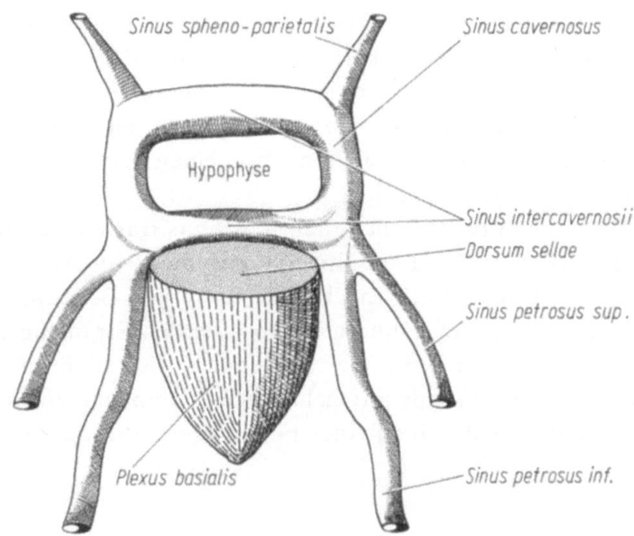

Abb. 2. Schematische Darstellung der Sinus im sagittalen Strahlengang

Sinus sphenoparietalis: am kleinen Keilbeinflügel gelegen; mündet in den Sinus cavernosus, stellt den Hauptabflußweg der in der Fissura Sylvii gelegenen Hirnvenen dar.

Sinus cavernosus: der Sinus cavernosus liegt lateral am Keilbeinkörper und wird ventral und dorsal durch je einen Sinus intercavernosus zu einem ringförmigen Geflecht erweitert. Venöse Anastomosen existieren vor allem durch die Löcher der Schädelbasis zum Plexus pterygoideus mittels des Plexus venosus des Foramen ovale und des Foramen caroticum und rückwärts über den Plexus basilaris zu den Wirbelkörpergeflechten und über den Sinus petrosus superior und inferior zum Sinus sigmoideus bzw. zur V. jugularis interna. Von ventral mündet die V. ophthalmica durch die Fissura orbitalis superior in den Sinus cavernosus ein, von lateral der Sinus sphenoparietalis.

V. jugularis: sie verläßt den Schädelinnenraum durch das Foramen jugulare, das durch das Os temporale und das Os occipitale gebildet und durch ein Septum in eine Pars nervosa und eine Pars venosa unterteilt wird. Durch die Pars nervosa (ventral gelegen) verlaufen der N. glossopharyngeus (IX), N. vagus (X) und N. accessorius (XI). Zusätzlich zieht der Sinus petrosus inferior durch die Pars nervosa. Durch die Pars venosa (dorsal gelegen) verläuft die V. jugularis interna, deren durchschnittlicher Durchmesser 12 × 8 mm beträgt (RÜDINGER, 1876).

LINSER (1900) fand bei 1022 Fällen das rechte Foramen jugulare 662mal größer, das linke 246mal größer; in den restlichen 114 Fällen war der Durchmesser auf beiden Seiten gleich. Zu ähnlichen Ergebnissen kam bereits KOERNER (1886). LINDBLOM konnte diese Befunde 1936 röntgenologisch bestätigen. Auf Form- und Größenvariationen des Foramen jugulare wiesen auch DI CHIRO et al. (1964) hin.

Die V. jugularis interna beginnt im dorsalen Abschnitt des Foramen jugulare (Pars venosa) als stark erweitertes Gefäß (Bulbus superior) und verläuft dorsal von der A. carotis interna nach kaudal. Der Sinus transversus und die V. canaliculi cochlea münden in den Bulbus superior der V. jugularis interna ein. Der Sinus petrosus inferior tritt erst im Foramen jugulare in die V. jugularis interna ein.

Bei einer Jugularisvenographie können die Vv. jugulares und die Sinus durae matris unterschiedlich mit Kontrastmittel gefüllt sein; dies hängt hauptsächlich von der angewandten Methode ab. GEJROT und LAURÉN (1964) fanden bei 80 Jugularisvenographien in 28 Fällen, daß das Kontrastmittel von einer Seite über den Confluens sinuum über die Gegenseite abgeflossen war.

Über die Dominanz der rechten Seite berichteten bereits HUNAULD (1730) und MORGAGNI (1741). In einer anatomischen Studie fanden RÜDINGER (1876) und KOERNER (1886) die Grube des rechten Sinus transversus gewöhnlich tiefer als diejenige der linken Seite (in 75% der von KOERNER beschriebenen Fälle). LINSER (1900) fand bei seinen Untersuchungen in 65% der Fälle den rechten Sinus transversus stärker angelegt.

FRENCKNER (1958) fand 15mal in 30 Fällen, daß der Sinus transversus auf einer Seite entweder hypoplastisch oder aplastisch war. Diese einseitige Hypoplasie oder Aplasie des Sinus transversus ist besonders bei der Durchführung einer „neck dissection“ von Bedeutung.

Der Bulbus superior der V. jugularis interna ist im lateralen Strahlengang am besten sichtbar. Bei der Beurteilung der ventralen Kontur der V. jugularis ist zu beachten, daß diese Kontur durch die Einmündung der V. facialis eine unregelmäßige Begrenzung aufweisen kann. Bei mangelhafter Kontrastfüllung kann es dadurch zu einer Fehlinterpretation kommen.

C. Untersuchungstechnik

I. Jugularisvenographie durch direkte perkutane Punktion der V. jugularis interna

(MAYERSON et al., 1927; GIBBS et al., 1945; ROMIEU et al., 1959; BIENAS, 1962; HERRMANN, 1963, 1968)

GIBBS et al. (1945) modifizierten die Methode nach MAYERSON et al. (1927) geringfügig: Der Patient liegt dabei auf dem Rücken, der Kopf wird zur Gegenseite der Punktionsstelle gedreht. Ca. 1 cm unterhalb und ventral von der Mastoidspitze wird die Kanüle in einem Winkel von etwa 45–60° zur Halsebene eingestochen und in der Frontalebene auf eine gedachte Linie gerichtet, die durch die Hinterwand des äußeren Gehörgangs zieht. Bei dieser Methode kann der N. facialis durch die Kanüle verletzt werden. Daher modifizierte HERRMANN (1963) die Untersuchungsmethode: Etwa 1–2 cm dorsal und kaudal von der Mastoidspitze wird, nach vorheriger Lokalanästhesie, die Punktionskanüle mit Zielrichtung auf den kontralateralen inneren bis mittleren oberen Augenwulst eingestochen und vorgeschoben.

Nach HERRMANN (1968) kann die V. jugularis interna in Höhe der Oberkante des Schildknorpels medial vom M. sternocleidomastoideus und laterodorsal von der A. carotis communis punktiert werden. Der Kopf des liegenden Patienten sollte um 30–50° zur Gegenseite gedreht werden. Die Nadel wird zunächst senkrecht auf die Gefäßloge gerichtet. Wenn sie durchstochen ist, wird der Mandrin aus der Kanüle gezogen und nach Penetration der Venenwand wird das freie Kanülenende gesenkt. Unter ständigem Aspirieren wird die Kanüle ca. 2–3 cm nach kaudal vorgeschoben. Die Punktion ist relativ einfach und ohne Risiko durchzuführen.

II. Retrograde Jugularisvenographie

(retrograde jugular venography nach RAY et al., 1951; GABRIELSEN u. BOOKSTEIN, 1968)

Bei dieser Untersuchungstechnik wird die Haut über der V. basilica in der Ellenbeuge lokal anästhesiert. Nach Punktion der Vene wird ein Katheter unter Durchleuchtungskontrolle über die V. subclavia und die V. jugularis interna bis zum Bulbus jugulare vorgeschoben. Eine zusätzliche Kompression beider Vv. jugulares während der Kontrastmittelinjektion ist erforderlich. Es lassen sich die Sinus petrosus superior und inferior und der Sinus cavernosus röntgenologisch gut abbilden, falls die Katheterspitze im Bulbus jugulare liegt. Die V. vertebralis, V. ophthalmica, V. facialis und der Plexus pterygoideus können ebenfalls auf diese Weise dargestellt werden. Der Erfolg der Untersuchungstechnik hängt von der Erfahrung des untersuchenden Arztes ab.

III. Retrograde Jugularisvenographie mittels der Seldinger-Kathetermethode nach direkter Punktion der V. jugularis interna

(GEJROT u. LINDBOM, 1960; GEJROT u. LAUREN, 1964; BARON et al., 1971)

Der Patient liegt auf dem Rücken mit leichter Retroflexion des Kopfes. In Höhe des Kehlkopfes, ventral vom M. sternocleidomastoideus, wird die V. jugularis ca. 1 cm lateral von der A. carotis communis mit einer Seldinger-Kanüle Nr. 205 punktiert. Die Punktion wird durch Atemanhalten und Pressen des Patienten (Valsalva-Versuch) vereinfacht. Nach Punktion der Vene wird ein Katheter durch das Lumen der Kanüle bis zum Bulbus jugulare vorgeschoben und das Kontrastmittel injiziert (15–20 ml eines 60% Kontrastmittels). Dabei werden Röntgenaufnahmen im sagittalen und seitlichen Strahlengang angefertigt. Während der Kontrastmittelinjektion wird entweder der Valsalva-Versuch oder die Kompression der V. jugularis der Gegenseite empfohlen. Es tritt dadurch eine Stauung des Abstroms in der V. jugularis ein; der Einstrom des Kontrastmittels in den Schädelinnenraum wird erleichtert. Nennenswerte Komplikationen wurden von GEJROT und LAURÉN (1964) bei dieser Untersuchungstechnik nicht beobachtet.

IV. Transjugular cavernous sinus venography

(HANAFEE et al., 1965; SHIU et al., 1968; TAKAHASHI u. TANAKA, 1971; SASAKI et al., 1975)

Untersuchung des Sinus cavernosus mit der Kathetermethode über die V. basilica oder über die V. femoralis (HANAFEE et al., 1965; Kathetermethode nach Seldinger; TAKAHASHI u. TANAKA, 1971: Transfemorale Kathetertechnik; SASAKI et al., 1975: Kathetermethode über die V. basilica).

D. Indikationen zur Jugularisvenographie

Verschiedene *Erkrankungen im Bereich der Schädelbasis* führen zu einer Destruktion oder Einengung des Foramen jugulare. Klinisch wird das sog. *Vernet-Syndrom* beobachtet, das fast ausschließlich durch Tumoren (Metastasen, Neurinome, große Akustikus-Neurinome) bedingt ist. Stimmbänderparese, Trapeziusschwäche, halbseitige Lähmung der Schluckmuskulatur und des Gaumensegels gehören zu diesem Syndrom. Die neuroradiologische Diagnostik beginnt stets mit der Darstellung der Schädelbasis, einschließlich der Tomographie. Röntgenologisch erkennbare Veränderungen im Bereich des Foramen jugulare mit neurologischen Symptomen stellen eine absolute Indikation zur Jugularisvenographie dar. Bei größeren Akustikus-Neurinomen wird häufig eine Destruktion des Tuberculum jugulare beobachtet (TÄNZER, 1968); hier sollte ebenfalls eine Jugularisvenographie erfolgen. GEJROT u. LAURÉN (1964) führten die Jugularisvenographie auch bei Karzinomen des äußeren Gehörgangs, des Nasenrachenraums, des Epipharynx und des Larynx durch. Zusammenfassend kann gesagt werden, daß die absolute Indikation zur Jugularisvenographie bei Vorliegen eines Vernetschen Syndroms mit röntgenologischer Darstellung einer Destruktion des Foramen jugulare oder des Tuberculum jugulare besteht. Ferner kann die Untersuchungsmethode vor Durchführung einer „neck dissection" vorgenommen werden, wenn z. B. nach vorausgegangener Bestrahlung der Halsweichteile oder nach früher erfolgten Halsoperationen eine teilweise Blockierung der Halsvenen zu erwarten ist. Relative Indikationen bestehen bei Erkrankungen des äußeren Gehörgangs, des Mittelohrs, des Clivus und bei Sinus cavernosus-Syndrom (s. Schema nach NEWMAN et al., 1973).

I. Glomustumoren

Im Jahre 1941 beobachtete GUILD kleine Gebilde entlang des N. tympanicus und fand histologisch Chemorezeptoren des Glomus caroticum. Er nannte sie Glomus jugulare. ROSENWASSER

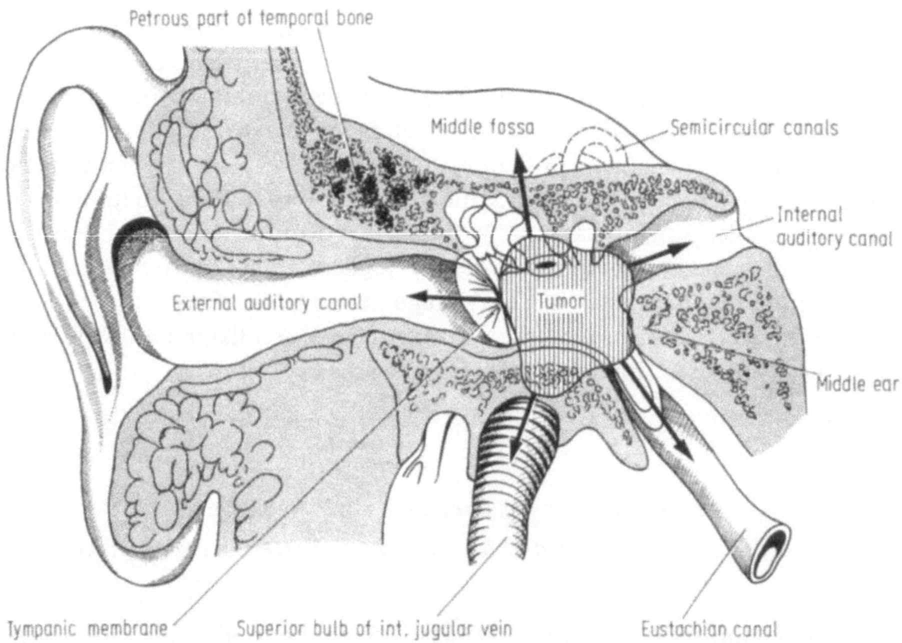

Abb. 3. Skizze eines Glomustumors mit den Beziehungen zur Nachbarschaft. Aus: NEWMAN et al., Amer. J. Roentgenol. **118**, 663–669 (1973)

(1945) exstirpierte einen Tumor vom Os temporale und fand histologisch das Gewebe des Glomus caroticum. Es war der erste Tumor des Glomus jugulare in der Literatur. Seit dieser Zeit gibt es verschiedene Bezeichnungen für Geschwülste dieser Region, wie nicht chromaffine Paragangliome (MULLIGAN, 1950), Chemodektome, Glomus tympanicum-Tumor, tympanicum body tumor, jugular body tumor (BIRELL, 1955) und Glomerocytoma tympanicum. In den letzten Jahren wurde die Bezeichnung „Glomus jugulare-Tumor" oder „Glomus tympanicum-Tumor" am häufigsten gebraucht. Glomustumoren finden sich in ca. 50% der Fälle am Bulbus jugulare, der V. jugularis interna lokalisiert. Drei wesentliche Ursprünge für Glomustumoren dieses Bereichs sind zu differenzieren:

1. Adventitia des Glomus jugulare,
2. Glomus tympanicum der Schleimhaut des Promontoriums,
3. auriculärer Ast des N. vagus und des Ganglion nodosum (HEKSTER et al., 1973).

Die Glomustumoren wachsen in der Regel vom Mittelohr aus und zerstören die umgebenden Knochenstrukturen. Ihr Wachstum ist langsam. Charakteristische neurologische Symptome, wie Schwindel, Hörverlust und pulsierende Ohrgeräusche, treten auf. Der Tumor wächst in der Regel nach kranial und kann in den intrakraniellen Abschnitt eintreten. Er kann ebenfalls durch das Trommelfell in den äußeren Gehörgang einwachsen. Frauen im mittleren Lebensalter sind am häufigsten betroffen. Gewöhnlich zeigt die Röntgen-Nativdiagnostik bei Tumoren des Glomus jugulare eine Verschattung der Mastoidzellen. Häufig wird eine Destruktion der Pyramide beobachtet. Die Tumorausdehnung im gesamten Pyramidenbereich kommt auf den bekannten Einstellungen nach Stenvers, Schüller und Mifka zur Darstellung. Im Gegensatz zu Kleinhirnbrückenwinkel-Tumoren tritt in den meisten Fällen von fortgeschrittenen Glomus jugulare-Tumoren die Zerstörung der Pyramidenspitze von unten und dorsal auf. Deshalb ist eine Arrosion des Labyrinthkerns, selbst bei ausgedehntem Tumorwachstum, nur selten röntgenologisch und klinisch nachweisbar (NAUMANN u. WENDE, 1968). Allerdings vermag die Röntgen-Nativdiagnostik keine erschöpfende Auskunft über die Ausdehnung des Tumors zu geben. Da die Tumoren sehr gefäßreich sind, kann ihre Ausdehnung angiographisch näher bestimmt werden.

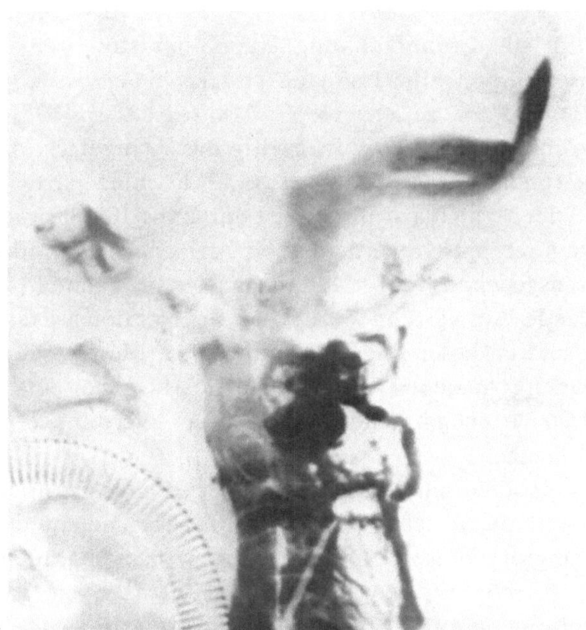

Abb. 4. Normales Jugularisvenogramm nach retrograder Kontrastmittelinjektion in die V. jugularis. Darstellung der Hirnsinus im seitlichen Strahlengang

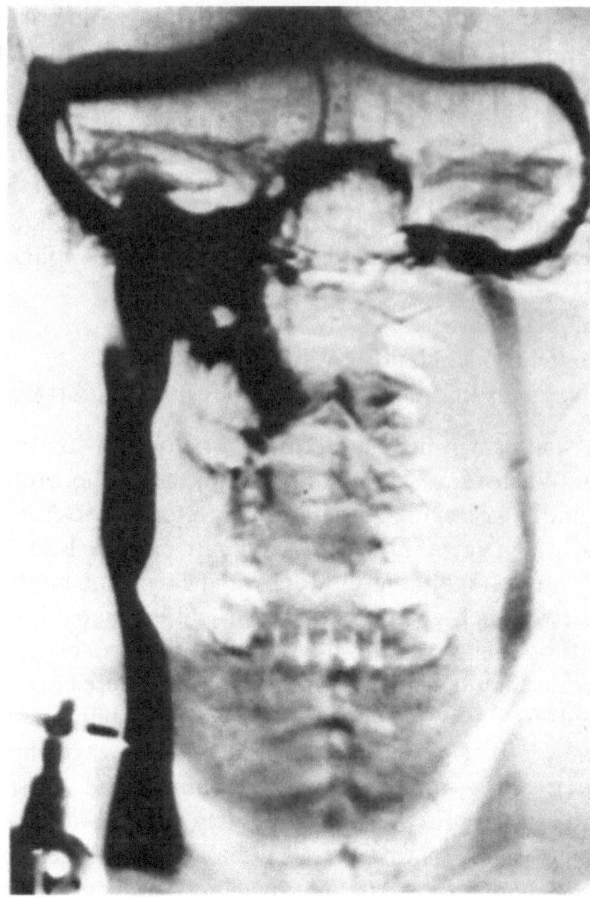

Abb. 5. Normales Jugularisvenogramm im sagittalen Strahlengang

Von besonderem Wert für die Früherkennung von Glomustumoren an der Schädelbasis hat sich neben der Karotisarteriographie die Jugularisvenographie erwiesen (HERRMANN u. PIA, 1968; TÄNZER, 1968; KAY-BUTTER u. HAZELDINA, 1969; METZGER et al., 1971). Tumoren des Glomus jugulare verdrängen und infiltrieren relativ frühzeitig die V. jugularis bzw. den Bulbus superior der V. jugularis interna (GEJROT, 1964; HAWKINS, 1961). Eine partielle Komprimierung oder ein kompletter Verschluß der V. jugularis interna ist durch die Jugularisvenographie gut nachweisbar (CORNELL, 1969). Angiographisch werden, neben dem partiellen oder kompletten Verschluß der V. jugularis interna, ausgedehnte venöse Drainagenetze beobachtet (VOGELSANG, 1973). Unerläßlich ist die anschließende Auswertung durch das Subtraktionsverfahren (VOGELSANG, 1973). Differentialdiagnostisch sind in dieser Region Meningeome, Metastasen, Chondrome, Chordome und Neurinome in Erwägung zu ziehen. Hier finden sich aber bei der Röntgen-Nativdiagnostik bezüglich der Knochendestruktionen und der Lokalisation Unterschiede, die bereits einen Glomustumor unwahrscheinlich machen.

Bei den histologisch weit identischen Tumoren, wie Glomus caroticum-Tumor und Glomus tympanicum-Tumor, nimmt die A. carotis externa überwiegend an der Blutversorgung dieser Geschwülste teil. Eine angiographische Differenzierung der genannten 3 Tumoren ist in der Regel ohne Schwierigkeiten möglich. MANELFE et al. (1972) betonen, daß Glomus tympanicum-Tumoren auf dem Karotisangiogramm (Carotis externa-Injektion) ein charakteristisches Zeichen aufweisen. Es findet sich eine Kontrastmittelanreicherung, die sich auf den äußeren Gehörgang projiziert. Die Jugularisvenographie ist in der Mehrzahl der Fälle von Glomus tympanicum-

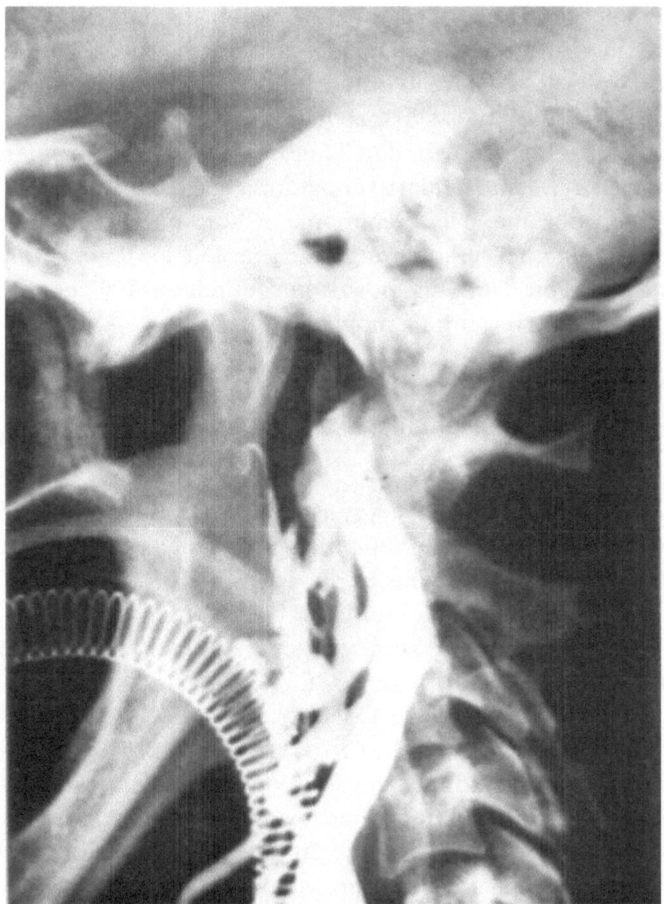

Abb. 6. Jugularisvenogramm im seitlichen Strahlengang. Kontrastmittelstopp durch einen Glomustumor

Tumoren unauffällig (DUGGAN et al., 1970). (IDBOHRN, 1951; RIEMENSCHNEIDER et al., 1953; TERRACOL et al., 1956; HARPER, 1957; HAWKINS, 1961, 1966; SCHEUNEMANN u. SCHRUDE, 1964; HANAFEE u. VON LEDEN, 1965; GIRL u. TURER, 1966; ISFORT u. KNOCHE, 1966; SCHECHTER u. CHUSI, 1966; HERRMANN u. PIA, 1968; TÄNZER, 1968, BALLENGER, 1969; DUGGAN et al., 1970; JEANMERT et al., 1971; KEMPE et al., 1971; METZGER et al., 1971; MYERS et al., 1971; PROBST, 1971; ANDERSON et al., 1972; REICH et al., 1975).

Ebenfalls wurde über die Blutversorgung der Glomustumoren über den vertebrobasilären Kreislauf berichtet (FARRELL u. HAWKINS, 1967; LAUREN, 1968; NEWTON, 1968; PALACIOS, 1970; EL GAMMAL, 1971; MANELFE et al., 1972). Es ist daher erforderlich, außer der Jugularisvenographie zusätzlich eine Karotis- und Vertebralisangiographie durchzuführen.

In der Mehrzahl der Fälle werden die Tumoren von der A. pharyngea ascendens mit Blut versorgt. Dabei sind 2 Äste von besonderer Bedeutung: 1) meningealer Ast, der die Dura des Bulbus jugulare, des Canalis hypoglossi und des Foramen lacerum versorgt und 2) A. tympanica inferior, die als Begleitgefäß des 9. Hirnnerven durch ein kleines Loch des Felsenbeins bis zum Cavum tympanicum zieht. JORDAN und NEWTON (1975) berichteten über 5 Chemodektome, bei denen vorwiegend eine Blutversorgung aus der A. carotis interna bestand. Hier sind 2 Äste der A. carotis interna in der Pars petrosa zu erwähnen: A. carotico-tympanica und der Ast des Canalis pterygoideus. Die A. carotico-tympanica zieht durch das dorsolateral gelegene Loch des Canalis caroticus bis zum Cavum tympanicum und versorgt die vordere und mittlere Wand des Mittelohrs, wobei sie in diesem Abschnitt eine Anastomose mit der A. pharyngea ascendens zeigt. Diese feinen Gefäße sind auch auf der Vergrößerungsangiographie mit Subtraktionstechnik schwer erkennbar, wenn keine selektive Darstellung der A. carotis interna durchgeführt wird (JORDAN u. NEWTON, 1975). Bei größeren Glomustumoren ist der hypophyseale Ast der A. carotis interna als zuführende Arterie oftmals stark erweitert (JORDAN u. NEWTON, 1975).

Zusammenfassend kann gesagt werden, daß Tumoren des Glomus jugulare in der Regel charakteristische Veränderungen auf dem Jugularisvenogramm zeigen. Tumoren in der Region des Foramen jugulare, wie Neurofibrome, Neurilemmome, Chordome, Metastasen und Schwannome, können ähnliche angiographische Veränderungen zeigen. Die Differenzierung wird meistens durch die klinische Untersuchung, die Nativdiagnostik und durch zusätzliche angiographische Darstellung der A. carotis und der A. vertebralis möglich.

II. Neurinome der kaudalen Hirnnerven

Neurinome des N. glossopharyngeus, N. vagus und N. accesorius im intrakraniellen Abschnitt sind sehr selten und werden in der Literatur als "neurinomas of the jugular foramen nerves" (HENSCHEN, 1955) bezeichnet. Bisher wurden in der Literatur insgesamt 39 Fälle beschrieben. Klinisch findet sich häufig eine zerebelläre und vestibulare Hemisymptomatik auf der Tumorseite. Ferner können die V.–XII. Hirnnerven zusätzlich charakteristische Ausfallserscheinungen zeigen (DEMARTEL u. GUILLAUME, 1932; GUILLAIN et al., 1933; COHEN, 1937; REVILLA, 1947; GRAF, 1952; PORTA, 1954; POOL u. PAVA, 1959; COLUMELLA et al., 1959; RUBERTI u. CARTERI, 1961; SVIEN et al., 1963; MANSUY et al., 1964; NAUNTON et al., 1968; PLUCHINO et al., 1975). Größere Kleinhirnbrückenwinkel-Tumoren können ein sog. Vernet-Syndrom vortäuschen, exakte neurologische Untersuchungen mit neuroradiologischer Diagnostik ermöglichen die Differenzierung.

PLUCHINO et al. (1975) weisen darauf hin, daß die Pars nervosa des Formen jugulare bei Neurinomen der kaudalen Hirnnerven in der Mehrzahl der Fälle deutlich erweitert ist. Eine charakteristische Veränderung bei der Vertebralisarteriographie und der Jugularisvenographie ist bei Neurinomen des Foramen jugulare in der Literatur nicht erwähnt.

III. Erkrankungen im Bereich des Sinus cavernosus

Die sog. Sinus cavernosus-Venographie dient dem Nachweis pathologischer Prozesse im Bereich des Sinus cavernosus. Die Orbitaphlebographie mit Injektion des Kontrastmittels in die V. angularis oder in eine V. frontalis stellt zwar den Sinus cavernosus dar, die Menge des injizierten Kontrastmittels bei der Orbitaphlebographie (3–4 ml) reicht aber für eine optimale röntgenologische Darstellung des Sinus cavernosus nicht aus. Bei der Sinus cavernosus-Venographie ist eine optimale Röntgenabbildung durch die Kathetermethode nach Seldinger über die V. basilica oder über die V. femoralis zu erreichen. WENDE und CIBA (1968) haben auch die direkte Jugularispunktion für die Kontrastuntersuchung des Sinus cavernosus empfohlen. Dabei muß eine Serienangiographie im sagittalen, seitlichen und axialen Strahlengang durchgeführt werden.

Bei *Hypophysentumoren* zeigt der Sinus cavernosus entweder eine unilaterale oder bilaterale Deformierung. Außerdem ist der Sinus intercavernosus anterior entweder stark gestreckt oder nicht mit Kontrastmittel gefüllt. Es findet sich auf den Röntgenaufnahmen im seitlichen Strahlengang eine Eindellung und Abflachung des Sinus cavernosus von kranial und ventral, die bei parasellärer Ausdehnung des Tumors am deutlichsten wird. Die Röntgenaufnahmen im sagittalen Strahlengang zeigen bei Geschwülsten der Sellaregion auf der Seite des stärkeren Tumorwachstums eine fehlende Kontrastmittelfüllung oder eine Eindellung des Sinus cavernosus. Damit wird eine Bestimmung der Tumorausdehnung möglich (WENDE u. CIBA, 1968; SASAKI et al., 1975).

SASAKI et al. (1975) haben, außer bei Hypophysentumoren, auch bei Aneurysmen, bei einem Hämangiom der V. ophthalmica, einem Optikusgliom, einem Kraniopharyngeom, einem Keilbeinflügelmeningeom ebenfalls Veränderungen des Sinus cavernosus auf dem Venogramm festgestellt.

Literatur

ANDERSON, R.D., LIEBESKIND, A., SCHECHTER, M.M., ZINGESSER, L.H.: Aneurysms of the internal carotid artery in the carotid canal of the petrous temporal bone. Radiology **102**, 639–642 (1972)

BALLENGER, J.J.: Diseases of the nose, throat and ear. 11th ed. Philadelphia: Lea & Febiger, 1969, p. 528

BARON, F., LEGENT, F., HERZOG, B., GIUDICELLI, G., MITARD, J.-J., MITARD, D.: A propos de la jugulographie rétrograde. Ann. oto-laryng. (Paris) **88**, 681–684 (1971)

BETZ, E., HERRMANN, E.: Die fortlaufende Registrierung der Gehirndurchblutung beim Menschen mit flexiblen Wärmeleitsonden. Nervenarzt **37**, 173–175 (1966)

BIENAS, G.: Die Verträglichkeit der "Radical-Dissection", insbesondere bei doppelseitiger Anwendung. H.N.O. **4**, 106 (1962)

BIRREL, J.H.W.: Aust. N.Z.J. Surg. **24**, 195 (1955) zitiert bei Hooper (1955)

COHEN, H.: Glosso-pharyngeal neuralgia. J. Laryng. **52**, 527–536 (1937)

COLUMELLA, F., DELZANNO, G.B., NICOLA, G.C.: Les neurinomes des quatre derniers nerfs craniens. Neurochirurgie **5**, 280–295 (1959)

CORNELL, S.H.: Jugular venography. Amer. J. Roentgenol. **106**, 303–306 (1969)

DICHIRO, G., FISHER, R.L., NELSON, K.B.: The jugular foramen. J. Neurosurg. **21**, 447–460 (1964)

DUGGAN, C.A., HOFFMAN, J.C., BRYLSKI, J.R.: The efficacy of angiography in the evaluation of glomus tympanicum tumors. Radiology **97**, 45–49 (1970)

EL GAMMAL, T.: The blood supply of chemodectomas of the head and neck. Brit. J. Radiol. **44**, 515–518 (1971)

FARRELL, V.J., HAWKINS, T.D.: Glomus jugulare tumours with special reference to their radiological features. Brit. J. Surg. **54**, 789–795 (1967)

FRENCKNER, P.: Sinography, especially with reference to block dissection of the neck. Acta oto-laryng. **49**, 273 (1958)

GABRIELSEN, T.O., BOOKSTEIN, J.J.: Jugular venography by catheter approach from the arm. Radiology **91**, 378–379 (1968)

GEJROT, T.: Jugular syndrome: With special reference to the diagnostic value of retrograde jugularography. Acta oto-laryng. **57**, 450–458 (1964)

GEJROT, T., LAURÉN, T.: Retrograde venography of the internal jugular veins and transverse sinuses: Technique and roentgen anatomy. Acta oto-laryng. **57**, 556–570 (1964)

GEJROT, T., LINDBOM, A.: Venography of the internal jugular vein and the transverse sinuses (retrograde jugularography). Acta oto-larying. **52**, 180 (1960)

GIBBS, E.L., LENNOX, W.G., GIBBS, F.A.: Bilateral internal jugular blood. Amer. J. Psychiatr. **102**, 184–190 (1945)

GIRL, J., TURER, L.: Ein Beitrag zur arteriographischen Diagnostik des achromaffinen Paraganglioma caroticum (Glomus-caroticum-Tumor). Fortschr. Röntgenstr. **105**, 416–418 (1966)

GRAF, K.: Geschwülste des Ohres und des Kleinhirnbrückenwinkels. Stuttgart: Thime 1952

GUILD, S.R.: Hitherto unrecognized structure, glomus jugularis, in man. Anat. Rec. **79**, 28–34 (1941)

GUILLAIN, G., BERTRAND, I., LEREBOULLET, J.: Neurinome des nerfs mixtes: prolongement extracranien de la tumeur. Rev. Neurol. **40**, 56–68 (1933)

HANAFEE, W., ROSEN, L.M., WEIDNER, W., WILSON, G.H.: Venography of the cavernous sinus, orbital veins, and basal venous plexus. Radiology **84**, 751–753 (1965)

HANAFEE, W.N., VON LEDEN, H.: Angiography in management of carotid body tumours. J. Amer. med. Ass. **191**, 499–502 (1965)

HARPER, R.A.K.: Glomus jugulare tumours of the temporal bone. J. Fac. Radiol. (Lond.) **8**, 325–334 (1957)

HAWKINS, T.D.: Glomus jugulare and carotid body tumour. Clin. Radiol. **12**, 199–213 (1961)

HAWKINS, T.D.: Radiological investigation of glomus jugulare tumours. Acta Radiol. **5**, 201–210 (1966)

HEKSTER, R.E.M., LUYENDIJK, W., MATRICALI, B.: Transfemoral catheter embolization: A method of treatment of glomus jugulare tumors. Neuroradiology **5**, 208–214 (1973)

HENSCHEN, F.: Tumoren des Zentralnervensystems und seiner Hüllen. In: Handb. Spez. Path. Anat. Histol. (Henke/Lubarsch/Rössle, Hrsg.) Bd. 13, S. 865–866. Berlin: Springer 1955

HERRMANN, E.: Modifizierte Technik zur Punktion der V. jugularis interna unmittelbar an der Schädelbasis. Nervenarzt **34**, 270–271 (1963)

HERRMANN, E.: Punktion und Kontrastdarstellung der Vena jugularis interna: Anwendung und diagnostische Bedeutung. Fortschr. Röntgenstr. **108**, 511–514 (1968)

HERRMANN, E., BETZ, E.: Neue Ergebnisse der Hirndurchblutung beim Menschen. Kongr. f. Neurologie, Proceedings **40**, 451–456 (1965)

HERRMANN, E., PIA, H.W.: Die Radiologie der

Glomus-Tumoren der Schädelbasis. Dtsch. Röntgenkongr. 1967, Beiheft Fortschr. Röntgenstr. Teil A. Stuttgart: Thieme 1968

HOOPER, R.S.: The glomus jugulare tumors: clinical and radiological features. J. Fac. Radiol. **7**, 77–89 (1955)

HUNAULD (1730): zit. bei Gejrot u. Laurén 1964

IDBOHRN, H.: Angiographic diagnosis of carotid body tumors. Acta radiol. (Stockh.) **35**, 144–148 (1951)

ISFORT, A., KNOCHE, H.: Tumoren des Glomus caroticum. Brun's Beitr. klin. Chir. **212**, 417–440 (1966)

JEANMERT, L., BALERIAUS, D., RELIF, J., BRIHAYE, J.: Manifestations radiologiques des tumeurs de glomus jugulaire. J. belge Radiol. **54**, 301–309 (1971)

JORDAN, C.E., NEWTON, T.H.: Internal carotid artery supply to temporal bone chemodectomas. Neuroradiol. **8**, 253–257 (1975)

KAY-BUTTER, J.J., HAZELDINA, W.M.: Retrograde jugular venography. Brit. J. Radiol. **42**, 853–854 (1969)

KEMPE, L.G., VANDERARK, G.D., SMITH, D.R.: The neurosurgical treatment of glomus jugulare tumors. J. Neurosurg. **35**, 59–64 (1971)

KOERNER, O.: Über die Möglichkeit, einige topographisch wichtige Verhältnisse am Schläfenbein aus der Form des Schädels zu erkennen. Z. Ohrenheilk. **16**, 212–215 (1886)

LAUREN, T.: Disorders of the skull base region. Proceedings of the 10th Nobel Symposium 273. Stockholm: Almquist and Wiksell 1968

LINDBLOM, K.: A roentgenographic study of the vascular channels of the skull. Acta Radiol. Suppl. **30** (1936)

LINSER, P.: Über Cirkulationsstörungen im Gehirn. Bruns' Beitr. klin. Chir. 642 (1900) zit. bei Gejrot u. Laurén, 1964

MANELFE, C., ROULLEAU, J., JULIAN, A., GIUDICELLI, G.: Glomus tympanicum tumours: Early diagnosis by arteriography. Neuroradiol. **4**, 226–232 (1972)

MANSUY, L., GIRARD, P., BRET, P.: A propos des deux observations de tumeur du trou déchiré postérieur. Rev. Oto-Neuro-Ophthal. **36**, 249–254 (1964)

MAYERSON, A., HALLORAN, D., HIRSCH, H.L.: Technic for obtaining blood from the internal jugular vein and internal carotid artery. Arch. Neurol. Psychiat. **17**, 807–808 (1927)

METZGER, J., DORLAND, P.R., MORAND, R.: Les tumeurs du glomus jugulaire. J. belge Radiol. **54**, 273–286 (1971)

MEYER, J.S., WIEDERHOLT, J.C., TOYODA, M., RYU, T., SHINOHARA, Y., GUIRAUD, B.: A new method for continous sampling of cerebral venous blood without extracranial continuation in man. Neurology **19**, 353–358 (1969)

DE MARTEL, T., GUILLAUME, J.: Neurinomes des nerfs mixtes. Opération. Guérison. Rev. Neurologique **39**, 884–889 (1932)

MULLIGAN, R.M.: Amer. J. Path. **26**, 680 (1950) zit. bei Hooper 1955

MYERS, E.N., NEWMAN, J., KASEFF, L., BLACK, F.O.: Glomus jugulare tumour. A radiographic histologic correlation. Laryngoscope (St. Louis) **81**, 1838–1851 (1971)

NAUMANN, W.H., WENDE, S.: Nachweis einer intrakraniellen arterio-venösen Fistel bei tympano-jugularem Glomustumor. Z. Laryng. Rhinol. **47**, 857–861 (1968)

NAUNTON, R.F., PROCTOR, L., ELPERN, B.S.: The audiologic signs of ninth nerve neurinoma. Arch. otolaryng. **87**, 222–227 (1968)

NEWMAN, H., ROWE, JR. J.F., PHILIPS, T.L.: Radiation therapy of the glomus jugulare tumor. Amer. J. Roentgenol. **118**, 663–669 (1973)

NEWTON, T.H.: The anterior and posterior meningeal branches of the vertebral artery. Radiology **91**, 271–279 (1968)

PALACIOS, E.: Chemodectomas of head and neck. Amer. J. Roentgenol. **110**, 129–140 (1970)

PLUCHINO, F., CRIVELLI, G., VAGHI, M.A.: Intracranial neurinomas of the nerves of the jugular foramen. Acta neurochir. **31**, 201–221 (1975)

POOL, J.L., PAVA, A.A.: The early diagnosis and treatment of acoustic nerve tumors. Springfield, Ill.: Ch.C. Thomas 1959

PORTA, C.: Contributo della stratigrafia alla diagnostica dei tumori della base crania. Neurone **2**, 57–71 (1954)

PROBST, F.P.: Chemodectomas of the neck. Radiologe **11**, 15–27 (1971)

RAY, B.S., DUNBAR, H.S., DOTTER, C.T.: Dural sinus venography as an aid to diagnosis in intracranial disease. J. Neurosurg. **8**, 23–37 (1951)

REICH, N.E., ADLER, L.M., DUCHESNEAU, P.M., SCHUMACHER, P.O., HALL, P.M.: Norepinephrine and epinephrine secretining paraganglioma of the jugular glomus. Neuroradiol. **8**, 263–265 (1975)

REVILLA, A.G.: Neurinomas of cerebellopontine recess. A clinical study of one hundred and sixty cases including operative mortality and end results. Johns Hopk. Hosp. Bull. **80**, 254–296 (1947)

RIEMENSCHNEIDER, T.A., HOOPLE, G.D., BREWER, D., JONES, D., ECKER, A.: Roentgenographic diagnosis of tumour of the glomus jugular. Amer. J. Roentgenol. **69**, 59–65 (1953)

ROHEN, J.W.: Topographische Anatomie. Stuttgart: Schattauer 1966

ROMIEU, C.L., POURQUIER, H., PUJOL, H., VIALA, J.L.: La jugularographie. Son intérêt dans les tumeurs ganglionaires du cou. J. Radiol. Electrol. **40**, 576 (1959)

ROSENWASSER, H.: Carotid body tumor of middle ear and mastoid. Arch. oto-laryng. **41**, 64–67 (1945)

RUBERTI, R., CARTERI, A.: Neurinomi del forame lacero posteriore. G. Psichiat. Neuropat. **89**, 1099–1128 (1961)

RÜDINGER, N.: Beiträge zur Anatomie des Gehörganges der venösen Blutbahnen der Schädelhöhle sowie der überzähligen Finger. München 1876 zit. bei Gejrot u. Laurén, 1964

SASAKI, T., UEDA, Y., SAITO, I., SANO, K.: Cavernous sinus venography by transbasilic catheter technique. Neurologia med. chir. **15**, 11–17 (1975)

SCHECHTER, M., CHUSI, D.J.G.: Chemodectomas of the carotid bifurcation. Acta radiol. **5**, 488–508 (1966)

SCHEUNEMANN, H., SCHRUDE, J.: Angiographische Untersuchung im Bereich des Versorgungsgebietes der A. carotis ext. In: Handbuch der Medizinischen Radiologie X, Teil 3, S. 673. Berlin: Springer 1964

SHIU, P.C., HANAFEE, W.N., WILSON, G.H., RAND, R.W.: Cavernous sinus venography. Amer. J. Roentgenol. **104**, 57–62 (1968)

SVIEN, H.J., BAKER, H.L., RIVERS, M.H.: Jugular foramen syndrome and allied syndromes. Neurology **13**, 797–809 (1963)

TÄNZER, A.: Der Tumor des Glomus jugulare als neuroradiologisches Problem der hinteren Schädelgrube. Dtsch. Röntgenkongreß 1967, Beiheft Fortschr. Röntgenstr. Teil A. Stuttgart: Thieme 1968

TAKAHASHI, M., TANAKA, M.: Cavernous sinus venography by transfemoral catheter technique. Neuroradiol. **3**, 1–3 (1971)

TERRACOL, J., GUERRIER, Y., GUIBERT, J.: Le glomus jugulaire. In: Monographies oto-rhino-laryngologiques. Paris: Masson & Cie., 1956

VOGELSANG, H.: Angiographische Untersuchungen bei Glomustumoren. Z. Laryng. Rhinol. **52**, 807–812 (1973)

WENDE, S., CIBA, K.: Der Wert der Jugularis-Venographie für die Darstellung des Sinus cavernosus. Fortschr. Röntgenstr. **109**, 56–59 (1968)

Angiographische Untersuchungen von Wirbelsäule, Spinalkanal und Rückenmark

Von

H. VOGELSANG

Mit 84 Abbildungen und 3 Tabellen

Aufbau und Anordnung des arteriellen und venösen Gefäßsystems ließen lange Zeit angiographische Untersuchungen als nicht möglich bzw. als nicht erfolgversprechend erscheinen. Nativdiagnostik und Myelographie wurden ständig verbessert, die Gefäßdarstellungen dagegen auffallend vernachlässigt. Wenn auch zögernd, erfolgte darin im letzten Jahrzehnt ein Wandel. Die Beschäftigung mit diesem Problem, Verbesserungen der Injektions- und Aufnahmetechnik, Angiotomographie, Subtraktionsverfahren sowie ein systematischer Ausbau und routinemäßige Anwendung erbrachten in relativ kurzer Zeit deutliche Fortschritte. Entsprechend dem anatomischen Aufbau gelingt es jedoch nicht – im Gegensatz zur zerebralen Angiographie –, durch eine intraarterielle Injektion auch die venösen Abflußwege mit darzustellen. Die angiographische Untersuchung beinhaltet also einmal die Arteriographie, zum anderen die Phlebographie.

A. Arteriographie

I. Anatomie und Physiologie der arteriellen Blutversorgung

Die arterielle Versorgung der Wirbelsäule und des Rückenmarks erfolgt über die *Rami spinales*. Als Zubringerarterien der Rami spinales sind im Halswirbelsäulenbereich die Aa. vertebrales, cervicales ascendens, cervicales profundae und intercostales supremae anatomisch und angiographisch nachgewiesen. Für den Thorakal-, Lumbal- und Sakralbereich sind es die Aa. intercostales, lumbales, lumbales imae oder ileolumbales, die aus der thorakolumbalen Aorta bzw. den Aa. iliacae abgehen.

Die A. spinalis teilt sich in der Regel in 3 Äste: für die Knochen- und Bänderversorgung der Ramus ant. und post. canalis spinalis, für das Rückenmark die A. nervomedullaris (radikulomedulläre Arterie im angelsächsischen und französischen Sprachgebrauch). Jede A. nervo-medullaris kann sich 1. in eine A. radicularis ant. (Vorderwurzelarterie) und eine A. radicularis post. (Hinterwurzelarterie) aufzweigen (Abb. 1); 2. nur in eine A. radicularis ant. bzw. post. verlängern oder 3. in kleine Ästchen aufteilen, die den Spinalnerven, dessen Wurzeln und Ganglien versorgen. Nach den vorliegenden anatomischen Untersuchungen erreichen durchschnittlich 5–6 *Aa. radiculares ant.* (minimal 2 und maximal 17) die Mittellinie, um dort in die A. spinalis ant. aufzugehen. Nach JELLINGER (1966) beträgt die Durchschnittsfrequenz dieser Zuflüsse für das Hals- und Brustmark jeweils 2–3, für das Lumbosakralmark 0–1. Dies bedeutet, daß auf die 8 Zervikalsegmente durchschnittlich genau so viel Vorderwurzelarterien entfallen wie auf die 12 Segmente des Thorakalmarks. Die kaudalen Rückenmarkabschnitte zeichnen sich dadurch aus, daß im

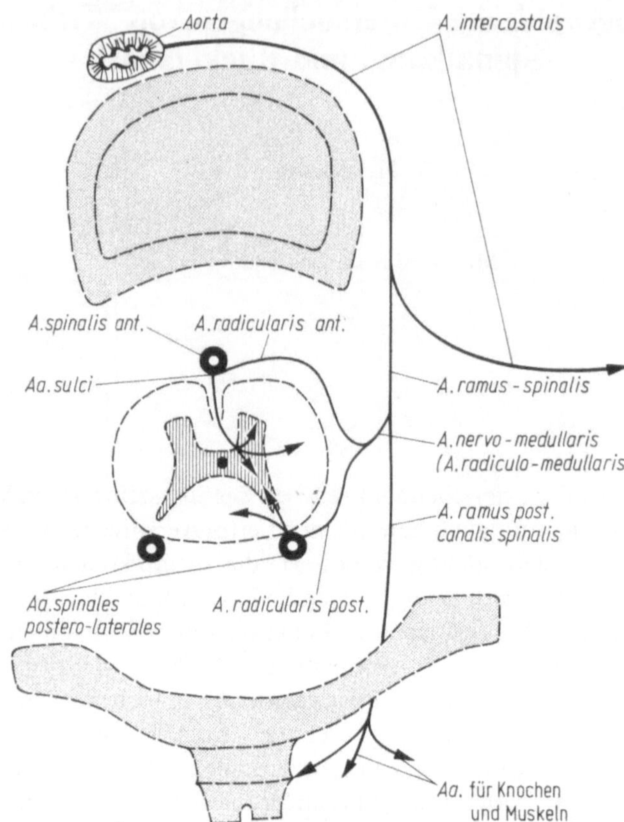

Abb. 1. Anatomische Skizze der arteriellen Zuflüsse zum Rückenmark im Thorakalbereich. (Nach DJINDJIAN)

wesentlichen ein Hauptzufluß, die A. radicularis magna (ADAMKIEWICZ, 1881) alle anderen Zuflüsse an Größe und Bedeutung übertrifft. Sie gilt als das stärkste blutzuführende Gefäß des Rückenmarks (Durchmesser 0,8–1,2 mm) und tritt vorwiegend von links her auf Höhe Th 9–L1 an das Rückenmark heran. Eine derartige Seitenbevorzugung gilt auch für den gesamten Thorakolumbalbereich. Nur am Halsmark ist keine signifikante Seitendifferenz erkennbar. Das Kaliber der Aa. radiculares ant. schwankt zwischen 0,2 und 1,0 mm.

Die in verschiedenen Segmenthöhen an das Rückenmark herantretenden Aa. radiculares ant. teilen sich durch Gabelung, wobei die Gabelenden ihren Verlauf in der Längsrichtung nehmen und mit entsprechenden Gefäßen der Nachbarsegmente anastomosieren. Durch den zum Teil erheblich divergierenden Abstand der Zuflüsse entsteht eine teils gerade, teils leicht geschlängelte, nicht immer streng der Mittellinie folgende arterielle Längsanastomosenkette mit unterschiedlichen Kaliberwerten (im Zervikalbereich durchschnittlich 0,5 mm, im Thorakalbereich um 0,3 mm und im Lumbalbereich bis über 1,0 mm). Diese Anastomosenkette, entlang der Ventralseite des Rükkenmarkes in der Fissura mediana ant. bis zum Filium terminale verlaufend, wird die *A. spinalis ant.* genannt (Abb. 2). Wie ausgeführt, handelt es sich nicht um ein einheitliches Gefäß im Sinne der üblichen peripheren Arterien, sondern um eine Kette von Anastomosen, die die Vorderwurzelarterien in der Längsrichtung miteinander verbindet. Trotzdem handelt es sich um ein Gefäßrohr, das von den kranialen Bezirken des Halsmarks bis zum Filium terminale ununterbrochen durchgängig ist.

Nach lateral und dorsal gehen von der A. spinalis ant. Äste ab, welche am Aufbau der Vasocorona teilnehmen und über die Fissura mediana ant. die *Sulkusarterien* bilden.

Mit einer Schwankungsbreite von 11–16 *Aa. radiculares post.* (JELLINGER, 1966) wird das Rückenmark von dorsal her versorgt. Im Halsbereich sollen es 2–4, im Brustmarkbereich 6–9 und

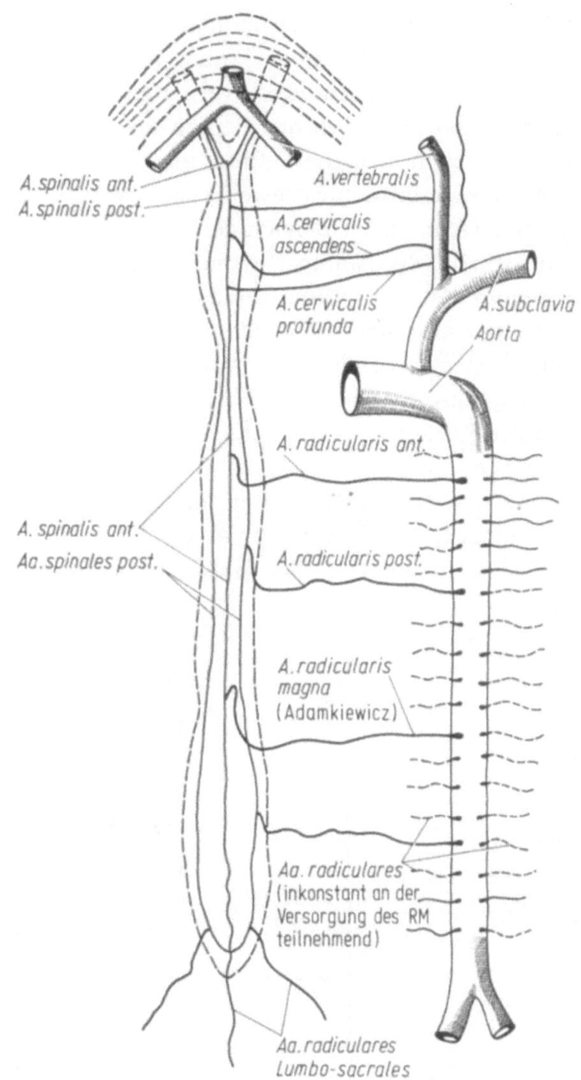

Abb. 2. Schematische Darstellung der arteriellen Rückenmarkversorgung in frontaler Ansicht. (Nach DJINDJIAN)

im Lumbosakralmark durchschnittlich 3 Hinterwurzelarterien sein. Im Kaliber sind sie insgesamt erheblich dünner als die Vorderwurzelarterien (zwischen 0,15 und 0,4 mm). Eine größere A. radicularis post., entsprechend der A. radicularis magna, ist nach wie vor umstritten. Sie wird von einem Teil der Untersucher als bestehend angenommen, von den anderen abgelehnt. Ein signifikantes Seitenüberwiegen ließ sich nicht ermitteln. Durch Teilung in einen Ramus ascendens und Ramus descendens bilden die Aa. radiculares post. die beiden primären hinteren Längsanastomosen, die *Aa. spinales post. laterales*. Sie liegen im Winkel zwischen Hinterwurzeln und Seitensträngen. Auch sie beginnen kranial als Äste der A. vertebralis und ziehen sich ununterbrochen mit vielen kleinkurvigen Windungen am ganzen Rückenmark entlang, um an seinem kaudalen Ende durch bogenförmige Anastomosen mit der A. spinalis ant. verbunden zu sein. Von diesen Gefäßen können Äste in die peripheren Abschnitte des Rückenmarks eindringen oder Seitenäste abgeben.

Über die *Blutströmungsrichtung* in den vertikalen Territorien der Rückenmarkgefäße divergieren die Auffassungen noch erheblich. Nach SUH und ALEXANDER (1939), ZÜLCH (1954), LAZORTHES et al. (1957, 1958, 1962, 1966) und JELLINGER (1966) soll im Bereich der A. spinalis ant. die

Hauptstromrichtung des Blutes vorwiegend nach kaudal gerichtet sein, in einzelnen Abschnitten – etwa Hauptzuflußgebiete im Zervikal- und Thorakolumbalmark – scheint jedoch der Blutstrom, wenn auch nur für eine kurze Strecke, kranialwärts verlaufen zu können. Die von ADAMKIEWICZ (1882) konzipierte Partialstromtheorie wird durch die neusten Untersuchungen von PISCOL (1972) bestätigt und ergänzt. Danach teilen sich die zuführenden Blutströme an den Bifurkationen in Teilströme, welche in den Rami ascendentes jeweils nach kranial, in den Rami descendentes dagegen nach kaudal verlaufen (Abb.3). Im Bereich der Intermediärstrecken der arteriellen Längstrakte liegen dadurch naturgemäß gegensinnige Stromrichtungen vor, welche sich an den Treffpunkten der Rami ascendentes mit den Rami descendentes neutralisieren. Diese gegensinnige Stromrichtung ist auf die Längstrakte und die durchgehenden Anastomosen zwischen anterioren und posterioren Versorgungssystemen beschränkt. Im Bereich der Sulkusarterien sowie der perforierenden Äste der hinteren Längstrakte und der Vasocorona schwenken alle Teilströme in eine radiär auf die Zentralachse des Rückenmarks ziehende Richtung ein. Diese sozusagen am Anfang und am Ende der anatomischen Untersuchungen der Rückenmarkarterien postulierten bzw. aufgrund diffiziler Untersuchungen gestützten Ansichten finden ihre klinische Bestätigung in klinisch-angiographischen Untersuchungen, wie sie von DOPPMAN et al. (1969) (Abb. 4), DJINDJIAN et al. (1970), FORTUNA et al. (1971) sowie HABEL (1968) publiziert wurden.

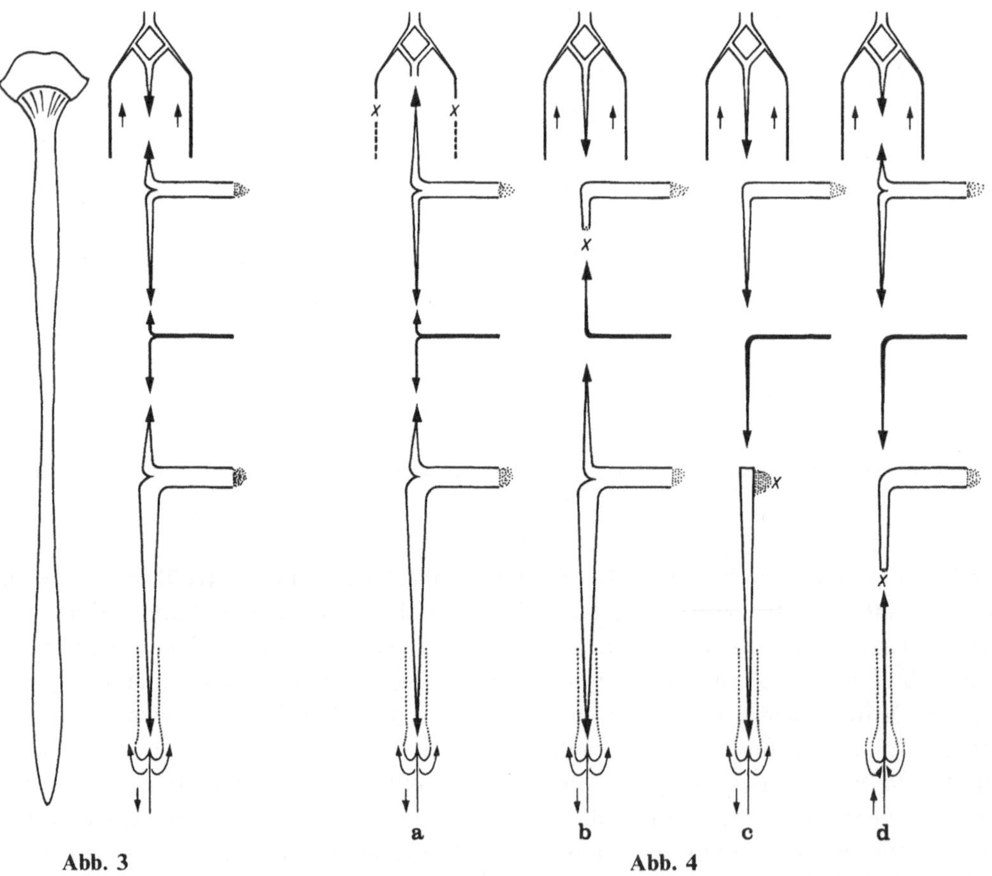

Abb. 3. Richtung des Blutstroms im Bereich der Rückenmarkarterien. (Nach DI CHIRO)

Abb. 4a–d. Möglichkeiten der Richtungsänderung des Blutstroms in den Rückenmarkarterien bei Einengungen oder Verschlüssen an den Rückenmark- bzw. Zubringerarterien. **a** Verschluß der Vertebralarterien; **b** Verschluß der A. spinalis ant. im Thorakalbereich; **c** Verschluß der A. radicularis magna; **d** Verschluß der A. spinalis ant. kaudal der Einmündung der A. radicularis magna. X. Stelle des Verschlusses. (Nach DI CHIRO)

Die aufgezeigten anatomischen und physiologischen Grundzüge der arteriellen Wirbelsäulen- und Rückenmarkversorgung basieren auf den grundlegenden Arbeiten von ADAMKIEWICZ (1882), KADYI (1889a und b), SUH und ALEXANDER (1939), LAZORTHES et al. (1957–66), CLEMENS et al. (1957), NOESKE (1958), WOOLLAM und MILLEM (1955) CLEMENS (1961), PERESE und FRACASSO (1959), LHERMITTE und CORBIN (1960), JULIAN (1965), JELLINGER (1966) und PISCOL (1972). Bei letztgenanntem Autor findet sich die gesamte Weltliteratur über das arterielle System der Wirbelsäule und des Rückenmarks diskutiert und verzeichnet.

II. Methodik

Nach Zufallsbefunden bei Aorto- und Vertebralisangiographien wurde seit 1961 die spinale Arteriographie durch die Arbeitskreise von DJINDJIAN, DOPPMAN und DI CHIRO systematisch ausgebaut und vervollkommnet. Mit geringen Abweichungen ist die Methode nahezu identisch. Die Untersuchungen erfolgen in Lokalanästhesie (DOPPMAN et al., 1969) oder aber in Vollnarkose mit Relaxierung während des Injektionsvorgangs (DJINDJIAN et al., 1970). Bildverstärker-Fernsehkontrolle, Serienangiographie und anschließende Auswertung mit der Subtraktion sind wesentliche, unabdingbare Bestandteile. Hinzu kommt die Beherrschung der Kathetertechnik. Zugunsten selektiver Arteriographien ist die Übersichts-Aortographie in der Diagnostik spinaler Angiome heute weitgehend verlassen worden. Nur in einzelnen Fällen kann sie als Übersichtsuntersuchung noch von Nutzen sein. Desgleichen findet sie weiterhin Anwendung bei Kleinkindern bis zu einem Lebensalter von 2–3 Jahren, da die Ostien der Interkostal- bzw. Lumbalarterien in diesem Lebensalter für die selektive Methode zu klein sind.

Entsprechend der arteriellen Versorgung über die A. subclavia und ihre Äste wird für den *Zervikalbereich* die selektive Katheterisierung der verschiedenen Arterien über die A. femoralis bevorzugt. Ein speziell vorgeformter Katheter[1] (Abb. 5) wird bis ca. 1 cm vor den Abgang der A. mammaria gebracht und zunächst eine Übersichtsangiographie durchgeführt. Mit der damit gewonnenen Erkenntnis über den Abgang der Zubringerarterien werden selektiv diese einzeln aufgesucht und entsprechend der Kaliberstärke wenige Milliliter Kontrastmittel der Methylglukaminreihe (Angiografin, Conray 60, Telebrix 300) manuell injiziert. Seit 1978 kommt ausschließlich

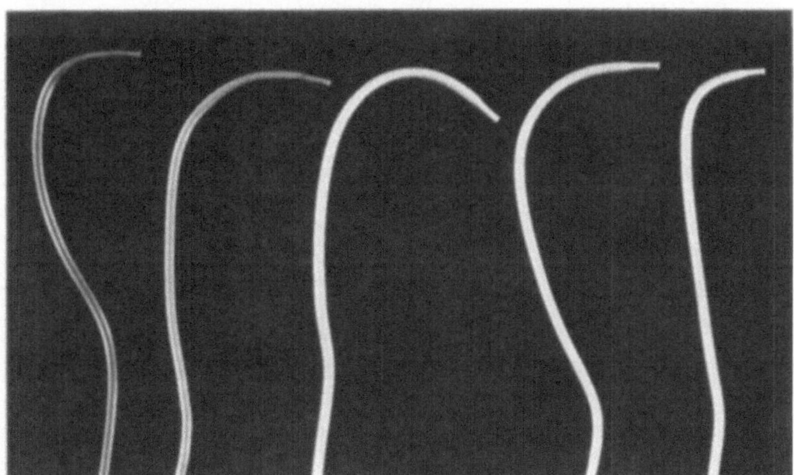

Abb. 5. Verschiedene Katheterformen für die selektive Spinalarteriographie. (Firma Biotrol, Paris; nach Vorlagen von DJINDJIAN)

[1] Verwandt werden serienmäßig nach Vorlagen von DJINDJIAN hergestellte Katheter der Firma Biotrol (Paris)

das nichtionisierende Amipaque zur Anwendung (VOGELSANG et al., 1978). Gleichzeitig werden serienangiographische Aufnahmen (2–3 s) angefertigt bzw. der Injektionsvorgang gefilmt. Da die arterielle Versorgung des Rückenmarks im Zervikalbereich von beiden Seiten durch mehrere Radikulararterien erfolgen kann, ist eine beiderseitige Untersuchung erforderlich. Eine Direkt-

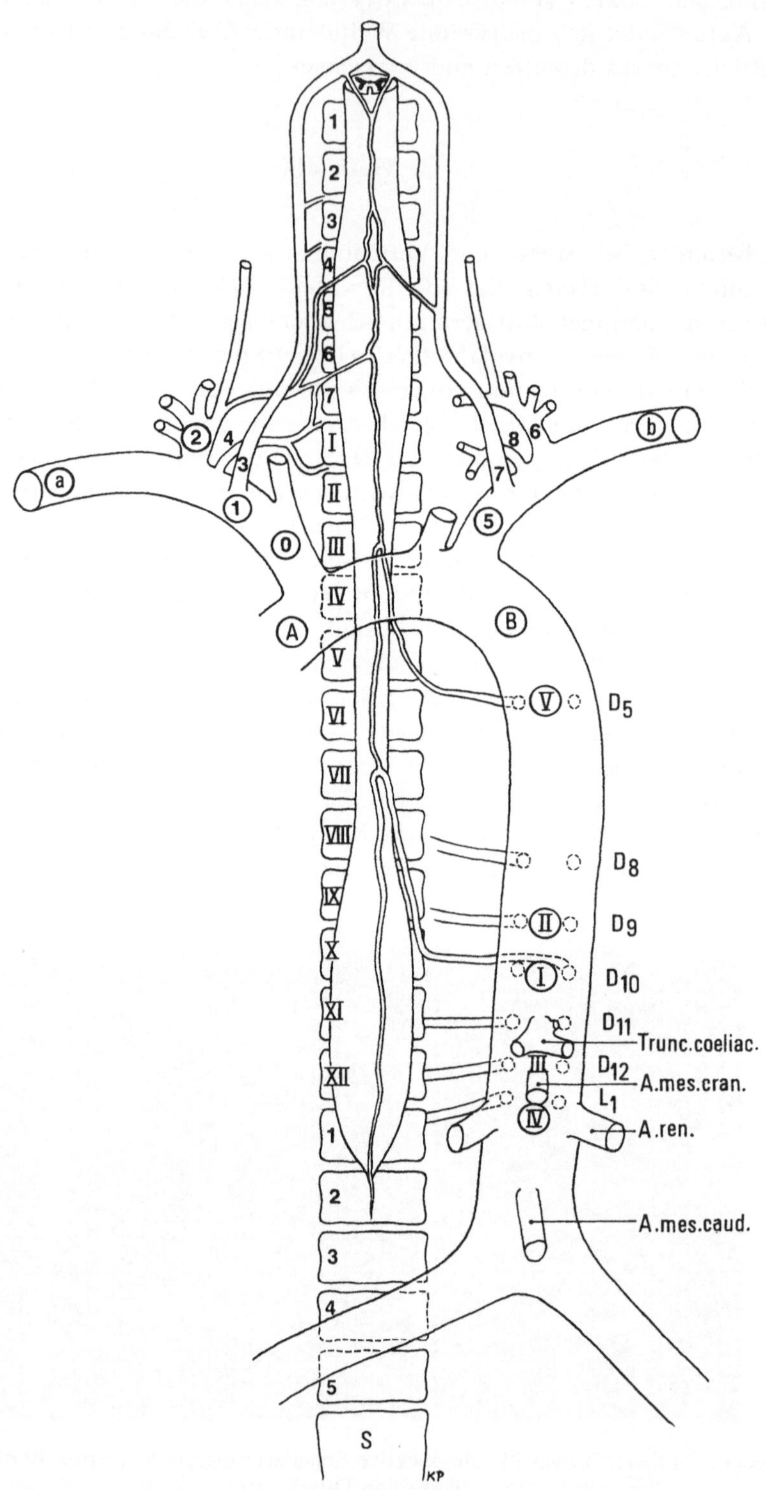

Abb. 6. Schema für die spinale Arteriographie. Es sind diejenigen Gefäße bezeichnet, in welche bei Katheter-Angiographien die Katheterspitze eingelegt werden soll (vgl. auch Text). (Nach PISCOL)

punktion der A. vertebralis ist ungeeignet, da sie andere, das Rückenmark mit versorgende Gefäße aus der A. subclavia unberücksichtigt läßt. Auch die Gegenstromangiographien über die A. brachialis, axillaris oder subclavia sind der selektiven Katheterisierung unterlegen (s. IV: Normalbefunde, S. 186).

Der *Thorakalbereich* wird ausschließlich mittels selektiver Interkostalarteriographie untersucht. Ebenfalls mit speziell vorgeformten Oedmann-(rot oder grün) bzw. Micaelson-Kathetern werden von der 12. Interkostalarterie an aufwärts zunächst die linksseitigen Ostien aufgesucht. Hat sich der Katheter in einem Gefäßostium festgehakt, werden als Test 1–2 ml Kontrastmittel injiziert. Bei einwandfreier Katheterlage werden anschließend 2–3 ml Kontrastmittel verabfolgt und serienangiographische Aufnahmen durchgeführt.

Stellen sich zuführende Arterien zum Rückenmark nicht dar, wird das Ganze auf der Gegenseite wiederholt. Gelingt der Nachweis einer Gefäßmißbildung, ist auch die Verwendung größerer Kontrastmittelmengen (bis zu 10 ml) erlaubt.

Die mittlere Thorakalregion soll sich nach DOPPMAN und DI CHIRO weniger gut für die spinale Arteriographie eignen. Die genannten Autoren haben – nicht zuletzt beeindruckt von 2 Mitteilungen über das Auftreten eines Querschnittssyndroms nach selektiver Bronchialarteriographie mit 70%igem Hypopaque und einer weiteren mit Conray 60 – keine Untersuchungen mehr auf Höhe Th 4–7 unternommen. DJINDJIAN (1970) sieht dagegen auch für diese Region keine Schwierigkeiten.

Für den *Lumbalbereich* gilt dasselbe wie für den Thorakalbereich. Auch hier werden zunächst die Lumbalarterien der linken, gegebenenfalls anschließend der rechten Seite selektiv arteriographiert.

Modifikationen sind beschrieben. Nicht in jedem Fall werden alle Spinalarterien selektiv angiographiert, sondern sich nach dem klinischen und/oder myelographischen Befund ausgerichtet. DJINDJIAN weist jedoch mit Recht darauf hin, daß etwa das myelographische Bild eines spinalen Angioms nichts über die versorgenden Arterien aussagt, die durchaus 4–5 Segmente höher oder tiefer ihren Ursprung nehmen können.

Apparativer und zeitlicher Aufwand sowie Filmverbrauch sind zweifellos beträchtlich, stellen aber eine Voraussetzung für den unbestreitbaren Wert der Methode dar.

Die *eigene Technik* (VOGELSANG, 1974) entspricht derjenigen von DJINDJIAN weitgehend. Für die Aufnahmeserien wird eine 70 mm Sircam-Kamera (Siemens), montiert an einem Arcoskop 100-3D (Siemens), verbunden mit einem Hochleistungs-Bildverstärker, verwandt, wodurch sich der Zeit- und Kostenaufwand erheblich senkt.

Symbol	Ort der KM-Injektion	Darstellende Zuflüsse zu den eigentl. Rückenmarkgefäßen
ⓐ	A. subclavia re. (retr.)	A. vertebralis u. beide Trunci rechts
ⓑ	A. subclavia li. (retr.)	A. vertebralis u. beide Trunci links
Ⓐ	Aortenbogen	Aortenbogen mit allen cranialen Abgängen
⓪	A. anonyma	(Anflutg. bei d. Brachialisangiogr. re.)
①	A. subclavia rechts	A. vertebralis u. beide Trunci rechts
②	Trunc. thyreocervic. re.	A. cervicalis ascendents rechts
③	A. vertebralis re.	Rami spinales u. craniocervic. Anastomose
④	Trunc. costocervic. re	A. cervicalis profunda u. A. intercost. I
⑤	A. subclavia links	A. vertebralis u. beide Trunci links
⑥	Tr. thyreocervic. li.	A. cervicalis ascendens links
⑦	A. vertebralis li.	Rami spinales u. craniocervic. Anastomose
⑧	Tr. costocervic. li.	A. cervicalis profunda u. A. intercost. I
Ⓑ	Aorta descendens	Mitstromaortographie
(I)	Aa. intercostal. D 10	Diese Arterien kommen als Ursprungsgefäße für die A. radicularis magna in Frage. Die angegebene Reihenfolge entspricht der statistischen Häufigkeit. Die A. radicul. magna geht häufiger links als rechts ab!
(II)	Aa. intercostal. D 9	
(III)	Aa. intercostal. D 12	
(IV)	Aa. lumbales L 1	
(V)	Aa. intercostal. D 5	(steht symbolisch für fakultative thorakale Zuflüsse)

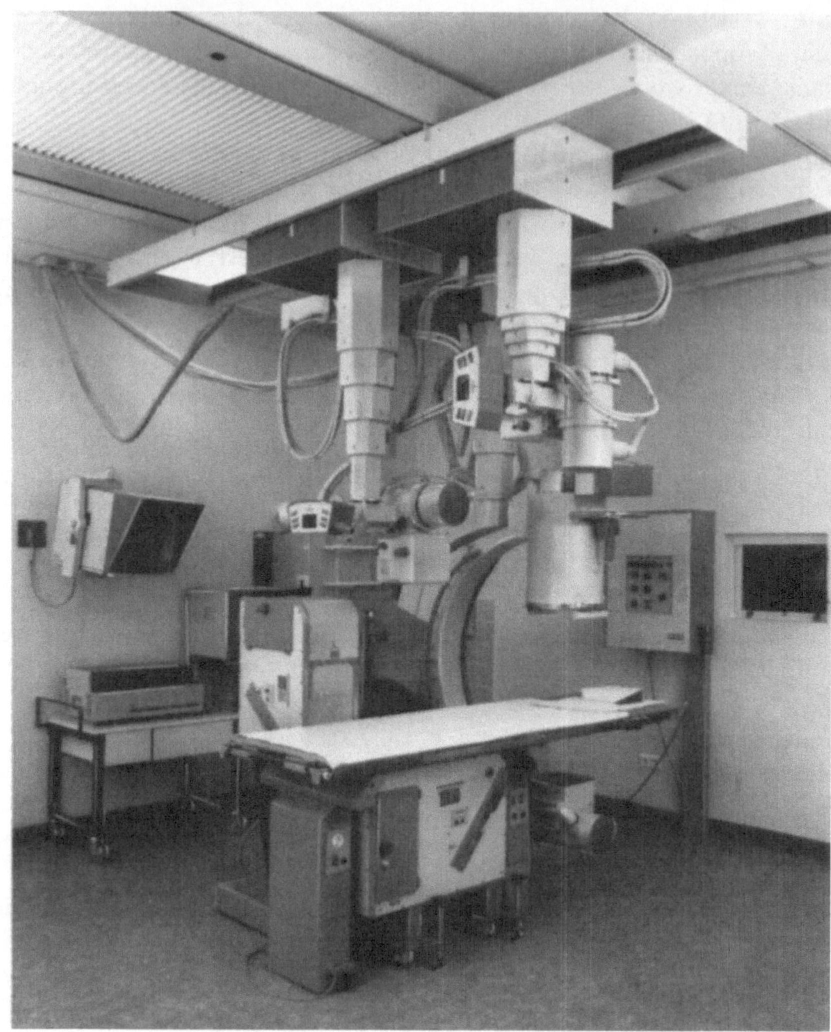

Abb. 7. Angiographischer Arbeitsplatz, umgestellt für spinalangiographische Untersuchungen in der Abteilung des Autors

Nachdem auf diese Weise 5–6 entsprechende Arterienverläufe und ihre Aufzweigungen dargestellt sind, werden die Filme entwickelt, was in allen gebräuchlichen 90 sek-Entwicklungsmaschinen möglich ist, und betrachtet. Die hervorragende Bildqualität gestattet es, relativ leicht und schnell eine Aussage zu machen. Ergibt sich ein Normalbefund, so müssen weitere mögliche Zubringerarterien aufgesucht werden, wobei wie oben verfahren wird. Bei Vorliegen pathologischer Veränderungen wird anschließend gezielt und unter optimalen Bedingungen eine erneute selektive Injektion in die entsprechenden zuführenden Arterien vorgenommen und Serienaufnahmen mit einem Blattfilmwechsler, Typ AOT P (Elema Schönander) in 2 Ebenen durchgeführt. Die eigenen Erfahrungen mit dieser Methode beruhen auf inzwischen über 200 Patienten, die einer selektiven Spinalarteriographie unterzogen wurden.

Über *angiotomographische* Untersuchungen bei der spinalen Arteriographie liegen bisher keine Erfahrungen vor. Inzwischen konnten jedoch FREYSCHMIDT u. RITTMEYER (1975) in einer experimentellen Studie den Wert dieser Methode auch für die spinale Angiographie herausstellen. FREYSCHMIDT untersuchte mit unterschiedlichen Kontrastmittelkonzentrationen gefüllte Polyaethylenschläuche in der Gefäßebene des thorakolumbalen Spinalbereichs am Rando-Phantom. Die Erkennbarkeit von sehr feinen Gefäßen (oder von weniger als 250 μ Durchmesser) wurde durch die Tomographie wesentlich verbessert (Abb. 8 und 9). So konnte ein mit 70%igem Kontrastmittel gefüllter Katheter (Lumenweite von 250 μ) auf der Übersichtsuntersuchung nicht erkannt werden, bei der Tomographie war schon bei einer Füllung mit einem 42%igen Kontrastmittel einwandfrei von

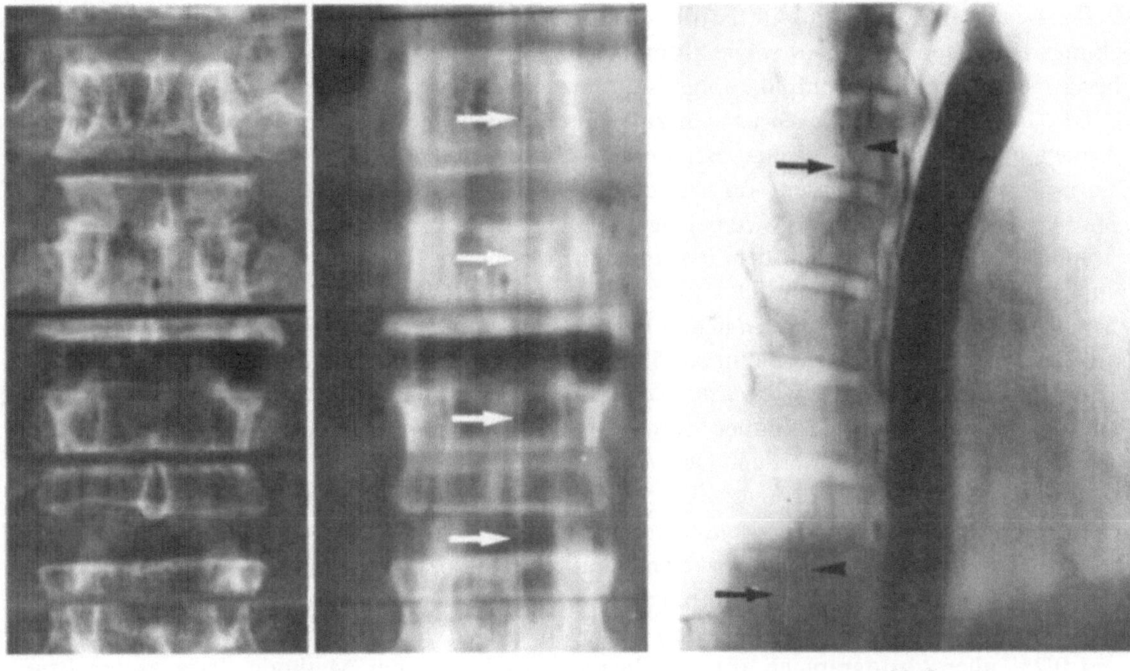

Abb. 8. Übersichts- und Schichtaufnahme eines in die Gefäßebene des thorakolumbalen Spinalbereichs eingeführten Katheters am Phantom mit einer Lumenweite von 500 μ. Kontrastmittelkonzentration 21%. Schichtwinkel 20°, Fokus 0,6 mm, FFA 110 cm, Universalfolie. Auf der Übersichtsaufnahme (links) ist der Katheter nicht zu erkennen, auf der Schichtaufnahme (rechts) kommt er hingegen klar zur Darstellung (nach FREYSCHMIDT)

Abb. 9. Angiotomographische Untersuchungen am Angiostratix (CGR) während einer Aortographie bei einem Kind. Gute Darstellung der A. radicularis magna (>) und der A. spinalis ant. (→) im thorakolumbalen Übergangsbereich. Erkennbar auch eine Radikulararterie (>) und die A. spinalis ant. im oberen Thorakalbereich (→); (freundlicherweise von Prof. FREYSCHMIDT zur Verfügung gestellt)

der Umgebung differenzierbar. Die Untersuchungen setzen jedoch eine Angiotomographie-Einrichtung voraus. Hierzu steht derzeit der Angiostratix der Firma CGR (Frankreich) zur Verfügung.

Eine verbesserte diagnostische Information sehen DI CHIRO und WENER (1973) in der Verwendung der *Detail-Angiographie*. Sie benutzen hierzu einen 0,3 mm Feinstfokus mit maximal 2facher Vergrößerung und versuchen damit, die Sulkus- und anderen kleinen Rückenmarkarterien zu erfassen. SHIOZAWA et al. (1978) führen Spinalarteriographien mit einem 0,05 mm Feinstfokus durch und kommen so auf einen Vergrößerungsfaktor 4, mit dem sie eine noch bessere Detailerkennbarkeit erzielen.

III. Komplikationen

Die Sorge um eine eventuell eintretende Markschädigung sollte bei jeder spinalen Arteriographie oberstes Gebot sein. Zur Vermeidung von Komplikationen sind folgende Kautelen unbedingt zu beachten:

1. Nur Verwendung von Kontrastmitteln der weniger toxisch wirkenden Methylglukamin-Reihe; bzw. von Metrizamid (Amipaque);
2. Kontrastmittelmenge so gering wie möglich halten (Probeinjektion 1–2, anschließend 2–3 ml);
3. manuelle Injektion;
4. im Anschluß an die Injektion Katheterspitze aus dem Gefäßostium sofort zurückziehen;
5. Abstand zwischen Injektionen in dieselbe Arterie nicht unter 10 Minuten und
6. beim Auftreten von Zwischenfällen Beendigung der Untersuchung.

Bei Beachtung dieser Punkte ist die selektive Spinalarteriographie, wie die großen Untersuchungsreihen von DJINDJIAN sowie DOPPMAN und DI CHIRO zeigen und die eigenen Erfahrungen bestätigen, weitgehend komplikationslos.

Die *lokalen Komplikationen* an den zu punktierenden und zu katheterisierenden Arterien von Armen und Beinen entsprechen Bekanntem, d.h. Verletzung der Intima mit Möglichkeit von Thrombosierungen, Loslösen von Emboli aus arteriosklerotischen Plaques, Nachblutungen. Bei *Injektion* des Kontrastmittels wird bei vielen Patienten ein kurz anhaltendes, unangenehm brennendes Gefühl geäußert, ähnlich dem bei anderen peripheren Angiographien, nicht bei Verwendung von Amipaque. DOPPMAN und DI CHIRO berichten aus ihrem Patientengut auch über ein gelegentliches Auftreten von *Parästhesien* in den Beinen. Eine Folge der direkten Kontrastmitteleinwirkung auf das Rückenmark stellen die in ca. 5%, vorwiegend bei Darstellung der A. radicularis magna vorkommenden *spinalen Myoklonismen* dar (DJINDJIAN et al., 1970b, DOPPMAN et al., 1969b). Sie sind jedoch reversibel und können durch direkte Injektion von 5 mg Valium intraarteriell über den Katheter beeinflußt werden. Der Abbruch der Untersuchung ist jedoch in jedem Fall zu fordern (s. Zwischenfall von BROY, 1971).

Erfreulicherweise sind *Querschnittsyndrome* unter Beachtung der angeführten Kautelen bei den selektiven Spinalarteriographien bisher nicht aufgetreten bzw. bekannt geworden. Diese gefürchteten Zwischenfälle bei den Aortographien, insbesondere den früher durchgeführten translumbalen (HORNYKIEWYTSCH und BARGON (1962) geben sie, auf großen amerikanischen Statistiken fußend, mit 0,2% aller Aortographien an), gingen meist zu Lasten der Methode, Paravasaten bzw. der Art, Konzentration und Menge des Kontrastmittels. Mit den heute durchgeführten Seldinger- oder Hettlertechniken und Verwendung von Methylglukamin-Kontrastmitteln sind Publikationen über derartige Zwischenfälle bei Aortographien deutlich weniger geworden. (Eine Mesenterialinfarzierung mit tödlichem Ausgang im Anschluß an eine Aortographie sah DJINDJIAN (1970), der nicht zuletzt deshalb die Übersichtsaortographie zugunsten der selektiven Spinalarteriographie verlassen hat.) Mitteilungen über eingetretene Querschnittsyndrome bei selektiven Nieren-, Zöliaka- und Bronchialarteriographien haben ihre Ursache vorwiegend infolge Überflutung mit Kontrastmittel von Interkostal- bzw. Lumbalarterien mit Abgang einer A. radicularis; dies etwa bei Katheterspitzenänderung zwischen Probeinjektion und anschließenden Aufnahmen mit einer größeren Kontrastmittelmenge (z.B. BROY, 1971). Unter 99 Patienten mit Lungenerkrankungen, die von KARDJIEV et al. (1974) selektiv angiographisch untersucht wurden, kam es 5mal zum Auftreten spinaler Ausfallserscheinungen, in jedem dieser Fälle nach Injektion in die 5. rechte Interkostalarterie, von der eine A. radicularis abging. Das Auftreten einer Hirnstammschädigung bei doppelseitiger Durchführung einer spinalen Arteriographie im Zervikalabschnitt erwähnt DJINDJIAN (1970), sah ansonsten jedoch im Zervikal- und Thorakalbereich keine Zwischenfälle. Im eigenen Krankengut wurden Zwischenfälle bislang nicht beobachtet.

1972 berichteten TEAL et al. über ein reversibles Nierenversagen im Anschluß an eine spinale Arteriographie mit insgesamt 60 ml eines Methylglukamin-Kontrastmittels (Pat. war Diabetiker, ohne allerdings azotämisch oder dehydriert zu sein; wenige Tage zuvor war zudem eine Aortographie und Interkostalangiographie mit 40 ml eines 76%igen und eine beiderseitige Bronchialarteriographie mit insgesamt 120 ml eines 60%igen Kontrastmittels der Methylglukaminreihe vorgenommen worden).

IV. Normalbefunde

Von den lumenschwachen Arterien der Wirbelsäule und des Rückenmarks lassen sich unter Zuhilfenahme der selektiven Spinalarteriographie und von Subtraktionsmethoden im wesentlichen nur Teilabschnitte der A. spinalis ant. und ihrer Zuflüsse darstellen. Im *oberen Zervikalbereich* gelingt es manchmal, die A. spinalis ant. bei selektiven Vertebralisangiographien nachzuweisen (Abb. 10, 11). Sie entspringt ein- oder beidseitig nahe dem Ende des intrakraniellen Abschnitts

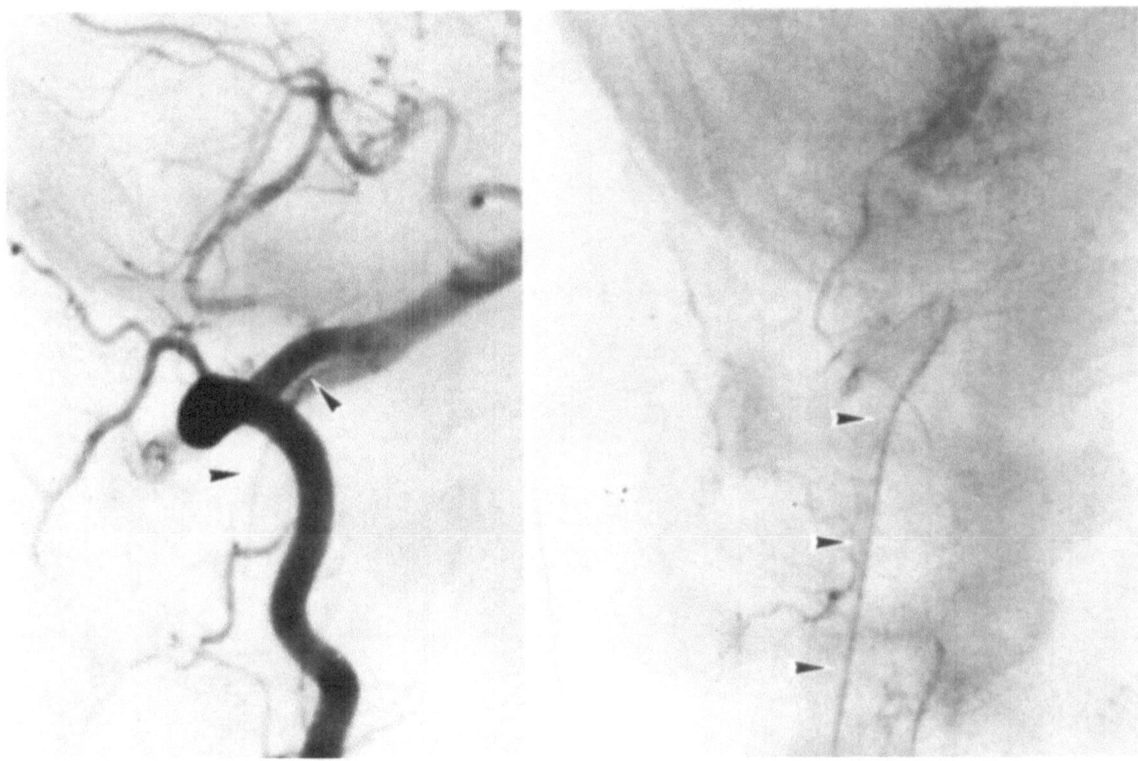

Abb. 10. A. spinalis ant. (→) im oberen Zervikalbereich mit Abgang aus der A. vertebralis in ihrem Endabschnitt

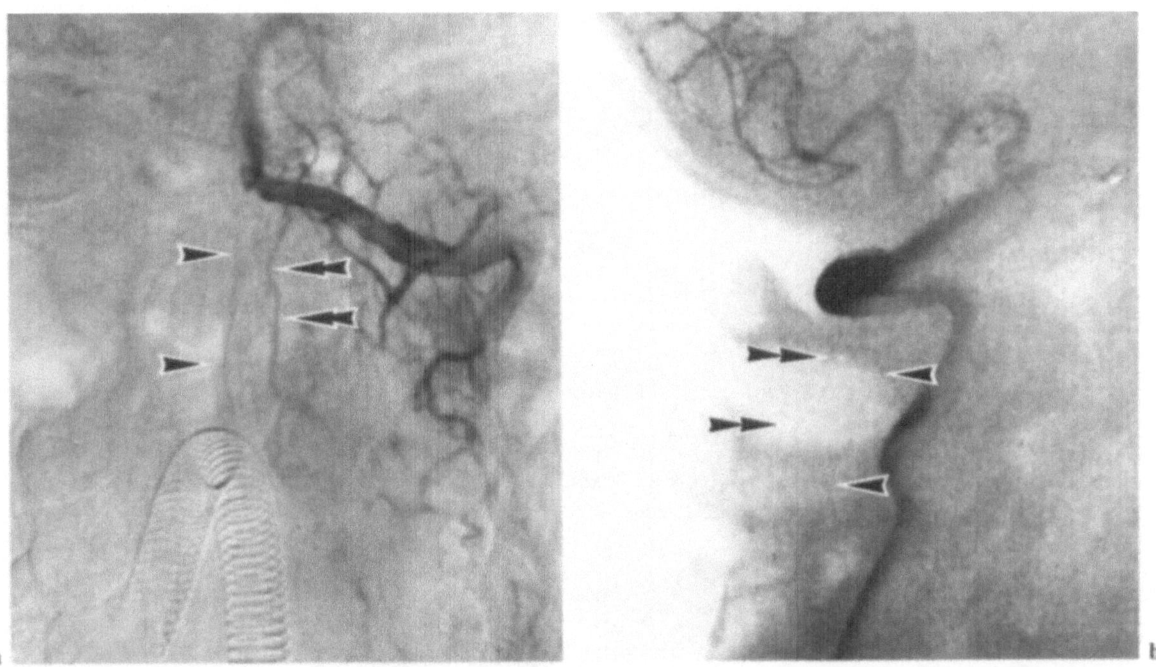

Abb. 11a u. b. A. spinalis ant. (→) und post. (↠) mit Abgängen aus dem Endabschnitt der A. vertebralis. **a** a-p-, **b** seitlicher Strahlengang

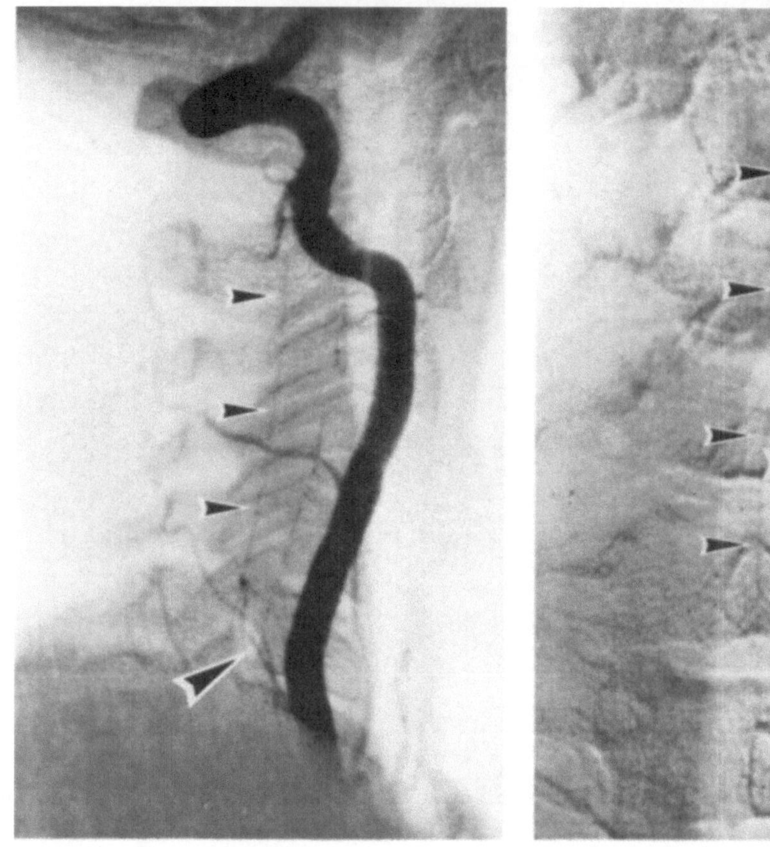

Abb. 12

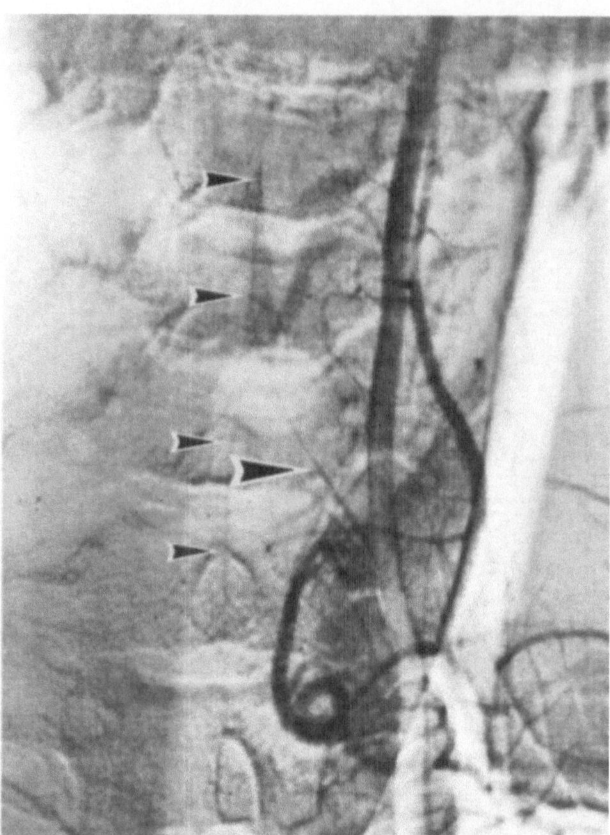

Abb. 13

Abb. 12. A. spinalis ant. (→), dargestellt über A. radicularis C7 (➔)

Abb. 13. A. spinalis ant. (→) im Zervikalbereich. Zubringer: A. vertebralis links/A. radicularis C6 links (➔). Kontrastmittelfluß sowohl nach kranial als auch nach kaudal

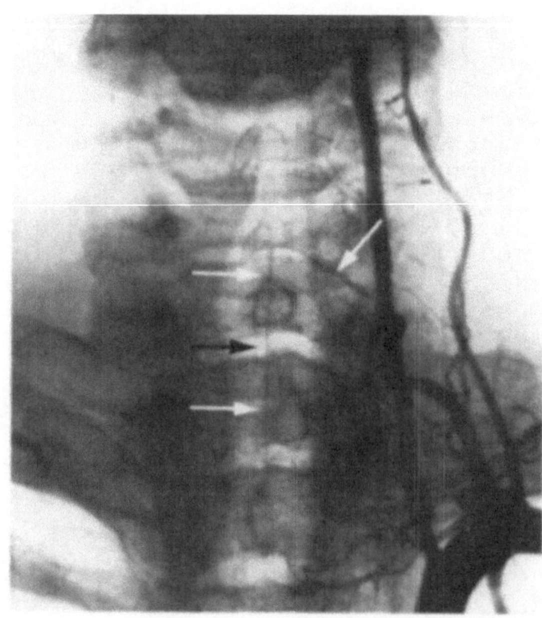

Abb. 14. A. spinalis ant. im zervikothorakalen Übergangsbereich. Kontrastmittelfluß nur nach kaudal gerichtet. Zubringer: A. vertebralis links/A. radicularis C6

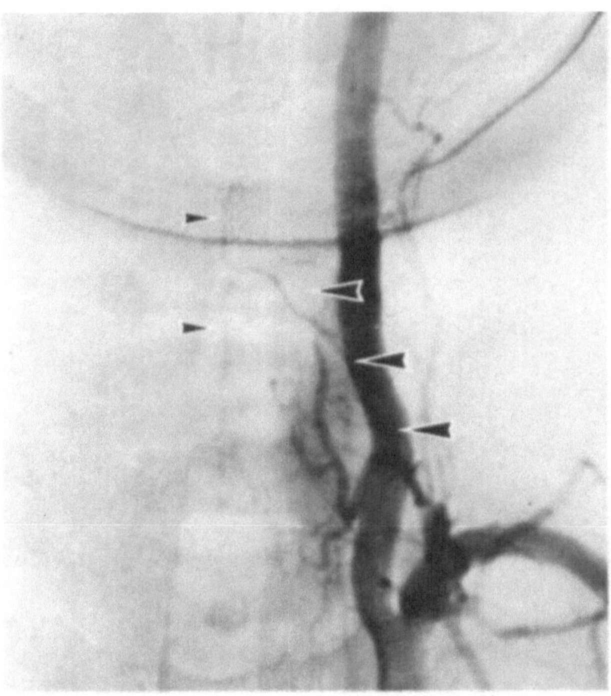

Abb. 15. A. spinalis ant. (→). Zubringer: A. thyreoidea inf. links/A. radicularis C7 (➜)

der A. vertebralis. Im *mittleren/unteren Zervikalbereich* ist ihr Nachweis aus einem oder mehreren Zuflüssen in ca. 80% der Fälle möglich (Abb. 12–15), wenn der Truncus thyreocervicalis beiderseits und beide Vertebralarterien selektiv injiziert werden (nur in 2% bei der Gegenstromangiographie über die A. brachialis, in ca. 20% bei Injektion in die A. subclavia (HABEL, 1968) und in ca. 50% bei direkter Punktion der A. vertebralis (SCHECHTER u. ZINGESSER, 1965)). Im sagittalen Strahlengang verläuft die A. spinalis ant. streng mittelständig; im seitlichen Strahlengang liegt diese Arterie dorsal der Wirbelkörper und parallel zu ihnen in einem Abstand von 1–9 mm. Der Kontrastmittelfluß ist im wesentlichen nach kaudal, teilweise aber auch nach kranial gerichtet.

Die Aa. spinales post. sind nach SCHECHTER u. ZINGESSER (1965) nur in 4% der Fälle in der Halsregion auszumachen; sie verlaufen parallel und lateral der A. spinalis ant.

Im Normalzustand ist die Darstellung der A. spinalis ant. im *mittleren Thorakalbereich* nur selten möglich. Dagegen läßt sich die kaliberkräftigste und am konstantesten vorkommende A. radicularis magna sowie die von ihr versorgten Anteile der A. spinalis ant. in der *Thorakolumbalregion* mit den selektiven Untersuchungsmethoden fast immer nachweisen (Abb. 16–18). Im Kindesalter kommt es bei abdominalen Aortographien zu einer spontanen Darstellung der A. radicularis magna und A. spinalis ant. in 36 bis 40% (BROY, 1974; FAURE et al., 1967). Das Bild des Arterienverlaufs ist typisch: Im frontalen Strahlengang aus einer Interkostal- bzw. Lumbalarterie, vorwiegend linksseitig gelegen, zieht die A. radicularis magna, aus dem Foramen intervertebrale kommend, mit einem flachen Bogen nach kranial, um nach Erreichen der Mittellinie haarnadelförmig (hairpin) nach kaudal umzubiegen. Je nach Höhe des Abgangs der A. radicularis magna ist der kranial ansteigende Anteil mehr oder weniger kurz. Dieser Verlauf läßt sich auch bereits beim Föten nachweisen (DI CHIRO et al., 1973). Nach dem Umbiegen und Einmünden der A. radicularis magna zieht die A. spinalis ant., streng mittelständig und sich zunehmend verjüngend, bis in die kaudalen Regionen. In den ersten 5 Fetalmonaten zeigt die A. spinalis ant. einen gestreckten Verlauf. Von diesem Zeitpunkt ab, bis etwa zum 3. Lebensjahr findet sich eine zunehmende Schlängelung, die z.T. darüber hinaus persistiert, und wird dann wieder gestreckter

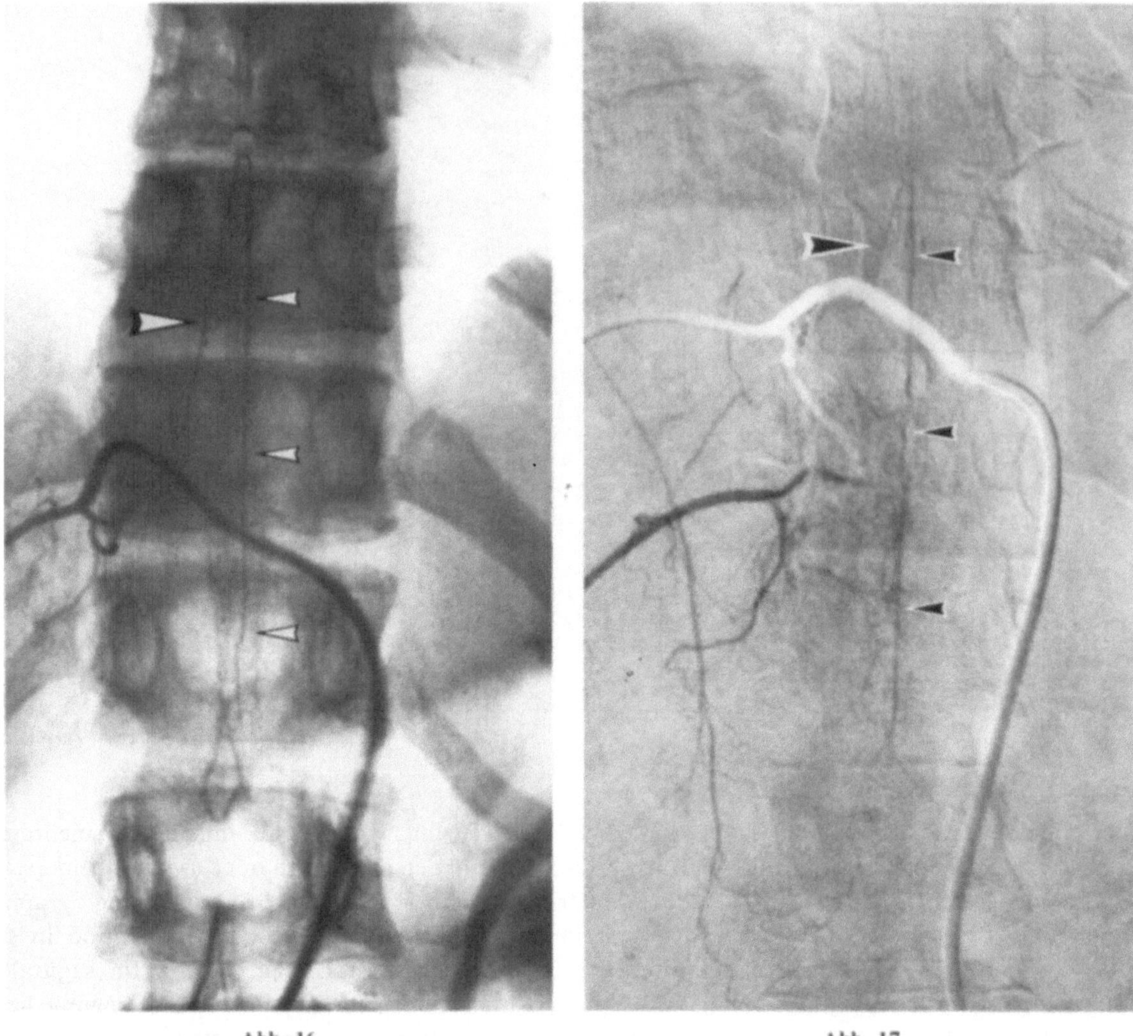

Abb. 16 Abb. 17

Abb. 16. Selektive Spinalarteriographie 11. Interkostalarterie rechts. Aus dieser entspringt die A. radicularis magna (→). A. spinalis ant. über 3 Segmente dargestellt mit Strömungsrichtung nach kaudal (➛)

Abb. 17. A. spinalis ant. (→) im thorakolumbalen Übergangsbereich über A. radicularis magna (➛), aus der 11. Interkostalarterie rechts ihren Ursprung nehmend

(DI CHIRO et al., 1973; FAURE et al., 1967). Eine stärker geschlängelte A. spinalis ant. kann im frühen Lebensalter also zu Fehldiagnosen im Sinne einer Gefäßmißbildung führen. Im allgemeinen zeigt die A. spinalis ant. im ap-Strahlengang im Erwachsenenalter nur noch 1–2 Ausbuchtungen auf Höhe der Einmündung der A. radicularis magna, wobei durch seitliche Aufnahmen eine Herniation auszuschließen ist. Im seitlichen Strahlengang verläuft die A. radicularis magna, nachdem sie nahezu senkrecht aus der Interkostalarterie entspringt, hinter dem Wirbelkörper nach kranial und mündet mit einem spitzen Winkel in die absteigende A. spinalis ant. Nach DOPPMAN et al. (1969a) entspringt die A. radicularis magna in 15% auf Höhe Th 5–8, in 85% auf Höhe Th 9-L 2. DJINDJIAN et al. (1970b) fanden in ihrem Material einen linksseitigen Abgang 21mal auf Höhe Th 5–8, 123mal auf Höhe Th 10–12 und 31mal auf Höhe L1–2. 39mal konnte er den Abgang von rechts her nachweisen.

Die Aa. spinales post. sind im Thorakal- und Thorakolumbalbereich nur ganz selten und wenn, vorwiegend auf Höhe Th 10 bis L1 erkennbar.

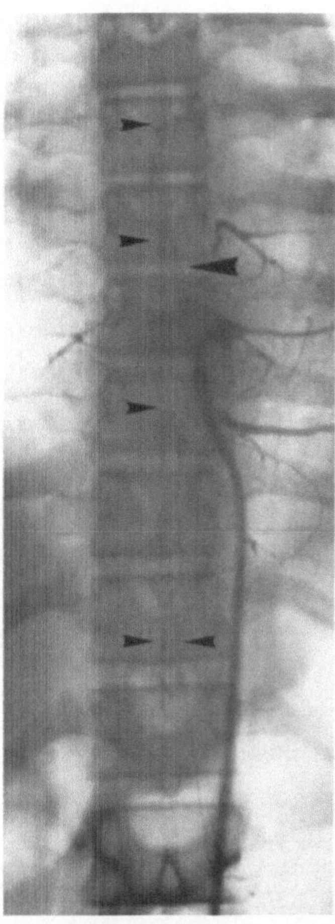

Abb. 18. A. spinalis ant. (→) im Thorakal- und thorakolumbalen Übergangsbereich mit Doppelung. Zubringer: 8. Interkostalarterie links/A. radicularis (↠)

Die übrigen Arterien der Wirbelsäule und des Spinalkanals bzw. des Rückenmarks sind nicht oder ebenfalls nur ganz selten sichtbar zu machen. Die Muskel- und Knochenanteile stellen sich z.T. als homogene Anfärbung bzw. als Netzwerk dar.

Die venöse Phase ist mittels der spinalen Arteriographie beim Menschen im Normalzustand nicht zu erfassen. FRIED et al. (1970) konnten jedoch experimentell am Affen mit dieser Untersuchungsmethode Venen des Spinalkanales nachweisen.

V. Pathologische Befunde

1. Gefäßmißbildungen

a) Arteriovenöse Angiome

Anlaß und Ausbau der spinalen Arteriographie waren die spinalen Gefäßmißbildungen. Sie stellen derzeit auch die wichtigste Indikation dar. Entsprechend liegen darüber die größten Erfahrungen vor. Bereits 1973 hatten DI CHIRO et al. über 70 Angiome, 1974 R. DJINDJIAN et al. über 100 des Spinalkanals mit ihren Zu- und Abflüssen präoperativ nachweisen können. 1976 wertete M. DJINDJIAN 300 spinalarteriographisch erfaßte Angiome in seiner Thesis aus. Sie haben ihre jahrelangen Bemühungen und Erfolge seit 1961 in 2 Monographien und zahlreichen Publikationen niedergelegt. Inzwischen sind 2 weitere Monographien über die spinalen Angiome erschienen (AMINOFF, 1976; PIA u. DJINDJIAN, 1978). Hinzu kommen Einzel- und Mehrfachbeobachtungen anderer Autoren seit dem Jahr 1956, die teilweise Zufallsbefunde bei Aortographien und Vertebralisangiographien, in den letzten Jahren aber auch gezielte Untersuchungen mittels selektiver spinaler Arteriographie waren (BAILEY u. SPERL, 1969; BENTSON u. CRANDALL, 1972; BERGSTRAND et al., 1964; BOSMA, 1968; BRADAC et al., 1971; BRENNER u. KRAUS, 1966; BÜCHELER u. FROMMHOLD, 1972; DEEB et al., 1977; DRESSLER et al., 1968; GREGORIUS u. WEINGARTEN, 1970; HACKER et al., 1968; HURTH et al., 1968; HÖÖK u. LIDVALL, 1958; KUNC u. BRET, 1969; LILLIEQUIST, 1976; LÖHR u. CLAR, 1970; LÖHR et al., 1972; KRAYENBÜHL et al., 1969; PICARD et al., 1969; RAND u. RAND, 1960; RIBADEAU-DUMAS u. DJINDJIAN, 1963; ROVIRA u. RIUS, 1971; SARTOR, 1977; SHEPHARD, 1965; SHIOZAWA et al., 1978; SUTTON et al., 1973; TOTH u. TÖRÖK, 1975; VOORTHUISEN, 1964; YASARGIL, 1971). Größere Serien mit angiographischen Studien wurden von BAKER et al. (1967), BUSSE und VOGELSANG (1976), DOPPMAN (1971), HOUDART et al. (1974), ILIYINSKI und

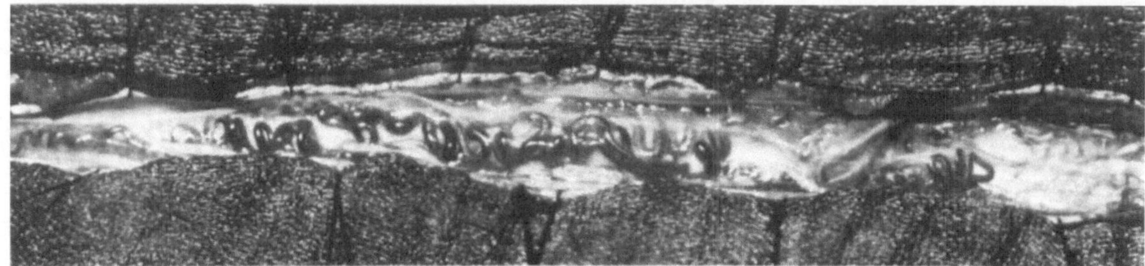

Abb. 19. Operationssitus eines intraduralen arteriovenösen Angioms (Prof. PIA, Gießen)

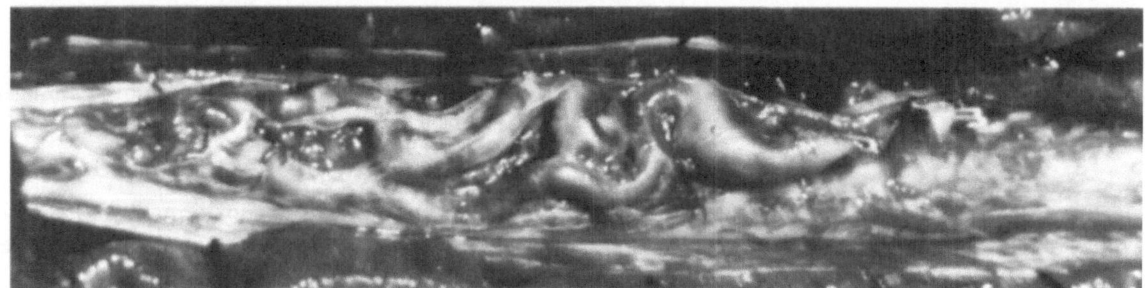

Abb. 20. Operationsbefund eines intraduralen arteriovenösen Angioms mit erheblichen arachnitischen Verwachsungen (Prof. PIA, Gießen)

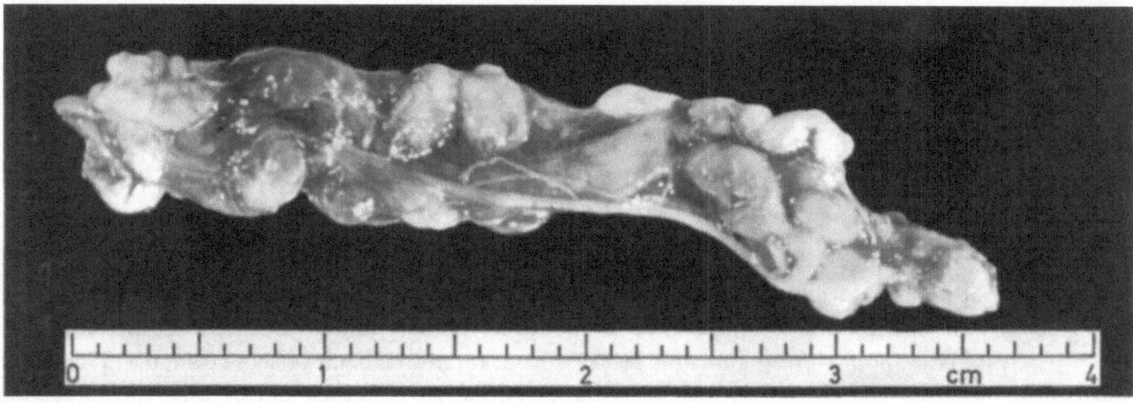

Abb. 21. Exstirpiertes spinales Angiom (Prof. PIA, Gießen)

VASIN (1967), KASDON et al., (1976), LOGUE et al. (1974), OLTEANU-NERBE (1976), PIA und VOGELSANG (1965), PIA und DJINDJIAN (1978), RUGGIERO und SCIALFA (1971), SATO et al. (1973), VOGELSANG (1973c) sowie YASARGIL et al. (1975) publiziert.

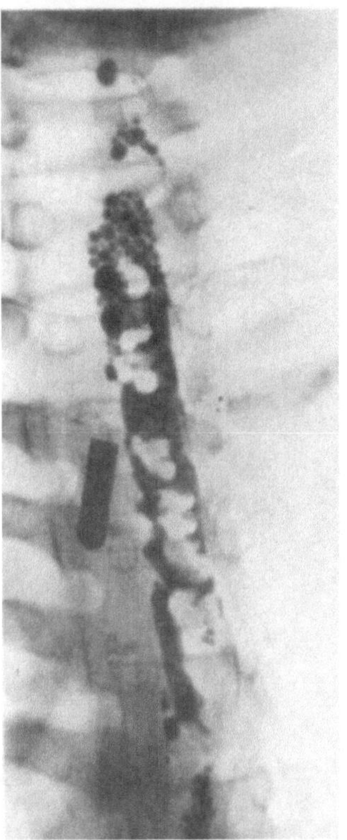

Abb. 22. Myelographisches Bild eines intraduralen spinalen Angioms. Typisch die sich im Negativ abzeichnenden Gefäßkonvolute

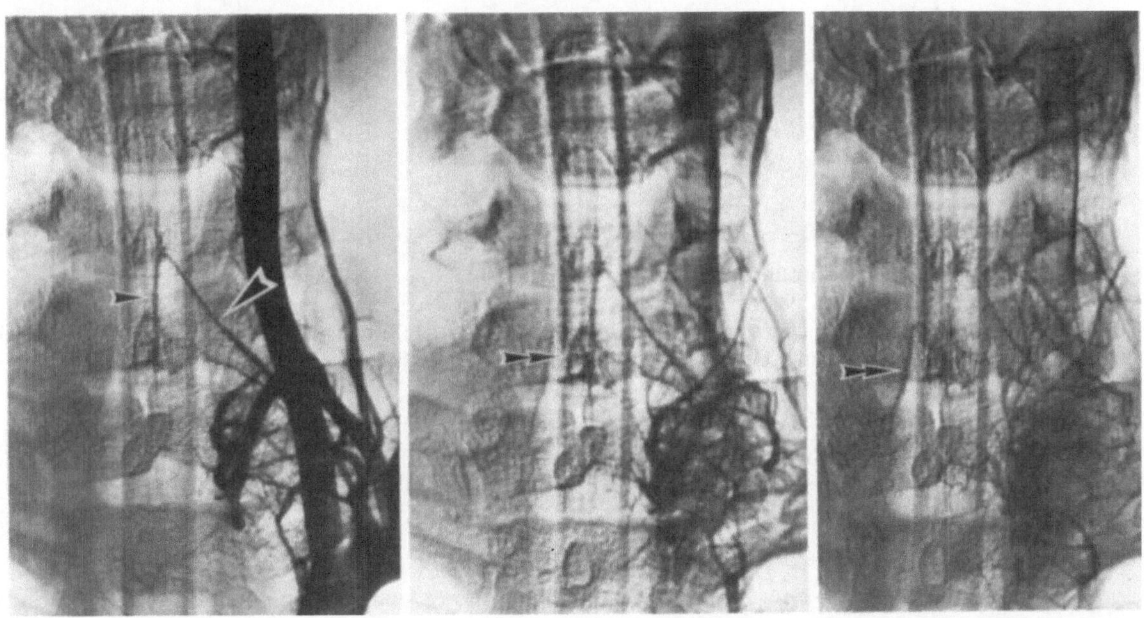

Abb. 23. Kleines intradurales, intramedulläres Angiom im unteren Zervikalbereich (männl., 20 Jahre, akut aufgetretene Tetraplegie mit Subarachnoidalblutung). Zubringer: A. thyreoidea inf./A. radicularis C7 (➔)/A. spinalis ant. (→). Angiom (↠). Venöser Abfluß nach kaudal (↠) (operativ bestätigt: Prof. PIA, Gießen)

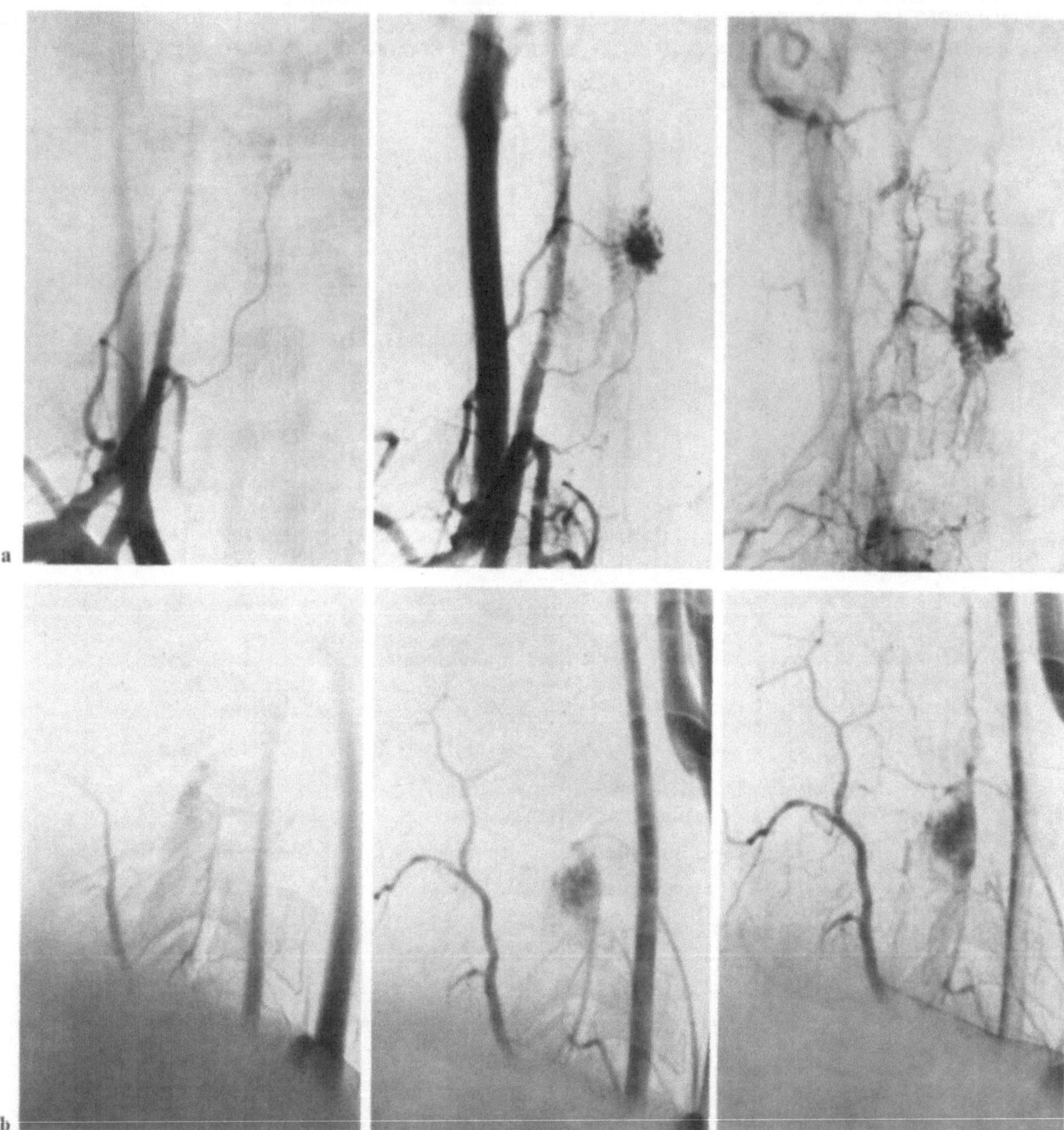

Abb. 24a u. b. Zervikales, intramedullär gelegenes Angiom (männl., 33 Jahre, akut aufgetretene Tetraplegie mit Subarachnoidalblutung). Zubringer: A. thyreoidea inf. und cervicalis prof. rechts. 4 Radikulararterien nehmen an der Versorgung des Angioms teil, dessen venöser Abfluß ausschließlich nach kranial gerichtet ist. **a** a-p-Strahlengang, **b** seitlicher Strahlengang (operativ bestätigt: Prof. DIETZ, Hannover)

Über spinale Angiome und ihre selektive Darstellung bei der OSLER-RENDO-Erkrankung berichteten DJINDJIAN et al. (1971, 1972, 1974), beim Klippel-Trénaunes-Weber-Syndrom KRAYENBÜHL et al. (1970) sowie über ein myelographisch nachgewiesenes Angiom bei dieser Erkrankung FÖRSTER und KAZNER (1973).

Die angiographischen Untersuchungen bestätigen, daß es sich bei den spinalen Gefäßmißbildungen wie bei den zerebralen, mit wenigen Ausnahmen, um arteriovenöse Formen handelt.

Die Klassifikation der Angiome des Spinalkanals war längere Zeit durch die schwierige morphologische Identifizierung der mißgebildeten Gefäße als Arterie oder Vene und von klinischer Seite durch ausschließlich

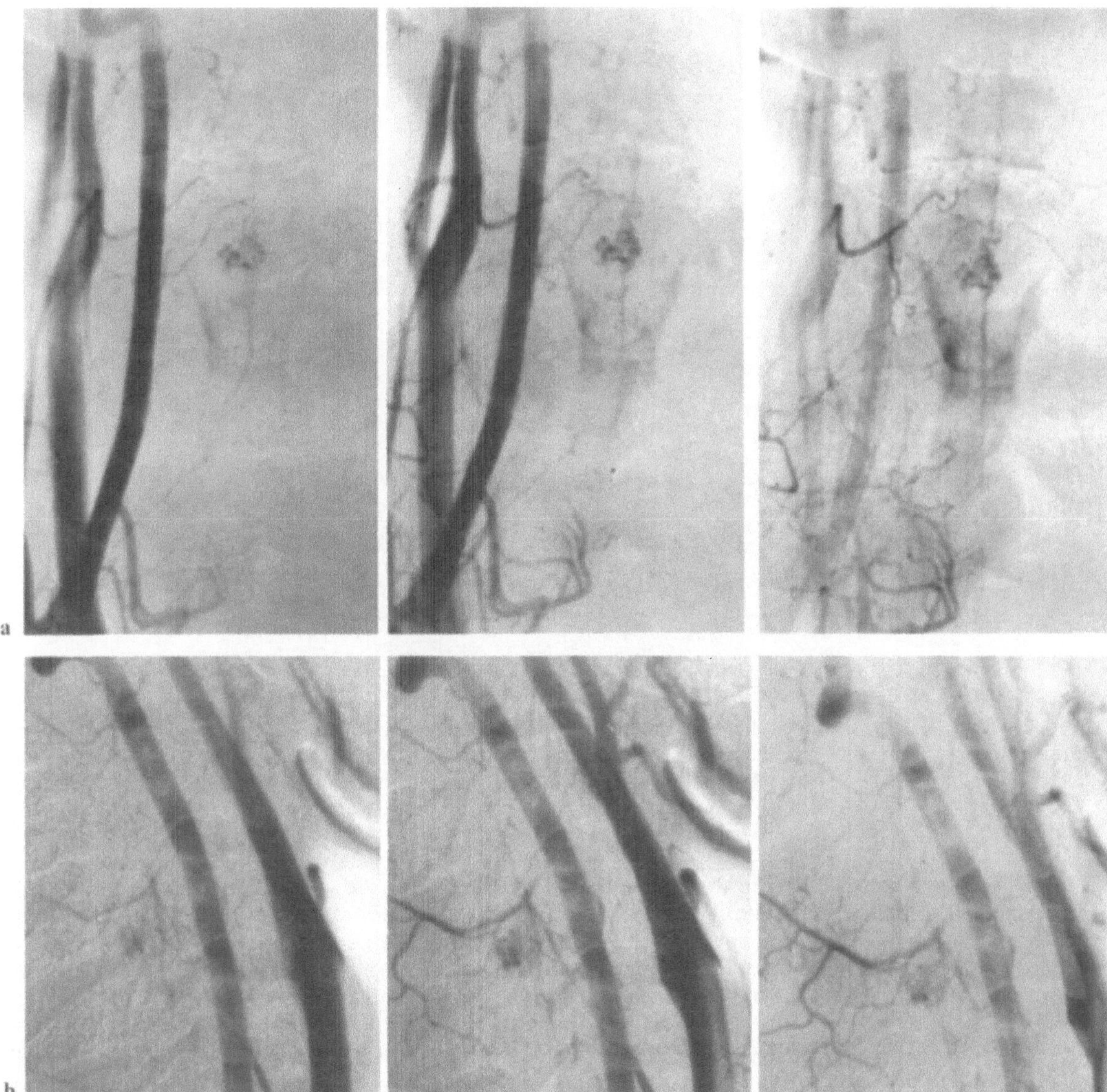

Abb. 25a u. b. Ventral und intramedullär gelegenes arteriovenöses Angiom auf Höhe C4 (männl., 36 Jahre, Subarachnoidalblutung mit passagerer Tetraparese). Zubringer: A. thyreoidea inf. und cervicalis prof. rechts. Mehrere Radikulararterien versorgen das Angiom. Venöser Abfluß sowohl nach kranial als auch nach kaudal. **a** a-p-Strahlengang, **b** seitlicher Strahlengang (operativ bestätigt: Prof. DIETZ, Hannover)

myelographisch gesicherte Fälle belastet. Hinzu kam die Herausstellung spezieller Krankheitsbilder, etwa die von FOIX-ALAJOUANINE. Nach heutiger Kenntnis ist eine derartige Erkrankung nicht mehr aufrecht zu erhalten, wie bereits von PIA und VOGELSANG (1965) vermutet und durch WIRTH et al. auch angiographisch und pathologisch-anatomisch (1970) bestätigt wurde. Vielmehr handelt es sich hierbei um arteriovenöse Angiome mit erfolgten Blutungen und Thrombosierungen. Die genannten morphologischen Unklarheiten führten zu einer verwirrenden Uneinigkeit in der Namensgebung. An Versuchen, eine einheitliche, übergeordnete Bezeichnung aller Gefäßmißbildungen von Wirbelsäule, Spinalkanal und Rückenmark einzuführen, hat es nicht gefehlt.

Über die Häufigkeit spinaler Angiome jeder Lokalisation (vertebrale, epidurale und intradurale) gibt es keine verläßlichen Angaben. Bezogen auf spinale Tumoren schwankt der Anteil der spinalen Angiome zwischen 2 und 21,7% (PIA und VOGELSANG, 1965). Bei der klinisch wichtigsten Gruppe, den intraduralen spinalen Angiomen, liegt der Prozentsatz zwischen 3,3–11% (PIA u. VOGELSANG, 1965). Gemessen an der Frequenz der zerebralen Angiome (OLIVECRONA, 1936; 3,9%) sind spinale Angiome relativ häufiger.

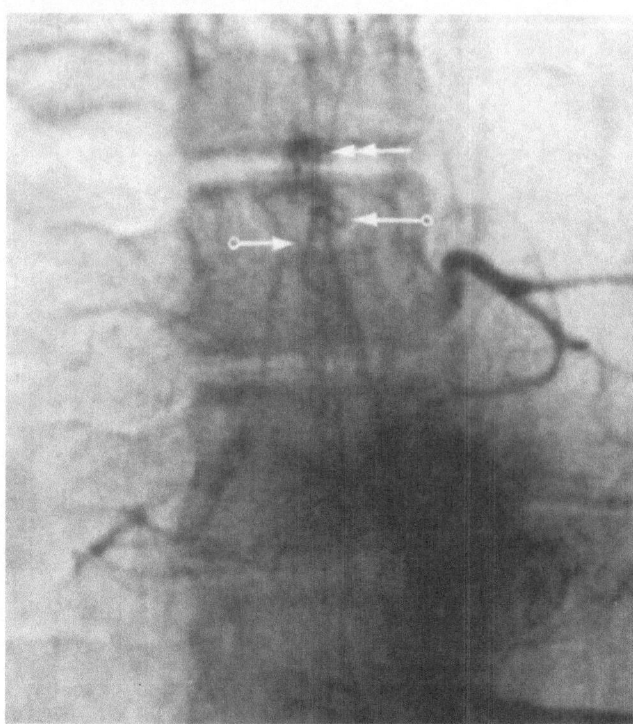

Abb. 26. Sehr kleines, intramedulläres, thorakales Angiom in Projektion auf Th 6/7 (weibl., 11 Jahre, akut aufgetretener Querschnitt mit sensiblem Spiegel Th 6). Zubringer: 8. Interkostalarterie links/A. radicularis Th 8. Angiom (→) mit venösem Shunt nach kaudal (o→)

Die Diagnose wird nach den in der Literatur niedergelegten Angaben vorwiegend zwischen dem 30. und 45. Lebensjahr gestellt. Nach DJINDJIAN et al. (1970b) waren in diesem Material 80% der Betroffenen unter 45 Jahren, $^1/_3$ davon erlitt eine spinale Subarachnoidalblutung. Der Anteil der im Kindesalter und beim Jugendlichen diagnostizierten intraduralen spinalen Angiome ist z.Z. noch sehr gering, wird jedoch bei breiterer Anwendung der spinalen Arteriographie weiter ansteigen (DJINDJIAN et al., 1970b; VOGELSANG, 1973d).

Rund 80% der arteriovenösen Angiome sind vorwiegend intradural, dorsal des Rückenmarks gelegen (Abb. 19–21). Sie können, wie auch von PIA und VOGELSANG (1965) publiziert, die Dura überschreiten und sich bis in die Rückenweichteile ausdehnen. Bezüglich der Höhenlokalisation sind rund 14% im Zervikal-, rund 22% im oberen Thorakal- und 64% im Thorakolumbalbereich gelegen. (M. DJINDJIAN, 1976).

Der Zufluß kann sowohl über die Aa. radiculares ant. (DJINDJIAN et al., 1977) als auch die Aa. radiculares post. erfolgen. Zubringerarterien sind am häufigsten die Aa. vertebrales, cervicales prof., intercostales bzw. lumbales. HEINDEL et al. (1975) sowie STEIN et al. (1972) beschreiben bei je einem Angiom der Cauda equina den Zufluß über die A. iliaca int. Nach DOPPMAN et al. (1969) wird in über 50% beim Erwachsenen das Angiom nur aus einer Arterie gespeist, die sowohl von kranial als auch von kaudal über eine weite Strecke her an das Angiom herantreten kann (Abb. 23, 30). Ein zweifacher oder multipler Zufluß kommt vor (Abb. 24, 25). DOPPMAN (1971) postulierte als zweiten Typ (Glomustyp) eine Form des spinalen Angioms, welche ebenfalls beim Erwachsenen vorkommt und aus einem eng lokalisierten, plexusartigen Geflecht pathologischer Gefäße mit einer oder mehreren zuführenden Arterien besteht und in eine einzelne oder mehrere abführende Venen einmündet (Abb. 26–28). Der Gesamtdurchfluß ist in diesem Angiomtyp mit 15 bis 20 sec. ausgesprochen langsam. Dieselben Autoren stellten ferner einen juvenilen Typ heraus, bei dem es sich um multiple, erheblich erweiterte zuführende Arterien zu einem voluminösen Angiom handelt, das oftmals den Spinalkanal ganz auszufüllen scheint (Abb. 29).

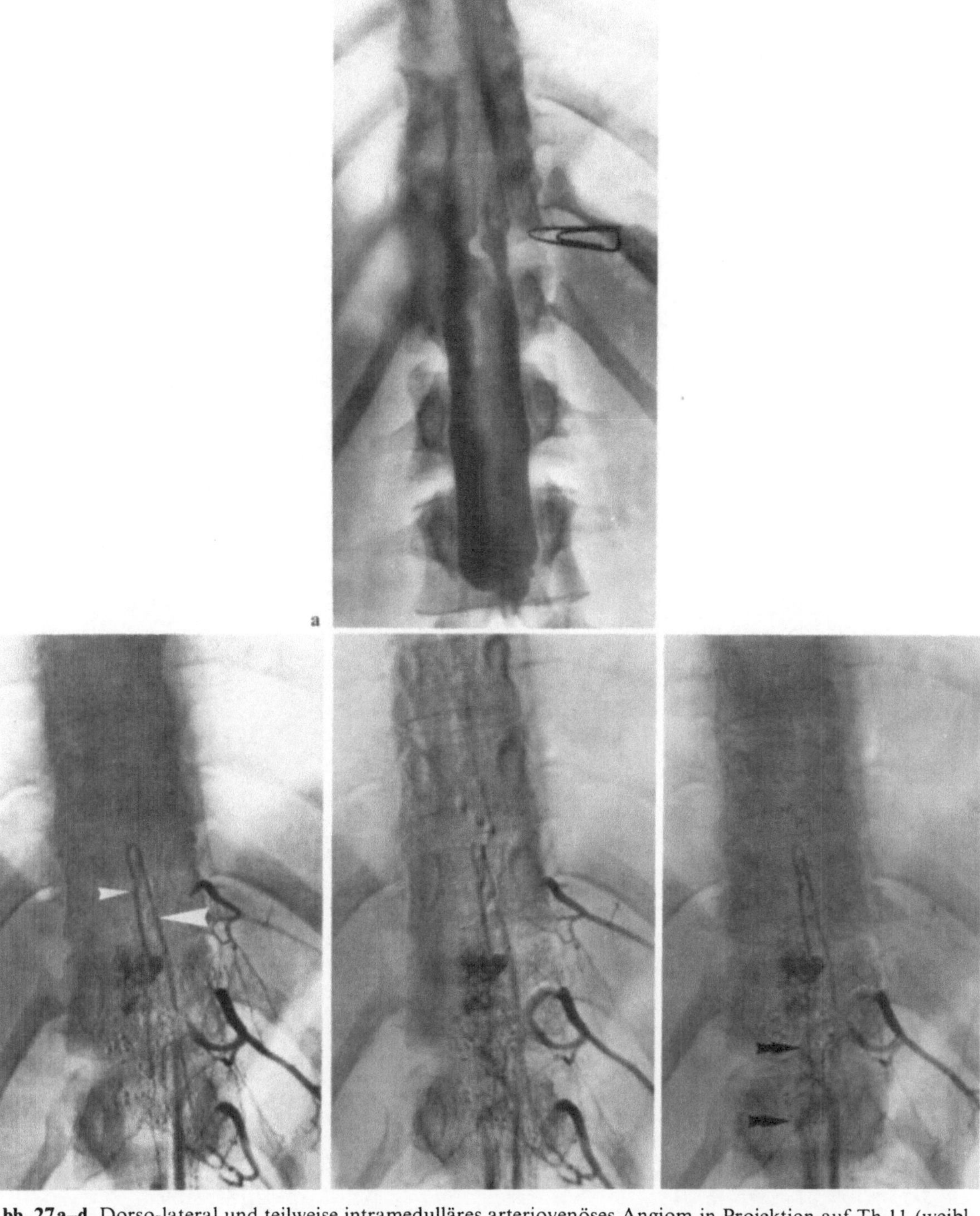

Abb. 27a–d. Dorso-lateral und teilweise intramedulläres arteriovenöses Angiom in Projektion auf Th 11 (weibl., 17 Jahre, rezidivierende Schmerzen in beiden Beinen, bei Belastung Taubheitsgefühl in den Beinen, dann akut aufgetretene Parese linkes Bein und Miktionsstörungen). **a** Myelogramm (Prof. SEEBERG, Hannover): im Negativ ausgespartes, kaliberkräftiges Gefäß und eine Aussparungsfigur auf Höhe Th 11 mit darüber gelegener Stopbildung. **b** Selektive Spinalarteriographie: Zubringer: 11. Interkostalarterie links/A. radicularis magna (→); funktionell erweiterte A. spinalis ant. (➔)/Angiom mit arteriovenösem Kurzschluß (↠) nach kaudal (die abfließende Vene entspricht den im Myelogramm abgebildeten Gefäßstrukturen). **c** Erste postop. Kontrolle nach Operation (Prof. PIA, Gießen) zeigt das Angiom mit seinem Zu- und Abfluß nahezu unverändert. **d** Zweite postop. Kontrolle 1 Jahr später bei klinisch unauffälligem neurologischem Befund läßt keine Änderung gegenüber der ersten postoperativen Kontrolle erkennen ►

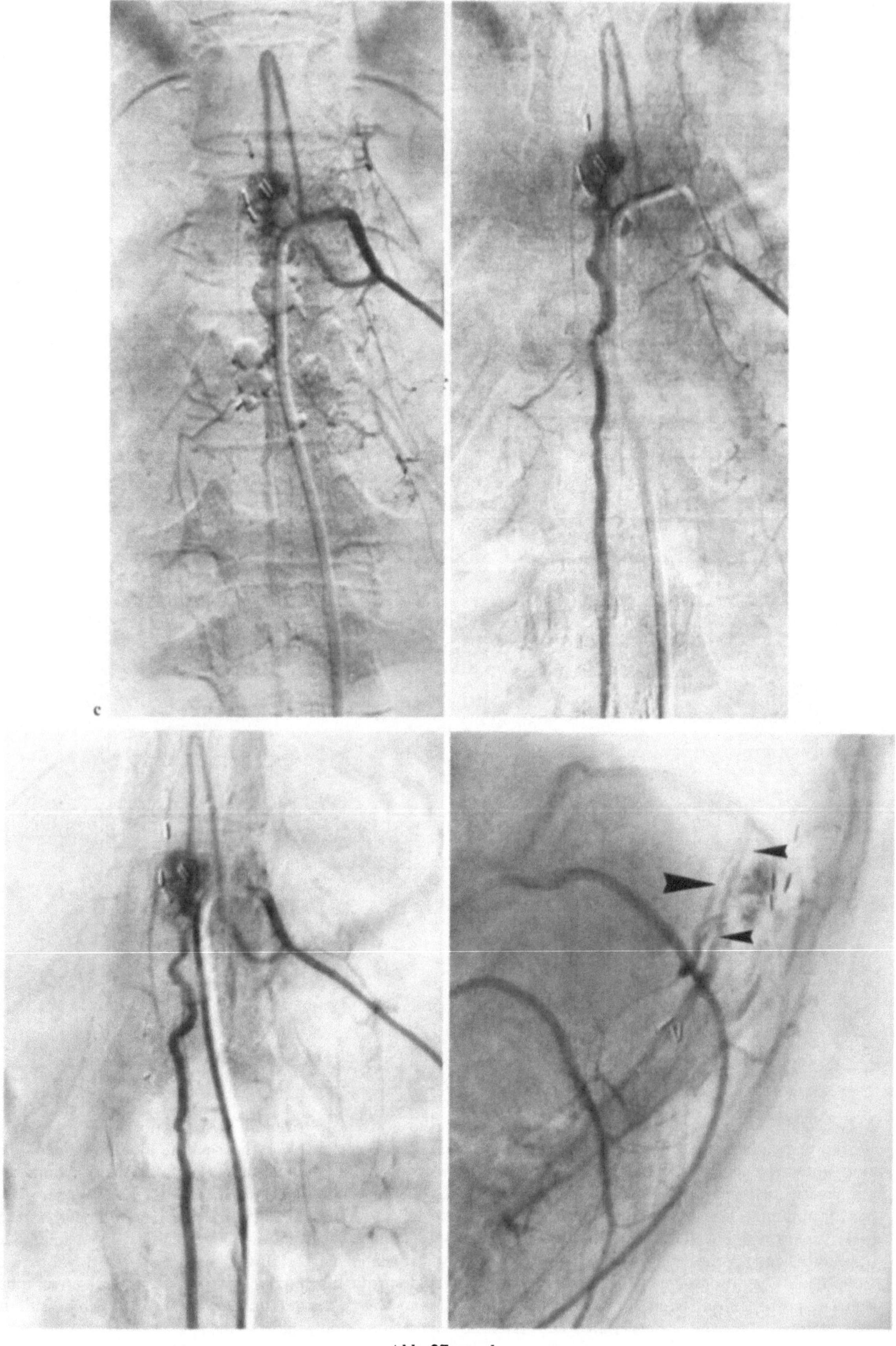

Abb. 27c u. d

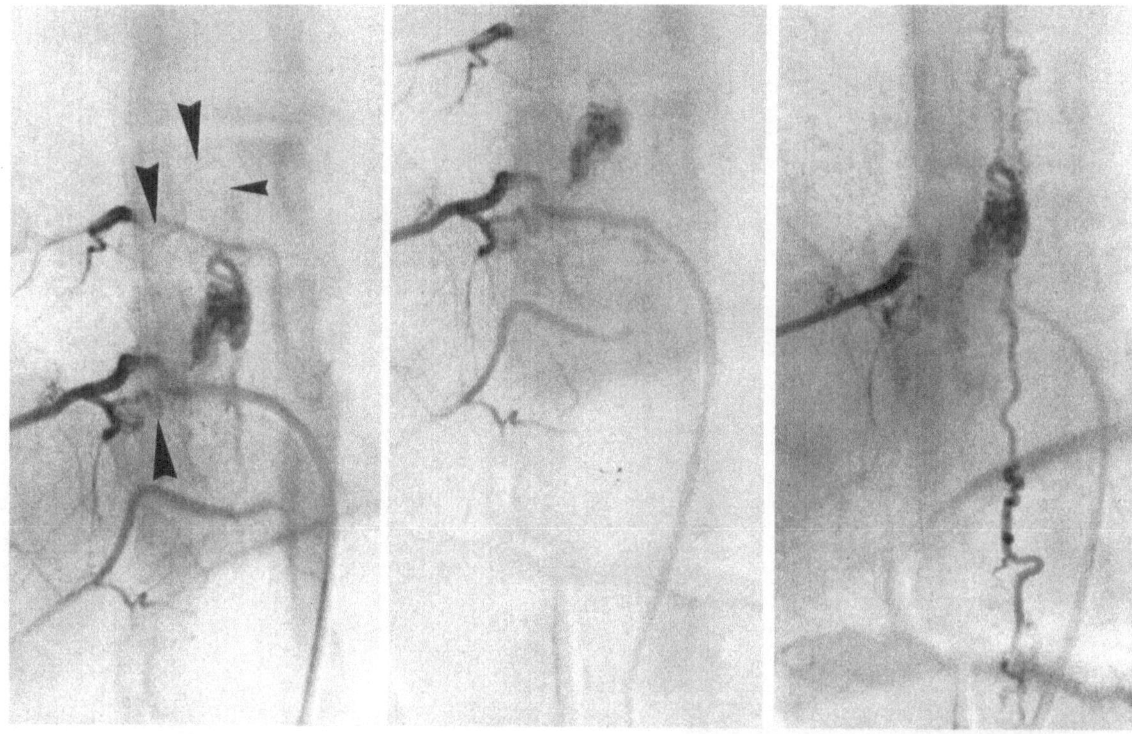

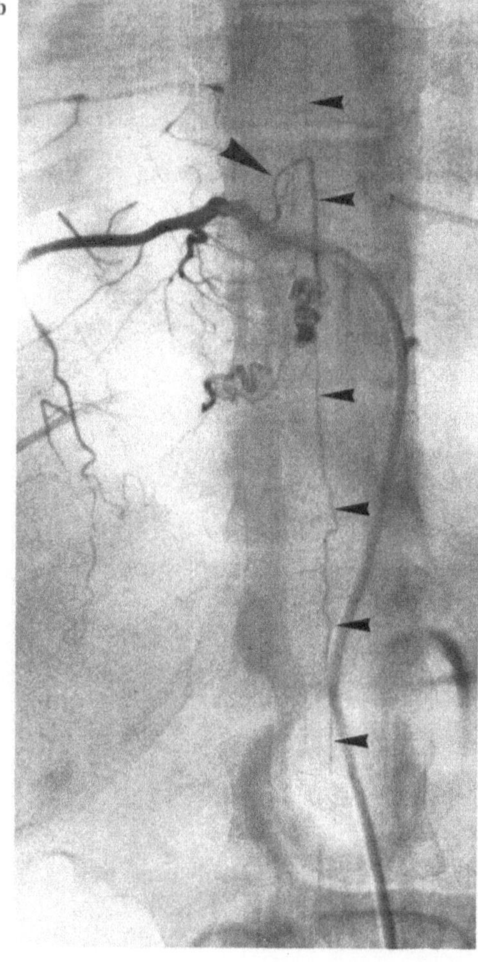

Abb. 28a u. b. Intradurales, dorsal und intramedullär gelegenes Angiom im unteren Thorakalbereich (männl., 34 Jahre, 2 Jahre) zuvor akut aufgetretener Querschnitt und Operation eines spinalen Angioms in der Neurochirurgischen Universitätsklinik Gießen. Danach wieder gehfähig. 24 Stunden vor erster selektiver Spinalarteriographie erneut aufgetretene Querschnittssymptomatik) (**a**) Zubringer: 11. Interkostalarterie rechts/funktionell erweiterte, stark geschlängelte A. radicularis (→), die das Angiom versorgt. Abflüsse nach kranial und kaudal. Von der 10. Interkostalarterie rechts Abgang einer weiteren A. radicularis mit Einmündung in die A. spinalis ant., die bis auf Höhe des Angioms funktionell erweitert, dann aber unauffällig weiter nach kaudal zieht (➔); (operativ bestätigt: Prof. PIA, Gießen)

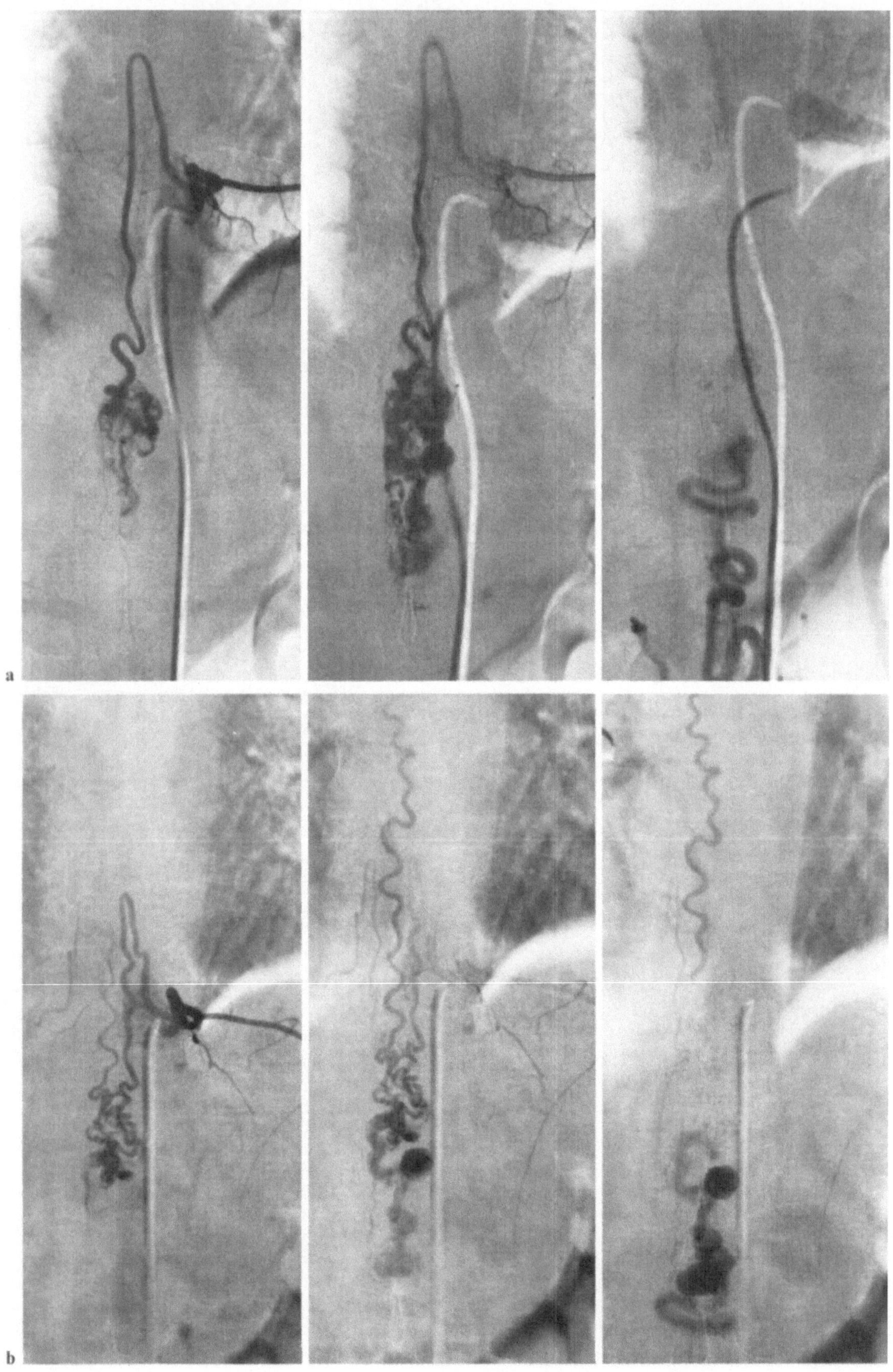

Abb. 29a u. b

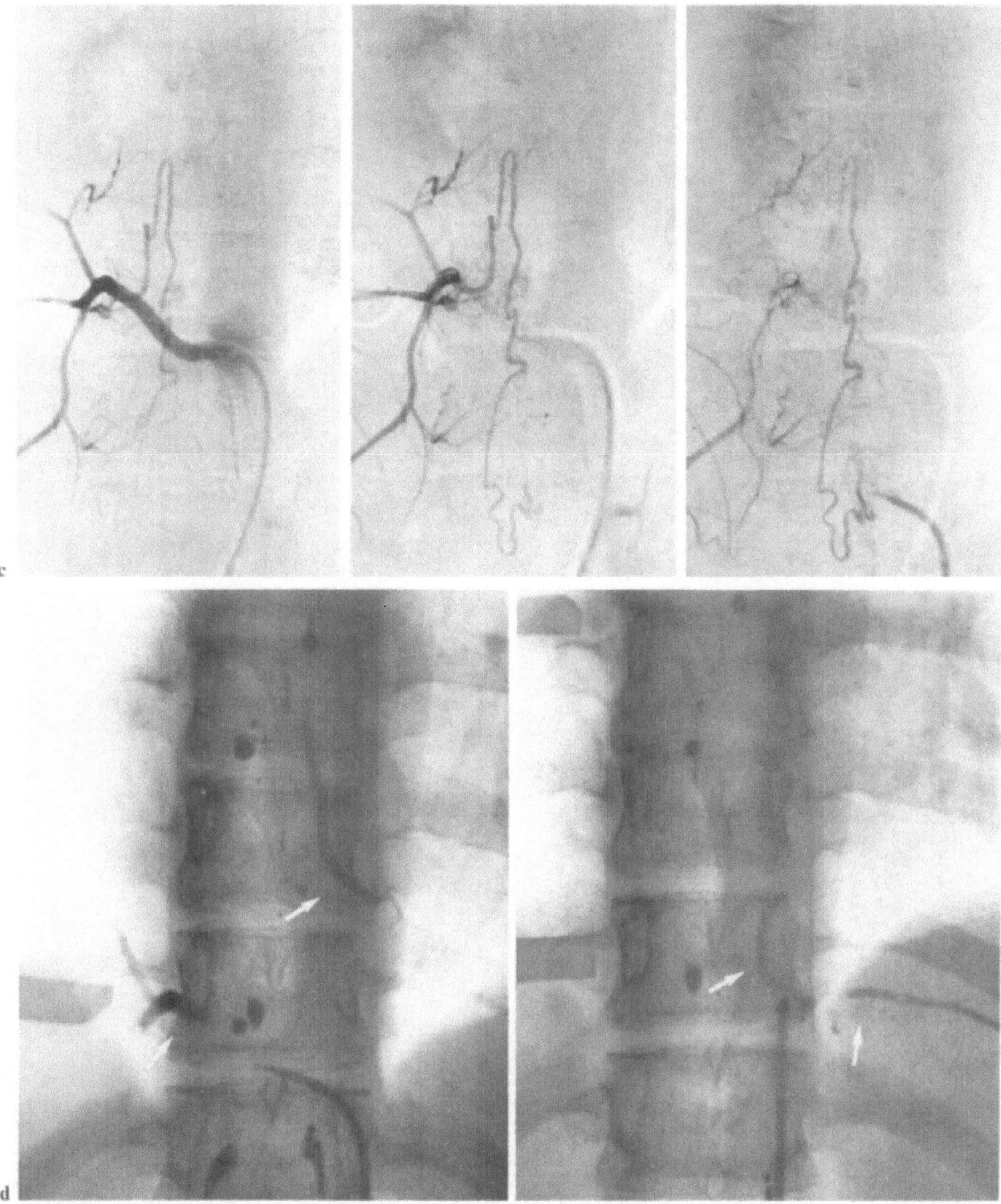

Abb. 29a–d. Intradurales arteriovenöses Angiom des unteren Thorakalbereiches (17 Jahre männl., seit 4 Mon. zunehmende Paraparese der Beine, zuletzt nicht mehr gehfähig). Zuflüsse aus funktionell stark erweiterten Radikulararterien der Aa. intercostales 9 links (**a**) 10 links (**b**) sowie 10 rechts (**c**). Venöse Abflüsse nach caudal und cranial. Nach Embolisation **d**: mit Kontrastmittel getränkte Emboli verschließen Zubringer u. Aa. radiculares wurde wieder Gehfähigkeit erreicht

Größe und Ausmaß des eigentlichen Angioms wechseln stark. Neben kleinen und kleinsten Angiomen, z.T. erst durch die Subtraktion sichtbar, kommen ausgedehnte Formen über mehrere Segmente vor. Am häufigsten ist das Angiom extramedullär gelegen.

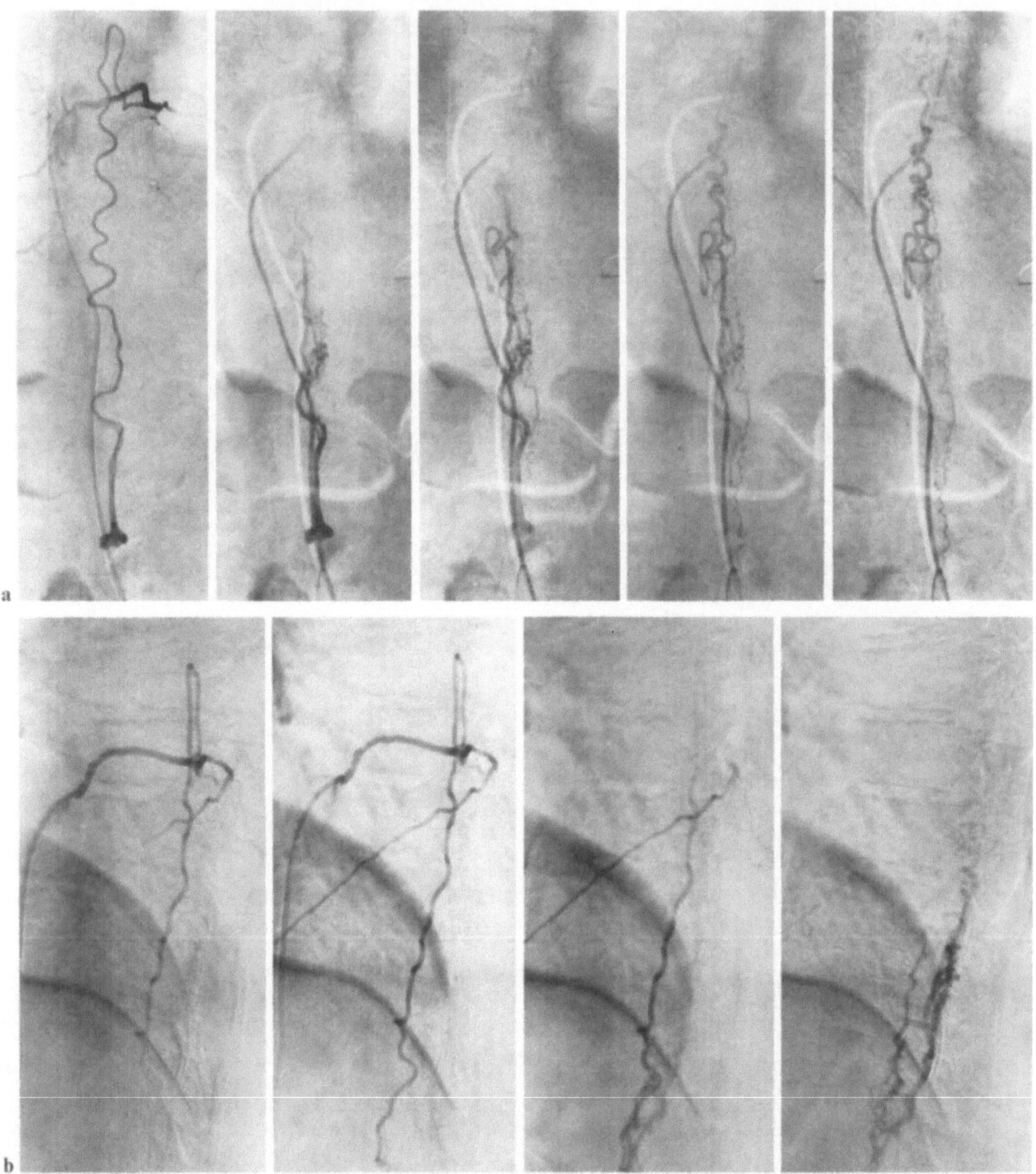

Abb. 30a u. b. Intradurales arteriovenöses Angiom des Thorako-Lumbalbereiches, ventral und dorsal von Lumbalmark, Konus und Kauda lokalisiert, strangförmig endend mit aneurysmatischer Ausweitung lumbal. Blutversorgung nur über einen Zufluß aus der 10. Intercostalarterie rechts, Abfluß nach cranial. (45 Jahre, weibl., vor 18 Jahren 2× „Hirnblutung", seit einem Jahr Paraesthesien an Beinen und unwillkürlicher Urinabgang. Behandlung wegen „M.S.". Durch Myelographie als Gefäßmißbildung erkannt.) (Operativ bestätigt: Prof. PIA, Gießen)

Kombinationen mit einem Angioblastom wurden beobachtet (Abb. 31), sehr selten ist eine Vergesellschaftung mit einem arteriellen Aneurysma (Abb. 32).

Eine große Variationsbreite zeigen auch die venösen Abflüsse. Prinzipiell sind zwei Drainagen erkennbar, von denen die eine vertikal nur das Rückenmark (Vv. spinales ant. und post.), die andere transversal den Epiduralraum in die zervikalen Venen oder den endocraniellen Raum,

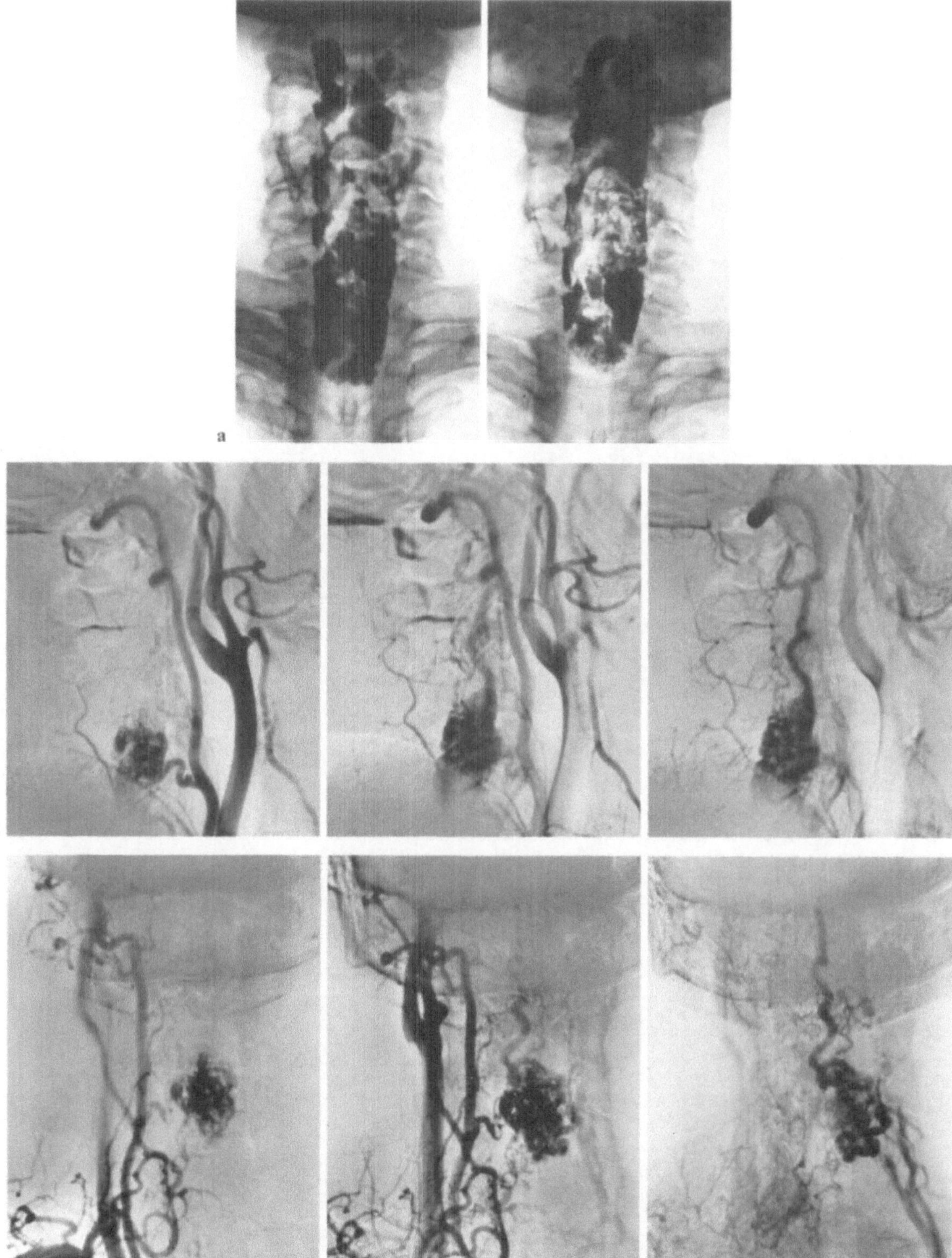

Abb. 31 a–c. Angioblastom mittlerer Zervikalbereich (43 Jahre, weibl., vor 27 Jahren und vor 2 Jahren akutes hohes inkompl. Querschnittssyndrom verbunden mit heftigen Nackenschmerzen. Zuletzt Defekt mit Tetraspastik. Als M.S. (!) verkannt). Arteriographisch noduläre Form eines arteriovenösen Angioms vermutet, durch Operation (Prof. PIA, Gießen) Angioblastom gesichert. Zahlreiche Zuflüsse vorwiegend von rechts über Truncus thyreocervicalis und A. vertebralis. Abflüsse nach cranial und paravertebral links (**b** und **c**). Myelographisch (**a**) annähernd identischer Befund

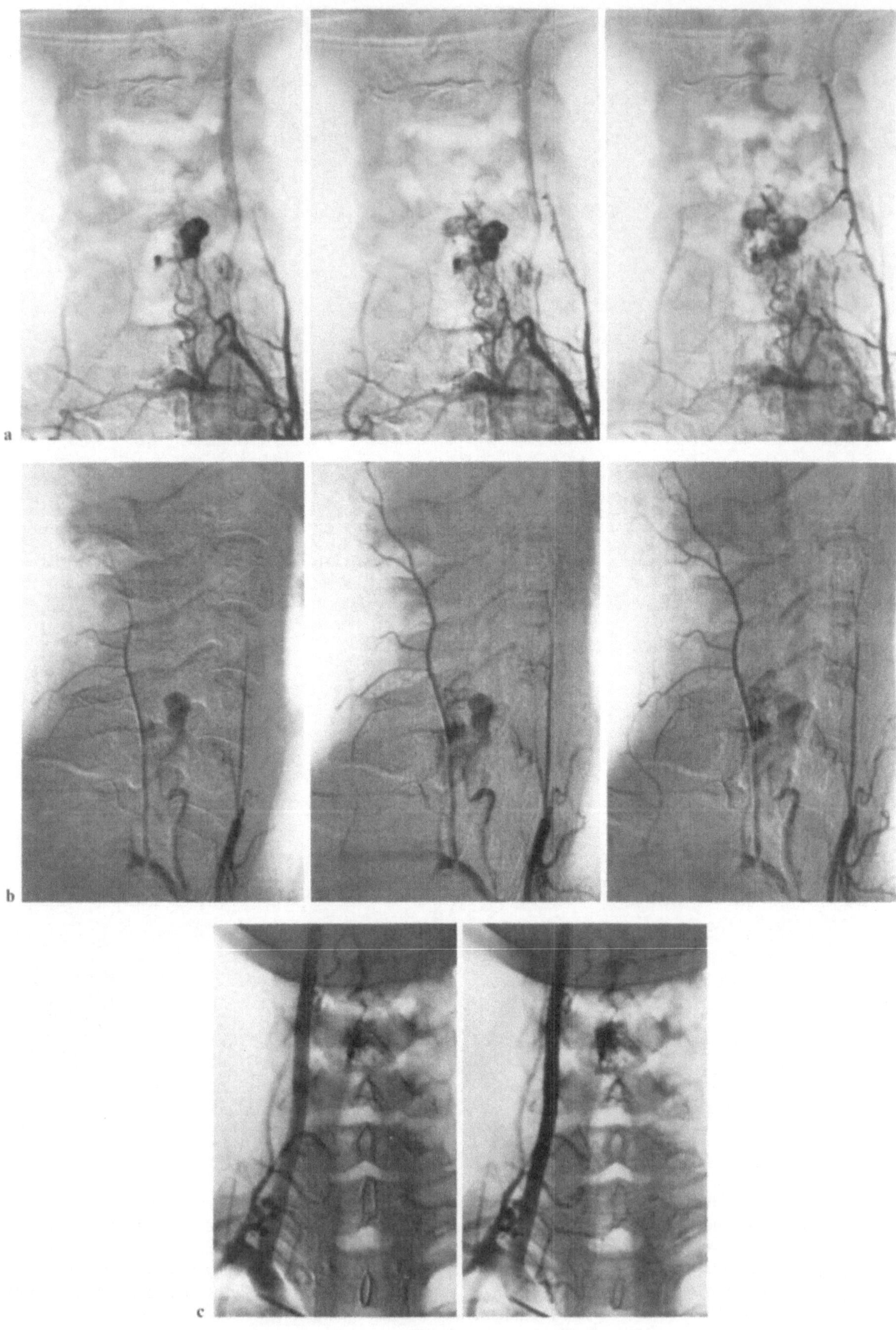

Abb. 32a–c

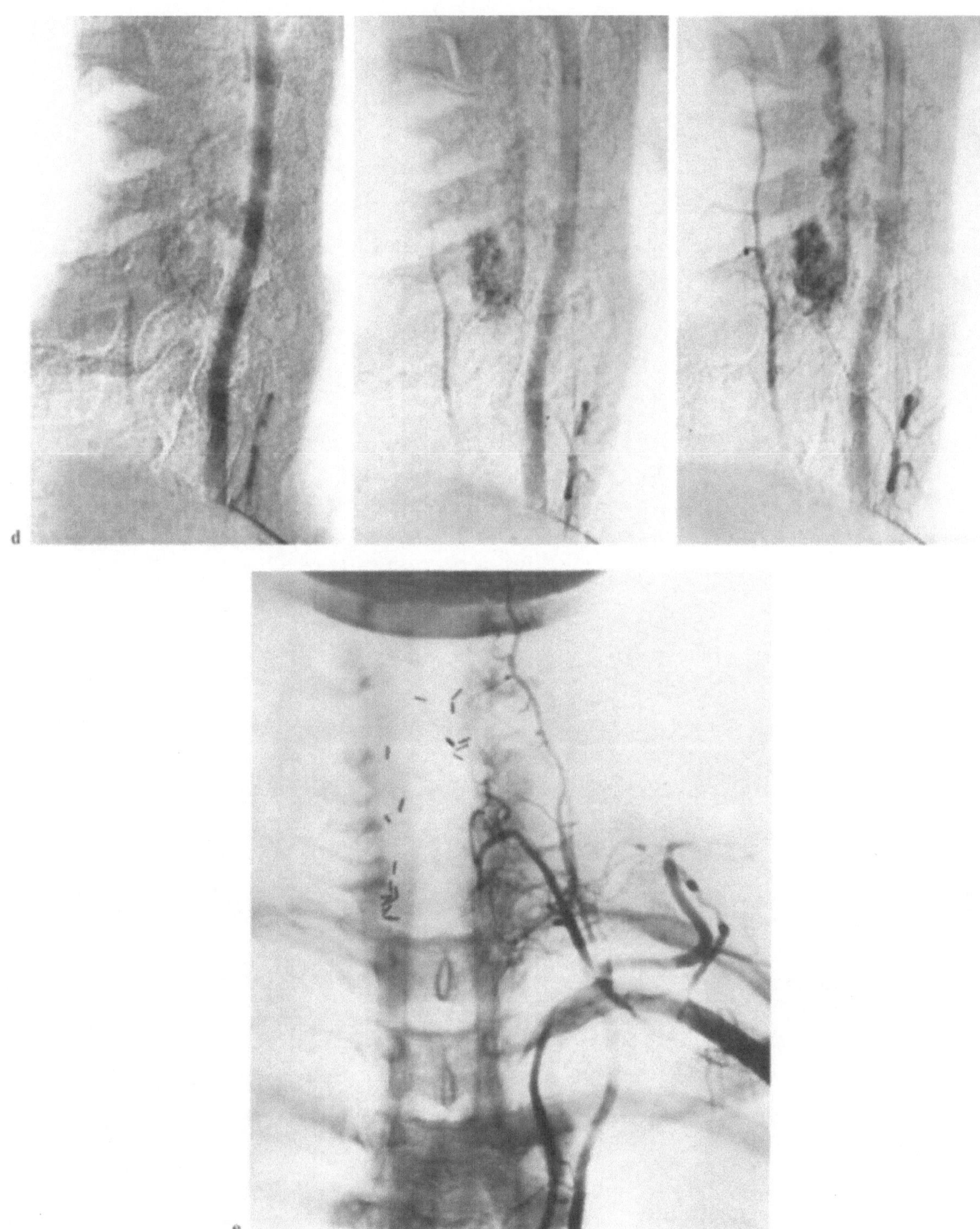

◄ **Abb. 32a–e.** Kombination eines operativ gesicherten (Prof. DIETZ, Hannover) arteriellen Aneurysmas und eines intramedullären arteriovenösen Angioms im Zervikalbereich (14 Jahre, weibl., 3× Subarachnoidalblutungen, zuletzt mit spinaler Symptomatik einhergehend). Darstellung des Aneurysmas über Radikulararterie C 6 links, über weitere Radikulararterien auch teilweise Darstellung des Angioms von caudal her (**a** und **b**). Das Angiom wird vorwiegend über die A. vertebralis und Radikulararterie C 4 rechts versorgt und in ganzer Ausdehnung sichtbar (**c** und **d**). Abfluß nach cranial. Die operative Ausschaltung des Aneurysmas und caudaler Zuflüsse des Angioms ist arteriographisch zu bestätigen (**e**). Zufluß weiterhin, wenn auch schwächer, über A. radicularis C 4 rechts (keine Abb.)

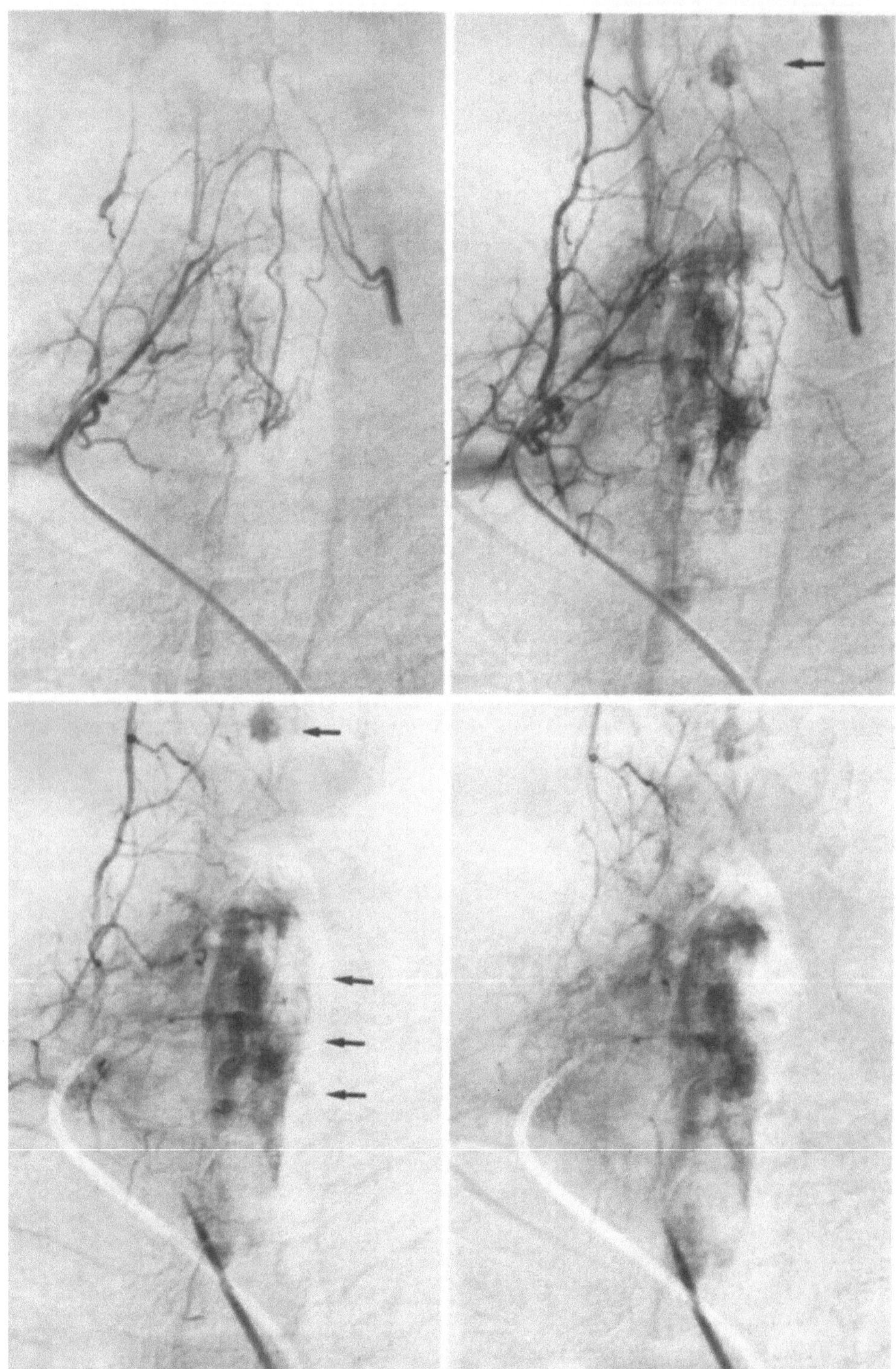

Abb. 33. Angioblastom des zerviko-thorakalen Übergangsbereiches, ein weiteres in Höhe C 4 (18 Jahre, männl., Mutter u. Tante an Angioblastom des Kleinhirnes operiert. Selbst angiomatöse Veränderungen Augenhintergrund bds., zunehmende Querschnittssymptomatik. Vor 1 Jahr spinalarteriographisch kein pathol. Befund, myelographisch kompl. haubenförmiger Stop BWK 7. Op. Prof. WINKELMÜLLER, Hannover: arteriovenöses Angiom. Inzwischen weitere Ausfälle, beginnend auch in den Armen). Jetzt arteriographisch über Truncus thyreocervicalis rechts mit mehreren Zuflüssen typisches Bild eines großen Angioblastoms in Höhe C 6–Th 1 und eines weiteren, kleineren in Höhe C 4. A. spinalis ant. bogenförmig nach links verlagert, Kollateralkreisläufe nach links mit Darstellung der A. vertebralis

das Azygossystem drainieren (DI CHIRO u. DOPPMAN, 1970; DOPPMAN et al., 1969b; DJINDJIAN et al., 1970a; KENDALL u. LOGUE, 1977).

Die selektive Arteriographie erlaubte erstmalig, auch postoperative Kontrollen durchzuführen (DI CHIRO et al., 1967, 1971; DJINDJIAN, M. 1976, DJINDJIAN et al., 1962, 1970b, 1973a; VOGELSANG, 1973c) sowie hämodynamische Probleme der arteriovenösen Angiome zu erforschen (KAUFMANN et al., 1970) (Abb. 27, 32).

Die Möglichkeit einer prä- bzw. nicht-operativen Therapie spinaler Gefäßmißbildungen mittels der Embolisation wurde durch diese neue diagnostische Methode eröffnet (NEWTON u. ADAMS, 1968; DOPPMAN et al., 1968; DOPPMAN, 1971; DOPPMAN et al., 1971; DJINDJIAN et al., 1971a, 1972b, 1973b, 1975; HEKSTER et al., 1972; LEPOIRE et al., 1973; DJINDJIAN, 1976 (Abb. 29). Den neuesten Stand von Technik, Indikation und Therapieerfolg beschreiben DOPPMAN sowie R. DJINDJIAN in „Spinal Angiomas“ (H.W. PIA u. R. DJINDJIAN eds.), Berlin-Heidelberg-New York: Springer 1978.

b) Arterielle Aneurysmen

Im Spinalkanal lokalisierte isolierte arterielle Aneurysmen stellen eine Rarität dar, wie die wenigen von pathologisch-anatomischer und neurologischer Seite vorliegenden Publikationen belegen (Literatur bei VOGELSANG u. DIETZ, 1975). Angiographisch gelang ihr Nachweis bisher nicht.

Dagegen ist die Kombination zwischen spinalem Angiom und arteriellem Aneurysma angiographisch bisher 5mal (HERDT et al., 1971; KUNC u. BRET, 1969; VOGELSANG u. DIETZ, 1975), operativ einmal (SCOVILLE, 1948) beschrieben worden (Abb. 32). Unter Zugrundelegung von 433 in der Literatur mitgeteilten angiographisch erfaßten spinalen Angiomen hat die Kombinationsform einen prozentualen Anteil von 1,4% (Tabelle 1). Bei der Diagnosestellung eines spinalen arteriellen Aneurysmas ist jedoch, wie schon HERDT et al. ausführten, folgendes zu beachten: Das Aneurysma stellt sich fast ausschließlich in der frühen arteriellen Phase dar; sein Nachweis muß in 2 Ebenen gesichert sein. Da die stark veränderten Arterien und Venen eines arteriovenösen Angioms, insbesondere wenn nur in einer Ebene angiographiert wird, eine säckchenförmige aneurysmatische Mißbildung zusätzlich vortäuschen können, ist die Angiographie in 2 Ebenen in jedem Fall erforderlich. Eine derartige Täuschungsmöglichkeit wurde von HERDT et al. an einem Fall eindrucksvoll demonstriert und operativ bestätigt. DJINDJIAN sah bei 100 spinalen Angiomen 4mal Auffälligkeiten, die einem arteriellen Aneurysma ähnelten, was sich jedoch operativ nicht bestätigen ließ. Auch Fall 1 von HÖÖK und LIDVALL (1958) dürfte eine derartige Täuschungs-

Tabelle 1. Spinalarteriographisch nachgewiesene Angiome und Aneurysmen.

	Spinale Angiome	Kombination mit arteriellen Aneurysmen
DJINDJIAN, M. (1976)	300	∅
HERDT et al. (1971)		
DI CHIRO (1972)	70	3
VOGELSANG (1978)	25	2
LOGUE et al. (1974)	13	∅
BAKER et al. (1967)	11	∅
ROVIRA und RIUS (1971)	7	∅
RUGGIERO und SCIALFA (1971)	5	∅
KUNC und BRET (1969)	4	1
	433	6 (=1,4%)

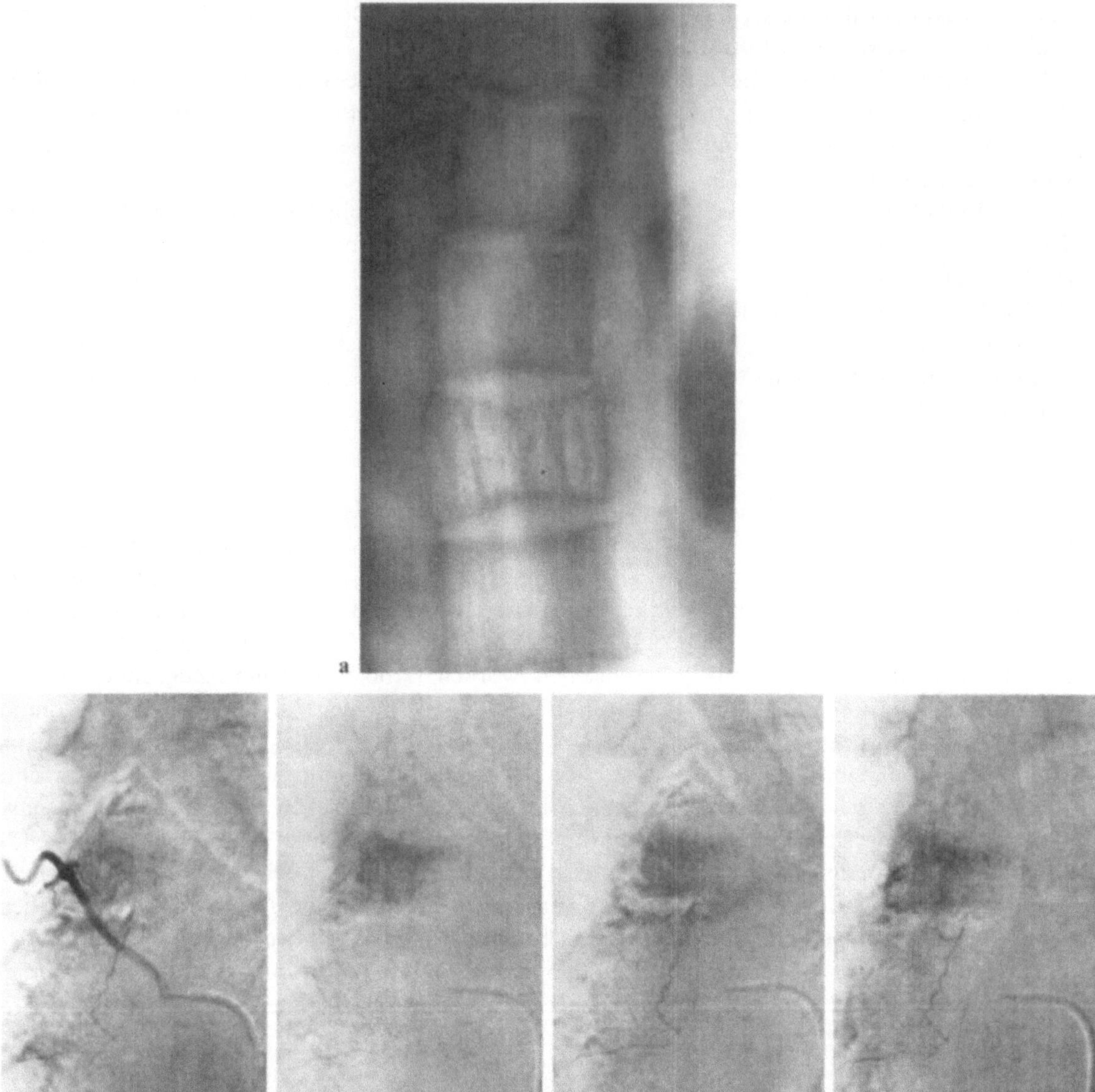

Abb. 34a u. b. Wirbelhämangiom BWK 7 (männl., 38 J., Rückenschmerzen mit bandförmiger Ausstrahlung zum Sternum). Nativdiagnostisch (**a**) und arteriographisch (**b**) typischer Befund. 1.–3. Bild der unteren Reihe a-p-, 4. Bild seitliche Projektion. Die Anfärbung des linken Drittels des 7. BWK erfolgt von links her (ohne Abb.)

möglichkeit angiographisch gewesen sein, zumal von diesen Autoren selbst arteriographisch stark dilatierte abführende Venen gesehen und beschrieben wurden. Dagegen könnte der Fall von DRESSLER et al. (1968) durchaus eine echte Kombination gewesen sein.

c) Hämangiome der Wirbel

BENATI et al. (1974), BUCKNILL et al. (1973) DI CHIRO und WENER (1974), HACKER und ALONSO (1970), HEKSTER et al. (1972), LÖHR et al. (1972), sowie SARTOR et al. (1977), berichteten über arteriographische Befunde der Hämangiomwirbel in je einem bzw. 2 Fällen, DJINDJIAN et al. (1970b) in ihrer Monographie über 5, Manelfe und Djindjian (1970) über 11, Voigt et al. (1978) über 21 Fälle. Das angiographische Bild mit den erweiterten Gefäßkanälen und den Hohlräumen in den Wirbelkörpern ist charakteristisch; z.T. dehnen sich diese Veränderungen auch auf die Wirbelfortsätze aus. Im Verlauf der Serie wird die Anfärbung mehr homogen. Der Zufluß erfolgt über 1–2 kleinere, jedoch pathologisch erweiterte Arterien mit Ursprung aus einer Interkostal- bzw. Lumbalarterie (Abb. 34). Sie finden sich nur beim Hämangiomwirbel. Manche Wirbel, die auf der Nativaufnahme einen angiomatösen Eindruck machen, erweisen sich bei der Arteriographie als normal und umgekehrt. Die angiographische Untersuchung ermöglicht also eine Differentialdiagnose. Eine angiomatöse Beteiligung des Epiduralraums oder des Rückenmarks ist anhand von seitlichen Serienaufnahmen feststellbar.

Berichte über erfolgreiche Embolisationen bei Hämangiomwirbeln stammen von Djindjian et al., Benati et al. (1974), Esparza et al. (1978) sowie von Hekster et al. (1972).

2. Gefäßprozesse

Arteriosklerotische Veränderungen mit dadurch bedingten Einengungen oder Verschlüssen spinaler Gefäße und ihrer Zubringerarterien sind vielfach Ursache spinaler Apoplexien oder chronischer Markerweichungen. Die Diagnose, etwa ein A. Spinalis-ant.-Syndrom, konnte bislang nur aufgrund des klinischen Bildes, der klinischen Erfahrung des Untersuchers sowie des negativen Ausfalls der üblichen Kontrastmitteluntersuchungen diagnostiziert werden. In vielen Fällen deckte erst die Autopsie die Ursache auf. Hier bahnt sich durch Anwendung der spinalen Arteriographie, ähnlich der Koronarographie, ein Fortschritt an und wurde inzwischen durch entsprechende Befunde auch bestätigt. So konnten Djindjian et al. erstmalig 1969 und 1970 über insgesamt 5 entsprechende Fälle mit Ischämien des Thorakolumbalmarks berichten. Die Angiographien zeigten, daß die arteriosklerotischen Veränderungen meist an Aorta und den Ostien der großen spinalen Zuflüsse lokalisiert waren (Abb. 35), ein Befund, auf den bereits Jellinger 1966 und Neumayer 1967 in ihren pathologisch-anatomischen und klinischen Studien hingewiesen haben. Als direktes angiographisches Zeichen werden Stenosen der Interkostal- oder Lumbalarterien, von denen die A. radicularis magna ihren Ausgang nimmt, sowie eine deutliche Kaliberabnahme der A. radicularis magna angesehen, als ein indirektes Zeichen die Ausbildung eines Kollateralnetzes im Konusbereich über die lumbosacralen Wurzelarterien. Di Chiro (1971) publizierte über 11 Patienten, die klinisch an einer spinalen Gefäßerkrankung litten und einer spinalen Arteriographie unterzogen wurden. In 6 Fällen konnten angiographische Veränderungen an den spinalen Arterien nicht nachgewiesen werden. Dreimal fand sich eine "beady" oder abnorm dünne und geschlängelte A. spinalis ant., einmal eine Kollateralkreislaufbildung, und bei einem weiteren Patienten konnte als Ursache der Paraplegie ein hoher lumbaler Bandscheibenvorfall mit entsprechender Verlagerung der A. spinalis ant. aufgedeckt werden.

Den Verschluß der A. spinalis ant. infolge einer *Kobaltbestrahlung* bei einem Hämagioblastom im Brustmarkbereich konnten Di Chiro und Herdt (1973) durch eine Kontrollangiographie belegen. Die operative Revision wegen Verdachtes auf ein Tumorrezidiv ergab eine Radionekrose mit Zystenbildung und Verschluß der A. spinalis ant. auf dieser Höhe. In der Monographie von Djindjian et al. (1970b) ist ein ähnlich gelagerter Fall nachzulesen.

Daß das Auftreten von Paraplegien bei Patienten mit schweren *Kyphoskoliosen* gefäßbedingt sein kann, zeigen die Befunde von Djindjian et al. (1970b) bei 2 Patienten. Der Eintritt der A. radicularis magna in den Spinalkanal bei einem dieser Patienten fand sich auf Höhe des am stärksten deformierten Wirbels und wurde durch diesen komprimiert. Beim anderen Patienten, bei dem nach orthopädisch-operativer Behandlung mit Wiederaufrichtung eine Paraplegie eingetreten und deshalb die Angiographie durchgeführt worden war, lag der Eintritt der A. radicularis magna auf Höhe des operativen Eingriffs und war dabei offenbar vorübergehend abgeschert

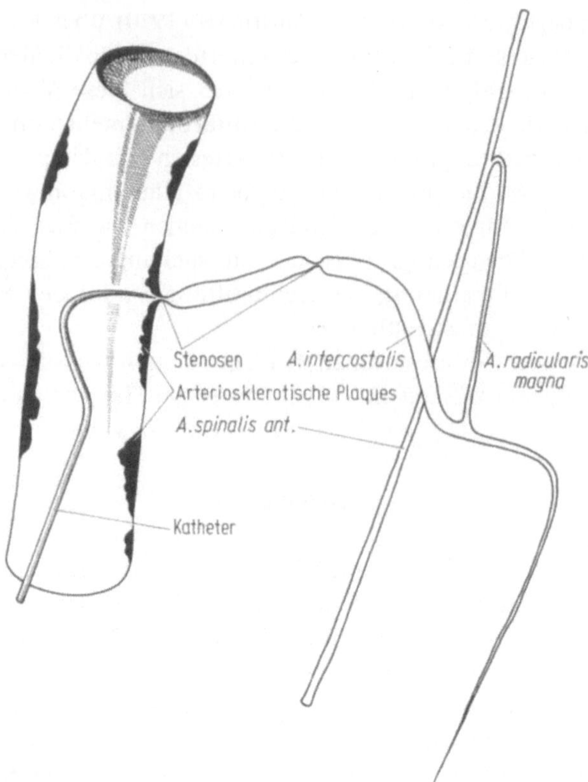

Abb. 35. Schematische Darstellung eines von DJINDJIAN erhobenen Befundes einer Arteriosklerose mit Einengung im Bereich des Osteums und der Interkostalarterie. Dadurch bedingte Minderdurchblutung der A. radicularis magna und A. spinalis ant.

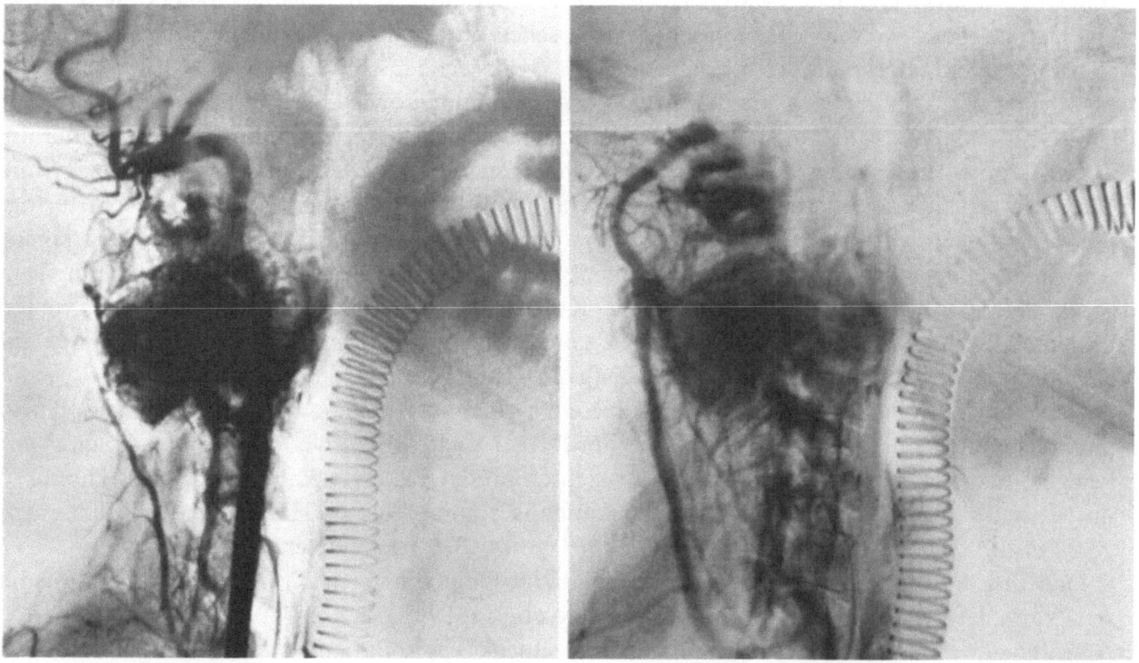

Abb. 36. Riesenzelltumor mit weitgehender Osteolyse des 3. HWK. Angiographisch (Brachialisangiographie links) ist die Ausdehnung der Geschwulst in die umgebenden Weichteile in einem bisher nicht vermuteten Ausmaß nachzuweisen. An der Versorgung der gefäßreichen Geschwulst nehmen die A. vertebralis und Zervikalarterien aus der A. subclavia teil (Histologie: Prof. SCHÖN, Göttingen). (15 Jahre, weibl., Tetraplegie)

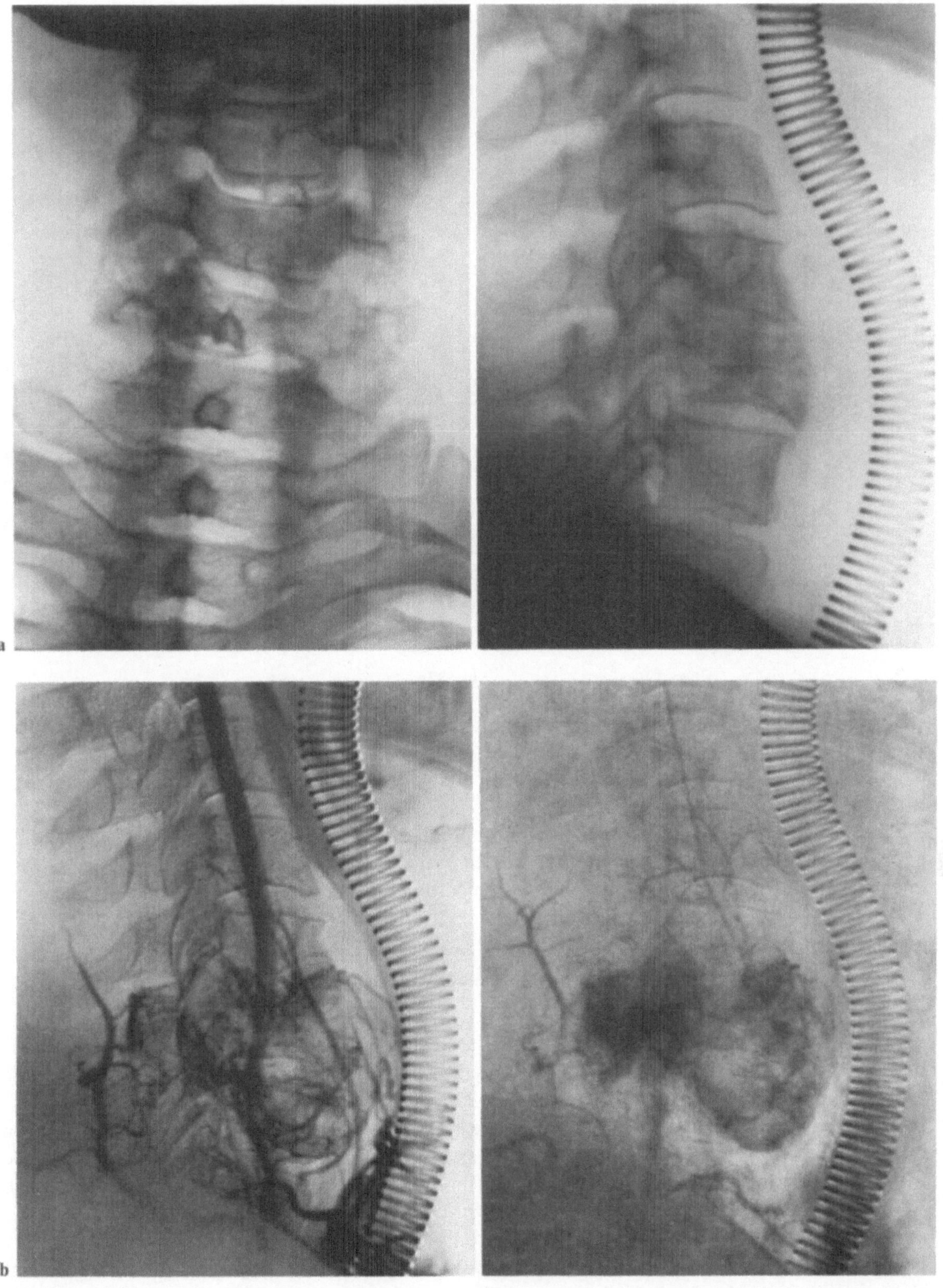

Abb. 37a–c. Benignes Osteoblastom (Histologie: Prof. SCHÖN, Göttingen). (30 Jahre, inkomplettes Querschnittssyndrom). Betroffen HWK 6 mit Übergreifen auf HWK 5, vorwiegend linke Anteile (**a**). Angiographisch (Brachialisangiographie links): Ausdehnung der sehr gefäßreichen Geschwulst in die umgebenden Weichteile und Verlagerung der A. vertebralis sowie Versorgung aus zahlreichen Arterien der A. subclavia (**b** und **c**); (s. auch Abb. 65) ►

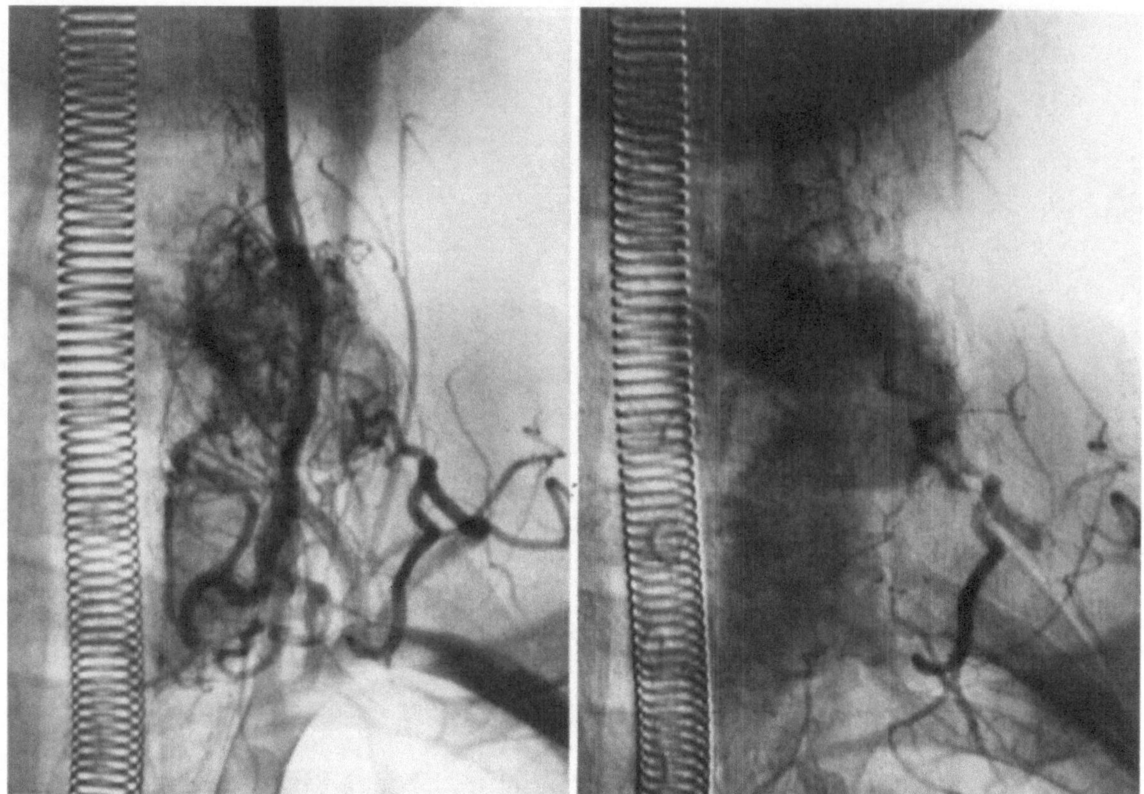

Abb. 37c

bzw. komprimiert worden. Auf die Wertigkeit der spinalen Arteriographie vor Kyphoskolioseoperationen wird von den Autoren hingewiesen (s. auch unter 5: juvenile Kyphoskoliosen).

Eine breitere Anwendung der spinalen Arteriographie bei allen klinisch vermuteten gefäßbedingten bzw. gefäßabhängigen Rückenmarkprozessen ist noch erforderlich, um eine endgültige Aussage über ihren Wert machen zu können. Die ersten Mitteilungen sind erfolgversprechend.

3. Vertebro-spinale Tumoren

Die Erfahrungen bei primären oder sekundären Geschwülsten von Wirbelsäule, Spinalkanal und Rückenmark sind noch relativ gering, zeigen aber auch die zunehmende Bedeutung der Untersuchungsmethode.

Im *Wirbelsäulenbereich* sind arteriographische Befunde bei Metastasen, Sarkomen, Hämangioendotheliom, Riesenzellgeschwülsten, Knochenzysten, benignem Osteoblastom, Chordom, Plasmozytom und bei sanduhrförmig wachsenden Neurinomen im Zervikalbereich beschrieben (BÜCHELER u. FROMMHOLD, 1972; DJINDJIAN, 1970, 1974; DJINDJIAN et al., 1970b, 1973a; KRISS u. SCHNEIDER, 1968; PINTO et al., 1975; SARTOR, 1978; SARTOR et al., 1977, 1978; VOGELSANG, 1972b, 1974a, b; VOGELSANG u. WIEDENMANN, 1969; VOIGT et al., 1978). Neben Verlagerung von Arterien zeigte sich, entsprechend der Vaskularisation des Tumors, eine mehr oder weniger stark ausgeprägte Anfärbung. Die Ausdehnung der Geschwülste in die umgebenden Weichteile war z.T. weitaus größer, als es etwa der Befund auf den Röntgen-Nativaufnahmen vermuten ließ (Abb. 36–40). Dies zeigte sich überraschend auch für das benigne Osteoblastom und den Riesenzelltumor.

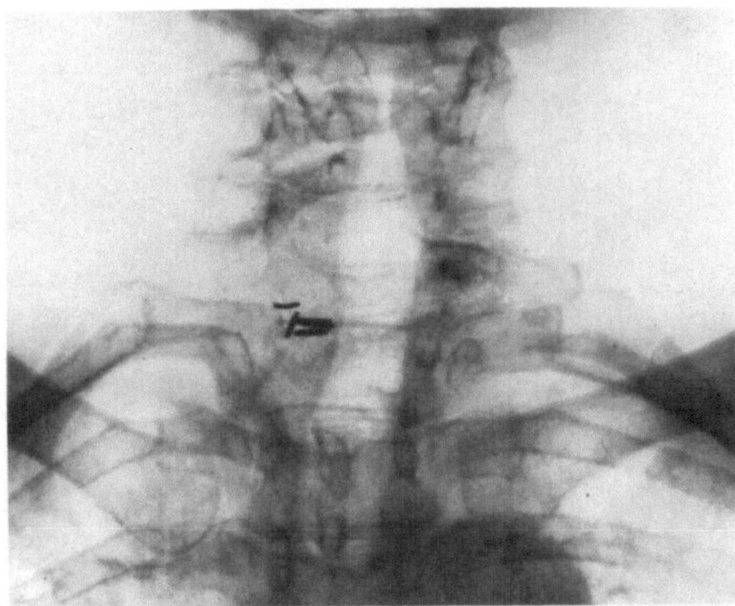

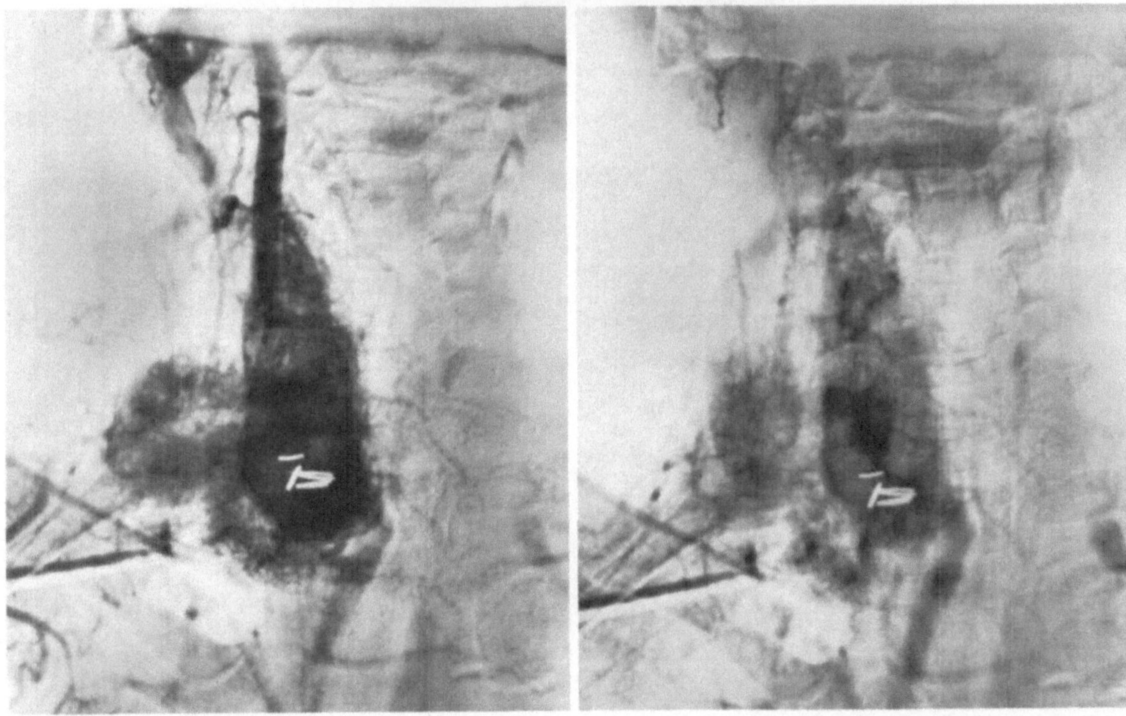

Abb. 38a u. b. Rezidiv eines Osteosarkoms HWK 7/Th 1, vorwiegend rechte Anteile des Wirbels ergreifend (weibl., 63 Jahre, Armschmerz rechts und neurologische Ausfälle C 5–7 rechts). Die Übersichtsaufnahme (**a**) zeigt Zustand nach Operation und Fortschreiten der Osteolyse im rechten Anteil des 7. HWK und 1. BWK. Katheterangiographie über die rechte A. brachialis (**b**) macht die Ausdehnung der Geschwulst in die umgebenden Weichteile mit knolliger Anordnung sichtbar. Mediale Abschnitte der Geschwulst werden durch untere Anteile der Schilddrüse überlagert

Der Nachweis *intraspinaler raumfordernder Prozesse* ist angiographisch nur bedingt möglich. Am besten gelingt die Darstellung von Gefäßgeschwülsten, den *Hämangioblastomen*, infolge ihrer starken Vaskularisation. Eine intensive Anfärbung ("blush") und eine relativ rundliche Begrenzung sind charakteristisch (Di Chiro, 1957; Guidetti u. Fortuna, 1967; Di Chiro u. Doppman,

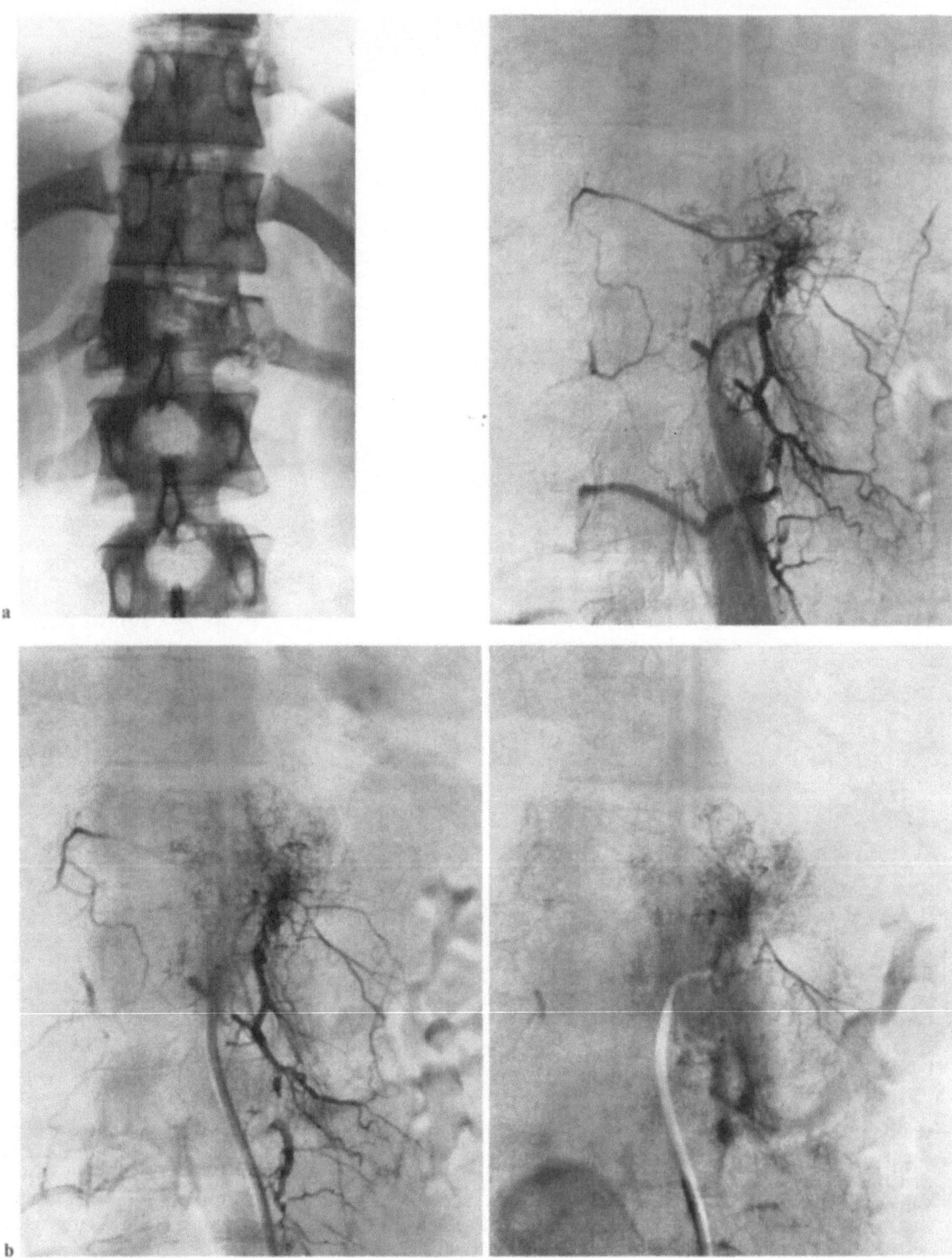

Abb. 39a–c. Fibrosarkom 12. BWK (weibl., 24 Jahre, zunehmende Rückenschmerzen und Querschnittssymptomatik). Destruktion des 12. BWK mit Übergreifen auf die Bogenwurzel links und auf das Rippengelenk; pathologische Fraktur (**a**). Selektive Spinalarteriographie (**b** und **c**): Pathologische Vaskularisation und Kollateralkreisläufe zeigen die Ausdehnung der Geschwulst in die paravertebralen Weichteile, besonders nach links, an. Im seitlichen Aortogramm ließ sich eine Verlagerung der Aorta nach ventral erkennen (operativ bestätigt Prof. SCHMIDT-NEUERBURG, Hannover) ►

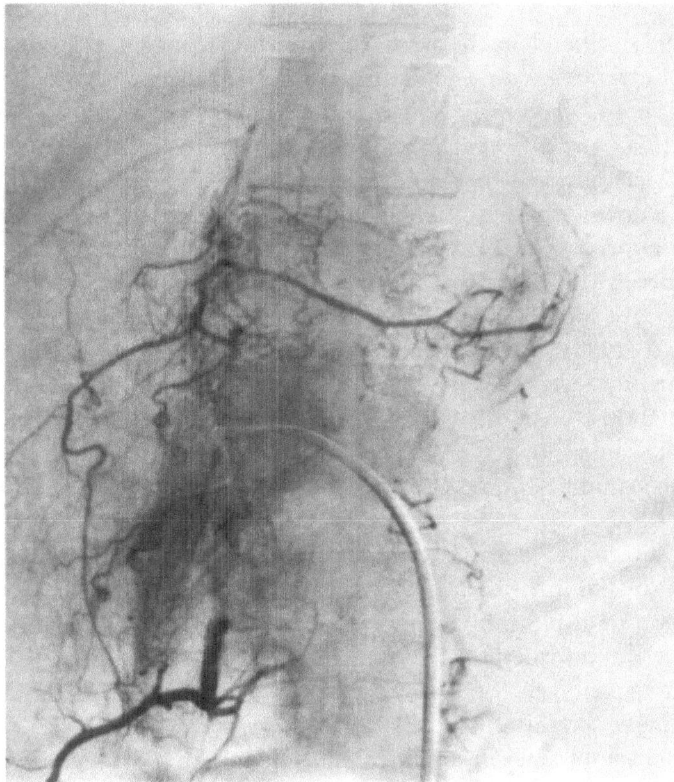

Abb. 39c

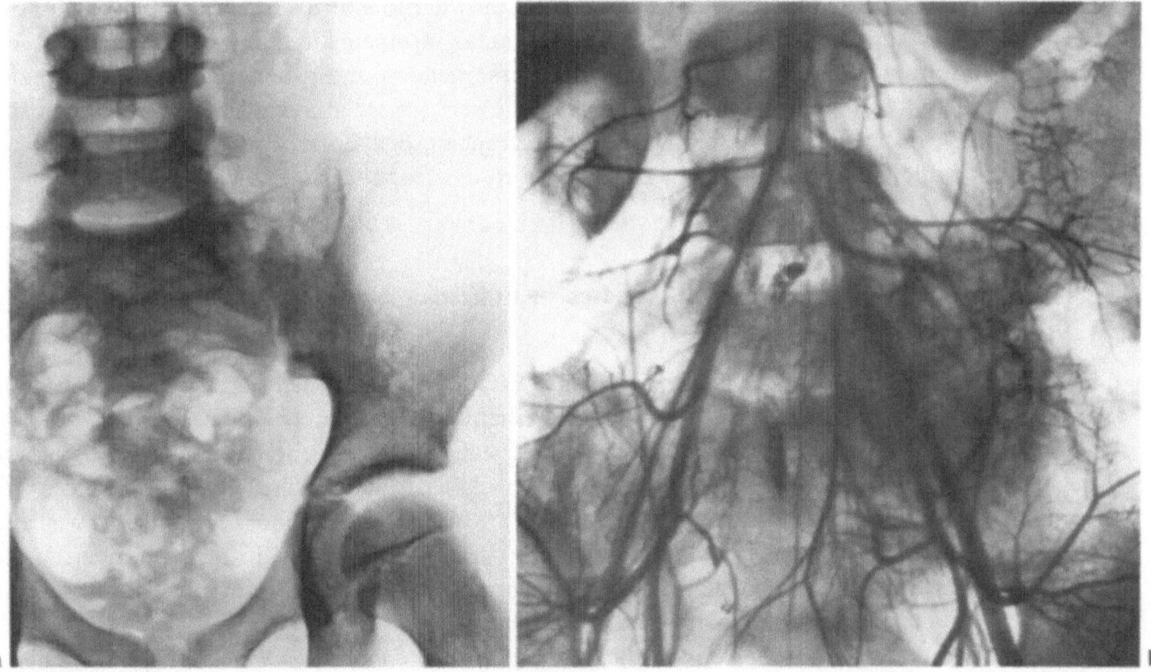

Abb. 40a u. b. Osteosarkom im Bereich linkes Iliosakralgelenk mit Übergreifen auf den 1. Sakralwirbel (**a**). Die Angiographie der Beckenarterien (**b**) zeigt die Ausdehnung der Geschwulst in den Retroperitonealraum (s. auch Abb. 64)

1969; DJINDJIAN et al., 1969; KENDALL, 1970; HERDT et al., 1972; DI CHIRO u. WENER, 1973; HUK u. KLINGER, 1973). Die vielfach noduläre Anordnung macht gelegentlich eine Abgrenzung zum Glomustyp des arteriovenösen Angioms erforderlich (Abb. 31, 33). Über angiographische Untersuchungen bei *Ependymomen* liegen Berichte von DJINDJIAN et al. (1970b, 1977) und DI CHIRO und WENER (1974) vor. Erweiterungen und Verlagerungen der Gefäße (A. spinalis ant. und Aa. spinalis post.), Anastomosen im Konusbereich und pathologische Vaskularisationen werden beschrieben, ohne jedoch für diese Geschwulstart pathognomonisch zu sein. Bei spinalen *Astrozytomen* sahen DI CHIRO und WENER dagegen 3mal keine Gefäßauffälligkeiten (einmal war im Zervikothorakalbereich kein intraspinales Gefäß erfaßbar), FAURE et al. (1967) in einem Fall eine Verlagerung der A. spinalis ant. Im Gegensatz zu den zerebralen Formen konnte bisher lediglich GOLDENBERG (1970) bei einem spinalen *Gliom* eine pathologische Anfärbung feststellen. Weitere Mitteilungen über angiographische Untersuchungen raumfordernder intraspinaler Prozesse finden sich bei BAKER et al. (1967), DJINDJIAN et al. (1969), DOPPMAN et al. (1969a), FAURE et al. (1967), GUIDETTI und FORTUNA (1967), HERDT et al. (1972), KENDALL (1970), LÖHR und CLAR (1970), RUGGIERO und SCIALFA (1971). Sie betreffen z.T. Neurofibrome, Zystenbildungen u.a.

Im Vordergrund stehen bei den intraspinalen Tumoren der angiographische Nachweis von Gefäßverlagerungen sowohl im a-p als auch seitlichen Strahlengang, d.h. unspezifischen Veränderungen. Während etwa im a-p-Strahlengang eine Unterscheidung zwischen einer intramedullären und extramedullären Raumforderung nicht möglich ist, soll dies nach HERDT et al. (1972) im seitlichen Strahlengang gelingen. So spricht etwa eine Verlagerung der A. spinalis ant. nach ventral und ggfls. der Aa. spinalis post. nach dorsal für einen intramedullären Sitz, eine Dorsalverlagerung der A. spinalis ant. dagegen für einen extramedullären (etwa einen Bandscheibenvorfall). Sind drainierende Venen auszumachen, so kann hier unter Umständen eine Lokalisationsangabe erfolgen (HERDT et al., 1972). Die Drainage intramedullärer Tumoren erfolgt im wesentlichen über die Vv. spinales ant. und post., die der extramedullären vorwiegend über epidurale Venen nach paravertebral, wie dies auch bei den arteriovenösen Angiomen zu beobachten ist.

Den Wert arteriographischer Untersuchungen raumfordernder Prozesse des Spinalkanals und der Wirbelsäule sehen die einzelnen Untersucher einmal in einem direkten Tumornachweis mit genauer Lokalisation und Ausdehnung sowie den versorgenden und drainierenden Gefäßen, zum anderen kann damit eine Gefäßmißbildung als Ursache der klinischen Symptomatik ausgeschlossen werden. Dem Operateur ist zudem die Möglichkeit gegeben, den Eingriff schonendst durchzuführen und irreparable Gefäßunterbindungen mit dadurch entstehender zusätzlicher Markschädigung zu vermeiden.

4. Bandscheibenvorfälle

Für den *Halswirbelsäulenbereich* gelang es bisher arteriographisch nicht oder nur unzureichend, charakteristische Befunde bei zervikalen Bandscheibenvorfällen bzw. raumbeengenden dorsalen Spondylosen und Osteochondrosen zu erheben. Hier bedarf es noch weiterer eingehender Untersuchungen, um die Diskussion über die Pathogenese zervikaler Myelopathien, etwa durch Kompression der A. spinalis ant., Kompression von Radikulararterien auf Höhe eines Zwischenwirbelloches, zu vertiefen. Der Nachweis einer Einengung der A. vertebralis infolge unkovertebraler Deformierungen kann, für sich allein genommen, nicht als ausreichend für die Diagnose einer vaskulären zervikalen Myelopathie angesehen werden.

Dagegen liegen für Bandscheibenvorfälle im *Brust- und oberen Lumbalbereich* inzwischen 6 arteriographisch nachgewiesene Fälle vor (JULIEN et al., 1968; dasselbe Material in der Monographie von DJINDJIAN et al., 1970b). Unterschieden wird zwischen direkten und indirekten Zeichen. Als direktes Zeichen wird eine Kompression der A. radicularis magna in Nähe des Abgangs aus

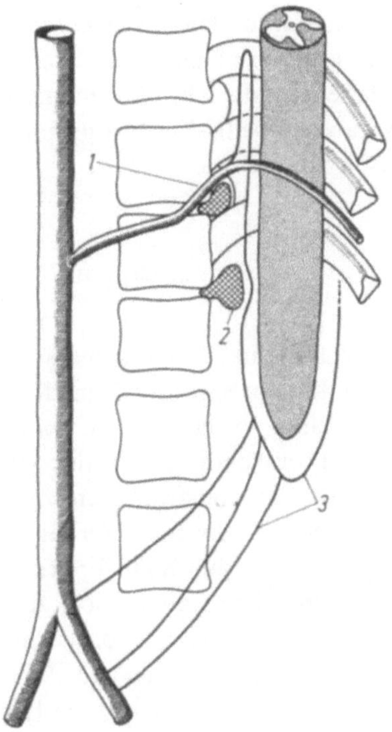

Abb. 41. Schematische Darstellung mit Möglichkeiten einer Kompression der Rückenmarkarterien durch einen Bandscheibenvorfall. Lateraler Vorfall mit Kompression der Interkostalarterie, aus der die Radikulararterie entspringt (*1*). Medialer Vorfall mit Kompression der A. spinalis ant. (*2*). Möglichkeiten des Kollateralkreislaufs über den Konus medullaris (*3*). (Nach DJINDJIAN)

der Interkostalarterie auf Höhe des Intervertebralloches bzw. eine Verlagerung des deszendierenden Abschnitts der A. radicularis magna bzw. der A. spinalis ant. nach dorsal im lateralen und ein gestreckter Verlauf bzw. eine leichte bogenförmige Verlagerung im a-p-Strahlengang angesehen. Als indirektes Zeichen wird die Ausbildung eines Kollateralkreislaufs über lumbosakrale Radikulararterien infolge eingetretener Ischämie des Rückenmarks bei Kompression der A. radicularis magna gewertet (Abb. 41).

Auch hier ist die Erfahrung noch zu gering, um über die Wertigkeit der Methoden eine Aussage machen zu können, insbesondere gegenüber den technisch einfacher durchzuführenden myelographischen Untersuchungen.

5. Juvenile Skoliosen

HILAL und KEIM (1972) führten bei 33 Jugenlichen mit Skoliosen vor einer operativen Korrektur eine selektive Darstellung der Interkostal- bzw. Lumbalarterien von Th 4–L2 durch. Zahl und Anordnung der Radikulararterien zeigten gegenüber der bekannten arteriellen Rückenmarkversorgung keinen Unterschied. In 25% war nur eine einzige Radikulararterie zwischen Th 4 und L 2 nachweisbar. Anhand des Verlaufs der A. spinalis ant. und der beiden Aa. spinales post. konnte gezeigt werden, daß entsprechend der Drehung der Wirbelsäule auch das Rückenmark insgesamt in seiner longitudinalen Achse mit gedreht war. Die Autoren betonen die Bedeutung der selektiven Spinalarteriographie als präoperativen Test zur Feststellung der das Rückenmark versorgenden Radikulararterien und damit Verhinderung operativtraumatischer Schädigung an diesen Gefäßen. Dies ist auch die Meinung von DOMISSE (1974). Die Notwendigkeit derartiger präoperativer Untersuchungen wird durch den mitgeteilten Fall von DJINDJIAN et al. (1970b) (s. unter 2. Gefäßprozesse, S. 209) unterstrichen, ferner auch durch die Mitteilung von DI CHIRO und WENER (1973), daß sie bei 3 Patienten, die längere Zeit zuvor einer operativen Kyphoskoliosenbehandlung unterzogen worden waren, zweimal arteriographisch ein arteriovenöses Angiom und einmal ein Ependymom nachweisen konnten.

6. Traumafolgen

GARGOUR et al. (1972) beschrieben erstmalig eine spinalarteriographische (postoperative) Kontrolle bei einem Patienten mit einer Kompressionsfraktur des 1. LWK und dadurch verursachter Paraplegie. Es ergab sich ein regelrechter Verlauf der A. spinalis ant., ein Hinweis auf die untergeordnete Rolle des vaskulären Faktors beim Zustandekommen der Paraplegie. BUSSAT et al. (1973) haben 4 weitere Fälle mit Kompressionsfrakturen im thorakolumbalen Übergangsbereich präoperativ arteriographiert, wobei einmal normale Verhältnisse nachgewiesen werden konnten, einmal eine Verlagerung der A. spinalis ant. durch ein Frakturfragment, einmal keine Darstellung einer A. radicularis magna (dementsprechend auch nicht die A. spinalis ant.) und einmal eine unauffällige Darstellung der A. radicularis magna von rechts her, bei Injektion auf der linken Seite über Anastomosen ebenfalls Nachweis der rechten A. radicularis magna. Sinn und Zweck präoperativer spinalarteriographischer Untersuchungen bei Kompressionsfrakturen sehen die Autoren im Nachweis der Höhe des Abgangs der A. radicularis magna, um sie bei einem operativen Eingriff schonen zu können, im Nachweis einer evtl. Verlagerung der A. spinalis ant. und der Feststellung der Durchflußgeschwindigkeit.

6 Patienten mit Tetraplegien infolge Luxationsfrakturen im HWS-Bereich untersuchten WENER et al. (1974). Dabei zeigte sich, daß die A. spinalis ant. und ihre Zuflüsse, selbst bei schweren Luxationsfrakturen, intakt geblieben waren. Zweimal ließ sich eine Verlagerung der A. spinalis ant. nachweisen, davon einmal mit einem Extravasat. Auf die während der Drucklegung erschienene Publikation von THERON et al. (Neuroradiology 15 (1978) 201–212) zum Thema wird hingewiesen.

Die bisherigen Untersuchungen lassen erkennen, daß nicht eine Verletzung von Gefäßen, sondern eine direkte lokaltraumatische Einwirkung auf das Rückenmark entscheidend für die neurologischen Ausfälle ist.

7. Kollateralkreisläufe über die A. spinalis ant.

Patienten mit Aortenisthmusstenosen weisen teilweise eine spinale Symptomatik mit Querschnittslähmungen auf, als deren Ursache die Aortographien bzw. andere angiographische Untersuchungen nicht selten eine erheblich erweiterte, stark geschlängelte A. spinalis ant. auf Höhe C6–Th4 mit Zuflüssen von erweiterten Ästen der Vertebral- und Kostozervikalarterien sowie eine Drainage über Radikular-Interkostalarterien unterhalb der Aortenstenose aufdeckte (DOPPMAN et al., 1968, 1969a, 1971; KENDALL u. ANDREW, 1972). LABAUGE et al. (1969) wiesen einen derartigen Kollateralkreislauf bei einer Vertebralarterienstenose nach, KARASAWA et al. (1974) bei 2 Patienten mit beiderseitigem Karotis- und Vertebralisverschluß. DI CHIRO und DOPPMAN (1969) haben für derartige Krankheitsbilder bzw. Kollateralkreisläufe den Begriff der "hypertrophid spinal-arteries“ geprägt. Sie sind als Ursache der Querschnittsymptomatik infolge Kompression des Rückenmarks anzusehen. Auch bei anderen hämodynamisch wirksamen aktiven Prozessen im Extradural- und Paravertebralbereich (vaskuläre Mediastinal- und Retroperitonealtumoren, arteriovenöse Shunts, arteriovenöse Angiome und Hämangioblastome) konnten derartige Kollateralkreisläufe nachgewiesen werden.

B. Phlebographie

I. Anatomie und Physiologie der Venensysteme

Die Kenntnisse über die Anatomie und funktionelle Bedeutung der Venensysteme der Wirbelsäule beruhen auf grundlegenden Untersuchungen von BRESCHET (1819, 1828–1832), BATSON (1940–1957) sowie von CLEMENS (1961a–1965). Einen entscheidenden Fortschritt erbrachten die systematischen mikroskopischen und angiographischen Untersuchungen von CLEMENS, wobei sich die funktionellen anatomischen Befunde im wesentlichen auf die Darstellung des normalen Venensystems der Wirbelsäule an der Leiche durch die spinale Phlebographie stützen. Sie sind Grundlage der folgenden Darstellung.

Die Venen der Wirbelsäule gliedern sich in 2 große Gefäßsysteme: innerhalb des Wirbelkanals die Plexus venosi vertebralis interni und außerhalb der Wirbelsäule die Plexus venosi vertebralis externi (Abb. 42–44).

Die *Plexus venosi vertebralis interni* sind extradural lokalisiert. Der Hinterwand der Wirbelkörper und der Innenseite der Wirbelbögen anliegend, den Knochen weitgehend fest angeheftet, finden sich je 2 longitudinal verlaufende, klappenlose Venenstämme. In der Mitte jeden Wirbels ziehen quer und sagittal angeordnete Anastomosen, die dem Ganzen ein strickleiterähnliches Aussehen geben. Die Querverbindungen, im vorderen Anteil meist als kleine Netzbildungen angeordnet, sind im dorsalen Anteil gewöhnlich Einzelvenen. Anastomosen bestehen auch auf Höhe der Foramina intervertebralia. Den Zufluß zum epiduralen Venengeflecht übernehmen von intradural her feine, klappentragende Vv. radiculares (OSWALD, 1961), außerdem inkonstant Venen der Wirbelbögen und der Dornfortsätze. Über die Vv. intervertebrales, dem vorderen oder hinteren Längsvenenstamm entspringend, z.T. mehrfach angeordnet und durch die Foramina intervertebralia austretend, erfolgt der Abfluß. Diese Venen treten trichterförmig in das Intervertebralloch ein. Sie liegen der knöchernen Wandung an, sind relativ gut beweglich und von reichlichem Fettgewebe umgeben; z.T. handelt es sich um regelrechte Venengeflechte, durch die die Nervenwurzeln ziehen. Zwischen Okziput und 7. HWK münden die Vv. intervertebrales in die V. vertebralis, im Sakralbereich in den Plexus venosus sacralis. Im Thorakal- und Lumbalbereich findet ein Anschluß an die Vv. dorsales oder ventrales statt, ein weiterer Teil des Blutes ergießt sich in die paarigen Vv. basi-vertebrales, die den Wirbelkörper in horizontaler Richtung durchziehen und Anschluß an den Plexus venosus vertebralis externus anterior gewinnen.

Die *Plexus venosi vertebralis externi* gliedern sich in 2 Anteile: einen unbedeutenden, durch feine Venenstämmchen ausgezeichneten und an der Vorderseite der Wirbelkörper verlaufenden sowie einen kräftigeren in der Tiefe zwischen Dorn- und Querfortsätzen gelegenen. Letzterer ist gleichfalls paarig mit Querverbindungen angelegt und verläuft zwischen und über den Dornfortsätzen. Es handelt sich um ein weitmaschiges, z.T. grobkalibriges, klappenloses Venengeflecht. Der Hauptzufluß erfolgt aus Knochenvenen und dem inneren Vertebralplexus. Zusammen mit Venen aus der Muskulatur findet im Thorakal- und Lumbalbereich der Abfluß über einen gemeinsamen Ramus dorsalis des jeweils rechts und links gelegenen Segmentgefäßes statt, entsprechend Vv. intercostales oder lumbales genannt. In der Halsregion zeichnet sich der externe Vertebralplexus durch besondere Größe und Form aus. Hier ist ein Abfluß nach kranial über den Plexus suboccipitalis in die Emissarien zum Schädelinnern oder über die Vv. vertebrales bzw. Vv. cervicales profundae nach kaudal möglich.

Von den Vv. intercostales fließt das Blut in die V. azygos (Vv. intercostales der rechten Seite) bzw. die Vv. hemiazygos (Vv. intercostales der unteren 3–5 Brustsegmente links bzw. die V. hemiazygos accessoria). Die Vv. lumbales können aus dem Zusammenfluß der Rami ventralis und dorsalis entstehen, verlaufen horizontal und erreichen die Vv. lumbales ascendentes in jedem Segment und auf jeder Seite. 3–4 Paare dieser Vv. lumbales ziehen von den Vv. lumbales ascendentes direkt zur V. cava inf. Im 5. Lumbalsegment wird eine derartige Verbindung meist vermißt.

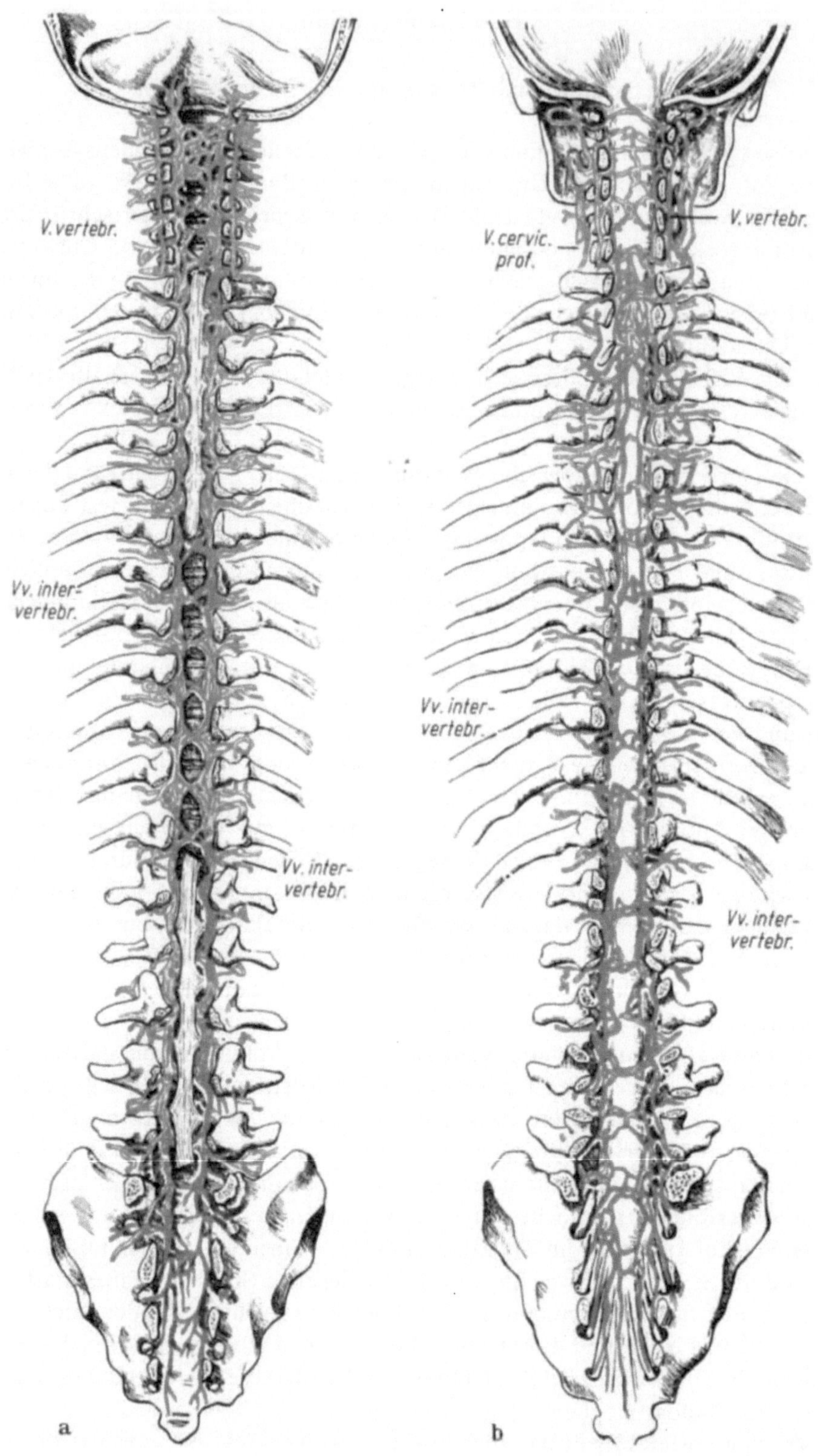

Abb. 42a u. b. Schematische Darstellung des Plexus venosus vertebralis internus ant. (**a**) und post. (**b**). Blick von hinten auf den geöffneten Wirbelkanal. (Nach CLEMENS)

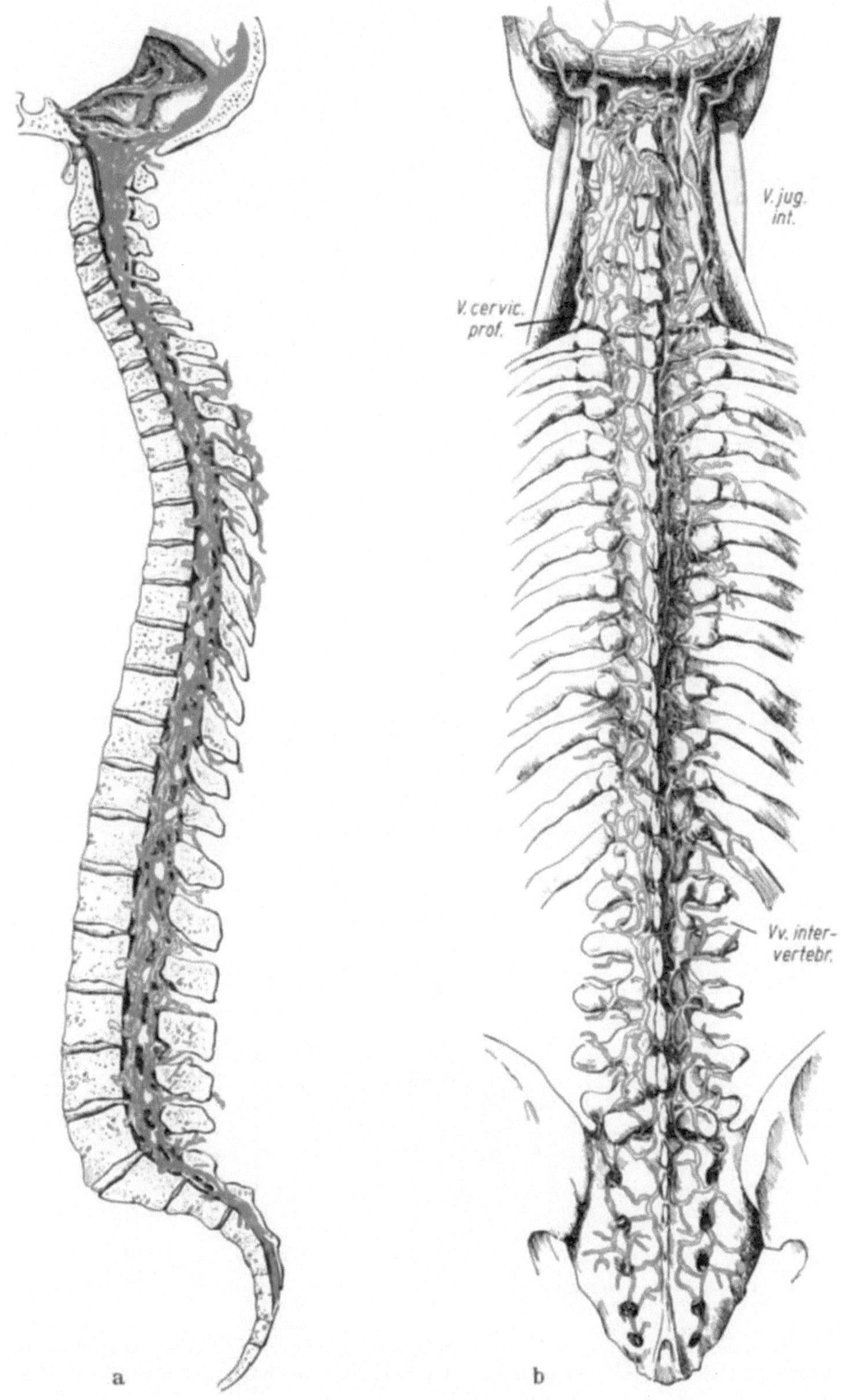

Abb. 43a u. b. Schematische Darstellung der Plexus venosi vertebralis int. im Median-Sagittalschnitt (**a**) und des Plexus venosus vertebralis ext. post. (**b**). (Nach CLEMENS)

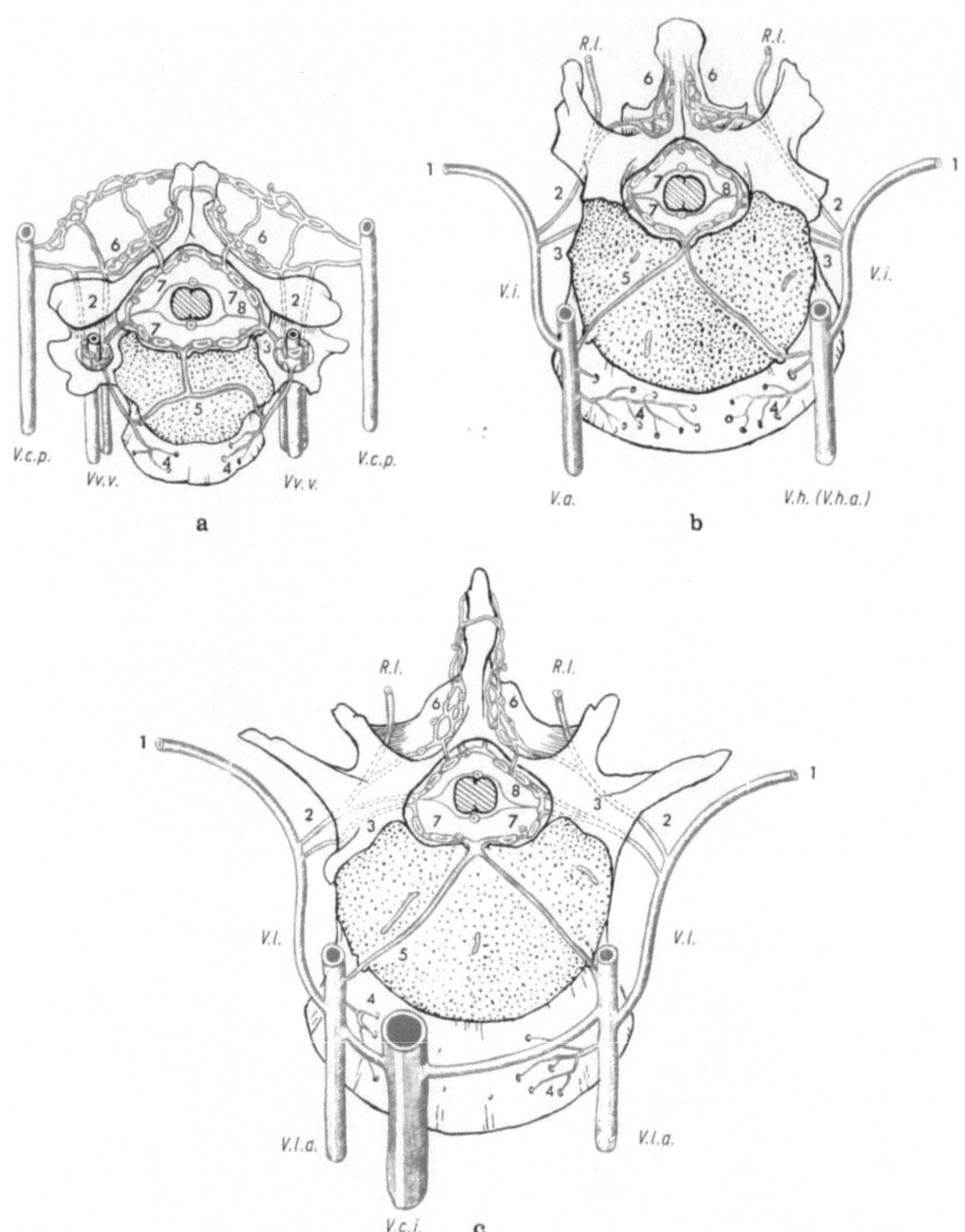

Abb. 44a–c. Schematische Darstellung der Wirbelvenenplexus und ihrer Verbindungswege in der Hals- (**a**), Brust- (**b**) und Lendenregion (**c**). Vv.v. = Vv. vertebrales; V.c.p. = V. cervicales prof.; V.a. = V. azygos; V.h. = V. hemiazygos; V.i. = V. intercostalis; V.c.i. = V. cava inf. V.l.a. = V. lumbalis asc.; V.l. = V. lumbalis; *1* = R. ventralis v. intercostalis bzw. lumbalis; *2* = R. dorsalis d. Segmentgefäße; *3* = Vv.intervertebrales; *4* = Plexus vert. externus ant.; *5* = Vv. basivertebrales; *6* = Plexus vert. externus post.; *7* = Plexus vert. internus; *8* = Vv. radiculares. (Nach CLEMENS)

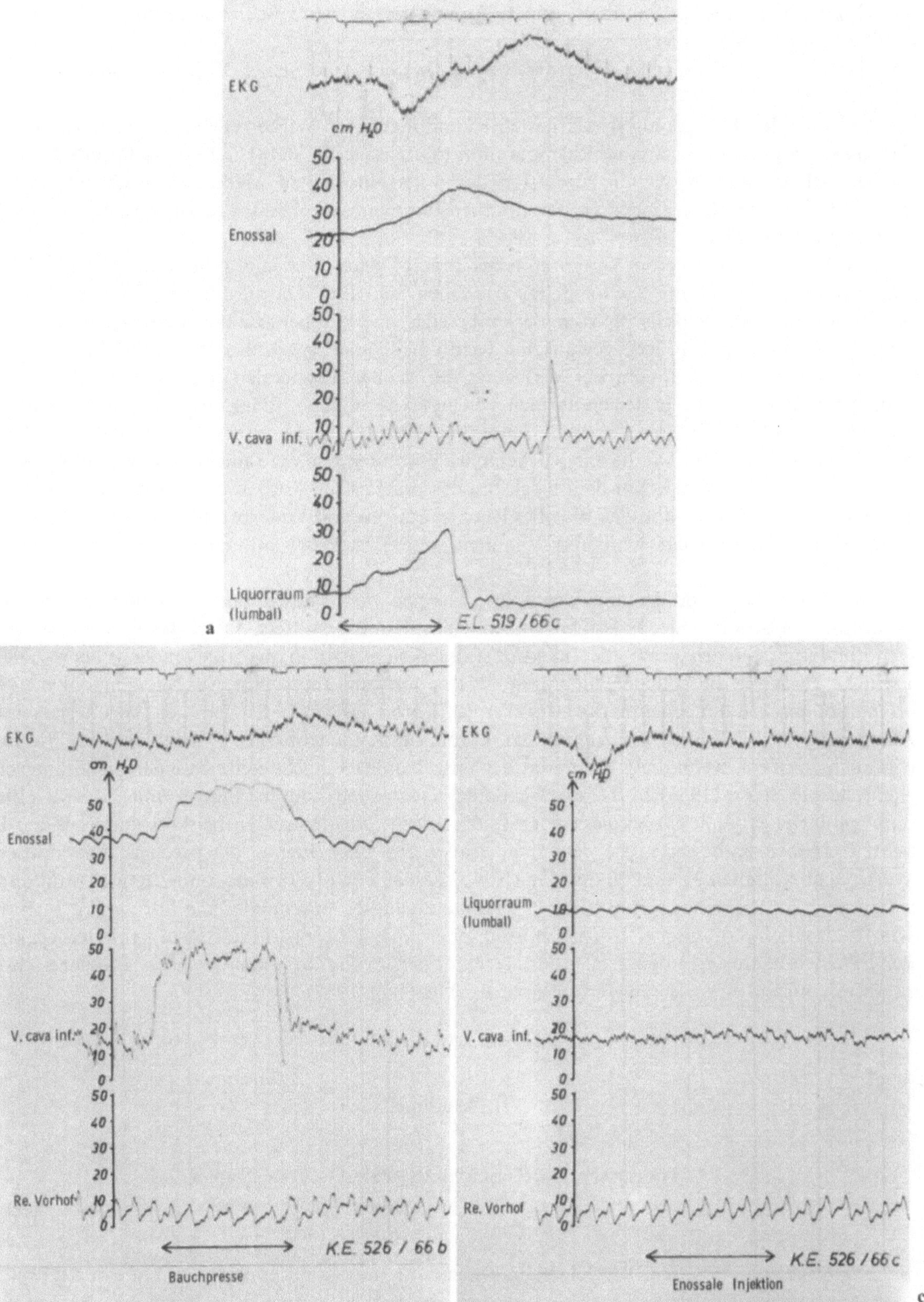

Abb. 45a–c. Enossale Druckmessungen (Registrierung in cm H_2O). **a** Jugulariskompression bewirkt leichten Anstieg des enossalen Druckes im Dornfortsatz des 4. Lendenwirbels. Prompter Anstieg im lumbalen Liquorraum. **b** Bauchpresse bewirkt einen kräftigen Druckanstieg, sowohl in der V. cava inf. als auch im Dornfortsatz des 4. Lendenwirbels. **c** Die enossale Injektion von 20 ccm physiologischer Kochsalzlösung führt zu keiner Änderung der Druckverhältnisse in der V. cava inf. oder im Liquorraum

Auf Höhe des 1. und 2. Lumbalsegments kommt es teilweise auch zu einem Zufluß in die V. azygos bzw. hemiazygos.

Varianten der Venenplexus sowie des Azyogossystems und seiner Zuflüsse kommen häufig vor.

Die Kaliber der röntgenologisch dargestellten und meßbaren Wirbelvenen ergeben an der Leiche (CLEMENS, 1961) und im spinalen Phlebogramm (VOGELSANG, 1969a) nahezu identische Größen. Kleinere Abweichungen dürften zu Lasten der unterschiedlichen Meßmethode gehen, stärkere Abweichungen, vor allem an den größeren Venenstämmen, sprechen für einen stärkeren Füllungszustand am Lebenden.

Die Kapazität des inneren Vertebralplexus beträgt nach CLEMENS (1961) ca. 100 ml. Sie ist somit 20mal größer als die Kapazität im arteriellen Schenkel. Da die Plexus venosi interni und externi von der Schädelbasis bis zum Beckenbereich eine klappenlose Anastomosenkette bilden, kann das Blut in ihnen in jede gewünschte Richtung fließen. Auch das V. azygos- und V. cava-System enthält keine Klappen. Bei Verlegung der großen thorakalen und abdominalen Venen ist daher ein Rückstau bis in den epiduralen Venenplexus möglich. Einer übermäßigen Erweiterung der vertebralen Venen wirken kollagene Faserzüge entgegen, die mattenförmig auf dem Geflecht liegen (CLEMENS, 1961b). Da die das Rückenmark entblutenden Vv. radiculares zweizipflige Klappen besitzen, schützen sie es vor dem Rückstau des Blutes. Der Aufbau des inneren Venensystems der Wirbelsäule bewirkt, daß das Blut bei Rückstauungen und Unterbrechungen sofort in andere Venenbezirke transportiert wird und Volumen- und Druckschwankungen schnell ausgeglichen werden können.

Volumenkonstanz und Inkompressibilität zeichnen den Markraum des Knochens aus. Die intraossäre Injektion einer Flüssigkeit, etwa eines Kontrastmittels, führt daher nicht zu einer Depotbildung, sondern preßt die Injektionsflüssigkeit sofort in die ableitenden Venen. Dieser Tatsache verdankt die spinale Phlebographie ihre Anwendungs- und Aussagemöglichkeit. Nur bei pathologischen Knochenmarkveränderungen kommt es zu einer geringen, vorübergehenden Ablagerung der Injektionsflüssigkeit im Markraum des Knochens. Eine Auffüllung dieses Raumes tritt auch dann ein, wenn die Kontinuität der umgebenden Knochenteile an einer Stelle unterbrochen ist, wie SÜSSE (1956) in Tierexperimenten nachweisen konnte. Eigene, mit LORENZ (1968) durchgeführte, enossale Druckmessungen (Abb. 45) in Dornfortsätzen bei kreislaufgesunden Patienten ergaben Ruhewerte, die denen im Kalkaneus oder Femur entsprechen. Die mittleren Werte lagen zwischen 17 und 30 mm Hg (bzw. 220–420 mm H_2O). Puls- und Atemschwankungen waren auch im Processus spinosus der Wirbelsäule deutlich erkennbar. Die intraossäre Injektion von 10–20 ml physiologischer Kochsalzlösung oder eines Kontrastmittels löste keinerlei Reaktion der Druckverhältnisse in den großen Hohlvenen oder im Liquorsystem aus, sog. Pressure-Absorber-Mechanismus des inneren Vertebralplexus (HERLIHY, 1947).

II. Methodik

1. Transossale Phlebographie (spinale Ossovenographie)

a) Injektion in einen Dornfortsatz

FISCHGOLD et al. konnten 1952 zeigen, daß sich bei Kontrastmittelinjektionen in einen Dornfortsatz der Lendenwirbelsäule Teilabschnitte der vertebralen Venenplexus darstellen. Sie erfaßten so erstmals am Lebenden die Venen der Wirbelsäule und des Spinalkanals. PROPERZI (1952) veröffentlichte im selben Jahr angiographische Bilder über die Venen im Brustwirbelsäulenbereich. Beide Publikationen enthalten jedoch nur einzelne normale Bilder der Venenplexus, deuteten

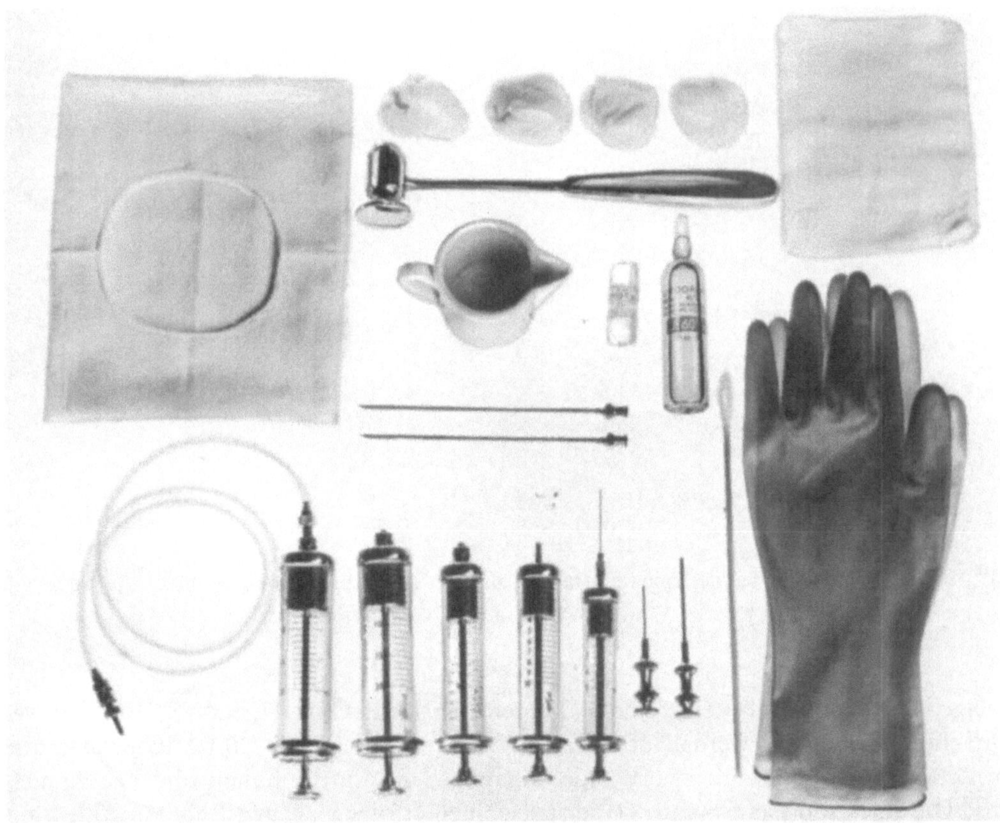

Abb. 46. Instrumentarium für die transossäre Phlebographie

aber bereits die sich daraus ergebenden Möglichkeiten eines diagnostischen Verfahrens an. Die erste Arbeit über die klinische Anwendbarkeit bei pathologischen Veränderungen an der Wirbelsäule und im Spinalkanal stammt von LESSMANN et al. (1955). Methodische Verbesserungen durch DJINDJIAN, KRUEGER, LESSMANN, SCHOBINGER und VOGELSANG in den Jahren 1960–1969 brachten einen entscheidenden Fortschritt und den Ausbau der Methode für die routinemäßige Anwendung.

Den zu injizierenden Dornfortsatz bestimmt der klinische Befund. Die Höhe der spinalen Schädigung wird auf die Wirbelsäule projiziert und der darüber bzw. darunter gelegene Dornfortsatz als Injektionsort gewählt. Zur Bestimmung der oberen und unteren Begrenzung des pathologischen Befundes kann auch die Injektion über zwei Dornfortsätze erfolgen. Eine Prämedikation des Patienten ist nicht erforderlich. Eine Kompression der V. cava inf. von außen durch 1–2 Bocollos, auf denen der Patient liegt, ist zweckmäßig. Dadurch soll eine bessere Auffüllung der epiduralen Venen erreicht werden. Nach Lokalanästhesie wird mit einer Sternalpunktions- oder einer kurz geschliffenen Lumbalpunktionskanüle eingegangen (Abb. 46). Das Aufsuchen des Dornfortsatzes unter Fernsehkontrolle erlaubt eine schnelle und einwandfreie Punktion. Meist genügen leichte, mit Druck ausgeübte Drehbewegungen, um die Nadel in die Markhöhle eindringen zu lassen. Bei kompakteren Dornfortsätzen kann die Anwendung eines kleinen Hammers erforderlich sein. Eine gute Nadellage ist erreicht, wenn Blut und Gewebebröckel im Strahl aspiriert werden können und ein leichtes Druckgefühl auftritt. Bei sehr kompakten oder kleinen Dornfortsätzen kann die Punktion schwierig sein. Bei einwandfreier Nadellage (Abb. 47) wird eine Probeinjektion weniger ml eines 60%igen Kontrastmittels der Methylglukaminreihe unter Sichtkontrolle vorgenommen. Ist es zu einem paraossären Vasat gekommen, sollte auf dieser Höhe und am selben Tage eine erneute Punktion unterbleiben, da ein einmal gesetzter Stichkanal, auch bei korrigierter

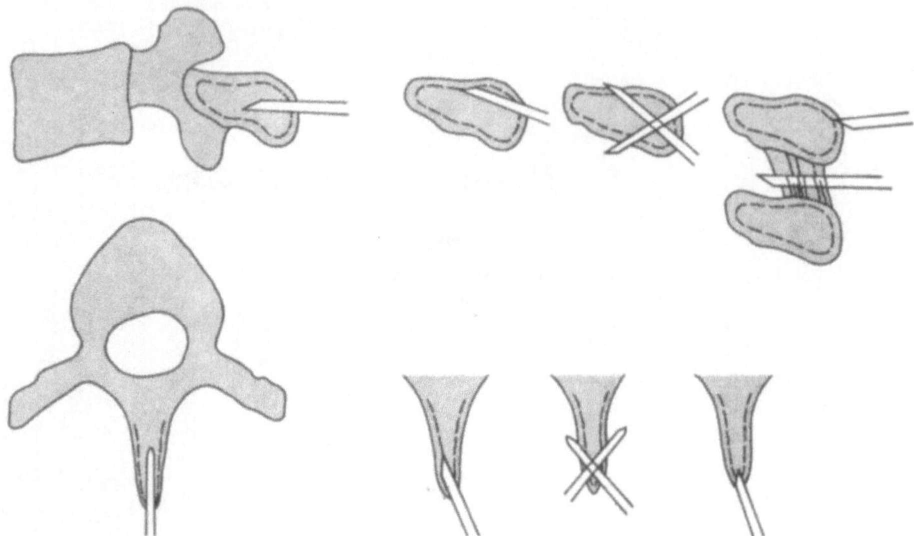

Abb. 47. Korrekte Nadellage bei der spinalen transossären Phlebographie (links). Fehlerhafte Nadellage (rechts). (Nach SCHOBINGER)

Nadellage, das Kontrastmittel in die Weichteile austreten läßt. Liegt die Punktionsnadel gut im Markraum (Abb. 47), werden über einen Verbindungsschlauch 20 ml Kontrastmittel schnell injiziert. Der Patient soll dabei vorher tief einatmen, die Luft anhalten und wie zum Stuhlgang pressen. Die Injektion kann manuell oder maschinell erfolgen. Gegen Ende der Injektion werden Übersichtsaufnahmen in 2 Ebenen angefertigt, gegebenenfalls schließt sich eine Schichtuntersuchung an. Während des Füllungsvorganges wird vom Patienten ein teilweise unangenehmes Druckgefühl registriert, das sich jedoch innerhalb weniger Minuten verliert. Konstante Beschwerden weisen auf ein Paravasat hin.

b) Injektion in einen Wirbelkörper

BIASINI (1955) und MITI (1962) erzielten durch Punktion des *Wirbelkörpers von dorsal* in allen Höhen der Wirbelsäule eine gute Darstellung der Vertebralplexus, fanden jedoch wegen der möglichen Komplikationen keine Zustimmung. MARCOZZI et al. (1959) verbesserten die Methode der Wirbelkörperpunktion für den Thorakal- und Lumbalbereich bereits 1959 zur Darstellung des Azygos- und Kavasystems. Für die transossäre Phlebographie der Wirbelsäule und des Spinalkanals hat sich diese Methode jedoch als nicht geeignet erwiesen. Nur in besonderen Fällen (Abb. 48) wird von dorsal her ein bestimmter Wirbelkörper anzupunktieren sein, eine Entnahme von Biopsiematerial erfolgen mit anschließender Kontrastmittelinjektion.

Zur optimalen Darstellung der epiduralen Venen im mittleren und oberen Halswirbelsäulenbereich ist dagegen die *ventrale Punktion eines Halswirbelkörpers* nach der Methode von MARCOZZI et al. (1959) sowie GREITZ et al. (1962) der transossären Phlebographie über einen Dornfortsatz überlegen. Der Patient befindet sich dazu in Rückenlage, den Kopf etwas nach dorsal flektiert. Die Injektion des 5. oder 6. Halswirbelkörpers wird zur guten Darstellung des epiduralen Venenplexus von HW 2 bis zum zervikothorakalen Übergang benutzt (Abb. 49). Eine Punktion höhergelegener Halswirbelkörper läßt epidurale Venen bis zum Foramen magnum erkennen. Mit einer längeren Punktionsnadel wird auf Höhe des zu punktierenden Wirbelkörpers medial von der A. carotis schräg nach dorsal und nach medial eingegangen. Um Verletzungen des Kehlkopfes, der Trachea und des Ösophagus zu vermeiden, werden diese Organe zur Gegenseite gedrückt. Unter leichten Schlägen mit einem kleinen Hammer dringt die Nadel mühelos in den Wirbelkörper ein. Aspiration von Blut und Gewebebröckeln zeigen auch hier die einwandfreie Nadellage an.

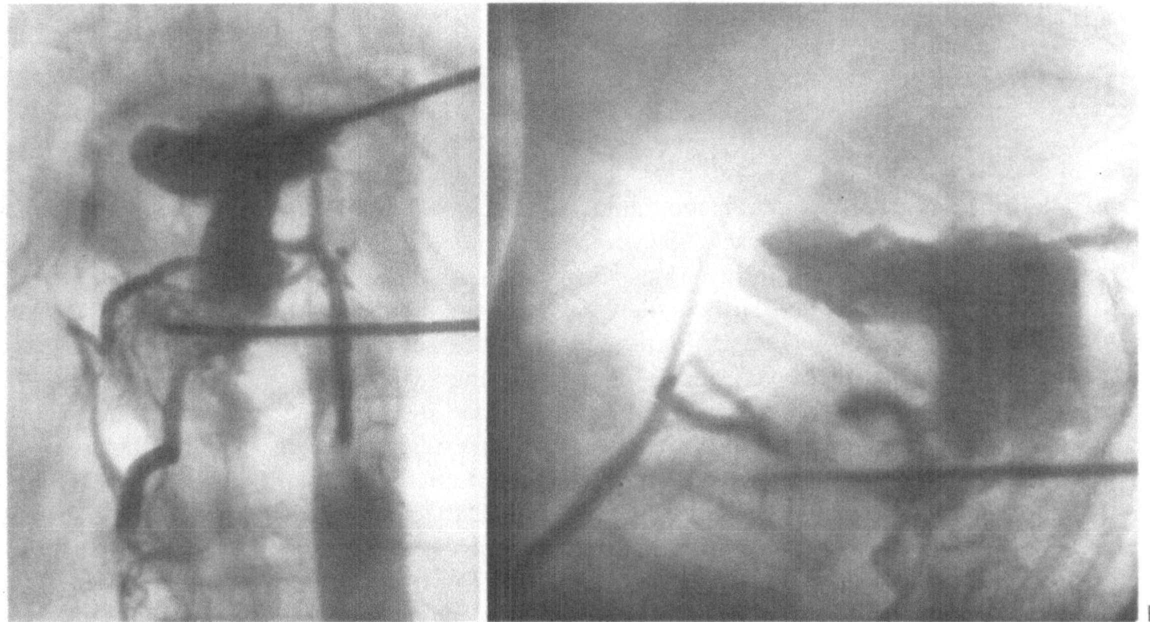

Abb. 48a u. b. Injektion von Kontrastmittel in pathologisch veränderte Wirbelkörper (Neurofibromatose). Das Kontrastmittel sammelt sich in einer Hohlraumbildung (obere Punktionsnadel) bzw. fließt über paravertebrale Venen in die V. cava inf. ab (untere Punktionsnadel) (s. auch Abb. 63)

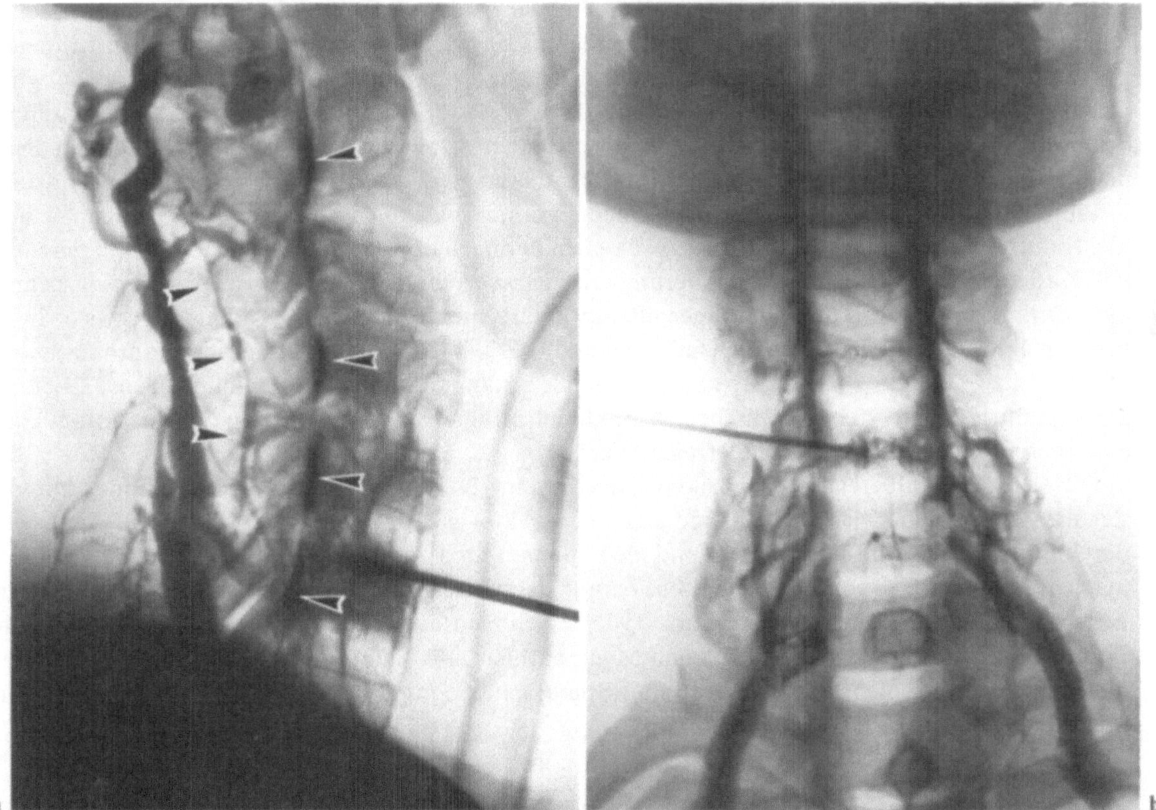

Abb. 49a u. b. Normales Phlebogramm im HWS-Bereich. Punktion des 6. HWK von ventral. Der dem Zwischenwirbelraum und der Hinterfläche der Wirbelkörper eng anliegende ventrale und der dorsale Anteil des epiduralen Plexus (→) ist gut abgrenzbar. Der vor den Wirbelkörpern gelegene Plexus vertebralis venosus ant. ext. ist ebenfalls gut erkennbar. Kräftiger Abfluß über paravertebrale, dorsal gelegene Venen in die Vv. cervicales prof. beiderseits (**a**). In der a-p-Projektion wird der strickleiterartige Aufbau des inneren Vertebralplexus sichtbar (**b**)

Die Injektion gelingt meist leicht und ohne größere Druckanwendung. Die Injektionsmenge kann hier auf 10 ml beschränkt werden. Im übrigen wird wie bei der Dornfortsatzpunktion verfahren.

2. Retrograde Phlebographie

Parallel mit der transossären Phlebographie wurden Verfahren zur retrograden Darstellung der spinalen Venenplexus entwickelt. Genannt seien die Katheterisierung der V. cava über die V. saphena oder femoralis mit intravenöser Kavaverlegung in den Jahren 1951–60 durch ABRAMS (1957 u. 1958), ANDERSON (1951), BOWSHER (1954), HELANDER und LINDBLOM (1955), MELLINS (1951), NATHAN und BLUM (1960), NORDENSTRÖM (1955) sowie PEREY et al. (1956). Die dabei angewandte intravenöse Kavaverlegung – Voraussetzung für eine Darstellung des vertebralen Venenplexus – erwies sich jedoch als zu aufwendig, so daß die Methode wieder verlassen wurde. GREMMEL und SCHMIDT-WITTKAMP empfahlen 1965 die beiderseitige gezielte Katheterisierung der Vv. lumbales zur Darstellung der Vertebralplexus. BÜCHELER et al. griffen 1968 diese Technik auf, bauten sie methodisch aus, so daß sie heute für die Darstellung des lumbalen Vertebralplexusabschnitts konkurrierend zur transossären Phlebographie gelten kann. Ihre Ergebnisse haben 1972; KOCH u. NOBBE, 1972; GARGANO et al., LE PAGE, 1974; CLARKE et al., GERSHATER u. HOLGATE, KISTLER u. PRIBRAM, MILLER et al., ROLAND et al., THERON et al., sowie 1977 DRASIN et al., MEIJENHORST, sowie O'DELL et al. bestätigt. Methodisch wird so vorgegangen, daß in Lokalanaesthesie percutan ein- oder beidseitig die V. femoralis mit einer Seldingernadel anpunktiert wird. Der Führungsdraht wird etwa 10–15 cm in die Vene vorgeschoben, anschließend ein speziell geformter und endständig geöffneter Polyäthylen-Katheter über den Führungsdraht vorgeschoben. Die schmalen Gefäßkaliber der Vv. lumbales ascendentes verlangen einen an der Spitze engen Katheterquerschnitt, der durch eine Ausziehung des Katheterendes auf 1–1,5 cm Länge erreicht wird. Der verschiedenartige topographische Verlauf der Vv. iliacae communicantes und der unterschiedlich große Abgangswinkel der Vv. lumbales ascendentes auf der rechten und der linken Seite machen eine für beide Seiten speziell geformte Katheterspitze erforderlich (für rechts eine stärkere Krümmung von etwa 40–50°, gegenüber einem Krümmungsradius von etwa 10–20° links). Unter Sichtkontrolle wird durch langsames Vorschieben der nach dorsal und gering nach lateral gerichteten Katheterspitze die gezielte Sondierung der paravertebralen Venen erreicht. Dieses gelingt auf der linken Seite wesentlich häufiger als auf der rechten. Die exakte Katheterlage wird durch Probeinjektion überprüft. Anschließend werden 30–40 ml Kontrastmittel mit einer automatischen Druckspritze (Druck 2–2,5 Atü) injiziert und serienangiographische Aufnahmen in 2 Ebenen durchgeführt. Unter stereoskopischen Aufnahmebedingungen im sagittalen Strahlengang kann eine bessere Gefäßdifferenzierung erreicht werden.

Für den Zervikalbereich entwickelten THÉRON und DJINDJIAN (1973) eine Methode, mit der sie über die V. femoralis oder V. jugularis int. selektiv die V. condyloides ant. und post. bzw. die Vertebralvenen katheterisierten und den inneren und äußeren Zervikalplexus gut sichtbar machen konnten. Der vorliegende Bericht befaßt sich vorwiegend mit den anatomischen Gegebenheiten und der Katheterisierungstechnik. 1976 berichteten dann THÉRON et al. über pathologische Befunde bei Osteochondrosen, zervikalen Myelopathien und Tumoren des Zervikalbereiches. Auf die inzwischen erschienene Monographie „Spinal phlebography“ von THERON und MORET im Springer-Verlag 1978 wird hingewiesen.

3. Phlebographie über die Vv. intercostales

SETÄLÄ et al. sowie TARKIAINEN (1966–1967) wählten für den Thorakalbereich den Weg über die Interkostalvenen. Hierbei ist die Freilegung der entsprechenden Venen erforderlich, die Darstellung der Venenplexus, besonders im Brustbereich, allerdings ausgezeichnet. Untersucht wurden vorwiegend metastatische Wirbelsäulenprozesse. Eine breitere Anwendung blieb dieser Methode, offenbar wegen der erforderlichen Freilegung der Venen, jedoch versagt.

4. Zusatztechniken

a) Schichtuntersuchungen

Anatomischer Aufbau und Anordnung der Venensysteme von Wirbelsäule und Spinalkanal erschweren die Auswertung der angefertigten Phlebogramme im sagittalen Strahlengang. Nicht immer ist es möglich, eine Differenzierung der einzelnen Venen, ob innerhalb oder außerhalb des Spinalkanales gelegen, vorzunehmen. Um die Untersuchungsmethode der transossären Phlebographie für die Diagnostik spinaler und vertebraler Prozesse attraktiver zu gestalten, schien die Zuhilfenahme der Schichtuntersuchung sinnvoll und aussichtsreich. Wegen der damit verbundenen mehrfachen Kontrastmittelinjektionen kamen Einzelschichten nicht in Frage, so daß dem Simultanschichtverfahren der Vorzug gegeben wurde (VOGELSANG, 1969–1973). Beträgt der Filmabstand in der Kassette 1 cm, können im allgemeinen Schichtuntersuchungen von Objekten bis etwa 9–10 cm Dicke erfaßt werden. Ein Filmabstand von 0,5 cm verringert die Objektdicke entsprechend. Für die phlebographische Untersuchung der Wirbelsäule werden 7–8 Bilder im Format 13 × 28 cm mit 0,5 cm Abstand benötigt. Lineare Verwischung ist ausreichend.

Die auf diese Weise jetzt isoliert erfaßten einzelnen Venenschichten und Abschnitte waren überzeugend. Aussagekraft und positive Ergebnisse erhöhten sich deutlich, so daß die Simultanschicht, meist im Anschluß an die in 2 Ebenen durchgeführten Aufnahmen, inzwischen ein fester Bestandteil der Untersuchungstechnik sein sollte (Abb. 50, 55, 67, 74).

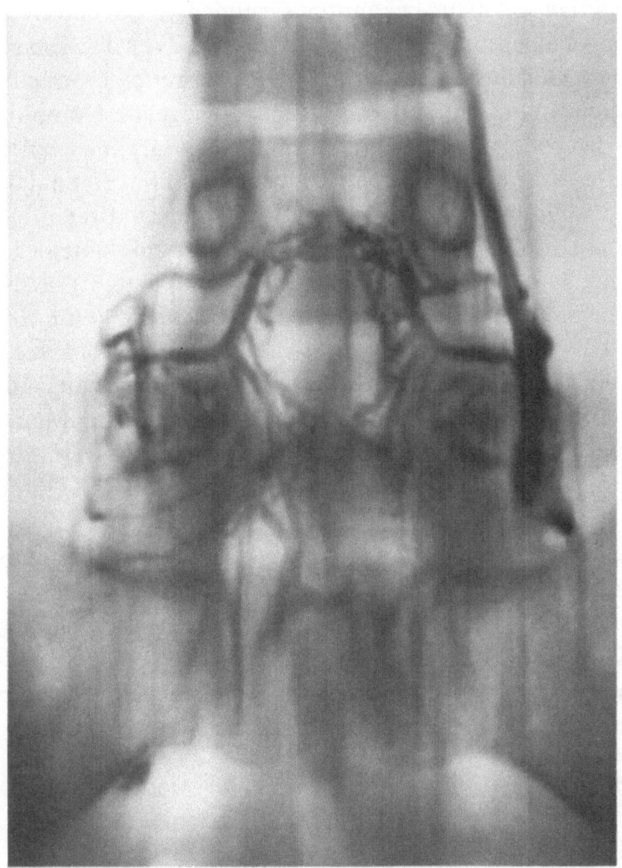

Abb. 50. Das Angiotomogramm läßt, wie hier im LWS-Bereich, den anatomischen Aufbau des inneren Vertebralplexus gut erkennen und ermöglicht eine Differenzierung der Venen

b) *Serienangiographische Untersuchungen*

BÜCHELER et al. (1968), ENGEL (1964), KOCH und NOBBE (1972) betonen in ihren Publikationen, daß durch die Serienangiographie der Ablauf der Venenfüllung genau registriert werden und damit Kenntnis über die hämodynamischen Verhältnisse erlangt werden könne. Für die Differenzierung der einzelnen Venen und ihre Zuordnung ist allerdings die Serienangiographie dem Tomogramm unterlegen, da sie die Übereinanderprojizierung der einzelnen Venenlagen nicht beseitigt. Dies war mit ein Grund, daß nach anfänglichen eigenen Versuchen die Serienangiographie zugunsten der Tomographie wieder verlassen wurde.

III. Komplikationen

Paraossär injiziertes Kontrastmittel ruft subjektiv vorübergehend ein vermehrtes Druckgefühl hervor. Bei Anwendung 60–70%iger Lösungen kommt es jedoch zu keinerlei Reaktionen. Das Kontrastmittel wird innerhalb kurzer Zeit aus den Weichteilen abtransportiert. Ein Paravasat wird daher von den Untersuchern übereinstimmend nicht als eigentliche Komplikation aufgefaßt.

Nekrosen, Osteomyelitiden, Fettembolien oder Thrombosen wurden bei intraossärer Injektion bisher nicht beobachtet. LESSMANN sah bei intraossaler Technik in weit über 1000 Fällen keine unerwünschten Reaktionen oder Spätschäden.

ENGEL (1964) sowie SCHOBINGER et al. (1961) beschrieben 4 Fälle mit Injektion von Kontrastmittel in den *Epiduralraum*. Dreimal traten keinerlei Beschwerden auf, einmal Schmerzen in beiden Beinen und eine Blasenentleerungsstörung für 24 Std.

Eine *intradurale Injektion* sollte aus bekannten Gründen vermieden werden. Eine gute Nadellage und die Probeinjektion weniger ml Kontrastmittel schützen vor der Einspritzung größerer Mengen in den Intraduralraum. Gelangt versehentlich Kontrastmittel unterhalb des Conus medullaris in den Bereich der Cauda equina, sind allerdings schwerwiegende Komplikationen bei Verwendung von Kontrastmitteln der Methylglukaminreihe (z.B. Angiografin, Conray 60) nicht zu erwarten. Bei Berührung des Kontrastmittels mit dem Rückenmark können spinale Reizerscheinungen mit Myoklonismen und Ausbildung von Querschnittsyndromen auftreten (VOGELSANG, 1969a). Dies ist auch bei Verwendung von Conray 60 oder Angiografin zur lumbalen Myelographie mehrfach beschrieben worden (u.a. HAMMER und SCHERRER, 1972; LÖSER und VOGELSANG, 1973). Ein letztlich ungeklärter Todesfall von LIPPE (bei Injektion von zweimal 30 ml 50%igem Hypaque in den Dornfortsatz des 5. LW mit geringem paraossärem Vasat, das auch nach epidural gelangte, traten 3 Std. später eine Tachypnoe, Ängstlichkeit sowie Myoklonismen in beiden Beinen für 7 Std., mit kurzen Unterbrechungen, auf, anschließend Herzstillstand und Exitus) kann theoretisch nur durch Diffusionsvorgänge des Kontrastmittels in den Intraduralraum und eine entsprechende Rückenmarkbeteiligung am liegenden Patienten erklärt werden. Bei Obduktion blieb die Todesursache ungeklärt.

Bei der Kathetervenographie beobachteten BÜCHELER et al. (1968) vereinzelte Thrombosen der V. femoralis, Hämatome an den Punktionsstellen, Extravasate an der V. lumbalis ascendens und 2 Kontrastmitteldepots im Bogen der V. azygos. Periphere Nervenschädigungen oder gar Rückenmarkschädigungen wurden von diesen Autoren nicht mitgeteilt, letztere sind selbst bei höherem Injektionsdruck nicht zu erwarten, da suffiziente Klappen der Vv. radiculares einen Reflux des Kontrastmittels in den intraduralen Raum verhindern.

IV. Kontraindikationen

Eine Gegenindikation stellen nur die Hämophilie oder ein entzündlicher Prozeß im Bereich des zu punktierenden Dornfortsatzes bzw. Wirbelkörpers oder seiner unmittelbaren Nachbarschaft dar. Dies gilt auch für die Kathetermethoden. Vorsicht bei der transossären Untersuchung ist bei allen Patienten mit erhöhtem Venendruck, insbesondere dem Cor pulmonale, angezeigt, da Lagerung und Kompression der V. cava von außen eine zusätzliche Dekompensationsmöglichkeit darstellen können.

V. Normalbefunde

Im Gegensatz zu den Leichenbefunden von CLEMENS (1961c), gelingt es am Lebenden nicht, den gesamten inneren und äußeren Vertebralplexus mittels einer Injektion zu erfassen. Die üblich verwendete Kontrastmittelmenge von 20–30 ml bei der intraossären Injektion läßt im allgemeinen die Venen über 3–6 Wirbelsegmente sichtbar werden. Eine weitere Ausdehnung dieses Bereichs ist auch durch Erhöhung der Kontrastmittelmenge nicht zu erreichen. Die Füllung der Venen hängt zudem von Ausbildung, Anzahl und Kaliber der Abflüsse und Anastomosen sowie der Injektionshöhe ab. Durch eine zweite Injektion in einen höher oder tiefer gelegenen Dornfortsatz ist es jedoch möglich, einen größeren Bereich sichtbar zu machen. Ein Vorteil der retrograden Katheterphlebographie ist darin zu sehen, daß sich alle Venen der Lumbal- und Sakralsegmente mit einer Injektion darstellen. Dasselbe gilt für den Zervikalbereich mit der Methode von THERON und DJINDJIAN (1973).

Bei Injektion von Kontrastmittel in einen Dornfortsatz bildet sich in diesem gelegentlich ein kleines Kontrastmitteldepot; oft fehlt es ganz. Eine Ausnahme macht der kindliche Wirbelknochen, dessen weitmaschigerer und bluthaltigerer Markraum eine stärkere Kontrastmittelausweitung zuläßt (Abb. 51). Ein Übertritt von Kontrastmittel auf den Wirbelbogen oder Wirbelkörper wird beim Erwachsenen und bei normalem Knochenbefund nicht beobachtet. Die Injektion in einen Halswirbelkörper führt dagegen meist zu einer vollständigen Darstellung des Markraums; allerdings wird ein Übertritt auf den Wirbelbogen oder die Dornfortsätze auch hier nicht erkennbar (Abb. 49, 80–82).

Bei Injektionsbeginn füllen sich zunächst Teile des Plexus venosus vertebralis externus, anschließend der Plexus venosus vertebralis internus. Dieser Füllungsvorgang ist bei serienangiographischen Untersuchungen besonders gut erkennbar. Wird nur eine geringe Kontrastmittelmenge verwandt oder ist die Injektion schwierig infolge kompakter Dornfortsätze bzw. ungünstiger Nadellage, kommt es nach dem Gesagten fast ausschließlich zur Auffüllung der paravertebralen Venenplexus.

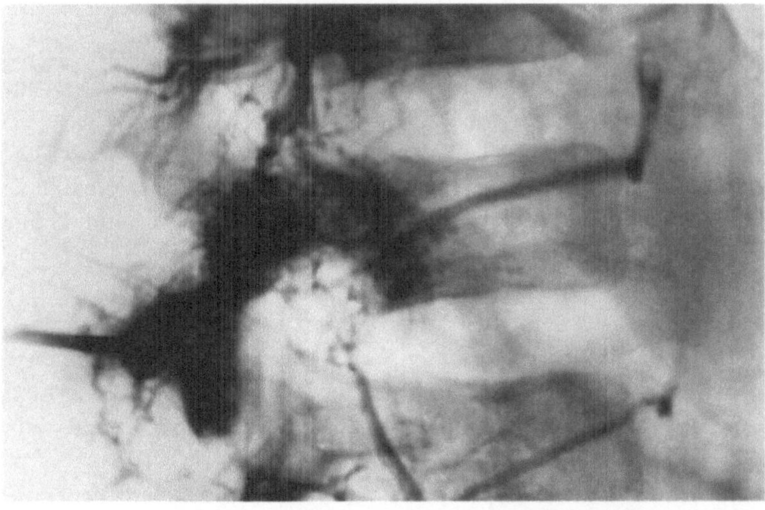

Abb. 51. Bei Jugendlichen führt die Injektion zu einer „Anfärbung" des Dornfortsatzes und des Wirbelbogens

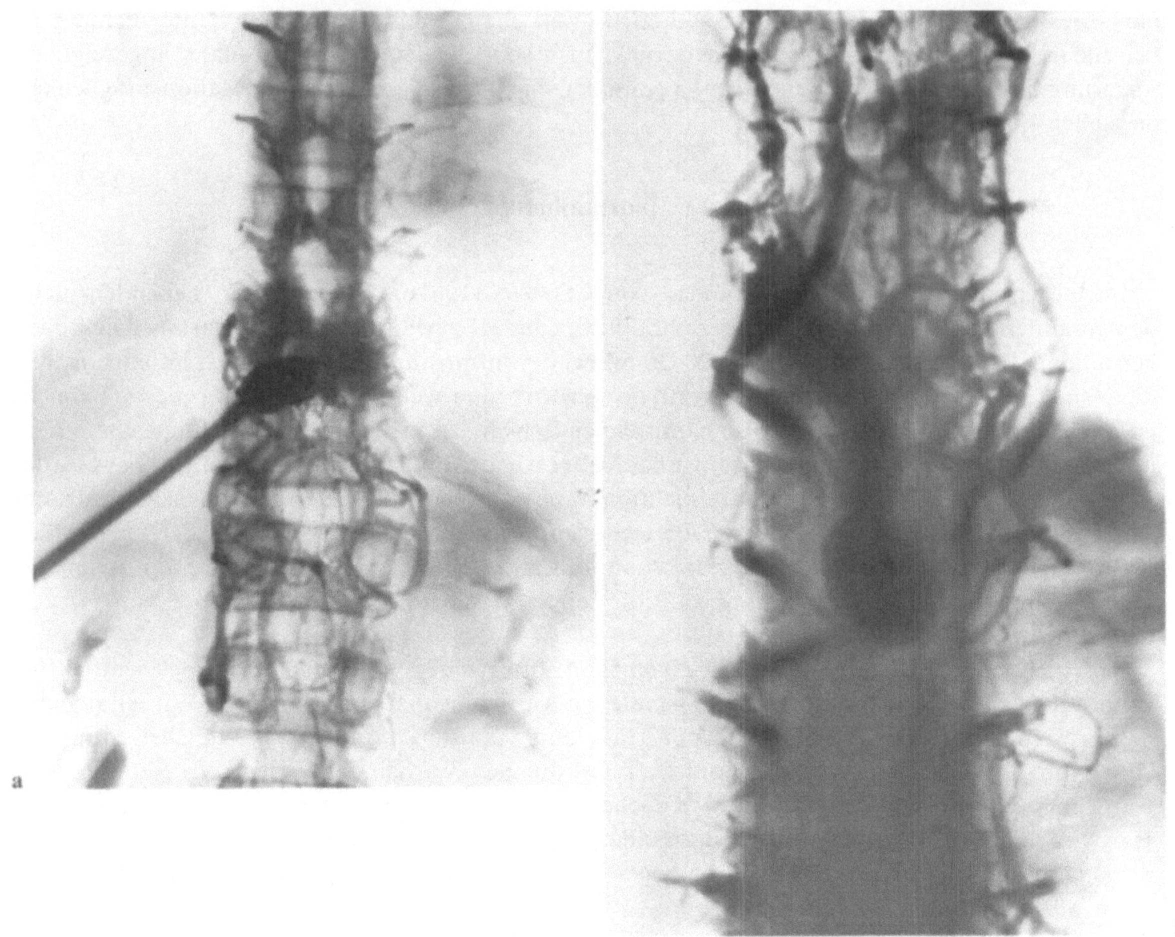

Abb. 52a u. b. Normales Phlebogramm im Thorakal- (**b**) und thorakolumbalen (**a**) Übergangsbereich

Im *Halswirbelsäulenbereich* zeichnet sich der Plexus venosus vertebralis internus posterior durch seine besondere Anordnung und Größe aus. Da er vorwiegend durch Knochenvenen gespeist wird (CLEMENS, 1961c), ist zu erwarten und hat sich auch aufgrund zahlreicher Untersuchungen bestätigt, daß sich bei Injektion in einen Dornfortsatz an der Halswirbelsäule vorwiegend dieser Plexusanteil mit Kontrastmittel füllt. Die interessierenden Epiduralvenen kommen dabei nicht zur Darstellung. Deshalb ist für den Halsbereich die ventrale Wirbelkörperpunktion vorzuziehen und als Methode der Wahl anzusehen (Abb. 49).

Im *Brustwirbelsäulenbereich*, der einen größeren Gefäßreichtum aufweist, wird der epidurale Venenplexus durch paravertebrale Plexusanteile mit stärkeren Gefäßen häufig überdeckt (Abb. 52, 53). Hinzu kommen Überlagerungen mit der V. azygos und hemiazygos. Für diesen Wirbelsäulenabschnitt ist daher das Tomogramm unerläßlich.

Im Bereich der *Lendenwirbelsäule* gelingt bei Punktion des Dornfortsatzes des 3. oder 4. Lendenwirbels meist eine gute Darstellung der Vertebralplexus über 4–6 Segmente (Abb. 54). Dagegen zeigt die Punktion des Spinalfortsatzes am 5. Lendenwirbel oftmals einen erheblichen Abfluß nach kaudal in den sakralen Venenplexus und den Plexus venosus externus. Dadurch bedingt, werden die epiduralen Venen nur in einem geringen Umfang, nach kranial meist nur über 1–2 Segmente, sichtbar.

Relativ konstant findet sich ein typischer Aufbau der epiduralen Venenplexus in Form einer „Strickleiter", während die paravertebralen Venen eine größere Variationsbreite aufweisen

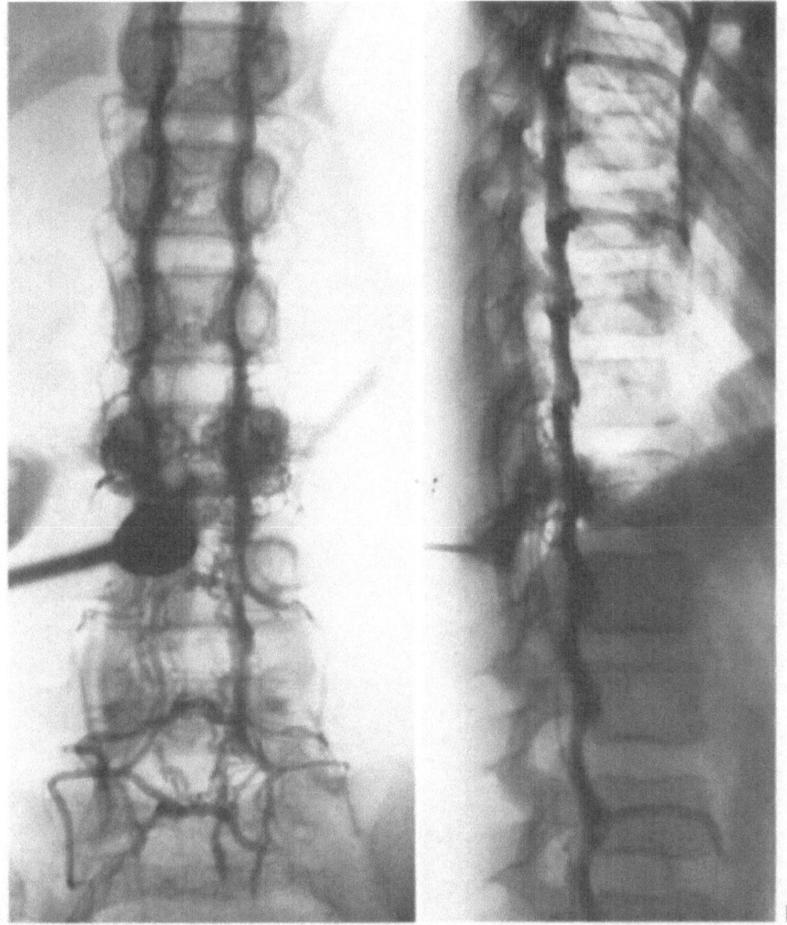

Abb. 53a u. b. Normales Phlebogramm der lumbalen Region und des thorakolumbalen Überganges in p-a (**a**) und seitlicher (**b**) Projektion bei einem Kind (10 Jahre). Der Aufbau der Venensysteme ist in diesem Alter besonders anschaulich

(Abb. 55). Unter- und miteinander bestehen zahlreiche Anastomosen. Die Differenzierung zwischen epiduralen und paravertebralen Venenplexus gelingt im frontalen Strahlengang im Halswirbel- und Lendenwirbelsäulenbereich meist ohne Mühe, im sagittalen Strahlengang jedoch, infolge der Überlagerung der verschiedenen Venenlagen, nicht gut und bedarf größerer Erfahrung des Auswerters. Der Wert der Simultanschichtung in diesen Fällen wurde bereits erörtert.

Ein normales spinales Phlebogramm schließt einen raumfordernden spinalen Prozeß weitgehend aus und kann daher für die Akutdiagnostik spinaler Apoplexien (Pia, 1966) einen wesentlichen Beitrag leisten.

VI. Pathologische Befunde

Entsprechend den anatomischen und physiologischen Gegebenheiten sind pathologische Befunde an den Venen vorwiegend bei den vertebralen, paravertebralen und epiduralen Prozessen zu erwarten. Die nachweisbaren Veränderungen können in Verlagerungen, Einengungen, Unterbrechungen und Kollateralkreisläufen bestehen. Bis auf wenige Ausnahmen sind die Veränderungen unspezifisch. Ein direkter Tumornachweis, etwa im Sinn der Anfärbung wie bei der Arteriographie, gelingt nicht.

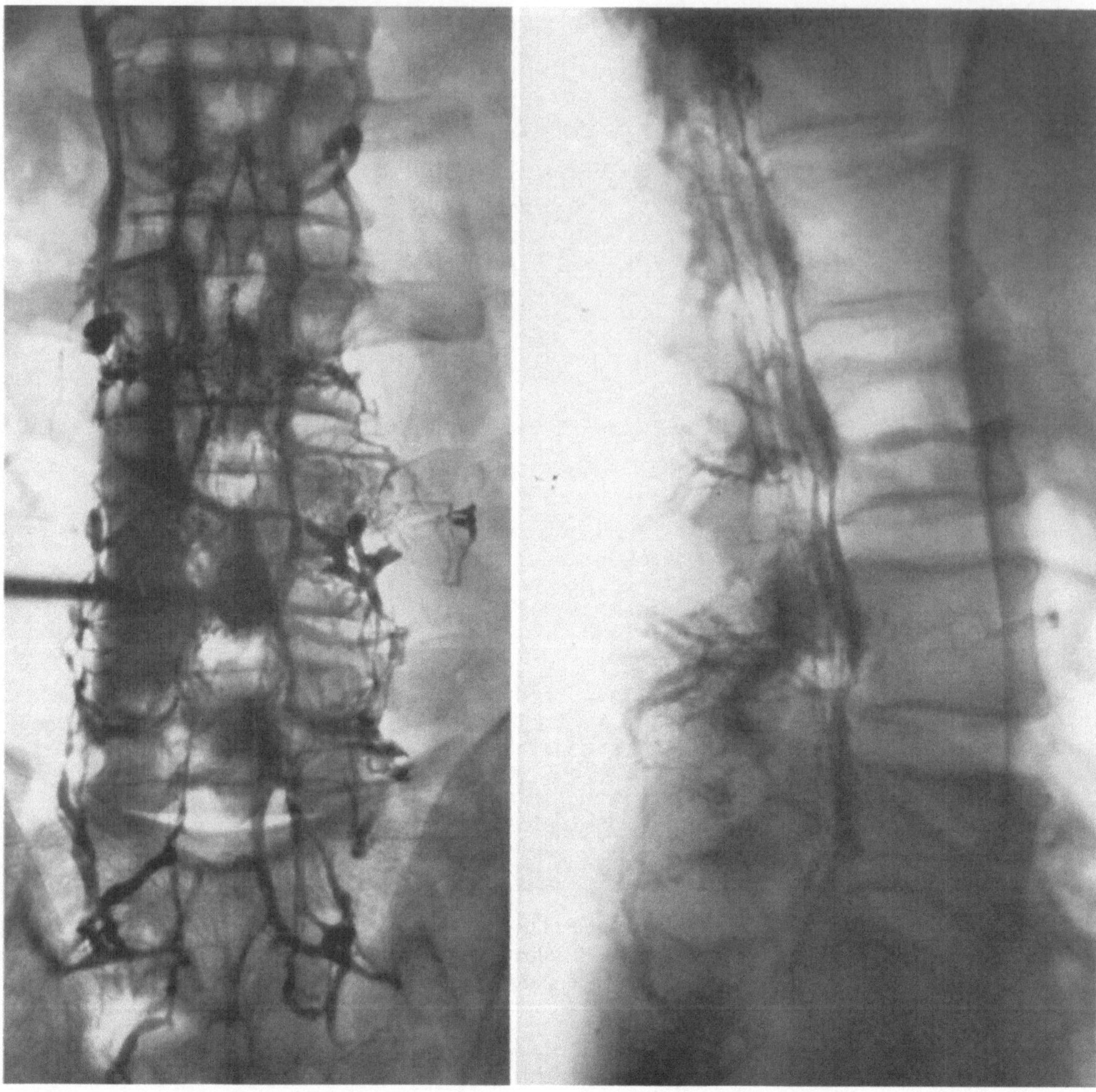

Abb. 54. Normales Phlebogramm des Lumbalbereichs beim Erwachsenen. Aufbau der inneren und äußeren Plexusanteile sowie der Abflüsse in die V. cava inf. gut erkennbar

1. Gefäßmißbildungen

a) Hämangiome der Wirbel

Da das Kontrastmittel – wie ausgeführt – sofort in die Venen abfließt, ist es nicht möglich, mit einer intraossären Injektion in einen Dornfortsatz isolierte Hämangiome der Wirbelkörper nachzuweisen. Entsprechend konnte bei 8 eigenen Beobachtungen isolierter Wirbelhämangiome eine direkte Darstellung nicht erreicht werden. Die nicht selten vorkommende Kombination mit einem epidural gelegenen venösen Angiom bzw. Hämangiom (BERGSTRAND et al., 1963; GUTHKELCH, 1948; KRUEGER et al., 1961) läßt es jedoch ratsam erscheinen, besonders bei radikulären oder medullären Reiz- bzw. Ausfallserscheinungen in jedem Fall eine Phlebographie zum Nachweis bzw. Ausschluß durchzuführen.

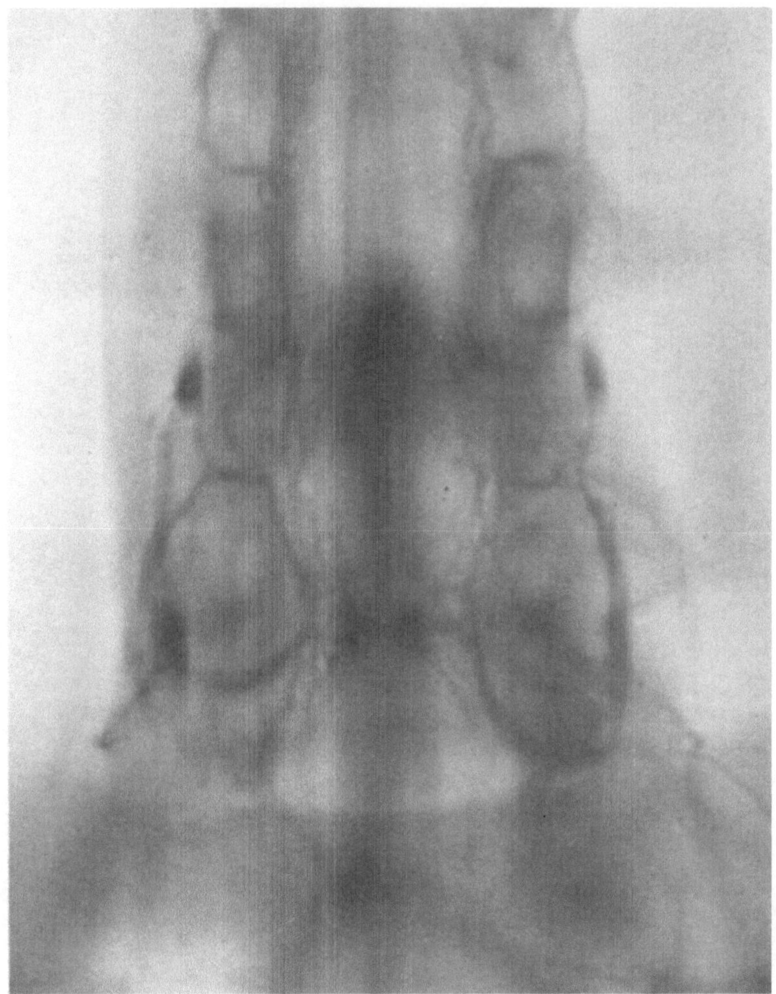

Abb. 55. Angiotomogramm. Normalbefund

b) Epidurale venöse Angiome

Das isoliert im Epiduralraum gelegene spinale Angiom gilt als seltene Erkrankung. Morphologisch ist zu unterscheiden zwischen dem venösen Rankenangiom und dem kavernösen Typ. Häufig findet sich eine Vergesellschaftung mit einem Wirbelhämangiom (s. 1.a). Eine Ausdehnung in die Weichteile des Rückens ist möglich. Die Diagnose epiduraler Angiome konnte bislang nicht gestellt werden. Röntgenaufnahmen ergeben, abgesehen vom Nachweis eines Angiomwirbels, bei den epiduralen Formen einen Normalbefund. Häufig fehlt ein Liquor-Kompressionssyndrom. Myelographisch läßt sich, wenn überhaupt, lediglich die Diagnose eines umschriebenen raumfordernden Prozesses mit inkomplettem oder komplettem Stop stellen, bzw. ergeben sich Bilder, die an eine Arachnoiditis denken lassen.

Durch die phlebographische Untersuchung gelingt es, die im Epiduralraum lokalisierten venösen Angiome sichtbar zu machen (DJINDJIAN et al., 1969; ISHERWOOD, 1962; VOGELSANG, 1969a). Kennzeichnend sind die pathologisch erweiterten, z.T. varikös wirkenden und vermehrten Venen aller Plexusanteile. Die Ausdehnung in die Weichteile ist gut abgrenzbar (Abb. 56a und 56b–c).

Eine Sonderform nehmen die epiduralen angiomatösen Veränderungen im Lumbosakralbereich ein. Es handelt sich dabei meist um umschriebene, mehr ektatisch anmutende Venenveränderungen auf Höhe der lumbosakralen Nervenwurzelabgänge. Sie stellen oft die einzige Ursache

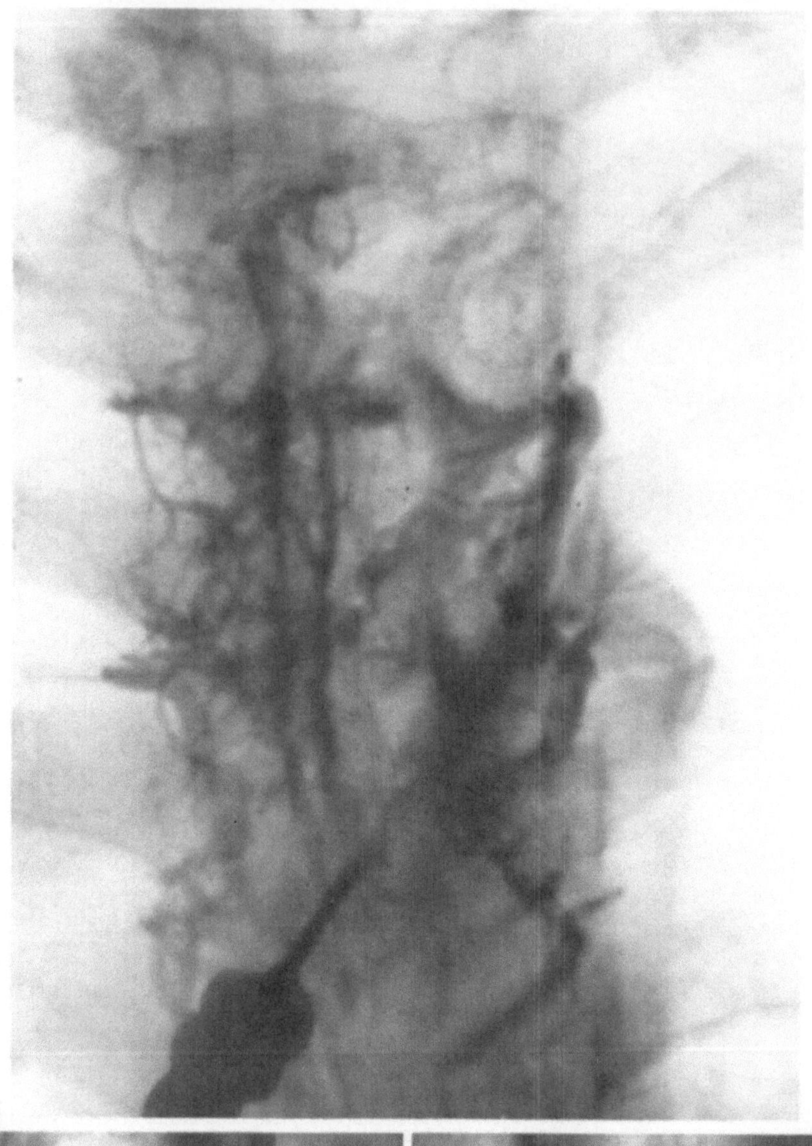

a

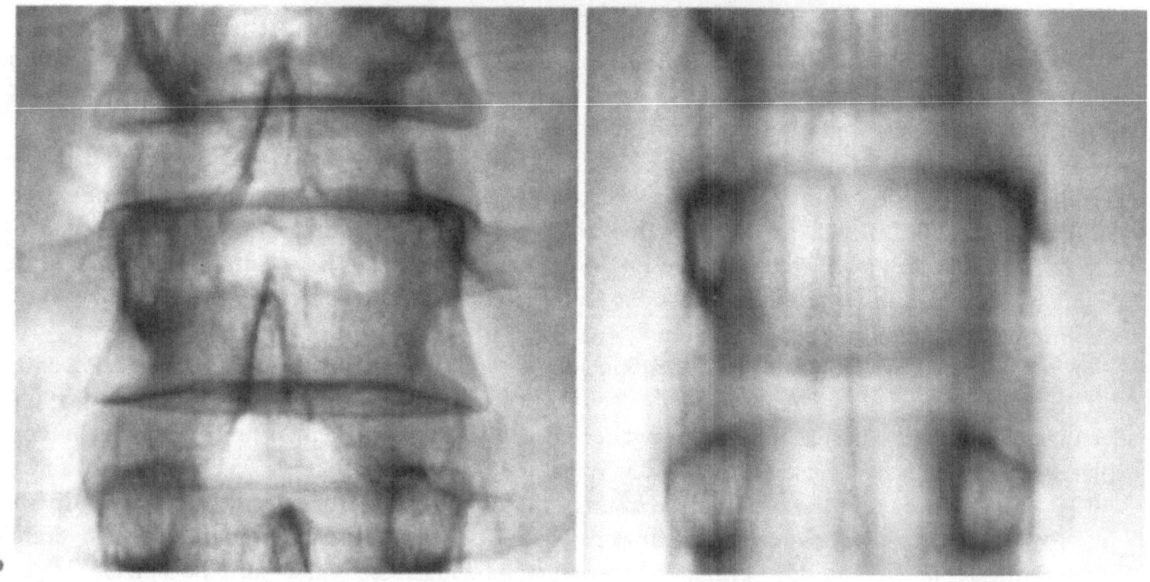

b

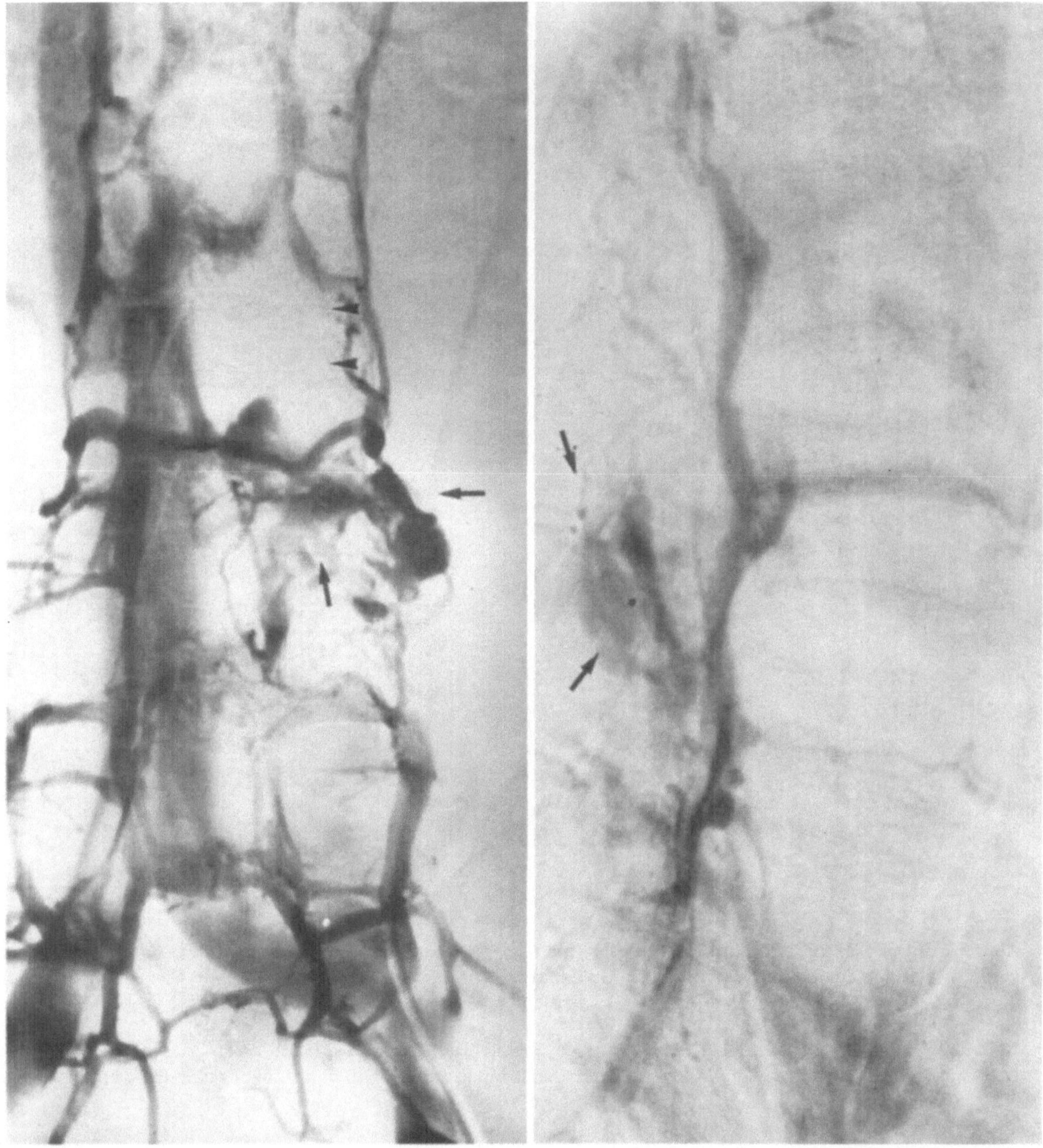

◄ **Abb. 56a–c.** Venöse Angiome. **a** epidurales Angiom, bis in die Rückenweichteile reichend in Kombination mit einem Wirbelhämangiom (männl., 32 Jahre, Paraspastik). Phlebographisch pathologisch erweiterte und vermehrte Venen aller Plexusanteile (operativ bestätigt Prof. PIA, Gießen). **b** und **c** intra- und extradurales Angiom (männl., 56 Jahre, Lumbago). Bei LWS-Aufnahmen Fehlen der Bogenwurzel LWK 3 links festgestellt, neurologisch o.B.; bei unzureichenden mehrfachen Myelographien außerhalb kein sicher pathologischer Befund. Röntgenologisch Druckatrophie der linken Bogenwurzel L 3 **c**, transfemorales, lumbales Phlebogramm zeigt neben dem Fehlen epiduraler Venen in Höhe L 3 links eine starke Erweiterung darunter gelegener epi- und paravertebraler Venen. Operativ (Dr. STOLKE, Hannover) großes venöses intra- und extradurales Angiom, welches die Druckatrophie der Bogenwurzel links herbeiführte unter gleichzeitiger, teilweiser Kompression epiduraler Venen

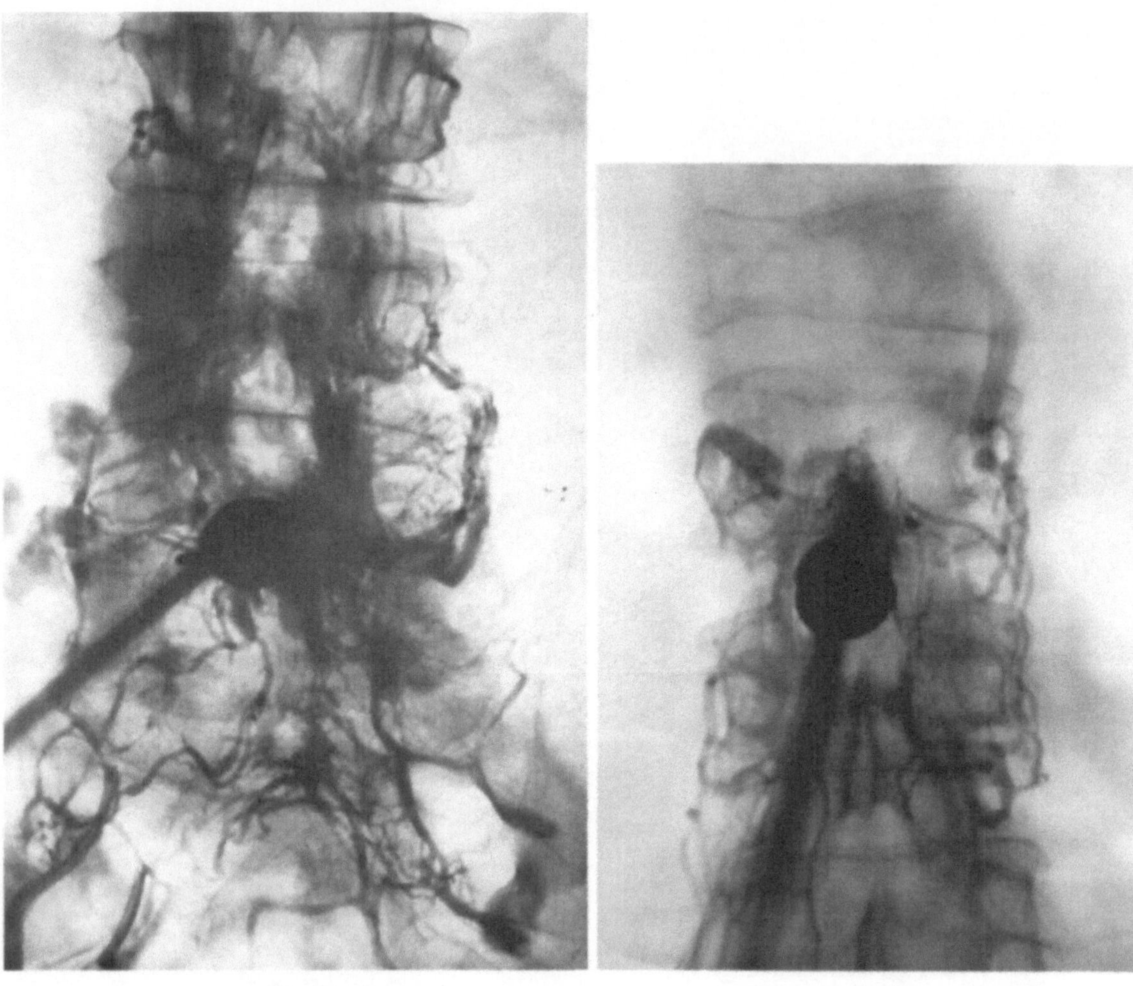

Abb. 57. Lumbosakrale, epidurale Varikosis (männl., 52 Jahre, chronische Ischialgie). Kaliberkräftige und vermehrte Venen des Epiduralraums, ohne daß dadurch der anatomische Aufbau verändert ist (operativ gesichert Prof. PIA, Gießen)

Abb. 58. Metastase 1. LWK. Unterbrechung der beiden Venenplexus Mitte LWK 2. Die Ausdehnung der Metastase in die umgebenden Weichteile und den Spinalraum kann damit nachgewiesen werden (operativ bestätigt)

einer Ischialgie dar; z.T. sind sie mit einem Bandscheibenvorfall kombiniert gefunden worden. Anhand eines größeren Untersuchungsmaterials (48 isolierte und 76 mit einem Bandscheibenvorfall kombinierte Venektasien und echte angiomatöse Veränderungen unter insgesamt 1091 operierten Ischialgien und chronischen Lumbalgien) berichteten zuletzt GÜMBEL et al. (1969). Die phlebographische Erfassung dieser epiduralen venösen Veränderungen (Abb. 57) war auffallenderweise jedoch nur in einem relativ kleinen Prozentsatz möglich und brachte daher keine Verbesserung der präoperativen Diagnose (VOGELSANG, 1969a).

c) Arteriovenöse Angiome

Diese meist intradural gelegenen Formen sind phlebographisch nicht erfaßbar, da die klappentragenden, den Intraduralraum drainierenden Venen und die Druckverhältnisse des arteriovenösen Angioms das Kontrastmittel in die pathologisch veränderten Venen nicht eintreten lassen. Nur

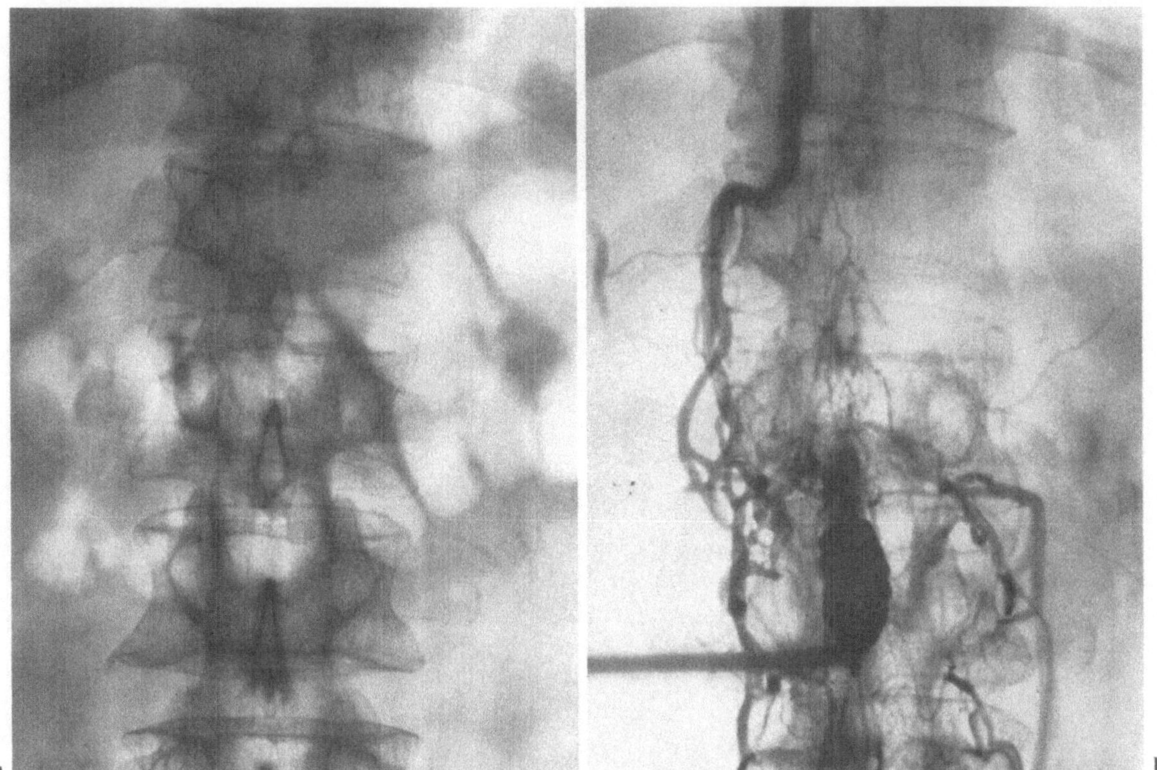

Abb. 59a u. b. Metastase 1. LWK, vorwiegend links, mit Auflösung der Bogenwurzel (**a**). Unterbrechung paravertebraler Venen links und der Epiduralvenen beiderseits (**b**). Erst das Phlebogramm läßt die wahre Größe der Metastase mit Einbruch in die Weichteile und in den Spinalraum erkennen

Tabelle 2. Lokalisation der Angiome und Nachweis im transossären Phlebogramm (VOGELSANG, 1970)

Nachweis im transossären Phlebogramm			
	Anzahl	positiv	negativ
Extradurale Formen			
isoliert vertebral	5	–	5
isoliert epidural	1	1	
vertebral und epidural	2	1	
epidural und Weichteile	1	1	
Intradurale Formen			
isoliert	6	1	5
kombinierte Formen	4	3	1
	19	7	11

bei den kombinierten Formen, d.h. denjenigen, die auch den Epiduralraum und die Weichteile mit erfassen, sind oftmals die mächtigen drainierenden Venenkonvolute retrograd auffüllbar (Tabelle 2). Diagnostische Methode der Wahl ist bei den arteriovenösen Angiomen – wie ausgeführt – die selektive spinale Arteriographie.

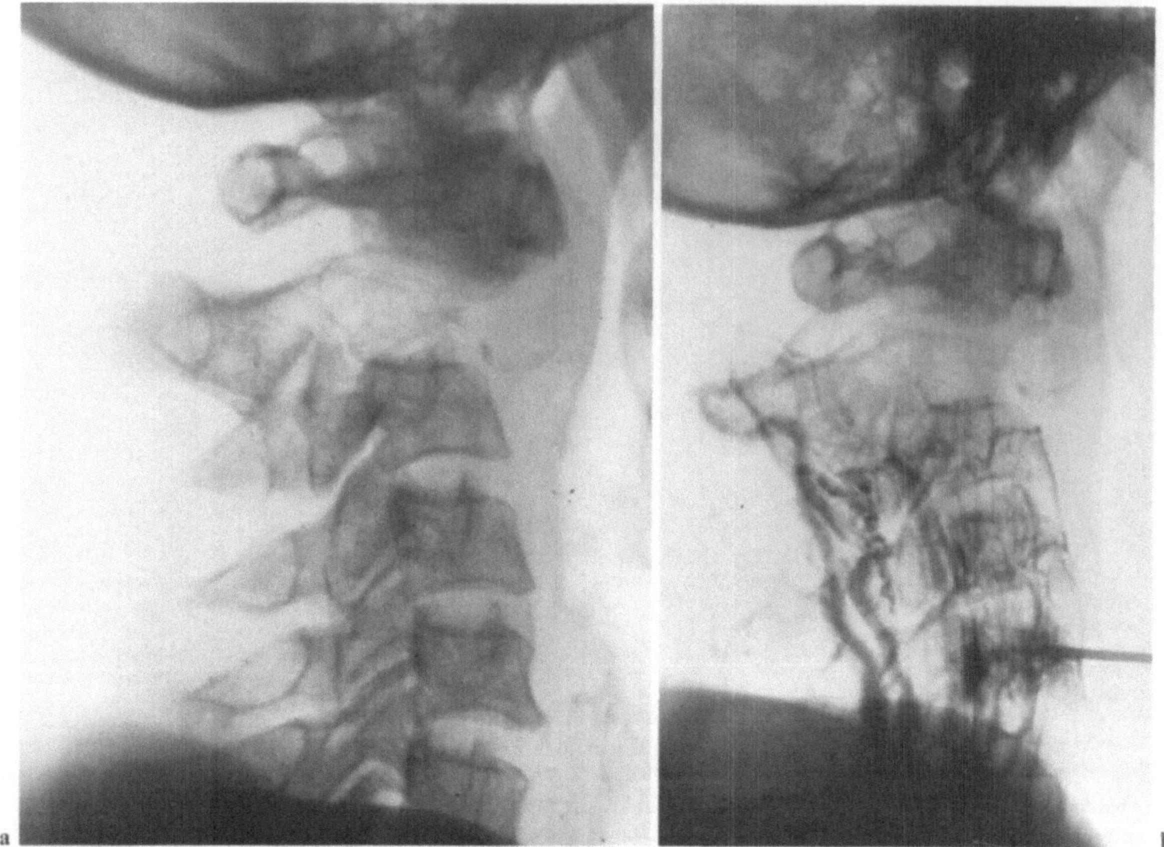

Abb. 60a u. b. Metastase mit weitgehend osteolytischer Destruktion des 2. HWK (**a**). Unterbrechung der Venen auf Höhe 3. HWK (**b**)

2. Vertebro-spinale Tumoren

a) Wirbelsäule

Primäre oder sekundäre *maligne Tumoren* der Wirbelsäule und andere destruierende Prozesse überschreiten häufig die Knochenbegrenzung und breiten sich in die unmittelbare Umgebung aus. Dabei befallen sie bevorzugt den Epidural- und Paravertebralraum sowie die angrenzenden Rückenweichteile. Bei Genitalkarzinomen erfolgt die Metastasierung teilweise über den Venenweg. Die Absiedlung findet zunächst in den Venen selbst statt und greift dann erst auf die Weichteile und den Knochen über. Röntgen-Nativ- einschließlich Schichtaufnahmen können zwar in einem fortgeschrittenen Zustand Sitz und Ausdehnung der Knochenzerstörung, nicht oder nur selten aber die Ausbreitung des in die Umgebung infiltrierenden Tumorwachstums nachweisen. Hier leistet die Phlebographie einen entscheidenden Beitrag.

Da sich der pathologische Prozeß in unmittelbarer Nachbarschaft der Venen oder aber in diesen selbst abspielt, sind maligne Tumoren von Anfang an bevorzugt untersucht worden (CASTORINA u. SASSAROLI, 1955; DJINDJIAN et al., 1960 u. 1965; ENGEL, 1964; KLAR u. PIOTROWSKI, 1965; KVICALA u. JIROUT, 1965a u. b; LAUSBERG u. VOGELSANG, 1968; LESSMANN u. PERESE, 1960; SCHOBINGER, 1960; VOGELSANG, 1969a). Einengungen und Unterbrechungen der Epiduralvenen und die Ausbildung von Kollateralkreisläufen wurden beschrieben, häufig ist der paravertebrale Venen-

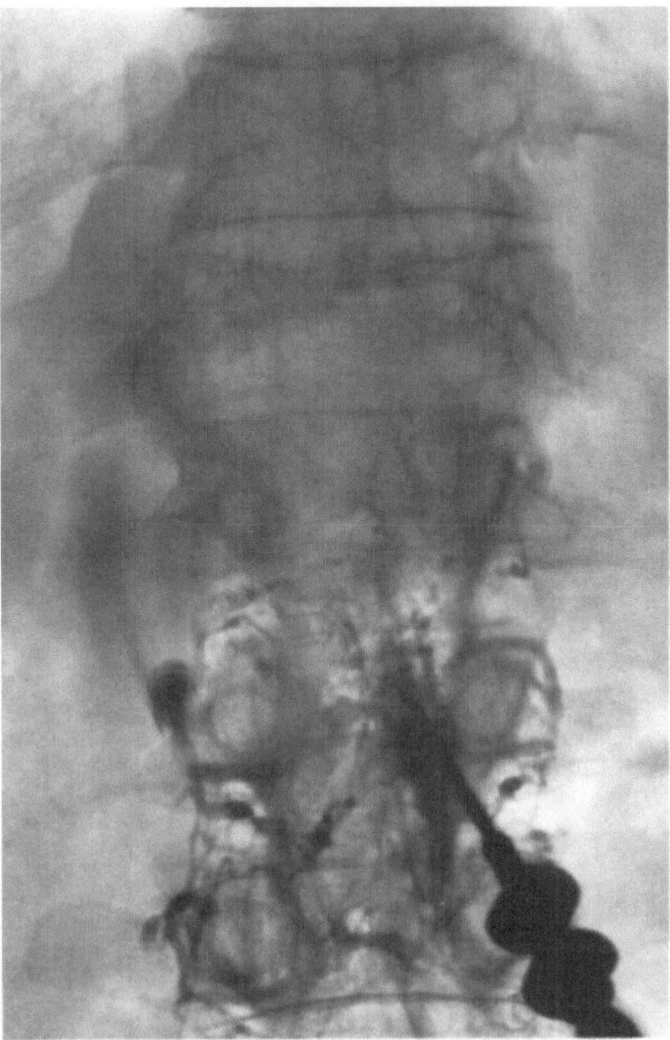

Abb. 61. Pathologische Fraktur 12. BWK (Plasmozytom). Unterbrechung epiduraler und paravertebraler Venen, bereits auf Höhe des Zwischenwirbelraums LW 1/2. An den Venen selbst finden sich Wandunregelmäßigkeiten und Einengungen (die Ausdehnung des Prozesses wurde operativ bestätigt)

plexus mit betroffen. Selbst bei relativ geringfügigen Knochenveränderungen finden sich oft schon Unterbrechungen paravertebraler und/oder epiduraler Venen 1–2 Wirbelsegmente darüber oder darunter, als es die röntgenologisch nachweisbare Knochendestruktion vermuten läßt (Abb. 58–60, 62, 64), dies als Ausdruck des infiltrativen Wachstums. Die aufgezeigten Veränderungen gelten nicht nur für Karzinome oder Sarkome, sondern in gleicher Weise für die infiltrativ wachsenden Lymphome bzw. Granulome bei Morbus Hodgkin, Leukämien (Abb. 66), dem Plasmozytom (Abb. 61), Chondrom oder Osteoblastom (Abb. 65) (DJINDJIAN et al., 1960 u. 1965; LESSMANN u. PERESE, 1960; HELANDER u. LINDBLOM, 1955; VOGELSANG, 1969a).

Maligne Tumoren führen, neben Venenunterbrechungen, auch zu unregelmäßigen Wandbegrenzungen sowie an vielen Stellen zu kleineren und größeren Einengungen des Lumens der betroffenen Venen. Diese Malignitätshinweise erlauben die differentialdiagnostische Abgrenzung gegenüber den sich langsam entwickelnden raumfordernden bzw. benignen Prozessen, etwa dem Osteoblastom oder dem sanduhrförmig wachsenden Neurinom.

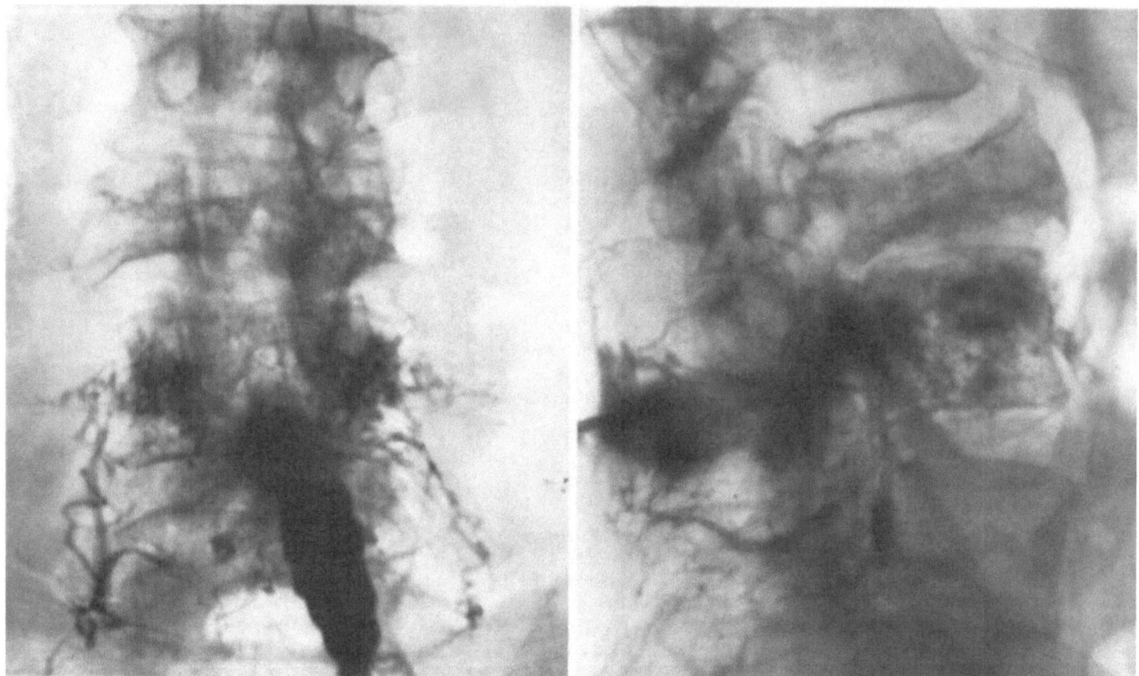

Abb. 62. Pathologische Fraktur 3. LWK (Metastase); allgemeine erhebliche Osteoporose. Unterbrechung aller Plexusanteile auf Höhe Deckplatte 4. LWK. Infolge der hochgradigen Osteoporose kommt es bei der Injektion des Kontrastmittels in den Dornfortsatz zu einer Auffüllung des Markraums, einschließlich der Bogenanteile und teilweise auch des Wirbelkörpers

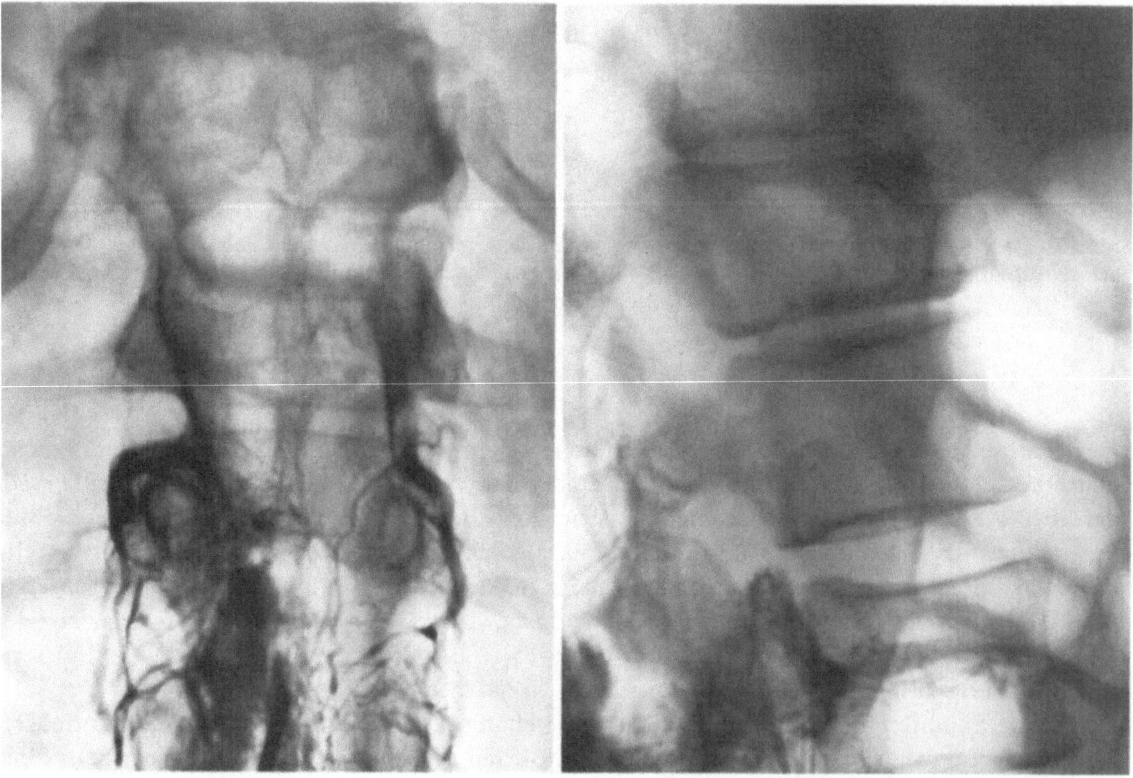

Abb. 63. Intraspinal und intraossär wachsendes Neurofibrom (operativ Dr. BRUNNGRABER, Hannover). Ausgedehnte knöcherne Veränderungen am 12. BWK und 1. LWK, Unterbrechung der epiduralen Venen auf Höhe des Zwischenwirbelraums L 1/2

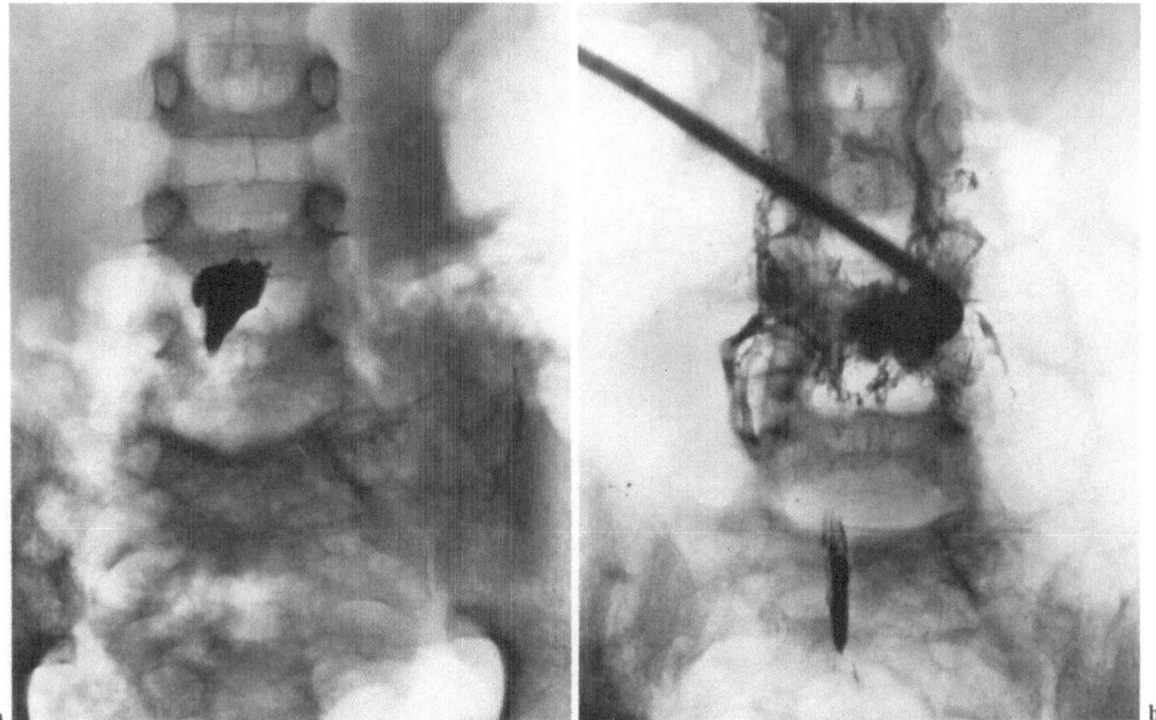

Abb. 64a u. b. Osteosarkom linkes Ileosacralgelenk mit Einbruch in den Wirbelkanal (männl., 8 Jahre, ischialgiforme Schmerzen linkes Bein). Myelogramm (**a**): Kontrastmittelstop auf Höhe 5. LWK, von links her einwirkend. Phlebogramm (**b**): Komplette Unterbrechung aller Plexusanteile auf Höhe Deckplatte 5. LWK (vgl. hierzu Abb. 40)

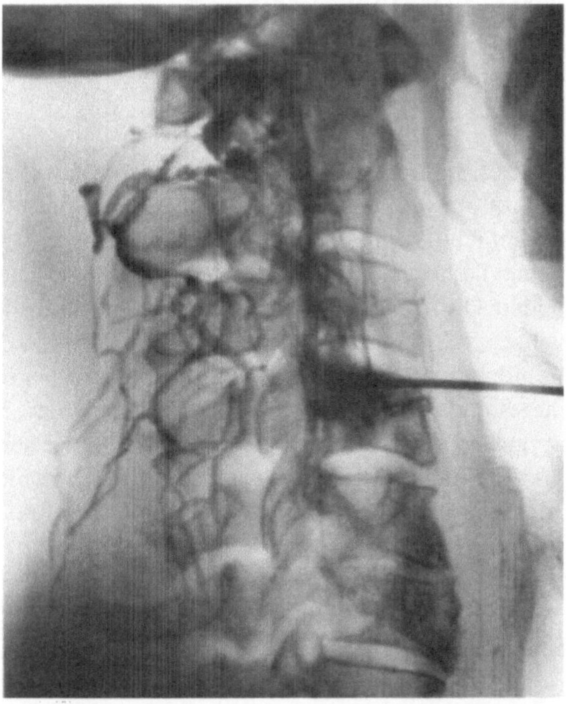

Abb. 65. Benignes Osteoblastom HWK 5 und 6 mit inkomplettem Querschnitt. Unterbrechung der epiduralen Venen auf Höhe des oberen Drittels 5. HWK. Operativ (Prof. PIA, Gießen) wurde die Ausdehnung der Geschwulst im Spinalkanal bis in diese Höhe gesichert (vgl. hierzu auch Abb. 37)

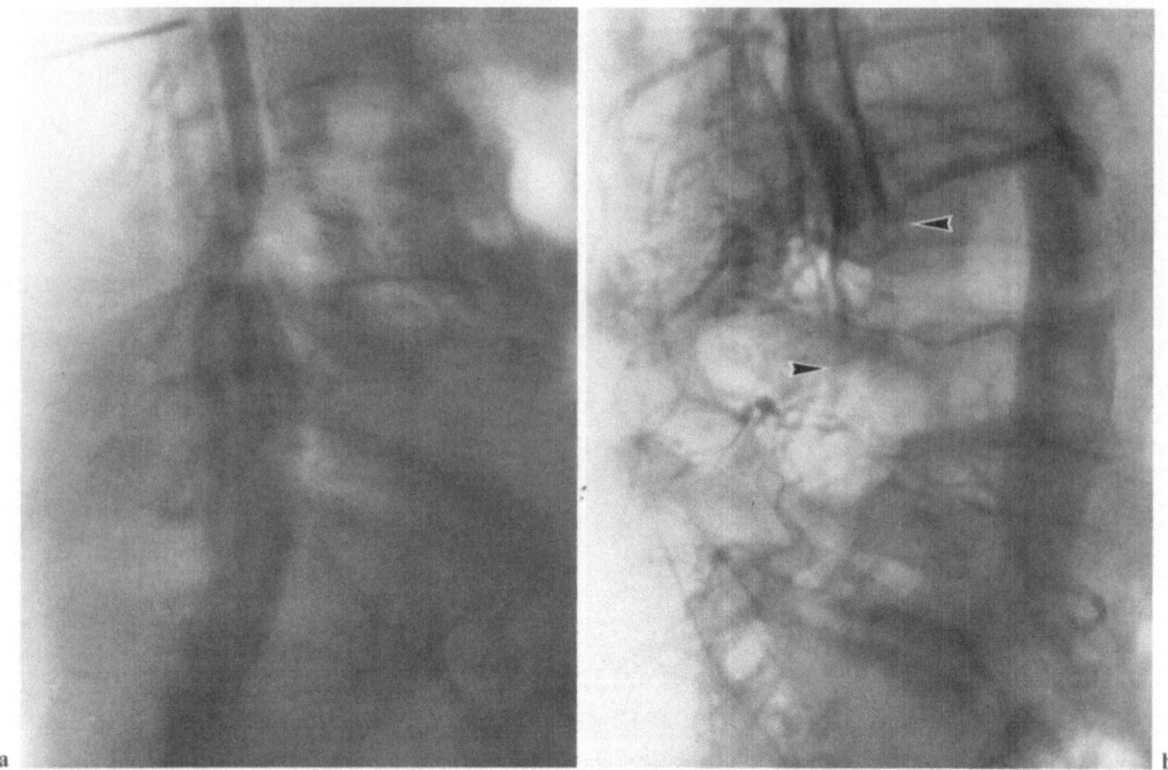

Abb. 66a u. b. Lymphatische Leukämie mit Destruktion Hinterwand LWK 4 und Einbruch in den Epiduralraum (weibl., 59 Jahre, therapieresistente Ischialgie). Myelographisch (**a**) deutliche Abdrängung der Vorderwand des Duralsackes auf Höhe LWK 4 und Zwischenwirbelraum L 4/5; phlebographisch (**b**) Unterbrechung des ventralen Anteils des epiduralen Plexus Grundplatte LWK 3, des dorsalen erst Mitte LWK 4 (→). Kollateralkreislauf über eine Segmenthöhe nach kaudal (Ausdehnung der Raumforderung operativ gesichert, Neurochirurgische Universitätsklinik Gießen)

b) Epiduralraum

Von den Geschwülsten des Epiduralraums wurden die zahlenmäßig wichtigsten malignen Formen (Metastasen und Granulome mit primärem oder sekundärem Befall des Epiduralraums) und die sie verursachenden phlebographischen Veränderungen bereits abgehandelt.

Isolierte epidurale benigne Tumoren sind außerordentlich selten. Die größte Bedeutung haben Tumoren der Wurzelscheiden, die *Neurinome*. Aufgrund ihrer intraduralen, vor allem aber ihrer epiduralen und paravertebralen Lokalisation und Ausbreitung, rufen sie in besonderem Maße Veränderungen an den epiduralen und paravertebralen Venen hervor. Besondere Bedeutung kommt den sog. Sanduhrgeschwülsten zu. Der Tumor wächst über den Epiduralraum hinaus, unter Erweiterung eines, gelegentlich mehrerer Zwischenwirbellöcher, in den paravertebralen Raum und zeigt hier des öfteren sein größtes Ausmaß. Eine umgekehrte Wachstumsrichtung ist, gerade bei den meist riesigen intrathorakalen Neurinomen, ebenfalls zu beobachten. Unabhängig von Sitz, Größe und Ausdehnung lassen sich Neurinome phlebographisch nachweisen.

Die intradural gelegenen Neurinome führen, wenn sie eine bestimmte Größe erreicht haben und den Epiduralraum einengen, zu einer Gefäßunterbrechung (Abb. 63). Die epidural, vor allem die paravertebral gelegenen Geschwülste weisen, entsprechend ihrer Größe, Verlagerungen des epiduralen bzw. paravertebralen Venenplexus auf. Die verlagerten Venen imponieren als Tumorrandgefäße und umgreifen den im Negativ sichtbaren paravertebralen Tumoranteil. Bei gleichzeitiger Füllung des Epiduralplexus kann aus einer medialen oder lateralen Verlagerung auf eine intraspinale bzw. extraspinale Wachstumsrichtung des Tumors geschlossen werden (Abb. 67–69).

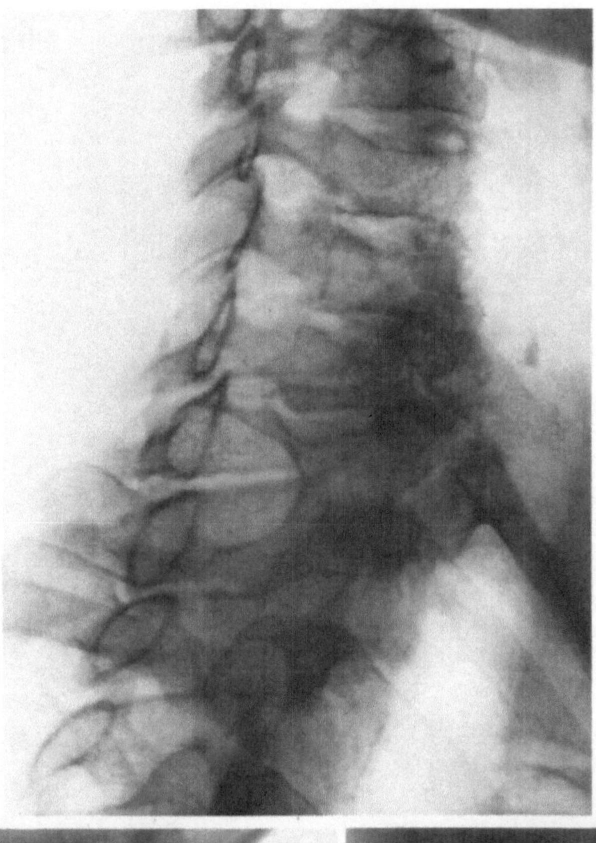

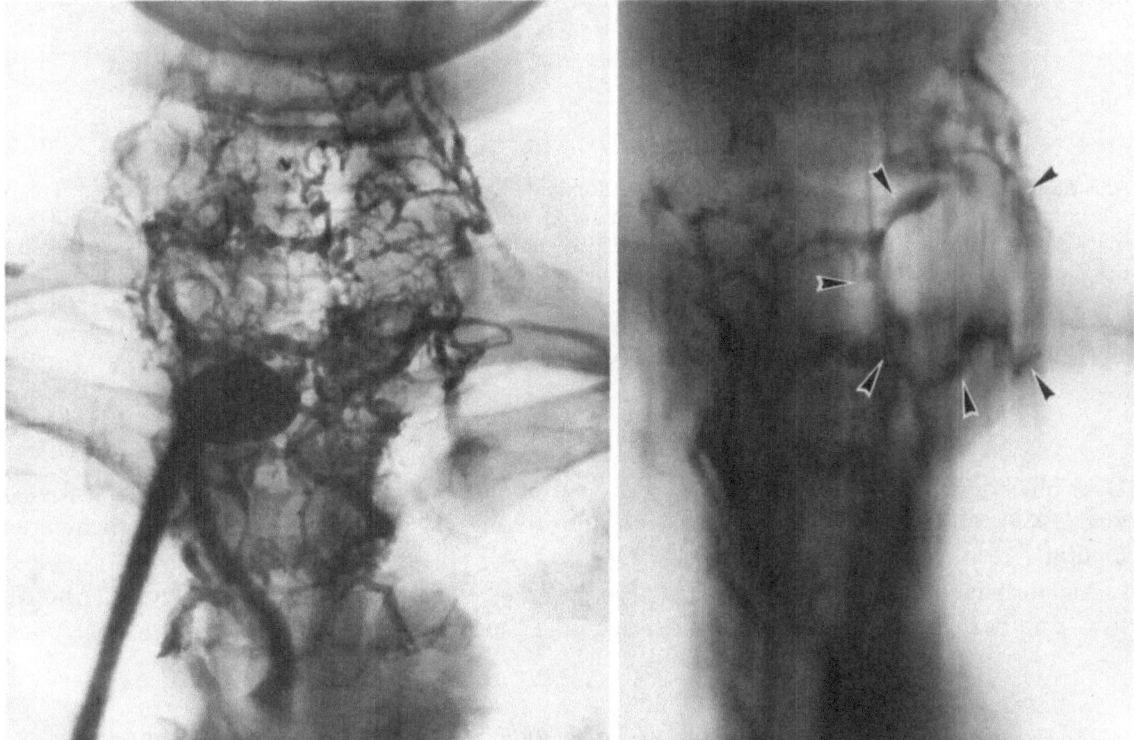

Abb. 67a–c. Sanduhrgeschwulst (Neurinom) C 8 links mit Erweiterung des Zwischenwirbelloches C 7/Th 1 (**a**). Übersichtsphlebogramm (**b**), ohne erkennbar pathologischen Befund. Im Angiotomogramm (**c**) stellt sich die Geschwulst im Negativ dar mit vorwiegend paravertebraler Wachstumstendenz. Nur kleiner intraspinaler Anteil (geringe Verlagerung der Epiduralvenen nach medial)

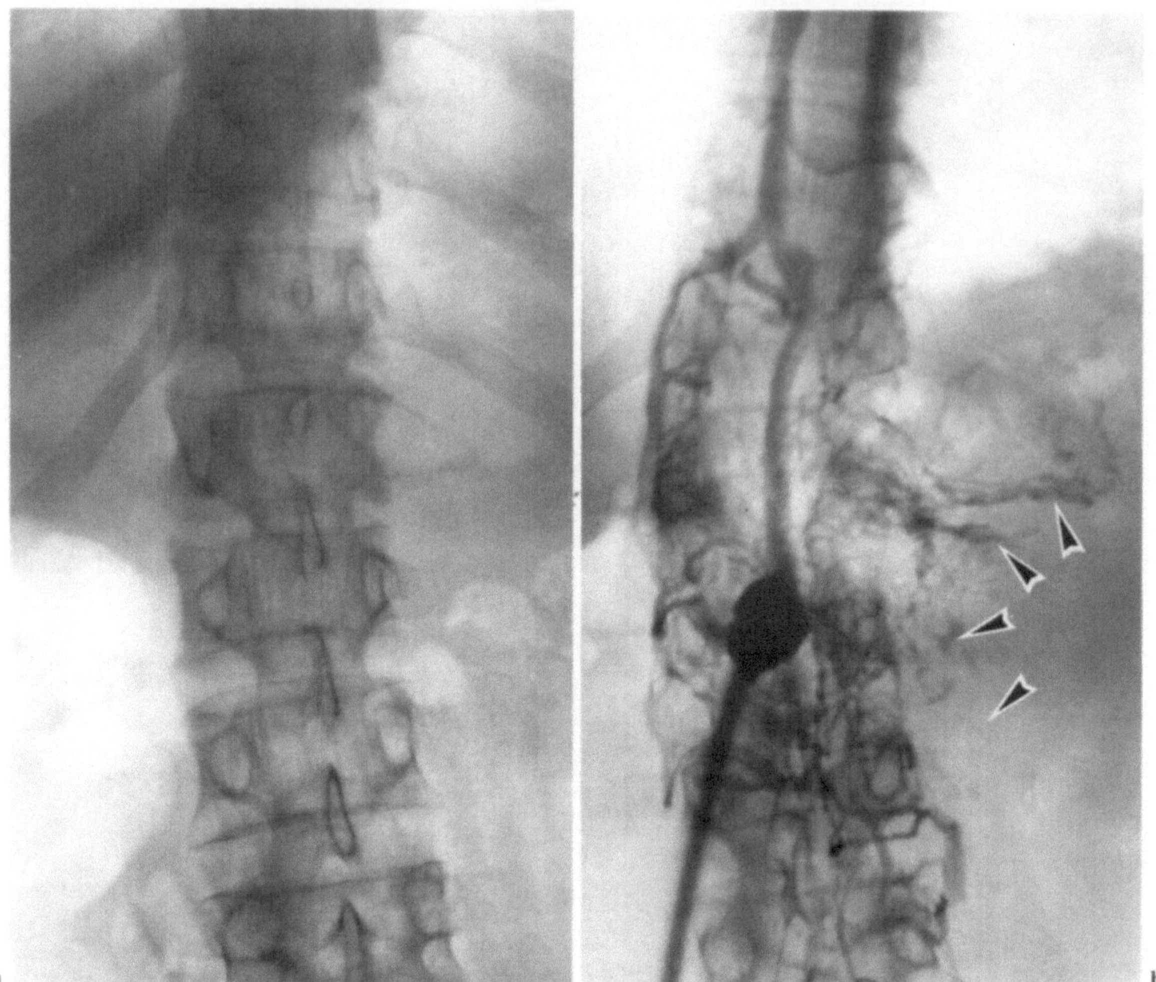

Abb. 68a u. b. Neurofibrom mit großem intraabdominalem Anteil des sanduhrförmig wachsenden Tumors L 1 links (männl., 32 Jahre, chronische Rückenschmerzen und Gürtelgefühl linksseitig). Destruktion mit zystischer Auftreibung des Querfortsatzes links am 1. LWK, unter Einbeziehung der Bogenwurzel und Erweiterung des Zwischenwirbelloches L 1/2 (**a**). Das Phlebogramm (**b**) zeigt paravertebrale Venen, in die Tumorkapsel ziehend (→). Im Angiotomogramm waren die epiduralen Venen nach rechts über die Mittellinie verlagert. Operativ bestätigt (Prof. PIA, Gießen) nur relativ kleiner intraspinaler Anteil; ca. 500 g schwere Geschwulst, vorwiegend retroperitoneal gelegen

Über phlebographische Untersuchungen bei Neurinomen publizierten GIERCKE u. MEYER-RIENEKKER (1965), GREITZ et al. (1962), KVICALA und JIROUT (1965a). Das eigene Untersuchungsgut umfaßt 15 Patienten.

Andersartige raumfordernde Prozesse des Epiduralbereichs, wie Lipome, Abszesse (Abb. 70), usw. sind bezüglich Lokalisation und Ausdehnung gleichermaßen abgrenzbar.

c) Intraduralraum

Juxta- oder intramedullär gelegene intradurale raumfordernde Prozesse sind mit dem Phlebogramm ebenfalls nachweisbar. Allerdings gilt hier die Einschränkung, daß sie erst bei Kompression des Epiduralraums und damit der Venen im Phlebogramm sichtbar werden, somit eine bestimmte Größe besitzen müssen. Die Unterbrechung der epiduralen Venen zeigt die Lokalisation des

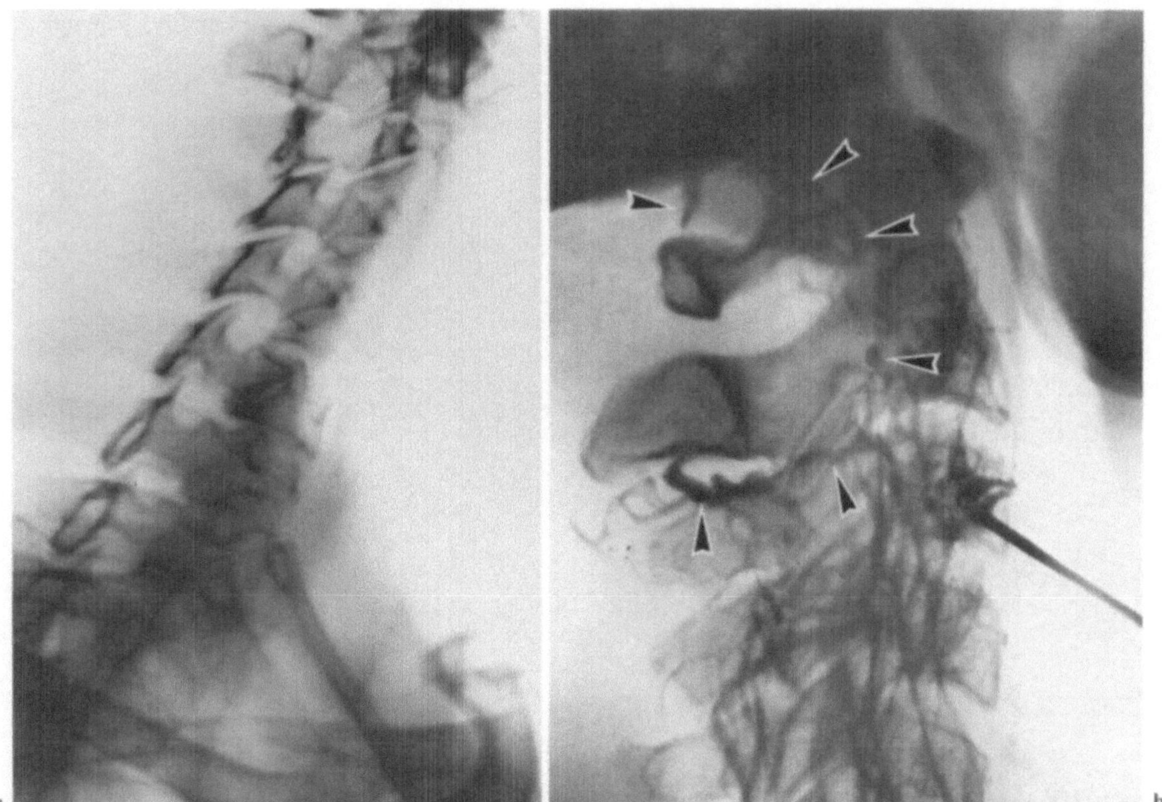

Abb. 69 a u. b. Neurinom C 2/3 rechts. Ausweitung des Zwischenwirbelloches C 2/3 (**a**). Phlebographisch bogenförmige Verlagerung der epi- und paravertebralen Venen, den Tumor umfassend (**b**) (→)

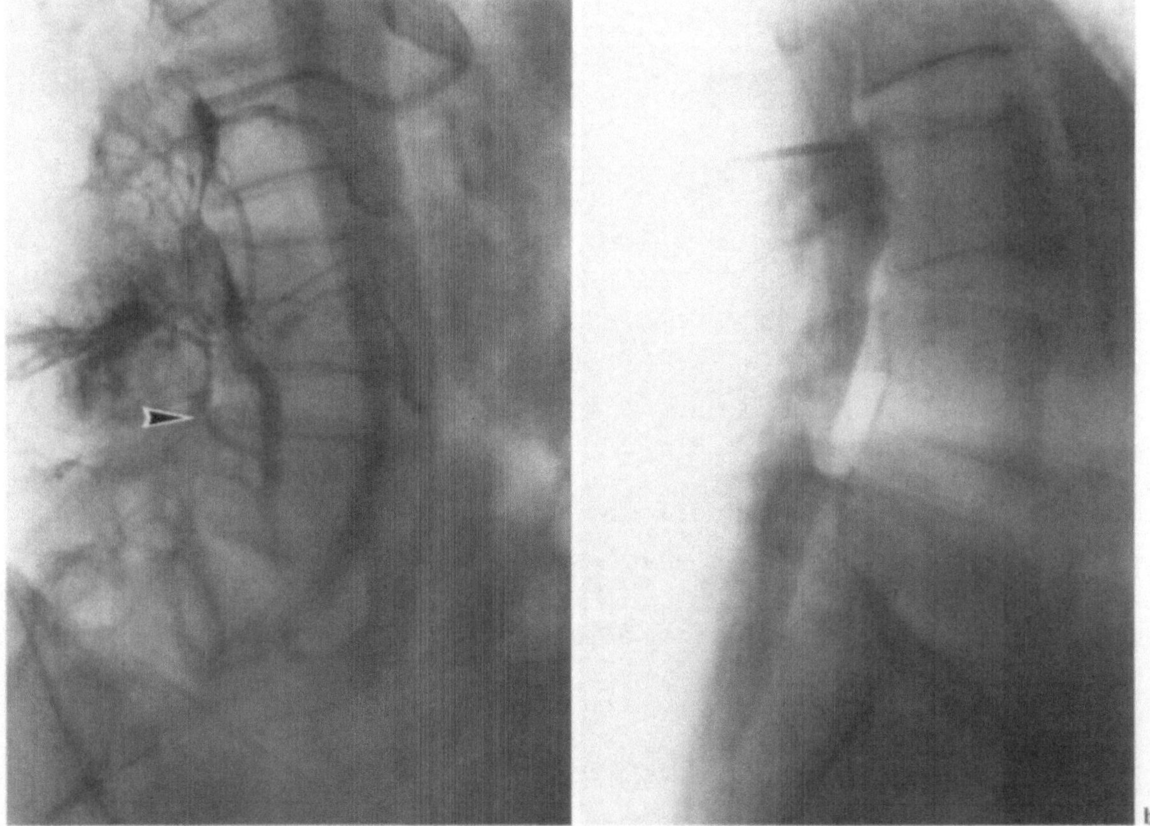

Abb. 70 a u. b. Epiduralabszeß. Im Phlebogramm Unterbrechung epiduraler Venen auf Höhe Deckplatte 5. LWK (**a**); im Myelogramm Abdrängung der Vorderwand des Duralsackes von der Hinterfläche des 1. LWK (**b**)

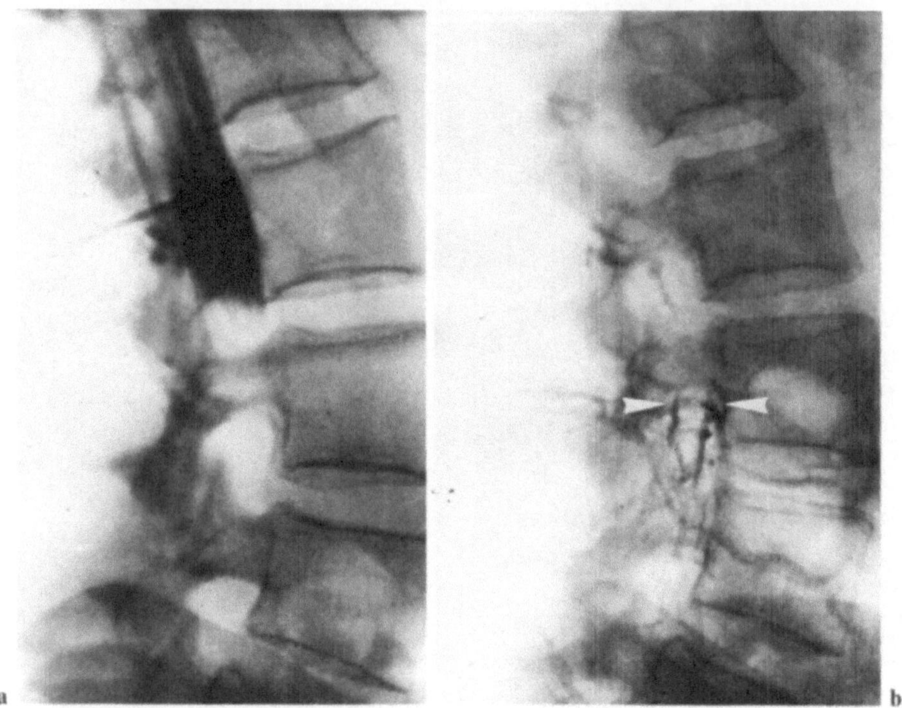

Abb. 71a u. b. Ependymom des Filium terminale. Haubenförmiger Stop im lumbalen Myelogramm am Unterrand 2. LWK (**a**). Unterbrechung epiduraler Venen auf Höhe Mitte 3. LWK (**b**). Damit Ausdehnung des Tumors erfaßt

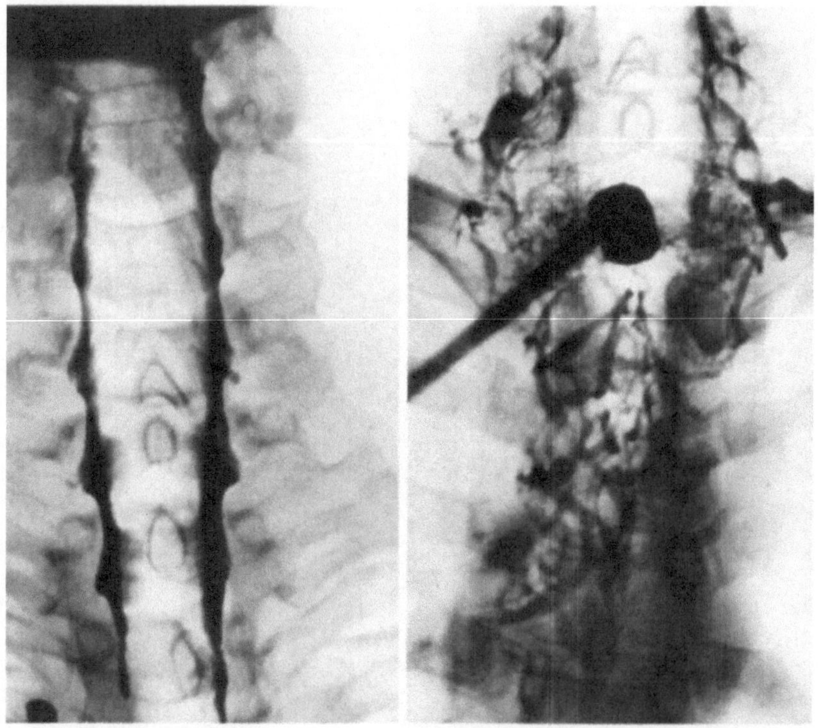

Abb. 72. Intermedullärer Tumor im Zervikalbereich. Typischer myelographischer Befund. Im Phlebogramm Unterbrechung epiduraler Venen ab BWK 1 nach kranial. Extravertebraler Plexusanteil nicht beeinträchtigt

raumfordernden Prozesses mit seiner kranialen oder kaudalen Begrenzung an (Abb. 71, 72). Besteht ein Kollateralkreislauf, so kann der Tumor in seiner ganzen Ausdehnung erfaßt werden. Eine Aussage, welcher Art der raumfordernde Prozeß, ob er intra- oder extramedullär gelegen ist, ist phlebographisch jedoch nicht möglich.

Vergleichsuntersuchungen mit der Myelographie und/oder den bioptischen Befunden bei der Operation (LESSMANN et al., 1955 u. 1960; VOGELSANG, 1969a) erlauben die Schlußfolgerung, daß das Phlebogramm bei paravertebralen und epiduralen Tumoren den bisherigen Kontrastmitteluntersuchungen überlegen ist. Das Gleiche gilt für die sanduhrförmig wachsenden Neurinome. Bei rein intraduralen raumfordernden Prozessen ist der Wert der Myelographie höher einzuschätzen, die Phlebographie kann jedoch wichtige ergänzende Aussagen machen.

3. Bandscheibenvorfälle und chronische Lumbalgien

Die feste Verankerung der epiduralen Venen an den dorsalen Begrenzungen der Wirbelkörper gestattet kein wesentliches Ausweichen und führt dadurch zu einer frühzeitigen Tangierung durch Bandscheibenprotrusionen und -vorfälle. Bei der *Bandscheibenprotrusion* ist eine Abdrängung der epiduralen Venen im seitlichen Strahlengang in der betroffenen Höhe deutlich erkennbar (Abb. 73). Als Kriterien für den *lateralen Bandscheibenvorfall* sind die Verlagerung einer Epiduralvene nach lateral, Einengung oder Verschluß auf Höhe des betroffenen Zwischenwirbelraums und/oder die fehlende Darstellung der entsprechenden Intervertebralvene anzusehen (Abb. 74–77). Als weiteres wichtiges Kriterium einer Bandscheibenhernie sehen BÜCHELER et al. (1968) eine auf Serienaufnahmen nachweisbare Stase vor dem Strömungshindernis, wobei im Vergleich zu den anderen Segmenten die Wirbelvenengeflechte in Wirbelkörpermitte stärker und länger gefüllt bleiben.

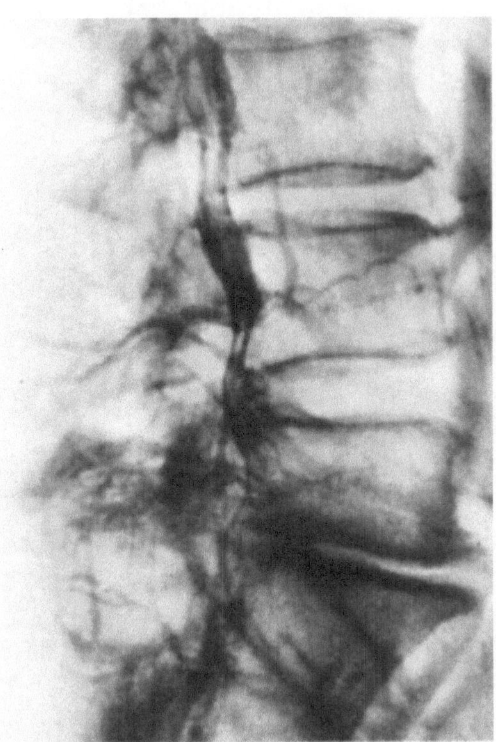

Abb. 73. Bandscheibenprotrusion in mehreren Höhen mit dadurch bedingter leichter Abdrängung der epiduralen Venen von der Hinterfläche der Zwischenwirbelräume, ohne Unterbrechung

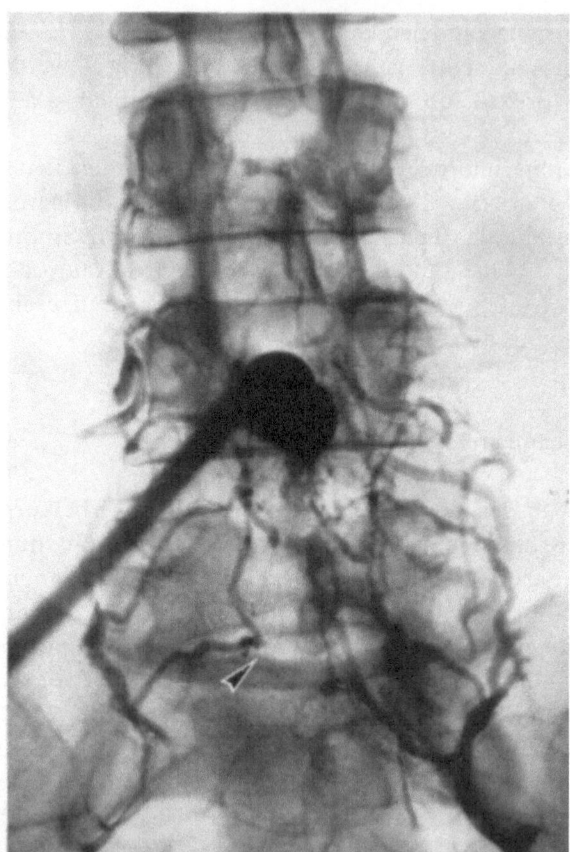

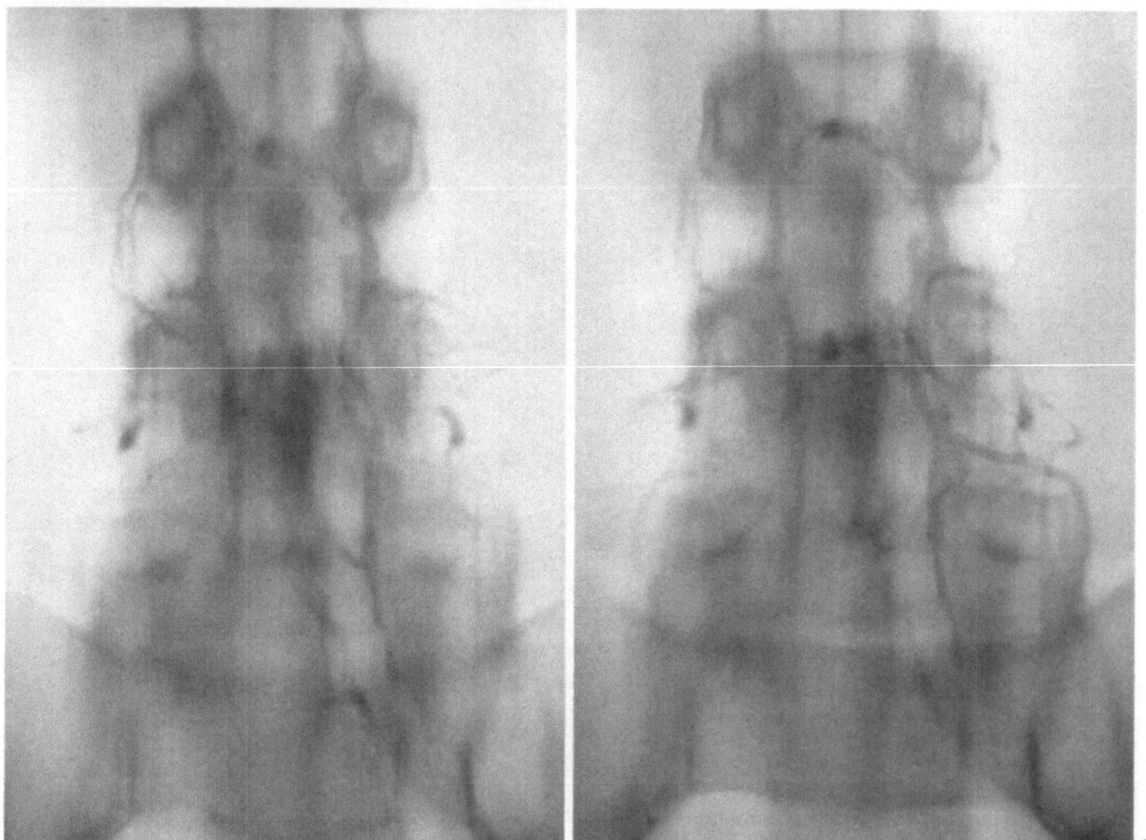

Abb. 74a–c. Bandscheibenvorfall L 5/S 1 rechts. Das Übersichtsbild läßt die Unterbrechung der epiduralen Venen auf Höhe des Zwischenwirbelraums L 5/S 1 auf der rechten Seite gut erkennen (**a**). Das Angiotomogramm untermauert diesen Befund (**b** und **c**)

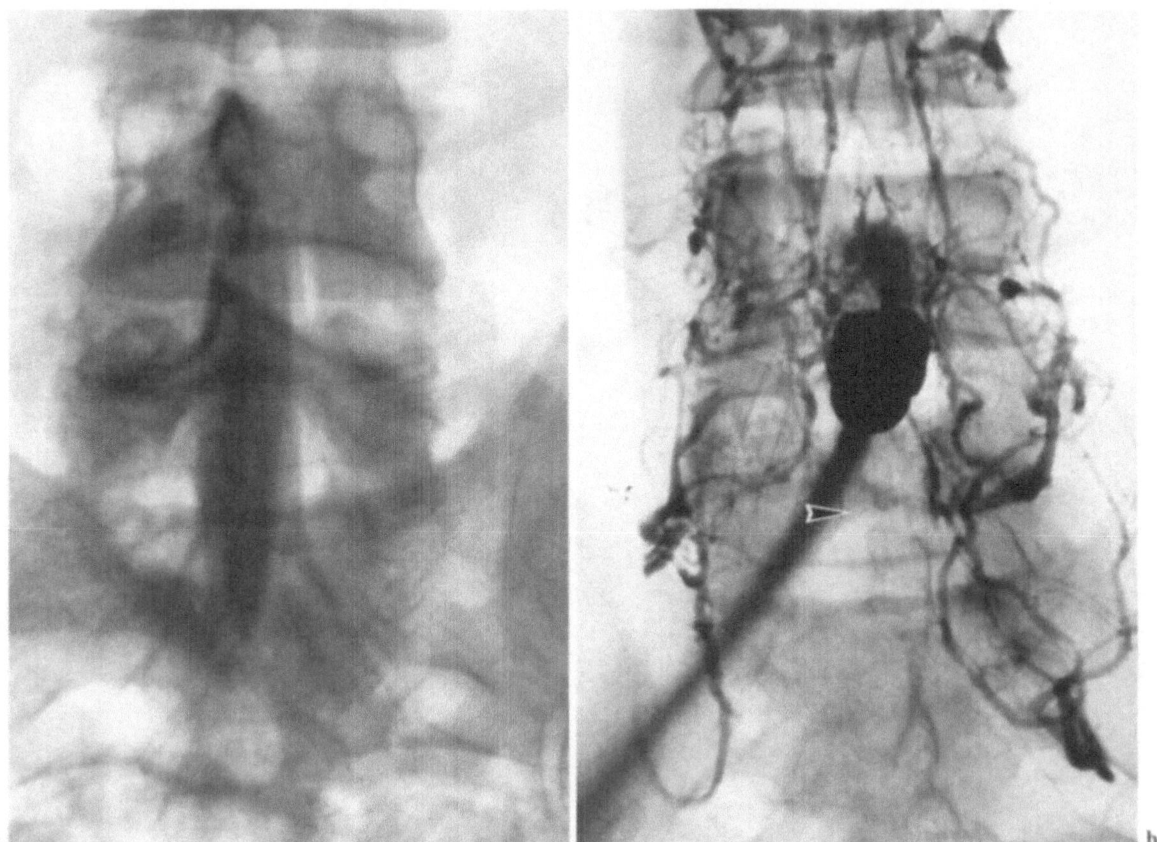

Abb. 75a u. b. Bandscheibenvorfall L 5/S 1 rechts-lateral. Myelographisch (**a**) keine Wurzelscheidenunterbrechung S 1. Im Phlebogramm (**b**) dagegen Unterbrechung epiduraler Venen auf Höhe des Zwischenwirbelraums L 5/S 1 (operativ bestätigt)

Beim medialen *Massenvorfall* kommt es meist zu einer kompletten Unterbrechung aller Epiduralvenen in der betroffenen Höhe (Abb. 78).

Einen nach *ventral* gerichteten *Vorfall* konnte GIERCKE (1966) durch eine bogenförmige Verlagerung des Plexus venosus vertebralis internus anterior nachweisen.
Nach anfänglich negativen Ergebnissen bei Bandscheibenvorfällen im *Lendenwirbelsäulenbereich* konnte durch eine Verbesserung der Technik ein deutlicher Fortschritt in der Diagnosestellung erzielt werden. Erfolgreiche Abklärungen wurden damit häufiger (CLARKE et al., 1976; DJINDJIAN et al., 1960 u. 1965; DRASIN et al., 1977; FINNEY et al., 1964; GERSHATER u. HOLGATE, 1976; KRUEGER u. SCHOBINGER, 1960; KUSNETZOV, 1963; KVICALA, 1964; KISTLER u. PRIBRAM, 1976; LESSMANN u. PERESE, 1960; MACIVER u. LETTS, 1968; MEIJENHORST, 1977; MILLER et al., 1976; O'DELL et al., 1977; ROLAND et al., 1976, 1978; PEREY et al., 1956; SCHOBINGER, 1960; SCHULZE, 1970).

Die Einführung der Angiotomographie mit dadurch bedingter exakter Differenzierung und isolierter Darstellung epiduraler Venen erbrachte einen weiteren entscheidenden Fortschritt. Kritische Stimmen fehlten nicht (SACKETT et al., 1977; PALVÖLGYI u. LACZAY, 1969). Im eigenen Untersuchungsgut liegt die diagnostische Treffsicherheit bei der Phlebographie und der Myelographie annähernd gleich hoch, d.h. bei 77–78%. Sie kann durch Anwendung beider Methoden auf nahezu 90% verbessert werden. FINNEY et al. (1964), KUSNETZOV (1963) sowie SCHOBINGER et al. (1961) erreichten bei Anwendung der intraossären Phlebographie dieselben Ergebnisse, bzw. lagen prozentual sogar noch etwas höher. BÜCHELER und BUURMANN (1974), GARGANO et al. (1974) sowie KOCH und NOBBE (1972) fanden mittels Kathetermethoden bei zusammen 170 operier-

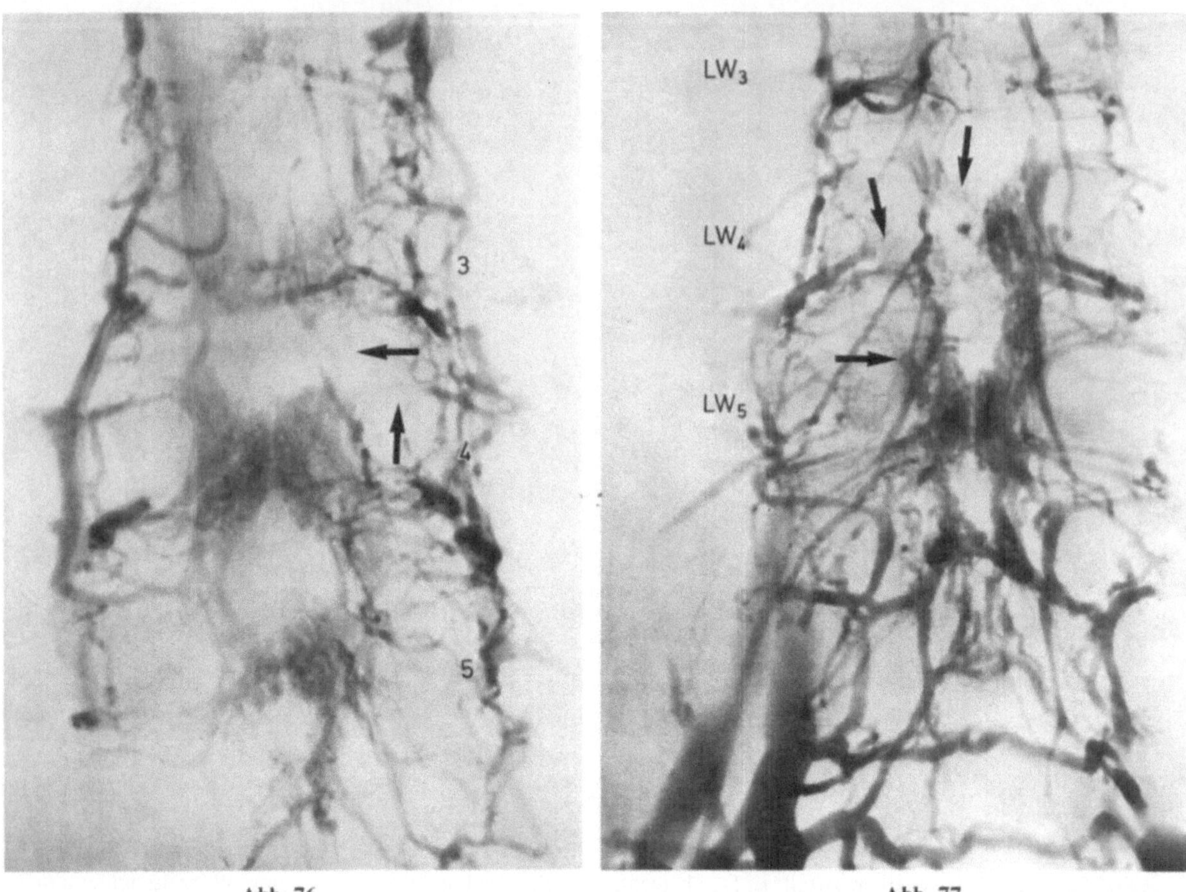

Abb. 76. Bandscheibenvorfall links lateral L 3/4. Das transfemoral durchgeführte lumbale Phlebogramm zeigt die Unterbrechung von epiduralen Venen links in Höhe L 3/4 und Tangierung der V. intervertebralis (operativ bestätigt)

Abb. 77. Bandscheibenvorfall L 4/5 rechts lateral, nach oben geschlagen. Im transfemoralen lumbalen Phlebogramm z.T. Eindellung, z.T. Unterbrechung des epiduralen Venenplexus in Höhe des Zwischenwirbelraums L 4/5, jedoch auch bis in Höhe Mitte 4. LWK reichend (operativ bestätigt)

Tabelle 3. Übereinstimmung phlebographischer mit operativ-bioptischen Befunden

	Zahl der operierten Patienten	Phlebogramm übereinstimmend	Prozentsatz
SCHOBINGER et al. 1961 (intraossär)	33	30	91,0
FINNEY et al. 1964 (intraossär)	26	23	88,0
KUSNETZOV 1964 (intraossär)	40	31	77,5
VOGELSANG 1969 (intraossär)	111	90	81,0
gesamt	210	174	82,8
KOCH und NOBBE 1971 (Katheter)	24	21	87,5
GARGANO et al. 1974 (Katheter)	32	29	91,0
BÜCHELER und BUURMANN 1974 (Katheter)	114	96	83,0
gesamt	170	146	85,8

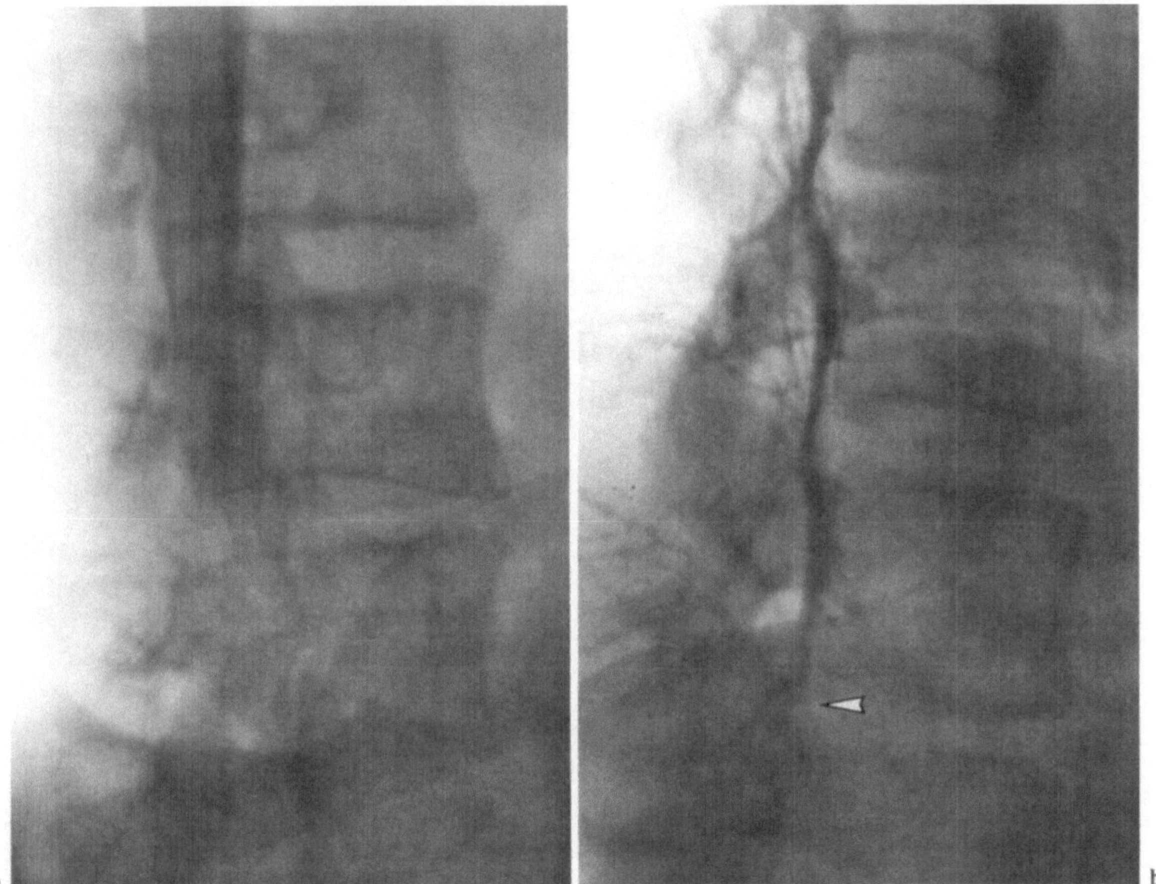

Abb. 78a u. b. Myelographisch (**a**), phlebographisch (**b**) und operativ gesicherter medialer Massenprolaps der Bandscheibe L 4/5

ten Patienten 146mal = 85,8% eine Übereinstimmung zwischen Phlebogramm und operativem Befund (s. Tabelle 3).

Trotz Gleichrangigkeit von spinaler Phlebographie und Myelographie hat erstere deutliche Vorteile: Sie belastet den Patienten in keiner Weise und ist komplikationslos, außerdem kann sie ambulant durchgeführt werden. Hinzu kommt, daß bei akut aufgetretenen Kaudaläsionen, infolge von Massenvorfällen, die Höhenlokalisation in kurzer Zeit bestimmt und die Operation ohne Zeitverlust angeschlossen werden kann. Das nach einer lumbalen Myelographie notwendige Warten entfällt.

Vielfach ergänzen sich Myelographie und Phlebographie, insbesondere dann, wenn eine der Untersuchungsmethoden negativ ausfällt.

Nach vorangegangener *Laminektomie* oder *Hemilaminektomie* entwickeln sich regelmäßig narbige Veränderungen und Verwachsungen im Operationsbereich, bevorzugt den Epiduralraum betreffend. Damit kommt es zu einem Verschluß der epiduralen und paravertebralen Venen. Je nachdem, ob es sich um eine Hemi- oder Laminektomie handelt, sind ein- bzw. beidseitige Unterbrechungen des epiduralen und/oder paravertebralen Venenplexus zu erwarten (Abb. 79). In postoperativen Fällen ist das spinale Phlebogramm also nicht geeignet, ein Rezidiv auszumachen (Finney et al., 1964; Koch u. Nobbe, 1972; Lessman et al., 1955; Schobinger et al., 1961; Vogelsang, 1969a).

Für den *zervikalen Bandscheibenvorfall* gelten im wesentlichen die gleichen Gesichtspunkte wie für den lumbalen Vorfall. Die noch von Schobinger, 1960 geäußerte Zurückhaltung ist

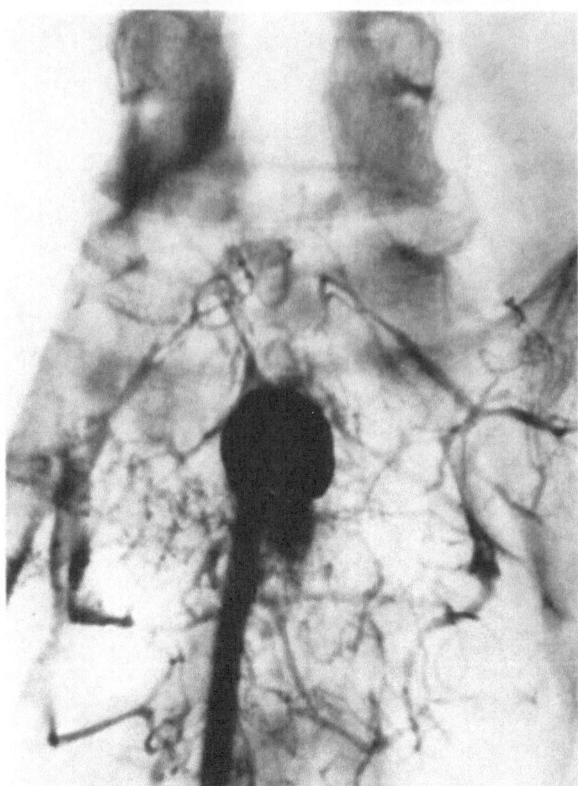

Abb. 79. Zustand nach Laminektomie auf Höhe 4 LW. Unterbrechung der inneren und äußeren Vertebralvenen an der unteren Begrenzung der Laminektomie. Aussagemöglichkeit des Phlebogramms nach vorangegangener Operation dadurch erheblich eingeschränkt

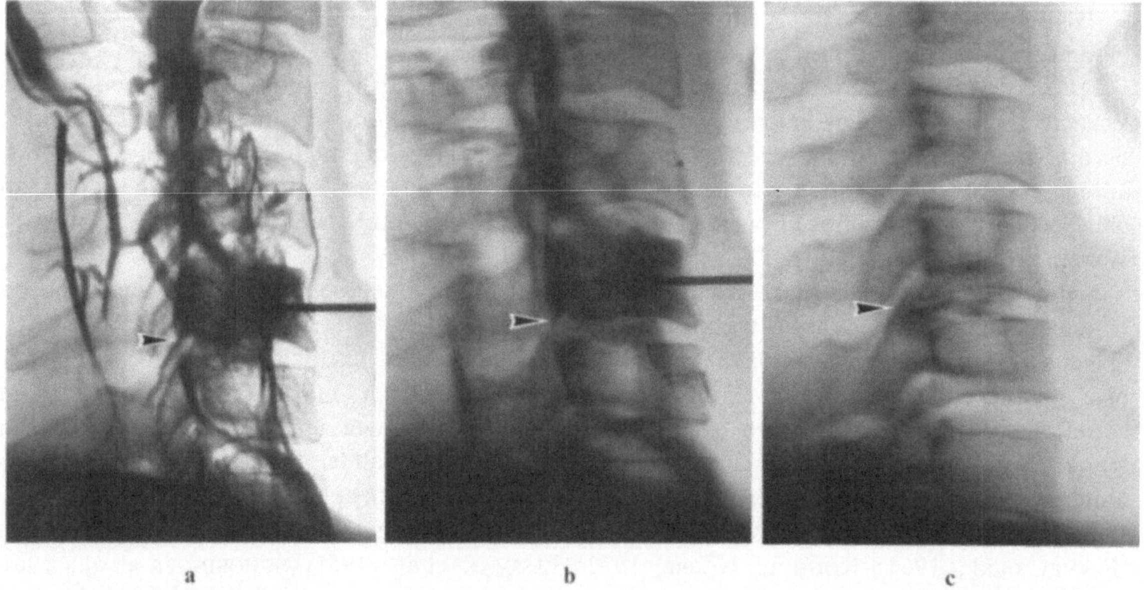

Abb. 80a–c. Zervikaler Bandscheibenvorfall C 5/6. Im transossären Phlebogramm (**a**) Verdacht einer Unterbrechung der ventralen epiduralen Venen in dieser Höhe; im Tomogramm (**b**) hochgradige Einengung der Venen mit leichter Verlagerung (→), durch Diskographie (**c**) und anschließende Operation bestätigt

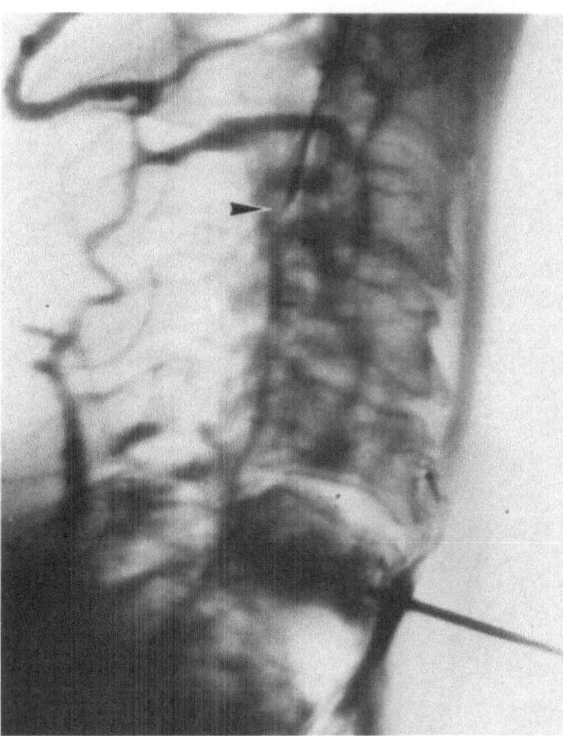

Abb. 81. Retrospondylosis C 3/4 mit leichter Abhebung und Einengung vorderer Anteile der Epiduralvenen in dieser Höhe

heute bei guter epiduraler Venendarstellung mit der ventralen Wirbelkörperpunktion nicht mehr berechtigt (Abb. 80). Laterale Bandscheibenvorfälle tangieren allerdings die Venen nicht und können daher im wesentlichen nur durch die Diskographie erfaßt werden, die auch in allen Zweifelsfällen in einer Sitzung angeschlossen werden kann. Eine Kontrastdarstellung des Spinalkanals erübrigt sich damit in den meisten Fällen.

4. Spondylosis deformans

Für die dorsalen, den Spinalkanal einengenden Spondylosen gilt dasselbe wie für die Bandscheibenvorfälle. Auch hier kann es zu einer Abdrängung, Einengung bzw. Unterbrechung von epiduralen Venen kommen (Théron, 1976; Vogelsang, 1969a) (Abb. 81). Derartige Befunde konnte bereits Baacke, 1957 an Leichenpräparaten älterer Personen mit einer Osteochondrose bzw. Spondylosis deformans nachweisen. Da der Befund jedoch im Phlebogramm unspezifisch ist, kann eine Abgrenzung gegenüber einer anderen Ursache nicht erfolgen.

5. Spondylolisthesis

Die weitgehend fest verhafteten anterioren epiduralen Venen folgen dem Ventralgleiten eines Wirbelkörpers und ahmen die entstehende Stufenbildung in gleichem Maße nach. Der Nachweis gelingt im seitlichen Strahlengang. Verziehung und Ausdehnung der Venen ist zwar meist geringer ausgeprägt als das Wirbelgleiten, bei ausgeprägteren Spondylolisthesen können die örtlichen Venenabschnitte auch eingeengt oder unterbrochen bzw. abgeschert sein (Bücheler et al., 1968; Kvicala, 1964; Schobinger, 1960; Vogelsang, 1969a). Eine Korrelation zwischen dem Ausmaß der venösen Zirkulationsstörung und einer klinisch-neurologischen Symptomatik besteht nicht.

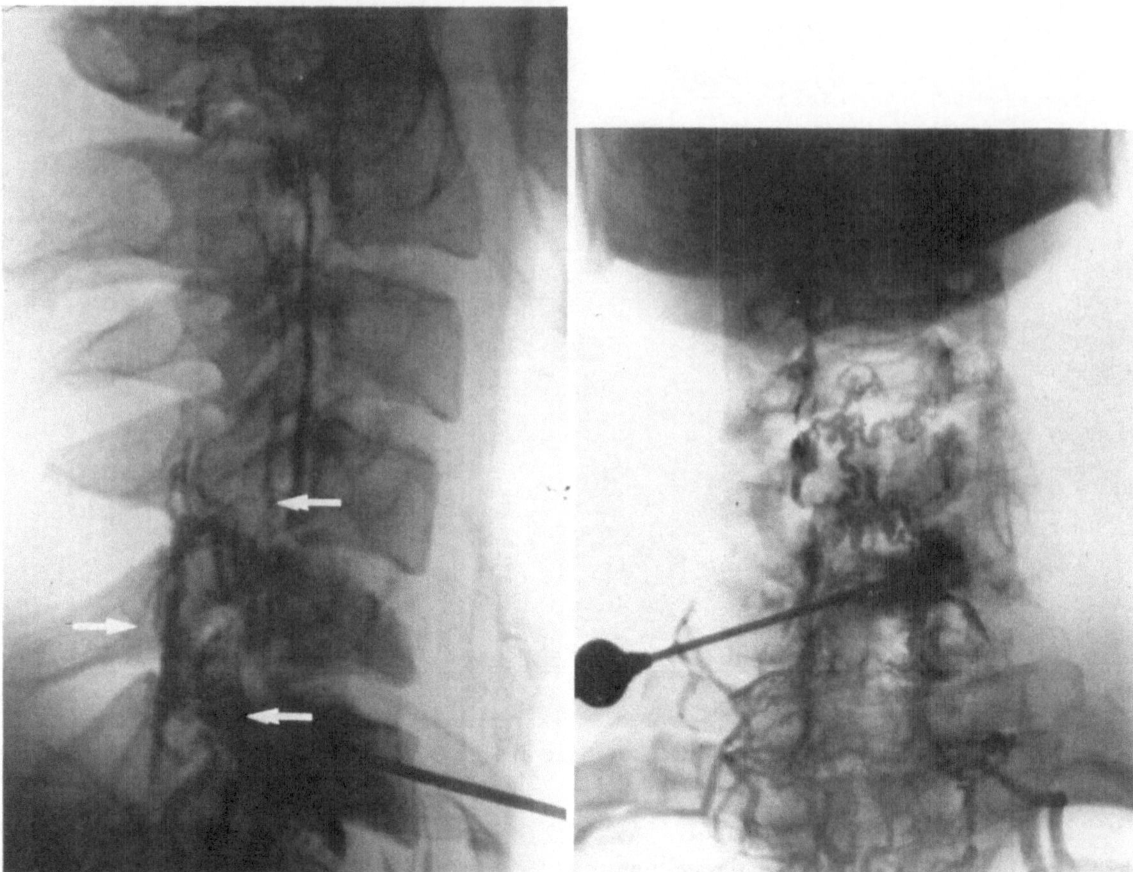

Abb. 82. Kompressionsfraktur 5. HWK mit leichter Dislozierung. Unterbrechung der epiduralen Venen zwischen Unterkante 4. und Oberkante 6. HWK. Ausbildung eines Kollateralkreislaufs über den Paravertebralvenenplexus

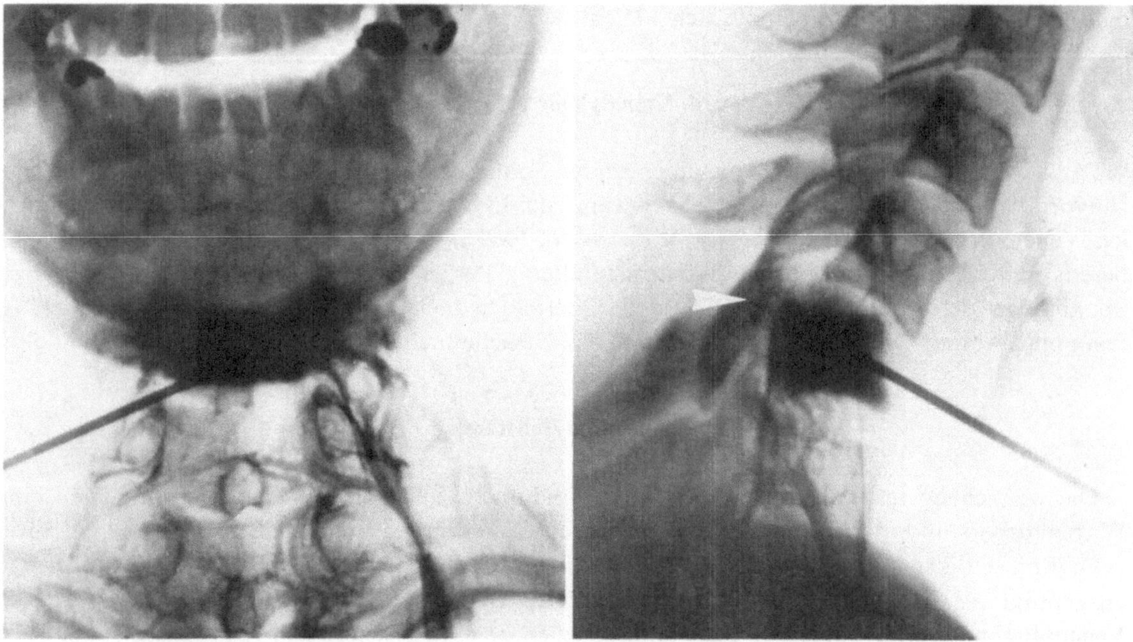

Abb. 83. Luxation des 5. HWK nach ventral durch Schleudertrauma. Unterbrechung epiduraler Venen auf Höhe Oberkante 6. HWK

6. Traumatische Veränderungen

Luxationen, Luxations- und Kompressionsfrakturen von Wirbelkörpern mit Dislozierung von Anteilen nach dorsal in den Spinalkanal werden erwartungsgemäß auch zu Veränderungen an den entsprechenden epiduralen oder paravertebralen Venenplexus führen (Abb. 82, 83). Dabei ist vorwiegend eine Abscherwirkung, z.T. ein Abreißen der Venen anzunehmen. Die spätere knöcherne Konsolidierung mit Kallusbildung und reaktiven Veränderungen in Form spondylotischer Randzacken kann die epiduralen Venen ebenfalls beeinträchtigen.

Am häufigsten beobachtet man unterhalb einer Kompressionsfraktur Unterbrechungen der epiduralen Venen (BÜCHELER, 1971; DJINDJIAN et al., 1965; KOCH u. NOBBE, 1972; KVICALA, 1964; LESSMANN u. PERESE, 1960; VOGELSANG, 1969a). Teilweise sind auch die paravertebralen Venen mit betroffen. Das Umfließen des Hindernisses über Kollateralbahnen und andere Venensysteme in höhere Segmente wurde beschrieben (VOGELSANG, 1969a). Auch im Akutfall bestehen gegen die Anwendung der spinalen Phlebographie keine Bedenken. Fehlende Umlagerung, schnelle und komplikationslose Durchführung bei gleicher Aussagemöglichkeit ergeben Vorteile gegenüber der Myelographie.

Der Nachweis einer Unterbrechung von Venen zeigt in jedem Fall an, daß der Epiduralraum bei der erlittenen Verletzung mit betroffen wurde, auch wenn zum Zeitpunkt der Untersuchung keine Dislozierung von Wirbelkörpern oder -anteilen mehr erkennbar ist. Andererseits lassen intakte Venen den Rückschluß zu, daß das Trauma nicht oder nur zu einer unbedeutenden Verschiebung von knöchernen Anteilen in den Wirbelkanal geführt hat.

7. Arachnoiditis spinalis

Veränderungen am epiduralen Venenplexus sind nur bei den zystischen, raumbeengend wirkenden Arachnoiditiden zu erwarten. Die Arachnoiditis adhaesiva ergibt, entsprechend der Lokalisation und Art des Prozesses, dagegen keine Beeinträchtigung der Vertebralplexus (SCHOBINGER, 1960; SCHOBINGER u. KRUEGER, 1963; VOGELSANG, 1969a). Ein normales spinales Phlebogramm kann daher einen kompletten oder inkompletten Stop im Myelogramm weiter differenzieren, zumal Täuschungen hinsichtlich eines tumorbedingten Stops nicht ungewöhnlich sind.

8. Andere Erkrankungen

In Arbeiten über die spinale Phlebographie finden sich Mitteilungen über Befunde bei einem Hamartom (GIERCKE u. MEYER-RIENECKER, 1965), Bestrahlungsmyelitis (SCHOBINGER u. KRUEGER, 1963), Morbus Paget (DJINDJIAN et al., 1965; LESSMANN u. PERESE, 1960), bei der Wirbelsäulenosteomyelitis (CASTORINA u. SASSAROLI, 1955) sowie bei Dysraphien, kombiniert mit Mißbildungsgeschwülsten (VOGELSANG, 1969a). Diesen Erkrankungen war in den meisten Fällen gemeinsam, daß sie teilweise oder vollständig zu einer Verlegung des Spinalkanals geführt und dementsprechend Unterbrechungen der epiduralen Venenplexus zur Folge hatten. Wirbeldestruktionen bei gleichzeitigem Weichteilbefall zeigten manchmal auch Unterbrechungen der paravertebralen Venen.

9. Anwendung in der Veterinärmedizin

Einer persönlichen Anregung folgend hat HÜBNER (1973) an der tierärztlichen Hochschule in Hannover phlebographische Untersuchungen der Wirbelsäule an Hunden durchgeführt und

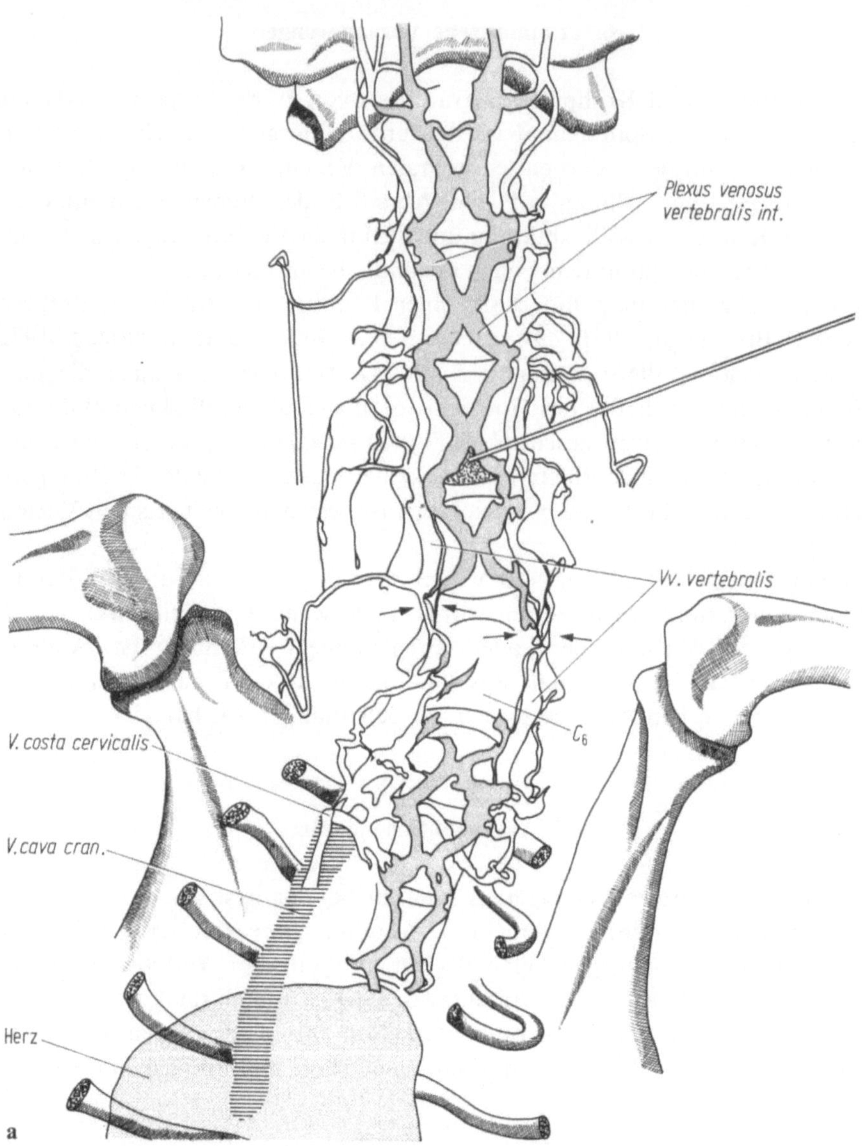

Abb. 84a u. b. Phlebographische Untersuchung beim Hund. Subluxation der HWS bei C5/6 mit vollständiger ► Unterbrechung (→) der extraduralen Venen und deutlicher Einengung der Vv. vertebrales. Füllung der extraduralen Venen ab C7 erfolgt über Vv. vertebrales (mit freundlicher Genehmigung von Dr. med. vet. HÜBNER, Tierärztliche Hochschule Hannover)

konnte dabei eindrucksvolle Ergebnisse erzielen (Abb. 84). Die Befunde entsprechen denen am Menschen.

Angiographische Untersuchungen von Wirbelsäule und Spinalkanal sind als ein entscheidender Fortschritt in der Diagnostik vertebraler, paravertebraler sowie intraspinaler Prozesse anzusehen. Basierend auf z.T. neuen morphologischen Erkenntnissen über das Gefäßsystem, neuen, weniger neurotoxisch wirkenden Kontrastmitteln, waren es insbesondere technische und methodische Verbesserungen im vergangenen Jahrzehnt, die der Gefäßdarstellung der Wirbelsäule und ihres Inhalts zum Durchbruch verhalfen.

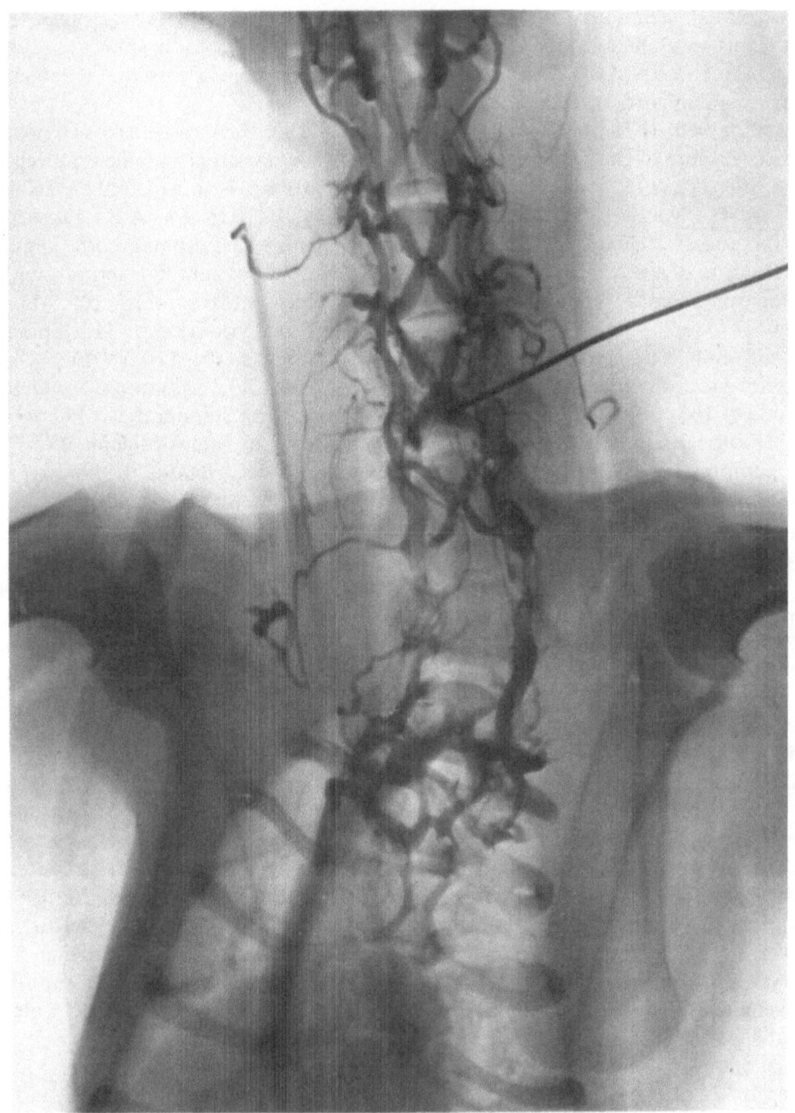

Abb. 84b

Literatur

ABRAMS, H.L.: The vertebral and azygos venous systems and some variations in systemic venous return. Radiology **69**, 508–525 (1957)

ABRAMS, H.L.: The relationship of systemic venous anomalies to the paravertebral veins. Amer. J. Roentgenol. **80**, 414–420 (1958)

ADAMKIEWICZ, A.: Über die mikroskopischen Gefäße des menschlichen Rückenmarkes. London: Trans. Int. Med. Congr. 7th Sess. **1**, 1551–1557 (1881)

ADAMKIEWICZ, A.: Die Blutgefäße des menschlichen Rückenmarkes. I. Die Gefäße der Rückenmarkssubstanz. S.-B. Akad. Wiss. Wien, math.-nat. Kl. **84**, 469–502 (1881)

ADAMKIEWICZ, A.: Die Blutgefäße des menschlichen Rückenmarkes. II. Die Gefäße der Rückenmarksoberfläche. S.-B. Akad. Wiss. Wien, math.-nat. Kl. **85**, 101–130 (1882)

AGNOLI, A.: Bedeutung der Diskographie und Ossovenographie bei ventralen Fusionen nach Cloward. Radiologe **15**, 328–333 (1975)

AMINOFF, M.J.: Spinal angiomas. Oxford: Blackwell Scient. Publ. 1976

ANDERSON, R.: Diodrast studies of the vertebral and cranial venous systems. J. Neurosurg. **8**, 411–422 (1951)

BAACKE, H.-H.: Veränderungen am venösen Gefäßsystem bei Osteochondrosis cervicalis. Fortschr. Röntgenstr. **87**, 721–726 (1957)

BAILEY, W.D., SPERL, M.P.: Angiomas of the cervical spinal cord. J. Neurosurg. **30**, 560–568 (1969)

BAKER, H.L., LOVE, J.G., LAYTON, D.D.: Angiographic surgical aspects of spinal cord vascular anomalies. Radiology **88**, 1078–1085 (1967)

BATSON, O.V.: The vertebral vein system. Amer. J. Roentgenol. **78**, 196–212 (1957)

BENATI, A., DA PIAN, R., MAZZA, C., MASCHIO, A., PERINI, S.G., BRICOLO, A., DALEE ORE, D.: Preoperative embolisation of a vertebral haemangioma compressing the spinal cord. Neuroradiology **7**, 181–183 (1974)

BENTSON, J.R., CRANDALL, P.H.: Use of the fogarty catheter in arteriovenous malformations of the spinal cord. Radiology **105**, 65–68 (1972)

BERGSTRAND, A., HÖÖK, O., LIDVALL, H.: Vertebral haemangioms compressing the spinal cord. Acta neurol. scand. **39**, 59–66 (1963)

BERGSTRAND, A., HÖÖK, O., LIDVALL, H.: Vascular malformations of the spinal cord. Acta neurol. scand. **40**, 169–183 (1964)

BIASINI, A.: Visualizzazione angiografica intraossea dei corpi vertebrali mediante iniezione diretta di liquidi di contrasto. Minerva chir. **35**, 491–498 (1955)

BOSMA, N.J.: Two angiographically demonstrated arteriovenous malformations of the spinal cord. Psychiat. Neurol. Neurochir. (Amst.) **71**, 19–30 (1968)

BOWSHER, D.R.: Connections of the internal vertebral venous plexus. J. Anat. (Lond.) **88**, 583–589 (1954)

BRADAC, G.B., BACHMANN, D., BEOCHARD, G., MOLTKE, A.v.: Die spinale Angiographie. Indikation und kasuistische Mitteilung. Neurochirurgia (Stuttg.) **14**, 93–97 (1971)

BRENNER, H., KRAUS, H.: Zur Diagnostik und Therapie der Rückenmarksangiome. Acta neurochir. (Wien) **15**, 62–68 (1966)

BRESCHET, G.: Essai sur les veines du rachis. Paris: Mequigon-Marvith 1819

BRESCHET, G.: Recherches anatomiques, physiologiques et pathologiques sur le système veineux et spécialement sur les canaux veineux des os. Paris: Villaret et Cie. 1828–32

BROY, H.: Die Querschnittslähmung, eine fatale angiographische Komplikation, Kasuistik und Übersicht. Fortschr. Röntgenstr. **114**, 354–366 (1971)

BROY, H.: Die spontane Darstellung der A. radicularis magna im abdominellen Aortogramm. Fortschr. Röntgenstr. **120**, 550–560 (1974)

BUCKNILL, T., JACKSON, J.W., KEMP, H.B.S., KENDALL, B.E.: Haemangioma of a vertebral body treated by ligation of the segmental arteries. J. Bone Surg. **55**-B, 534–539 (1973)

BÜCHELER, E.: Die direkte Angiographie der Vertebralplexus, der lumbalen Venen und des Azygosvenensystems. In: Ergebnisse der medizinischen Radiologie, B. III. Stuttgart: Thieme 1971

BÜCHELER, E., BUURMANN, R.: Kathetervenographie zur Diagnostik lumbaler Bandscheibenhernien. Röntgen-Bl. **27**, 561–572 (1974)

BÜCHELER, E., DÜX, A., VENBROCKS, H.P.: Die direkte vertebrale Venographie bei lumbalen Bandscheibenhernien. Fortschr. Röntgenstr. **109**, 594–603 (1968)

BÜCHELER, E., FROMMHOLD, H.: Angiologische Untersuchungen bei spinalen Durchblutungsstörungen. Fortschr. Röntgenstr. **117**, 262–269 (1972)

BUSSAT, P., ROSSIER, A.B., DJINDJIAN, R., VASE, H., BERNEY, J.: Spinal cord angiography in dorsolumbar vertebral fractures with neurological involvement. Radiology **109**, 617–620 (1973)

BUSSE, O., VOGELSANG, H.: Spinale Angiome. Akt. Neurol. **3**, 101–110 (1976)

CASTORINA, G., SASSAROLI, S.: Osservazioni sulla tecnica della spinografia o flebografia ossea intraspinosa. Lav. neuropsichiat. **17**, 47–54 (1955)

CLARKE, A.K., BEAVIS, J., IRVING, D., MACE, B.E.W.: Assessment of ascending lumbar venography in lumbar disc lesions. Edinburgh: European Radiol. Congress 1976

CLEMENS, H.J.: Beitrag zur Histologie der Plexus venosi vertebrales interni. Z. mikr.-anat. Forsch. **67**, 183–189 (1961 a)

CLEMENS, H.J.: Über die Gefäßverhältnisse in den Foramina intervertebralia. Die Wirbels. in Diagn. u. Therapie **25**, 111–113 (1961 b)

CLEMENS, H.J.: Die Venensysteme der menschlichen Wirbelsäule. Berlin: Walter de Gruyter & Co 1961 c

CLEMENS, H.J.: Die Venensysteme der Wirbelsäule; neue röntgenanatomische Untersuchungen. 16 mm Farbtonfilm Basel: Sandoz 1965

CLEMENS, H.J., NOESKE, K., ROLL, D.: Die arterielle Versorgung der menschlichen Wirbelsäule und des Rückenmarkes. In: Zur funktionellen Pathologie und Therapie der Wirbelsäule, S. 13–32. Berlin: K.H. Heine 1957

CLEMENS, H.J., VOGELSANG, H.: Die transossale Phlebographie der Wirbelsäule und des Spinalkanales, Morphologie und Klinik. 16 mm Farbtonfilm. Basel: Sandoz 1968

DEEB, Z.L., ROSENBAUM, A.E., BENSEY, J.J., SCARFF, T.B.: Calcified intramedullary Aneurysm in spinal angioma. Neuroradiol. **14**, 1–3 (1977)

DI CHIRO, G.: Combined retino-cerebellar angiomatosis and deep cervical angiomas. J. Neurosurg. **14**, 685–687 (1957)

DI CHIRO, G.: Angiography of obstructive vascular disease of the spinal cord. Radiology **100**, 607–611 (1971)

DI CHIRO, G.: Recent success and failures in radiographic and radioisotopic angiographie of the spinal cord. Brit. J. Radiol. **45**, 553–560 (1972)

DI CHIRO, G.: Development of spinal cord angiography. Acta radiol. diagn. **13**, 767–770 (1972)

DI CHIRO, G., DOPPMAN, J.L.: Differential angiographic features of haemangioblastomas and arteriovenous malformations of the spinal cord. Radiology **93**, 25–30 (1969)

Di Chiro, G., Doppman, J.L.: Endocranial drainage of spinal cord vein. Radiology **95**, 555–560 (1970)

Di Chiro, G., Doppman, J., Ommaya, A.K.: Selective arteriography of arteriovenous aneurysms of spinal cord. Radiology **88**, 1065–1077 (1967)

Di Chiro, G., Doppman, J., Ommaya, A.K.: Radiology of spinal cord arteriovenous malformation. Progr. neurol. Surg. Vol. 4. Karger: Basel 1971, pp. 329–354

Di Chiro, G., Fried, L.C.: Blood flow currents in spinal cord arteries. Neurology **21**, 1088–1096 (1971)

Di Chiro, G., Fried, L.C., Doppman, J.: Experimental spinal cord angiography. Brit. J. Radiol. **43**, 19–30 (1970)

Di Chiro, Harrington, T., Fried, L.C.: Microangiography of human fetal spinal cord. Amer. J. Roentgenol. **118**, 193–199 (1973)

Di Chiro, G., Herdt, J.R.: Angiographic demonstration of spinal cord arterial occlusion in postradiation myelomalacia. Radiology **108**, 317–319 (1973)

Di Chiro, G., Wener, L.: Angiography of the spinal cord. A review of contemporary techniques and applications. J. Neurosurg. **39**, 1–29 (1973)

Di Chiro, G., Wener, L.: Angiography of ependymomas of the spinal cord and filium terminale. Amer. J. Roentgenol. **122**, 628–633 (1974)

Djindjian, M.: Les malformations arterio-veineuses de la moelle épiniere et leur traitement. Paris: Thesis 1976

Djindjian, M., Djindjian, R., Rey, A., Hurth, M., Houdart, R.: Intradural extramedullary spinal arterio-venous malformation fed by the anterior spinal artery. Surg. neurol. **8**, 85–93 (1977)

Djindjian, R.: Selective spinal cord arteriography in cord compressions by tumor. Proc. roy. Soc. Med. **63**, 181–183 (1970)

Djindjian, R.: Angiography of the spinal cord. Baltimore: University Park Press 1970

Djindjian, R.: Embolisation par voie fémorale d'un angiome médullaire. J. Radiol. Électrol. **53**, 47–50 (1972)

Djindjian, R.: Spinal cord angiography in Osler-Rendu disease. Neuroradiology **6**, 279–289 (1974a)

Djindjian, R.: Persönliche Mitteilung (1974b)

Djindjian, R.: Angiography of the spinal cord. Surg. Neurol. **2**, 179–184 (1974c)

Djindjian, R., Cophignon, J., Theron, J., Merland, J.J., Houdart, R.: L'embolisation en neuroradiologie vasculaire. Technique et indications à propos de 30 cas. Nouv. Press. méd. **33**, 2153–2158 (1972b)

Djindjian, R., Cophignon, J., Theron, J., Merland, J.J., Houdart, R.: Embolization by superselective arteriography from the femoral route in neuroradiology. Review of 60 cases. I. Techniques, Indication, Complication. Neuroradiology **6**, 20–26 (1973b) II. Embolization in vertebromedullary pathology. Neuroradiology **6**, 132–142 (1973b)

Djindjian, R., Djindjian, M., Houdart, R.: Artériographie des épendymomes intra-rachidiens. Neuro-Chirurgie (Paris) **23**, 503–512 (1977)

Djindjian, R., Dorland, P.: Phlebographie rachidienne par voie trans-épineuse. Ann. Radiol. **3**, 449–468 (1960)

Djindjian, R., Dorland, P., Baget, P.: Phlebographie vertebro-rachidienne lombaire. Presse méd. **73**, 11–14 (1965)

Djindjian, R., Dumesnil, M., Faure, C., Lefebvre, J., Levégue, B.: Etude angiographique d'un angiome intrarachidien. Rev. Neurol. **106**, 278–285 (1962)

Djindjian, R., Dumesnil, M., Faure, C., Tavernier, C.: Angiome médullaire dorsal (étude clinique et artériographique). Rev. Neurol. **108**, 432–434 (1963)

Djindjian, R., Faure, C.: Accidents médullaires de l'aortographie. J. belge Radiol. **50**, 207–213 (1967)

Djindjian, R., Houdart, R., Cophignon, J.: Premiers essais d'embolisation par voie fémorales de fragments de muscle dans un cas d'angiome médullaires et dans un cas d'angiome alimenté par la carotide externe. Rev. Neurol. **125**, 119–130 (1971a)

Djindjian, R., Houdart, R., Hurth, M., Cophigan, J., Rey, A., Thurel, J.: Embolisation dans les angiomas de la moelle. J. Neuroradiol. **2**, 73–172 (1975)

Djindjian, R., Hurth, M., Houdart, R.: Arteriographie et ischémie médullaire dorsolombaire d'origine athéromateuse. A propos de 5 cas. Rev. Neurol. **122**, 5–14 (1970a)

Djindjian, R., Hurth, M., Houdart, R.: L'angiographie de la moelle épinière. Paris: Masson & Cie 1970b

Djindjian, R., Hurth, M., Houdart, R.: Angiomes médullaires, dysplasies vasculaires segmentaires ou généralisées et phacomatoses. Rev. Neurol. **124**, 121–142 (1971b)

Djindjian, R., Hurth, M., Djindjian, M., Houdart, R.: Ou en est l'angiographie médullaire en 1973? Nouv. Presse méd. **2**, 22–29 (1973a)

Djindjian, R., Hurth, M., Julian, H., Houdart, R.: Artériographie de l'ischémie médullaire par lésions athéromateuses ou discales. Presse méd. **77**, 471–479 (1969)

Djindjian, R., Hurth, M., Rey, A., Houdart, R.: Angiomes médullaires dans la maladie de Rendu-Osler. J. Neuroradiol. (Paris) **1**, 289–350 (1974)

Djindjian, R., Théron, J., Houdart, R.: Angiome intramédullaire dorsal et maladie de Rendu-Osler. Rev. Neurol. **127**, 563–568 (1972a)

Domisse, G.F.: The blood supply of the spinal cord. J. Bone and Joint Surg. **56 B**, 225–235 (1974)

Doppman, J.L.: The nidus concept of spinal cord arteriovenous malformations. A surgical recommendation based upon angiographic observations. Brit. J. Radiol. **44**, 758–763 (1971)

Doppman, J.L., Di Chiro, G.: Subtraction angiography of spinal cord vascular malformations. Report of a case. J. Neurosurg. **23**, 440–443 (1965)

DOPPMAN, J., DI CHIRO, G.: The arteria radicularis magna: radiographic anatomy in adult. Brit. J. Radiol. **41**, 40–45 (1968)

DOPPMAN, J., DI CHIRO, G., GLANCY, D.L.: Collateral circulation through dilated spinal cord arteries in aortic coarctation and extraspinal arteriovenous shunts: an arteriographic study. Clin. Radiol. **20**, 192–197 (1969a)

DOPPMAN, J., DI CHIRO, G., OMMAYA, A.K.: Obliteration of spinal cord arteriovenous malformation by percutaneous embolization. Lancet I/1968, 477

DOPPMAN, J., DI CHIRO, G., OMMAYA, A.K.: Percutaneous embolization of spinal cord arteriovenous malformations. J. Neurosurg. **34**, 48–55 (1971)

DOPPMAN, J., DI CHIRO, G., OMMAYA, A.K.: Selective arteriography of the spinal cord. St. Louis Miss.; Warren H. Green 1969b

DRASIN, G.F., DAFFNER, R.H., SEXTON, R.F., CHEATHAM, W.C.: Epidural venography: Diagnosis of hernieted lumbar intervertebral disc and other disease of the epidural space. Amer. J. Roentgenol. **126**, 1010–1016 (1977)

DRESSLER, F., SCHLIACK, H., WENDE, S.: Halsmarkangiom mit rezidivierenden Insulten. Dtsch. med. Wschr. **93**, 1852–1855 (1968)

ENGEL, E.: Die transspinale Phlebographie im Kindesalter. In: Neurologie der Wirbelsäule und des Rükkenmarkes im Kindesalter. Jena: Fischer 1964

ESPARZA, J., CASTRO, S., PORTILLO, J.M., ROGER, R.: Vertebral hemangiomas: spinal angiography and preoperative embolization. Surg. Neurol. **19**, 171–173 (1978)

FAURÉ, C., LEFEBVRE, J., DEBRUN, G., DJINDJIAN, R.: La vascularisation artérielle normale et pathologique du renflement lombaire de la moelle epinière chez l'enfant. Ann. Radiol. **10**, 129–140 (1967)

FINNEY, L.A., GARGANO, F.P., BUERMANN, A.: Intraosseous vertebral venography in the diagnosis of lumbar disk disease. Amer. J. Roentgenol. **92**, 1882–1892 (1964)

FISCHGOLD, H., ADAM, H., ECOIFFIER, J., PIQUET, J.: Opacification des plexus rachidiens et des veines azygos par voie osseuse. J. Radiol. Électrol. **33**, 37–44 (1952)

FISCHGOLD, H., CLEMENT, J., TALLAIRACH, J., ECOIFFIER, J.: Opacification des systèmes veineus rachidiens et craniens par voie osseuse. Presse méd. **60**, 599–601 (1952)

FÖRSTER, C., KAZNER, E.: Spinales Angiom mit Querschnittslähmung bei Klippel-Trénaunay-Syndrom. Neuropädiatrie **4**, 180–184 (1973)

FORTUNA, A., LA TORRE, E., OCCHIPINTI, E.: The direction of blood flow in the cervical cord. An angiographic study of infants and children. Europ. Neurol. **5**, 335–342 (1971)

FREYSCHMIDT, J., RITTMEYER, K.: Möglichkeiten und Grenzen der Gefäßdarstellung im Angiotomogramm in Abhängigkeit von Detailkontrast und -größe sowie von der Lagebeziehung zwischen Detail und Schichtrichtung. Fortschr. Röntgenstr. **123**, 301–307 (1975)

FRIED, L.C., DOPPMAN, J.L., DI CHIRO, G.: Direction of blood flow in the primate cervical spine. J. Neurosurg. **33**, 325–330 (1970)

FRIED, L.C., DOPPMAN, J.L., DI CHIRO, G.: Venous phase in spinal cord angiography. Acta radiol. **11**, 393–401 (1971)

GARGANO, F.P., MEYER, J.D., SHELDON, J.J.: Transfemoral ascending lumbar catheterization of the epidural veins in lumbar disk disease. Radiology **111**, 329–336 (1974)

GARGOUR, G.W., WENER, L., DI CHIRO, G.: Selective arteriography of the spinal cord in posttraumatic paraplegia. Neurology **22**, 131–134 (1972)

GERSHATER, R., HOLGATE, R.C.: Lumbar epidural venography in the diagnosis of disc herniation. Amer. J. Roentgenol. **126**, 992–1002 (1976)

GIERCKE, K.: Darstellung des lumbalen Bandscheibenprolapses durch die spinale Phlebographie. Fortschr. Röntgenstr. **101**, 64–66 (1964)

GIERCKE, K.: Typisches Spinalphlebogramm eines benignen raumfordernden Caudaprozesses. Fortschr. Röntgenstr. **105**, 280–282 (1966)

GIERCKE, K., MEYER-RIENECKER, H.: Zur Diagnostik spinaler Tumoren durch die spinale Phlebographie. Nervenarzt **36**, 177–179 (1965)

GOLDENBERG, M.: Glioma of spinal cord demonstrated by angiography. J. Canad. Ass. Radiol. **21**, 113–115 (1970)

GREGORIUS, F.K., WEINGARTEN, M.: The natural history of vascular malformations of the spinal cord with a presentation of two cases and a review of the literature. Bull. Los Angeles Neurol. Soc. **35**, 25–31 (1970)

GREITZ, T., LILIEQUIST, B., MÜLLER, R.: Cervical-vertebral phlebography. Acta radiol. **57**, 353–365 (1962)

GREMMEL, H., SCHMIDT-WITTKAMP, E.: Transvasale Kontrastmitteldarstellung der vertebralen und spinalen Venengeflechte (gezielte Vertebrovenographie). Zbl. Chir. **90**, 1793–1795 (1965)

GÜMBEL, U., PIA, H., VOGELSANG, H.: Lumbosacrale Gefäßanomalien als Ursache von Ischialgien. Acta neurochir. (Wien) **20**, 131–151 (1969)

GUIDETTI, B., FORTUNA, A.: Surgical treatment of intramedullary haemangioblastoma of the spinal cord. J. Neurosurg. **27**, 530–540 (1967)

GUTHKELCH, A.N.: Haemangiomas involving the spinal epidural space. J. Neurol. **11**, 199–210 (1948)

HABEL, J.: Angiographische Hinweise für die Richtigkeit der Teilstromtheorie der Rückenmarksdurchblutung im Halsmarkbereich. In: Angiographie und ihre Leistungen (K. Losse, Hrsg.), S. 180. Stuttgart: Thieme 1968

HACKER, H., ALONSO, A.: Die angiographische Darstellung eines Wirbelkörperhaemangioms. Fortschr. Röntgenstr. **111**, 581–583 (1970)

HACKER, H., VAN REY, W., RIEMANN, H.: Röntgendiagnostik beim spinalen Angiom. In: Deutscher

Röntgenkongreß 1967, Beiheft Z. Fortschr. Röntgenstr., Teil A. Stuttgart: Thieme 1968

HAMMER, B., SCHERRER, H.: Choice of contrast medium in lumbosacral myelography. Neuroradiology **4**, 114–117 (1972)

HEINDEL, C.C., DUGGER, S., GUINTO, C.: Spinal arteriovenous malformation with hypogastric blood supply. J. Neurosurg. **42**, 462–464 (1975)

HEKSTER, R.E.M., LUYENDIJK, W., TAN, T.I.: Spinal-cord-compression caused by vertebral haemangioma relieved by percutaneous catheter embolisation. Neuroradiology **3**, 160–164 (1972)

HELANDER, C.G., LINDBLOM, A.: Sacrolumbar venography. Acta radiol. **44**, 410–416 (1955)

HERDT, J.R., DI CHIRO, G., DOPPMAN, J.: Combined arterial and arteriovenous aneurysms of the spinal cord. Radiology **99**, 589–593 (1971)

HERDT, J.R., SHIMKIN, P.M., OMMAYA, A.K., DI CHIRO, G.: Angiography of vascular intraspinal tumors. Amer. J. Roentgenol. **115**, 165–170 (1972)

HERLIHY, W.F.: Revision of the venous system: The role of the vertebral veins. Med. J. Aust. **1**, 661–672 (1947)

HILAL, S.K., KEIM, A.A.: Selective spinal angiography in adolescent scoliosis. Radiology **102**, 349–359 (1972)

HÖÖK, O., LIDVALL, H.: Arteriovenous aneurysms of the spinal cord. A report of two cases investigated by vertebral angiography. J. Neurosurg. **15**, 84–91 (1958)

HORNYNKIEWYTSCH, TH., BARGON, G.: Die Gefahren und Schäden bei der modernen röntgenologischen Diagnostik und Strahlentherapie. Internist **3**, 487–498 (1962)

HOUDART, R.: L'artériographie des angioms de la moelle, étude anatomique et perspectives thérapeutiques. Presse méd. **73**, 525–530 (1965)

HOUDART, R., DJINDJIAN, R.: Les angiomes de la moelle. Etude clinique. Mécanisme de l'atteinte médullaire. Possibilités thérapeutiques. A propos de 33 cas. Rev. Neurol. **118**, 97–110 (1968)

HOUDART, R., DJINDJIAN, R., HURTH, M., REY, A.: Treatment of angiomas of the spinal cord. Surg. Neurol. **2**, 186–194 (1974)

HÜBNER, S.: Die spinale Ossovenographie beim Hund. Hannover: Diss. 1973 Tierärztl. Hochschule

HUK, W., KLINGER, M.: The diagnosis of cervical spinal angioblastomas. Neuroradiology **5**, 174–177 (1973)

HURTH, M., DJINDJIAN, R., HOUDART, R.: L'exérèse complète des aneurysms artério-veineux de la moelle epinière. Neuro-chirurgie **14**, 499–514 (1968)

ILIYNSKY, I.A., VASIN, N.Y.: Some issues pertinent to clinical picture and diagnosis of malformations in the development of spinal cord vessels. Vop. Neirokhir. **31**, 14–20 (1967)

ISHERWOOD, I.: Spinal intra-osseous venography. Clin. Radiol. **13**, 73–82 (1962)

JELLINGER, K.: Zur Orthologie und Pathologie der Rückenmarkdurchblutung. Wien-New York: Springer 1966

JULIAN, H.: Contribution à l'étude anatomique des artères de la moelle dorso-lombaire. Paris: Thesis 1965

JULIAN, H., DJINDJIAN, R., CARON, J.P., HOUDART, R.: Syndrome d'ischémie médullaire par compressions discale de l'artère du renflement lombaire. Neuro-chirurgie **14**, 163–171 (1968)

KADYI, H.: Über die Blutgefäße des menschlichen Rückenmarkes. Anat. Anz. **1**, 304–314 (1889a)

KADYI, H.: Über die Blutgefäße des menschlichen Rückenmarkes. Lemberg: Gubrynowicu u. Schmidt 1889b

KARASAWA, J., KIKUCHT, H., FURUSE, S., SAKAKI, T., MAKITA, Y.: Enlarged anterior spinal artery as collateral circulation. J. Neurosurg. **41**, 356–359 (1974)

KARDJIEV, V., SYMEONOV, A., CHANKOV, I.: Etiology, Pathogenesis and Prevention of Spinal Cord Lesions in Selectiv Angiography of the Bronchial and Intercostal Arteries. Radiology **112**, 81–83 (1974)

KASDON, D.L., WOLPERT, S.M., STEIN, B.M.: Surgical and angiographic localisation of spinal arteriovenous malformation. Surg. Neurol. **5**, 279–283 (1976)

KAUFMANN, H.H., OMMAYA, A.K., DICHIRO, G., DOPPMAN, J.L.: Compressions vs "steal". The pathogenesis of symptoms in arteriovenous malformations of the spinal cord. Arch. Neurol. **23**, 173–178 (1970)

KENDALL, B.E.: Application of angiography to tumors affecting the spinal cord. Proc. roy. Soc. Med. **63**, 185–187 (1970)

KENDALL, B.E.: Radiological investigations. In: Spinal angiomas (M.J. Aminoff, Ed.). Oxford-London: Blackwell 1976

KENDALL, B.E., LOGUE, V.: Spinal epidural angiomatous malformations draining into intrathecal veins. Neuroradiology **13**, 181–189 (1977)

KENDALL, B.E., ANDREW, J.: Neurogenic intermittend claudication associated with aortic steal from the anterior spinal artery complicating coarction of the aorta. J. Neurosurg. **37**, 89–94 (1972)

KISTLER, M.W., PRIBAM, H.: Epidural venography in the diagnosis of lumbar disc disease. Surg. Neurol. **5**, 287–291 (1976)

KLAR, E., PIOTROWSKI, W.: Kasuistischer Beitrag zur Tumorabgrenzung durch die spinale Ossovenographie. Radiologe **5**, 503–504 (1965)

KOCH, F., NOBBE, F.: Diagnostische Möglichkeiten der lumbalen Venographie. Med. Klin. **67**, 1510–1513 (1972)

KRAYENBÜHL, H., YASARGIL, M.G., MCCLINTOCK, H.G.: Treatment of spinal cord vascular malformations by surgical excision. J. Neurosurg. **30**, 427–435 (1969)

KRAYENBÜHL, H., BENINI, A., BOLLINGER, A., WELLAUER, J., SENNING, A.: Ein Fall von Klippel-Trénaunes-Weber Syndrom mit arteriovenöser Fistel im Bereich der Brustwirbelsäule und Rückenmarkkompression. Neurochirurgia **13**, 228–232 (1970)

KRISS, F.C., SCHNEIDER, R.C.: The value of vertebral angiography in the treatment of cervical neurofibroma. J. Neurosurg. **28**, 20–34 (1968)

KRUEGER, E.G.: Affections of the vascular system of the paraspinal, the intraspinal and the neuroaxial arterial and venous beds. Clin. Orthop. **27**, 111–126 (1963)

KRUEGER, E.G.: Vertebral phlebography; indications, contraindications, limitations. In: Vascular roentgenology: Arteriography, Phlebography, Lymphography. (Schobinger, R.A., Ruzicka, F.F., Eds). New York: Macmillan 1964

KRUEGER, E.G., GARRISON, S.L., WEINSTEIN, CH.: Vertebral hemangioma with compression of spinal cord. J. Neurosurg. **18**, 331–338 (1961)

KRUEGER, E.G., SCHOBINGER, R.A.: Intraosseous epidural venography in the diagnosis of surgical disease of the lumbar spine. Surg. Forum **11**, 396–398 (1960)

KUNC, Z., BRET, J.: Diagnosis and treatment of vascular malformations of the spinal cord. J. Neurosurg. **30**, 436–445 (1969)

KUSNETZOV, A.S.: Venous spondylography in the diagnosis of intervertebral disc hernias. Vop. Neirokhir. **27**, 23–28 (1963)

KVICALA, V.: Spinalni flebografie v. diagnostice diskopatii. Čs. Neurol. **27**, 303–308 (1964)

KVICALA, V., JIROUT, J.: Prínos transosální flebografie diagnostice extradurálních procesů páterních. Sborn. lék. **67**, 1–6 (1965a)

KVICALA, V., JIROUT, J.: Flebografické zmeny pri metastázách karcinomu do obratlu. Čs. Radiol. **29**, 147–152 (1965b)

LABAUGE, M.R., PEGURET, C., TORRES, F., GRIMAUD, B.: Les réseaux cervicaux de suppléance au cours des obstructions athéromateuses de l'artère vertébrale. Rev. Neurol. **121**, 467–481 (1969)

LAUSBERG, G., VOGELSANG, H.: Zur Diagnostik maligner extraduraler spinaler Prozesse. In: Dtsch. Röntgenkongr. 1967, S. 133–134. Stuttgart: Thieme 1968

LAZORTHES, G., PULHES, J., BASTIDE, G., ROULEAU, J., CHANCOLLÉ, A.R.: Recherches sur la vascularisation artérielle de la moelle. Applications à la pathologie médullaire. Bull. Acad. nat. Méd. (Paris) **41**, 464–477 (1957)

LAZORTHES, G., PULHES, J., BASTIDE, G., ROULEAU, J., CHANCOLLÈ, A.R.: La vascularisation artérielle de la moelle. Recherches anatomiques et applications à la pathologie médullaire et à la pathologie aortique. Neuro-chirurgie **4**, 3–19 (1958)

LAZORTHES, G., PULHES, J., BASTIDE, G., ROULEAU, J., CHANCOLLÈ, A.R., ZADEH, O.: La vascularisation de la moelle épinière. Etude anatomique et physiologique. Rev. Neurol. **106**, 545–577 (1962)

LAZORTHES, G., PULHES, J., BASTIDE, G., CHANCOLLÉ, A.R., ZADEH, O.: La vascularisation artérielle du renflement lombaire, étude des variations et des suppléances. Rev. Neurol. **114**, 109–122 (1966)

LE PAGE, J.R.: Transfemoral Ascending Lumbar Catheterization of the Epidural Veins. Radiology **111**, 337–339 (1974)

LEPOIRE, J., MONTAUT, J., PICARD, L., HEPPNER, H., MASINGUE, M., ARNOULD, G.: Embolisation préalable à l'exérèse d'un hémangiome du rachis dorsal. Neuro-chirurgie **19**, 173–181 (1973)

LESSMANN, F.P.: Persönliche Mitteilungen

LESSMANN, F.P., PERESE, D.M.: Intraosseous vertebral plexus venography, a new diagnostic method. Neurochirurgia **2**, 175–189 (1960)

LESSMANN, F.P., SCHOBINGER, R.S., LOSSER, E.C.: Intra-osseous venography in skeletal and soft tissue abnormalities. Acta radiol. **44**, 397–408 (1955)

LHERMITTE, F., CORBIN, J.L.: La circulation artérielle de la moelle et ses troubles en pathologie. Rev. Prat. (Paris) **10**, 2921–2933 (1960)

LILLIEQUIST, B.: Spinal cord angiomas diagnosed by gas myelography. Neuroradiol. **12**, 15–20 (1976)

LIPPE, P.M.: Persönliche Mitteilung

LÖHR, E., CLAR, H.E.: Angiography and the diagnosis of spinal pathology. Annual Meeting Deutsche Gesellschaft f. Neurochirurgie. Excerpta medica (Int. Kongr.-Serie) **217**, 29–30 (1970)

LÖHR, E., CLAR, H.E., BETTAG, W.: Spinale Diagnostik mittels angiographischer Methoden unter besonderer Berücksichtigung des elektronischen Subtraktionsverfahrens. Acta radiol. **13**, 813–817 (1972)

LÖSER, R., VOGELSANG, H.: Angiografin bei der lumbalen Myelographie anwendbar? Fortschr. Röntgenstr. **118**, 654–656 (1973)

LOGUE, V., AMINOFF, M.J., KENDALL, B.E.: Results of surgical treatment for patients with a spinal angioma. J. Neurol. Neurosurg. Psychiat. **37**, 1074–1081 (1974)

LORENZ, R., VOGELSANG, H.: Untersuchungen über den Zusammenhang zwischen intervertebralem Druck und Liquordruck. Fortschr. Röntgenstr. **109**, 604–612 (1968)

MACIVER, D.A., LETTS, R.M.: Interosseous vertebral venography as a diagnostic aid in intervertebral disc disease. Canad. Surg. **11**, 160–165 (1968)

MANELFE, C., DJINDJIAN, R.: Exploration angiographique des angiomes vertébraux. Acta radiol. **13**, 818–828 (1970)

MAROZZI, G., MESSINETTI, S., SARACCA, L., COLOMBATT, M.: La flebografia vertebrale transomatica. Roma: Edizioni Medichi e Scientifiche 1959

MEIJENHORST, G.C.H.: Methods of transfemoral lumbar epidural venography in the diagnosis of lumbar disc herniation. Radiol. Clin. **46**, 439–457 (1977)

MELLINS, H.Z.: Functions of the vertebral-venous-system. Bull. Univ. Minn. Hosp., Minn. med. Found. **22**, 213–224 (1951)

MILLER, M.H., HANDEL, ST.F., COAN, J.D.: Transfemoral lumbar epidural venography. Amer. J. Roentgenol. **126**, 1003–1009 (1976)

MITI, L.: L'azigografia vertebrale transomatica nello studio delle affezioni mediastiniche cardiache e plomonari. Clin. med. **43**, 143–154 (1962)

MORRIS, L.: Angioma of the cervical spinal cord. Radiology **75**, 785–787 (1960)

NATHAN, M.H., BLUM, L.: Evaluation of the vertebral venography. Amer. J. Roentgenol. **83**, 1027–1033 (1960)

NEUMAYER, E.: Die vasculäre Myelopathie. Wien-New York: Springer 1967

NEWTON, H., ADAMS, J.E.: Angiographic demonstration and nonsurgical embolization of spinal cord angioma. Radiology **91**, 873–876 (1968)

NOESKE, K.: Über die arterielle Versorgung des menschlichen Rückenmarkes. Gegenbaurs morph. Jb. **99**, 456–497 (1958)

NORDENSTRÖM, B.: A method of angiography to the azygos vein and the ant. int. venous plexus of the spine. Acta radiol. **44**, 201–208 (1955)

O'DELL, C.W., COEL, M.N., IGNELZI, R.J.: Ascending lumbar venography in lumbar disc disease. J. Bone J. Surg. **59 A**, 159–163 (1977)

OLIVECRONA, H.: Das klinische Material, Einteilung und Übersicht. In: Gefäßmißbildungen und Gefäßgeschwülste des Gehirns (BERGSTRAND, OLIVECRONA, TÖNNIS, Hrsg). Leipzig: Thieme 1936

OLTEANU-NERBE, V.: Gefäßmißbildungen des Rückenmarkes. Fortschr. Med. **94**, 601–608 (1976)

ORTNER, W.D., KUBIN, H., PILZ, P.: Ein zervikales kavernöses Angiom. Fortschr. Röntgenstr. **118**, 475–476 (1973)

OSWALD, K.: Untersuchungen über das Vorkommen von Sperrmechanismen in den Venae radiculares des Menschen. Diss. Freie Univ. Berlin 1961

PALVÖLGYI, L., LACZAY, A.: A transspinal vertebralis venographia kritikaja. Orv. Hetil. **110**, 14 (1969)

PERELMAN, R., LEVEQUE, B., ROUGERIE, J., FAURE, CL. ROY, C., GUINARD, M.TH., MARIE, J.: Angiome médullaire chez un enfant de 13 ans intéret de l'angiographie par voie fémorale. Ann. Pédiat. **10**, 124–128 (1963)

PERESE, D.M., FRACASSO, J.E.: Anatomical consideration in surgery of the spinal cord. A study of vessels and measurement of the cord. J. Neurosurg. **16**, 314–325 (1959)

PEREY, O., LIND, J., WEGELIUS, T.: Phlebography of the intervertebral plexus. Acta orthop. scand. **25**, 228–233 (1956)

PIA, H.W.: Differentialdiagnose und operative Behandlung der spinalen Apoplexie. Dtsch. med. Wschr. **91**, 925–929 (1966)

PIA, H.W., DJINDJIAN, R.: Spinal Angiomas. Heidelberg-Berlin-New York: Springer 1978

PIA, H.W., VOGELSANG, H.: Diagnostische und therapeutische Fortschritte bei spinalen Angiomen. Zbl. Chir. **90**, 783–788 (1965a)

PIA, H.W., VOGELSANG, H.: Diagnose und Therapie spinaler Angiome. Dtsch. Z. Nervenheilk. **187**, 74–96 (1965b)

PIA, H.W., VOGELSANG, H.: Neuere Methoden in der Diagnostik spinaler Angiome. Dtsch. med. Wschr. **91**, 173–174 (1965c)

PICARD, L., RENARD, M., HEPNER, H., LEPOIRE, J.: Aspects radio-anatomiques des angiomes médullaires. A propos de deux observations. Neurochirurgia **15**, 519–528 (1969)

PINTO, R.S., LIN, J.P., FIROOZNIA, H., LEFLEUR, R.S.: The osseous and angiographic features of vertebral chordomas. Neuroradiol. **9**, 231–241 (1975)

PISCOL, K.: Die Blutversorgung des Rückenmarkes und ihre klinische Relevanz. Berlin-Heidelberg-New York: Springer 1972

PROPERZI, E.: La flebografia transpinosa vertebrale. Radiologia (Roma) **8**, 623 628 (1952)

RAND, R.W., RAND, C.W.: Intraspinal tumors of childhood. Springfield: Thomas 1960

RIBADEAU-DUMAS, C., DJINDJIAN, R.: Angiome cervical (étude clinique et artériographique). Rev. Neurol. **108**, 54–58 (1963)

ROLAND, J., LARDE, D., SCHWARTZ, J.F., SIGIEL, M., PICARD, L.: Intéret de la phlébographie dans le diagnostic des discopathies lombaires. J. Radiol. Électrol. **57**, 175–180 (1976)

ROLAND, J., TREIL, J., LARDE, D., PICARD, L., MANELFE, CL.: Lumbar phlebography in the diagnosis of disc herniations. J. Neurosurg. **49**, 544–550 (1978)

ROVIRA, M., RIUS, J.: Angiografia de la medula espinal. Radiologia (Madr.) **13**, 301–324 (1971)

RUGGIERO, G., SCIALFA, G.: Il posto dell' angiografia nell'iter diagnostico delle mallatia del midollo. Riv. Neurol. **41**, 79–111 (1971)

SACKETT, F., DAMM, M.G., JAVID, M.J.: Unreliability of epidural venography in lumbar disc disease. Surg. neurol. **7**, 35–38 (1977)

SARTOR, K.: Die selektive Spinalarteriographie und ihre besondere Bedeutung für die Diagnostik und Therapie spinaler Prozesse, insbesondere arteriovenöser Mißbildungen. Röntgen-Bl. **30**, 607–615 (1977)

SARTOR, K., FLIEDNER, E., PFINGST, E.: Angiographic demonstration of Cervical extradural meningioma. Neuroradiology **14**, 147–149 (1977)

SARTOR, K.: Selektive spinale Arteriographie bei vertebralen und paravertebralen Krankheitsprozessen. Fortschr. Röntgenstr. **128**, 346–353 (1978)

SATO, I., OCHIAI, C., SATO, O., SANO, K., YAMADA, H., FURIHATA, F., YAHAGI, Y.: Diagnosis and surgical treatment of angiomas of the spinal cord. Neurol. Surg. **1**, 491–502 (1973)

SCHECHTER, M.M., ZINGESSER, L.H.: The anterior spinal artery. Acta radiol. **3**, 489–496 (1965)

SCHOBINGER, R.A.: L'artériographie et la phlébographie intramedullaire dans le diagnostic tumeurs. Méd. et Hyg. (Geneve) **17**, 69–84 (1959)

SCHOBINGER, R.A.: Intra-osseous venography. New York-London: Grune & Stratton 1960

SCHOBINGER, R.A.: Transosseous phlebography: general principles; vertebral phlebography; roentgen anatomy; vertebral phlebography by the posterior transspinous approach. In: Vascular roentgenology, Arteriography, Phlebography, Lymphography (R.A. SCHOBINGER, R.F. RUZICKA, eds). New York: Macmillan 1964

SCHOBINGER, R.A., KRUEGER, E.G.: Intraosseous epidural venography in the diagnostic of surgical disease of the lumbal spine. Acta radiol. NS **1**, 764–776 (1963)

SCHOBINGER, R.A., KRUEGER, E.G., SOBEL, G.L.: Comparison of intraosseous vertebral venography and Pantopaque-myelography in the diagnosis of surgical conditions of the lumbal spine and nerve roots. Radiology **77**, 376–398 (1961)

SCHOBINGER, R.A., LESSMANN, F.P.: A new approach allowing the roentgenologic demonstration of the vertebral venous plexi. Exp. med. Surg. **15**, 289–231 (1957)

SCHULZE, K.-J.: Die transossäre Venographie zur Diagnostik des lumbalen Bandscheibenvorfalles. Beitr. Orthop. **17**, 652–654 (1970)

SCOVILLE, W.: Intramedullary arteriovenous aneurysm of the spinal cord. J. Neurosurg. **5**, 307–312 (1948)

SETÄLÄ, K., TARKIAINEN, E., NYYSSÖNEN, O.: Intravenous meningorachidian phlebography. Naturwissenschaften **53**, 255 (1966)

SETÄLÄ, K., TARKIAINEN, E., STJERNVALL, L.: Angiographic recongnition of diseases involving the spine. Brit. J. Radiol. **40**, 309–310 (1967)

SETÄLÄ, K., TARKIAINEN, E., STJERNVALL, L.: Meningorachidian phlebography by the intercostal vein approach. Strahlentherapie **134**, 212–228 (1968)

SHEPHARD, R.H.: Some new concepts in intradural spinal angioma. Riv. Pat. nerv. ment. **86**, 276–283 (1965)

SHIOZAWA, Z., TANAKA, Y., MAKINO, N., SUGITA, K.-I.: Spinal cord angiography using 4× magnification. Radiology **127**, 181–184 (1978)

STEIN, S.C., OMMAYA, A.K., DOPPMAN, J.L., DI CHIRO, G.: Arteriovenous malformation of the cauda equina with arterial supply from branches of the internal iliac arteries. J. Neurosurg. **36**, 649–651 (1972)

SÜSSE, H.J.: Nachweis und Bedeutung der Inkompressibilität und Volumenkonstanz im Knochenmarksraum. Fortschr. Röntgenstr. **84**, 41–47 (1956)

SUH, TH., ALEXANDER, L.: Vascular system of the human spinal cord. Arch. Neurol. Psychiat. (Chic.) **31**, 659–677 (1939)

SUTTON, T., MURRAY, P.J., ALEXANDER, W.J., BLUNDELL, J.E.: Arteriovenous malformations of the spinal cord in childhood. Radiology **109**, 621–622 (1973)

TARKIAINEN, E.: Intercostal vein meningorachidography. Acta Radiol. Suppl. **271** (1967)

TEAL, J.S., RUMBAUGH, C.L., SEGALL, H.D., BERGERON, R.T. SCANLAN, R.L.: Acute renal failure following spinal angiography with Methylglucamine Jothalamate. Radiology **104**, 561–562 (1972)

THÉRON, J.: Cervicovertebral phlebography: Pathological results. Radiology **118**, 73–81 (1976)

THÉRON, J., DJINDJIAN, R.: Cervicovertebral phlebography using catheterization. Radiology **108**, 325–331 (1973)

THÉRON, J., HOUTTEVILLE, J.P., AMMERICH, A., SOUZA, A. ALVES DE, ADAM, H., THUREL, CL., REY, A., HOUDART, R.: Lumbar phlebography by catheterization of the lateral sacral and ascending lumbar veins with abdominal compression. Neuroradiol. **11**, 175–182 (1976)

TOTH, F., TÖRÖK, P.: Selektive spinale Arteriographie. Magy. Radiol. **27**, 149–161 (1975); Ref. Zbl. Neurol. **213**, 140 (1975)

VOGELSANG, H.: Le diagnostic neuro-radiologique des angioms du canal spinal. In: La radiographie des formations intrarachidiennes (H. FISCHGOLD, A. WACKENHEIM, eds). Paris: Masson & Cie 1965

VOGELSANG, H.: Diagnostische Möglichkeiten spinaler Tumoren mittels Ossovenographie. Radiologe **5**, 499–503 (1965)

VOGELSANG, H.: Die spinalen Angiome und ihre neuroradiologische Diagnostik. Dtsch. Röntgenkongr. 1967, Teil A, S. 185. Stuttgart: Thieme 1968

VOGELSANG, H.: Die spinale Ossovenographie. Berlin: Walter de Gruyter & Co 1969a

VOGELSANG, H.: Neuroradiologische Diagnostik bei Wirbelsäulenverletzungen. Dtsch. med. Wschr. **94**, 723–725 (1969b)

VOGELSANG, H.: Intraosseous spinal venography. Amsterdam: Excerpta Medica Monography 1970a

VOGELSANG, H.: Die spinale Ossovenographie. In: Wirbelsäule und Nervensystem (E. TROSTDORF, H.ST. STENDER, Hrsg.). Stuttgart: Thieme 1970b

VOGELSANG: H.: Der Wert der transossalen Phlebographie für die Diagnostik von Erkrankungen der Wirbelsäule. In: Angiologie und Scintigraphie bei Knochen- und Gelenkerkrankungen (R. GLAUNER, Hrsg.). Stuttgart: Thieme 1971a

VOGELSANG, H.: Moderne Röntgendarstellung des Spinalkanales. Ärztl. Prax. **23**, 1027–1030 (1971b)

VOGELSANG, H.: Phlébographie vertébro-basilaire. Technique – indications – résultats. Ann. Radiol. **15**, 591–601 (1972a)

VOGELSANG, H.: Angiographische Untersuchungen im Bereich von Wirbelsäule und Rückenmark. Dtsch. Ärztebl. **69**, 175–179 (1972b)

VOGELSANG, H.: Angiographische Untersuchungen. In: Zukunftsaufgaben für die Erforschung und Behandlung von Wirbelsäulenleiden. Die Wirbelsäule in Forschung und Praxis, Bd. 55. Stuttgart: Hippokrates 1972c

VOGELSANG, H.: Space occupying of the spinal canal and their diagnosis through intraosseous spinal venography. In: Angiography/Scintigraphy – symposium of the european association of radiology (L. DIETHELM, ed.). Berlin-Heidelberg- New York: Springer 1972d

VOGELSANG, H.: Wert der Simultantomographie bei phlebographischen Untersuchungen der Wirbelsäule und des Spinalkanales. Röntgenbl. **26**, 179–181 (1973a)

VOGELSANG, H.: Spinale Angiome. In: Innere Medizin in Praxis und Klinik, Bd. II (H. HORNBOSTEL, W. KAUFMANN, W. SIEGENTHALER, Hrsg.). Stuttgart: Thieme 1973b und 2. Aufl. 1978

VOGELSANG, H.: Die selektive spinale Arteriographie und ihre Bedeutung für die Diagnostik spinaler Angiome. Fortschr. Röntgenstr. **119**, 692–702 (1973c)

VOGELSANG, H.: Neuroradiological diagnosis of intradural spinal angiomas in children and infants. Neuropädiatrie **4**, 414–426 (1973d)

VOGELSANG, H.: Angiography. In: Handbook of clinical neurology, Band 19 (P.J. VINKEN, G.W. BRUYN, eds). Amsterdam: North-Holland Publish. Comp. 1974a

VOGELSANG, H.: Die selektive spinale Arteriographie – unter besonderer Berücksichtigung der röntgentechnischen Grundlage. Electromedica **42**, 98–102 (1974b)

VOGELSANG, H.: Die selektive spinale Arteriographie – Indikation und Wertigkeit. In: Spinale raumfordernde Prozesse (W. Schiefer u. H.H. Wieck, Hrsg.). Erlangen: Peri-med. Dr. Straube 1976

VOGELSANG, H.: Selektive und superselektive Angiographien der A. vertebralis, Karotis externa u. ihrer Äste sowie der Spinalarterien mit Metrizamid (Amipaque). In: Amipaque Workshop Berlin 1978 (FROMHOLD, HACKER, SCHMITT, VOGELSANG, Hrsg). Amsterdam: Excerpta Medica 1978

VOGELSANG, H., CALATAYUD, V.: Importancia de la osteoangiografia espinal en le diagnostico de procesos de localization vertebro-medular. Acta oncol. (Madr.) **7**, 3–18 (1968)

VOGELSANG, H., DIETZ, H.: Cervical spinal angioma combined with arterial aneurysm. Neuroradiology **8**, 223–228 (1975)

VOGELSANG, H., PIA, H.W.: Bedeutung der Wirbelangiographie für die Diagnose spinaler Angiome. Fortschr. Röntgenstr. **102**, 660–666 (1965)

VOGELSANG, H., WIEDENMANN, O.: Angiographische Befunde bei einem Riesenzelltumor und einem benignen Osteoblastom der Halswirbelsäule. Fortschr. Röntgenstr. **110**, 843–851 (1969)

VOGELSANG, H., SCHMIDT, R.C., STÖPPLER, L.: Zerebrale und spinale Angiographie mit Metrizamid (Amipaque). Fortschr. Röntgenstr. **129**, 559–561 (1978)

VOIGT, K., HOOGLAND, P.H., STOETER, P., DJINDJIAN, R.: Diagnostic value and limitations of selectiv spinal angiography in different lesions of the vertebral bones. Radiol. Clin. **47**, 73–90 (1978)

VOORTHUISEN, A.E. VAN: Selective angiografie van de lumbalarterien. Med. tschr. Genessk. **108**, 2461–2462 (1964)

WENER, L., DI CHIRO, G., GARGOUR, W.: Angiography of cervical cord injuries. Radiology **112**, 597–604 (1974)

WIRTH, F.P., POST, K.D., DI CHIRO, G., DOPPMAN, J.L., OMMAYA, A.K.: Foix-Alajouanine disease. Spontaneous thrombosis of a spinal cord arteriovenous malformation: a case report. Neurology **20**, 1114–1118 (1970)

WOOLLAM, H.H.M., MILLEM, J.W.: The arterial supply of the spinal cord and its significance. J. Neurol. Neurosurg. Psychiat. **18**, 97–102 (1955)

YASARGIL, M.G.: Diagnosis and treatment of spinal cord arteriovenous malformation. Prog. neurol. Surg. Vol. **4**. Karger: Basel 1971, pp. 355–428

YASARGIL, M., LONG, W. BRADFORD DE, GUARNASCHELLI, J.: Complete microsurgical excision of cervical extramedullary and intramedullary vascular malformation. Surg. neurol. **4**, 211–224 (1975)

ZÜLCH, K.J.: Mangeldurchblutung an der Grenzzone zweier Gefäßgebiete als Ursache bisher ungeklärter Rückenmarksschädigungen. Dtsch. Z. Nervenheilk. **172**, 81–101 (1954)

Computertomographie des Gehirns

Von

H. Steinhoff und J. Ambrose

Mit 169 Abbildungen und 6 Tabellen

A. Einführung

Seit der Entdeckung der „X-Strahlen" durch Wilhelm Conrad Röntgen im Jahre 1895 basierte die radiologische Darstellung von Gewebsstrukturen über viele Jahrzehnte hindurch ausschließlich auf dem Prinzip des sog. Schattenwurfes. Dieses Prinzip beinhaltet eine Limitierung der Darstellbarkeit minimaler Gewebsdichtedifferenzen. Als limitierende Faktoren sind im wesentlichen die Superposition verschiedener Medien, der relativ hohe Streustrahlenanteil, die Grenzen der Registrierbarkeit und bildlichen Wiedergabe von Absorptionsdifferenzen mittels photographischer Schwärzung oder Röntgenbildschirm und nicht zuletzt der hohe Informationsverlust durch die zweidimensionale Wiedergabe einer dreidimensionalen Information anzuführen. So waren selbst mit den konventionellen Röntgentomographieverfahren in der Größenordnung zwischen 1–2% gelegene Differenzen der Gewebsabsorption nicht erfaßbar. Für die Diagnostik im Bereich des Schädelinnenraumes bedeutete dies, daß sich z.B. die mit Liquor gefüllten Hirnkammern trotz einer Absorptionsdifferenz gegenüber Hirngewebe von ca. 2% im konventionellen Röntgentomogramm nicht darstellen ließen.

Durch die Einführung der sog. *Kontrastmittelmethoden* wie der *Luftventrikulographie* (Dandy, 1918), der *Pneumencephalographie* (Dandy, 1919), der *cerebralen Angiographie* (Moniz, 1927), der *Pneumencephalotomographie* (Janker, 1937), der *Angiotomographie* (Rocca u. Rosadini, 1960), der *selektiven und der superselektiven Gefäßdarstellung* (Newton u. Kramer, 1966; Djindjian, 1972) konnte die neuroradiologische Diagnostik intra- und extracranieller Prozesse im Laufe der Jahre erheblich verbessert werden. Nicht zuletzt haben auch die *cerebrale Vergrößerungsangiographie* (Heuser u. Lemcke, 1953) und das *Röntgensubtraktionsverfahren* (Ziedses des Plantes, 1961) zu einer Verfeinerung der Röntgendiagnostik beigetragen.

Seit der ersten Anwendung radioaktiv markierter Farbstoffe zum Nachweis pathologischer intracranieller Prozesse durch Moore (1947) wurden durch die Entwicklung der Szintillationskamera (Anger, 1958) und die Einführung neuer Radionuklide, insbesonder des ^{99m}Technetium-Pertechnetats (Harper, et al., 1962) die technischen Voraussetzungen für die *cerebrale Sequenzszintigraphie* geschaffen, die ein leistungsfähiges nicht-invasives Untersuchungsverfahren für die Lokalisations- und Artdiagnose cerebraler Erkrankungen darstellt und darüber hinaus dynamische Studien ermöglicht.

Es ist das Verdienst des amerikanischen Neurologen Oldendorf, bereits 1961 mit der Methode der „isolated flying spot detection of radiodensity discontinuities" auf eine Möglichkeit der zweidimensionalen Darstellung von Absorptionsdifferenzen eines Mediums hingewiesen zu haben, einer Methode, die im Gegensatz zu sämtlichen bisher angewendeten Röntgenverfahren nicht auf dem Prinzip des Schattenwurfes basierte. Da seinerzeit eine hochentwickelte Computertechnik noch nicht verfügbar war, blieb Oldendorf die Weiterentwicklung seiner Methode zu einem praktikablen diagnostischen Untersuchungsverfahren versagt.

Die *Szintitomographie* (Kuhl u. Edwards, 1968), die auf der Erfassung der Impulsprofile eines innerhalb eines Mediums angereicherten Radionuklids aus verschiedenen Projektionen basiert, stellte erstmals ein klinisch anwendbares Verfahren dar, bei dem der Bildaufbau durch winkelgerechte Rückprojektion der digitalisierten Meßwerte im Sinne eines Summationsbildes auf eine Bildmatrix unter Verwendung eines Computers realisiert wurde.

Im Jahre 1968 entwickelte der englische Elektronik-Ingenieur G.N. Hounsfield, der sich seit 1967 in den Forschungslaboratorien der Firma EMI Ltd. mit Experimenten über Schriftleseverfahren bzw. Mustererkennung und Computertechnik befaßt hatte, unabhängig von den Experimenten Oldendorfs mit der *axialen Computertomographie* ein für den Schädel konzipiertes und auf einem völlig neuen Grundprinzip basierenden Röntgentomographieverfahren, das erstmals eine außerordentlich hohe Dichtauflösung und darüber hinaus eine quantitative Analyse der Gewebsdichte ermöglicht (Hounsfield, 1973). Das Verfahren, mit dem intracranielle Prozesse aufgrund einer Absorptionsdifferenz zum intakten Hirngewebe erstmals direkt und in ihrer Lagebeziehung zu den umgebenden normalen Hirnstrukturen in einem Schichtbild mit hoher Detailgenauigkeit abgebildet werden können, hat bereits wenige Jahre nach der ersten klinischen Erprobung durch J. Ambrose (1973) weltweit einen dominierenden Platz unter den nicht-invasiven radiologischen Untersuchungsmethoden eingenommen und die Möglichkeiten der Diagnose und der Differentialdiagnose cerebraler Erkrankungen revolutioniert.

B. Grundlagen der Methode

Das Prinzip der Computertomographie wurde von G.N. Hounsfield (1968) in einer Patentschrift erläutert. Es basiert auf der quantitativen Registrierung der Schwächung eines eng eingeblendeten Röntgenstrahls innerhalb der durchstrahlten Objektschicht mit Hilfe eines hochempfindlichen Detektorsystems. Werden die einzelnen Raumelemente der untersuchten Schicht aus zahlreichen Strahlenrichtungen abgetastet, so kann aus den gewonnenen Durchstrahlungsprofilen (Projektionen) die Absorptionsverteilung in der Objektschicht mit Hilfe aufwendiger, nur computertechnisch realiserbarer Rechenprozesse rekonstruiert werden. Die für die einzelnen Raumelemente kalkulierten Schwächungskoeffizienten werden entweder in Form eines Zahlenbildes ausgedruckt oder nach Umwandlung in ein Bildsignal in Form eines Schichtbildes in Grauabstufungen von schwarz bis weiß an einem Kathodenstrahloszillographen wiedergegeben.

I. Abtastsystem

Die Verwendung eines eng gebündelten Röntgenstrahls und hochempfindlicher Detektoren gewährleistet eine um einige Größenordnungen genauere Gewebsabsorptionsmessung, da störende Streustrahlen eliminiert werden und darüber hinaus Szintillationsdetektoren mit nachgeschalteten Photomultipliern die Strahlungsintensität wesentlich empfindlicher registrieren als Röntgenfilme.

Zur Erzielung einer hohen Meßgenauigkeit ist eine Röntgenröhre mit hoher Dauerleistung erforderlich, die in der Regel mit 120–150 kV und 30–50 mA betrieben wird. Um Meßfehler durch Hochspannungs- oder Röhrenstromschwankungen zu vermeiden, wird die Röntgenröhre aus einem eigens für das Gerät entwickelten Hochspannungsgenerator gespeist, der die Betriebswerte besonders stabil hält. Wegen der Energieabhängigkeit des Schwächungskoeffizienten würden z.B. Hochspannungsänderungen um 1 kV bereits Meßfehler von 1% zur Folge haben. Wenn man davon ausgeht, daß eine detaillierte Weichteildiagnostik nur dann realisierbar ist, wenn der Schwächungskoeffizient des Objektmaterials mit einer Genauigkeit von etwa 0,5–1,0% bestimmt werden kann, ist es verständlich, daß die einzelnen Meßwerte mindestens die Genauigkeit aufweisen müssen, die für den Schwächungskoeffizienten angestrebt wird. Allein wegen des Quantenrauschens sind zur Erzielung einer Meßgenauigkeit von z.B. 0,5% ca. 100000 Röntgenquanten pro Meßwert erforderlich (FÜHRER et al., 1975). Meßtechnische Probleme ergeben sich auch aus der Tatsache, daß die Röntgenröhre keine monochromatische Strahlung, sondern ein breites Spektrum liefert, das sich beim Durchtritt durch das Objekt je nach Objektdicke und Objektmaterial verändert. Der Aufhärtungseffekt kann durch geeignete Vorfilterung der Strahlung zumindest reduziert werden.

Als Strahlungsdetektoren werden thalliumaktivierte Natriumjodidkristalle oder Bismuthgermanat-Szintillationsdetektoren, jeweils mit nachgeschalteten Photomultipliern, sowie auch ein Xenongas-Detektorsystem verwendet.

1. Translations-Rotationsprinzip

Bei den CT-Geräten der 1. Generation, wie z.B. dem EMI Scanner Mark I, wurde die zu untersuchende Objektschicht in Linearbewegungen (Translationen) abgetastet. Hierbei bewegten sich die Röntgenröhre und das Detektorsystem synchron tangential zum Schädel. Die linearen Abtastungen wurden aus 180 (bzw. 225) Richtungen wiederholt, wobei die Meßeinrichtung jeweils um 1 Grad zur Schädelachse geschwenkt wurde (Rotation) (Abb. 1). Um den Zeitaufwand für eine Untersuchung zu verkürzen, wurden zwei nebeneinander liegende Detektoren verwendet und die Strahlengeometrie so gewählt, daß zwei benachbarte Schichten gleichzeitig untersucht werden konnten. Bei einem linearen Abtastvorgang in zwei benachbarten Transversalschichten von je 13 mm Dicke wurden 240 Meßwerte pro Schicht registriert, so daß nach einem Untersuchungsvorgang 43200 bzw. 54000 Meßdaten zur Rekonstruktion der Schwächungskoeffizienten für eine Matrix von 160×160 (=25600) Raumelementen pro Schicht zur Verfügung standen.

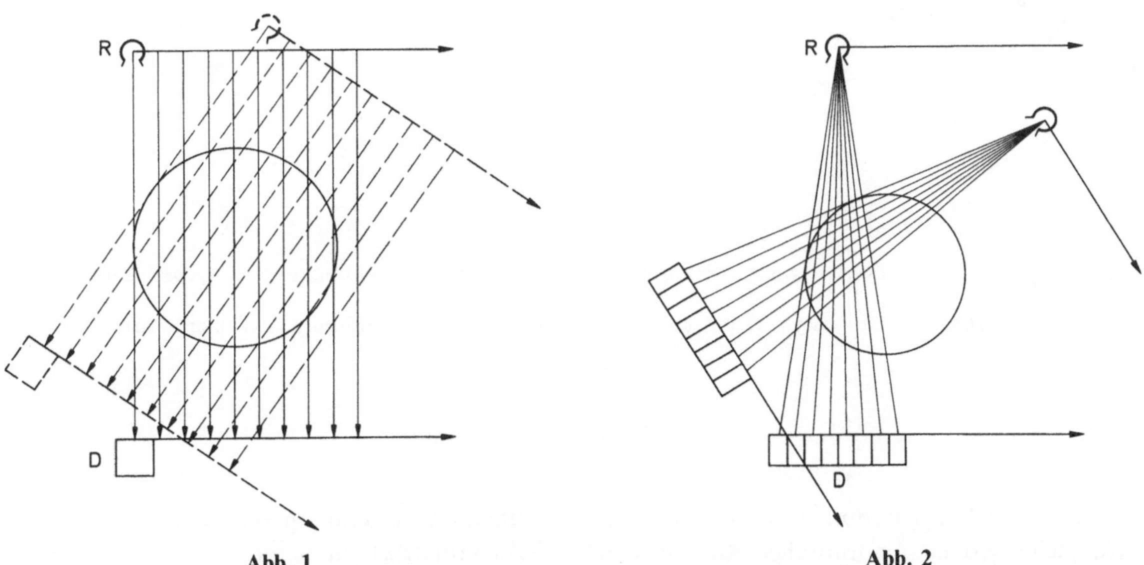

Abb. 1. Einfachstes Translations-Rotations-System (1. Generation)

Abb. 2. Translations-Rotations-System mit mehreren Detektoren und fächerförmig ausgeblendetem Röntgenstrahl (2. Generation)

Der komplette Abtastvorgang für eine Doppelschicht erforderte einen Zeitaufwand von 4,5 min bzw. 6,15 min.

Bei den CT-Geräten der 2. Generation besteht die Meßeinrichtung ebenfalls aus einem linearen Abtast-Drehsystem. Ein fächerförmig ausgeblendeter Röntgenstrahl tastet die zu untersuchende Objektschicht linear und aus verschiedenen Richtungen ab. Der Fächerwinkel beträgt zwischen 5–10°. Die Zahl der Detektoren liegt zwischen 3 und 30 (Abb. 2). Die Meßzeit kann auf diese Weise gegenüber der der Systeme der 1. Generation erheblich, d.h. auf 15–20 s, verkürzt werden.

2. Rotationsprinzip

Bei den Geräten der 3. Generation drehen sich Röntgenröhre und Detektoren um den Patienten (Abb. 3). Es entfällt somit eine Linearbewegung. Es werden etwa 250–350 Detektoren verwendet. Die Meßzeiten liegen in der Größenordnung von ca. 5 s. Der elektronische Aufwand ist entsprechend größer als bei den nach dem Translations-Rotationsprinzip arbeitenden Geräten. Um die Strahlenbelastung für den Patienten gering zu halten, wird die Röhrenspannung gepulst. Zur Vermeidung von ringförmigen Bildartefakten ist eine exakte Abgleichung sämtlicher Detektoren erforderlich.

Bei den CT-Geräten der 4. Generation handelt es sich um Rotationssysteme mit stehenden Detektoren. Die Röntgenröhre rotiert um den Patienten. Auf einem Kreisbogen sind zwischen 420 und 700 Detektoren angeordnet (Abb. 4). Der elektronische Aufwand ist erheblich.

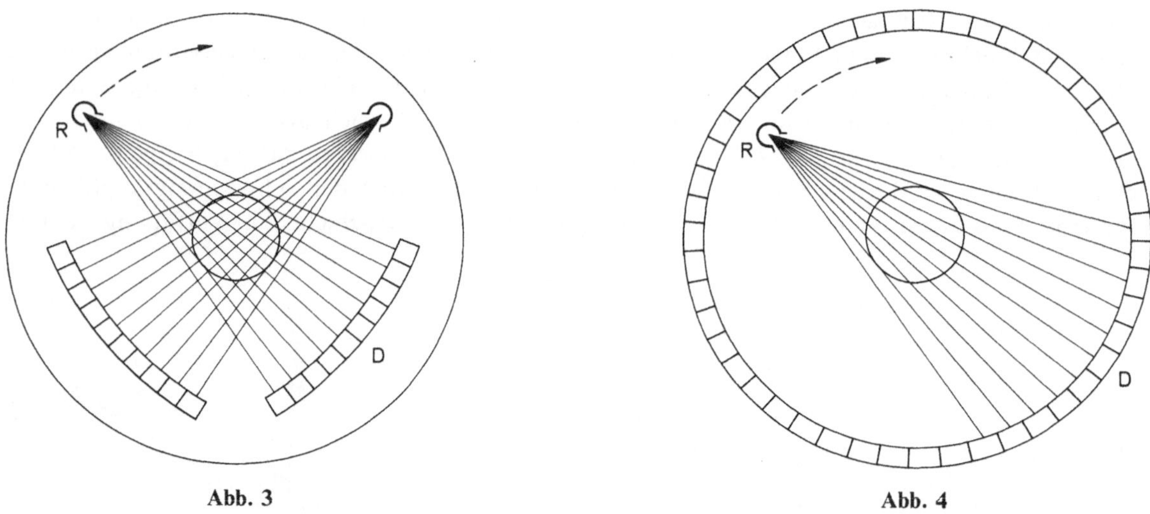

Abb. 3 **Abb. 4**

Abb. 3. Rotationssystem mit Rotation der Röhre-Detektorenkombination (3. Generation)

Abb. 4. Rotationssystem mit stationärer 360°-Detektorenanordnung (4. Generation)

II. Bildrekonstruktion

Zur Bildrekonstruktion ist es zweckmäßig, die untersuchte Transversalschicht in ein Raster von gleich großen quadratischen Raumelementen (Objektmatrix) aufzuteilen. Jedes Raumelement besitzt einen Absorptionskoeffizienten, der den Mittelwert aller im Raumelement enthaltenen Strukturen darstellt. Die Aufgabe der mathematischen Bildrekonstruktion besteht darin, die Verteilung der Absorptionskoeffizienten in der Objektmatrix abzuschätzen und diese als Bildmatrix von $n \times n$ Bildelementen darzustellen. Im angloamerikanischen Schrifttum wird das Bildelement mit „pixel“ bezeichnet, wobei es sich um eine Wortneubildung aus picture und cell handelt. Für das Raumelement (Volumenelement) ist die Bezeichnung „voxel“ (Wortneubildung aus volume und cell) gebräuchlich.

Bei der mathematischen Rekonstruktion der Bildmatrix aus den zahlreichen Durchstrahlungsprofilen (Projektionen) müssen die Gesetze der Röntgenstrahlenabsorption mitberücksichtigt werden. Ein Röntgenstrahl, der n hintereinander gelegene, gleich große Raumelemente durchdringt, wird derart geschwächt, daß der Logarithmus naturalis des Quotienten aus der Eintritts- und der Austrittsintensität gleich der Summe der Absorptionskoeffizienten dieser Raumelemente ist. Für alle einzelnen Raumelemente gelten die gleichen Absorptionsgesetze, wobei die jeweils eintretende Intensität gleich der austretenden Intensität des davor gelegenen Raumelementes ist. Recht übersichtliche Verhältnisse ergeben sich, wenn die Strahlen die Objektmatrix parallel zur x- oder y-Achse durchsetzen und die Strahlenbreite der Breite der Matrixelemente entspricht.

Komplizierte Verhältnisse entstehen, wenn die Strahlbreite und die Breite eines Matrixelementes differieren oder, wenn der Strahl die Matrix schräg durchsetzt. Es werden dann einige Raumelemente nur teilweise getroffen. Entsprechend erhöht sich die Zahl der an der Absorption beteiligten Matrixelemente (Abb. 5). Der unterschiedliche Anteil der verschiedenen Raumelemente an der Strahlenschwächung ist der getroffenen Fläche proportional und muß durch einen Korrekturfaktor berücksichtigt werden.

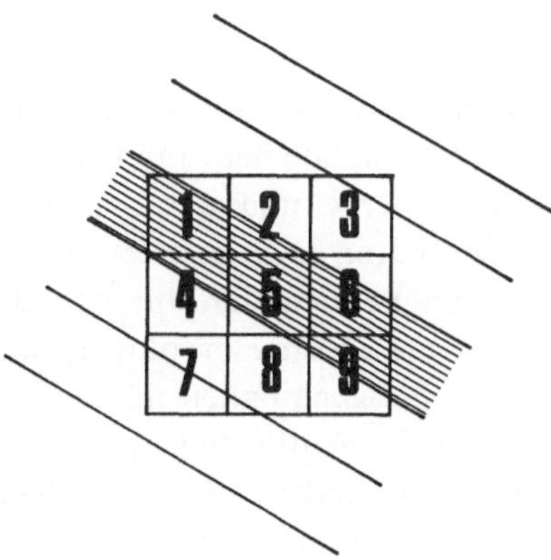

Abb. 5. Unterschiedlicher Anteil verschiedener Raumelemente an der Schwächung eines schräg zur x- oder y-Achse der Objektmatrix einfallenden Röntgenstrahls. (Nach EDHOLM, 1975)

Die vom Abtastsystem gelieferten Meßdaten werden daher im Computer einer Reihe von Rechenprozessen unterworfen. Diese Rechenprozesse beinhalten eine Normierung, Digitalisierung und Logarithmierung und sind als Vorverarbeitung der vom Scanner gemessenen Durchstrahlungsprofile anzusehen. Die eigentliche Bildrekonstruktion erfolgt mit Hilfe mathematischer Methoden, die in zahlreichen Anwendungsgebieten wie der Astrophysik, der Elektronenmikroskopie, der Szintitomographie, der Sonographie und der Holographie bereits benutzt wurden oder noch Anwendung finden. Hierzu zählen die algebraische Rekonstruktionstechnik (ART), die simultane iterative Rekonstruktionstechnik (SIRT) und die analytischen Verfahren wie die Fourier-Transformation und die Convolutionsmethode (Methode der gefilterten Rückprojektion).

1. Rekonstruktion vertikaler Schichtbilder

Für manche diagnostische und therapeutische Fragestellungen ist die Erfassung des Prozesses in vertikaler Schichtung von Bedeutung. Die direkte Ableitung vertikaler Schichten setzt eine genügend große Öffnung am CT-Gerät voraus und ist nicht selten problematisch, da von metallischen Zahnfüllungen ausgehende Streifenartefakte eine Beurteilung des CT-Befundes erschweren, mitunter sogar unmöglich machen können.

Vertikale Schichtbilder können rechnerisch durch lineare Interpolation paralleler, eventuell überlappender axialer Schichten rekonstruiert werden. Die Bildauflösung in rekonstruierten vertikalen Tomogrammen wird durch die Dicke der computertomographisch erfaßten Schicht und den Abstand zwischen den einzelnen axialen Schichten bestimmt. Der Meßwert für einen Punkt innerhalb einer axialen Schicht entsteht aus einer gewichteten Mittelung der tatsächlichen Dichtewerte innerhalb der Schichtdicke. Als Folge einer diskreten Konvolution resultiert insbesondere eine Abflachung steiler Kanten und somit eine Verfälschung der Konturen in vertikaler Richtung. Die Konvolution kann durch algebraische oder analytische Methoden weitgehend eliminiert werden (Dekonvolution).

III. Räumliche Auflösung und Dichteauflösung

Der Informationsgehalt eines Computertomogrammes wird in entscheidendem Maße von der Anzahl der registrierten Photonen pro Volumenelement der Objektschicht bestimmt. Im Hinblick auf die Strahlenbelastung des Patienten muß die applizierte Strahlendosis jedoch in zumutbaren Grenzen gehalten werden.

Die räumliche Auflösung ist abhängig von der Größe des Pixelvolumens, welches dem Volumen des Raumelementes (Voxel) entspricht und als Produkt aus Schichtdicke und Bildelement (Pixel) definiert ist. Die Bildinformation wird bezüglich der räumlichen Auflösung jedoch nicht ausschließlich von der Größe der Bildrasterelemente und der Schichtdicke bestimmt, sondern darüber hinaus auch noch von den unterscheidbaren Dichtewerten innerhalb der Voxel (Dichteauflösung) mit beeinflußt. Das Voxel stellt jenen Bereich dar, für den der lokale Schwächungskoeffizient errechnet wird. Es ist infolgedessen als Dosimetervolumen aufzufassen. Bei Applikation einer bestimmten Strahlendosis nimmt die Meßgenauigkeit im Voxel bei Herabsetzung der Voxelgröße ab, was sich wiederum auf die räumliche Auflösung auswirkt. Räumliche und Dichteauflösung stehen somit in einem wechselseitigen Verhältnis. Eine Verbesserung der räumlichen Auflösung kann durch eine Erhöhung der Anzahl von Rasterelementen oder eine Herabsetzung der Schichtdicke demzufolge nur dann erzielt werden, wenn die Photonenzahl pro Voxel durch Erhöhung der Strahlendosis in etwa konstant gehalten wird.

Die meisten CT-Geräte bieten die Möglichkeit einer wahlweisen Scan-Geschwindigkeit und wahlweisen Bildmatrix. Bei Verwendung der langsameren Geschwindigkeit und der niedrigeren Matrixzahl erhöht sich die Meßgenauigkeit (sog. high accuracy scan). Eine Verlangsamung der Scangeschwindigkeit bei erhöhter Anzahl von Matrixelementen steigert dagegen in erster Linie die räumliche Auflösung (sog. high definition scan). Die Beziehung zwischen räumlicher Auflösung und Dichteauflösung in Abhängigkeit von der Scangeschwindigkeit und der Zahl der Matrixelemente verschiedener CT-Geräte wird in der Abb. 6 veranschaulicht.

IV. Absorptionsskala

Für die unterschiedliche Strahlenabsorption der Gewebe hat HOUNSFIELD eine Zahlenskala eingeführt, deren Werte auf der prozentualen Abweichung vom Absorptionswert des Wassers basieren. In dieser Skala betragen die Werte für Wasser ± 0, für Luft -100% und für kompakten Knochen $+100\%$. Die normalerweise innerhalb der Schädelkapsel gelegenen Flüssigkeiten und Gewebe unterscheiden sich vom Absorptionskoeffizienten von Wasser maximal nur bis zu 5%. Aus praktischen Gesichtspunkten wurde die numerische Absorptionsskala zunächst um den Faktor 5 ge-

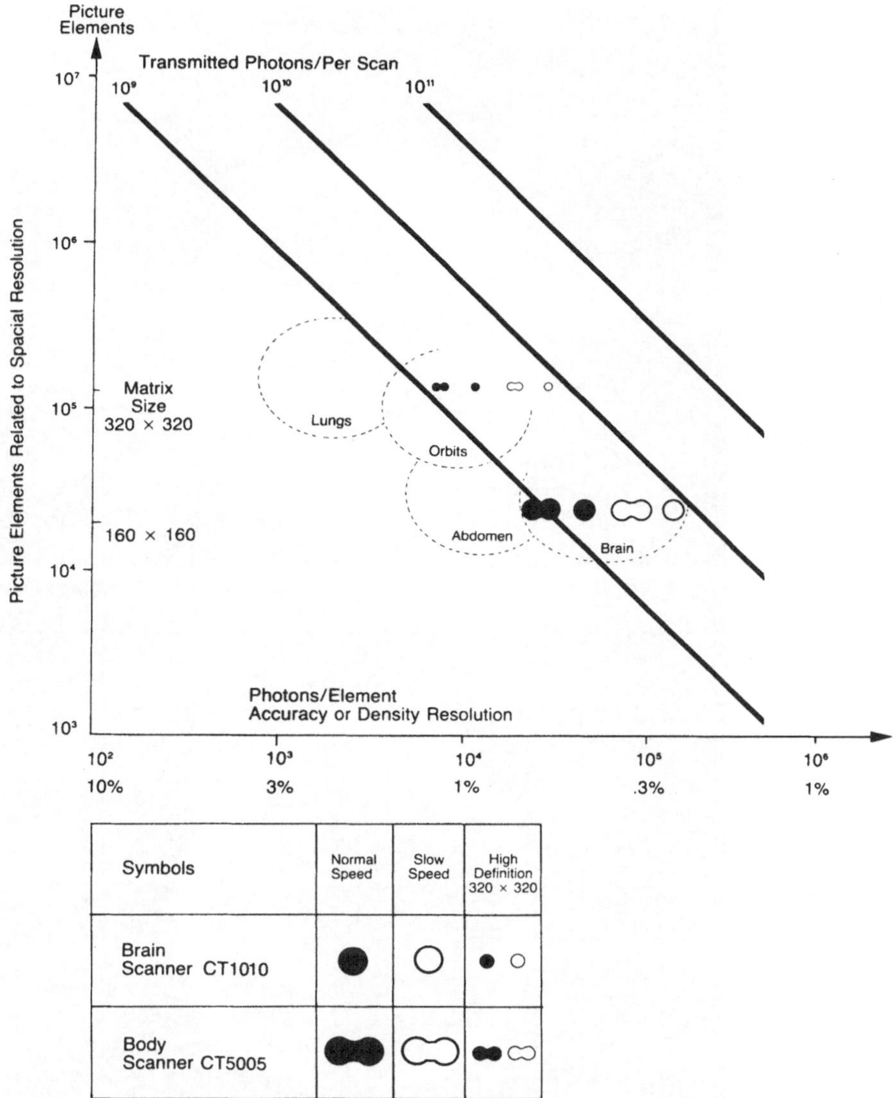

Abb. 6. Die Beziehung zwischen räumlicher und Dichte-Auflösung für verschiedene Untersuchungsgeräte und Untersuchungsbedingungen und für die diagnostischen Anforderungen in unterschiedlichen Körperregionen. (Nach McATAMNEY, 1976)

dehnt, so daß die Absorptionszahlen (EMI-Zahlen) von −500 (Luft) bis +500 (kompakter Knochen) reichten. Die verbesserte Dichteauflösung der CT-Geräte der 2. Generation ermöglichte eine Dehnung der prozentualen Skala um den Faktor 10. Dementsprechend erstrecken sich die als Hounsfield-Einheiten bezeichneten Maßzahlen der derzeit gebräuchlichen Skala von −1000 (Luft) bis +1000 (kompakter Knochen). Eine Hounsfield-Einheit entspricht somit 2 EMI-Einheiten.

Für eine beliebige innerhalb der Schicht gelegene Region kann ohne großen zeitlichen Aufwand der Absorptionsmittelwert und die Standardabweichung der Absorptionswerte angegeben werden (Abb. 7a–c). Mit Hilfe spezieller Computer-Programme kann durch ein Histogramm Aufschluß über die Häufigkeitsverteilung der verschiedenen Strahlenabsorptionswerte innerhalb eines interessierenden Areals zusätzlich zum Absorptionsmittelwert und zur Standardabweichung erhalten werden. Die durchschnittlichen Absorptionswerte normaler und pathologischer intracranieller Gewebe und Flüssigkeiten sind der Tabelle 1 zu entnehmen.

SOMATOM SF
RAD.UNIV.KLINIK MUENCHEN
F/004
I:12
256
F-R
+ 208
+ 80
- 48
M 12.2
A 10
P 9
L 124
C 159
S 8
T 10
V 125
D 230
G -14
P -72
a

SOMATOM SF
RAD.UNIV.KLINIK MUENCHEN
F/004
I:12
256
F-R
+ 208
+ 80
- 48
M 11.9
A 530
P 489
S 3.4
R 0.2
D 26
L 125
C 161
S 8
T 10
V 125
D 230
G -14
P -72
b

SOMATOM SF
RAD.UNIV.KLINIK MUENCHEN
F/004
I:12
256
F-R
+ 208
+ 80
- 48
M 12.1
A 1182
P 1090
S 3.7
R 0.1
S 8
T 10
V 125
D 230
G -14
P -72
c

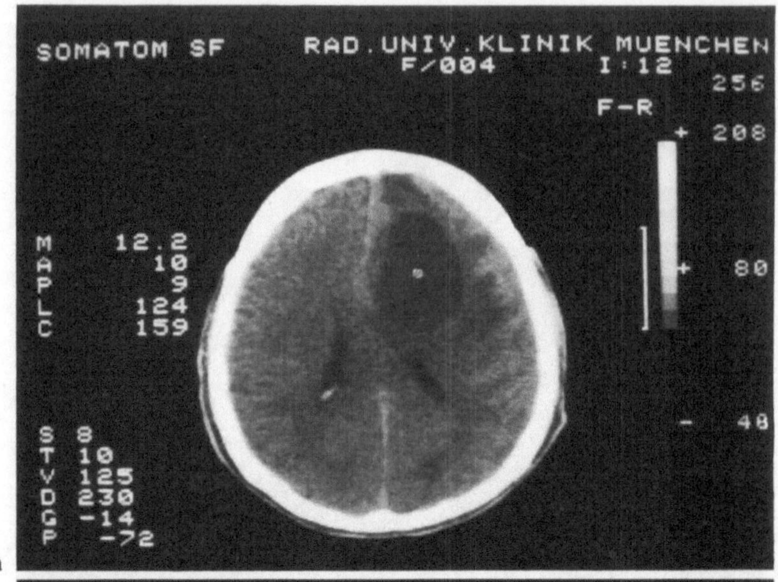

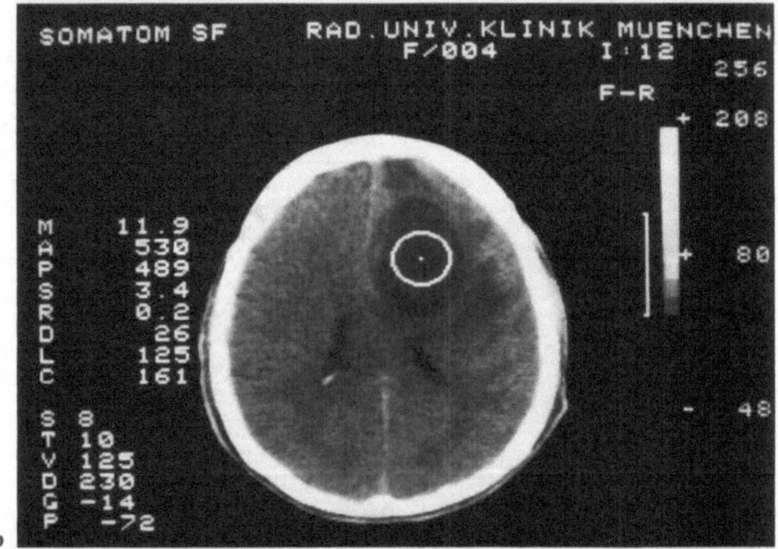

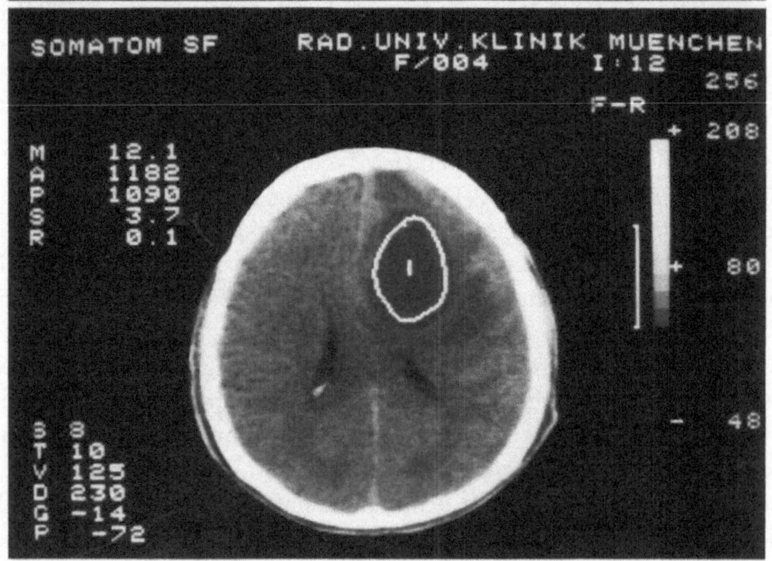

Abb. 7a–c

Tabelle 1. Absorptionswerte normaler und pathologischer intracranieller Gewebe und Flüssigkeiten

Medium	EMI-Einheiten (Mittelwert)	Hounsfield-Einheiten (Mittelwert)
Knochen	bis +500	bis +1000
Verkalkungen	ab + 30	ab + 60
Hirngewebe		
graue Substanz	+16 bis +19	+35 bis +39
weiße Substanz	+14 bis +17	+30 bis +33
Liquor	+ 3 bis + 8	+ 6 bis +16
Fließendes Blut	+16 bis +22	+32 bis +44
Geronnenes Blut, frisch	+32 bis +38	+64 bis +76
Geronnenes Blut, älter	+15 bis +30	+30 bis +60
Infarkt, frisch	+10 bis +16	+20 bis +32
Infarkt, älter	+ 3 bis + 9	+ 6 bis +18
Chronisches subdurales Hämatom	+12 bis +28	+23 bis +56
Subdurales Hygrom	+ 6 bis +10	+12 bis +20
Marklagerödem	+ 9 bis +12	+19 bis +25
Hirnsubstanzdefekt nach Kontusion	+ 3 bis +10	+ 6 bis +20
Fremdkörper	bis über +500	bis über +1000
Luft	bis −500	bis −1000
Fett	−35 bis −55	− 70 bis −110
Hirntumoren, unverkalkt*	−64 bis +29	−128 bis + 58
Tumorcysten	+ 6 bis +12	+ 12 bis + 24
Nekrosezonen in Tumoren	+10 bis +16	+ 20 bis + 32

* Absorptionswerte der Hirntumoren gegliedert nach Tumorhistologie s. Tabelle 5

V. Bildwiedergabe

Die Wiedergabe des Analogbildes am Oszilloskop oder am Fernsehmonitor der Betrachtungseinheit kann durch Änderung der Fensterhöhe und der Fensterbreite manipuliert werden. Eine Manipulation ist insofern erforderlich als das gesamte rekonstruierte Schichtbild einen für die Betrachtung erheblich zu großen Kontrastumfang hat und daher im Analogbild mit der auf ca. 10 Stufen begrenzten Grauwertskala nicht gleichzeitig analysiert werden kann. Mit der Fensterhöhe kann das Zentrum der Grauskala in jeden beliebigen Bereich der Zahlenskala entsprechend der Dichte des zu untersuchenden Gewebes gelegt werden. Mit Hilfe der Fensterbreite kann die zur Verfügung stehende Grauwertskala für die Abbildung kleinerer oder größerer Bereiche der Absorptionsskala verwendet werden, wodurch sich eine steilere oder flachere Gradation des Schichtbildes ergibt (Abb. 8a–d). Bei Meßeinstellung an der Sichteinheit (kleinste Fensterbreite) werden alle Regionen mit Absorptionswerten unterhalb der eingestellten Fensterhöhe schwarz und oberhalb der gewählten Fensterhöhe weiß abgebildet. Die niedrigsten und die höchsten Absorptionswerte einer Läsion können aufgrund des Umschlages von weiß in schwarz direkt abgelesen werden.

◄ **Abb. 7a–c.** Dichtemessungen im Bereich einer Tumorcyste mit punktförmiger **a**, kreisförmiger **b** und manuell eingezeichneter Meßbereichszone **c**. Die ermittelten durchschnittlichen Absorptionszahlen schwanken zwischen +11,9 HE **b** und +12,2 HE **a** bei einem Wert von +12,1 HE im manuell umfahrenen Meßbereich. Die Standardabweichung beträgt ±3,4 HE **b** bzw. ±3,7 HE **c**

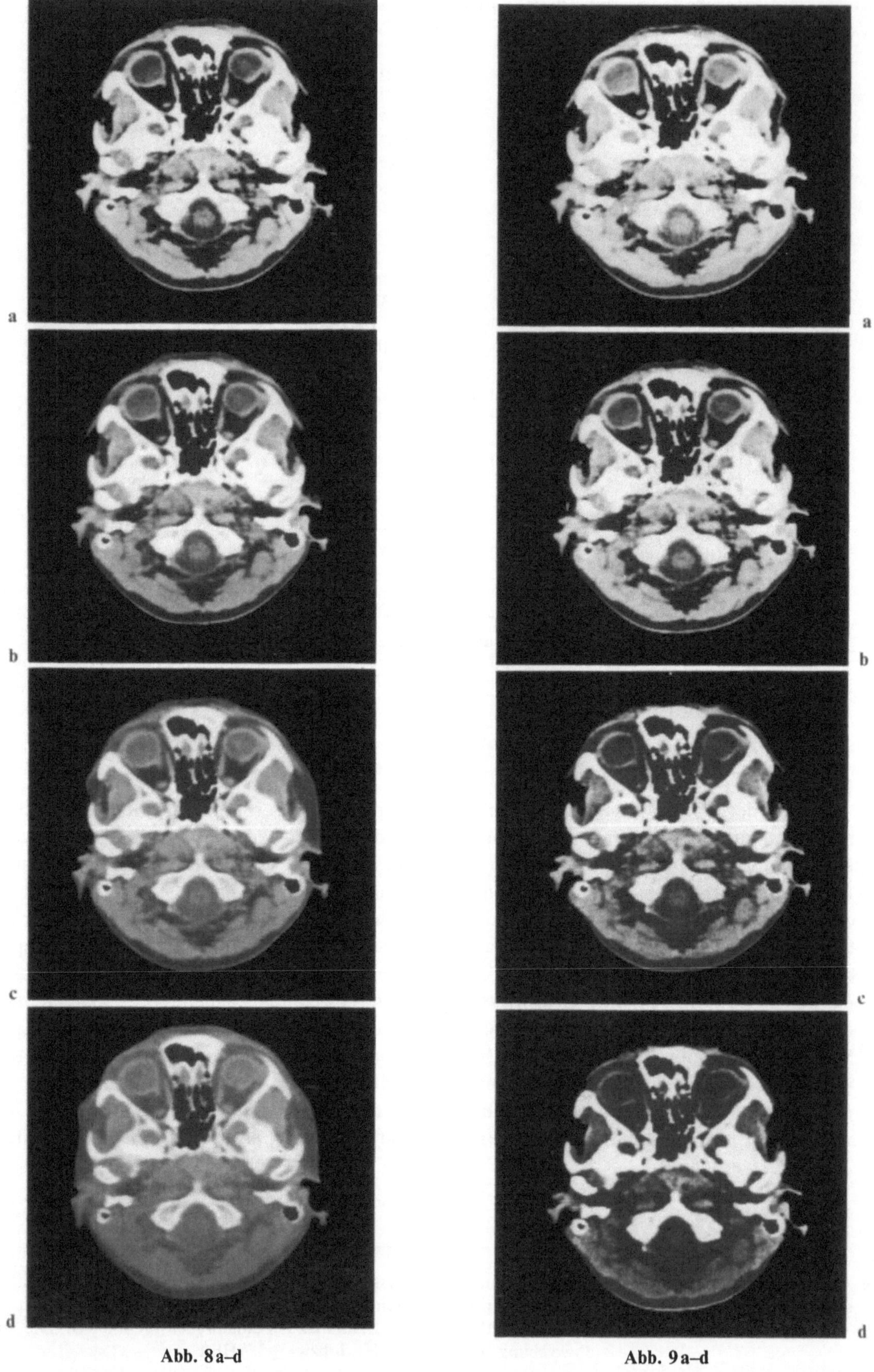

Abb. 8a–d **Abb. 9a–d**

Die Bilddokumentation kann mit einer Polaroidkamera zur schnellen Erstellung eines photographischen Bildes oder mit 100-mm-Blattfilm und dem damit verbundenen Vorteil der niedrigen Filmkosten erfolgen. Die errechneten Bilddaten werden in der Regel auf einem Magnetträger, vorzugsweise auf einer dünnen Magnetplatte („Floppy Disk") oder aber auf Magnetband gespeichert, so daß sie jederzeit erneut beliebig analysiert werden können (Abb. 9a–d).

C. Das normale Computertomogramm

I. Standardschichten

Im Schädelbereich hat sich die von AMBROSE (1973) vorgeschlagene Standardmethode der *axialen Schnittführung parallel zur Orbito-Meatallinie* bei den meisten Fragestellungen bewährt. Die Anzahl der für eine komplette Darstellung des gesamten Schädelinhaltes erforderlichen Standardschichten richtet sich nach der verwendeten Schichtdicke, die in der Regel mit 8 oder 10 mm gewählt wird. Bei 8 mm Schichtdicke ist eine komplette Untersuchung zumeist mit 12 Schichten zu erzielen (Abb. 10a–l). Bei Prozessen im basisnahen Bereich hat sich die Verwendung von Zwischenschichten oder wesentlich dünnerer Schichten bewährt, da hierdurch eine Verfälschung der Absorptionswerte durch den partiellen Volumeneffekt unmittelbar angrenzender Knochenstrukturen vermieden werden kann.

Für die computertomographische Abklärung der hinteren Schädelgrube sind spezielle *Kleinhirnschichten* erforderlich, bei denen die Basislinie gegenüber der Orbito-Meatallinie um ca. 25° geneigt wird. Eine entsprechende Projektion kann bei den neueren CT-Geräten zumeist durch eine Kippung der Gantry erzielt werden.

Bei Orbitaprozessen erfolgt die Schichtung bei gegensätzlicher Kippung des Kopfes oder der Gantry, bis die Basislinie zur Orbito-Meatallinie um ca. 20° geneigt ist. Die *Orbitaschichten* verlaufen somit weitgehend parallel zum Orbitaboden bzw. parallel zur Achse des N. opticus.

D. Kontrastverstärkung im Computertomogramm

Bereits während der klinischen Erprobung der axialen Computertomographie des Schädels machte AMBROSE (1973) am Atkinson Morley's Hospital in London die Beobachtung, daß die intravenöse Injektion von 20–40 ml Natrium-Iothalamat in einer Jodkonzentration von 420 mg/ml in verschiedenen Hirntumoren und einigen anderen pathologischen Hirnprozessen einen computertomographisch faßbaren Anstieg der Strahlenabsorption verursacht, der dazu führt, daß sich der pathologische Hirnprozeß gegenüber seiner Umgebung besser abgrenzen läßt. Seither ist die Verwendung von Kontrastmitteln im Rahmen der computertomographischen Diagnostik vor

◄ **Abb. 8a–d.** Einfluß der Fensterbreite (FB) auf die Bildwiedergabe bei konstanter Fensterhöhe von +25 HE. Mit zunehmender Fensterbreite: **a** FB 256, **b** FB 512, **c** FB 1024, **d** FB 2046 erhöht sich die Detailerkennbarkeit im Bereich der Knochenstrukturen

◄ **Abb. 9a–d.** Einfluß der Fensterhöhe (FH) auf die Bildwiedergabe: **a** FH ±0 HE, **b** +25 HE, **c** +50 HE, **d** +75 HE. Fensterbreite konstant bei 256

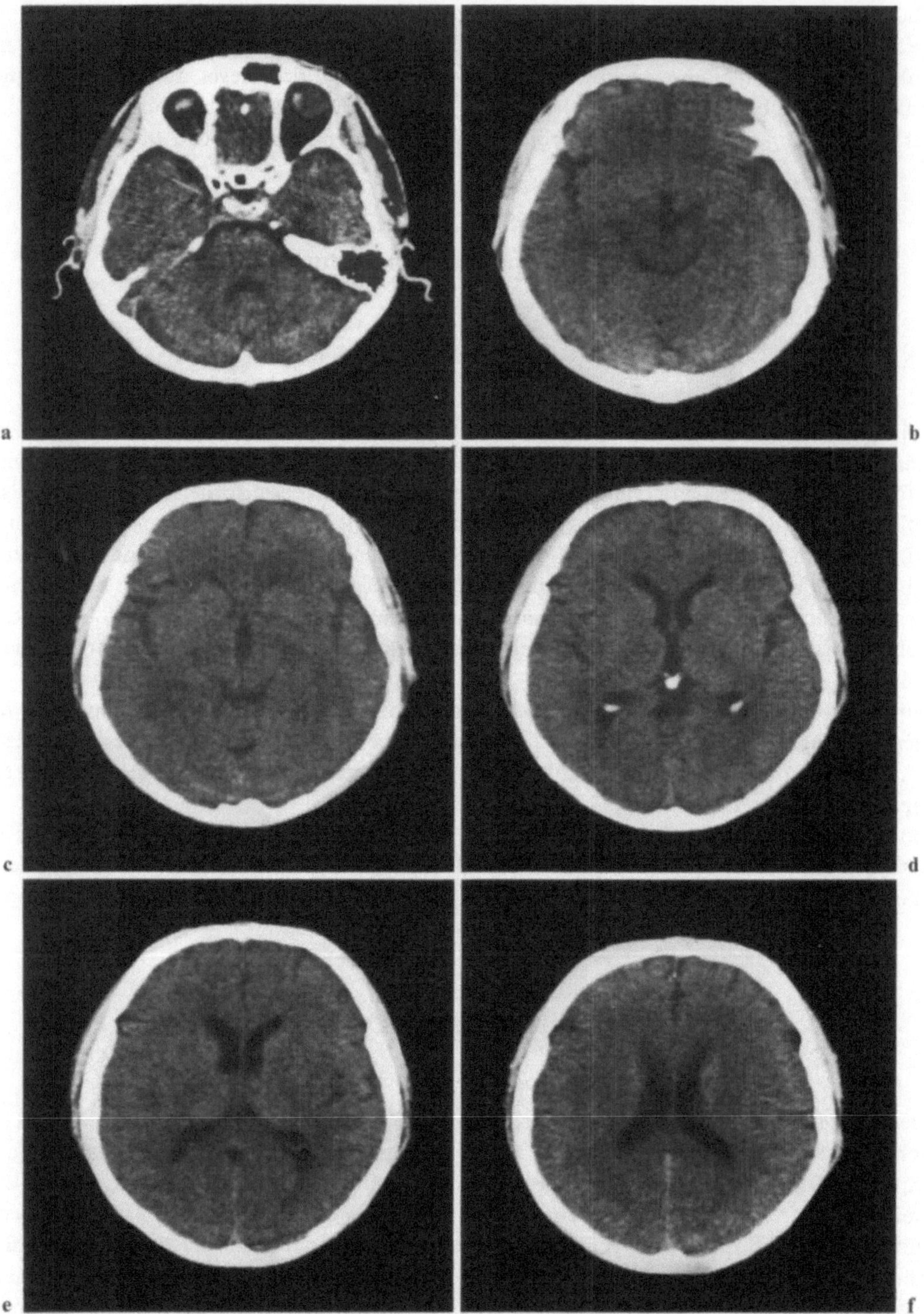

Abb. 10a–f

allem bei klinischem Verdacht auf einen Tumor sowie bei einigen anderen Fragestellungen ein fester Bestandteil der Routinemethode. Zur Erzielung einer optimalen Kontrastverstärkung werden jedoch weitaus größere Kontrastmittelmengen appliziert. Die Veränderungen im Kontrast-Scan können in der Regel nur dann optimal interpretiert werden, wenn die Vergleichsmöglichkeit mit einem Nativ-Scan besteht.

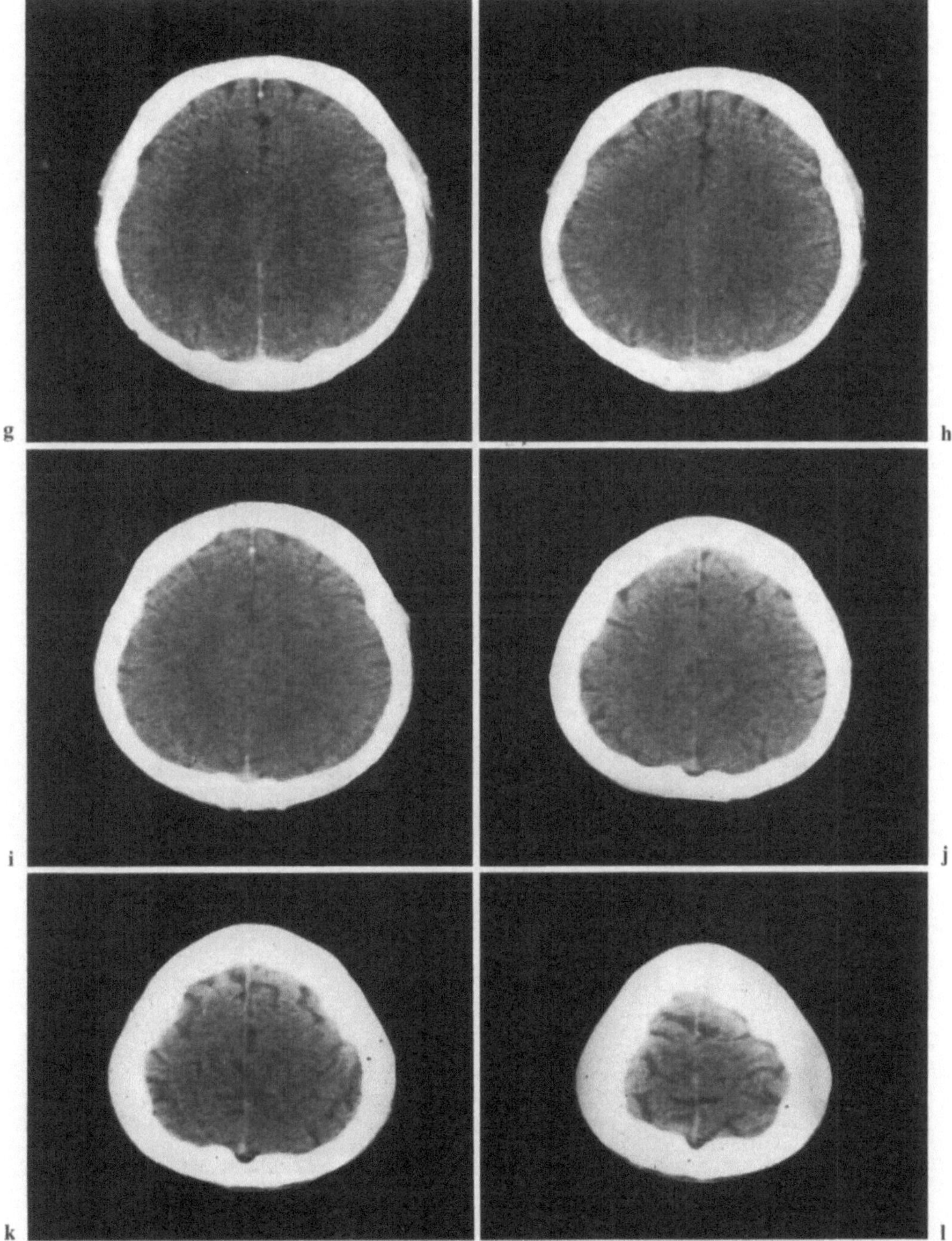

◄ **Abb. 10a–l.** Normales Computertomogramm in 12 Schichten (8 mm Schichtdicke)

I. Das Prinzip der Kontrastverstärkung

1. Intravasculäre Komponente der Kontrastverstärkung

Die Kontrastverstärkung im Computertomogramm nach intravenöser Kontrastmittelapplikation wird im wesentlichen auf eine intravasculäre und eine extravasculäre Komponente zurückgeführt. Die intravasculäre Kontrastverstärkung korreliert linear mit dem Jodgehalt des zirkulierenden

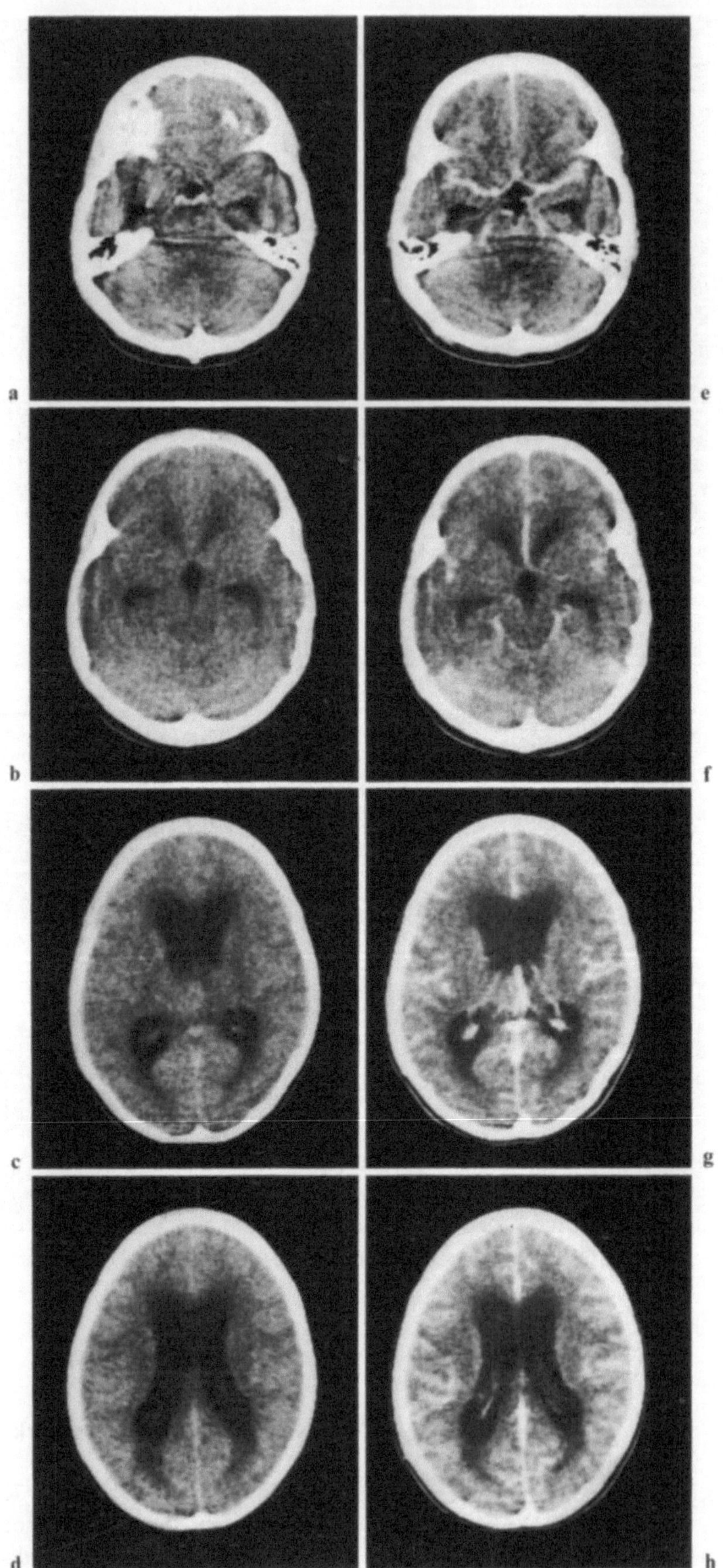

Abb. 11 a–h

Blutes, wobei eine Zunahme der Jodkonzentration um 100 mg J/100 ml einen Absorptionsanstieg von ca. 13 EMI-Einheiten (26 HE) verursacht (GADO et al., 1975a). Nach Bolusinjektion eines 60%igen Kontrastmittels in einer Dosierung von 1 ml/kg Körpergewicht beträgt die Dichtezunahme im Bereich des fließenden Blutes aufgrund computertomographischer Messungen venöser Blutproben 10 min p.i. durchschnittlich 19,6±4,9 EMI-Einheiten (39,2±9,8 HE) (STEINHOFF u. LANGE, 1976). Die Schwankungsbreite der Durchschnittswerte wird dadurch erklärt, daß die Dosierung auf das Körpergewicht und nicht auf das Gesamtkörperblutvolumen bezogen ist. Darüber hinaus ändert sich der Kontrastmittelgehalt des fließenden Blutes laufend durch die relativ schnell einsetzende und individuell unterschiedliche Kontrastmittelausscheidung der Nieren sowie den Kontrastmittelaustritt aus dem intravasalen Raum in die verschiedenen Körpergewebe. Bereits innerhalb der ersten 5 min nach Bolusinjektion fällt der Kontrastmittelspiegel des Blutes um durchschnittlich 20% und verringert sich während der nächsten 5 min um ca. weitere 13%, in den darauffolgenden 5 min um zusätzlich 5% (CATTELL, 1970).

Im normalen Gehirn, in dem eine intakte Bluthirnschranke vorliegt, korreliert die Dichtezunahme nach Kontrastmittelapplikation mit der intravasalen Jodkonzentration und entspricht demzufolge dem Blutvolumen des Hirngewebes. Nach Bolusinjektion von 100 ml Methylglucamin Iothalamat (60%) wird im Bereich der weißen Hirnsubstanz computertomographisch unter Verwendung einer Röhrenspannung von 120 kV und 33 mA ein Absorptionsanstieg von durchschnittlich 0,6 EMI-Einheiten (1,2 HE) registriert (GADO et al., 1975a). Der Absorptionsanstieg bewegt sich innerhalb der methodisch bedingten Fehlerbreite, die etwa ±2 EMI-Einheiten (±4 HE) beträgt. Auch bei Verabfolgung größerer Kontrastmittelmengen wie z.B. von 300 ml Natriumdiatrizoat (25%) liegt der quantitative Wert der Kontrastverstärkung im Bereich des normalen Hirngewebes bei ca. 1 EMI-Einheiten (2 HE) (HUCKMAN, 1975). PHELPS et al. (1976) vertreten daher die Ansicht, daß die Computertomographie keine verläßliche Untersuchungsmethode zur Bestimmung des cerebralen Blutvolumens darstellt. Selbst bei Applikation wesentlich größerer Gesamtjodmengen ist die Aussagefähigkeit der Computertomographie zur Abschätzung des Hirnblutvolumens limitiert, da hohe Jodkonzentrationen im Bereich des zirkulierenden Blutes eine vorübergehende Änderung der Autoregulation, des arteriellen Blutdruckes, des cerebralen Blutvolumens und der regionalen Hirndurchblutung hervorrufen (GRUBB et al., 1973, 1974; KAGSTRÖM et al., 1958, 1960; POTCHEN et al., 1970; SAKO, 1963).

Der Absorptionsanstieg im Bereich des zirkulierenden Blutes ermöglicht die *computertomographische Darstellbarkeit intracranieller Gefäße* (Abb. 11e–h). Die computertomographische Detailerkennbarkeit des Gefäßsystems ist abhängig von dem Pixelvolumen und von der intravasalen Jodkonzentration. BERGSTRÖM et al. (1976) haben durch Phantomuntersuchungen unter Verwendung einer Matrix von 160×160 und einer Schichtdicke von 8 mm nachgewiesen, daß die Grenze der computertomographischen Darstellbarkeit von Gefäßen bei einem Durchmesser von 1,5 mm gelegen ist, wenn der Blutjodspiegel etwa 4 mg J/ml beträgt, unter der Voraussetzung, daß das Gefäß senkrecht zur Schichtebene verläuft. Diese Ergebnisse können allerdings nicht auf die Praxis am Patienten übertragen werden, da eine Reihe von Faktoren wie z.B. die Inhomogenität des Hirngewebes, der partielle Volumeneffekt bei tangential angeschnittenen Gefäßen und enge Nachbarschaftsbeziehungen der Gefäße zum Schädelknochen die Detailerkennbarkeit zusätzlich beeinträchtigen. WEINSTEIN et al. (1977) und HAYMAN et al. (1979) haben auf die Möglichkeit einer Optimierung der computertomographischen Detailerkennbarkeit der cerebrovasculären Anatomie durch rasche Applikation von Joddosen bis zu 80 g Jod und Verwendung von 8 mm-Schichten hingewiesen. Es stellt sich jedoch die Frage, ob die Verwendung derart hoher Jodmengen im Rahmen der Routinediagnostik vertretbar ist.

◄ **Abb. 11a–h.** Darstellung der großen Gefäße im Kontrast-CT **e–h** unmittelbar nach rascher Infusion von 100 ml eines 65%igen Kontrastmittels bei einer 47 kg schweren 18jährigen Patientin. Kontrastverstärkung in den Plexus chorioidei, der Falx, dem Tentorium und dem Rindenband

2. Extravasculäre Komponente der Kontrastverstärkung

Bereits 1973 stellte Ambrose fest, daß das zur Carotisangiographie applizierte Kontrastmittel bei einigen Hirntumorpatienten noch nach 2 Std im Computertomogramm eine deutliche Anhebung der Tumorgewebsdichte hervorrief. Diese Beobachtung führe Ambrose zu der Schlußfolgerung, daß das Kontrastmittel im Tumorgewebe retiniert wird. Gemeinsam mit Paxton vertrat er die Ansicht, daß durch die Basalmembran der Tumorkapillaren ein Kontrastmittelübertritt aus dem intravasalen Raum in das Tumorbett erfolgt (Paxton u. Ambrose, 1974). Gado et al. (1975a u. b) haben aufgrund von computertomographischen Untersuchungen der Tumorgewebsdichte in Relation zum Jodgehalt venöser Blutproben die Existenz einer extravasculären Komponente der Kontrastverstärkung unter Beweis gestellt. Der Quotient aus dem quantitativen Wert der Kontrastverstärkung im Tumorgewebe und dem quantitativen Wert der Kontrastverstärkung im venösen Blut ist äquivalent mit dem Jodgehalt des Tumorgewebes in Relation zum Jodgehalt eines entsprechenden Volumens des zirkulierenden Blutes. Gado et al. (1975a) stellten eine sehr große Schwankungsbreite der Kontrastmittelkonzentration im Tumorgewebe in Relation zur Jodkonzentration im venösen Blut innerhalb verschiedener Tumorgruppen fest. Der Quotient schwankte bei den Glioblastomen zwischen 0,18 und 1,10, bei den Meningeomen zwischen 0,10 und 1,33 und bei den Metastasen zwischen 0,2 und 0,43. Würde man voraussetzen, daß die Dichteanhebung im Tumorgewebe ausschließlich durch die Jodkonzentration innerhalb der Tumorgefäße hervorgerufen wird, so ergäben sich aus dem Quotienten der Kontrastmittelkonzentration im Tumorgewebe und der Kontrastmittelkonzentration im venösen Blut Tumorblutvolumina zwischen 10 und 133%. Aufgrund histomorphologischer Befunde von Tumoren ist es jedoch unrealistisch, das Tumorblutvolumen größer als etwa 30% anzunehmen. Nach Gado et al. (1975a) spricht daher ein Tumor-Blutquotient von mehr als 0,3 dafür, daß Kontrastmittel aus dem intratumoralen Blutpool in den Extravasalraum innerhalb des Tumors übergetreten ist. Die Diskrepanz des quantitativen Wertes der Kontrastverstärkung im Computertomogramm im Vergleich zum mit ^{51}Cr-markierten Erythrozyten bestimmten tatsächlichen Tumorblutvolumen eines Hypophysenadenoms sowie eines Glioblastoms bestätigt die Tatsache, daß extravasal gelegenes Kontrastmittel das Ausmaß der Kontrastverstärkung in hohem Maße beeinflußt (Gado et al., 1975b).

II. Kontrastmittelapplikationstechniken

Die Kontrastmittelapplikation wird an den verschiedenen Zentren unterschiedlich gehandhabt. Bei der *Bolustechnik* wird gewöhnlich ein 65%iges Kontrastmittel innerhalb von 3–5 min intravenös injiziert. Die Dosierung beträgt bei Kindern 1 mlg/kg Körpergewicht. Bei Erwachsenen werden meist 100 ml appliziert, was einer Gesamtjodmenge von ca. 30 g entspricht. Bei der *Infusionstechnik,* die vor allem in den USA Verwendung findet, werden gewöhnlich 300 ml eines 30%igen Kontrastmittels innerhalb von 10–20 min verabfolgt (Gesamtjodmenge 42 g). Zur Erzielung eines relativ konstanten Jodspiegels im zirkulierenden Blut während des computertomographischen Untersuchungsvorganges eignet sich vor allem die *biphasische Infusionstechnik.* Hierbei wird innerhalb weniger Minuten mittels Druckinfusion ein Großteil der Kontrastmittelmenge verabfolgt, während die Eingabe der restlichen Kontrastmittelmenge mit wesentlich langsamerer Infusionsgeschwindigkeit erfolgt. Die Applikationsweise richtet sich in der Regel nach der vorgesehenen Scangeschwindigkeit und der Anzahl der zu untersuchenden Schichten und wird so gewählt, daß während des gesamten Untersuchungsvorganges ein möglichst hoher und gleichzeitig konstanter Blutjodspiegel aufrecht erhalten wird.

Norman et al. (1978) vertreten die Ansicht, daß beim Erwachsenen eine Gesamtjodmenge von 28–42 g ausreicht, um computertomographisch optimale diagnostische Resultate zu erzielen. Mit entsprechenden Joddosen kann über einen Zeitraum von ca. 10 min ein Blutjodspiegel von etwa 100 mg J/100 ml erzielt werden. Die vergleichenden Studien mit Verwendung unterschiedlicher Kontrastmittelmengen beziehen sich jedoch ausschließlich auf Patienten mit malignen Gliomen. DAVIS et al. (1979) propagieren dagegen die Applikation nahezu doppelt so großer Jodmengen (Gesamtjodmengen zwischen 74 und 82 g) und sehen den Vorteil darin, daß computertomographisch häufiger multiple Hirnprozesse nachgewiesen werden können als mit der bisher üblichen Standarddosierung des Kontrastmittels. Die Autoren stellten ferner fest, daß Bezirke mit fraglich positiver Kontrastverstärkung im konventionellen Kontrast-Scan nach Applikation hoher Kontrastmitteldosen mitunter eine eindeutig pathologisch wertbare Dichteanhebung aufweisen. Der Nachweis zusätzlicher pathologischer Prozesse ist möglicherweise ausschließlich auf die höhere Jodkonzentration im Blut zurückzuführen. Andererseits wurde von HATAM et al. (1975) darauf hingewiesen, daß sehr hohe Jodkonzentrationen eine zusätzliche Schädigung der Bluthirnschrankenfunktion verursachen können. Es ist daher vorstellbar, daß die Zunahme der Kontrastverstärkung durch einen Anstieg der extravasalen Komponente der Kontrastmittelverteilung im Herd verursacht wird.

Bei Verwendung einer großen Gesamtjodmenge soll computertomographisch eine Differenzierung zwischen mikro- und makrocystischen Tumoren möglich sein (DAVIS et al., 1979). Auf die Applikation großer Jodmengen sollte jedoch bei Patienten mit Nierenfunktionsstörungen, Solitärnieren, Diabetes mellitus sowie bei stärkerer Dehydrierung zur Vermeidung schwerer renaler Komplikationen verzichtet werden.

E. Das Computertomogramm bei cerebralen Erkrankungen

I. Hirntumoren

Die Computertomographie hat für die Diagnostik intracranieller Geschwülste durch die Möglichkeit der direkten Darstellbarkeit der Tumoren in ihrer Lagebeziehung zu den umgebenden Hirnstrukturen, der Abgrenzbarkeit eines perifokalen Ödems und des Nachweises indirekter Zeichen eines raumfordernd wirkenden Prozesses völlig neue Dimensionen eröffnet. Bereits im Nativ-Scan ist die Computertomographie mit einer Tumornachweisquote von ca. 93,6% (s. Tabelle 2) sämtlichen übrigen Untersuchungsmethoden eindeutig überlegen. Die in verschiedenen Tumoren nach intravenöser Applikation wasserlöslicher Kontrastmittel zu beobachtende Kontrastverstärkung führt nicht nur zu einer Steigerung der Tumornachweisquote auf ca. 98% (s. Tabelle 2), sondern ermöglicht darüber hinaus eine wesentlich präzisere Beurteilbarkeit der Lokalisation, der Ausdehnung und der strukturellen Beschaffenheit des Tumors. Strukturelle Differenzierungsmöglichkeiten sind dadurch gegeben, daß vaskularisierte solide Tumoranteile mit einer Kontrastverstärkung reagieren, während nekrotische, cystische und verkalkte Tumorbezirke auf Kontrastmittelgabe ihre Dichte nicht verändern. Das Verhalten einer Geschwulst gegenüber Kontrastmittel, das Ausmaß einer Kontrastverstärkung und die Absorptionsverteilung im Tumorgewebe (Absorptionsmuster) sind zumeist wertvolle Kriterien, die eine Tumorartdiagnose aus dem Computertomogramm wesentlich begünstigen. Die zusätzliche Kontrastmittelanwendung leistet daher einen entscheidenden Beitrag zum computertomographischen Nachweis und zur Differentialdiagnose intracranieller Geschwülste und ist infolgedessen auch bei entferntestem klinischem Verdacht auf einen Hirntumor strikt indiziert.

Weitere wichtige Faktoren für die Tumorartdiagnose stellen neben der Anamnese und den klinischen Untersuchungsbefunden das Erkrankungsalter des Patienten und die Lokalisation des Prozesses dar.

Tabelle 2. Häufigkeitsrate nicht direkt sichtbarer Hirntumoren im Nativ-CT und im Kontrast-CT

Tumorart	Im Nativ-CT nicht sichtbar	Im Kontrast-CT nicht sichtbar
Astrocytom Grad II	5 (4,6%)	–
Glioblastom	14 (2,7%)	2 (0,4%)
Pilocyt. Astrocytom	4 (5%)	–
Medulloblastom	3 (6%)	1 (2%)
Akustikusneurinom	56 (40,6%)	17 (12,3%)
Hämangioblastom	1 (3%)	–
Meningeom	31 (7,6%)	11 (2,7%)
Malignes Lymphom	1 (2%)	–
Hypophysenadenom	13 (5,3%)	1 (0,4%)
Kraniopharyngeom	4 (5,9%)	1 (1,5%)
Andere Hirntumoren	6 (5,7%)	3 (2,9%)
Metastasen	15 (4,1%)	5 (1,4%)
Tumoren unbekannter Histologie	13 (11,7%)	4 (3,6%)
Insgesamt	166	45
Prozent (bezogen auf 2581 Hirntumoren)	6,4	1,7

1. Astrocytome Grad I

Die Astrocytome vom Malignitätsgrad I (nach neuer WHO-Klassifikation mit Grad II bezeichnet) treten bevorzugt zwischen dem 25. und 45. Lebensjahr auf, können jedoch auch bei Kindern und Jugendlichen vorkommen. Sie wachsen langsam und infiltrierend und bevorzugen die frontalen, frontotemporalen, temporalen und temporo-parietalen Abschnitte der Großhirnhemisphären.

a) Computertomographischer Befund

Die Astrocytome Grad I weisen im Nativ-Scan nahezu ohne Ausnahme erniedrigte Dichtewerte auf (Abb. 12). Die hypodense Tumorzone ist mehr oder weniger scharf begrenzt (Abb. 13). Indirekte Zeichen einer Raumforderung sind diskret oder können ganz fehlen. Die durchschnittliche Absorption der Geschwülste liegt bei +25 HE (±6 HE). Nach intravenöser Kontrastmittelgabe wird bei den Astrocytomen Grad I keine Anhebung der Dichtewerte im Tumorgewebe beobachtet (s. Abb. 14).

b) Differentialdiagnose

Astrocytome Grad I sind im Computertomogramm nicht von unverkalkten Oligodendrogliomen Grad I differenzierbar. Bei der differentialdiagnostischen Abgrenzung gegenüber einem anämischen Hirninfarkt sind sowohl die Anamnese als auch die typische Infarktlokalisation innerhalb eines bestimmten Gefäßversorgungsgebietes hinweisgebend. Fehlinterpretationen sind möglich bei frischen anämischen Infarkten im Stammgangliengebiet, wenn das Infarktödem fälschlich als hypodense Tumorzone gedeutet wird (s. Abb. 99a u. b). Fehldiagnosen entstehen vor allem dann, wenn das perifokale Ödem basaler oder hochparietaler, außerhalb der untersuchten Schichten gelegener Tumoren fälschlicherweise als Gliom niedrigen Malignitätsgrades interpretiert wird (s. Abb. 53). Darüber hinaus können flächenhafte Artefakte in Form hypodenser Zonen, meist fronto- und temporobasal, Fehlinterpretationen verursachen. Intracerebrale, in Resorption begrif-

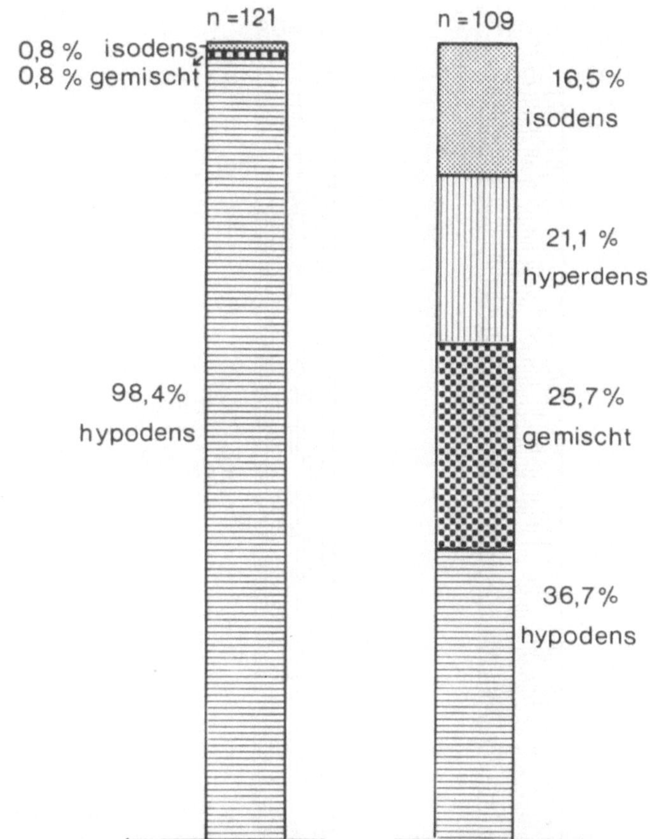

Abb. 12. Relative Häufigkeit der verschiedenen Absorptionstypen bei Astrocytomen Grad I (Abb. links) im Vergleich zu der bei Astrocytomen Grad II (Abb. rechts)

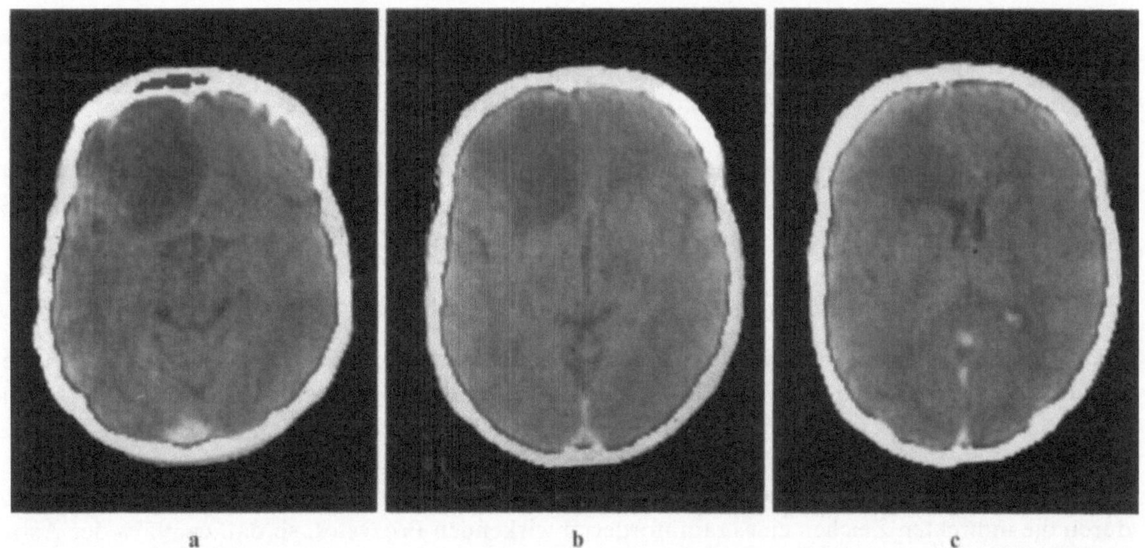

Abb. 13a–c. Histologisch verifiziertes Astrocytom Grad I links frontal mit teils scharfer, teils unscharfer Tumorbegrenzung und geringer Massenverschiebung (23jähriger männlicher Patient)

fene Hämatome können in einem bestimmten Stadium des Umbaus als Zone verminderter Absorption in Erscheinung treten und zu einer Verwechselung mit einem Astrocytom Grad I führen.

In alten Blutungshöhlen liegt die durchschnittliche Dichte mit Absorptionswerten zwischen +11 HE und +19 HE deutlich unterhalb des durchschnittlichen Absorptionswertes der Astrocytome Grad I.

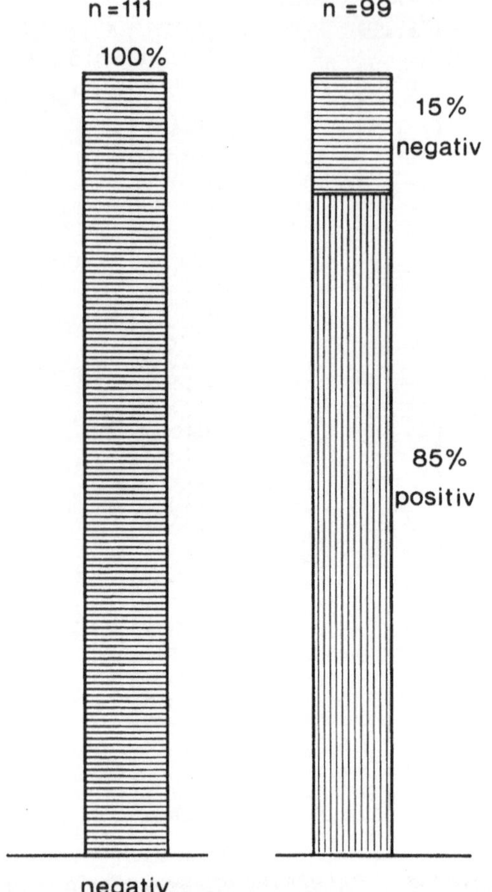

Abb. 14. Häufigkeitsrate der Tumoren mit fehlender Kontrastverstärkung bei Astrocytomen Grad I (Abb. links) im Vergleich zu der bei Astrocytomen Grad II (Abb. rechts)

2. Astrocytome Grad II

Die Astrocytome vom Malignititäsgrad II (nach neuer Klassifikation: Grad III) werden am häufigsten zwischen dem 35. und 45. Lebensjahr, jedoch auch in allen anderen Lebensabschnitten beobachtet. Sie sind bevorzugt frontal, frontoparietal, temporal oder temporoparietal gelegen.

a) Computertomographischer Befund im Nativ-Scan

Die Tumoren weisen im Computertomogramm ein sehr uneinheitliches Absorptionsverhalten auf. Es überwiegen die Geschwülste mit Hypodensität und mit gemischter Absorption bestehend aus hypodensen, isodensen und gering hyperdensen Tumoranteilen. Weniger häufig werden ausschließlich hyperdense oder isodense Tumoren beoachtet (s. Abb. 12).

Die ausschließlich isodensen Geschwülste manifestieren sich im Computertomogramm zumeist durch die indirekten Zeichen eines raumfordernd wirkenden Prozesses, so daß ca. 95% der Astrocytome Grad II bereits im Nativ-Scan mit einem pathologischen Befund einhergehen.

b) Computertomographischer Befund im Kontrast-Scan

Die Häufigkeitsrate der Kontrastverstärkung beträgt ca. 85% (Abb. 14). Bei den Tumoren mit fehlender Kontrastverstärkung handelt es sich nahezu ausnahmslos um primär hypodense Geschwülste (s. Abb. 17). Ebenso wie das Absorptionsverhalten im Nativ-Scan ist auch das Absorptionsmuster der Astrocytome Grad II im Kontrast-Scan sehr variabel. Die soliden Tumoren, die nur selten ein vollständig homogenes Absorptionsmuster aufweisen und nahezu ausnahms-

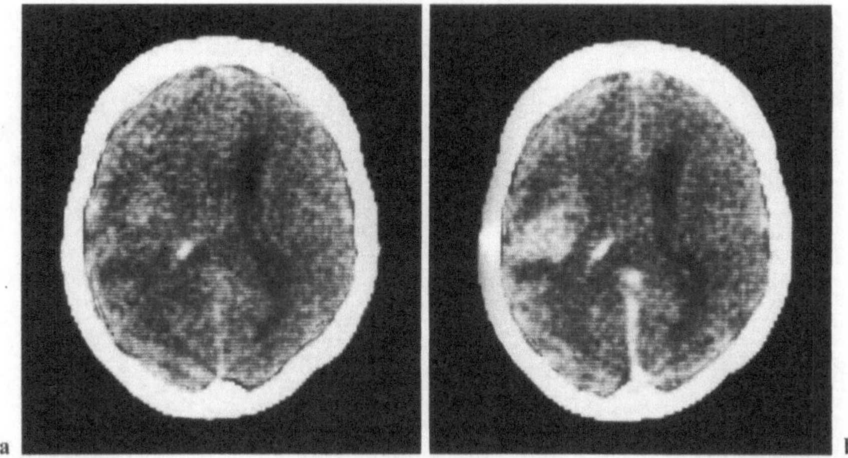

Abb. 15a u. b. Astrocytom Grad II links parietal vor **a** und nach **b** Kontrastmittelgabe. Die Kontrastmittelaufnahme im Tumorgewebe ist nicht vollständig homogen. Die Tumorbegrenzung ist unregelmäßig und teils unscharf

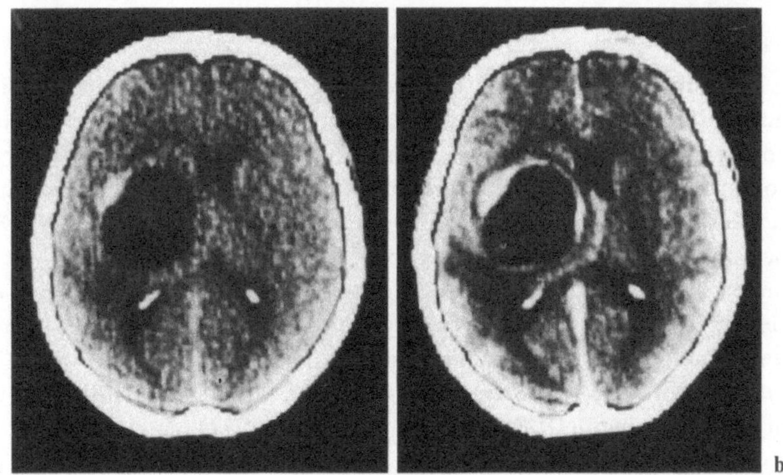

Abb. 16a u. b. Cystisches Astrocytom Grad II im Marklager der linken Großhirnhemisphäre mit Ausdehnung zum linken Stammgangliengebiet. Im Nativ-Scan **a** kleine frische Blutung am lateralen Rand der hypodensen Cyste (primär hyperdenser Bezirk). Im Kontrast-Scan **b** äußerst dünne, teilweise unterbrochene Randzone soliden Tumorgewebes (Ringstruktur erhöhter Absorption)

los unregelmäßig begrenzt sind (Abb. 15), und die Tumoren mit ringförmigen Strukturen erhöhter Dichte (Abb. 16), zum Teil mit Cysten und/oder mehr oder weniger großen soliden Tumorabschnitten, stellen den Hauptanteil dieser Geschwulstart dar. Weitaus seltener finden sich kleinere Bezirke mit positiver Kontrastverstärkung innerhalb eines größeren hypodensen Tumors. Die ringförmigen Strukturen erhöhter Dichte, die zumeist eine größere, glatt begrenzte Tumorcyste umgeben, sind in der Regel sehr dünn und durch Unterbrechungen der Ringstruktur gekennzeichnet (Abb. 16). Der durchschnittliche Absorptionswert rein solider Tumorabschnitte liegt bei 35 HE. Nach Kontrastmittelgabe beträgt der durchschnittliche Absorptionsanstieg 11 HE ($\pm 3{,}2$).

c) Differentialdiagnose

Ausschließlich hypodense Tumoren ohne faßbare Dichtezunahme im Kontrast-Scan können weder von Astrocytomen Grad I noch von unverkalkten Oligodendrogliomen Grad I unterschieden werden (Abb. 17). Bei den soliden Tumoren ist vom computertomographischen Aspekt her eine

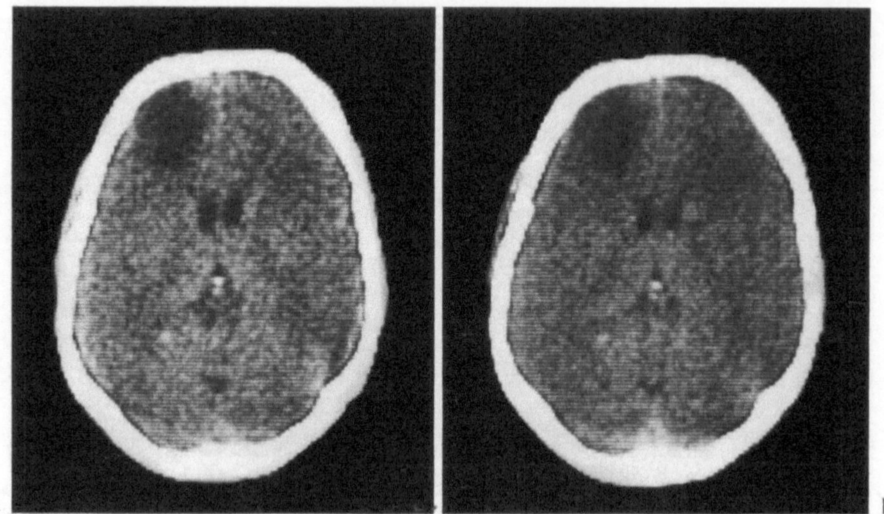

Abb. 17a u. b. Astrocytom Grad II links frontal im Nativ-Scan **a** und Kontrast-Scan **b**. Primär hypodense Geschwulst ohne Dichtezunahme nach Kontrastmittelgabe

Differenzierung gegenüber einem Glioblastom vom sog. Knotentyp, gegenüber einer Solitärmetastase oder einem malignen Lymphom nicht möglich. Die Tumoren mit Ringstrukturen erhöhter Absorption sind oft nicht von einem sog. Ringtypglioblastom, einem Hirnabszeß oder einer ringförmigen Solitärmetastase zu unterscheiden. Allerdings sollte angesichts einer sehr dünnen, glatt konturierten, Konturunterbrechungen aufweisenden Ringstruktur erhöhter Dichte das Vorliegen eines Astrocytoms Grad II stets in Erwägung gezogen werden.

Unter Umständen kann das Ausmaß des perifokalen Ödems als Kriterium für eine Differenzierung zwischen einem Astrocytom Grad II und einem Glioblastom herangezogen werden, da ein durch die ganze homolaterale Großhirnhemisphäre ausgebildetes Hirnödem (Ödem Grad III) bei den Astrocytomen Grad II mit einer Häufigkeitsrate von 2% wesentlich seltener beobachtet wird als bei den Glioblastomen (18,4%) (STEINHOFF et al., 1977).

3. Oligodendrogliome

Die Oligodendrogliome treten bevorzugt zwischen dem 30. und 55. Lebensjahr auf. Etwa die Hälfte der Tumoren weist Verkalkungen auf. Die Lokalisation ist überwiegend frontal, frontotemporal, fronto-parietal und temporal.

a) Computertomographischer Befund

Die Oligodendrogliome vom Malignitätsgrad I (neue WHO-Klassifikation: Grad II) sind im Nativ-Bild durch eine hypodense Zone mit partiellen Verkalkungen charakterisiert (Abb. 18). Die nicht verkalkten Oligodendrogliome Grad I stellen sich ebenso wie die Astrocytome Grad I ausschließlich als Zone verminderter Dichte dar (Abb. 19).

Bei den Oligodendrogliomen vom Malignitätsgrad II (neue WHO-Klassifikation: Grad III) findet sich im Nativ-Scan am häufigsten ein Absorptionsmuster von erniedrigter Dichte in Kombination mit gleicher Dichte wie Hirngewebe, nicht selten mit zusätzlichen Verkalkungen. Ein Teil der Tumoren ist in gleicher Weise wie die Oligodendrogliome Grad I ausschließlich hypodens. Tumoren mit ausschließlich erhöhter oder isodenser Absorption sind dagegen relativ selten.

Im Kontrast-CT zeigen die Oligodendrogliome Grad I ausnahmslos keine Kontrastverstärkung. Von den Oligodendrogliomen Grad II nimmt nur etwa die Hälfte der Geschwülste Kontrastmittel

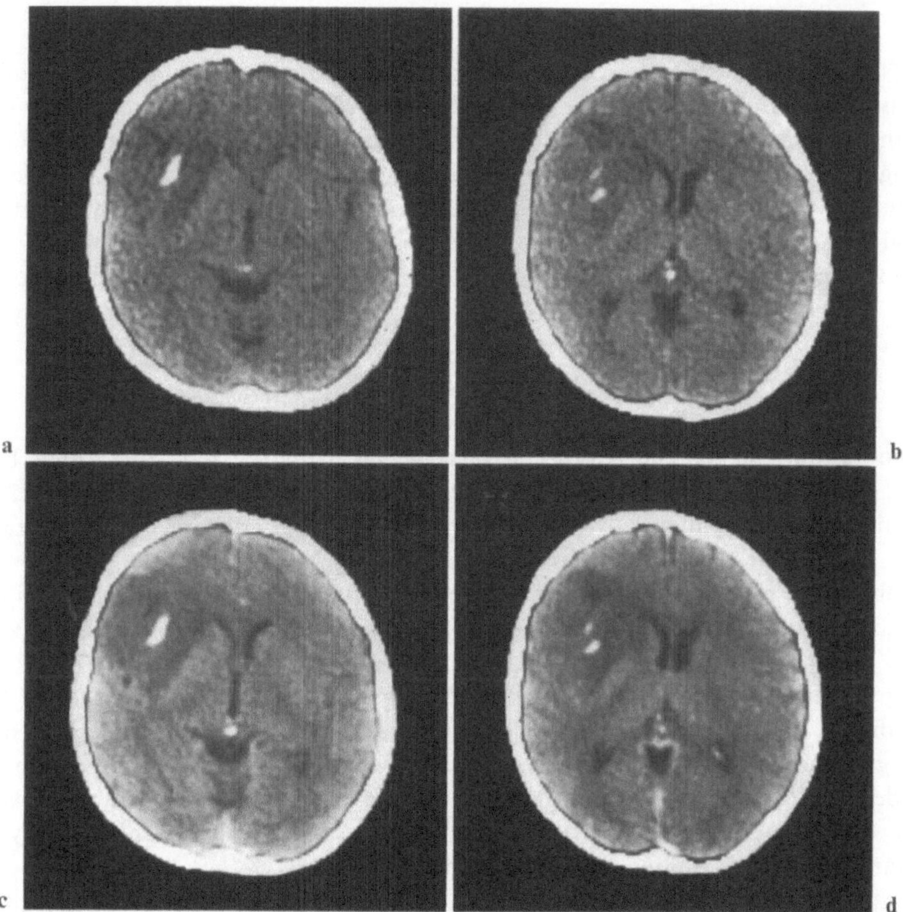

Abb. 18a–d. Oligodendrogliom Grad I links frontotemporal vor **a**, **b** und nach **c**, **d** Kontrastmittelgabe. Der vereinzelt Kalkeinlagerungen aufweisende, im übrigen hypodense Tumor verhält sich negativ gegenüber Kontrastmittel

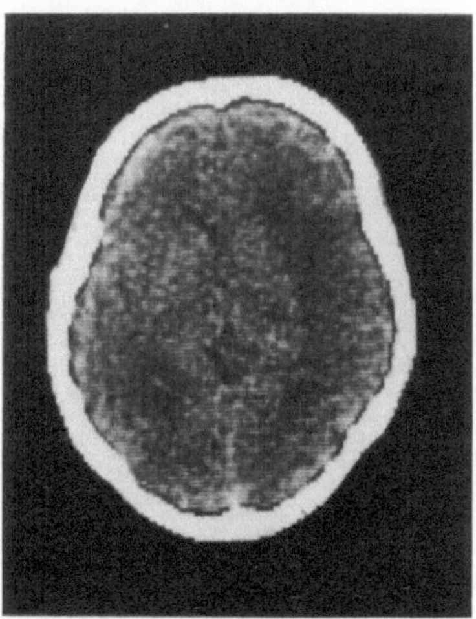

Abb. 19. Oligodendrogliom Grad I rechts frontotemporal (Nativ-Scan). Der ausschließlich hypodense Tumor kann nicht gegenüber einem Astrocytom niedrigen Malignitätsgrades abgegrenzt werden

auf. Bei fehlender Kontrastmittelaufnahme ist demnach eine Differenzierung zum Oligodendrogliom Grad I nicht möglich.

Ein perifokales Ödem ist bei den Oligodendrogliomen Grad I ungewöhnlich. Es wird bei den Oligodendrogliomen vom Grad II in etwa einem Drittel der Fälle angetroffen.

b) Differentialdiagnose

Die im Nativ-CT hypodensen, nicht verkalkten Oligodendrogliome vom Grad I und vom Grad II sind nicht von einem Astrocytom Grad I zu differenzieren. Diese Tumoren zeigen darüber hinaus auch im Kontrast-Scan ebenso wie die Astrocytome Grad I keine Kontrastverstärkung. Verkalkte Angiome, zum Teil in Kombination mit einer hypodensen Zone als Folge einer alten Angiomblutung, können einen ähnlichen computertomographischen Befund hervorrufen wie Oligodendrogliome niedrigen Malignitätsgrades. In seltenen Fällen ist ein verkalktes Meningeom, ein Gangliocytom, ein Tuberculom oder ein Cysticercus einem Oligodendrogliom zum Verwechseln ähnlich.

4. Glioblastome

Die Glioblastome stellen die häufigsten hirneigenen Tumoren dar. Ihr Anteil beträgt nach CUSHING (1932) 10,3%, nach ZÜLCH (1975) 12,2% und im eigenen Krankengut[1] von 2581 computertomographisch untersuchten Hirngeschwülsten 18,5%. Ihr Häufigkeitsgipfel liegt zwischen dem 40. und 65. Lebensjahr.

Die Glioblastome wachsen infiltrierend und destruierend. Zum klinischen Befund ist hervorzuheben, daß die Patienten mit einem Glioblastom in der Mehrzahl der Fälle eine sehr kurze Anamnese aufweisen.

Histologisch sind die Tumoren wegen ihres hohen Malignitätsgrades durch eine hochgradige Zellpolymorphie, massenhafte Mitosen, Gefäßproliferationen sowie großherdige und strichförmige Nekrosen gekennzeichnet. Neben einem indifferenten Typ, bei dem sich die Tumorzellen nicht eindeutig den gängigen Gliazellen zuordnen lassen, unterscheidet man aufgrund des fokalen Auftretens astrocytärer, oligodendrocytärer oder ependymärer Zellelemente zwischen astrocytären, oligodendrocytären und ependymären Glioblastomen.

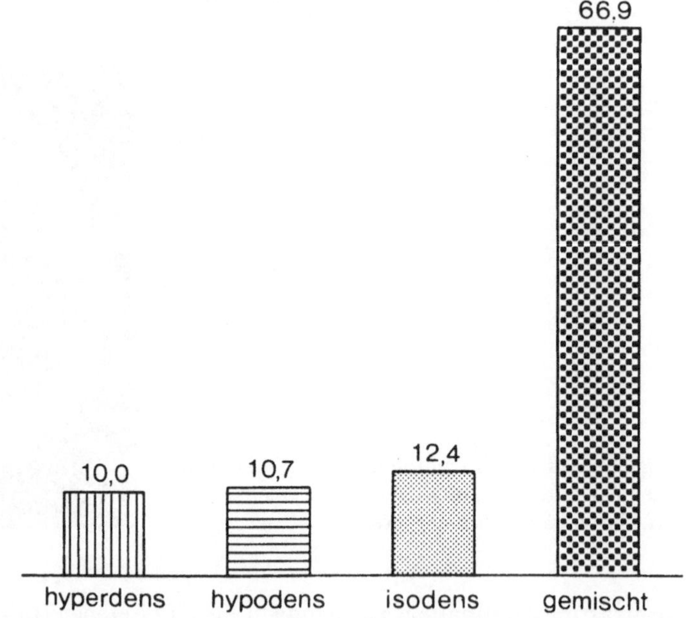

Abb. 20. Relative Häufigkeit der verschiedenen Absorptionstypen von Glioblastomen in % ($n=523$)

[1] Gemeinschaftsstudie der Universitäten Berlin, Mainz, München

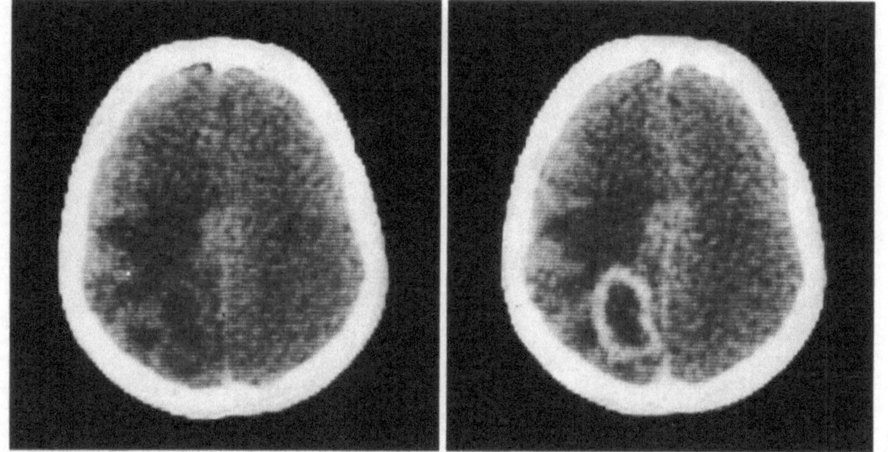

Abb. 21 a u. b. Zentral nekrotisiertes Glioblastom links parieto-occipital vor **a** und nach **b** Kontrastmittel

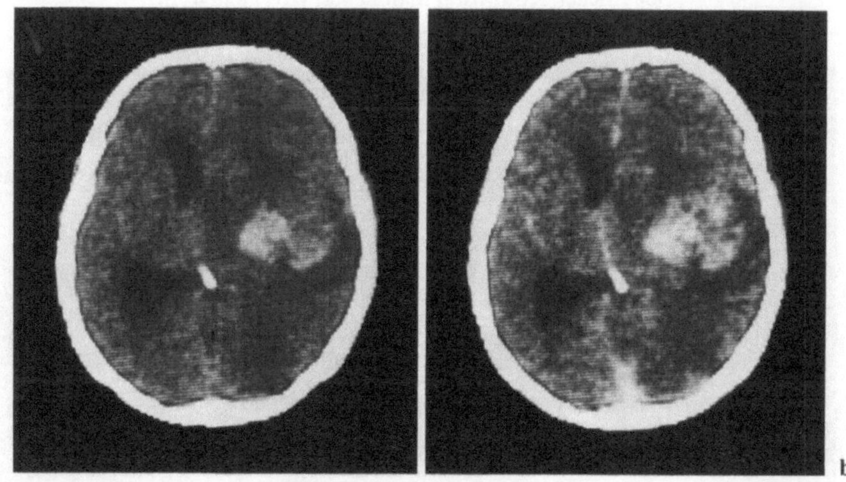

Abb. 22 a u. b. Frische Blutung innerhalb eines Glioblastoms rechts temporo-parietal vor **a** und nach **b** Kontrastmittelgabe. Der primär hyperdense Bezirk **a** entspricht dem Hämatom. Die zusätzlich im Kontrast-CT auftretenden hyperdensen Areale entsprechen soliden, Kontrastmittel aufnehmenden Tumoranteilen. Perifokales Ödem Grad II–III

a) Computertomographischer Aspekt im Nativ-CT

Die Glioblastome sind im Nativ-Scan durch eine sog. gemischte Absorption gekennzeichnet (Abb. 20). Am häufigsten findet sich eine Kombination von isodensen und hypodensen Zonen, die durch das vitale Tumorgewebe, Tumorgewebsnekrosen, seltener durch cystisch umgewandelte Tumoranteile und darüber hinaus durch das mit einer Häufigkeitsrate von ca. 90% auftretende peritumorale Hirnödem hervorgerufen werden (Abb. 21 a u. 24 a). Nur etwa ein Drittel der Glioblastome weisen im Nativ-CT ausschließlich hyperdense, hypodense oder isodense Adsorptionswerte auf (Abb. 20). Bei stärker hyperdensen Bezirken im Bereich der Tumorzone liegt in der Regel eine frische oder ältere Blutung in den Tumor vor (glioma apolplecticum) (Abb. 22 a). Tumorverkalkungen finden sich gelegentlich bei den oligodendrocytären und den ependymären Glioblastomen (Abb. 23).

Abgesehen von den hyperdensen und einem Teil der eine gemischte Absorption aufweisenden Glioblastome lassen sich die Tumoren im Nativ-Scan nicht exakt vom umgebenden Hirngewebe

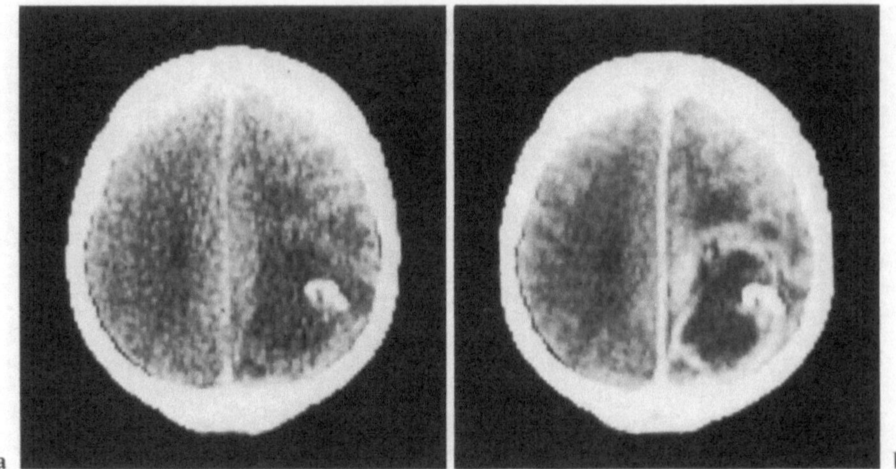

Abb. 23a u. b. Ependymäres Glioblastom rechts parieto-occipital vor **a** und nach **b** Kontrastmittelgabe. Der partiell verkalkte, im übrigen hypodense Tumor weist im Kontrast-CT randständige solide Tumoranteile mit deutlicher Kontrastaufnahme auf (sog. Ringtyp)

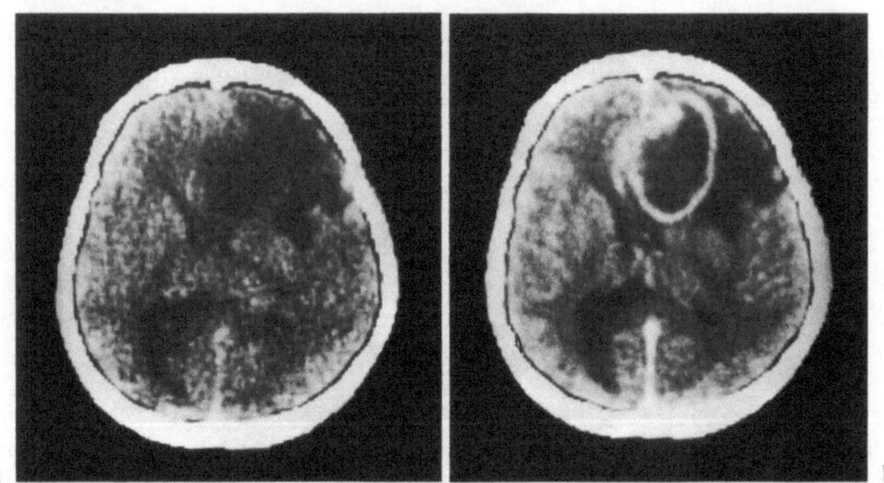

Abb. 24a u. b. Glioblastom vom sog. Ringtyp rechts frontal vor **a** und nach **b** Kontrastmittel. Verplumpung der Ringstruktur erhöhter Absorption in den medialen Tumorabschnitten

oder einem perifokalen Hirnödem abgrenzen (Abb. 24a), so daß die Tumorlokalisation und die Tumorausdehnung in der Regel nur unzureichend beurteilt werden können. Im eigenen Krankengut[1] von 523 Glioblastomen konnte im Nativ-Scan in 97,3% der Fälle ein eindeutiger pathologischer Befund erhoben werden. Über ein vergleichbar gutes Ergebnis von 97% positiver Befunde in einem Krankengut von 312 Gliomen, allerdings unterschiedlichen Malignitätsgrades, wurde von HILAL (1979) berichtet.

b) Computertomographischer Aspekt im Kontrast-CT

Nach intravenöser Applikation eines 60–65%igen wasserlöslichen Kontrastmittels in Form einer Bolusinjektion von 1 ml/kg Körpergewicht findet sich bei etwa 97% der Glioblastome eine deutlich sichtbare Kontrastanhebung im Tumorgewebe (Abb. 25). Aufgrund der Kontrastverstärkung kann die Tumorlokalisation und die Tumorausdehnung im Gegensatz zum Nativ-Scan

[1] Gemeinschaftsstudie der Universitäten Berlin, Mainz, München

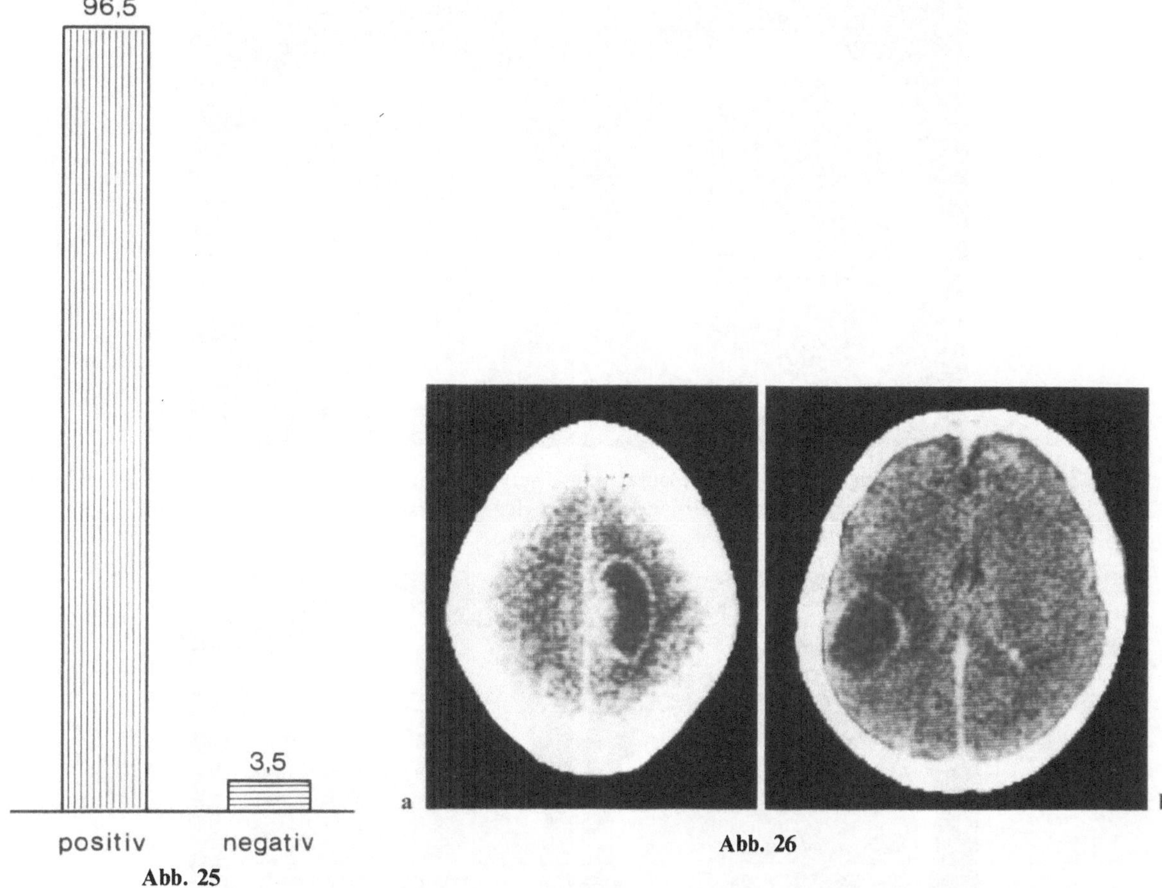

Abb. 25. Kontratmittelverhalten der Glioblastome ($n=511$) (Kontrastverstärkung in %)

Abb. 26a u. b. Glioblastome mit großer zentraler Tumorcyste rechts parietal **a** und links temporo-parietal **b** jeweils im Kontrast-Scan mit auffällig dünner Randzone soliden Tumorgewebes

sehr exakt beurteilt werden (Abb. 21b, 23b, 24b). Die Tumornachweisquote erhöht sich nach Kontrastmittelgabe auf ca. 99,6%.

Im Kontrast-Scan wurde von HUCKMAN (1975) zwischen verschiedenen Absorptionstypen, einem sog. Ringtyp, einem Mischtyp und einem Knotentyp unterschieden.

Im eigenen Krankengut[1] stellt der sog. *Ringtyp* mit 54% den häufigsten Absorptionstyp dar. Er repräsentiert in erster Linie die Tumoren mit großer zentraler Gewebsnekrose und einer mehr oder weniger stark erhaltenen Randzone vitalen Tumorgewebes, die auf Kontrastmittelgabe an Dichte zunimmt und entsprechend der computertomographischen Schnittführung als ringförmige Zone erhöhter Absorption in Erscheinung tritt (Abb. 21b, 23b, 24b). Darüber hinaus wird der Ringtyp auch bei den relativ seltenen Glioblastomen mit großer zentraler Cyste beobachtet (Abb. 26a u. b). In etwa 19% der Fälle ist der Ringtyp beim Glioblastom durch eine girlandenförmige Konfiguration der Ringstrukturen erhöhter Absorption (Abb. 27b, 28a u. b, 33) gekennzeichnet (STEINHOFF et al., 1977).

Der sog. *Mischtyp*, der zu etwa 30% beobachtet wird, ist durch ein Nebeneinander von Tumorbezirken mit erhöhter und erniedrigter und/oder isodenser Absorption charakterisiert und repräsentiert dementsprechend die Tumoren mit mehr oder weniger großen, unregelmäßig angeordneten Gewebsnekrosen (Abb. 29).

[1] Gemeinschaftsstudie der Universitäten Berlin, Mainz, München

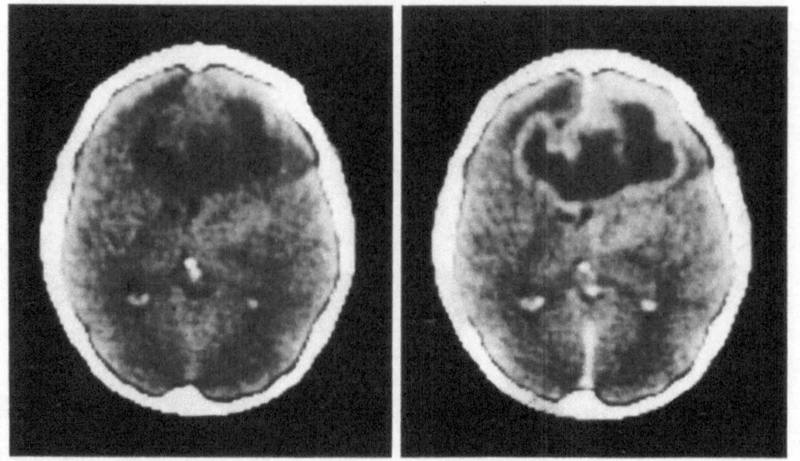

Abb. 27a u. b. Schmetterlingsglioblastom bifrontal mit Übergreifen auf die vordere Balkenregion vor **a** und nach **b** KM-Gabe. Typisches Girlandenmuster der Tumorstrukturen erhöhter Dichte

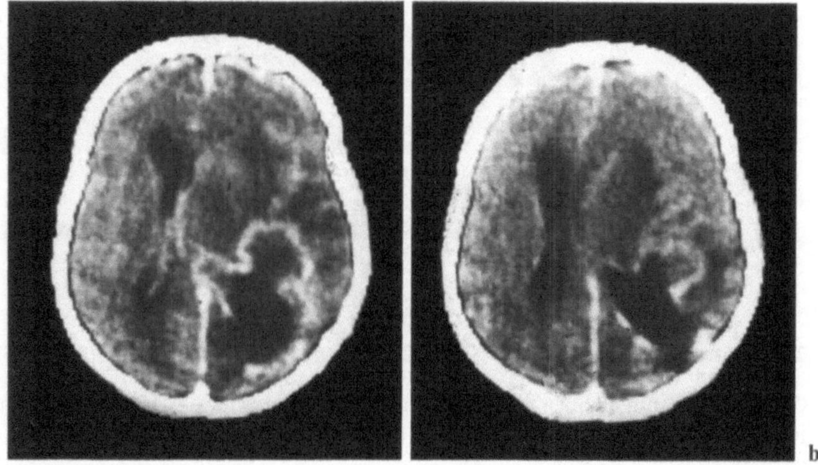

Abb. 28a u. b. Glioblastom rechts temporo-parieto-occipital mit girlandenförmigem Muster der soliden, Kontrastmittel anreichernden Tumorstrukturen in zwei benachbarten Schichten nach Kontrastmittelapplikation

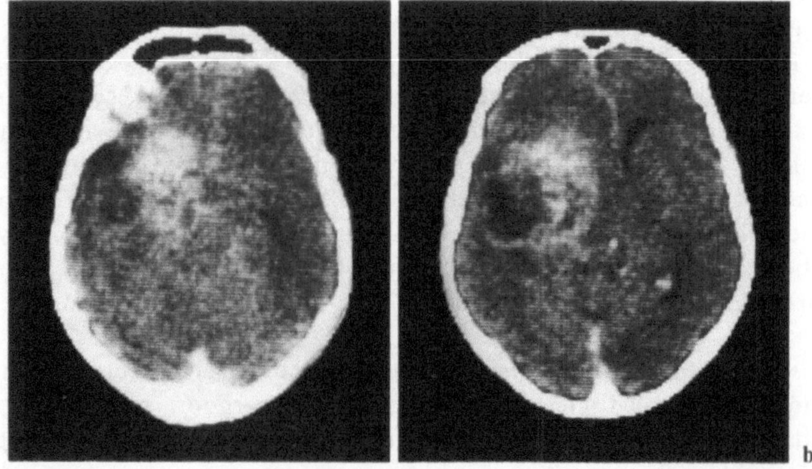

Abb. 29a u. b. Glioblastom vom sog. Mischtyp, welches im Kontrast-Scan in zwei benachbarten Schichten neben größeren soliden auch größere nekrotisch umgewandelte Tumoranteile aufweist

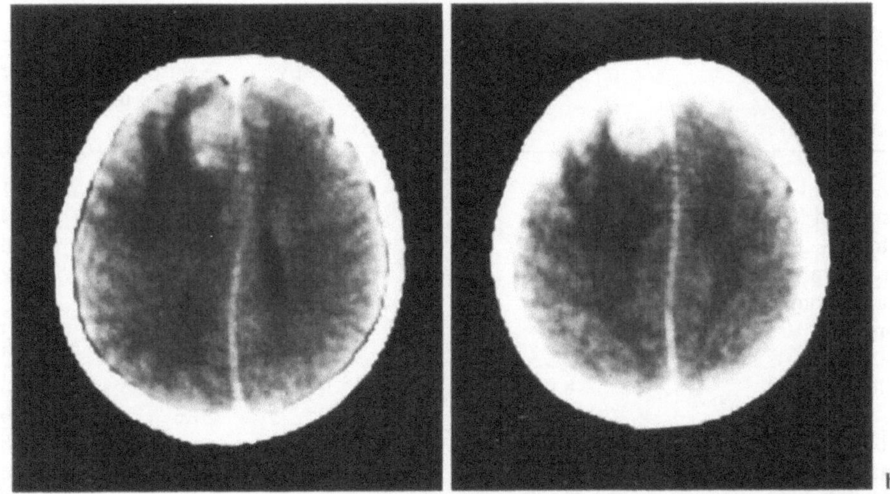

Abb. 30a u. b. Glioblastom vom sog. Knotentyp links präzentral (Kontrast-CT in zwei angrenzenden Schichten). Der solide, weitgehend homogen Kontrastmittel aufnehmende und relativ glatt begrenzte Tumor wurde fälschlicherweise als „Meningeom" interpretiert

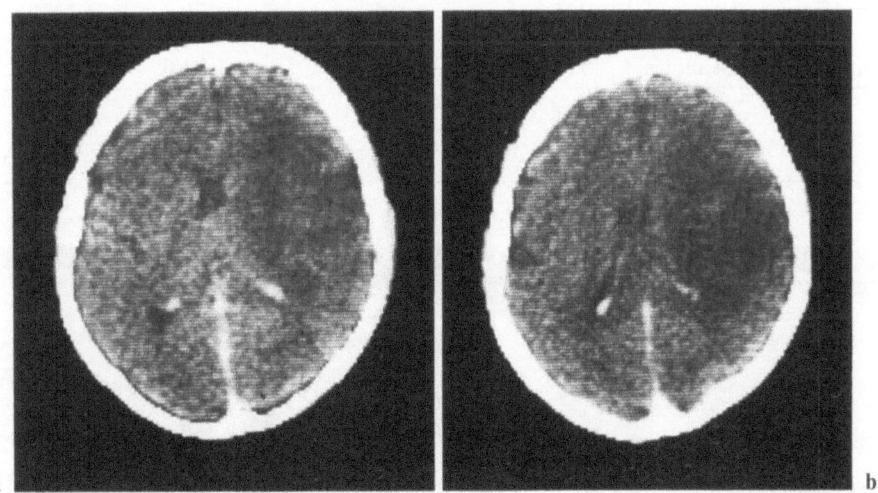

Abb. 31a u. b. Glioblastom rechts temporo-parietal, welches im Kontrast-Scan **a, b** keine signifikante Dichtezunahme aufweist

Der sog. *Knotentyp* zeichnet sich durch eine homogene Absorption erhöhter Dichte aus (Abb. 30). Er entspricht den Tumoren ohne computertomographisch faßbare Gewebsnekrosen. Wegen des hohen Auflösungsvermögens der CT-Geräte der neueren Generation wird der Knotentyp nur noch selten beobachtet.

Noch seltener sind die Glioblastome, die sowohl im Nativ- als auch im Kontrast-Scan ein ausschließlich hypodenses Absorptionsmuster aufweisen. Ein derartiges Absorptionsverhalten kann bei total nekrotisch umgewandelten Geschwülsten sowie bei Glioblastomen in statu nascendi auftreten (Abb. 31).

Erst durch die Kontrastverstärkung ist in der Regel eine Differenzierung zwischen Tumoranteilen und einem perifokalen Hirnödem möglich. Die Glioblastome besitzen mit 90,1% die größte Ödemhäufigkeit (s. auch Tabelle 3 S. 298). Unter Zugrundelegung der Gradeinteilung des Hirnödems nach KAZNER et al. (1975) wurde bei den Glioblastomen des eigenen Krankengutes in 24% ein Ödem Grad I, in 58% ein Ödem Grad II und in 18% ein Ödem Grad III festgestellt.

Tabelle 3. Ergebnisse der Computer-Tomographie bei 2581 Hirntumoren

Tumorartdiagnose	*n*	Tumor nativ nicht sichtbar	Kontrast-verstärkung pos. in %	Perifokales Ödem in %
Astrocytom Grad I	121	–	–	1,7
Astrocytom Grad II	109	5	85,0	69,7
Glioblastom	523	14	96,5	90,1
Oligodendrogliom	117	–	42,9	32,5
Pilocyt. Astrocytom	76	4	87,3	23,7
Ependymom	37	–	88	43
Medulloblastom	51	3	91	43
Plexuspapillom	8	–	100	50
Neurinom	138	56	87,6	29,7
Hämangioblastom	30	1	41	20
Meningeom	410	31	96,1	64,9
Malignes Lymphom/Sarkom	49	1	95	69
Hypophysenadenom	243	13	95,1	2,0
Kraniopharyngeom	67	4	66	–
Epidermoid, Dermoid/Teratom	23	–	–	4
Andere Hirntumoren	105	6	79,0	20
Metastasen	363	15	93,3	85,9
Tumoren unbekannter Histologie	111	13	71,0	23,4
Insgesamt	2581	166		
Prozent	100	6,4	83,8	52,7

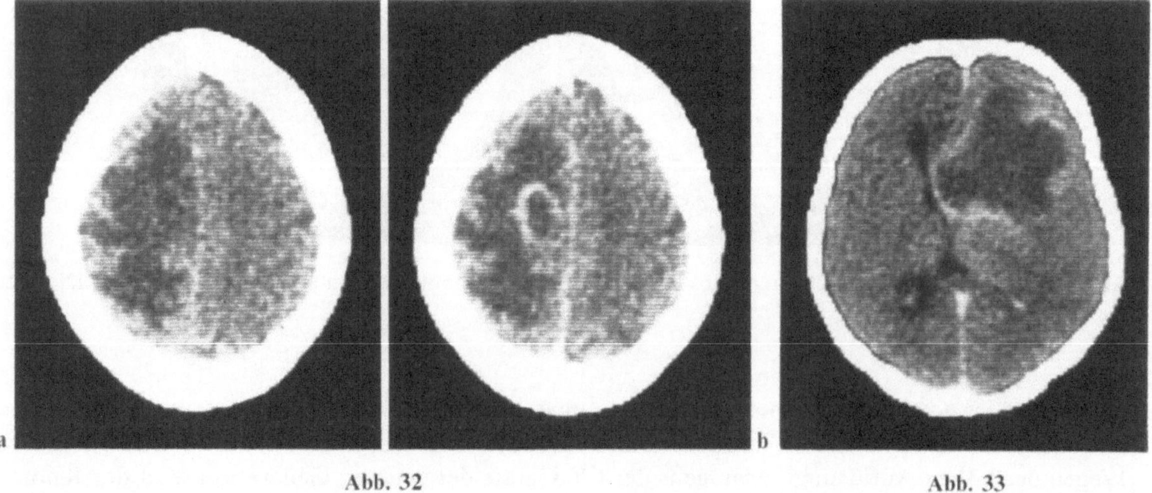

Abb. 32 Abb. 33

Abb. 32a u. b. Relativ kleines Glioblastom vom Ringtyp links parietal mit ausgedehntem perifokalem Hirnödem

Abb. 33. Oligodendrocytäres Glioblastom rechts fronto-parietal vom sog. Girlandentyp (Kontrast-Scan), welches trotz der erheblichen Tumorgröße kein perifokales Hirnödem aufweist

Das Ausmaß des perifokalen Hirnödems korreliert keineswegs mit der Tumorgröße. So kann ein relativ kleines Glioblastom ein durch die halbe Hemisphäre reichendes Ödem (Ödem Grad II) verursachen (Abb. 32), während ein relativ großes Glioblastom mitunter ohne perifokales Ödem einhergehen kann (Abb. 33).

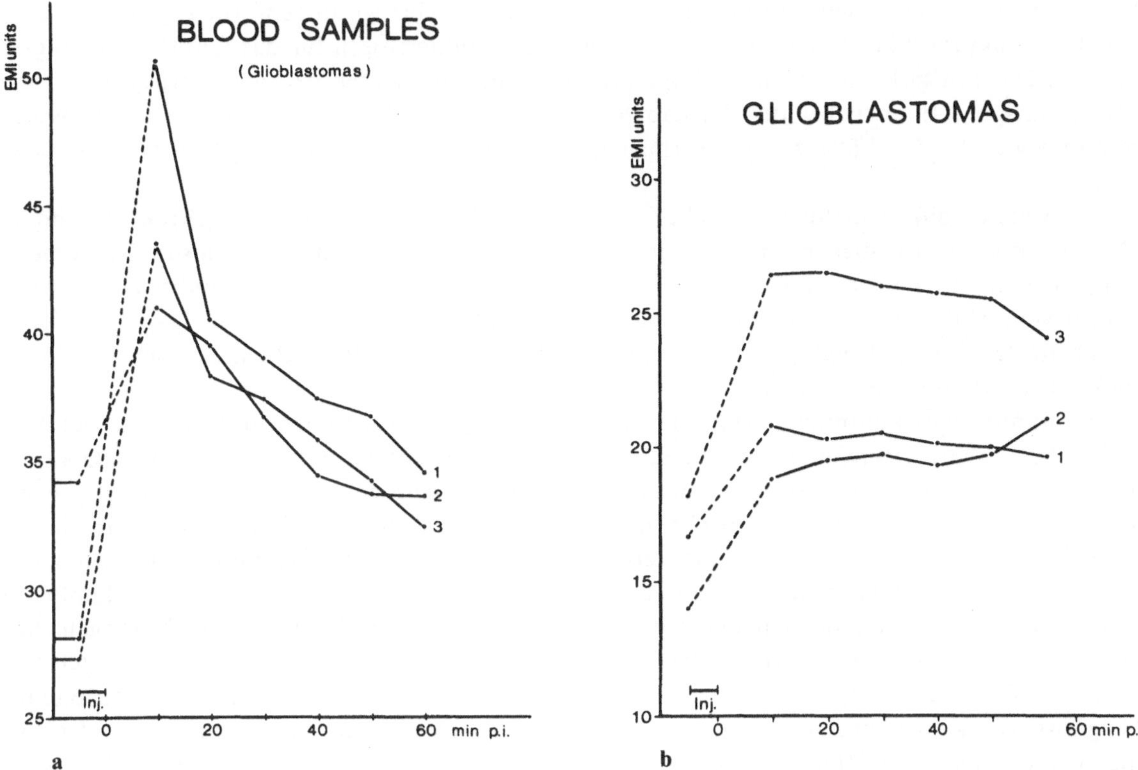

Abb. 34a u. b. Zeitabhängiger Verlauf der Kontrastverstärkung in soliden Tumoranteilen von Glioblastomen **b** im Vergleich zur Strahlenabsorption venöser Blutproben **a**

c) Quantitative Aspekte des Absorptionsverhaltens

Nach den eigenen Analysen beträgt der durchschnittliche Absorptionswert in den soliden Tumorabschnitten 37 Hounsfield-Einheiten (HE) bei einer Standardabweichung von ± 5 HE. Im Zentrum großer Tumornekrosen findet sich ein Durchschnittswert von 23 HE $\pm$ 4 HE, während die Dichtewerte im Bereich großer Tumorzysten im Durchschnitt bei 18 HE $\pm$ 4 HE liegen.

Nach intravenöser Applikation eines 60 bis 65%igen wasserlöslichen Kontrastmittels in einer Dosierung von 1 ml/kg Körpergewicht nimmt die Absorption in den soliden Tumoranteilen im Durchschnitt um 13 HE $\pm$ 6 HE zu. Dagegen tritt im Nekrosezentrum und im Zysteninhalt während eines Zeitraumes von 30 min keine signifikante Änderung der mittleren Absorption auf.

Studien der Kontrastmittelkinetik mit Hilfe wiederholter Absorptionsmessungen in soliden Tumoranteilen und in gleichzeitig entnommenen venösen Blutproben lassen erkennen, daß der Absorptionsanstieg im Tumorgewebe teilweise prolongiert und die Abnahme der Absorption im Tumor im Vergleich zur rapiden Abnahme der Strahlenabsorption im venösen Blut stark verzögert ist (Abb. 34a u. b). Dies verdeutlicht, daß der initiale Anstieg der Tumorabsorption die intravaskuläre Komponente der Kontrastverstärkung wiederspiegelt, während der weiter anhaltende Absorptionsanstieg sowie die verzögerte Abnahme der Tumorabsorption auf das Vorliegen einer extravaskulären Komponente der Kontrastverstärkung hinweisen, die auf eine Störung der Blut-Gewebsschranke im Glioblastom zurückzuführen ist (STEINHOFF u. LANGE, 1976).

d) Computertomographische Artdiagnose des Glioblastoms

Das computertomographische Erscheinungsbild der Glioblastome ist mannigfaltig. Dennoch lassen sich aufgrund der Analyse der Absorptionsmuster im Kontrast-Scan einige Charakteristika herausstellen. So kann eine unregelmäßige, insbesondere eine girlandenförmige Konfiguration der Ringstruktur erhöhter Absorption als besonders charakteristisch für das Glioblastom angesehen werden. Ein girlandenförmiges Absorptionsmuster wird weder bei den Astrocytomen vom Malignitätsgrad II noch bei den Hirnabszessen angetroffen. Es wird bei den Hirnmetastasen nur in etwa 1% der Fälle mit ringförmigem Absorptionsmuster beobachtet (STEINHOFF et al., 1977).

Ein weiteres differentialdiagnostisches Kriterium stellt die Dicke der Ringstruktur erhöhter Dichte dar. Ein relativ dicker Ring von mehr als 5 mm Durchmesser, der bei den sog. Ringtypglioblastomen in etwa 45% der Fälle auftritt, ermöglicht eine Differenzierung gegenüber den Astrocytomen vom Malignitätsgrad II, die stets dünnere Ringformationen aufweisen. Dagegen können Hirnmetastasen vom Ringtyp in 41% und Hirnabszesse in ca. 10% ebenfalls mehr als 5 mm dicke Ringstrukturen entwickeln.

Der dünne, glatt konturierte Ring, der bei den Ringtypglioblastomen in etwa 36% der Fälle in Erscheinung tritt, bereitet erhebliche differentialdiagnostische Schwierigkeiten. Metastasen und Hirnabszesse können ein absolut identisches ringförmiges Absorptionsmuster aufweisen, so daß vor allem bei nicht bekanntem Primärtumor oder bei fehlender klinischer Symtpomatik, die einen Abszeß vermuten läßt, eine computertomographische Differenzierung unmöglich sein kann.

Nach den Erkenntnissen der qualitativen Analyse der Absorptionsmuster sprechen knotenförmige Auftreibungen im Bereich der Ringstruktur (Abb. 24b u. 26a) für das Vorliegen eines blastomatösen Prozesses und gegen das Vorhandensein eines Abszesses, worauf als erster NEW et al. (1976) hingewiesen hat. Lediglich bei mehrkammerigen Abszessen kann dieses differentialdiagnostische Kriterium nur unter Vorbehalt herangezogen werden, da bei entsprechender computertomographischer Schnittführung angeschnittene Kapselabschnitte benachbarter Abszeßkammern Auftreibungen von Ringstrukturen vortäuschen können (STEINHOFF et al., 1977).

Im Zweifelsfall kann eine differentialdiagnostische Abklärung zwischen einem Glioblastom und einem Abszeß mit der cerebralen Angiographie erzielt werden, wenn sich angiographisch typische Glioblastomgefäße oder eine typische Kontrastierung der Abszeßkapsel nachweisen lassen.

Trotz der großen Variationsbreite der Absorptionsmuster von Glioblastomen und ähnlicher oder sogar identischer Erscheinungsbilder bei anderen intracerebralen Prozessen konnte in 70% unseres Krankengutes nach dem computertomographischen Aspekt unter Mitberücksichtigung der klinischen Symptomatik die artdiagnostische Angabe „Glioblastom" gemacht werden. In weiteren 12% wurde die Möglichkeit der Diagnose „Glioblastom" diskutiert (STEINHOFF et al., 1977).

5. Pilocytische Astrocytome (Spongioblastome)

Der Häufigkeitsgipfel der pilocytischen Astrocytome liegt zwischen dem 10. und 25. Lebensjahr. Bevorzugte Lokalisationen sind das Kleinhirn, der Pons, die Chiasmaregion, seltener die periventrikulären Abschnitte des Großhirns. Die Tumoren sind in der überwiegenden Zahl cystisch umgewandelt. Nicht selten besteht nur noch ein kleiner randständiger solider Tumorknoten.

a) Computertomographischer Befund

Die pilocytischen Astrocytome weisen überwiegend eine gemischte oder hypodense Absorption auf. Weniger häufig sind ausschließlich isodense oder hyperdense Geschwülste (s. auch Abb. 35). Ca. 5% der Tumoren sind im Nativ-Scan nicht erkennbar. Ein perifokales Ödem wird in ca. 24% der Fälle beobachtet.

Nach Kontrastmittelapplikation zeigen ca. 87% der Tumoren eine deutliche Kontrastverstärkung in den soliden Tumoranteilen. Bei großen cystischen Tumoren findet sich nicht selten ein ringförmiger Randsaum erhöhter Dichte (Abb. 36, s. auch Tabelle 4). Darüber hinaus werden

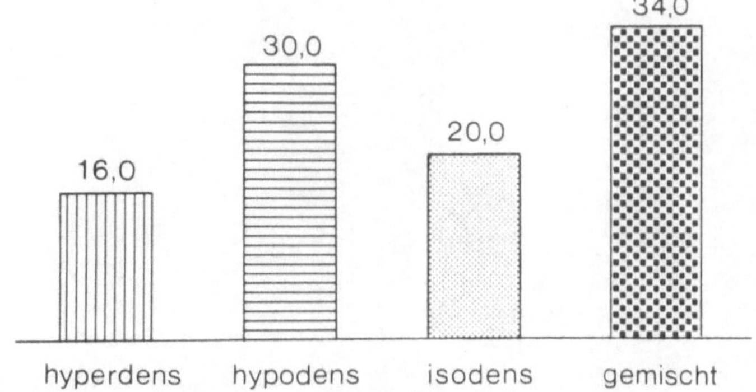

Abb. 35. Relative Häufigkeit der verschiedenen Absorptionstypen bei pilocytischen Astrocytomen im Nativ-CT ($n = 76$)

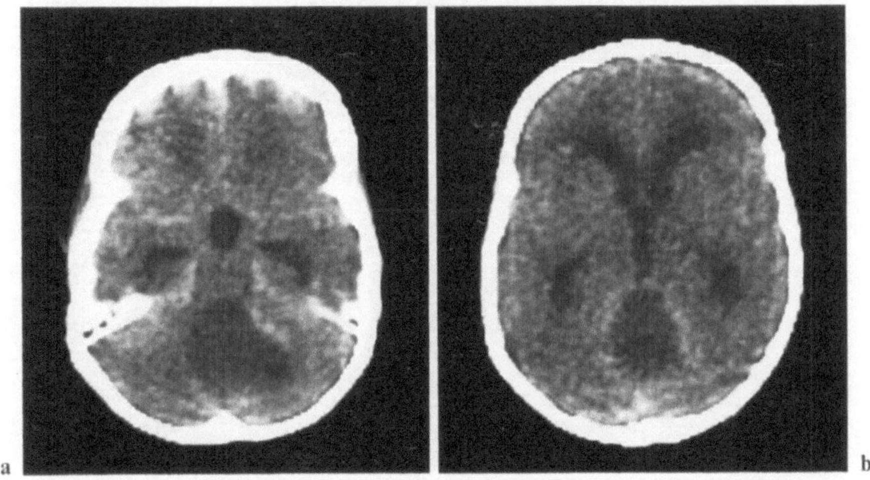

Abb. 36a u. b. Pilocytisches Astrocytom nach KM-Gabe (9jähriges Mädchen)

Tabelle 4. Häufigkeit des Ringtyps bei Hirntumoren und Hirnabszessen im Kontrast-CT

Artdiagnose	*n*	Ringformation	
		n	%
Pilocyt. Astrocytom	76	25	33
Astrocytom Grad II	109	25	22,9
Oligodendrogliom	117	12	10,3
Glioblastom	523	282	53,9
Ependymom	37	5	14
Neurinom	138	13	9,4
Hämangioblastom	30	4	13
Meningeom	410	8	2,0
Hypophysenadenom	243	12	4,9
Kraniopharyngeom	67	4	6
Andere Hirntumoren	468	24	5,1
Metastasen	363	102	28,1
Insgesamt	2581	516	20,0
Hirnabszeß	44	38	86

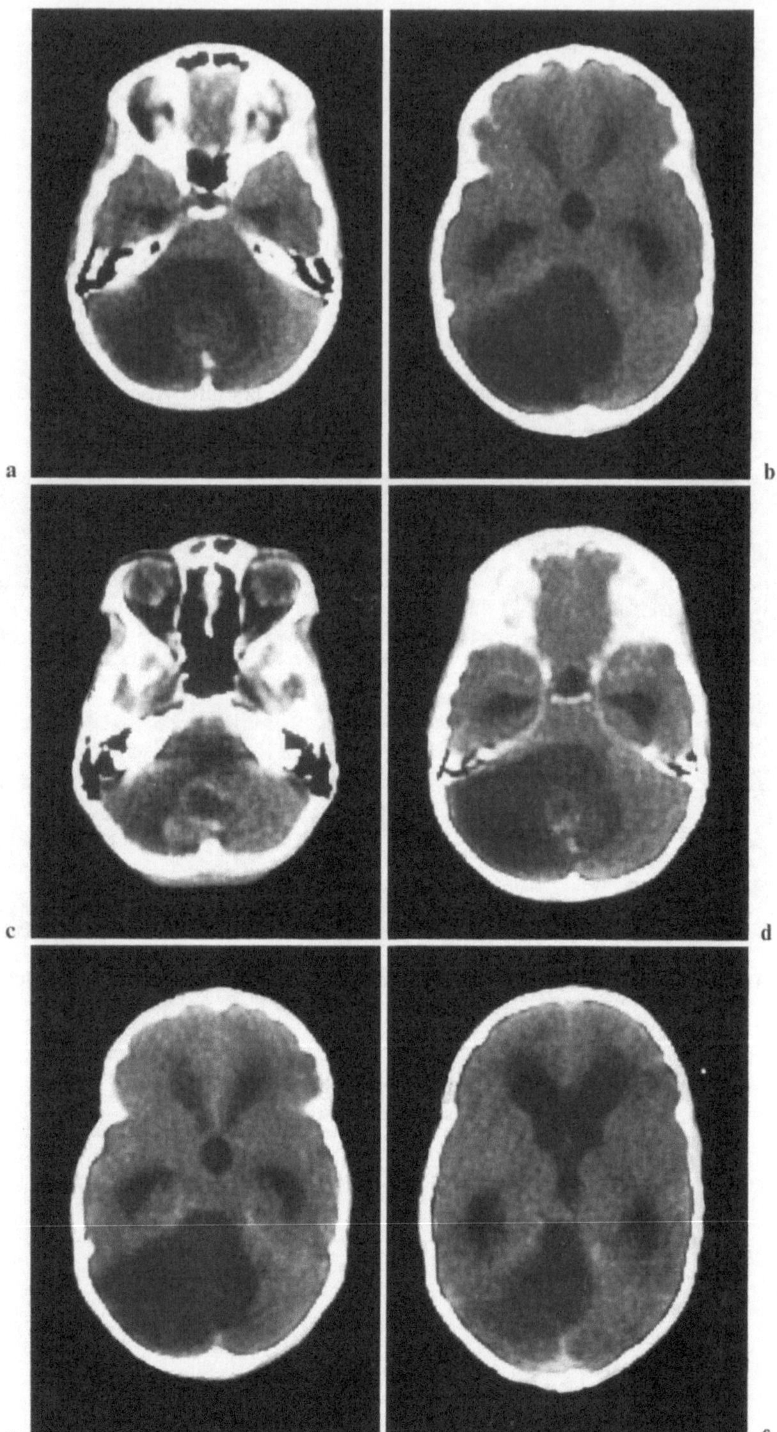

Abb. 37a–f. Pilocytisches Astrocytom vor **a, b** und nach Kontrastmittelgabe **c–f.** Großer cystischer Tumor mit kleinerem soliden Anteil in den basalen Abschnitten, der eine Kontrastverstärkung aufweist. Hydrocephalus (12jähriges Mädchen)

Kombinationen von kleinen soliden Tumorknoten mit großen Cysten (Abb. 37 u. 38), von großen Tumorknoten mit kleinen cystischen Tumorpartien (Abb. 39) sowie in seltenen Fällen ausschließlich solide Tumoren (Abb. 40) angetroffen. Letztere werden vorwiegend in der Chiasmaregion beobachtet. Die pilocytischen Astrocytome des Großhirns bevorzugen die Temporalregion (Abb. 41).

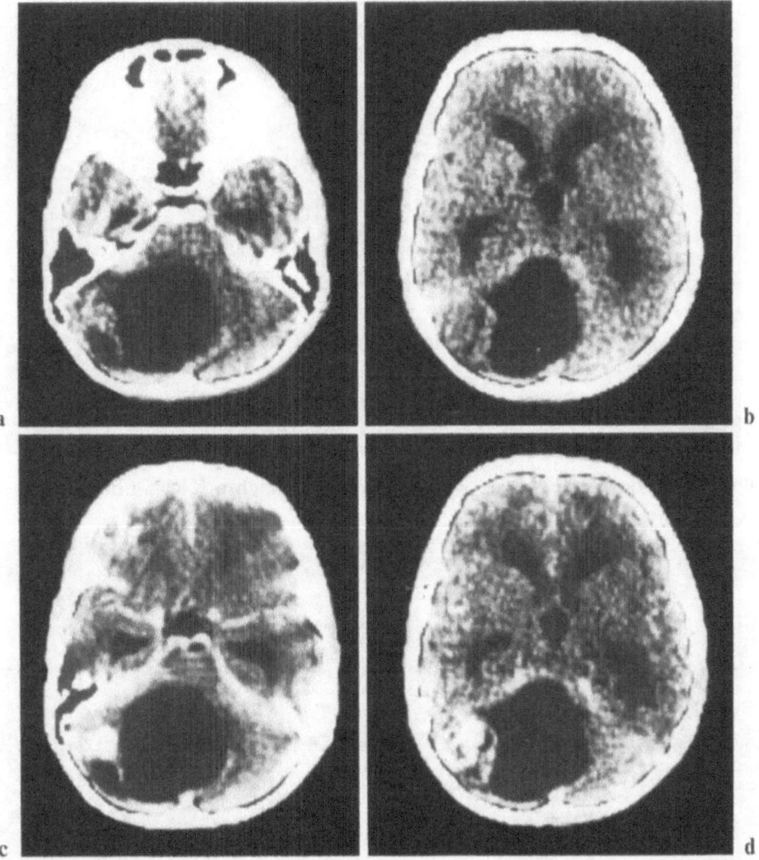

Abb. 38a–d. Pilocytisches Astrocytom mit großem cystischen Anteil und kontrastverstärkendem solidem Tumorknoten links lateral vor **a**, **b** und nach Kontrastmittelgabe **c**, **d**

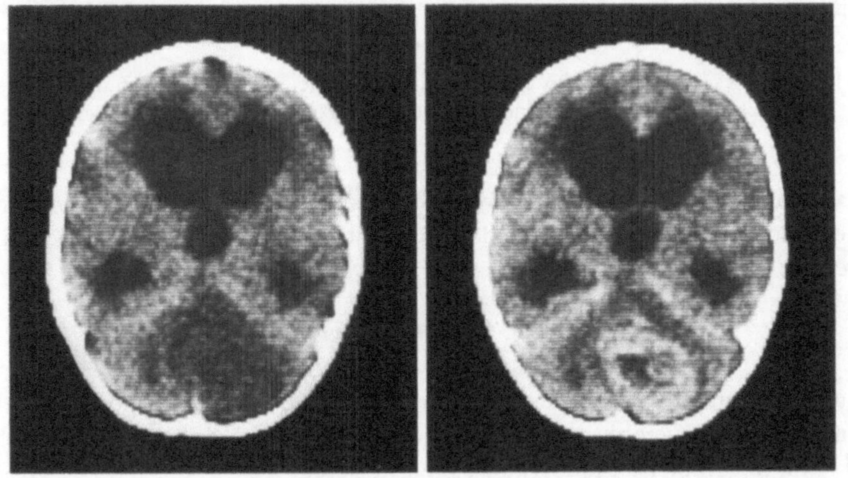

Abb. 39a u. b. Pilocytisches Astrocytom vor **a** und nach **b** Kontrastmittelgabe (5jähriges Mädchen)

b) Differentialdiagnose

Im Kleinhirnbereich ist die Differenzierung gegenüber einem Angioblastom mitunter problematisch. Der selten vorkommende Kleinhirnabszeß (s. auch Abb. 130) kann einen äußerst ähnlichen computertomographischen Aspekt bieten. In der Chiasmaregion kann eine Differenzierung zum

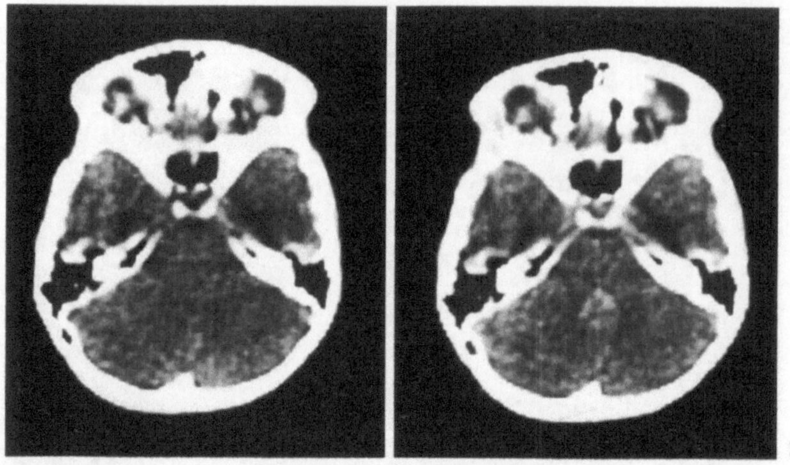

Abb. 40a u. b. Pilocytischers Astrocytom vor **a** und nach **b** KM-Gabe (4jähriges Mädchen)

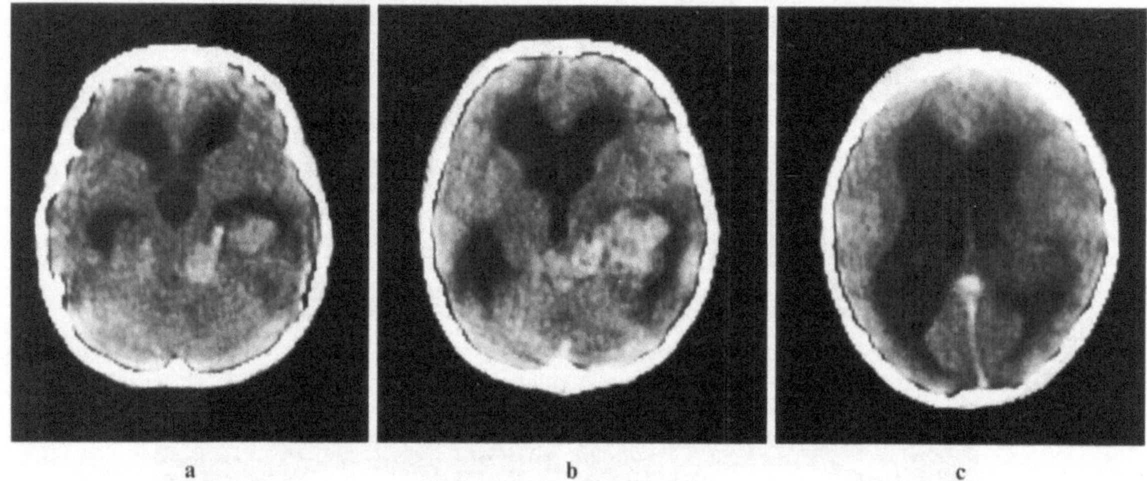

Abb. 41a–c. Pilocytisches Astrocytom im rechten Thalamusbereich mit Ausdehnung in das Trigonum des rechten Seitenventrikels nach Kontrastmittelgabe (14jähriges Mädchen)

Kraniopharyngeom, seltener auch zum Hypophysenadenom schwierig sein. Im Großhirnbereich sind die pilocytischen Astrocytome von den Großhirnependymomen des Jugendalters oft nicht zu unterscheiden.

6. Medulloblastome

Das Medulloblastom ist ein maligner cerebellärer Tumor des Kindes- und Jugendalters. Typische Lokalisationen sind der Kleinhirnwurm, die Kleinhirnhemisphären und der caudale Hirnstamm. Der Tumor kann in sämtliche Liquorräume metastasieren.

a) *Computertomographischer Befund*

Der überwiegende Anteil der Medulloblastome weist im Nativbild eine hyperdense Absorption auf. Eine gemischte oder isodense Absorption werden weniger häufig beobachtet. Eine ausschließlich hypodense Absorption ist selten (vergl. Abb. 42).

Die Häufigkeit eines perifokalen Ödems entspricht mit etwa 43% derjenigen bei Ependymomen, wobei, abgesehen von wenigen Ausnahmen, ein Ödem vom Grad I beobachtet wird.

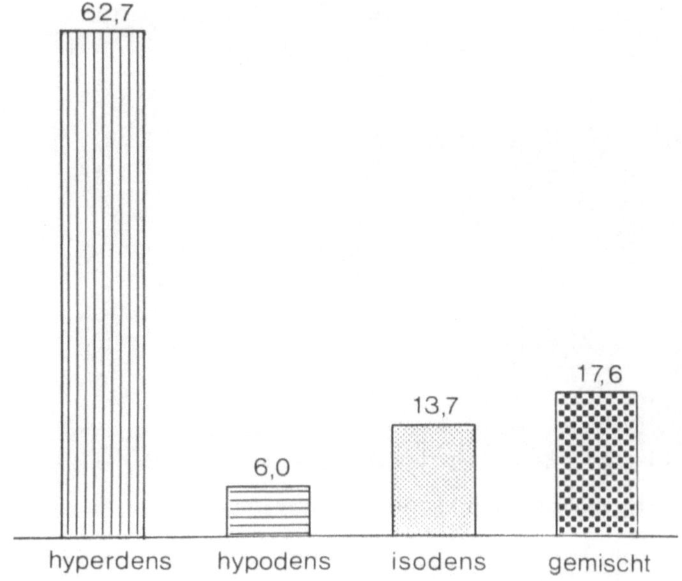

Abb. 42. Relative Häufigkeit der verschiedenen Absorptionstypen bei Medulloblastomen im Nativ-CT ($n = 51$)

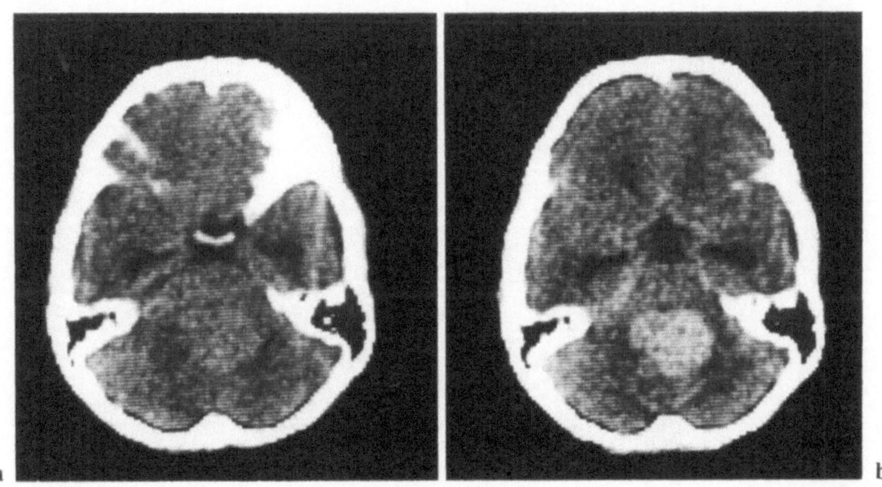

Abb. 43a u. b. Typischer CT-Befund eines Medulloblastoms vor **a** und nach **b** Kontrastmittelgabe (10jähriger Bub)

Die Kontrastmittelaufnahme ist fast immer positiv. Die Tumoren weisen im Kontrast-Scan meist eine homogene Absorption erhöhter Dichte auf (Abb. 43). Cystische Degenerationen werden dagegen relativ selten angetroffen (Abb. 44).

b) Differentialdiagnose

Die Abgrenzung zum Ependymom, zum pilocytischen Astrocytom und zum Angioblastom kann schwierig sein. Beim pilocytischen Astrocytom stellt eine primär erhöhte Dichte jedoch eine Seltenheit dar.

7. Meningeome

Die Meningeome sind mesodermalen Ursprungs und stellen die häufigsten extracerebralen Geschwülste dar, deren Frequenz zwischen 13,4% (CUSHING, 1932) und 18,2% CASTELLANO et al.,

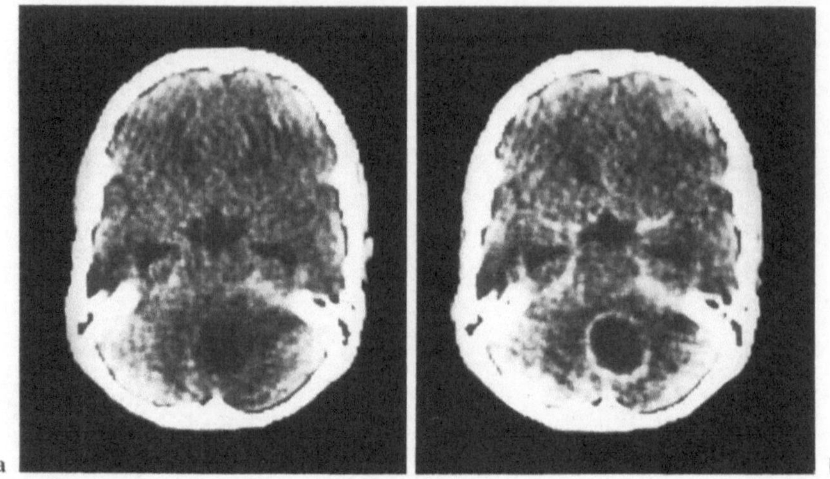

Abb. 44a u. b. Medulloblastom mit großer zentraler Tumorcyste vor **a** und nach **b** KM-Gabe

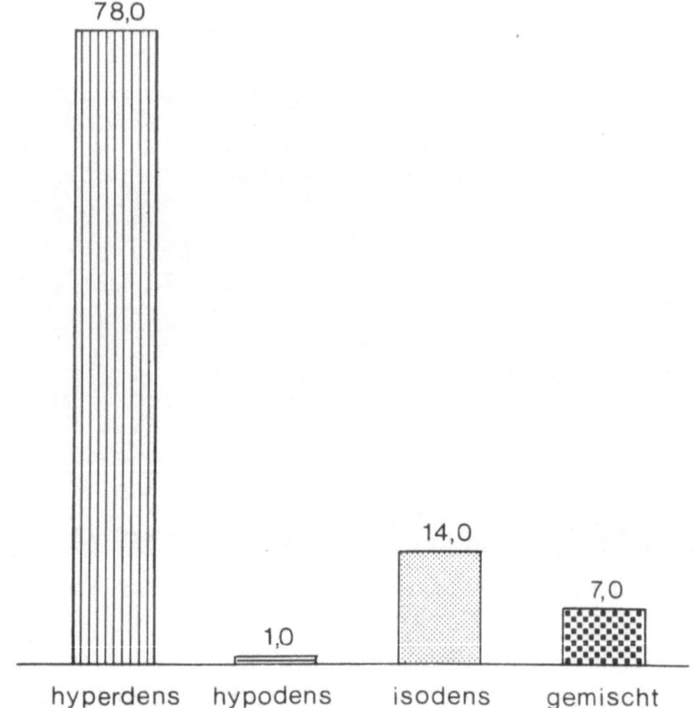

Abb. 45. Relative Häufigkeit der verschiedenen Absorptionstypen bei Meningeomen im Nativ-Scan ($n=399$)

1952) angegeben wird. Der Häufigkeitsgipfel liegt zwischen dem 50. und 60. Lebensjahr, wobei Frauen annähernd doppelt so oft befallen werden als Männer.

Die Meningeome sind zumeist benigne, von einer Kapsel umgebene Tumoren, die nicht infiltrierend wachsen. Histologisch unterscheidet man zwischen arachnothelialen, fibroplastischen und gemischt arachnothelial-fibroplastischen bzw. fibroplastisch-arachnothelialen Formen. Innerhalb dieser Gruppen kommen Tumoren mit erhöhter Wachstumstendenz vor, die durch zahlreiche Kernteilungsfiguren charakterisiert sind.

Bevorzugte Lokalisationen sind die Parasagittalregion, die Falx, die Konvexität, die Olfaktoriusrinne, das Tuberculum sellae, der Keilbeinflügel, der Kleinhirnbrückenwinkel und das Tentorium.

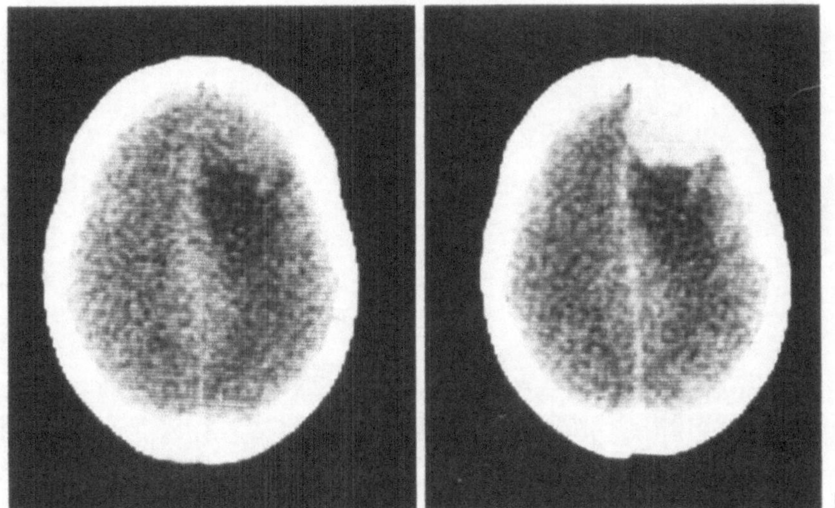

Abb. 46a u. b. Rechtsseitiges parasagittales Meningeom im Bereich des vorderen Sinusdrittels. **a** Nativ-Scan, **b** Kontrast-Scan

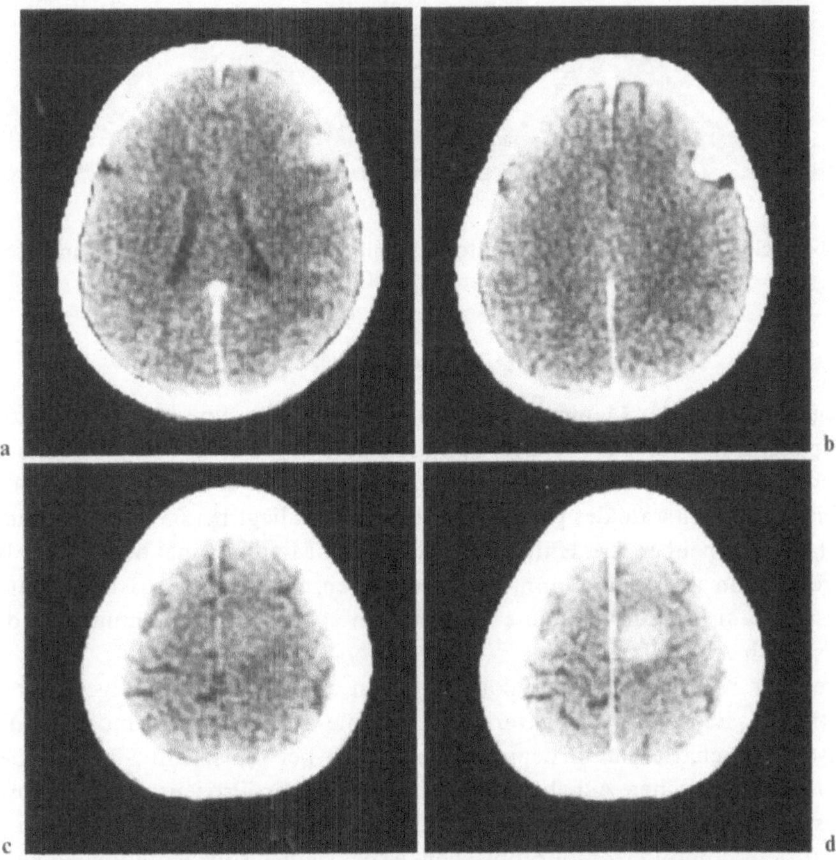

Abb. 47a–d. Kleines verkalktes Konvexitätsmeningeom rechts parietal im Kontrast-Scan **a, b.** Zusätzlich ein kleines, wegen Isodensität im Nativ-CT **c** nicht sichtbares, erst im Kontrast-Scan **d** abgrenzbares rechtsseitiges Falxmeningeom im Bereich des mittleren Sinusdrittels

Darüber hinaus werden Meningeome im Bereich der mittleren Schädelgrube und des Cavum Meckeli sowie selten im Ventrikelsystem, am Clivus, am cranio-spinalen Übergang und am Hiatus tentorii beobachtet.

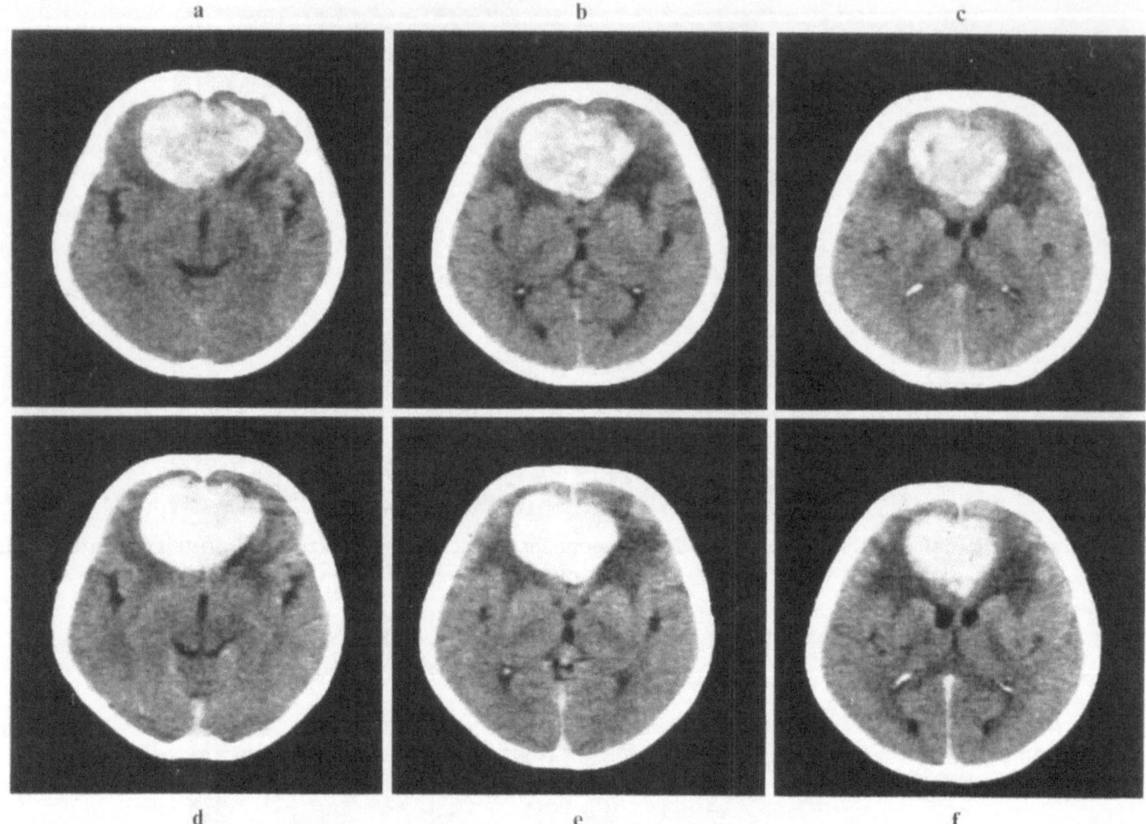

Abb. 48a–f. Großes, relativ stark verkalktes Olfaktoriusmeningeom im Nativ-Scan **a–c** und Kontrast-Scan **d–f** mit fingerförmigem perifokalem Ödem

a) Computertomographischer Aspekt

Der überwiegende Anteil der Meningeome weist im Nativ-Scan eine im Vergleich zu Hirngewebe erhöhte Absorption auf. Nur ca. 1% der Tumoren sind hypodens, 14% isodens und 7% von gemischter Dichte (Abb. 45). Tumorverkalkungen werden zu ca. 16% (SUTTON u. CLAVERIA, 1977) angetroffen. Die Häufigkeitsrate des perifokalen Hirnödems liegt bei 65%. Aufgrund eines perifokalen Ödems lassen sich über die Hälfte der isodensen Meningeome bereits im Nativ-Scan in etwa lokalisieren, wenn auch nicht immer exakt abgrenzen (Abb. 46a). Bei computertomographischer Erfassung sämtlicher Regionen entziehen sich etwa 8% der Meningeome dem Nachweis im Nativ-CT (s. auch Abb. 47c).

Nach intravenöser Kontrastmittelapplikation zeigen ca. 96% der Meningeome eine eindeutige Kontrastverstärkung. Besonders charakteristisch ist eine ausgeprägte homogene Dichtezunahme sowie eine glatte und scharfe Tumorbegrenzung, so daß bei typischem Sitz der Geschwulst aus dem computertomographischen Aspekt in einem relativ hohen Prozentsatz eine korrekte Tumorartdiagnose gestellt werden kann (Abb. 46, 48, 51, 52 u. 54). Große zentralnekrotische Tumorumwandlungen mit dem computertomographischen Aspekt eines sog. Ringtyps sowie Meningeome mit großen Tumorcysten (Abb. 49) sind äußerst selten. Infolge der Kontrastanhebung erhöht

Abb. 49a–h. Falxmeningeom rechts am Übergang vom vorderen zum mittleren Sinusdrittel vor **a–d** und nach **e–h** Kontrastmittelgabe. Im Kontrast-Scan wird neben der großen Tumorcyste der verhältnismäßig kleine, primär isodense Tumoranteil infolge starker Kontrastverstärkung abgrenzbar. (Dichtemessungen in der Tumorcyste s. Abb. 7a–c) ▶

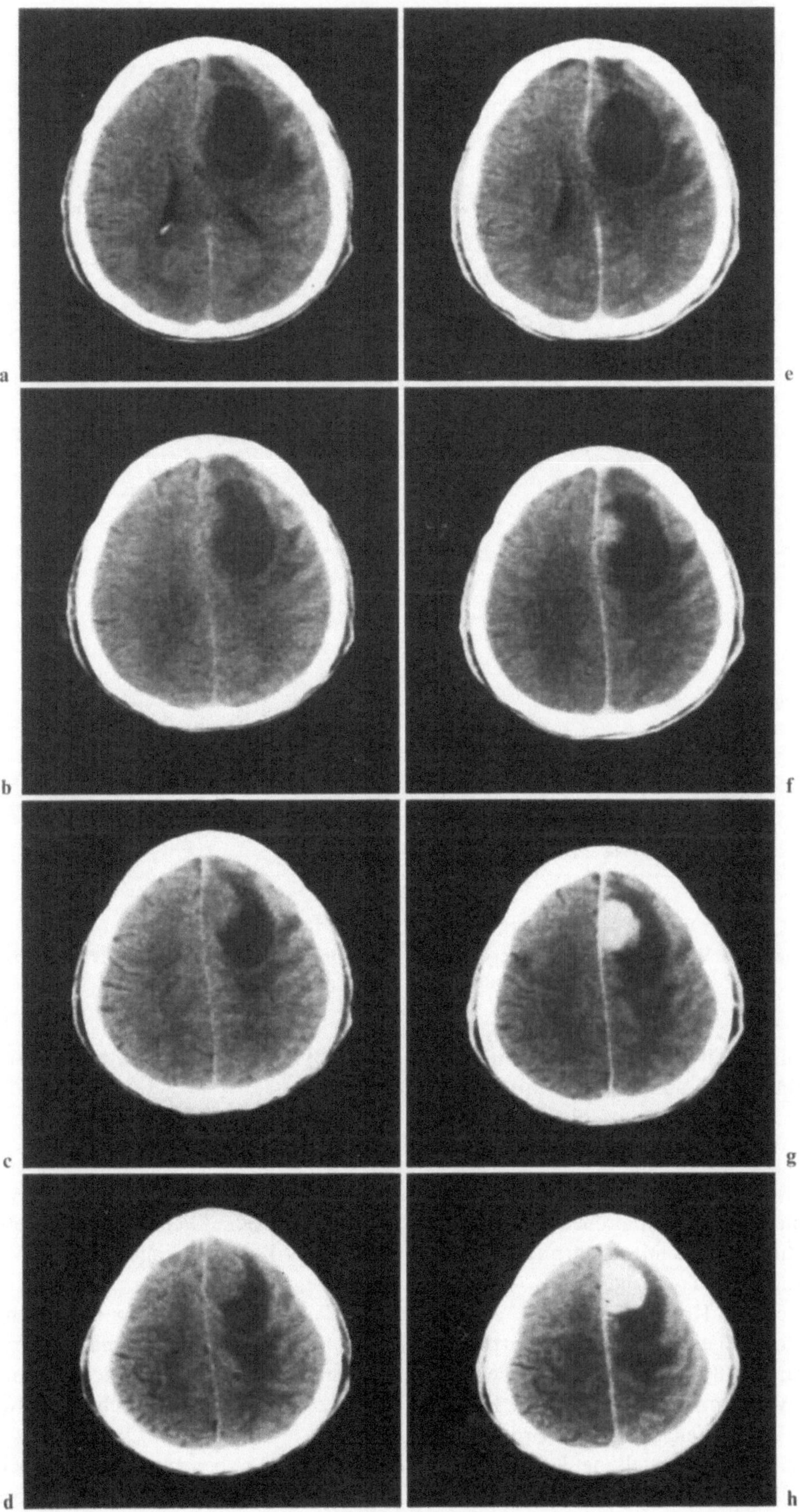

Abb. 49 a–h

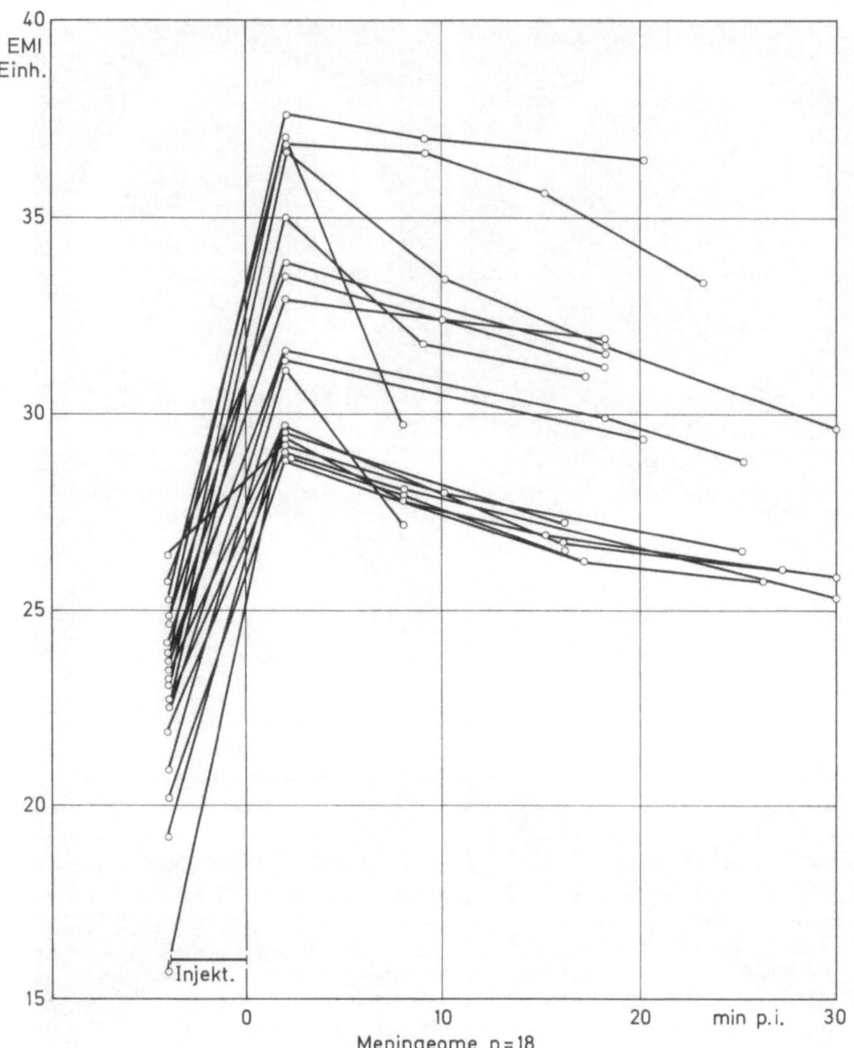

Abb. 50. Zeitabhängiger Verlauf der Kontrastverstärkung in Meningeomen bei standardisierter Bolusinjektion eines 65%igen Kontrastmittels (1 ml/kg Körpergewicht)

sich der Anteil der direkt sichtbaren Meningeome auf 97% (SUTTON u. CLAVERIA, 1977) bzw. 97,3% (Gemeinschaftsstudie Berlin, Mainz, München, 1978).

b) Quantitative Aspekte des Absorptionsverhaltens

Die Absorption solider unverkalkter Tumorabschnitte beträgt im Durchschnitt 46 HE ± 5 HE. In den verschiedenen histologischen Untergruppen findet sich keine signifikante Differenz der Tumorabsorption. Areale mit Absorptionswerten von mehr als 58 HE sprechen für das Vorliegen von Verkalkungen im Tumorbereich.

Nach intravenöser Kontrastmittelgabe erhöht sich die Tumorabsorption im Durchschnitt um 18 HE ± 7 HE, wobei ein minimaler Absorptionsanstieg von nur 6 HE und ein maximaler Anstieg der Absorption um 38 HE beobachtet werden können (eigenes Krankengut). Bei den Meningeomen mit erhöhter Wachstumstendenz liegt die Kontrastverstärkung mit einem Durchschnittswert von 17 HE ± 8 HE in der gleichen Größenordnung.

Studien der Kontrastmittelkinetik zeigen, daß der maximale Absorptionsanstieg bereits im CT 2 min p.i. erreicht ist und anschließend ein mehr oder minder rascher Abfall der Tumorabsorp-

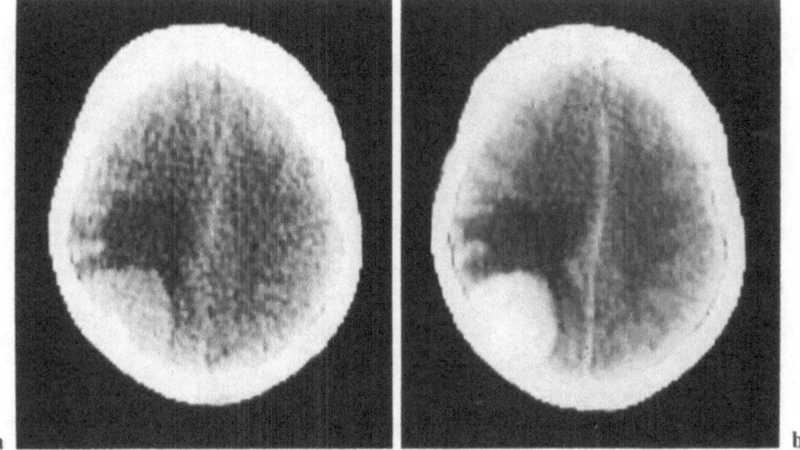

Abb. 51a u. b. Konvexitätsmeningeom links parieto-occipital. **a** Nativ-Scan, **b** Kontrast-Scan

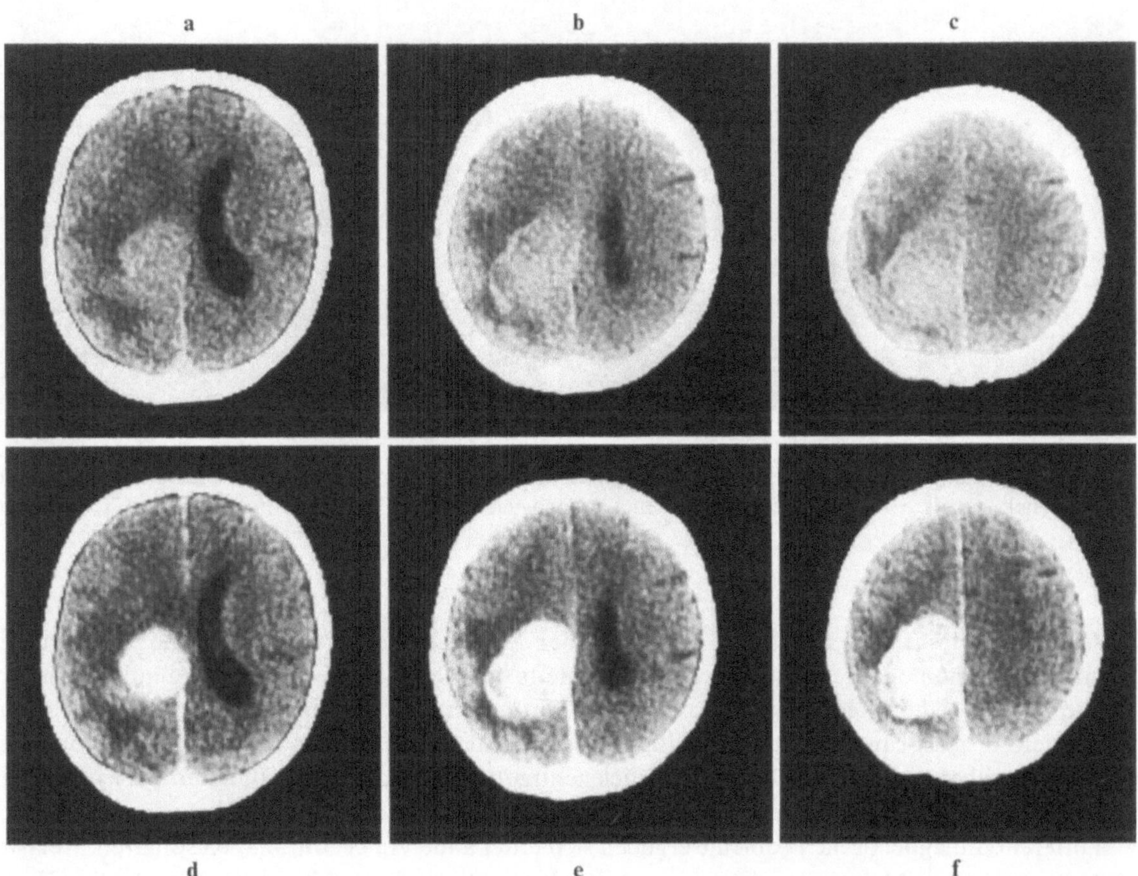

Abb. 52a–f. Linksseitiges Falxmeningeom mit starker Dichtezunahme nach Kontrastmittelgabe. **a–c** Nativ-Scan, **d–f** Kontrast-Scan

tion erfolgt (Abb. 50). Verglichen mit der Absorption in gleichzeitig entnommenen venösen Blutproben ist die Absorptionsabnahme im Tumorgewebe deutlich prolongiert, jedoch weitaus weniger stark als bei den Glioblastomen (s. Abb. 34b). Die Blut-Gewebschrankenstörung bzw. die extravaskuläre Komponente der Kontrastverstärkung ist demnach bei den Meningeomen weniger stark ausgeprägt.

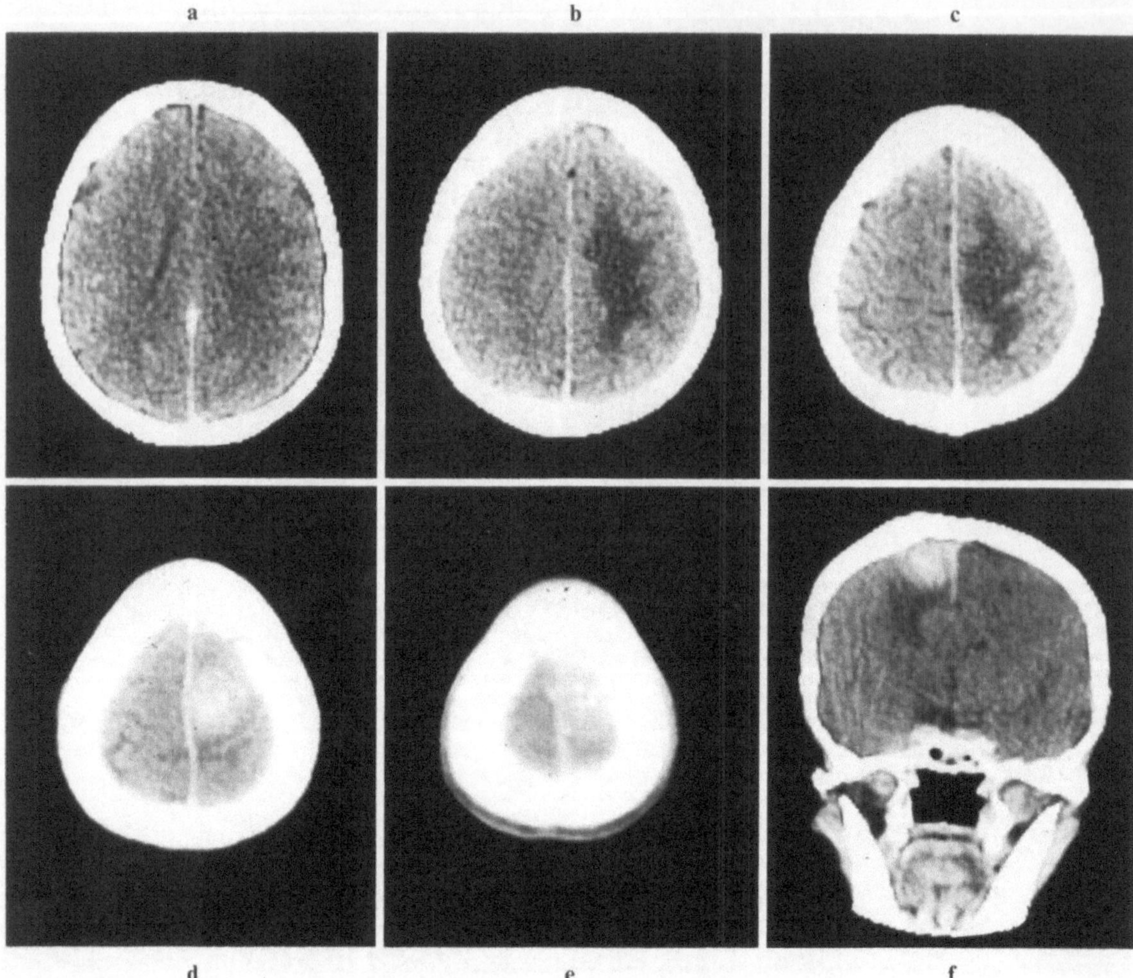

Abb. 53a–f. Relativ kleines parasagittales Meningeom rechts parietal im CT nach Kontrastmittelapplikation. Der partiell verkalkte Tumor ist lediglich in den allerhöchsten Schichten **d, e** sowie im vertikalen CT **f** sichtbar

c) *Differentialdiagnose*

Als wichtigstes artdiagnostisches Kriterium der Meningeome ist computertomographisch die primär meist homogen erhöhte Dichte der bereits im Nativ-CT vorwiegend glatt begrenzten Tumoren sowie die intensive und homogene Kontrastverstärkung im Bereich glatt und scharf konturierter, meist rundlicher oder knolliger Geschwülste in den bekannten Regionen bevorzugter Lokalisation hervorzuheben. Unter Mitberücksichtigung des Erkrankungsalters und der klinischen Anamnese kann in ca. 90% die richtige Artdiagnose gestellt werden (SUTTON u. CLAVERIA, 1977).

Differentialdiagnostische Probleme ergeben sich unter anderem bei duranahen solitären Metastasen des malignen Melanoms, die sich sowohl hinsichtlich ihrer Absorption im Nativ-CT als auch bezüglich der Konfiguration, der Kontrastverstärkung ähnlich wie Meningeome verhalten können.

Hervorzuheben ist ferner, daß vor allem temporo-basale Meningeome zu Fehlinterpretationen führen können, wenn der Tumor selbst nicht in den Schichten miterfaßt wurde und ein perifokales Ödem als Astrozytom niedrigen Malignitätsgrades gedeutet wird. Ähnliche Fehlinterpretationen sind auch bei kleinen hochparietal gelegenen Meningeomen möglich (Abb. 53a–f). Bei den Tentoriummeningeomen kann die infra- und/oder supratentorielle Ausdehnung der Geschwulst durch ergänzende coronare Schichten oft besser beurteilt werden als im axialen Computertomogramm (Abb. 54a–f).

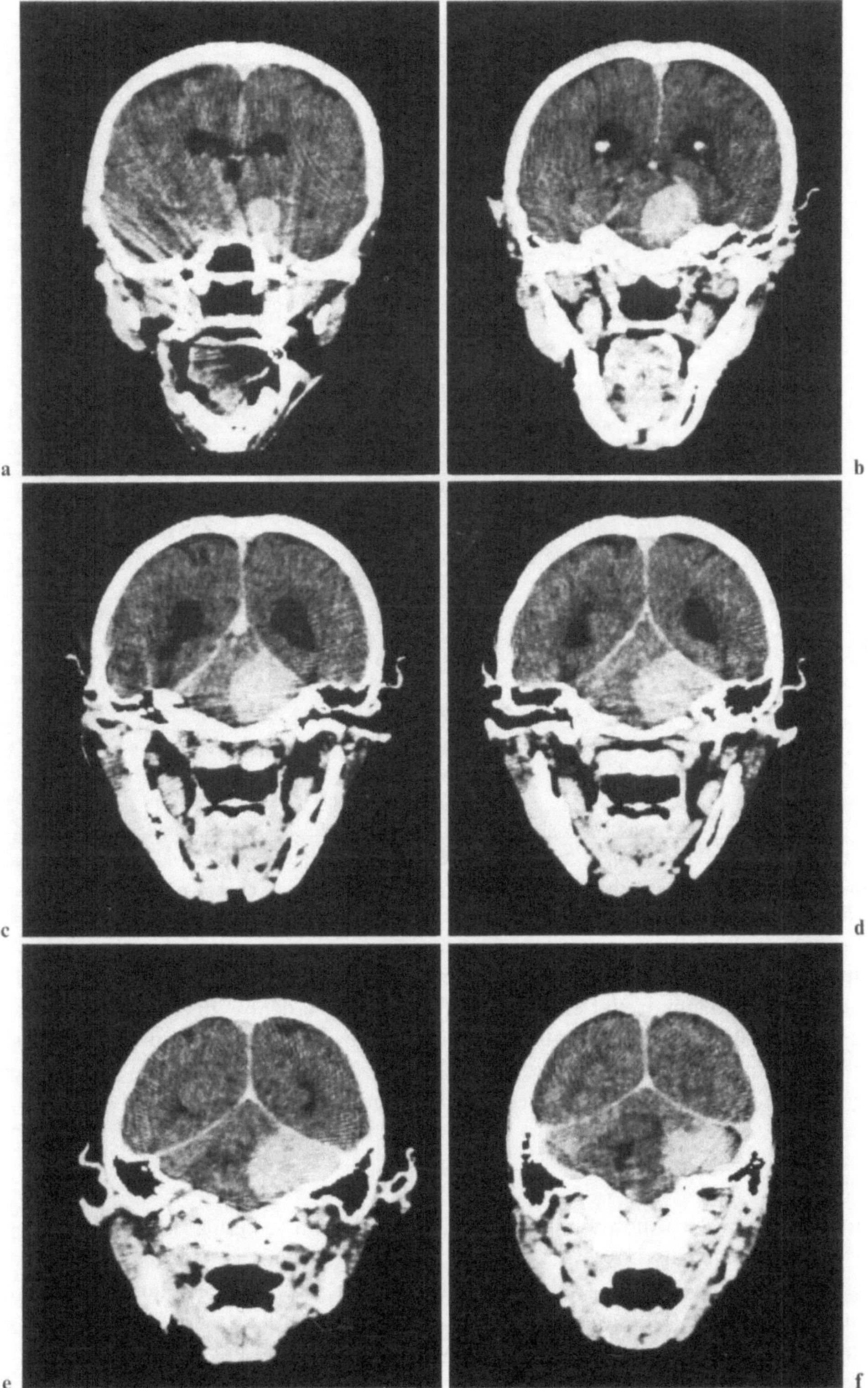

Abb. 54a–f. Linksseitiges Tentoriummeningeom. Die Kontrast-CTs im vertikalen Strahlengang lassen erkennen, daß der in seinen dorsalen Abschnitten infratentoriell gelegene Tumor in seinen rostralen Abschnitten bis in die Nachbarschaft des Keilbeinhöhlengebietes entwickelt ist **a**

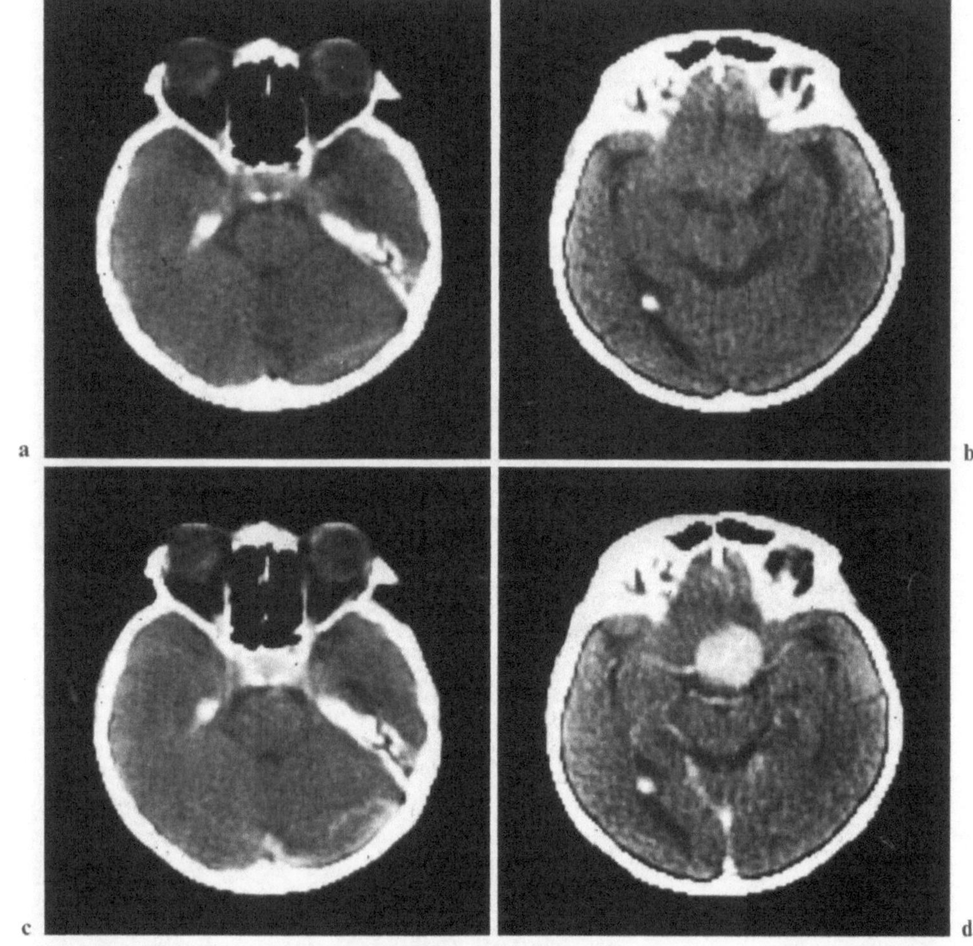

Abb. 55a–d. Meningeom des Tuberculum sellae vor **a, b** und nach **c, d** Kontrastmittel. Der CT-Befund ist mit dem bei einem nach suprasellär entwickelten Hypophysenadenom zum Verwechseln ähnlich

Im suprasellären Bereich ist eine Differenzierung zwischen einem Meningeom des Tuberculum sellae und einem nach suprasellär entwickelten Hypophysenadenom allein aufgrund des computertomographischen Befundes nicht immer möglich (Abb. 55a–d). In fraglichen Fällen sind die typischen Sellaveränderungen im Schädelübersichtsbild für die Differentialdiagnose hinweisgebend, besonders, wenn keine endokrinen Störungen vorliegen.

8. Neurinome

Die intracraniellen Neurinome entstehen am häufigsten im vestibulären Abschnitt des N. acusticus. Der meatus acusticus internus ist durch Druckusurierung von seiten des Tumors zumeist aufgeweitet. Neurinome des N. trigeminus sind dagegen relativ selten. Die Neurinome sind von einer Kapsel umgebene Tumoren, die in der Regel nicht infiltrierend wachsen und eine glatte, bzw. fein- bis grobhöckerige Oberfläche aufweisen. Eine cystische Tumordegeneration kommt relativ selten vor.

In Bezug auf die Gesamtzahl der intracraniellen Tumoren liegt der Anteil der Neurinome zwischen 7 und 9% (CUSHING, 1932; OLIVECRONA, 1958; ZÜLCH, 1975). Nach ZÜLCH (1975) werden Frauen annähernd doppelt so häufig befallen als Männer, wohingegen HOUSE u. HITSELBERGER (1974) keine signifikanten Geschlechtsunterschiede feststellen konnten. Der Häufigkeitsgipfel der Neurinome liegt im 3.–5. Lebensjahrzehnt.

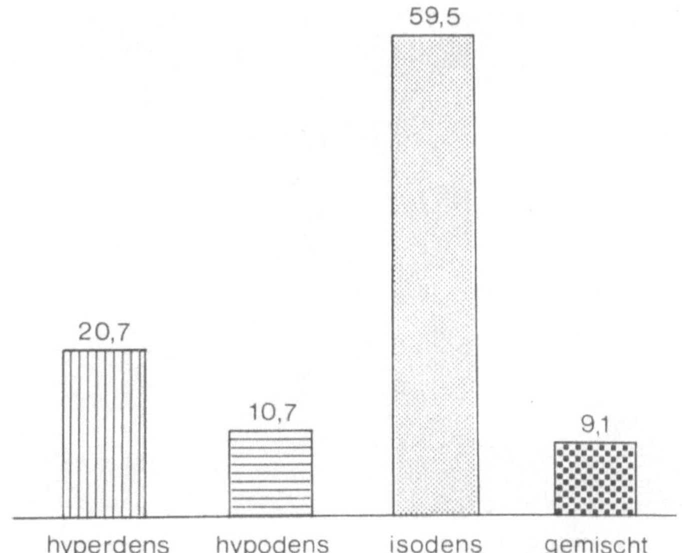

Abb. 56. Relative Häufigkeit der verschiedenen Absorptionstypen bei Neurinomen im Nativ-CT ($n = 121$)

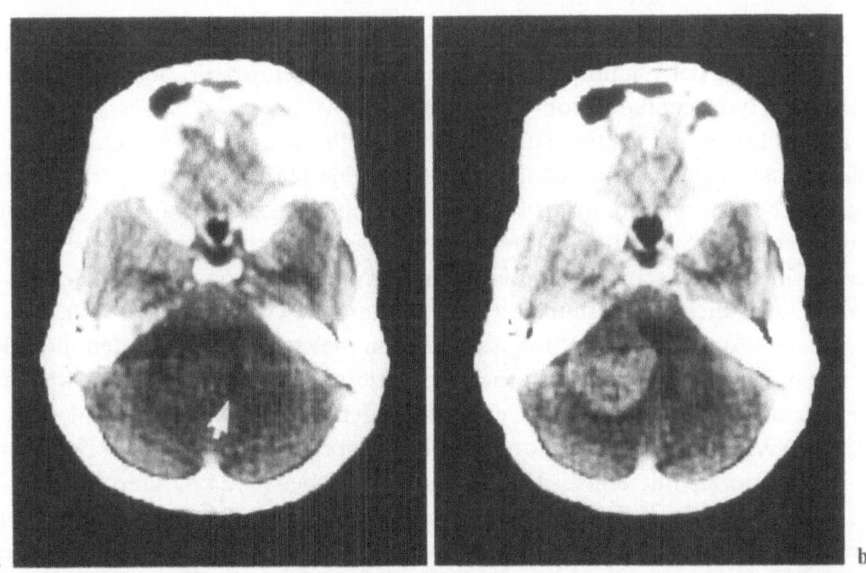

Abb. 57a u. b. Großes linksseitiges Akustikusneurinom, welches erst durch Kontrastverstärkung **b** sichtbar wird. Im Nativ-Scan **a** finden sich lediglich indirekte Tumorzeichen in Form einer Kompression und Rechtsverlagerung des 4. Ventrikels (s. Pfeil)

a) Computertomographischer Befund beim Akustikusneurinom

Der überwiegende Anteil der Akustikusneurinome (ca. 60%) weist im Nativ-Bild die gleiche Absorption wie normales Hirngewebe auf. Etwa 20% der Tumoren sind primär hyperdens. Tumoren mit erniedrigter oder gemischter Dichte sind relativ selten (Abb. 56).

Wegen des hohen Anteiles isodenser Geschwülste ist die Beachtung indirekter Tumorzeichen im Nativ-Scan außerordentlich wichtig. Zu den indirekten Zeichen zählt vor allem die Kompression und/oder Verlagerung des 4. Ventrikels (Abb. 57a u. 58a). Valavanis et al. (1978) konnten bei Akustikusneurinomen mit einem Durchmesser von mehr als 2 cm in 77% der Fälle eine Verlagerung des 4. Ventrikels und bei kleinen Tumoren von weniger als 1 cm zu 60% eine Kompression desselben feststellen.

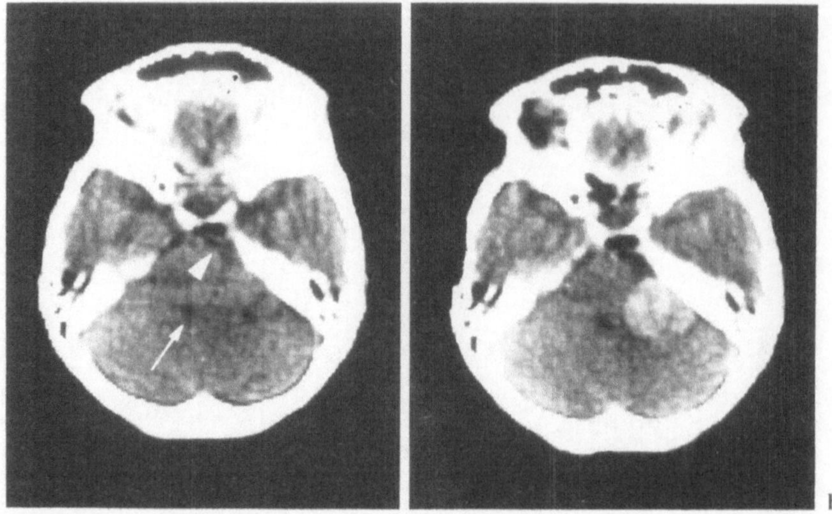

Abb. 58a u. b. Großes rechtsseitiges Akustikusneurinom. Im Nativ-Scan **a** ist der komprimierte und nach links verlagerte 4. Ventrikel sichtbar (langer Pfeil). Die rechte Kleinhirnbrückenwinkelcisterne (kurzer Pfeil) ist deutlich weiter als linksseitig, was im Kontrast-CT **b** noch deutlicher erkennbar ist

Mitunter ist der 4. Ventrikel vollständig komprimiert und infolgedessen im Computertomogramm nicht sichtbar. Bei Tumoren von über 2 cm Durchmesser liegt in der überwiegenden Zahl der Fälle ein Hydrocephalus vor.

Ein weiteres wichtiges indirektes Tumorzeichen stellt das perifokale Ödem dar, welches bei etwa 30% der Akustikusneurinome beobachtet wird. Die Häufigkeit des perifokalen Ödems steht in eindeutiger Relation zur Tumorgröße. Die Ödemhäufigkeit beträgt bei Tumoren von über 2 cm Durchmesser ca. 69% und bei Tumoren mit einem Durchmesser zwischen 1–2 cm ca. 15%, während bei den kleinen Geschwülsten mit einem Durchmesser von weniger als 1 cm Durchmesser ein perifokales Ödem nicht festgestellt werden konnte (VALAVANIS et al., 1978).

NAIDICH et al. (1976) wiesen darauf hin, daß bei den meisten ihrer Patienten mit Akustikusneurinom beide Kleinhirnbrückenwinkelcisternen obliteriert waren, während bei kleineren Tumoren eine Erweiterung oder eine Obliteration der ipsilateralen Kleinhirnbrückenwinkelcisterne zu beobachten war. VALAVANIS et al. (1978) konnten bei Tumoren von über 2 cm Durchmesser in allen Fällen und bei Tumoren mit einem Durchmesser zwischen 1–2 cm Durchmesser zu 54% eine vollständige Verlegung der gleichseitigen Kleinhirnbrückenwinkelcisterne feststellen und fanden bei den Tumoren mit einem Durchmesser von weniger als 1 cm zu 73% eine partielle Verlegung der ipsilateralen Kleinhirnbrückenwinkelcisterne. Da selbst bei Verwendung von überlappenden 13 mm-Schichten die Kleinhirnbrückenwinkelcisternen bei Normalpatienten nur in etwa der Hälfte der Fälle seitensymmetrisch zur Darstellung gelangen und zu etwa 26% einseitig oder beidseitig nicht sichtbar sind NAIDICH et al. (1976), kann weder die mangelnde Darstellbarkeit einer oder beider Kleinhirnbrückenwinkelcisternen noch die Darstellung einer einseitig weiteren Kleinhirnbrückenwinkelcisterne als ein verläßliches indirektes Tumorzeichen gewertet werden.

Seit dem Einsatz von Computertomographiegeräten mit hohem Auflösungsvermögen und der Verwendung von dünneren überlappenden Schichten stellt der Nachweis einer Seitendifferenz der Weite des meatus acusticus internus von mehr als 2 mm in zunehmendem Maße ein zusätzliches indirektes Hinweiszeichen dar (Abb. 59a), welches darüber hinaus auch für die Differentialdiagnose eines Kleinhirnbrückenwinkelprozesses von Bedeutung ist. Dünne Zwischenschichten sollten jedoch wegen der damit verbundenen höheren Strahlenbelastung des Patienten in erster Linie nur im Computertomogramm nach Kontrastmittelapplikation eingesetzt werden, da der Nachweis einer Seitendifferenz der Weite des meatus acusticus internus mit Hilfe der Röntgennativdiagnostik keine Probleme darstellt.

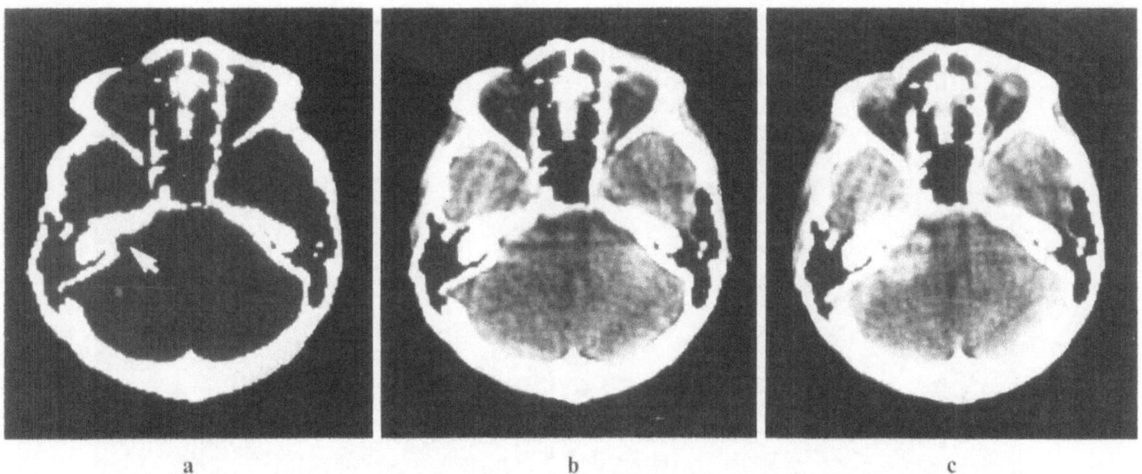

Abb. 59a–c. Linksseitiges Akustikusneurinom. Eine Erweiterung des linken inneren Gehörganges ist auf der Aufnahme mit Meßeinstellung **a** eindeutig zu erkennen (s. Pfeil). Der Tumor selbst ist erst im Kontrast-Scan **c** direkt sichtbar

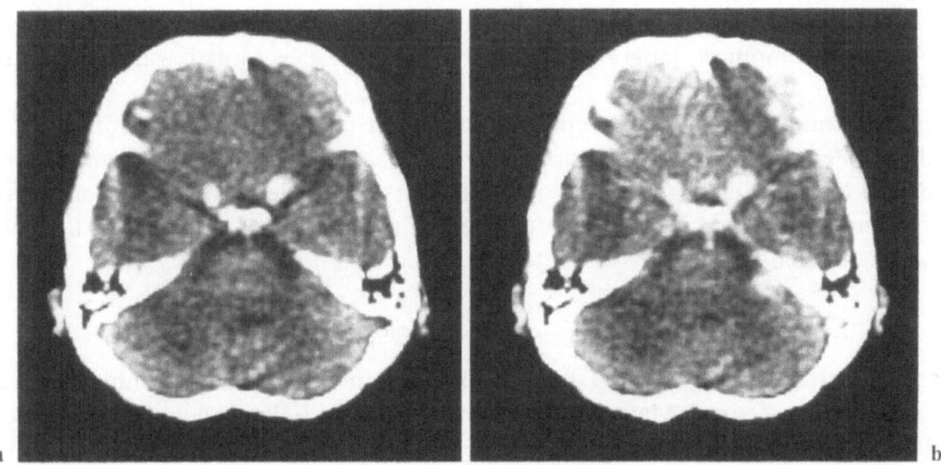

Abb. 60a u. b. Rechtsseitiges Akustikusneurinom von 13 mm Durchmesser vor **a** und nach **b** Kontrastmittelgabe. Keine indirekten Tumorzeichen im Nativ-Scan

Selbst unter Mitberücksichtigung der indirekten Hinweiszeichen sind im Nativ-Scan ca. 41% der Akustikusneurinome nicht erkennbar (s. auch Tabelle 3 u. Abb. 60a).

Im Computertomogramm nach intravenöser Kontrastmittelapplikation findet sich bei den Akustikusneurinomen eine ausgeprägte Kontrastverstärkung. Die Tumoren sind in der Regel glatt und scharf begrenzt und weisen darüber hinaus überwiegend ein homogenes Absorptionsmuster erhöhter Dichte auf. Eine inhomogene Tumorabsorption, die zumeist auf eine cystische Tumordegeneration zurückzuführen ist, wird in etwa 13% der Fälle beobachtet (Davis et al., 1977). Die Häufigkeitsrate eines Ringtypmusters, bezogen auf die Gesamtzahl der Akustikusneurinome, liegt bei etwa 9% (Kazner et al., 1978; vergl. auch Tabelle 4, S. 301). Eine Kombination von kleinen soliden Tumoranteilen und relativ großen Cysten ist selten (Abb. 61).

Die Kontrastverstärkung hat zur Folge, daß sich der Anteil der computertomographisch nachweisbaren Akustikusneurinome auf etwa 87% der Fälle erhöht. Da es in letzter Zeit durch den Einsatz von Computertomographiegeräten mit hohem Auflösungsvermögen und die Verwendung von dünnen überlappenden Schichten in zunehmendem Maße gelingt, auch Akustikusneurinome

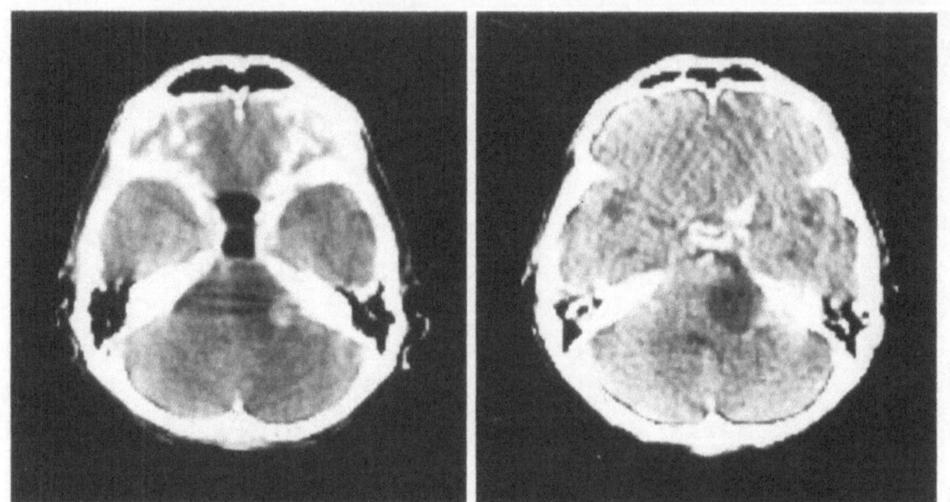

Abb. 61 a u. b. Rechtsseitiges Akustikusneurinom (Kontrast-CTs) mit kleinem soliden **a** und großem cystischen **b** Tumoranteil

mit einem Durchmesser von weniger als 1 cm zur Darstellung zu bringen (VALAVANIS et al., 1978), dürfte die computertomographische Nachweisquote der Akustikusneurinome noch höher anzusetzen sein.

Eine höhere computertomographische Treffsicherheit läßt vor allem die von SORTLAND (1978) beschriebene Methode der Kombination von Luft-Cisternographie und Computertomographie erwarten. Die Methode ermöglicht eine optimale Darstellung der Kleinhirnbrückenwinkelcisterne und des inneren Gehörganges, so daß auch rein intracanaliculär gelegene Akustikusneurinome nachgewiesen werden können.

b) Differentialdiagnose

Vom computertomographischen Aspekt her können im Bereich der Kleinhirnbrückenwinkelregion gelegene Meningeome, Metastasen sowie in seltenen Fällen auch Glomustumoren, solide Angioblastome, Sarkome und Aneurysmen im Bereich des Basilariskopfes differentialdiagnostische Probleme bereiten. Pathognomonisch für das Akustikusneurinom ist neben der typischen Symptomatik die Aufweitung des meatus acusticus internus.

9. Kraniopharyngeome

Die Kraniopharyngeome treten häufig im Kindes- und Jugendalter, seltener im Erwachsenenalter auf. Ihre Lokalisation ist supra-, mitunter auch intrasellär. Die Tumoren sind häufig verkalkt und cystisch umgewandelt.

a) Computertomographischer Befund

Die Kraniopharyngeome besitzen im Nativ-Scan überwiegend eine gemischte oder erhöhte Dichte (Abb. 62). Die verkalkten Tumoranteile gelangen als stärker hyperdense Bezirke, die cystischen Anteile als hypodense Zonen zur Darstellung (Abb. 63). Die soliden, nicht verkalkten Tumorpartien sind meist isodens. Nach Kontrastmittelapplikation findet sich eine Kontrastverstärkung in den soliden Tumorabschnitten. Bei Blockierung eines oder beider Foramina Monroi kann ein ein- oder beidseitiger Hydrocephalus resultieren (Abb. 64).

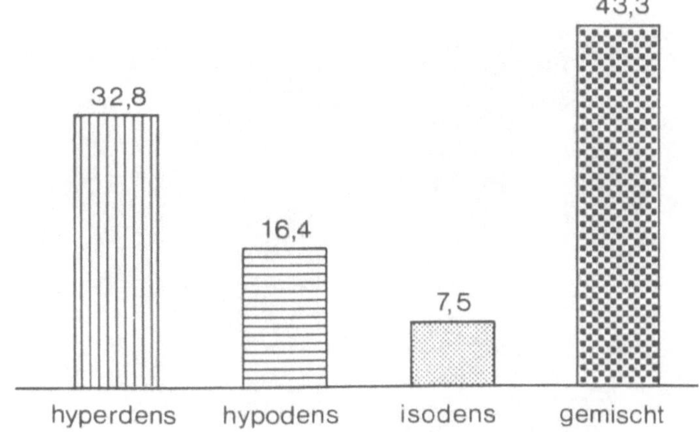

Abb. 62. Relative Häufigkeit der verschiedenen Absorptionstypen bei Kraniopharyngeomen im Nativ-CT ($n = 67$)

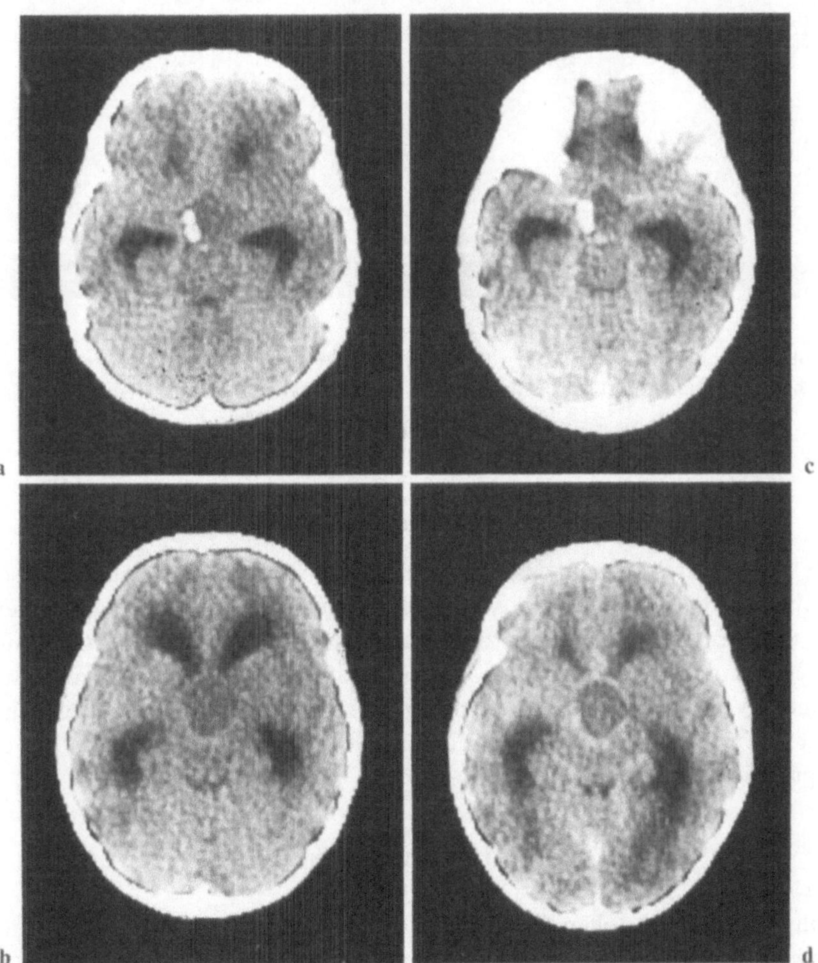

Abb. 63a–d. Kraniopharyngeom mit großer Cyste und kleinen Verkalkungsbezirken in den linken Tumorabschnitten vor **a, b** und nach **c, d** Kontrastmittelapplikation. Im Kontrast-Scan gelangt ein sehr schmaler Randsaum soliden Tumorgewebes mit deutlicher Kontrastverstärkung zur Darstellung

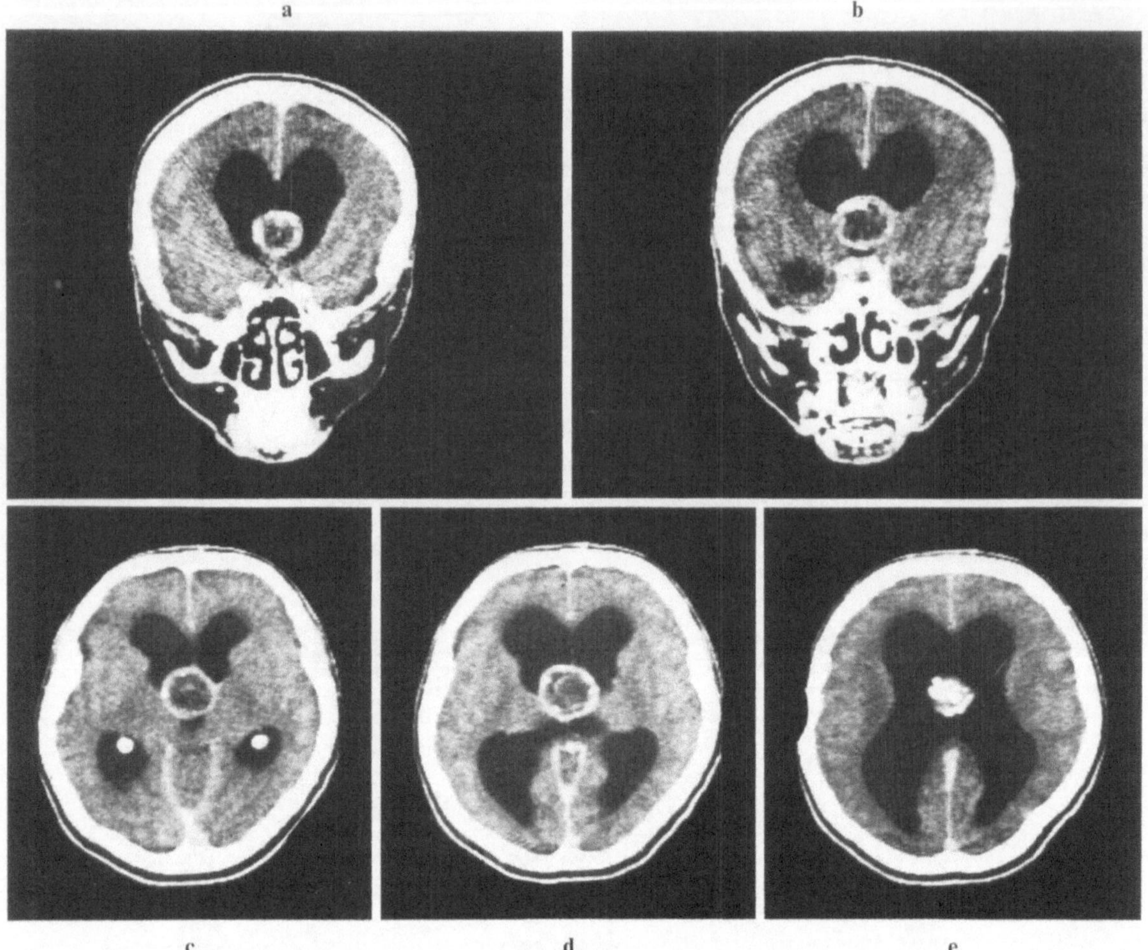

Abb. 64a–e. Teils cystisches, teils verkalktes Kraniopharyngeom mit beidseitiger Foramen Monroi Blockade und hierdurch hervorgerufenem, relativ stark ausgebildetem Hydrocephalus. Kontrast-CTs im vertikalen **a**, **b** und axialen Strahlengang **c–e**

b) Differentialdiagnose

Rein solide oder ausschließlich cystische Kraniopharyngeome können mit soliden oder cystischen Hypophysenadenomen verwechselt werden. Verkalkungen sind dagegen bei den Hypophysenadenomen ungewöhnlich. Die selten zu beobachtenden Chordome können computertomographisch einen sehr ähnlichen Aspekt bieten. Bei einer außergewöhnlich starken Kontrastverstärkung muß ferner an das Vorliegen eines suprasellär entwickelten Aneurysmas der Arteria carotis interna gedacht werden. Zur Sicherung der Diagnose ist in derartig gelagerten Fällen eine ergänzende Carotisangiographie indiziert.

10. Hypophysenadenome

Die Hypophysenadenome stellen die häufigste Tumorart im Sellabereich dar. Unter den intracraniellen Geschwülsten beträgt ihr Anteil zwischen 6,6% (ZÜLCH, 1975) und 9,4% (Computertomographische Gemeinschaftsstudie Berlin, Mainz, München). Hypophysenadenome treten bevorzugt zwischen dem 25. und 60. Lebensjahr auf, werden jedoch auch im Jugend- und im hohen Erwachsenenalter beobachtet. Suprasellär entwickelte Adenome gehen immer mit einer primär vergrößerten Sella und zumeist mit endokrinen Störungen einher und führen mit Ausnahme der nur geringfügig nach supraselläre reichenden Tumoren stets zu einem Chiasmasyndrom.

Die computertomographische Diagnostik der Hypophysenadenome konnte im Laufe der Jahre durch die Verwendung von CT-Geräten mit zunehmend höherem Auflösungsvermögen, die Möglichkeit der direkten vertikalen Schichtführung, die Herabsetzung der Schichtdicke auf bis zu 3 mm sowie durch die Applikation großer Kontrastmittelmengen (40 g Jod und mehr beim Erwachsenen) erheblich verfeinert werden (HILAL, 1979). Bei axialer Schichtung empfiehlt sich die strikte Einhaltung einer Schichtebene parallel zur Orbito-Meatallinie, da hierdurch Überlagerungen der supraselläre Region durch den partiellen Volumeneffekt mitangeschnittener angrenzender Knochenstruktur am besten vermieden werden. Durch zusätzliche Zwischenschichten kann die Beurteilbarkeit der Verhältnisse im Bereich der Cisterna chiasmatis wesentlich verbessert werden. Im axialen Tomogramm ist bei einer gezielten Untersuchung der suprasellären Region selbst bei Verwendung von 13 mm-Schichten mit Hilfe zusätzlicher Zwischenschichten mit einer zufriedenstellenden Darstellung der Cisterna chiasmatis zu rechnen, die in typischer Weise als hypodenses Areal mit fünf Ausläufern (sog. Pentagon) in Erscheinung tritt (KAZNER et al., 1976). Bei direkter vertikaler Schichtführung können von Zahnfüllungen ausgehende Streifenartefakte die computertomographische Beurteilbarkeit der intra- und suprasellären Region erheblich erschweren oder sogar unmöglich machen.

a) Computertomographischer Aspekt im Nativ-Scan

Der überwiegende Anteil der Tumoren ist hyperdens (Abb. 65) und weist einen mittleren Absorptionswert von +44 HE (±4,4) auf. Etwa $^1/_3$ der Hypophysenadenome zeigt entweder gleiche Dichte wie Hirngewebe (19,3%), gemischte Dichte (10%) oder ein hypodenses Absorptionsverhalten (5,3%). Eine durchschnittliche Absorption zwischen +64 und +72 HE läßt auf eine akute Blutung in ein Adenom schließen, insbesondere wenn das Krankheitsbild mit akuten Stirnkopfschmerzen und einer akuten Sehverschlechterung einhergeht. Ältere Blutungen weisen entsprechend niedrigere Absorptionswerte auf. Nur ca. 2% der Hypophysenadenome sind partiell verkalkt.

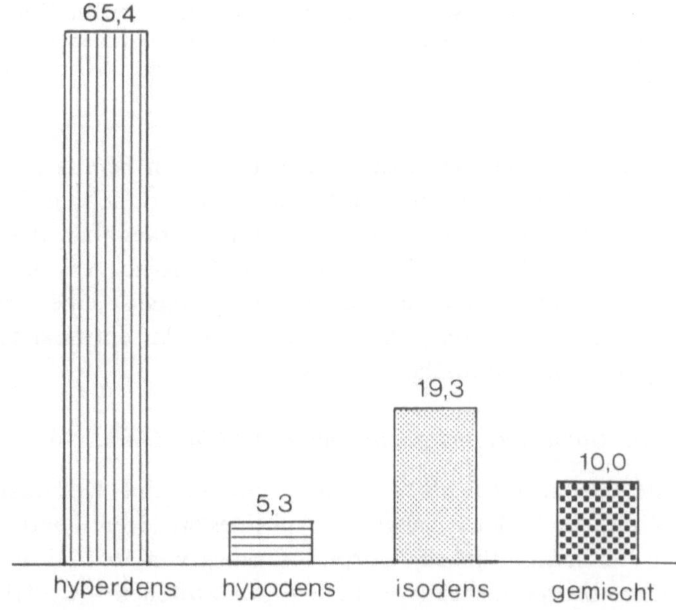

Abb. 65. Relative Häufigkeit der verschiedenen Absorptionstypen bei Hypophysenadenomen im Nativ-CT ($n=243$)

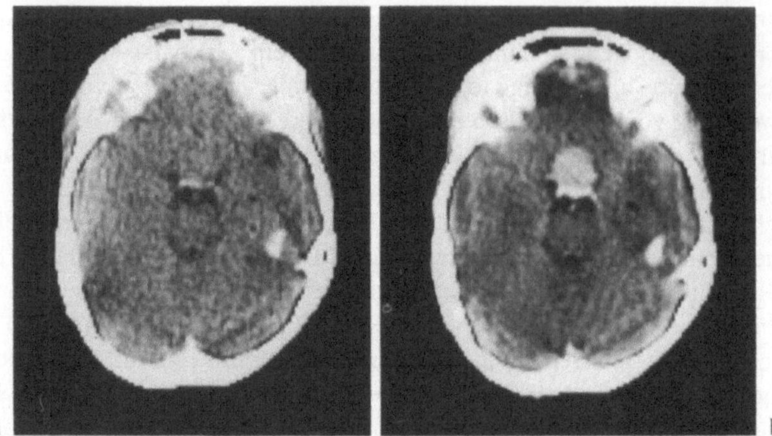

Abb. 66a u. b. Hypophysenadenom. **a** Nativ-Scan, **b** Kontrast-Scan. Der primär isodense Tumor ist indirekt aufgrund einer vollständigen Ausfüllung der Cisterna chiasmatis erkennbar

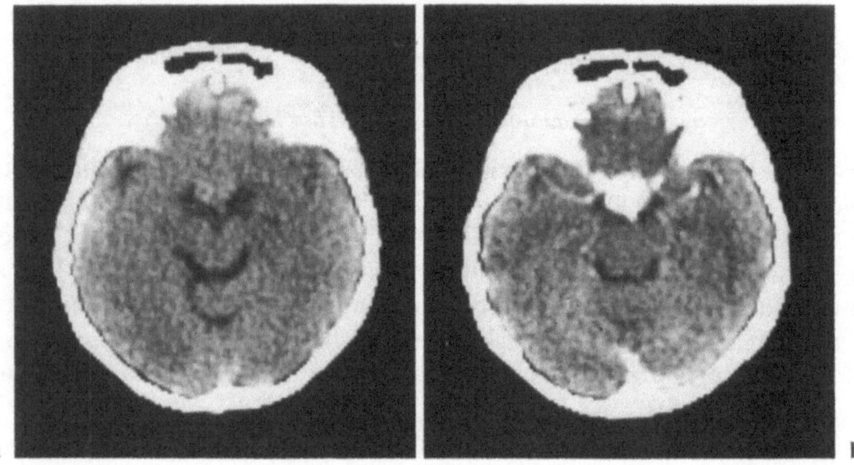

Abb. 67a u. b. Primär isodenses Hypophysenadenom mit ungewöhnlich starker Kontrastverstärkung, so daß allein aufgrund des CT-Befundes ein suprasellär entwickeltes Aneurysma der A. carotis interna nicht mit Sicherheit ausgeschlossen werden könnte. **a** Nativ-Scan, **b** Kontrast-Scan

Bei den Adenomen mit suprasellärer Ausdehnung findet sich bereits im Nativ-Scan in einem sehr hohen Prozentsatz (94,7%) ein pathologischer Befund. Die isodensen Geschwülste sind relativ häufig nur indirekt an Veränderungen der Cisterna chiasmatis erkennbar. Als Beurteilungskriterien gelten unvollständige Darstellungen oder Eindellungen der Cisterne (Abb. 66a u. 67a). Bei großem intrasellärem Tumoranteil kann computertomographisch zumeist eine Erweiterung des Sellaeinganges festgestellt werden. Kleinere, ausschließlich intrasellär entwickelte Adenome entziehen sich jedoch dem computertomographischen Nachweis.

b) Computertomographischer Aspekt im Kontrast-Scan

Nach Kontrastmittelgabe tritt bei ca. 95% der Tumoren eine Kontrastverstärkung auf, die bei standardisierter Kontrastmitteldosierung von 1 ml eines 60%igen Kontrastmittels pro kg Körpergewicht mit einem durchschnittlichen Asorptionsanstieg von 16,4 HE (±7,0) einhergeht. Die Schwankungsbreite des Absorptionsanstieges bewegt sich zwischen +6,6 HE und +33,8 HE.

Erst aufgrund der Kontrastverstärkung sind die Tumoren in ihrer vollständigen Ausdehnung exakt abgrenzbar (Abb. 68). Die Adenome sind gewöhnlich runde oder ovale, glatt begrenzte

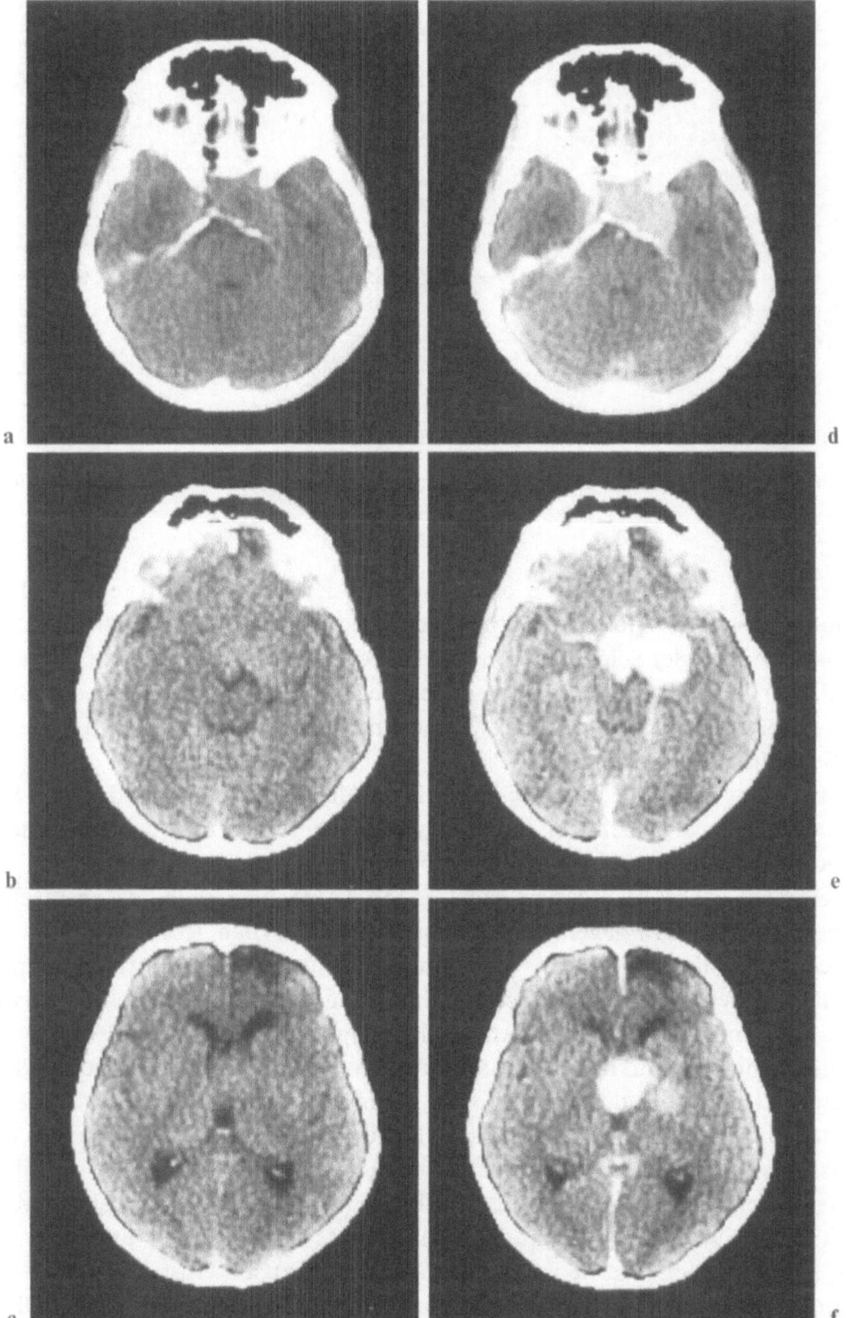

Abb. 68a–f. Weit nach supraselIär und rechts parasellär entwickeltes Hypophysenadenom. Nativ-Scan **a–c**, Kontrast-Scan **d–f**

Tumoren und liegen in etwa $^{2}/_{3}$ der Fälle symmetrisch über der Sella. Etwa $^{1}/_{3}$ der Tumoren zeigt eine asymmetrische Ausdehnung, die weit nach para- und/oder retrosellär reichen kann (Abb. 68). Durch die direkte Darstellbarkeit des Tumorgewebes ist die Computertomographie in der Beurteilung der parasellären Tumorausdehnung sowohl der Pneumocisternotomographie als auch der cerebralen Angiographie eindeutig überlegen. Darüber hinaus sind auch geringfügige supraselläre Tumoranteile im Computertomogramm nahezu ausnahmslos erkennbar. So konnte bei den Adenomen mit computertomographisch unauffälliger Cisterna chiasmatis auch im Pneu-

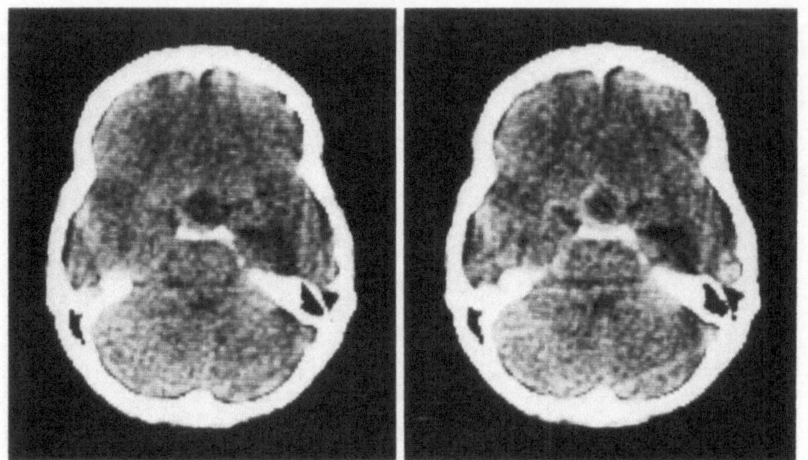

Abb. 69a u. b. Cystisches Hypophysenadenom vor **a** und nach **b** Kontrastverstärkung

mocisternotomogramm mit Ausnahme eines einzigen nach supraselIär entwickelten cystischen Adenoms kein suprasellärer Tumoranteil nachgewiesen werden (FAHLBUSCH et al., 1976). Durch die Rekonstruktion vertikaler Schichten können die Verhältnisse im Bereich der Cisterna chiasmatis weitaus detaillierter beurteilt werden. Im axialen ebenso wie im vertikalen Computertomogramm lassen sich nicht selten größere intraselläre Tumoranteile infolge einer signifikanten Kontrastverstärkung im Sellainnenraum nachweisen.

Der computertomographische Nachweis rein intrasellär entwickelter Adenome war über lange Zeit sowohl bei axialer als auch bei direkter vertikaler Schichtung problematisch, da zumeist nicht entschieden werden konnte, ob die Gewebsdichte im Sellainnenraum einem Normalbefund entsprach oder nicht. Hieraus ergaben sich jedoch keine Nachteile, da intraselläre Adenome im Schädelübersichtsbild und gegebenenfalls im konventionellen Röntgentomogramm aufgrund einer Sellaexcavation diagnostizierbar sind und aufgrund eines negativen computertomographischen Befundes eine supra- oder paraselläre Tumorausdehnung ausgeschlossen werden konnte. Inzwischen ist die computertomographische Abklärung rein intrasellärer Prozesse durch die Verwendung dünner Schichten und hoher Kontrastmittelmengen jedoch wesentlich verbessert worden, so daß Mikroprolaktinome und die empty sella diagnostizierbar sind (HILAL, 1979).

Die Computertomographie ermöglicht erstmals die präoperative Diagnose eines *cystischen Adenoms*. Die cystischen Hypophysenadenome sind durch eine rundliche Zone verminderter Dichte gekennzeichnet, deren Randzone im Kontrast-CT eine mehr oder weniger diskrete Kontrastverstärkung aufweist (Abb. 69). Bei dieser Randzone handelt es sich entweder um einen schmalen Adenomsaum im Kapselbereich oder lediglich um die Tumorkapsel selbst.

Darüber hinaus bietet die Computertomographie erstmals die Möglichkeit, frühzeitig die vollständige operative Tumorentfernung bzw. verbliebene Tumorreste und sog. Rezidive nachzuweisen. Das gilt insbesondere für hormoninaktive Adenome, da die vollständige Entfernung endokrin aktiver Geschwülste aufgrund einer Normalisierung des betreffenden Hormonexzesses erkennbar wird. Blutkoagel im Operationsgebiet, die mit einer erhöhten Absorption einhergehen, lassen im postoperativen Frühstadium keine verläßliche Aussage zu. Eine postoperative Kontrolluntersuchung zur Beurteilung des Operationserfolges sollte daher frühestens 4 Wochen nach erfolgter Operation durchgeführt werden, da zu diesem Zeitpunkt die Resorption der Blutkoagula abgeschlossen ist. Im Nativ-Scan kann die Beurteilung durch Narben- und Granulationsgewebe erschwert werden. Eine signifikante Anhebung der Gewebsdichte im Kontrast-Scan spricht jedoch für das Vorhandensein restlichen Tumorgewebes. In fraglichen Fällen können weitere Kontrolluntersuchungen zur Abklärung beitragen.

c) *Computertomographische Artdiagnose*

Allein aufgrund des computertomographischen Befundes ist eine verläßliche Tumorartdiagnose in vielen Fällen nicht möglich. So können z.B. solide Kraniopharyngeome und auch Tuberculum sellae Meningeome (s. Abb. 55) einen identischen Befund aufweisen wie die Hypophysenadenome, wenngleich das supraselläre Meningeom in der Regel weit über das Planum sphenoidale nach frontal zu reicht. Unter Mitberücksichtigung zusätzlicher Parameter ist jedoch wesentlich häufiger eine artdiagnostische Differenzierung der supraselläre gelegenen Tumoren möglich. So gehen suprasellär entwickelte Hypophysenadenome stets mit einer primär vergrößerten Sella und endokrinen Störungen einher, während bei den suprasellären Meningeomen nur im Ausnahmefall eine sekundäre Sellaveränderung, jedoch keine endokrinen Abnormalitäten beobachtet werden. Unter Mitberücksichtigung der Schädelübersichtsdiagnostik und des endokrinen Status wird die Differenzierungsmöglichkeit suprasellär gelegener Tumoren aus dem Computertomogramm mit 83% angegeben (FAHLBUSCH et al., 1976). Computertomographische Studien der Kontrastmittelkinetik im Adenombereich ergaben keine signifikante Differenz zur Kontrastmittelkinetik in Meningeomen (STEINHOFF u. LANGE, 1976). Bei starker Kontrastverstärkung mit einem Absorptionsanstieg um ca. 40 HE sollte stets die Diagnose eines supraclinoidalen, in den suprasellären Raum reichenden Carotisaneurysmas in Betracht gezogen werden (STEINHOFF, 1978). In derartig gelagerten Fällen ist eine ergänzende cerebrale Angiographie zum Aneurysmanachweis unerläßlich.

Im übrigen leisten sowohl die cerebrale Angiographie als auch die Pneumocisternotomographie keinen zusätzlichen Beitrag zur Differentialdiagnose suprasellärer Prozesse. Die Indikation zur cerebralen Angiographie ergibt sich dagegen auch zur Abklärung einer möglichen Tumorummauerung der A. carotis interna, wenn die Computertomographie bei prasellärer Ausdehnung eines Hypophysenadenoms diesbezüglich keine Rückschlüsse zuläßt. Bei computertomographisch unklaren Fällen ist die Pneumocisternographie auch weiterhin zur Verifizierung einer empty sella indiziert.

11. Ependymome

Die Ependymome entstehen in der Umgebung des Ependyms. Bevorzugte Lokalisationen sind der 4. Ventrikel, die Seitenventrikel und der 3. Ventrikel. Seltener sind die Tumoren im Kleinhirnbrückenwinkel und im Aquädukt lokalisiert. Die Großhirnependymome treten fast ausschließlich im Jugendalter auf, während die Tumoren der übrigen Lokalisationen in sämtlichen Lebensaltern vorkommen.

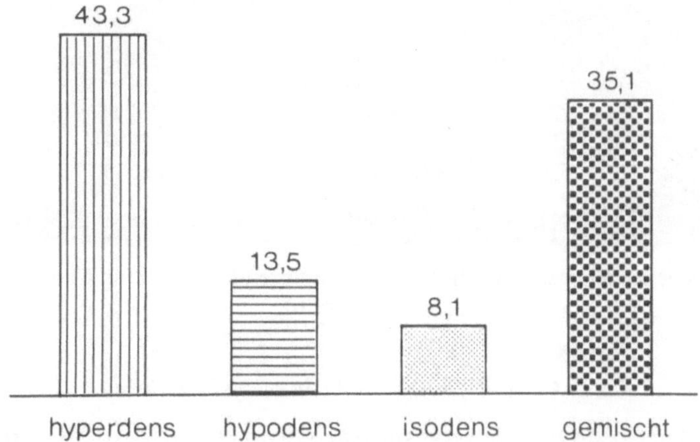

Abb. 70. Relative Häufigkeit der verschiedenen Absorptionstypen von Ependymomen im Nativ-CT ($n=37$) in %

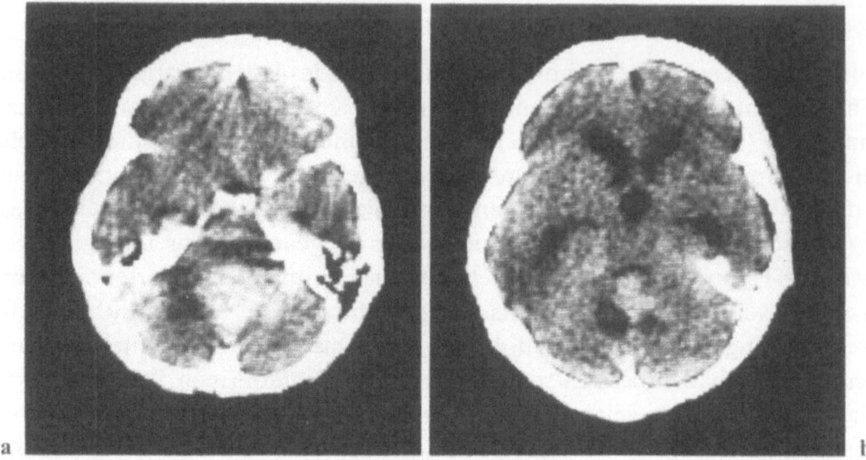

Abb. 71a u. b. Ependymom im 4. Ventrikel. Kontrast-CTs. (38jähriger Patient)

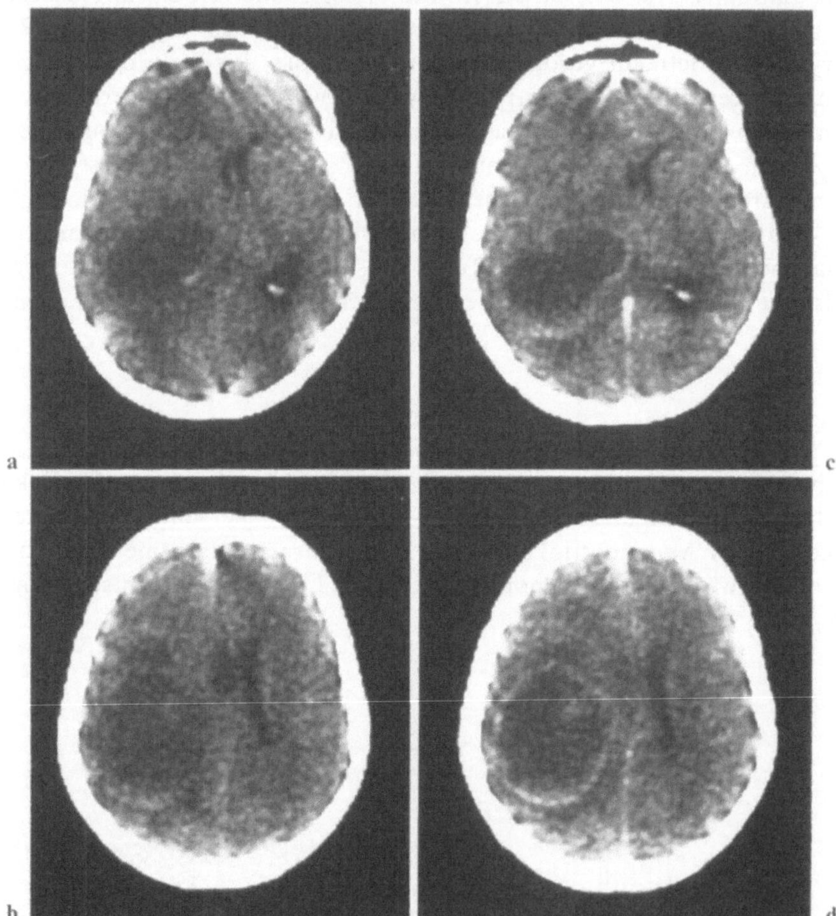

Abb. 72a–d. Großhirnependymom des Jugendalters links parietal vor **a**, **b** und nach **c**, **d** KM-Gabe (16jährige Patientin)

a) Computertomographischer Befund

Der Hauptanteil der Ependymome zeigt im Nativ-Bild eine hyperdense oder gemischte Absorption, während hypodense oder isodense Tumoren relativ selten sind (vergl. Abb. 70). Tumorverkalkungen sind nicht ungewöhnlich. Ein perifokales Hirnödem wird in etwa 43% der Fälle beobachtet. Die Tumoren sind nahezu ausnahmslos im Nativ-Scan sichtbar.

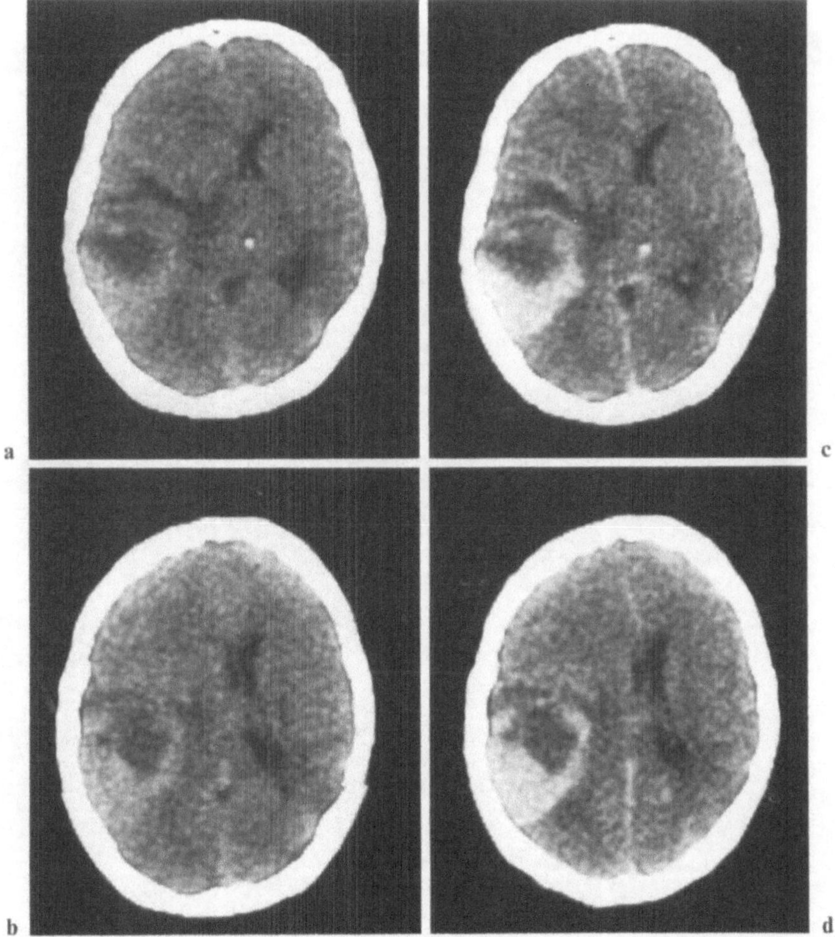

Abb. 73a–d. Ependymom links parietal mit größeren soliden und cystisch umgewandelten Tumoranteilen vor **a, b** und nach **c, d** KM-Gabe (21jährige Patientin)

Im Kontrast-Scan zeigen ca. 88% der Geschwülste eine Kontrastmittelaufnahme in den soliden Tumoranteilen. Dennoch sind die Tumoren im Bereich der hinteren Schädelgrube nicht immer exakt vom caudalen Hirnstamm abgrenzbar (Abb. 71). Die Großhirnependymome des Jugendalters sind durch große Cysten mit soliden Ringstrukturen erhöhter Absorption (Abb. 72c u. d) oder durch größere solide und cystische Anteile gekennzeichnet (Abb. 73c u. d).

b) Differentialdiagnose

Bei Sitz im 4. Ventrikel sind Verwechselungen mit einem Medulloblastom oder einem Plexuspapillom möglich. Bei Lokalisation im Großhirn können pilocytische Astrocytome, Glioblastome, Astrocytome vom Malignitätsgrad II und Sarkome einen sehr ähnlichen computertomographischen Aspekt aufweisen.

12. Seltene intracranielle Tumoren

Die intracraniellen Geschwülste mit einer Häufigkeitsrate von unter 2% werden in diese Gruppe eingestuft. Während bei den häufiger auftretenden intracraniellen Tumoren bei Kenntnis der klinischen Anamnese und des Untersuchungsbefundes computertomographisch meist in über 80% der Fälle eine korrekte Artdiagnose gestellt werden kann, liegt der Prozentsatz einer korrekten

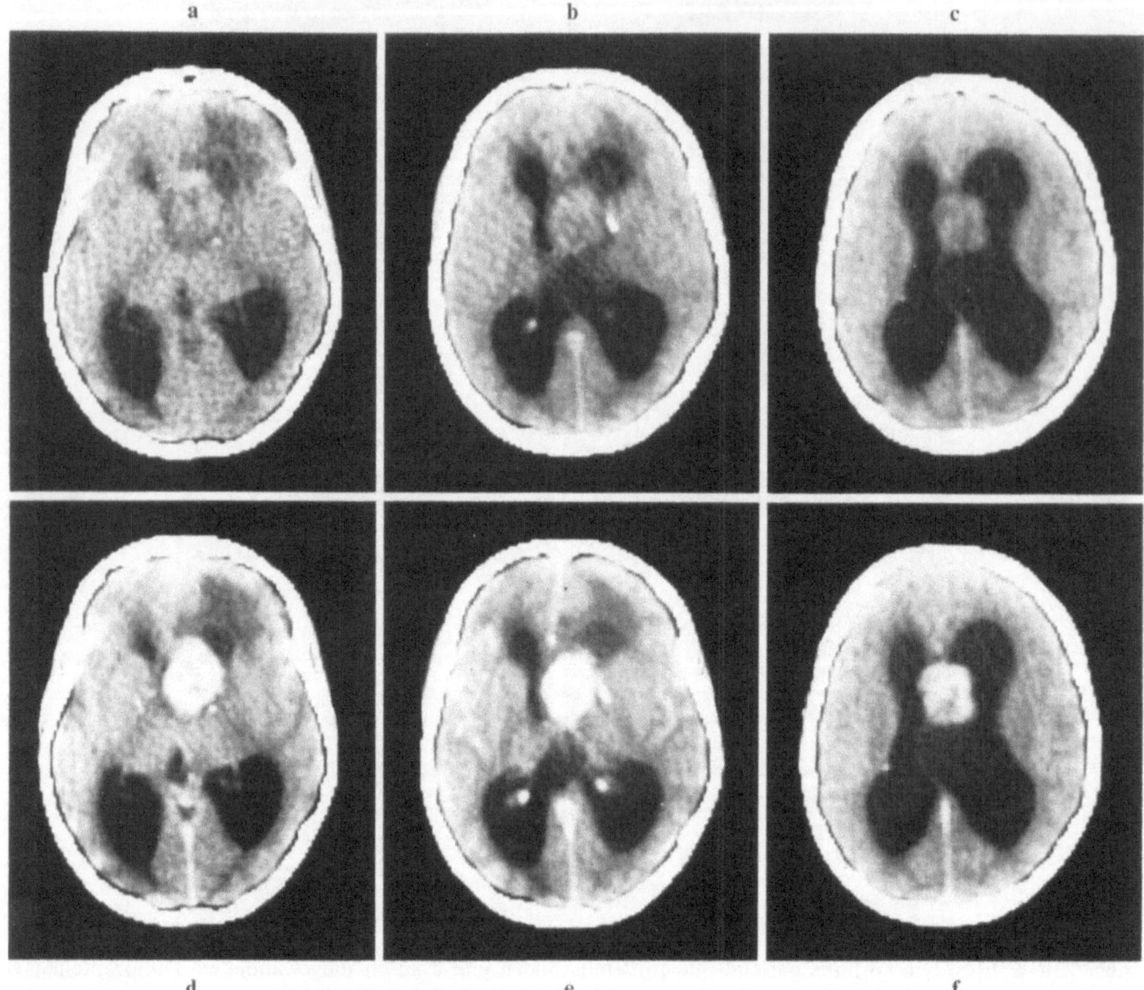

Abb. 74a–f. Subependymales Riesenzellastrocytom vor **a–c** und nach **d–f** Kontrastverstärkung. Rechtsbetonter Hydrocephalus als Folge einer beidseitigen Foramen Monroi Blockade (17jährige Patientin)

computertomographischen Vorhersage der Tumorart bei den seltenen Tumoren im ganzen gesehen mit ca. 56% deutlich niedriger (KAZNER u. STEINHOFF, 1979). Dennoch weisen eine Reihe der seltenen Tumoren computertomographisch artspezifische Charakteristika auf.

a) Subependymales Riesenzellastrocytom

Dieser bei jüngeren Patienten im Rahmen einer tuberösen Sklerose auftretende Tumor hat seinen typischen Sitz im Seitenventrikel in der Nachbarschaft des Foramen Monroi und weist oft Verkalkungen auf. Die Geschwulst führt häufig zur Blockade eines oder beider Foramina Monroi. Der primär meist hyperdense Tumor zeigt eine relativ starke Kontrastverstärkung (Abb. 74a–f).

b) Colloidcysten

Colloidcysten sind durch ihren typischen Sitz im 3. Ventrikel in der Nachbarschaft der Foramina Monroi sowie durch eine leicht oder stark hyperdense Absorption im Nativ-Bild gekennzeichnet (Abb. 75a). Die Colloidcysten nehmen kein Kontrastmittel auf (Abb. 75b, c).

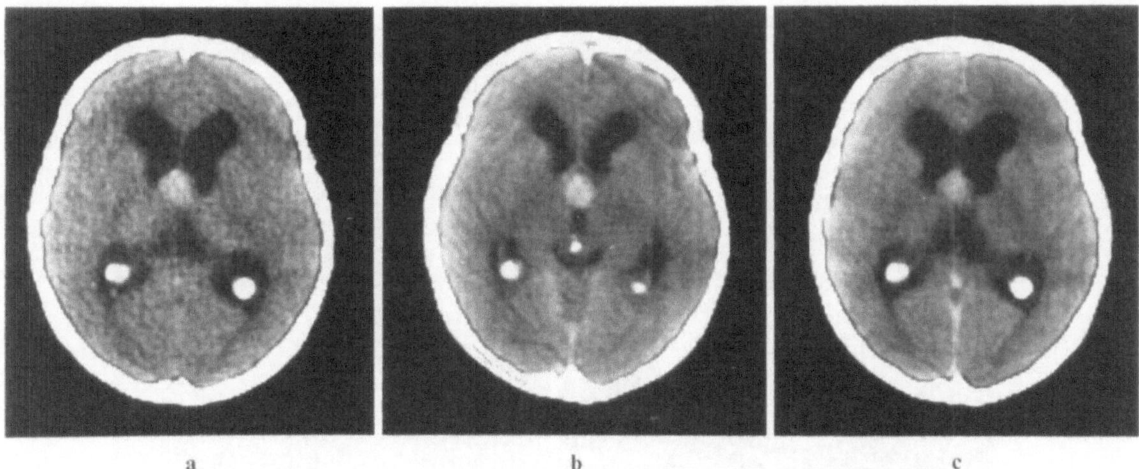

Abb. 75a–c. Colloidcyste vor **a** und nach **b, c** Kontrastmittelapplikation. Es resultiert keine Dichtezunahme im Bereich der primär hyperdensen Cyste. (55jähriger Patient)

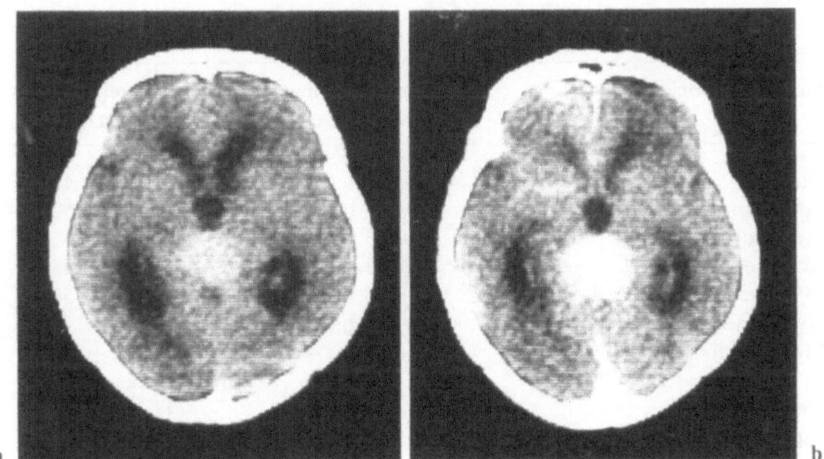

Abb. 76a u. b. Pinealom vor **a** und nach **b** KM-Gabe. (62jähriger Patient)

c) Pinealome

Bei den meisten im dorsalen Abschnitt des 3. Ventrikels gelegenen Tumoren handelt es sich um Pinealome bzw. Germinome. Die Tumoren zeigen eine zumeist primär erhöhte Dichte, sind bisweilen verkalkt und nehmen in der Regel Kontrastmittel auf (Abb. 76). Differentialdiagnostische Schwierigkeiten können sich bei der Abgrenzung gegenüber einem Ependymom im 3. Ventrikel ergeben.

d) Mißbildungsgeschwülste

α) Epidermoide

Die Epidermoide sind am häufigsten im Kleinhirnbrückenwinkel, in der supra- und parasellären Region, in den Seitenventrikeln, im 4. Ventrikel und in der Umgebung der Lamina quadrigemina lokalisiert. Wegen ihres cholesteatomatösen Inhaltes weisen sie in der Regel eine erniedrigte Dichte mit durchschnittlichen Absorptionswerten von ca. +12 HE auf (s. auch Abb. 77). Die durchschnittliche Tumorabsorption entspricht demnach annähernd den Absorptionswerten von Liquor (=4,5 bis 10 HE). Die Tumoren sind scharf begrenzt und weisen nicht selten Verkalkungen im Bereich der Cystenwand auf.

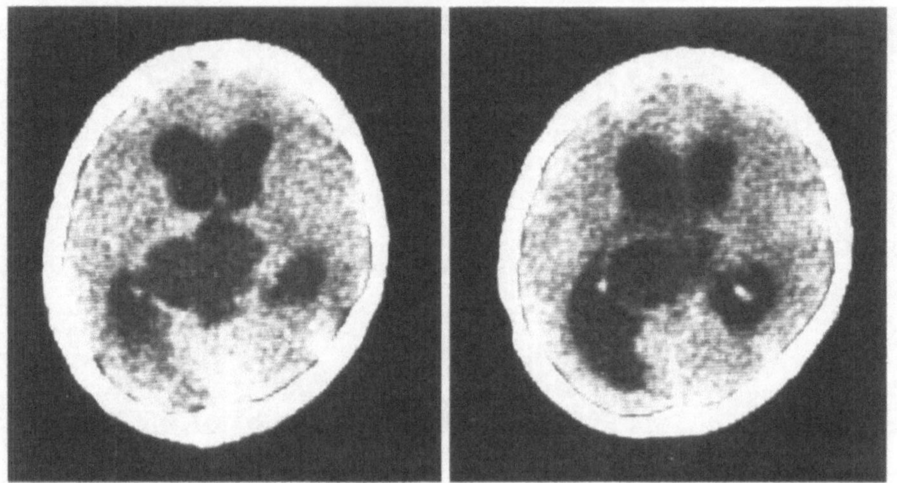

Abb. 77a u. b. Epidermoidcyste im linken Thalamusbereich mit Occlusionshydrocephalus (30jähriger Patient)

Tabelle 5. Absorptionswerte intracranieller Tumoren

Tumorhistologie	EMI-Einheiten (Mittelwert)	Hounsfield-Einheiten (Mittelwert)
Gliome	+12 bis +24	+24 bis + 48
Ependymome	+15 bis +26	+30 bis + 52
Medulloblastome	+16 bis +26	+32 bis + 52
Neurinome	+17 bis +24	+34 bis + 48
Meningeome, unverkalkt	+18 bis +28	+36 bis + 56
Hypophysenadenome	+17 bis +27	+34 bis + 54
Metastasen	+11 bis +29	+22 bis + 58
Epidermoidcysten	+ 5 bis + 7	+10 bis + 14
Dermoidcysten	−21 bis −64	−42 bis −128
Lipome	−24 bis −55	−48 bis −110
Subependymale Riesenzellastroc.	+19 bis +24	+38 bis + 48
Pinealome	+21 bis +24	+42 bis + 48

Von GYLDENSTED u. KARLE (1977) sowie von BRAUN et al. (1977) wird über das Vorkommen hyperdenser Epidermoide im suprasellären Bereich sowie in der Kleinhirnbrückenwinkelregion berichtet.

Die Epidermoide verhalten sich fast ausnahmslos negativ gegenüber Kontrastmittel. GYLDENSTED u. KARLE (1977) beobachteten ein primär hyperdenses Epidermoid mit deutlicher Kontrastmittelaufnahme.

In differentialdiagnostischer Hinsicht ergeben sich gelegentlich Schwierigkeiten bei der Abgrenzung zur Liquorcyste.

β) Dermoide

Die Dermoide weisen im Vergleich zu den Epidermoiden wesentlich niedrigere Absorptionswerte mit Durchschnittswerten zwischen −42 und −128 HE auf (Abb. 78a–d).

γ) Teratome

Beim Teratom finden sich Einzelabsorptionswerte bis zu −108 HE. Festere Tumorbestandteile werden bei niedriger Fensterbreite sichtbar (Abb. 79a u. b).

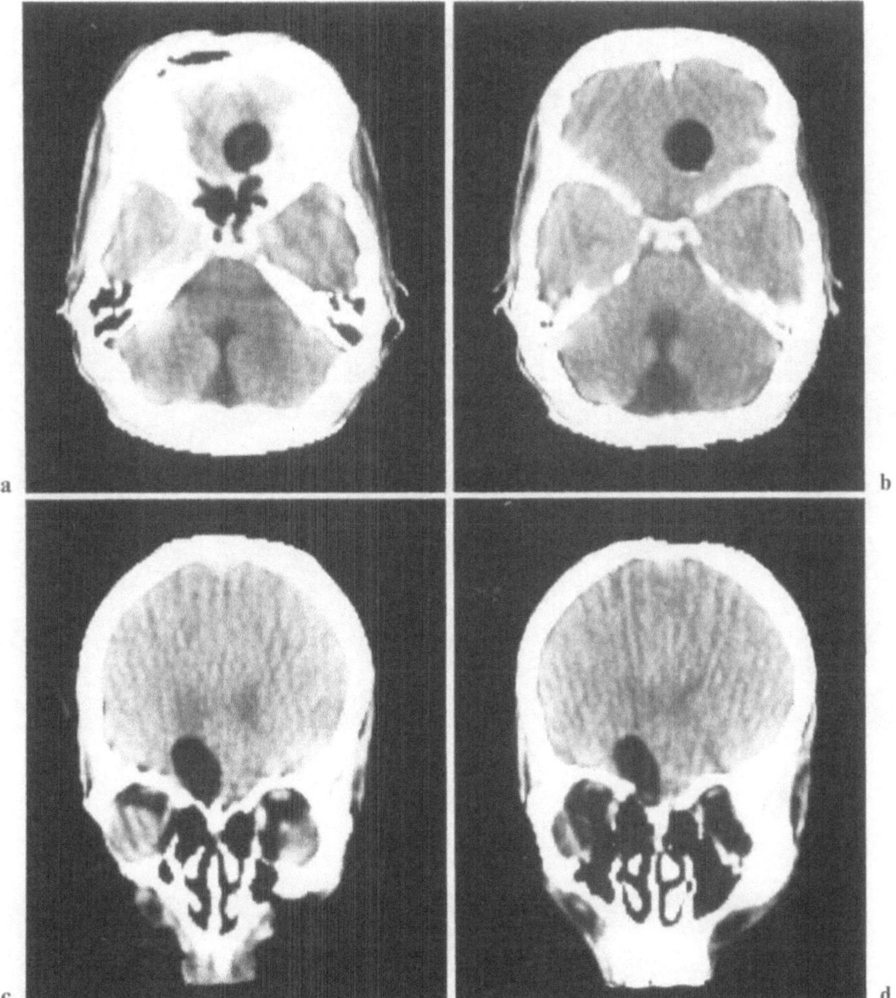

Abb. 78a–d. Dermoidcyste rechts frontobasal im axialen **a, b** und im vertikalen **c, d** Schichtbild. In vertikaler Schichtung sind Knochenusuren an der Basis der rechten vorderen Schädelgrube erkennbar **d.** (37jähriger Patient)

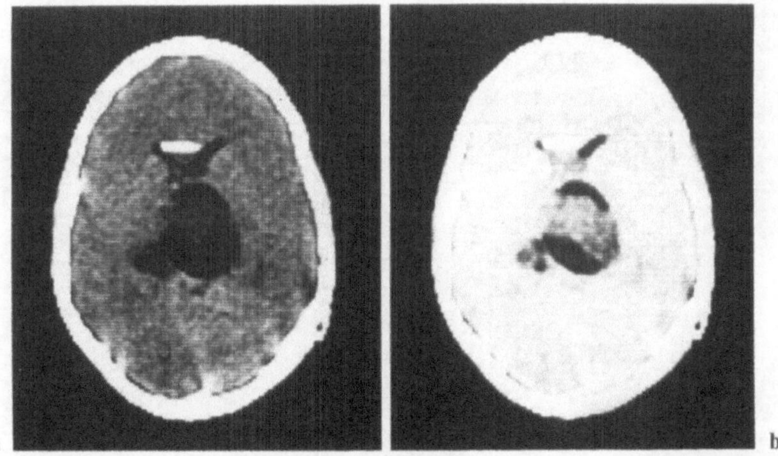

Abb. 79a u. b. Teratom im Bereich des 3. Ventrikels mit stark erniedrigten Absorptionswerten. Gewebsstrukturen im Bereich des Tumors werden im CT mit einer Fensterhöhe von ± 0 und einer Fensterbreite von 75 sichtbar **b.** Fettgewebe in beiden Vorderhörnern sowie Ventilkatheterspitze im linken Vorderhorn (12jähriger Patient)

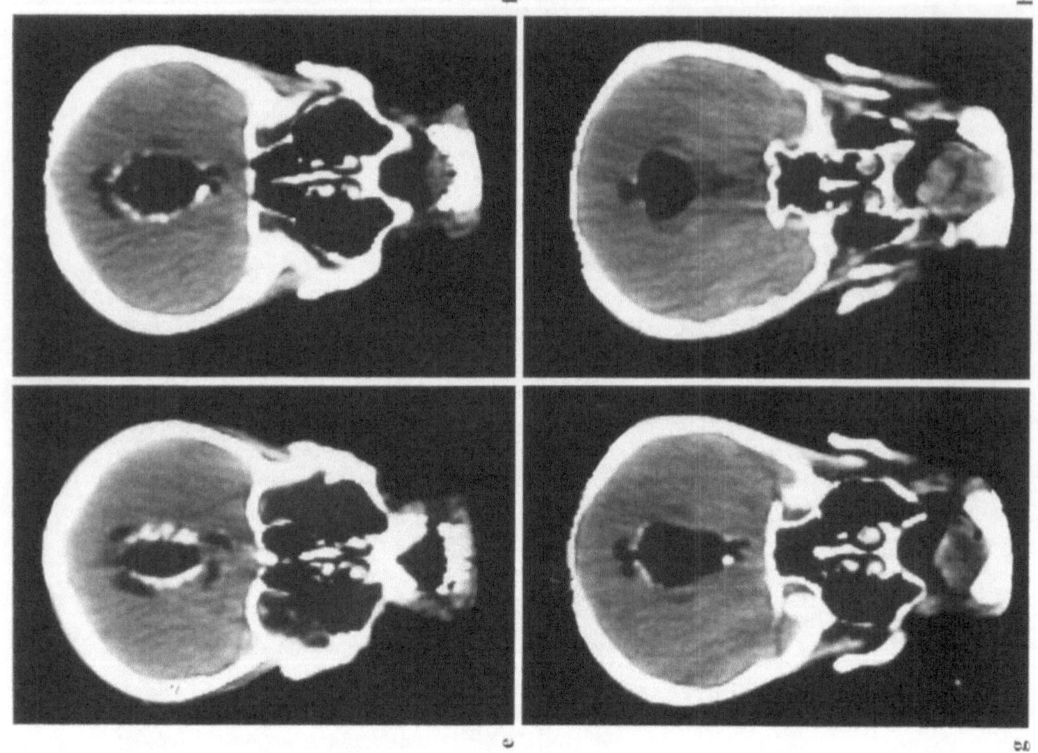

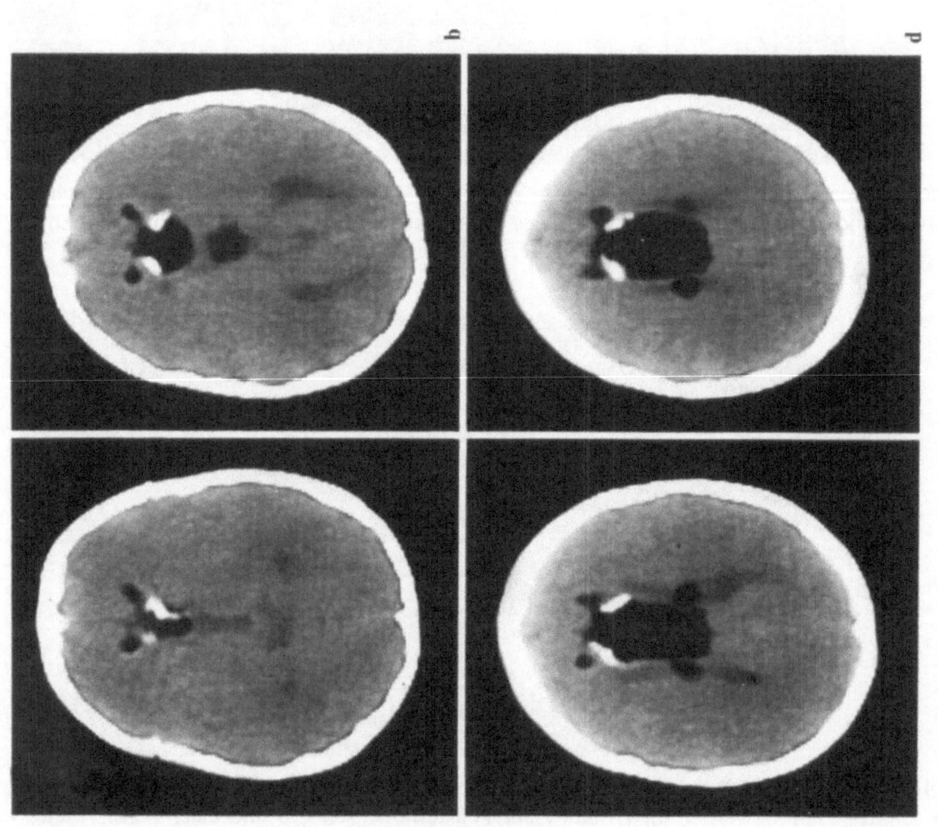

Abb. 80 a–h. Balkenlipom mit typischen schalenförmigen Verkalkungen und stark erniedrigter Dichte im lipomatosen T[illegible]orzentrum. Axiales **a–d** und vertikales **e–h** CT. (22jährige Patientin)

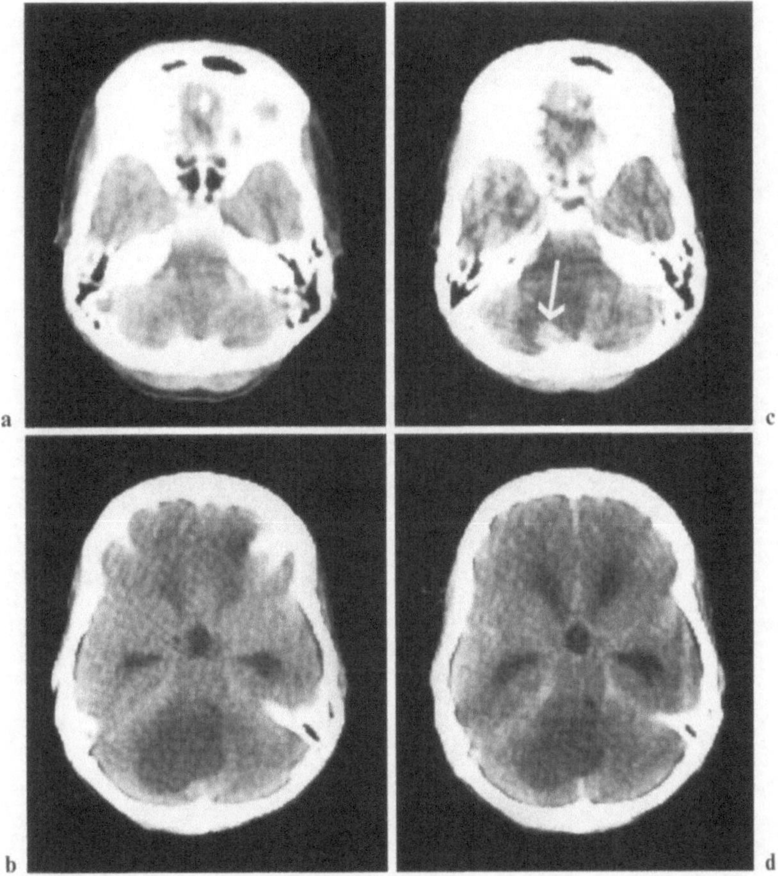

Abb. 81a–d. Hämangioblastom im linken Kleinhirnbereich vor **a, b** und nach **c, d** Kontrastmittelgabe. Im Kontrast-Scan findet sich neben einer großen Cyste ein kleiner solider Tumorknoten (s. Pfeil)

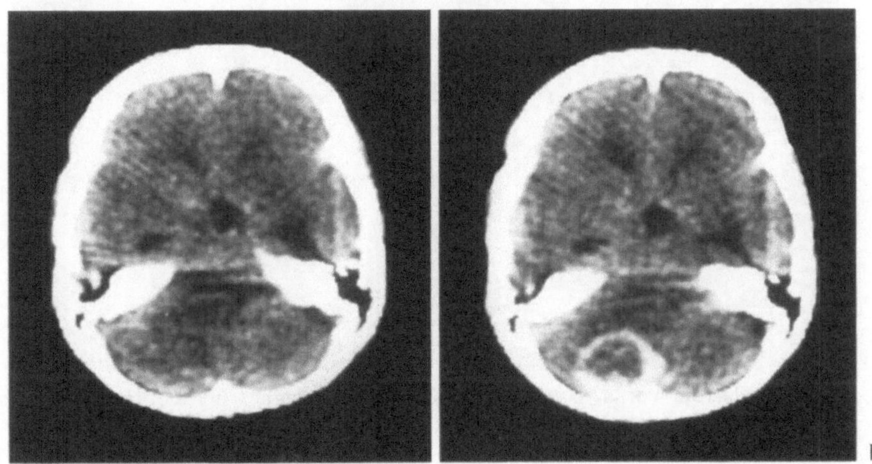

Abb. 82a u. b. Primär isodenses Hämangioblastom **a** mit ringförmiger Kontrastverstärkung in den randständigen soliden Tumorabschnitten **b**

δ) Lipome

Die Lipome finden sich häufig im Bereich des corpus callosum und im Bereich der Vierhügelplatte. Der lipomatöse Tumor weist stark erniedrigte Dichte mit Durchschnittswerten bis zu –110 HE auf. Das Balkenlipom weist typischerweise schalenförmige Verkalkungen auf (Abb. 80a–h).

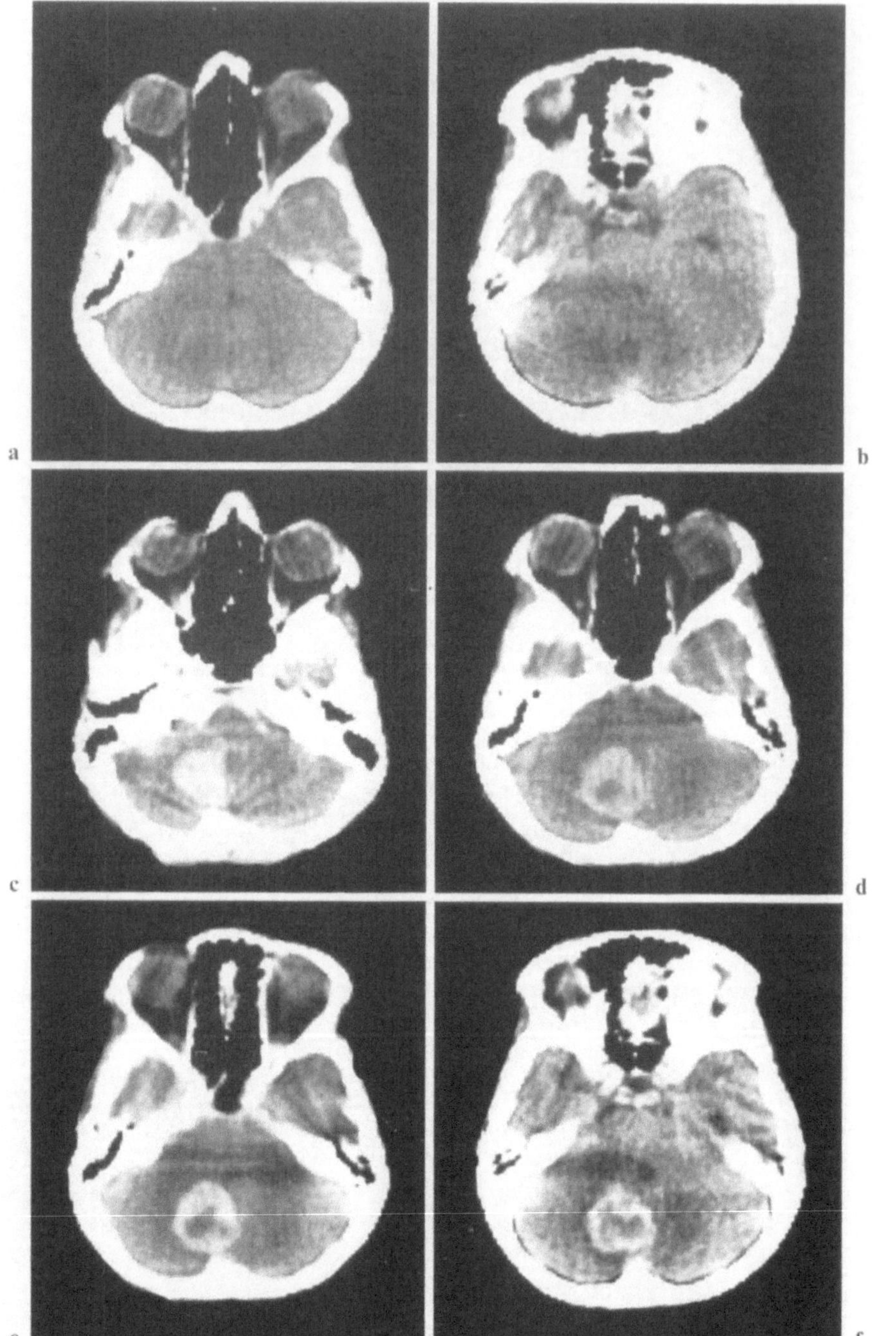

Abb. 83a–f. Hämangioblastom vor **a, b** und nach Kontrastmittelgabe. Im Kontrast-Scan Darstellung eines überwiegend soliden Tumors mit kleineren cystischen Komponenten **c–f**

e) Hämangioblastome

Die cerebellären Hämangioblastome sind überwiegend cystische Tumoren. Der xanthochrome Cysteninhalt weist durchschnittliche Absorptionswerte zwischen +20 und +24 HE auf und ist infolgedessen von liquorgefüllten Cysten gut zu differenzieren. Ein kleiner in der Cystenwand gelegener solider Tumorknoten mit starker Kontrastmittelaufnahme ist charakteristisch für diese Tumorart (Abb. 81c). Da darüber hinaus auch rein cystische sowie rein solide Hämangioblastome auftreten, kann die Differentialdiagnose mitunter äußerst schwierig sein (s. Abb. 82 u. 83).

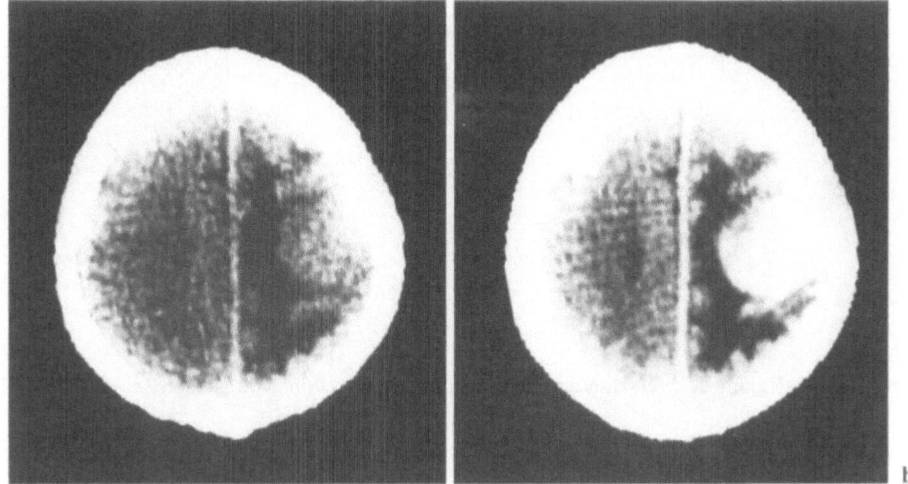

Abb. 84a u. b. Malignes Lymphom rechts parietal vor **a** und nach **b** KM-Gabe

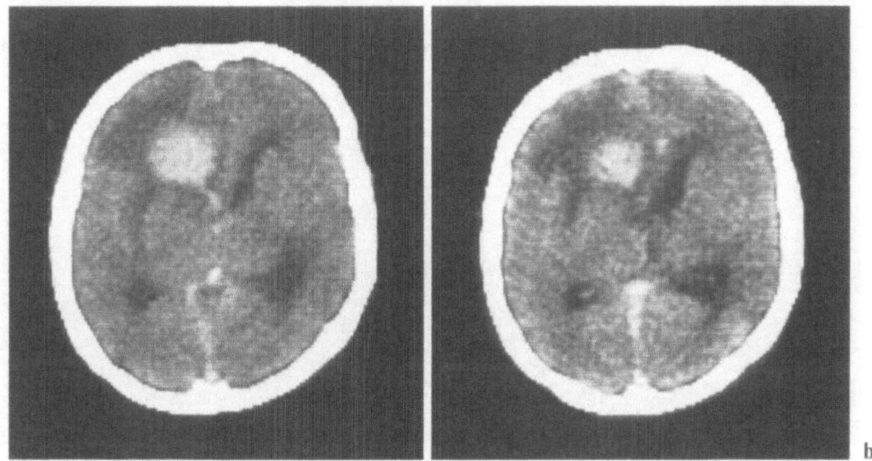

Abb. 85a u. b. Malignes Lymphom im linken Frontallappen (Kontrast-CTs) mit gewisser Konturunschärfe der Tumorrandzone

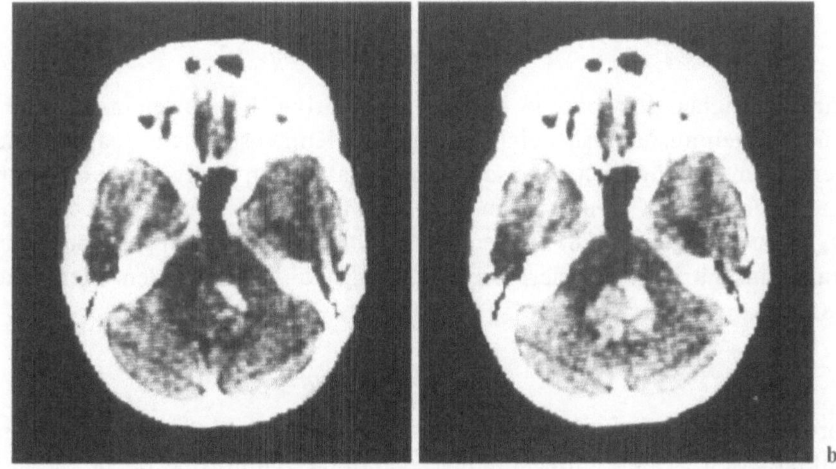

Abb. 86a u. b. Partiell verkalktes Plexuspapillom im 4. Ventrikel vor **a** und nach **b** Kontrastverstärkung mit auffällig genoppter Tumorrandkontur

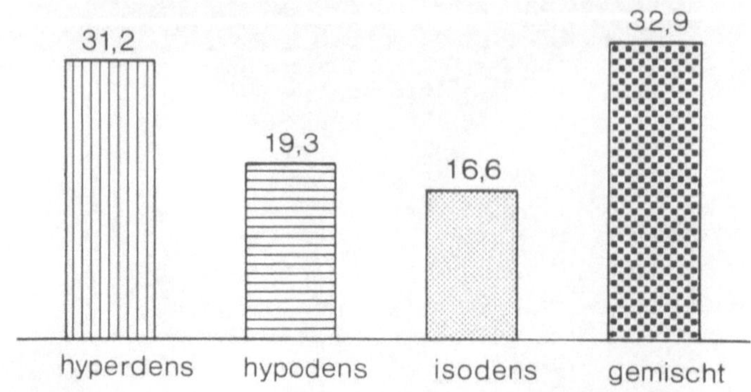

Abb. 87. Relative Häufigkeit der verschiedenen Absorptionstypen von Metastasen ($n=362$) im Nativ-CT in %

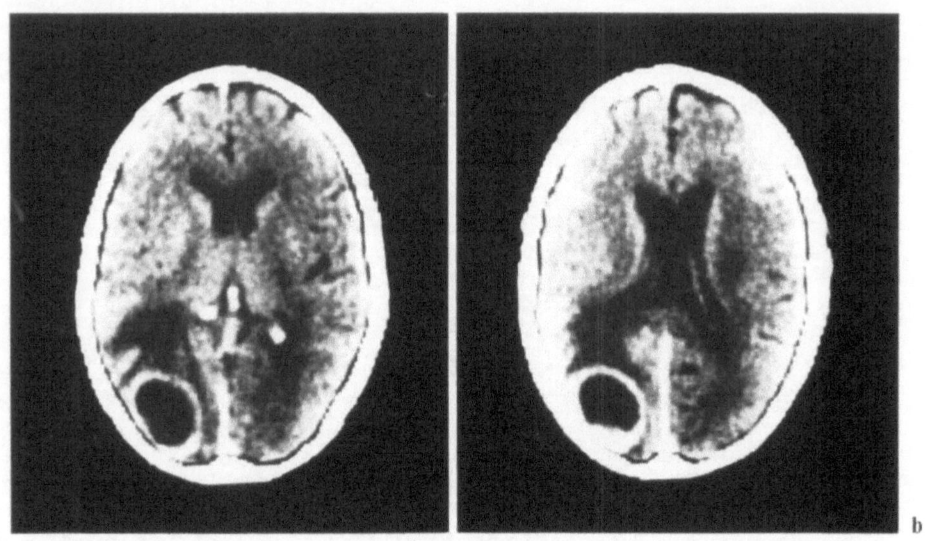

Abb. 88a u. b. Bronchialcarcinom-Metastase mit Ringstruktur erhöhter Dichte im Kontrast-CT **a, b**

f) Maligne Lymphome

Die primären malignen Lymphome besitzen im Nativ-CT eine leicht erhöhte oder isodense Absorption und zeigen ausnahmslos eine ausgeprägte Kontrastmittelaufnahme. Sie sind von den Meningeomen wegen ihres ähnlichen Absorptionsverhaltens im Nativ- und im Kontrast-CT bisweilen schwer zu differenzieren, wenn sie eine für die Meningeome typische Lokalisation aufweisen (s. Abb. 84). KAZNER et al. (1978) weisen darauf hin, daß bei einigen malignen Lymphomen der Tumorrand unschärfer konturiert sei als dies gewöhnlich bei den Meningeomen der Fall ist (s. Abb. 85).

g) Plexuspapillome

Die Tumoren entstehen intraventrikulär im Bereich der chorioidalen Plexus, bevorzugt im 4. Ventrikel. Charakteristisch ist eine unregelmäßige, genoppte Tumoroberfläche. Tumorverkalkungen sind nicht ungewöhnlich. Die Kontrastmittelaufnahme ist meist relativ stark ausgeprägt (Abb. 86a u. b).

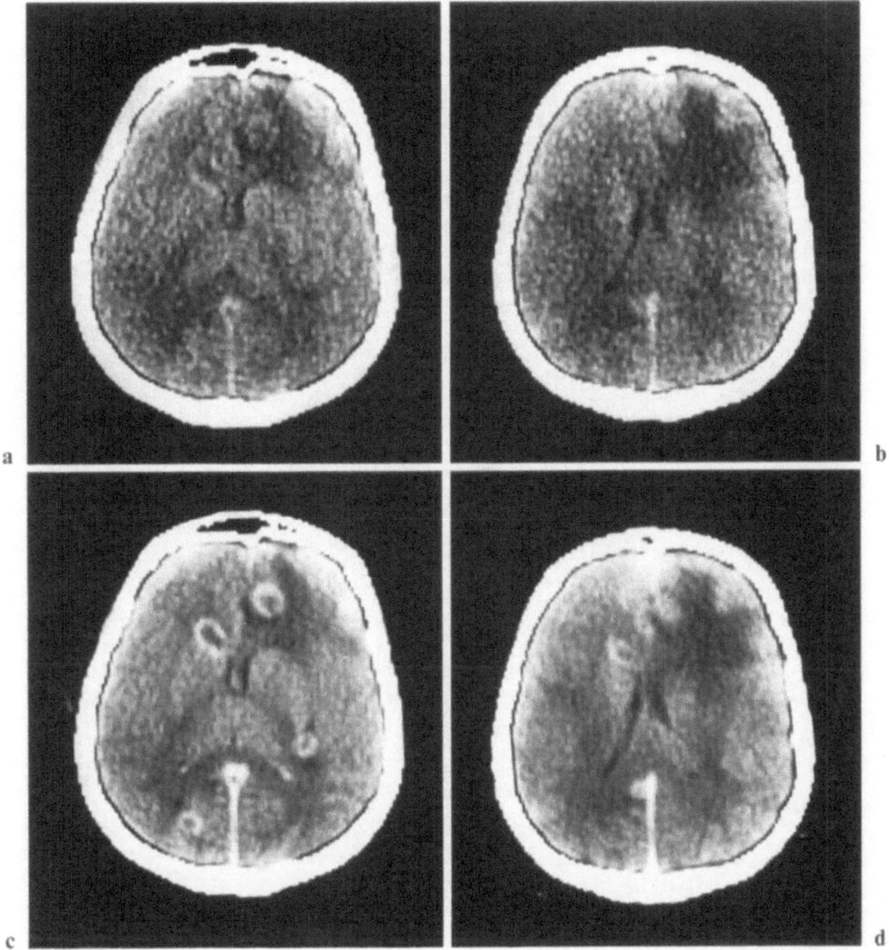

Abb. 89a–d. Multiple Metastasen eines Adenocarcinoms vor **a, b** und nach **c, d** Kontrastmittelgabe bei unbekanntem Primärtumor (27jährige Patientin)

13. Hirnmetastasen

Die Hirnmetastasen sind neben den Glioblastomen und den Meningeomen die am häufigsten anzutreffenden intracraniellen Geschwülste, deren Anteil ca. 13,7% ausmacht (Gemeinschaftsstudie Berlin, Mainz, München, 1979). Häufigster Primärtumor ist das Bronchialcarcinom, gefolgt vom Mammacarcinom, dem malignen Melanom und dem Hypernephrom.

a) Computertomographischer Aspekt

Das Absorptionsverhalten der Metastasen ist sehr unterschiedlich (s. Abb. 87). Bereits im Nativ-Scan findet sich in ca. 95,9% ein pathologischer Befund, was zumindest zum Teil auch auf die hohe Rate eines perifokalen Hirnödems von ca. 86% zurückzuführen ist. Nach Kontrastmittelapplikation wird in etwa 93,3% der Fälle eine Kontrastverstärkung beobachtet. Hierdurch erhöht sich die computertomographische Nachweisquote auf ca. 98,6%.

Auch im Kontrast-CT ist das Erscheinungsbild der Hirnmetastasen sehr uneinheitlich. Neben Metastasen mit einer Ringformation erhöhter Absorption (Abb. 88–90) und sog. Knoten (Abb. 89–91) finden sich Metastasen mit gemischter Absorption sowie Metastasen, die nur durch ein perifokales Ödem computertomographisch in Erscheinung treten (Abb. 92). Multiple Metastasen

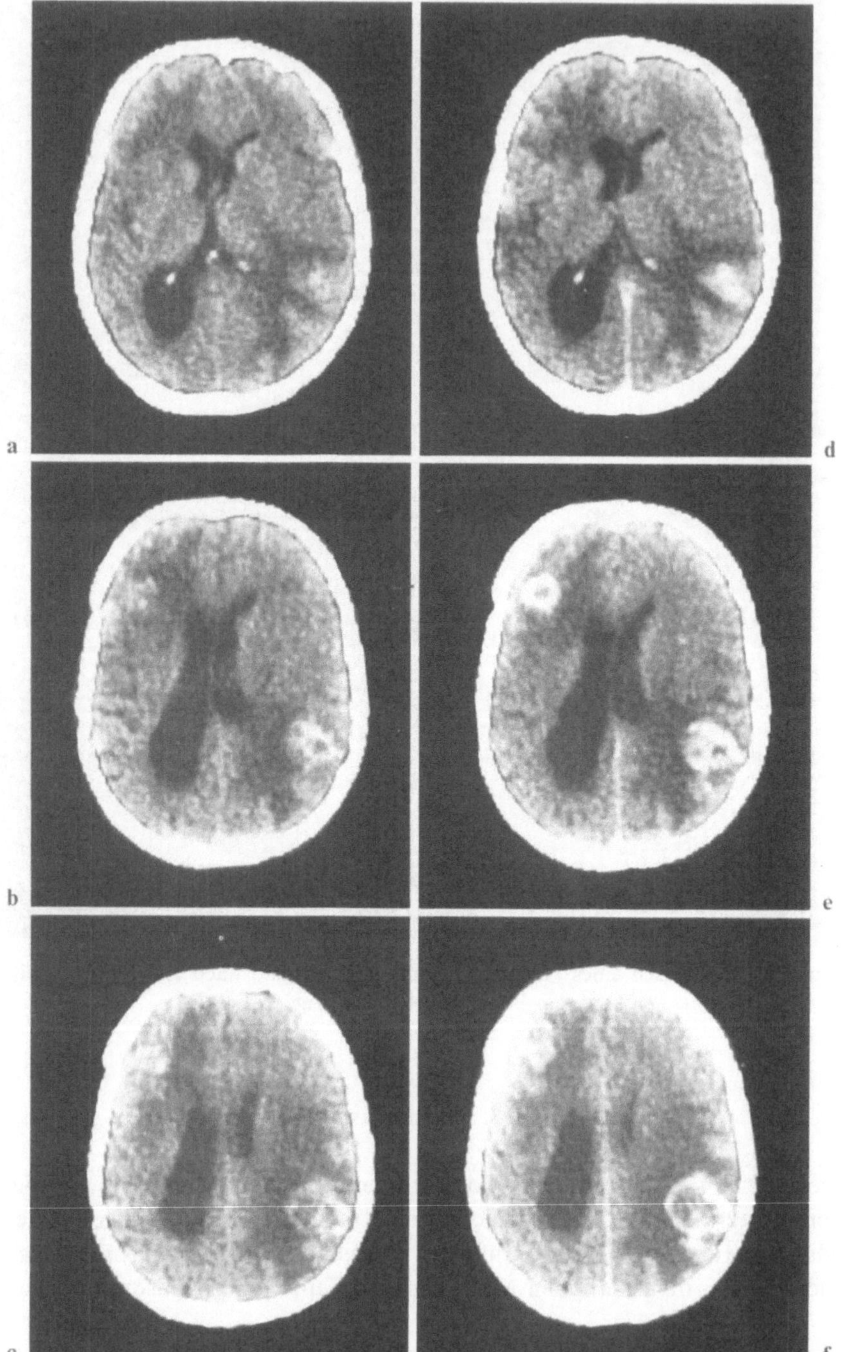

Abb. 90a–f. Multiple Metastasen eines operativ gesicherten Mamma-Carcinoms im Nativ-CT **a–c** und Kontrast-CT **d–f**

sind computertomographisch faßbar, wenn die Tumoren eine Mindestgröße zwischen 5 und 10 mm Durchmesser aufweisen (Abb. 89d).

b) Differentialdiagnose

Prinzipiell ist bei computertomographischem Nachweis multilokulärer Tumoren in erster Linie eine Hirnmetastasierung in Betracht zu ziehen, da multilokuläre Glioblastome und Sarkome

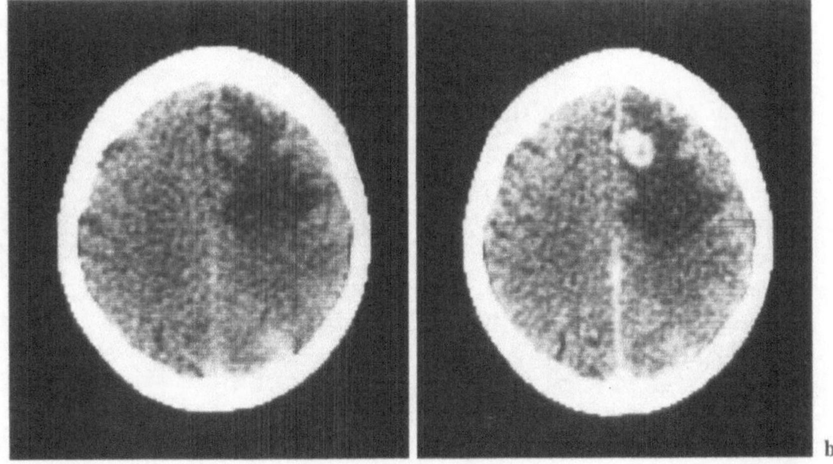

Abb. 91a u. b. Kleine Metastase eines Adenocarcinoms rechts präcentral vor **a** und nach **b** Kontrastmittelgabe

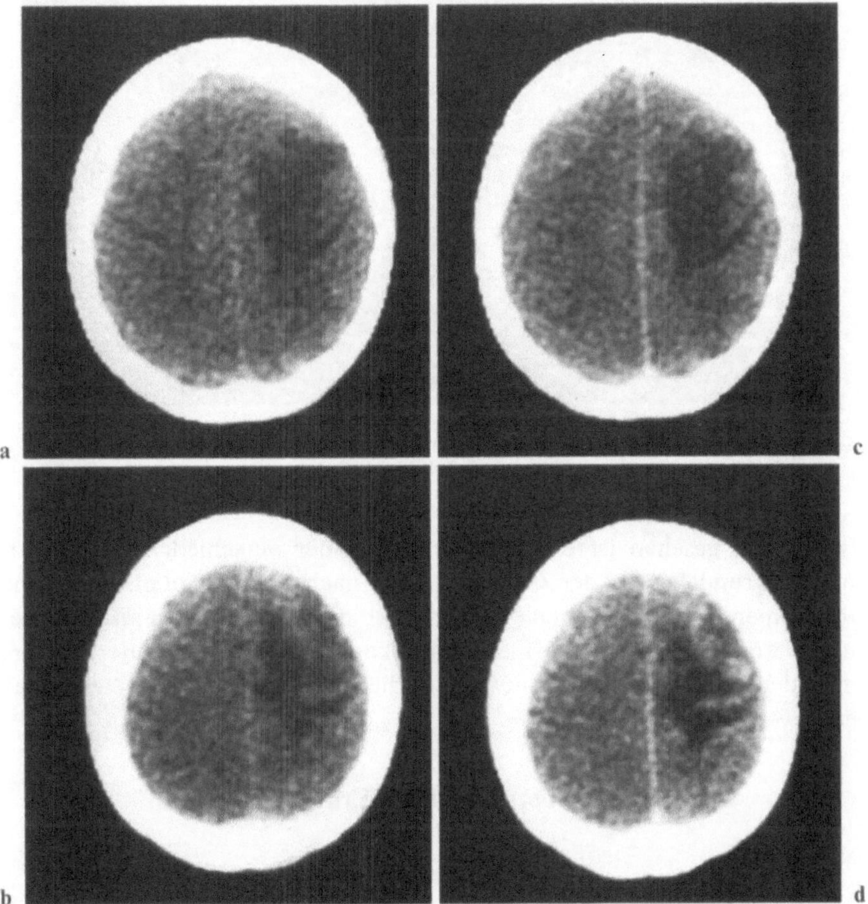

Abb. 92a–d. Metastase eines Adenocarcinoms rechts parietal im Nativ- **a, b** und Kontrast-CT **c, d**

eine ausgesprochene Rarität darstellen. Differentialdiagnostische Schwierigkeiten können sich bei der Abgrenzung zu multiplen Abszessen ergeben. Bei unbekanntem Primärtumor und computertomographischem Nachweis eines solitären Tumors bereitet die Diagnose „Solitärmetastase" erhebliche Schwierigkeiten (Abb. 93). Nur bei einem sehr kleinen Knoten- oder Ringtyp mit sehr ausgedehntem perifokalen Ödem ist zumindest differentialdiagnostisch eine Metastase in Erwägung

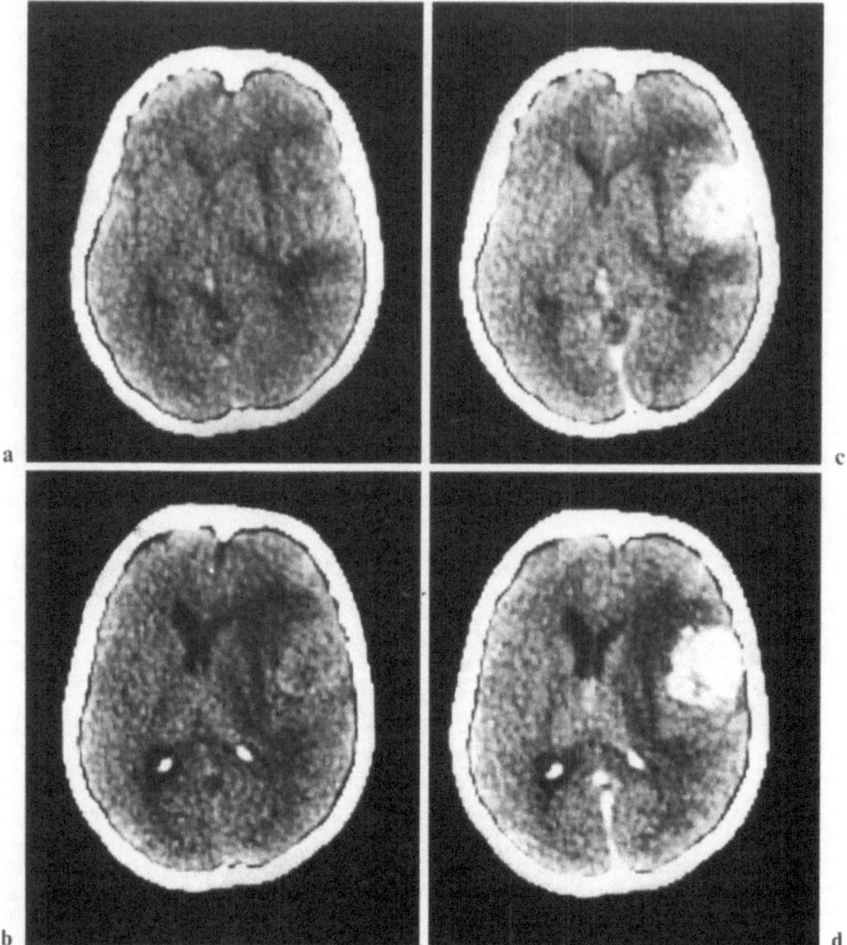

Abb. 93a–d. Solitärmetastase eines papillären Carcinoms rechts temporal mit relativ stark ausgeprägter Kontrastverstärkung **c, d**

zu ziehen. Im ganzen gesehen ist die Häufigkeitsrate der verschiedenen Ödemgrade (Grad I–Grad III) unter Zugrundelegung der Gradeinteilung nach Kazner et al. (1975) bei Metastasen und bei Glioblastomen nahezu identisch (Steinhoff et al., 1977). Bei den relativ seltenen intracerebralen Blutungen aus kleinsten Solitärmetastasen kann sich das computertomographische Bild eines intracerebralen Hämatoms ohne Hinweis auf die zugrundeliegende Metastase als Blutungsursache ergeben (s. Abb. 108).

II. Cerebrovaskuläre Erkrankungen

1. Hirninfarkt

a) Anämischer Infarkt

Die Kenntnis des zeitlichen Ablaufes der pathophysiologischen Veränderungen im Bereich eines anämischen Hirninfarktes (Spatz, 1939) trägt zweifelsohne zum Verständnis der in den verschiedenen Stadien des Infarktgeschehens gewonnenen computertomographischen Befunde bei. Es muß davon ausgegangen werden, daß den computertomographisch faßbaren Veränderungen in der Infarktzone ein komplexes Geschehen mit sich teilweise überlappenden Vorgängen zugrunde liegt, was vor allem im subakuten Stadium zutrifft.

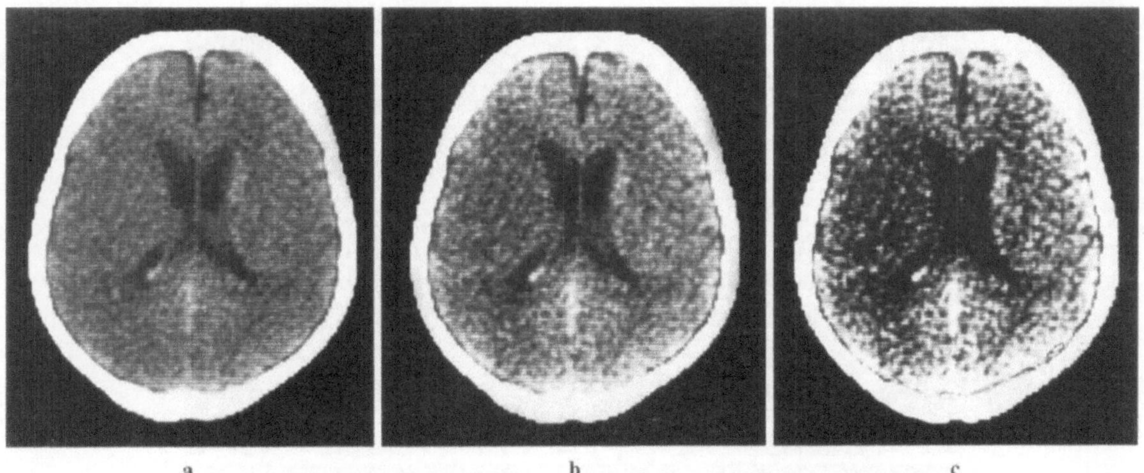

Abb. 94a–c. Diskretes Infarktödem im linken Mediaversorgungsgebiet $3^1/_2$ Std nach linksseitigem Mediaverschluß. Optimierung der Erkennbarkeit der minimalen Dichteminderung im Infarktbereich durch Verringerung der Fensterbreite von 75 **a** auf 40 **b** und auf 20 **c**; EMI-Scanner Mark I

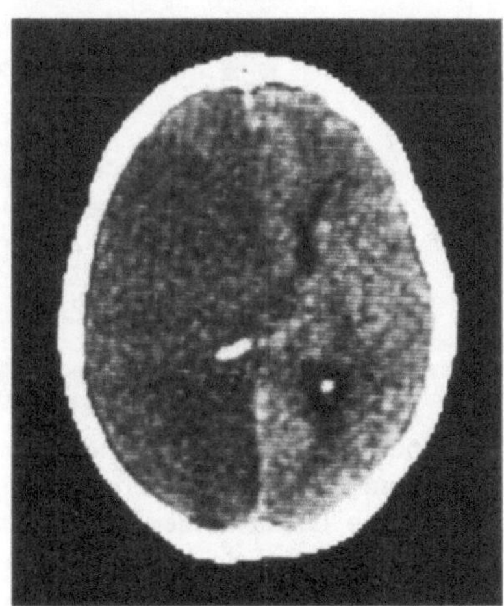

Abb. 95. Massives Infarktödem im Bereich des linken Media- und Posteriorversorgungsgebietes 24 Std nach akutem Verschluß der linken A. carotis interna. Rechtsverlagerung des Septum pellucidum um 15 mm. Erhebliche Verlagerung des linken Plexus chorioideus

Im *akuten Stadium,* d.h. während der ersten 2 Tage nach dem Infarktereignis, dominieren die Gewebsnekrose und die ödematöse Schwellung. Computertomographisch kann ein Ödem unter Umständen bereits 3–4 Std nach dem Einsetzen des Infarktgeschehens in Form einer angedeuteten Dichtereduzierung nachgewiesen werden. Zu diesem Zeitpunkt ist die Absorptionsminderung allerdings so diskret, daß sie nur bei Verwendung einer sehr kleinen Fensterbreite erkennbar wird (Abb. 94a–c). In der Mehrzahl der Fälle kann eine Dichteminderung im Infarktbereich allerdings erst 2 Tage nach dem akuten Ereignis computertomographisch nachgewiesen werden. Die computertomographische Nachweisquote nimmt im Verlauf der ersten Woche ständig zu und beträgt nach Ablauf der ersten Krankheitswoche ca. 95% (AULICH und FENSKE, 1977). Im akuten Stadium ist die Infarktzone nur leicht hypodens und unscharf begrenzt.

Im *subakuten Stadium,* dem Stadium der Kolliquation und Resorption, nimmt das Ausmaß der Dichteminderung zu, wobei sich das Infarktareal schärfer demarkiert. Die zunehmende Dichtereduzierung wird in diesem Stadium vermutlich zusätzlich durch fettreiche Zerfallsprodukte hervorgerufen. Das Infarktödem, das bei Verschluß einer größeren Arterie in einigen Fällen bereits nach 24 Stunden ein erhebliches Ausmaß erreicht und zu einer starken Massenverschiebung führen kann (Abb. 95), bildet sich im Laufe der 2. und 3. Woche zunehmend zurück. Primär hypodense Infarktzonen können in einem Zeitraum zwischen 8 und 21 Tagen nach dem Infarkt-

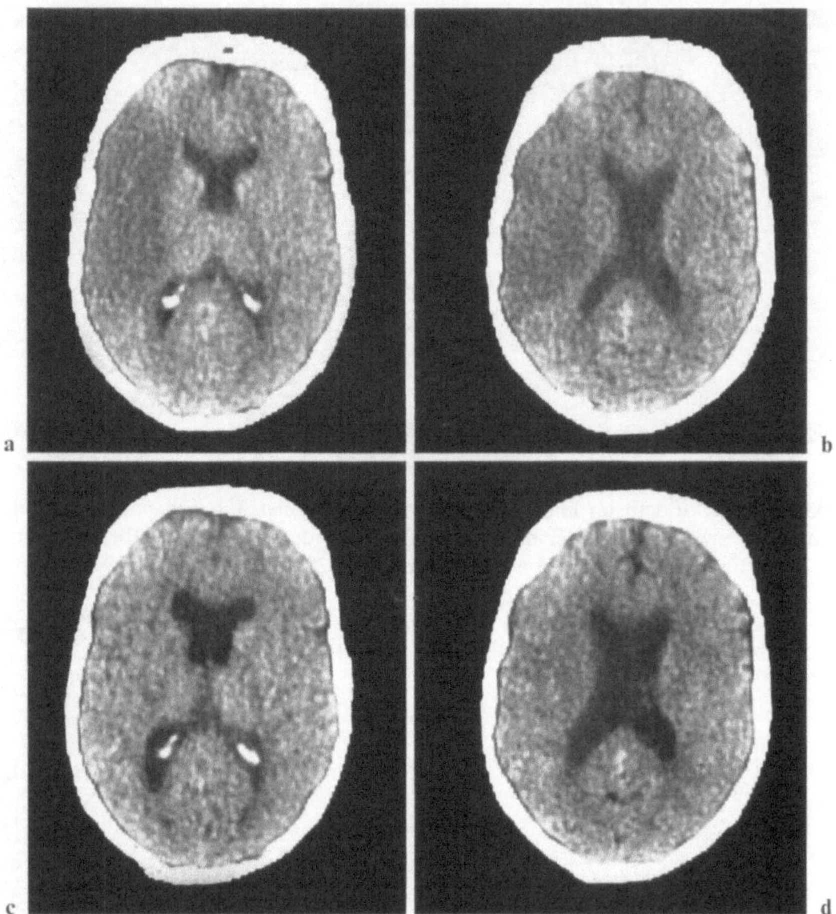

Abb. 96a–h. Computertomographische Verlaufsbeobachtung bei komplettem linksseitigem Mediainfarkt. Im ▶ Nativ-Scan einen Tag nach rechtsseitiger Halbseitenparese als Folge eines Verschlusses der linken A. carotis interna **a, b** Dichteminderung im gesamten linken Mediaversorgungsgebiet sowie geringe Kompression des linken Seitenventrikels. Im Nativ-Scan 14 Tage nach dem Infarktereignis **c, d** Isodensität im gesamten Infarktgebiet und Rückbildung der Ventrikelkompression. Im Kontrast-Scan 14 Tage nach dem Insult **e, f** (s. S. 343) ausgeprägte Kontrastverstärkung im gesamten linken Mediaversorgungsgebiet als Folge einer Blut-Hirnschrankenstörung. Im Nativ-Scan 3 Monate nach dem Infarktereignis **g, h** (s. S. 343) Dichteminderung im gesamten linken Mediaversorgungsgebiet und Dilatation des linken Seitenventrikels (Endzustand)

ereignis vorübergehend ein vollständiges oder weitgehend vollständiges isodenses Absorptionsmuster aufweisen und im weiteren Verlauf wieder hypodens werden (Abb. 96c, d, g u. h). Während die Häufigkeitsrate isodenser Infarkte von WING et al. (1976) mit 11%, von NORTON et al. (1978) mit 13% und von YOCK et al. (1978) zwischen 10% und 20% angegeben wird, sind BECKER et al. (1979) der Ansicht, daß die Frequenz isodenser Infarkte ausschließlich zeitabhängig ist und wesentlich höher anzusetzen ist.

Die Ursache des temporären Dichteanstieges konnte bisher nicht eindeutig abgeklärt werden. Als ursächliche Faktoren werden sowohl eine Rückbildung des Infarktödems als auch eine petechiale hämorrhagische Durchsetzung des Infarktgebietes diskutiert (STEINHOFF et al., 1976, AULICH und FENSKE, 1977, YOCK et al., 1978). Von BECKER et al. (1979) wird eine petechiale hämorrhagische Imbibierung des infarzierten Hirngewebes als auslösender Faktor für die Dichtezunahme dagegen in Frage gestellt.

Das Ausmaß der irreversiblen Gewebsschädigung kann computertomographisch erst ca. 4 Wochen nach dem Beginn des Infarktgeschehens beurteilt werden. Unabhängig von der Größe und

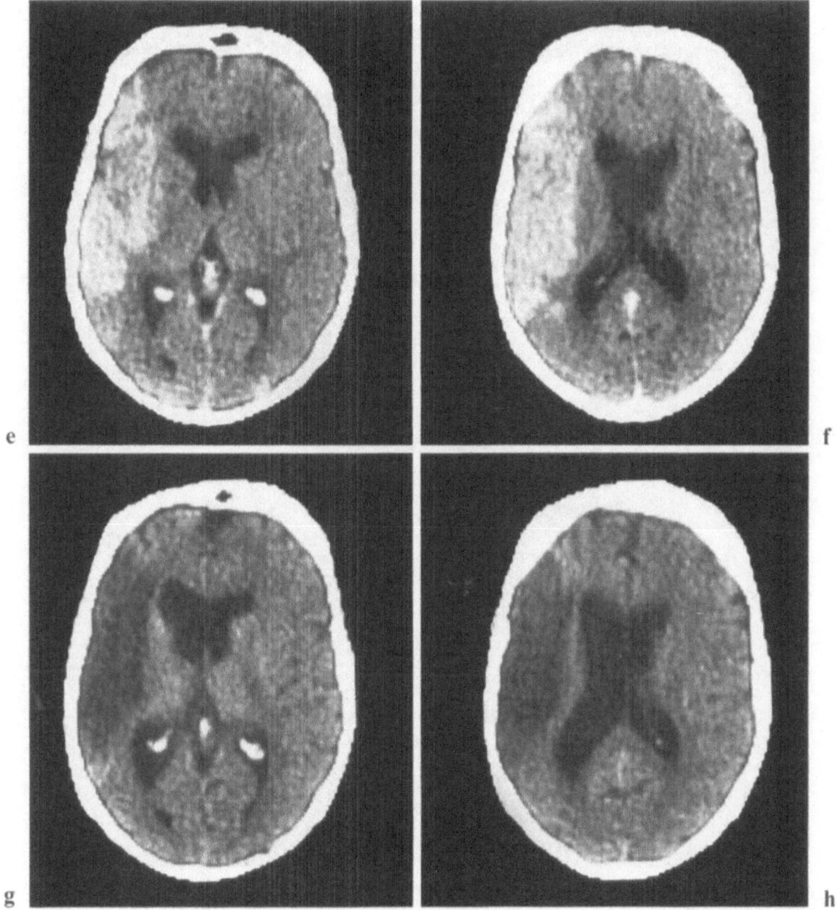

Abb. 96e–h

der Intensität des initialen Infarktödems werden im Spätstadium entweder großräumige liquordichte Infarktareale im Sinne cystisch umgewandelter Substanzdefekte, unregelmäßig angeordnete Zonen verminderter Dichte im Sinne von Teilinfarzierungen oder aber eine weitgehende Normalisierung der Gewebsdichte im betroffenen Hirnareal beobachtet (Abb. 97a–h). Die Regredienz der neurologischen Symptomatik korreliert nicht immer mit dem computertomographischen Befund. So kann selbst bei weitgehender Normalisierung des computertomographischen Befundes ein neurologisches Defizit persistieren.

Bei computertomographischen Verlaufsbeobachtungen von anämischen Hirninfarkten kann nach intravenöser Kontrastmittelgabe zwischen dem 3. Tag und dem 60. Tag nach dem Infarktereignis eine *Kontrastverstärkung im Infarktbereich* beobachtet werden (s. Abb. 96e u. f). NORTON et al. (1978) berichten demgegenüber, bereits am 1. Tag und noch nach 9 Monaten im Infarktareal eine Kontrastverstärkung gesehen zu haben. Es muß hierbei angenommen werden, daß der Kontrastmittelanreicherung 9 Monate nach dem akuten Ereignis ein weniger alter Reinfarkt zugrunde gelegen hat.

Als Ursache der Kontrastverstärkung werden eine abnormale vaskuläre Permeabilität, d.h. eine Störung der Blut-Hirnschranke, eine erhöhte Vaskularisation sowie eine Luxusperfusion im Infarktbereich angesehen. Der Kontrastverstärkung liegt offensichtlich der gleiche pathophysiologische Mechanismus zugrunde, der zur Akkumulierung radioaktiver Isotope führt.

Die Intensität der Kontrastverstärkung ist während der ersten 10 Tage nur gering- bis mäßiggradig, während zwischen dem 11. und 60. Tag eine sehr intensive Kontrastmittelanreicherung beob-

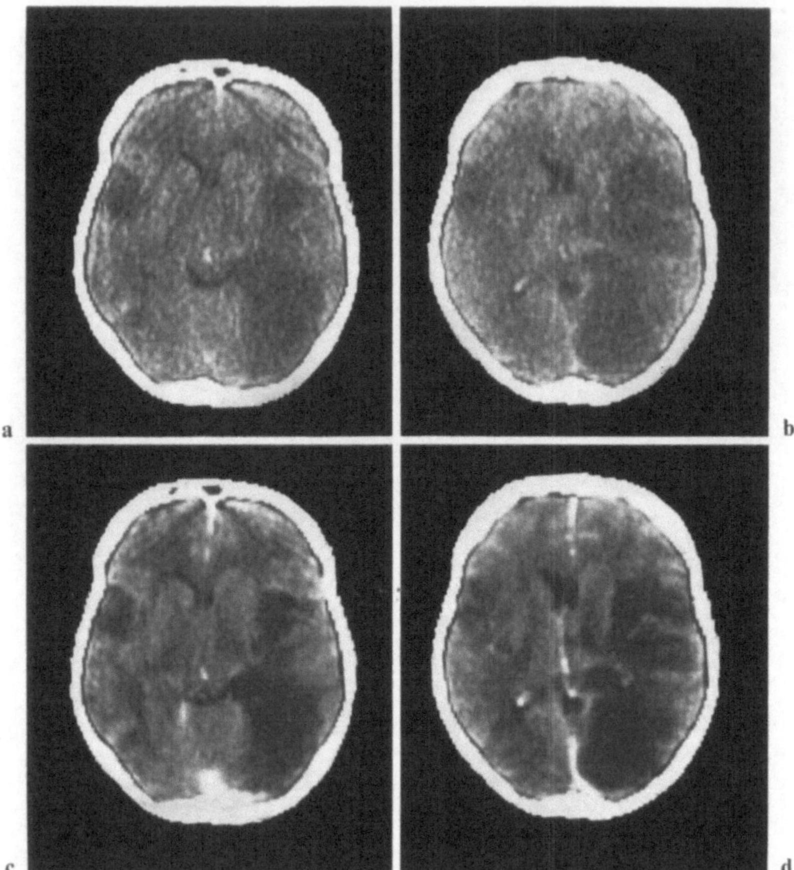

Abb. 97a–h. Computertomographische Verlaufsbeobachtung bei rechtsseitigem Media- und Posteriorinfarkt ► und Teilinfarkt im linken vorderen Mediaversorgungsgebiet mit Nativ-Scan **a, b** und Kontrast-Scan **c, d** jeweils 2 Tage sowie Nativ-Scan **e, f** und Kontrast-Scan **g, h** (s. S. 345) jeweils 46 Tage nach plötzlicher linksseitiger Halbseitenparese und motorischer Aphasie. Im Gegensatz zu dem massiven, raumfordernd wirkenden Infarktödem **a–d** ist der computertomographische Befund im Spätstadium nur durch relativ diskrete Dichteminderungen in den betroffenen Gefäßversorgungsgebieten sowie durch eine Erweiterung der Vorderhörner gekennzeichnet

achtet werden kann (NORTON et al., 1978). WING et al. (1976) fanden bei 34 während der ersten Woche nach dem Ereignis untersuchten Patienten in 6% der Fälle eine Kontrastverstärkung, während bei 29 zwischen 8 Tagen und 4 Wochen nach dem Infarktereignis untersuchten Patienten die Frequenz der Kontrastverstärkung 59% betrug. Die Kontrastverstärkung im Infarktbereich weist nicht nur bezüglich der Intensität sondern auch hinsichtlich der Strukturierung Unterschiede auf. Nach NORTON et al. (1978) ist die Kontrastmittelaufnahme überwiegend inhomogen (ca. 59%), zu 22% homogen, in 10% der Fälle ausschließlich zentral und zu etwa 7% ausschließlich peripher gelegen.

Durch die zusätzliche Kontrastmittelanwendung ist die computertomographische Diagnostik des anämischen Hirninfarktes wesentlich verbessert worden. Nach YOCK et al. (1978) können 10%–20% der weniger als einen Monat alten Infarkte ausschließlich im Kontrast-Scan aufgrund einer Kontrastverstärkung im Infarktbereich nachgewiesen werden. Nach WING et al. (1976) liegt der Prozentsatz der im Nativ-Scan nicht sichtbaren und im Kontrast-Scan infolge einer Kontrastverstärkung deutlich abgrenzbaren Infarkte sogar bei 37%.

Durch Kontrastmittelanwendung kann eine im Nativ-CT hypodense Infarktzone infolge einer Kontrastverstärkung Dichtewerte von normalem Hirngewebe annehmen und dadurch unsichtbar

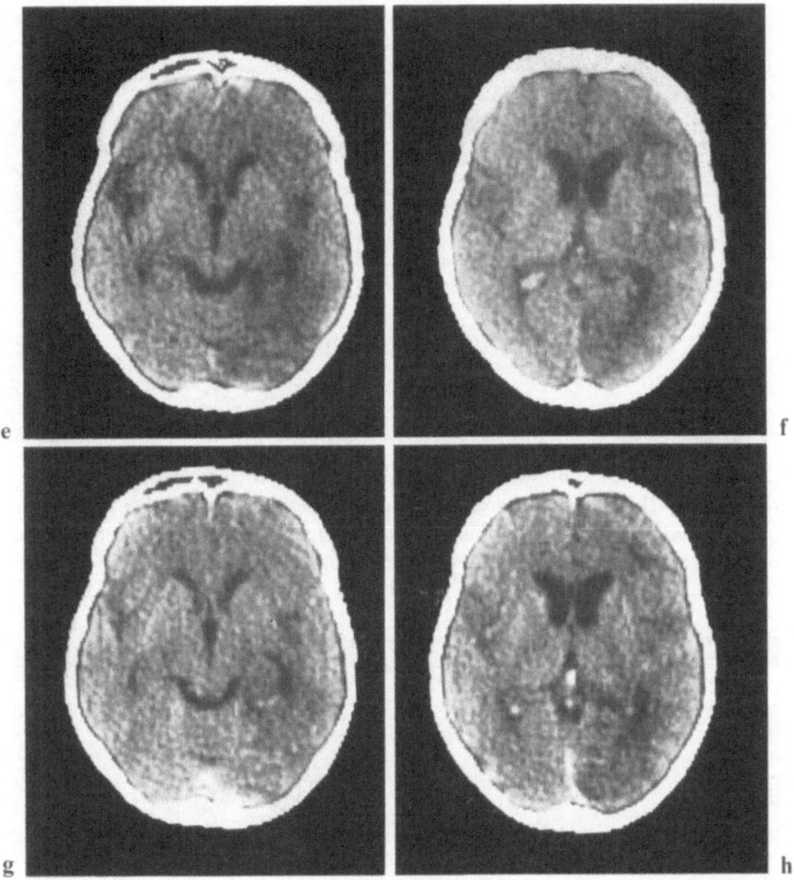

Abb. 97e–h

werden (Abb. 98a u. b). Nach WING et al. beträgt der Anteil der im Kontrast-CT isodensen oder annähernd isodensen Infarkte, die im Nativ-CT als hypodense Zonen eindeutig abgrenzbar waren, ca. 16%. Bei Patienten mit einem Schlaganfall sollte daher stets ein Computertomogramm ohne Kontrastmittelanwendung durchgeführt werden.

Die computertomographische Diagnose „anämischer Hirninfarkt" kann in einigen Fällen nur mit Hilfe von computertomographischen Kontrolluntersuchungen gestellt werden. Die Differentialdiagnose zwischen einem frischeren anämischen Hirninfarkt und einem Gliom niedrigen Malignitätsgrades wird in anamnestisch unklaren Fällen durch den Nachweis einer Rückbildung der Massenverschiebung beim Hirninfarkt im Kontroll-Computertomogramm möglich (Abb. 99a–c). Wie YOCK et al. (1978) eindrucksvoll demonstrierten, sind aufgrund des Absorptionsmusters im Infarktbereich nach Kontrastmittelanwendung im Ausnahmefall Verwechselungen mit Metastasen, av-Angiomen, encephalitischen Herden, in Resorption begriffenen älteren Hämatomen, Abszessen und Gliomen höheren Malignitätsgrades nicht auszuschließen (s. auch Abb. 100a–d). Dagegen bereitet die Differenzierung zwischen einem akuten anämischen Hirninfarkt und einer akuten intracerebralen Blutung wegen des gegensätzlichen Absorptionsverhaltens keine besonderen Probleme.

Hinsichtlich der Prognose lassen computertomographische Verlaufsuntersuchungen auch mit Kontrastmittelanwendung keine eindeutigen Rückschlüsse zu. Auch die Genese des Infarktgeschehens ist computertomographisch nicht eindeutig abklärbar. Bei Regredienz der neurologischen Ausfälle ist infolgedessen im Hinblick auf das weitere therapeutische Vorgehen (z.B. extra-intrakra-

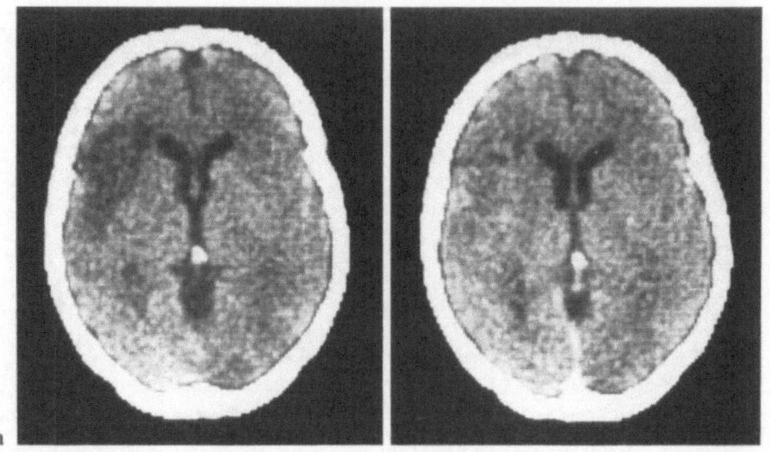

Abb. 98a u. b. Linksseitiger Mediateilinfarkt 30 Tage nach dem Infarktereignis. Im Nativ-Scan **a** stellt sich der Infarkt als scharf demarkierte hypodense Zone im vorderen linksseitigen Mediaversorgungsgebiet dar. Im am selben Tag abgeleiteten Kontrast-Scan **b** wird das Infarktareal infolge einer Kontrastverstärkung annähernd isodens, wodurch ein normaler CT-Befund vorgetäuscht wird. (Computertomogramme von Herrn Prof. Wende, Mainz, freundlicherweise zur Verfügung gestellt)

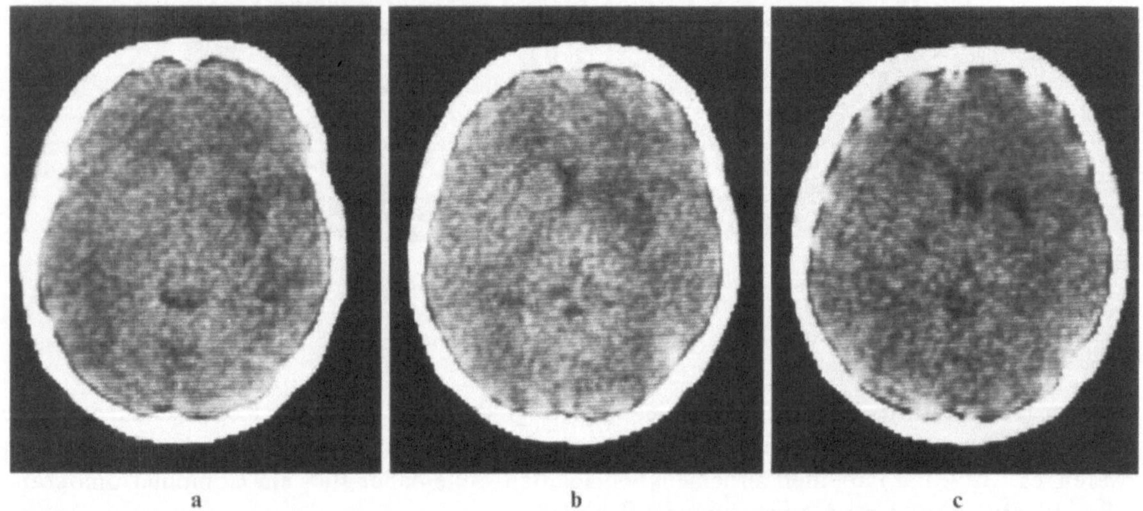

Abb. 99a–c. Computertomographische Verlaufsbeobachtung eines Infarktes im rechten Stammgangliengebiet. Im Frühstadium **a, b** diffuse Dichteminderung rechts frontotemporal mit Übergreifen auf das rechte Stammgangliengebiet **b**, Kompression des rechten Vorderhornes und diskrete Linksverlagerung des Septum pellucidum. Nach Ablauf von 3 Monaten **c** Kolliquationsnekrose im Infarktareal, Rückbildung der Zeichen der Raumforderung sowie Dilatation des rechten Vorderhornes

nieller Bypass oder Gefäßdesobliteration) nach wie vor die cerebrale Angiographie zur genauen Lokalisation eines arteriellen Gefäßverschlusses, einer hämodynamisch wirksamen arteriellen Gefäßstenose oder einer lokalen Rarefizierung des Gefäßsystems erforderlich.

b) Hämorrhagischer Infarkt

Akute Hämorrhagien in einem Infarkt sind computertomographisch nachweisbar, da sich die frische Blutung als Zone primär erhöhter Dichte innerhalb des Infarktgebietes deutlich abhebt (Abb. 101a–c). Differentialdiagnostische Schwierigkeiten können sich jedoch dann ergeben, wenn die klinische Anamnese keine Rückschlüsse auf ein vorausgegangenes Infarktgeschehen zuläßt oder, wenn das Hämatom das gesamte Infarktgebiet einnimmt, so daß aus dem CT-Befund

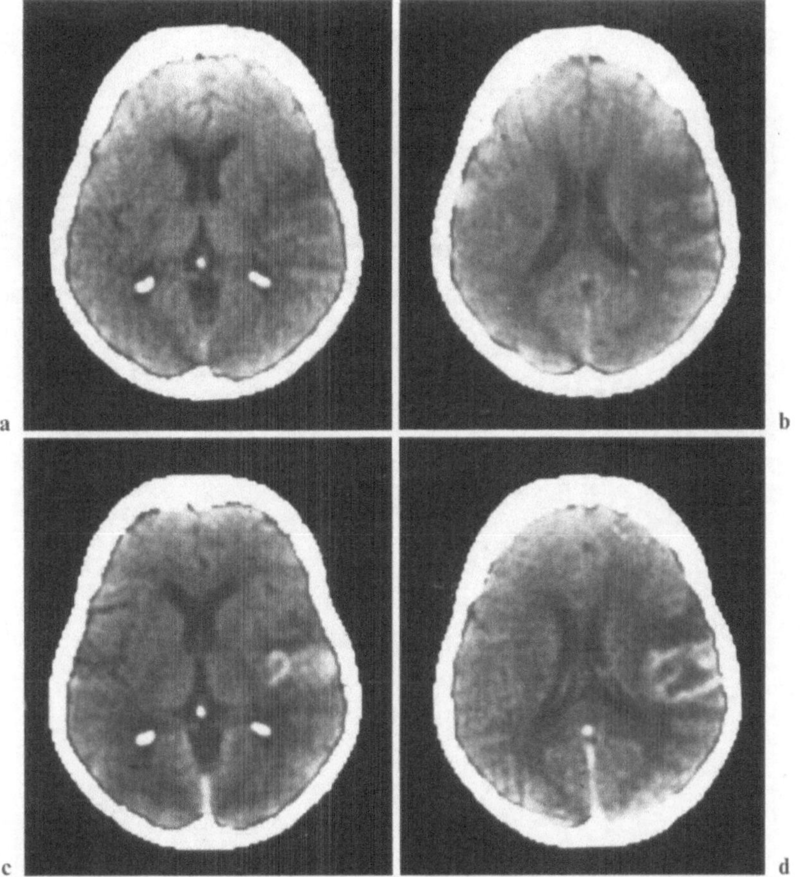

Abb. 100a–d. Rechtsseitiger Mediateilinfarkt 3 Wochen nach akuter linksseitiger Hemiparese mit progredientem klinischen Verlauf vor **a**, **b** und nach **c**, **d** Kontrastmittelapplikation. Girlandenförmige Kontrastverstärkung im Infarktbereich, der in seinen vorderen Anteilen unverändert hypodens ist, so daß ein perifokales Ödem vorgetäuscht wird **d**. Keine eindeutigen Zeichen einer Massenverschiebung (77jährige Patientin)

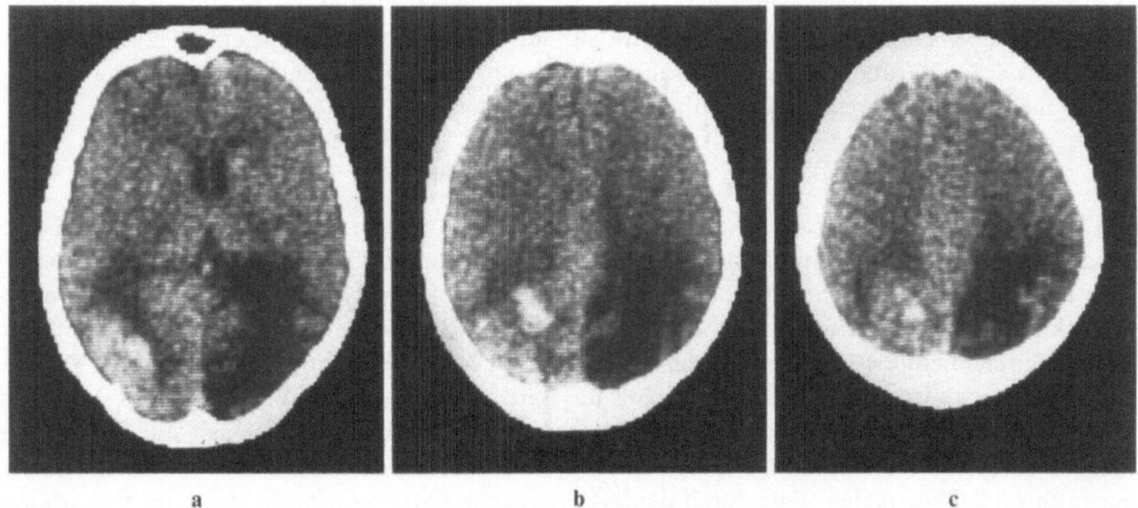

Abb. 101a–c. Anämischer Infarkt im rechten Posteriorversorgungsgebiet. Hämorrhagische Infarzierung im linken Posteriorversorgungsgebiet

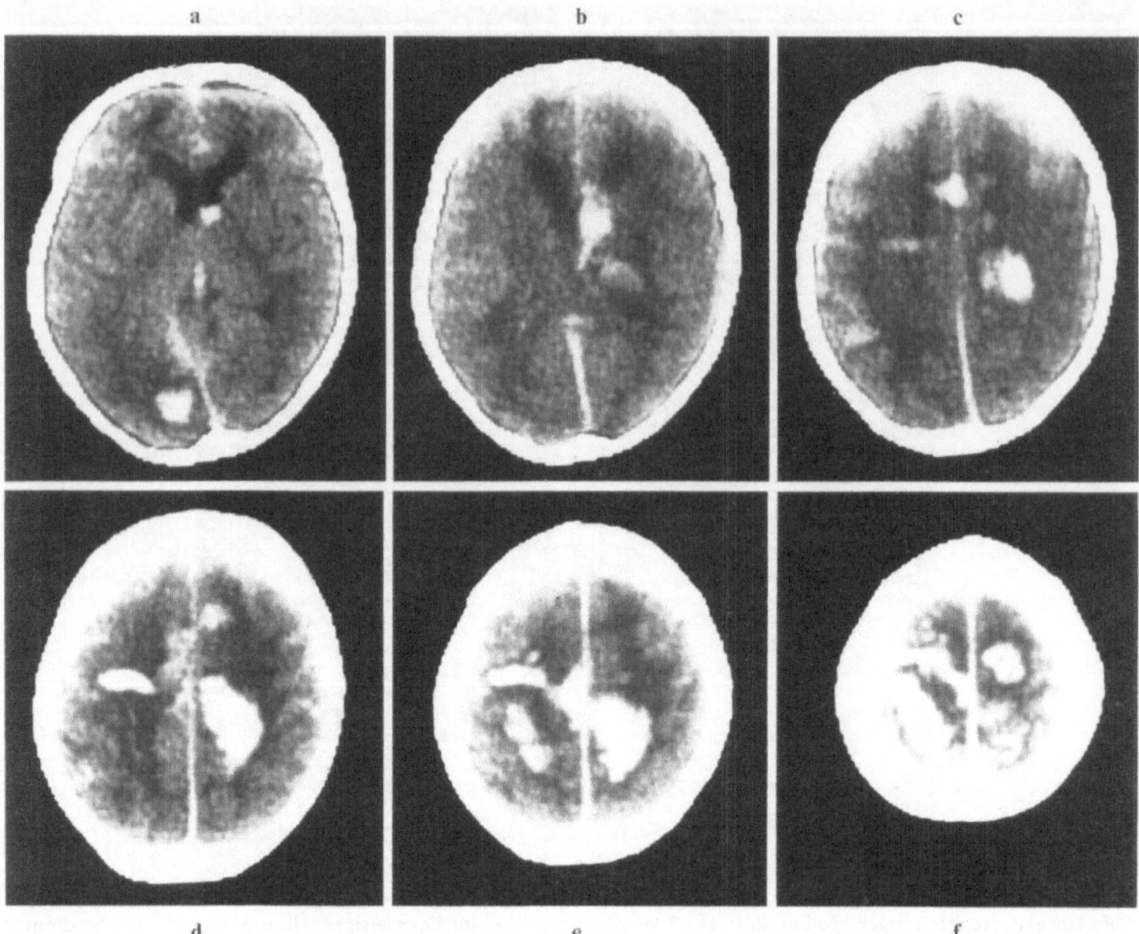

Abb. 102a–f. Multiple Hämorrhagien bilateral, vorwiegend parasagittal, bei autoptisch gesicherter Sinusvenenthrombose. Blut im Interhemisphärenspalt. Nativ-CTs (69jährige Patientin)

keine Hinweise auf einen zugrundeliegenden Infarkt gegeben sind. Nicht selten ist die klinische Anamnese jedoch hinweisgebend, wobei auf ein kürzlich zurückliegendes akutes Ereignis eine erneute akute Verschlechterung des neurologischen Krankheitsbildes einsetzt. Hämorrhagische Infarkte werden darüber hinaus nicht selten als Folge einer Therapie mit Antikoagulantien oder nach einer desobliterierenden Gefäßoperation beobachtet.

c) Sinusvenenthrombose

Die Sinusvenenthrombose ist in der Regel nur mit Hilfe der cerebralen Angiographie verläßlich diagnostizierbar. Das computertomographische Erscheinungsbild bei Sinusvenenthrombose ist sehr uneinheitlich, was nicht zuletzt auch auf einen unterschiedlichen Schweregrad der Erkrankung zurückzuführen sein dürfte. BARNES und WINESTOCK (1977) berichteten über negative computertomographische Befunde bei einigen ihrer Patienten mit gesicherter Sinusvenenthrombose. Mitunter stellt der Nachweis primär erhöhter Dichte im Bereich einer großen Vene, z.B. der V. magna Galeni, oder eines Sinus das einzige computertomographische Hinweiszeichen auf eine Venen- bzw. Sinusthrombose dar. Die computertomographische Verifizierung einer Thrombose im Bereich einer einzelnen kortikalen Vene durch den Nachweis einer strangförmigen Zone primär erhöhter Dichte im Hirnrindengebiet, dem sog. „cord sign" (BUONANNO et al., 1978) dürfte jedoch in der Regel Schwierigkeiten bereiten. Hämorrhagische Infarzierungen im Gefolge einer Sinusvenenthrombose führen zu ganz charakteristischen computertomographischen Befunden. Dabei gelangen zumeist multiple fokale, bilateral parasagittal bzw. rindennah gelegene Zonen primär erhöhter Dichte zur Darstellung (Abb. 102a–f).

2. Intracranielle Hämatome

a) Intracerebrale Blutungen

Frische intracerebrale Hämatome lassen sich im Computertomogramm im Gegensatz zu den herkömmlichen Untersuchungsmethoden exakt abgrenzen und genau lokalisieren. Die computertomographische Darstellbarkeit frischer Hämatome ist darauf zurückzuführen, daß das aus der Gefäßbahn ausgetretene Blut innerhalb weniger Minuten koaguliert und der nach Retraktion der Koagula unter Auspressung des Serums entstehende Blutkuchen mit Absorptionswerten zwischen +60 und +80 HE eine wesentlich höhere Dichte aufweist als das umgebende Hirngewebe (Abb. 103a u. b). Das hohe Auflösungsvermögen der derzeit gebräuchlichen CT-Geräte ermöglicht im Idealfall den Nachweis frischer Blutansammlungen mit einem Durchmesser von nur wenigen Millimetern. Frische flächenhafte Blutungen wie z.B. im Interhemisphärenspalt, in der Sylvischen Fissur, in den basalen Cisternen und in den Sulci, können im Computertomogramm sogar nachgewiesen werden, wenn sie nur 1 mm dick sind, vorausgesetzt, daß sie senkrecht zur abgeleiteten Schicht verlaufen und die gesamte Schichtdicke einnehmen (GRUMME et al., 1979).

Mit dem fortschreitenden Zerfall der Erythrozyten und der phagozytotischen Abräumung ihrer Bestandteile, insbesondere des Hämoglobins, nimmt die Absorption des Hämatoms kontinuierlich ab. Die Dichteabnahme ist zuerst in der Peripherie des Hämatoms sichtbar und setzt sich langsam nach zentral zu fort. Der für die vollständige Resorption des Hämatoms erforderliche Zeitraum hängt von der initialen Hämatomgröße ab. Während bei den Hämatomen von weniger als 2 cm Durchmesser der Hämatominhalt meist am 19. Tag, mitunter auch früher isodense oder hypodense Absorptionswerte erreicht, können bei großen intracerebralen Massenblutungen noch nach ca. 40 Tagen restliche Hämatombestandteile mit leicht erhöhter Dichte beobachtet werden (DOLINSKAS et al., 1977). Die hier erwähnten Autoren haben durch computertomographische Verlaufsbeobachtungen und Dichtemessungen festgestellt, daß die Absorption des Hämatoms pro die durchschnittlich um 0,7 EMI-Einheiten (=1,4 HE) abnimmt und daß sich der Durchmesser der hyperdensen Hämatomzone im Durchschnitt um 0,7 mm pro die verringert. Diese Angaben beziehen sich auf intracerebral gelegene Hämatome und sind nicht auf subarachnoidal oder intraventrikulär gelegene Hämatome übertragbar, da hier wegen der Durchmischung der Blutbestandteile mit

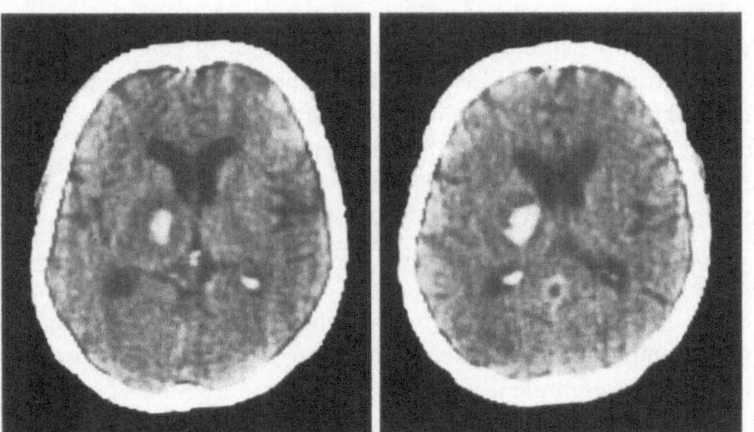

Abb. 103a u. b. Frische linksseitige Stammganglienblutung im Nativ-CT einen Tag nach akut aufgetretener kompletter motorischer Aphasie und rechtsseitiger Hemiparese (40jähriger Patient)

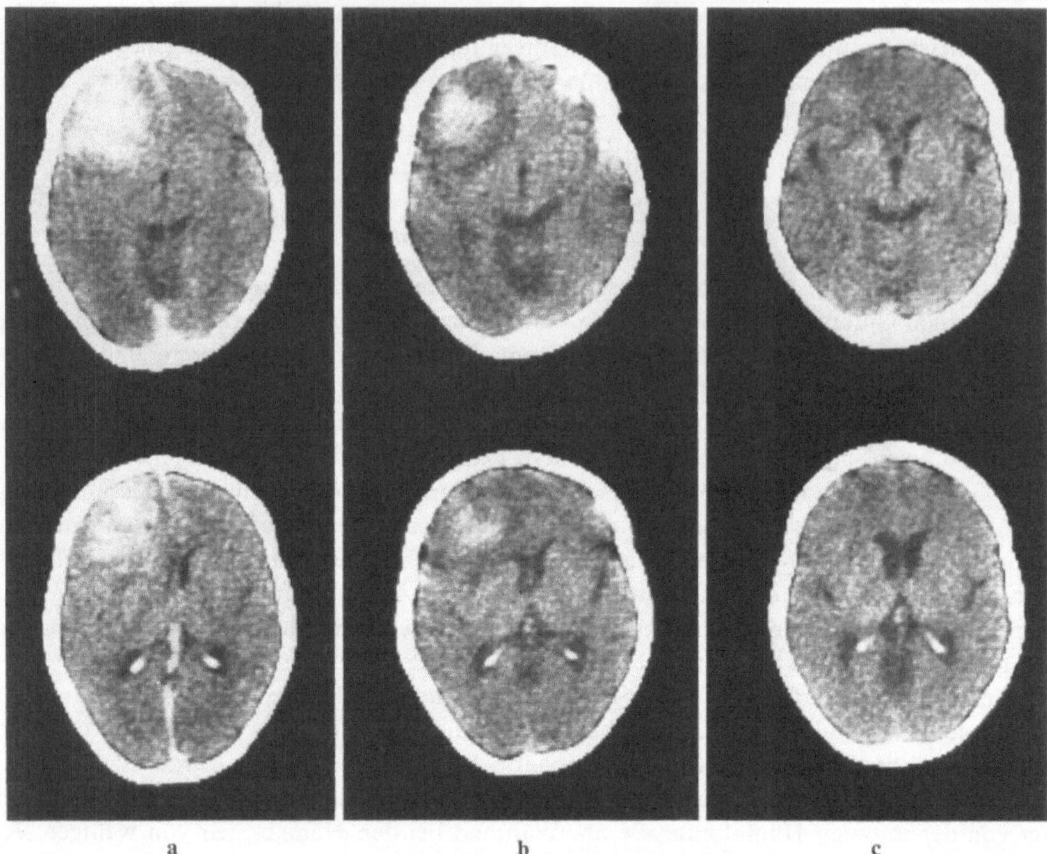

Abb. 104a–c. Computertomographische Verlaufsbeobachtung eines linksseitigen frontalen intracerebralen Hämatoms (Nativ-CTs in 2 benachbarten Schichten) am Tage des akuten Ereignisses **a**, nach Ablauf von 14 Tagen **b** sowie 6 Wochen nach Einsetzen der Blutung **c**. Ausgedehnte Resorptionszone in **b**. Vollständige Hämatomresorption und reaktive Erweiterung beider Vorderhörner in **c** (CTs Prof. GRUMME, Berlin)

Liquor andere Verhältnisse gegeben sind. In der Randzone des Hämatoms bildet sich ein Saum verminderter Dichte aus (Abb. 104a–c), der innerhalb der ersten Woche nach Einsetzen der Blutung an Größe zunimmt. DOLINSKAS et al. (1977) vertreten die Ansicht, daß dieser hypodense Randsaum teilweise auf Resorptionsvorgänge in der Peripherie des Hämatoms sowie auch auf ödematöse Veränderungen im umgebenden Hirngewebe zurückzuführen ist. In diesem Zusammenhang ist hervorzuheben, daß sich die Ödemreaktionen meist in engen Grenzen halten.

Das Ausmaß der intracraniellen Massenverschiebung ist sehr variabel. Es ist abhängig von der Größe und der Lokalisation des Hämatoms sowie einem möglicherweise eingetretenen Ventrikeleinbruch. Bei präexsistenter Hirnatrophie sind die Verlagerungserscheinungen meist weniger stark ausgebildet. Durch Blockade des Foramen Monroi entstehen sekundär Veränderungen im Sinne eines kontralateralen Hydrocephalus. Die Massenverschiebung nimmt nach ca. 10 Tagen ab, kann aber gelegentlich bis zu 28 Tagen persistieren (MUTLU et al., 1963). Die Abnahme der Massenverschiebung erfolgt nicht proportional zur Größenabnahme der hyperdensen Hämatomzone, was dafür spricht, daß das Hämatom in den Randpartien noch vorhanden, wegen Isodensität computertomographisch jedoch nicht mehr sichtbar ist (DOLINSKAS et al., 1977).

Die Residuen nach intracerebralen, nicht operativ ausgeräumten Hämatomen sind sehr unterschiedlich. Bei kleinen Hämatomen verbleibt mitunter nur eine kleine Narbe ohne Resthöhle, so daß computertomographisch ein normaler Befund resultieren kann. Bei größeren Hämatomen können mehr oder weniger große liquordichte Hämatomhöhlen persistieren (Abb. 105a u. b),

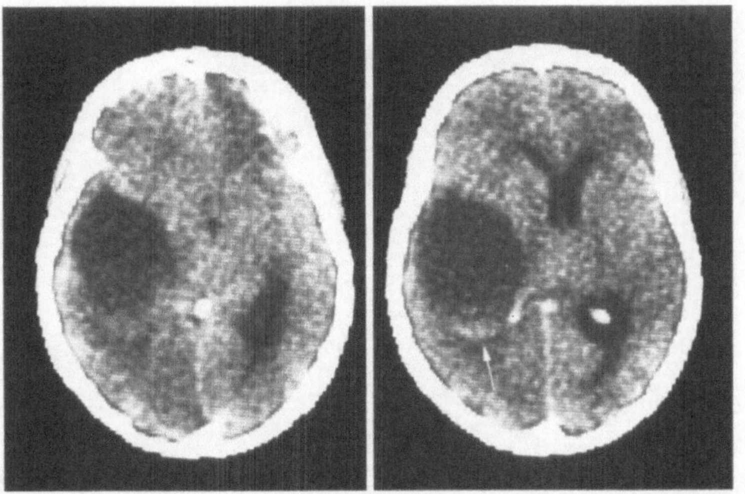

Abb. 105a u. b. Alte Blutungshöhle links temporal mit sedimentierten festen Blutbestandteilen (s. Pfeil in **b**). Die mittlere Absorption in der Hämatomhöhle beträgt +9,4 EMI-Einheiten (29jähriger Patient)

jedoch auch eine weitgehende restitutio ad integrum eintreten (Abb. 104c). Es kann auch zur Entstehung einer porencephalen Cyste kommen, wenn die Hämatomhöhle mit dem Ventrikelsystem kommuniziert. Als Residualzustand nach einem intracerebralen Hämatom finden sich mitunter lediglich die Zeichen einer fokalen Hirnatrophie, unter Umständen in Kombination mit einer homolateralen Dilatation des Ventrikelsystems.

α) Spontane Massenblutungen

Als sog. „spontane intracerebrale Massenblutung" werden gewöhnlich alle primären, nichttraumatischen Blutungen in die Hirnsubstanz zusammengefaßt. In diese Gruppe werden außer den spontanen Blutungen ohne jegliche faßbare Ursache auch die hypertonischen Blutungen, die Blutungen bei generalisierter Arteriosklerose, Tumorblutungen, Mikroangiomblutungen sowie Blutungen als Folge einer Blutgerinnungsstörung, eines Hirninfarktes, einer Sinusvenenthrombose, einer Arteriitis und einer Eklampsie eingereiht. Angloamerikanische und skandinavische Autoren haben im Gegensatz zu anderen durch Ausschluß aller Hämatome bei gesicherten Hirnschlagaderaneurysmen und arteriovenösen Angiomen eine Einengung des Begriffes „spontane cerebrale Blutung" vorgeschlagen. Im folgenden sollen daher die Aneurysma- und Angiomblutungen gesondert abgehandelt werden.

Die *hypertonischen Massenblutungen* (s. auch Abb. 106a–d) stehen bezüglich ihrer Häufigkeit mit ca. 75% im Autopsiematerial und ca. 40–50% in klinischen Untersuchungsserien an erster Stelle (Jellinger, 1972). Die hypertonische Massenblutung zeigt eine Gauß'sche Altersverteilung mit einem Häufigkeitsgipfel im 6. und 7. Lebensjahrzehnt, tritt jedoch zu 25–30% vor dem 5. Lebensjahrzehnt auf. Häufigste Lokalisationen sind das Stammganliengebiet (63%), das Marklager der Großhirnhemisphären (17%), der Pons (12%), das Kleinhirn (7%) und multiple Lokalisationen (ca. 1%) (Jellinger, 1972).

Im computertomographisch untersuchten Krankengut von 400 Patienten mit spontanen intracerebralen Hämatomen (Grumme et al., 1979) war die Stammganglienregion mit 43% am häufigsten betroffen, wobei in 57% der Stammganglienblutungen ein Hämatomeinbruch in das Ventrikelsystem vorlag. Zweithäufigste Lokalisation war mit einer Häufigkeitsrate von 40% das Marklager der Großhirnhemisphären. Hierbei war besonders häufig die Temporoparietalregion, seltener die Frontal- oder die Occipitalregion befallen. Bei den supratentoriellen Marklagerblutungen war ein Einbruch des Hämatoms in das Ventrikelsystem mit 21% der Fälle wesentlich seltener als bei den Stammganglienblutungen, am häufigsten bei frontalem oder parietalem Sitz der Blu-

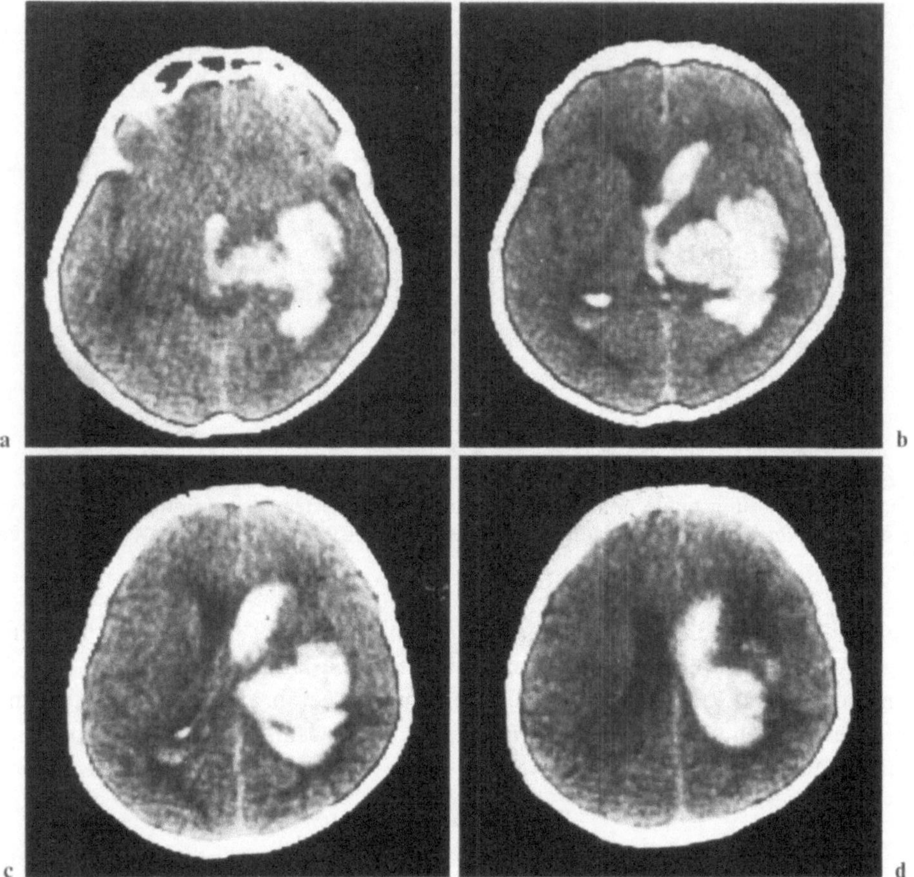

Abb. 106a–d. Hypertonische Massenblutung (68jähriger Patient). Die vom rechten Thalamus ausgehende Blutung erstreckt sich in das Marklager der rechten Großhirnhemisphäre und weist einen Einbruch in das Ventrikelsystem mit Tamponade des 3. Ventrikels und des rechten Seitenventrikels auf (Nativ-CTs 4 Std nach dem akuten Ereignis)

tung. Der Anteil der spontanen Hämatome in der hinteren Schädelgrube betrug in der gleichen Untersuchungsserie 15%, wobei in 18% der Fälle ein Ventrikeleinbruch beobachtet werden konnte (s. Abb. 107a–f). Multiple oder ausschließlich im Ventrikelsystem lokalisierbare spontane Hämatome waren mit einer Häufigkeitsrate von jeweils 1% äußerst selten.

Spontane intracerebrale Blutungen aus einem Tumor oder einer Metastase sind computertomographisch nicht immer als solche diagnostizierbar (s. Abb. 108a–d).

b) Aneurysmablutungen

Bei Ruptur eines Hirnschlagaderaneurysmas (s. auch S. 357) kommt es gewöhnlich zu einer Blutung in den Subarachnoidalraum. Darüber hinaus können auch intracerebrale Blutungen auftreten. Im Frühstadium sind die Subarachnoidalblutungen computertomographisch relativ häufig nachweisbar. Je nach Ausdehnung der Blutung findet sich entweder eine vollständige Tamponade der basalen Cisternen, die infolge der erhöhten Absorption frisch geronnenen Blutes als Strukturen erhöhter Dichte zur Darstellung gelangen, oder es stellt sich lediglich frisch geronnenes Blut in einem mehr oder weniger umschriebenen Abschnitt des Subarachnoidalraumes dar. Wegen der Durchmischung der Blutbestandteile mit dem Liquor und des Abbaues des Hämoglobins nimmt die Absorption am Ort der Blutung relativ rasch ab, wodurch sich die computertomographische Nachweisquote etwa vom 3. Tag nach dem Blutungsereignis zunehmend verringert. Gelegent-

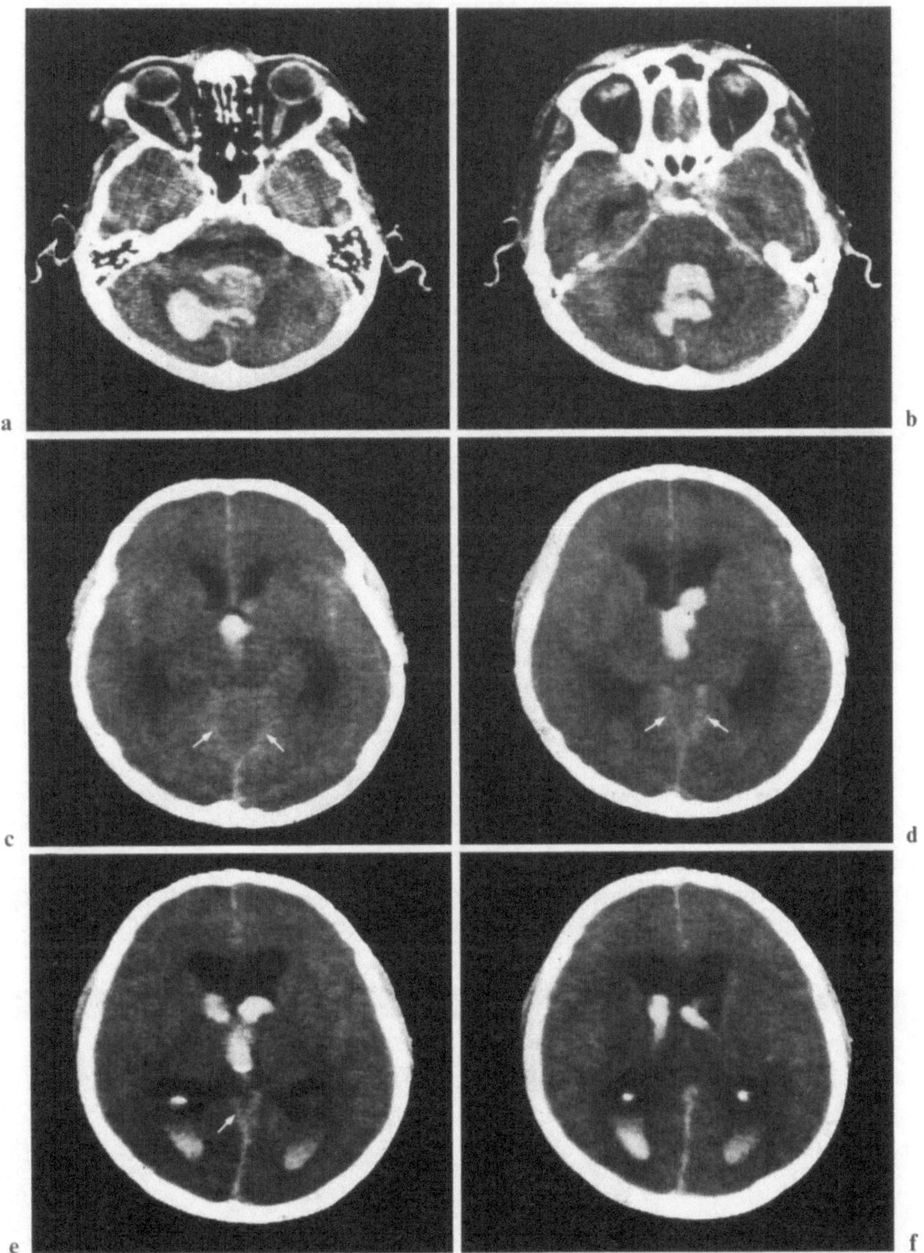

Abb. 107a–f. Blutung im Bereich der linken Kleinhirnhemisphäre **a, b** mit Einbruch in das Ventrikelsystem **b–f.** Blut auch im Interhemisphärenspalt und im Bereich des Tentoriumschlitzes (s. Pfeile bei **c–e**). (58jähriger Patient)

lich kann das Blut noch bis zu neun Tagen nach erfolgter Aneurysmaruptur im Subarachnoidalraum computertomographisch nachgewiesen werden (Kendall et al., 1976). Die Autoren weisen jedoch darauf hin, daß in derartig gelagerten Fällen eine Rezidivblutung nicht ausgeschlossen werden konnte.

Intracerebrale Aneurysmablutungen (s. Abb. 109 u. 112) ebenso wie der Einbruch einer Blutung in das Ventrikelsystem (s. Abb. 110a–d) können im Frühstadium computertomographisch einwandfrei nachgewiesen werden. Intraventrikuläre Blutansammlungen, die nicht durch einen Ventrikeleinbruch zu erklären sind, sind retrograd auf dem Wege durch den 4. Ventrikel entstanden (Grumme et al., 1979).

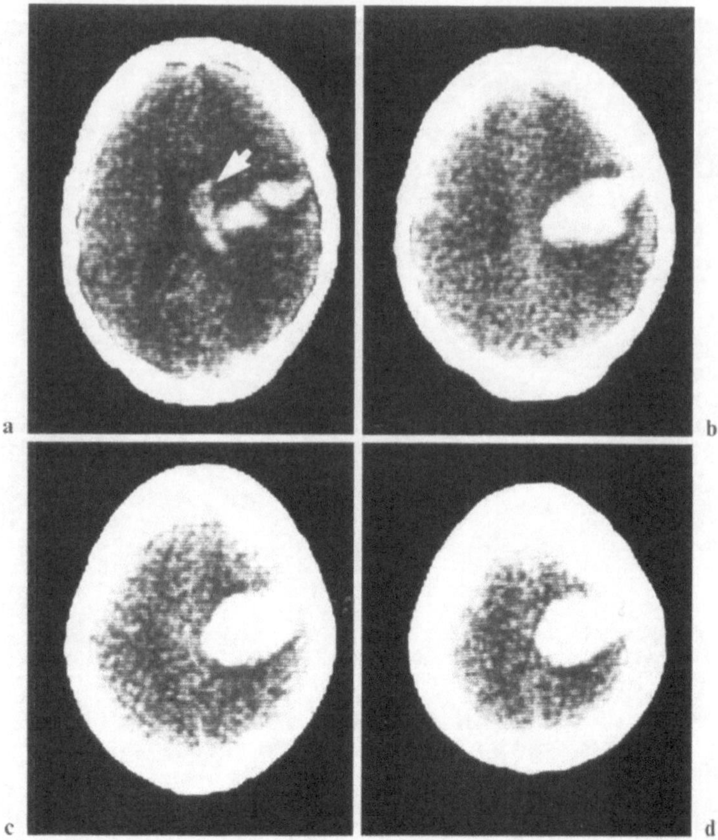

Abb. 108a–d. Intracerebrales Hämatom rechts parietal ausgehend von einer Metastase eines Chorionepithelioms bei unbekanntem Primärtumor. Einbruch der Blutung in den rechten Seitenventrikel (s. Pfeil). Computertomographisch ergeben sich keine Hinweise auf die zugrundeliegende Metastase

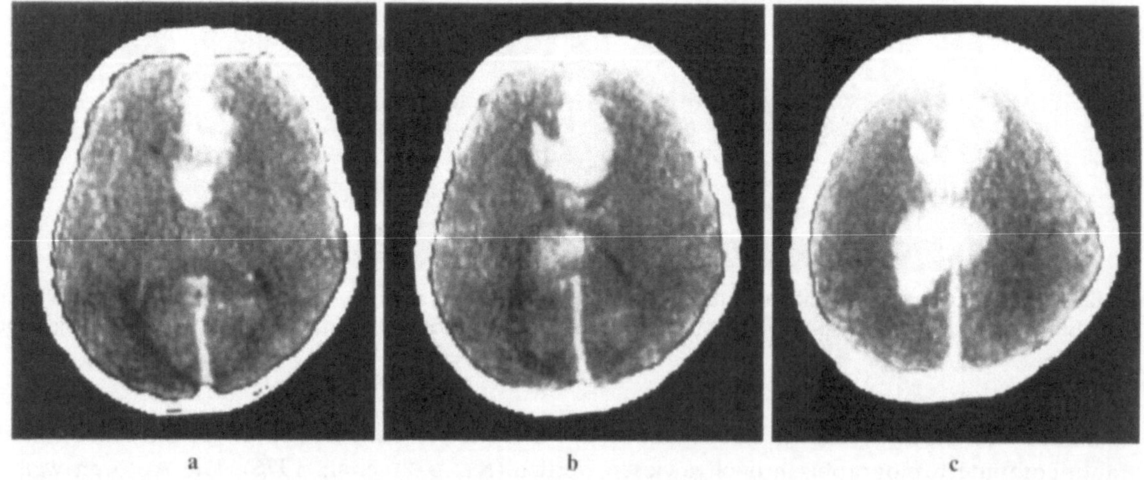

Abb. 109a–c. Intracerebrale Blutung im Bereich des Balkens nach Ruptur eines Aneurysmas der A. pericallosa (43jährige Patientin)

Aus der Blutverteilung innerhalb des Subarachnoidalraumes und/oder dem Sitz einer intracerebralen Blutung können nicht selten Rückschlüsse auf die Lokalisation des Aneurysmas gezogen werden. So liegt einer fokalen Blutansammlung im Bereich einer Sylvischen Fissur (s. Abb. 111a–c) oder im Bereich des Temporallappens (s. Abb. 112a–d) in der Regel eine Blutung aus einem Aneurysma der A. cerebri media zugrunde. Die Ruptur eines Aneurysmas im Bereich

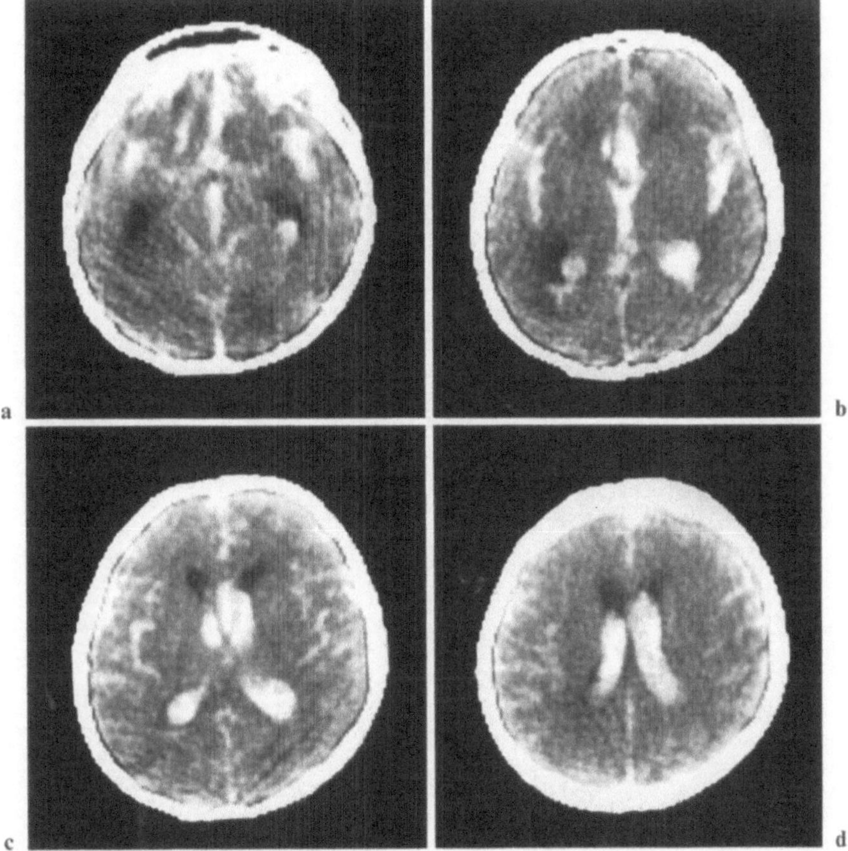

Abb. 110a–d. Subarachnoidalblutung ausgehend von einem Aneurysma des ramus communicans anterior mit Cisternentamponade **a, b** und Ventrikeltamponade **a–d**. Blut im Interhemisphärenspalt und in den Großhirnsulci beidseits **c, d**

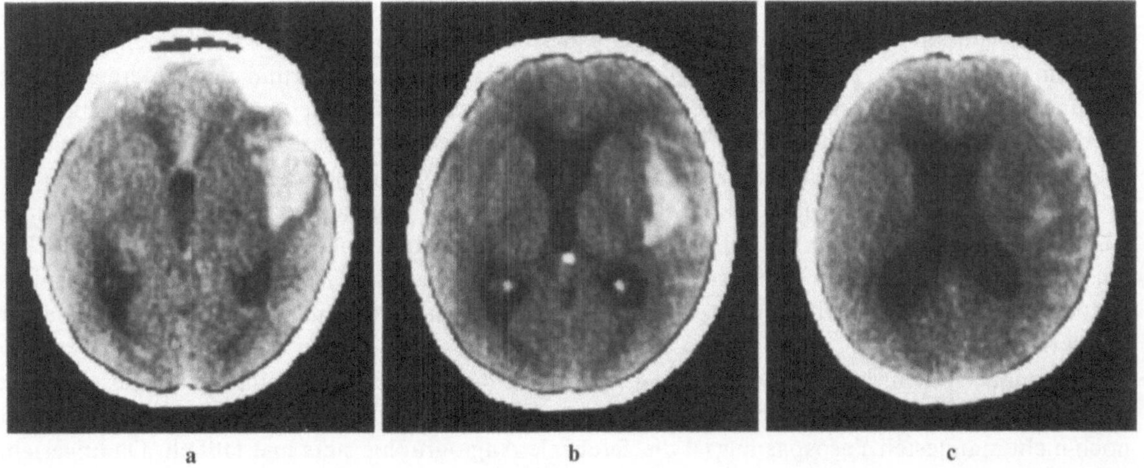

Abb. 111a–c. Tamponade der rechten Fissura Sylvii **a, b** nach Ruptur eines Aneurysmas im Trifurkationsbereich der rechten A. cerebri media. Blut ferner im Interhemisphärenspalt **a** und in den Sulci rechts temporo-parietal **b, c**. (68jährige Patientin einen Tag nach dem Blutungsereignis)

des ramus communicans posterior kann allerdings ebenfalls zu einer Blutung in die homolaterale Sylvische Fissur oder in den homolateralen Temporallappen führen (KENDALL et al., 1976). Bei Ruptur eines Aneurysmas im Bereich des ramus communicans anterior liegt die Blutung in typischer Weise in der Frontobasalregion.

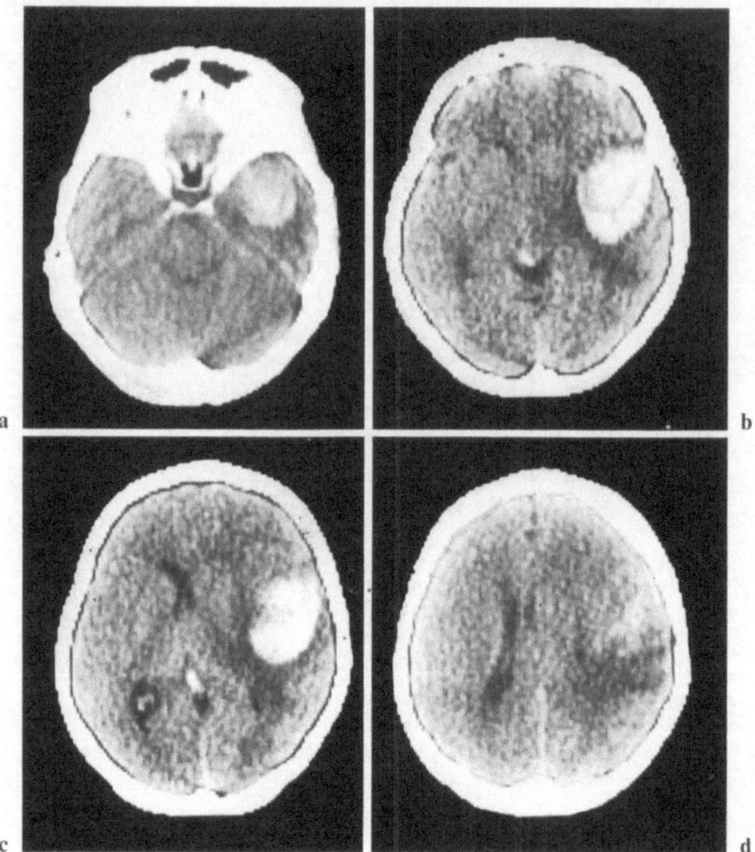

Abb. 112a–d. Intracerebrale Blutung rechts temporal nach Ruptur eines rechtsseitigen Mediaaneurysmas (53jährige Patientin)

Die computertomographische Lokalisation oder Lateralisation einer subarachnoidalen oder intracerebralen Aneurysmablutung erbringt insbesondere bei angiographischem Nachweis multipler Aneurysmen eine zusätzliche diagnostische Information, da aufgrund der Lokalisation der Blutansammlung nicht selten Rückschlüsse auf den Sitz des rupturierten Aneurysmas gezogen werden können. Hierdurch wird die Planung des operativen Vorgehens unter Umständen wesentlich erleichtert. Weitere Vorteile der Computertomographie gegenüber der Angiographie bestehen in der Möglichkeit, die Entwicklung eines Hydrocephalus rechtzeitig zu erkennen oder einen aus einem Gefäßspasmus resultierenden anämischen Hirninfarkt nachzuweisen. Bei akuter Verschlechterung des klinischen Zustandsbildes ermöglicht die computertomographische Kontrolluntersuchung zumeist die Differenzierung zwischen einer erneuten Aneurysmablutung und einem Infarktgeschehen.

Zur genauen Aneurysmalokalisation und der Beurteilbarkeit von Form und Größe des Aneurysmas sowie zum Nachweis multipler Aneurysmen und zur frühzeitigen Erkennung eines klinisch noch nicht manifesten Vasospasmus ist die cerebrale Angiographie stets unerläßlich. Da angesichts eines negativen CT-Befundes eine Aneurysmablutung keineswegs ausgeschlossen werden kann, ist bei jeder klinisch und durch Lumbalpunktion gesicherten Subarachnoidalblutung eine angiographische Abklärung sämtlicher vier Hirngefäße unbedingt erforderlich.

c) Angiomblutungen

Intracerebrale ebenso wie subarachnoidale oder intraventrikuläre Angiomblutungen entstehen bevorzugt bei den kleineren arteriovenösen Angiomen. Ihr Häufigkeitsgipfel liegt zwischen dem

15. und 20. Lebensjahr (PERRET und NISIHIOKA, 1966). Etwa 70% der Angiomrupturen erfolgen bis zum Beginn des 40. Lebensjahres, mehr als 50% treten vor dem 30. Lebensjahr auf (KRAYENBÜHL und YASARGIL, 1972). Bevorzugte Angiomlokalisationen sind die Zentroparietalregion (44%), die Frontalregion (18%) und die Sylvische Region (14%) [BERRY et al., 1966]. Etwa 10% der arteriovenösen Angiome sind infratentoriell gelegen (KRAYENBÜHL und YASARGIL, 1972).

Im Computertomogramm unterscheiden sich die Angiomblutungen nur sehr selten von den intracerebralen Hämatomen anderer Genese. Nur wenn sich im Computertomogramm über die hyperdense Hämatomzone hinaus ein Bezirk mit noch höherer Dichte findet, die auf Kalk schließen läßt, kann eine Angiomblutung vermutet werden. Ferner ist das Vorliegen einer Angiomblutung in Betracht zu ziehen, wenn im Kontrast-Scan in der Nachbarschaft des Hämatoms gesprenkelte oder schlingenähnliche Strukturen mit deutlicher Kontrastverstärkung in Erscheinung treten, die auf Angiomschlingen schließen lassen. Darüber hinaus sollte die Möglichkeit einer Angiomblutung stets in Erwägung gezogen werden, wenn die Blutung bei relativ jugendlichen Patienten auftritt, wenn keine prädisponierenden Faktoren für eine spontane intracerebrale Blutung eruierbar sind oder wenn das Hämatom einen für eine Aneurysmablutung ungewöhnlichen Sitz aufweist, wie z.B. im Kleinhirn-, Pons-, Thalamus- und Plexusbereich.

Unter diesen Gesichtspunkten ist sowohl bei allen jugendlichen Patienten als auch bei einem für eine spontane intracerebrale Blutung atypischen Sitz des Hämatoms die weitere angiographische Abklärung der Blutungsgenese bzw. zum Nachweis eines arteriovenösen Angioms einschließlich eines Mikroadenoms unerläßlich.

3. Gefäßmißbildungen

a) Arterielle Aneurysmen

Bei den arteriellen Aneurysmen der intracraniellen Gefäße handelt es sich in der Mehrzahl um Gefäßanomalien, die sich auf dem Boden einer kongenitalen Gefäßwandschwäche entwickeln. Arteriosklerotische, syphillitische, mykotische und traumatische Aneurysmen spielen dagegen eine untergeordnete Rolle. Prädilektionsstellen der meist sackförmigen, mitunter auch fusiformen Gefäßwanderweiterungen sind in der Reihenfolge ihrer Häufigkeit der ramus communicans anterior, der Carotissiphon, die Bi- oder Trifurkationsstelle der A. cerebri media, die vertebrobasilären

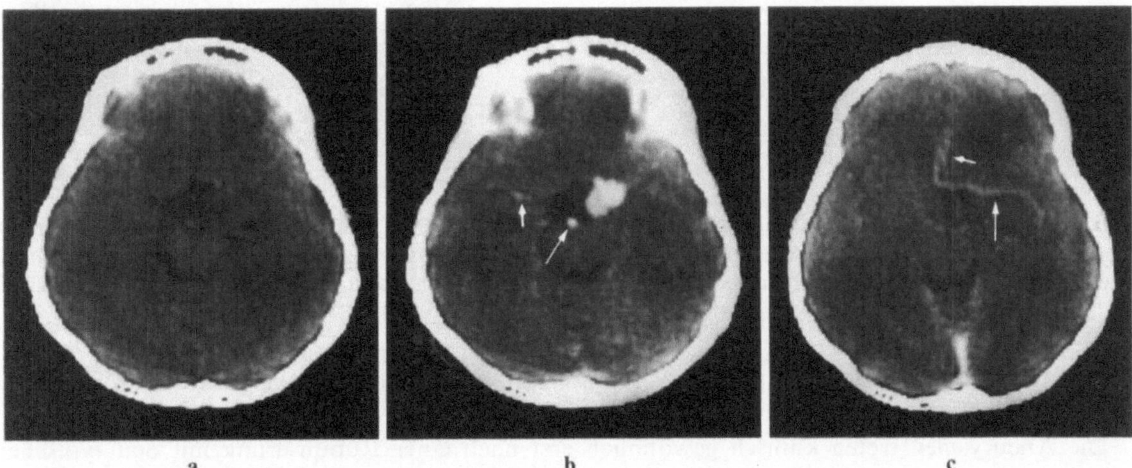

Abb. 113a–c. Supraclinoidales Aneurysma der rechten A. carotis interna vor **a** und nach Kontrastmittelgabe **b, c**. Das Aneurysma ist erst im Kontrast-Scan sichtbar **b**. Im Kontrast-CT zusätzlich Darstellung der linken A. cerebri media (s. kurzer Pfeil in **b**), der A. basilaris (s. langer Pfeil in **b**), der Aa. cerebri anteriores (s. kurzer Pfeil in **c**) und der rechten A. cerebri media (s. langer Pfeil in **c**)

21	20	24	19	19	18	16	22	18	13	4	7	19	15	20	20	14	16	21	19	18	17	18
21	20	21	21	17	14	15	20	16	16	1	5	18	16	19	16	16	20	22	21	19	19	22
21	20	18	22	17	15	18	21	21	22	7	3	9	14	17	18	22	19	16	16	19	19	17
20	19	16	18	19	21	20	21	20	23	16	12	11	11	14	17	19	14	14	15	19	23	16
21	19	15	18	21	21	18	17	17	20	16	17	19	19	18	14	18	17	18	20	20	23	18
23	21	13	17	20	19	17	20	22	19	15	18	21	23	21	18	25	27	20	22	21	18	18
21	17	12	16	19	20	20	27	25	21	21	20	18	19	23	22	23	24	17	17	18	19	20
22	20	17	22	20	18	23	30	22	21	28	24	19	17	22	19	16	18	18	19	20	19	16
20	18	14	17	19	20	25	30	23	19	23	24	22	21	24	21	22	25	21	15	16	18	16
18	19	16	17	22	23	23	22	21	21	21	20	24	26	25	22	23	25	24	20	18	19	16
17	21	20	22	24	20	22	21	17	23	23	21	23	23	20	19	21	24	23	25	26	21	12
15	18	19	20	22	19	23	26	20	23	19	22	23	22	18	20	24	25	19	24	26	21	14
12	9	14	20	22	20	22	26	24	24	18	20	22	22	20	22	24	21	20	22	22	18	17
19	14	19	23	22	23	24	22	21	23	18	17	23	26	21	25	25	18	21	21	19	15	16
18	14	16	19	20	22	20	20	20	24	21	22	26	23	20	23	23	20	21	25	23	15	13
20	14	18	26	24	18	17	24	20	18	18	20	21	22	26	21	25	26	28	27	23	17	15
19	15	18	26	26	21	20	24	22	21	22	19	20	27	31	23	22	21	23	22	24	21	17
11	12	15	18	21	23	24	20	22	23	24	21	19	23	26	24	21	19	20	20	19	13	13
14	14	14	18	19	21	23	19	19	22	19	20	23	23	21	19	20	21	24	22	12	9	11
16	15	11	14	15	17	18	16	19	20	23	26	23	22	21	17	18	22	20	18	14	18	14
17	14	10	13	13	14	18	19	18	17	22	25	18	19	20	18	17	23	21	19	18	21	16
18	17	13	16	14	13	15	15	13	11	12	10	12	16	14	16	18	20	14	12	17	19	15
19	17	15	15	15	18	16	9	11	10	10	8	9	13	11	12	12	13	14	16	21	18	13
12	14	17	18	19	19	21	12	11	9	6	10	9	14	18	18	17	14	18	18	14	14	16

a

```
DISC NAME:- NEUROCHIR. GROSSHADERN 160S
FILE NUMBER:-    33

MEAN=     +22.0733
STANDARD DEVIATION=     +2.4443

HISTOGRAM

   17    3   XXX
   18    7   XXXXXXX
   19    9   XXXXXXXXX
   20   22   XXXXXXXXXXXXXXXXXXXXXX
   21   23   XXXXXXXXXXXXXXXXXXXXXXX
   22   23   XXXXXXXXXXXXXXXXXXXXXXX
   23   24   XXXXXXXXXXXXXXXXXXXXXXXX
   24   18   XXXXXXXXXXXXXXXXXX
   25    8   XXXXXXXX
   26    9   XXXXXXXXX
   27    1   X
   28    1   X
   29    0
   30    1   X
   31    1   X
```

b

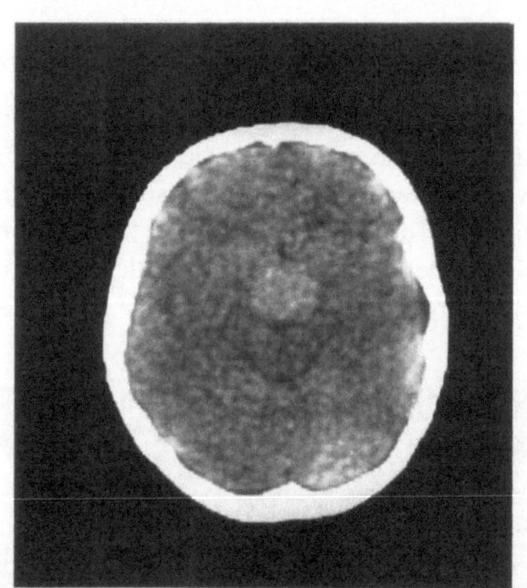

c

Abb. 114a–f. Supraclinoidales Aneurysma der rechten A. carotis interna; **a** Zahlenausdruck (EMI-Einheiten), **b** Histogramm (EMI-Einheiten), **c** Computertomogramm vor Kontrastmittelgabe, **d** Zahlenausdruck, **e** Histogramm, **f** Computertomogramm 2 min nach Applikation eines 65%igen Kontrastmittels (1 ml/kg Körpergewicht) ►

Gefäße und schließlich die peripheren Abschnitte der Hirngefäße (KRAYENBÜHL und YASARGIL, 1965).

Die Aneurysmen treten klinisch gewöhnlich erst nach einer Rupturierung mit den typischen Zeichen einer Subarachnoidalblutung in Erscheinung (s. auch S. 352). Die sog. Riesenaneurysmen mit einem Durchmesser von mehr als 1 cm (PINTO et al., 1979) bzw. mehr als 2,5 cm (BYRD et al., 1978) können infolge einer mit der Raumforderung einhergehenden Druckwirkung zu neurologischen Ausfallserscheinungen führen.

```
21 25 26 15 15 22 22 17 15 14 15 17 15 14 16 18 19 18 16 13 16 19 20 23
18 19 27 21 15 17 23 20 17 22 24 28 27 26 27 24 23 23 18 21 24 22 16 22
19 19 22 19 18 18 24 20 19 27 32 42 46 42 38 38 34 30 23 26 20 20 20 26
24 19 19 18 17 17 23 28 30 39 43 47 46 42 42 44 45 37 29 30 24 22 24 29
25 21 19 24 20 18 30 40 43 43 45 44 41 39 44 46 48 46 42 38 33 29 25 24
24 23 20 24 24 30 39 40 43 37 39 40 40 40 44 47 45 49 53 44 39 30 21 19
19 25 25 26 27 41 45 40 45 42 41 42 41 45 42 43 44 45 48 47 47 38 28 24
15 28 32 36 37 43 43 44 46 46 49 46 41 47 41 40 44 43 44 47 48 41 30 24
18 28 34 40 42 43 42 41 40 47 45 42 39 44 44 42 41 41 45 47 45 40 26 15
14 20 27 38 40 44 49 47 41 43 41 40 40 41 45 43 40 41 44 43 47 43 29 11
16 19.30 41 43 48 51 48 44 40 41 47 45 43 45 42 43 45 40 37 48 45 31 13
19 15 23 40 48 51 45 43 46 42 44 46 44 43 44 43 44 49 47 45 47 39 26 16
14 14 19 34 44 45 41 41 46 42 48 49 44 45 47 49 48 50 47 47 49 40 27 19
14 17 22 33 38 41 43 44 42 38 43 46 41 43 46 44 43 47 46 44 45 38 27 15
16 16 18 29 37 42 45 46 43 42 41 38 40 44 44 41 41 45 47 45 37 29 26 15
18 12  9 21 32 41 41 41 42 49 49 42 43 43 43 46 44 47 45 40 33 28 27 20
20 17 11 15 25 30 36 41 41 43 46 47 45 43 41 42 41 46 43 35 25 21 19 21
15 13 16 15 18 20 25 31 37 36 39 42 42 44 40 38 37 38 30 15  9 17 22 26
16 15 20 17 12 16 18 18 25 31 34 34 29 32 28 29 27 22 17 14 13 23 24 22
21 20 20 19 15 13 11 15 22 31 28 20 17 23 18 16 17 14 13 18 18 19 22 21
21 18 17 24 21 15 15 18 21 30 24 12 11 19 14 13 18 18 18 18 15 16 24 27
17 15 14 20 20 20 21 14 12 19 15 10 11 18 16 18 17 18 20 20 19 21 20 23
```

d

```
DISC NAME:- NEUROCHIR. GROSSHADERN 160S
FILE NUMBER:-    35

MEAN=    +43.8333
STANDARD DEVIATION=     +2.7842

HISTOGRAM

   37    1   X
   38    2   XX
   39    1   X
   40   10   XXXXXXXXXX
   41   23   XXXXXXXXXXXXXXXXXXXXXXX
   42   14   XXXXXXXXXXXXXX
   43   21   XXXXXXXXXXXXXXXXXXXXX
   44   20   XXXXXXXXXXXXXXXXXXXX
   45   18   XXXXXXXXXXXXXXXXXX
   46   11   XXXXXXXXXXX
   47   14   XXXXXXXXXXXXXX
   48    5   XXXXX
   49    7   XXXXXXX
   50    1   X
   51    2   XX
```

e

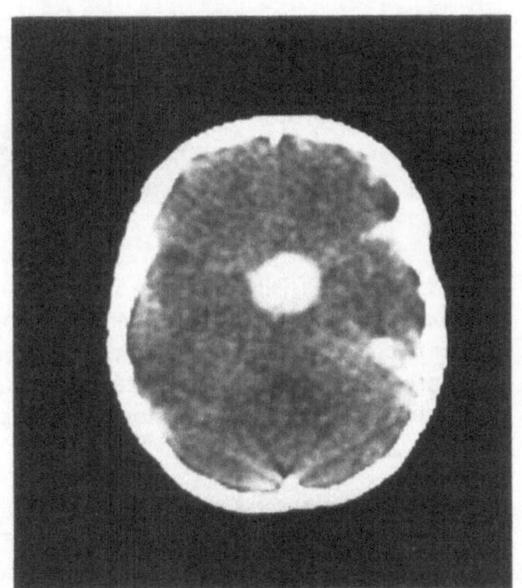

f

Abb. 114d–f

Wegen der limitierten räumlichen Auflösung der Computertomographiegeräte entziehen sich kleine Aneurysmen mit einem Durchmesser von < 5 mm selbst bei Kontrastmittelanwendung zumeist dem computertomographischen Nachweis, obwohl ihre Darstellung gelegentlich gelingt (KATADA et al., 1978). Die sog. Riesenaneurysmen mit einem Durchmesser von 1 cm sind computertomographisch dagegen nahezu ausnahmslos abgrenzbar (PRESSMAN et al., 1975; SARWAR et al., 1976; JONES und SCHWARZ, 1977; BYRD et al., 1978; KATADA et al., 1978).

Im Computertomogramm sind die arteriellen Aneurysmen gewöhnlich durch eine sehr intensive Kontrastverstärkung und die typische Lokalisation im Bereich der Prädilektionsstellen charakterisiert (Abb. 113b u. 114f).

Bei den dünnwandigen, *nichtthrombosierten Riesenaneurysmen* ist die Absorption im Nativ-Scan in der Regel geringfügig erhöht, nur selten isodens. Die durchschnittliche Absorption beträgt

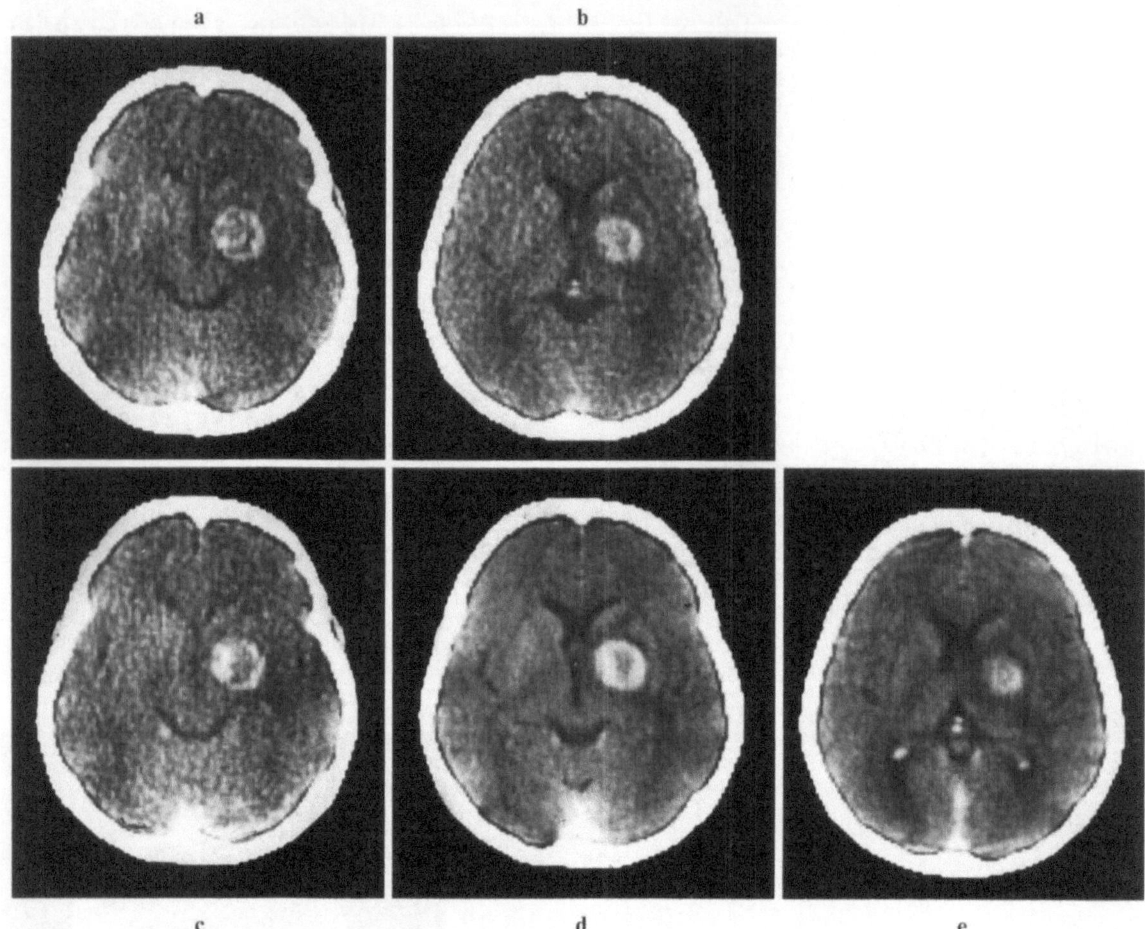

Abb. 115a–e. Partiell verkalktes und teilthrombosiertes Aneurysma an der Bifurkation der rechten A. carotis interna vor **a, b** und nach Kontrastmittelgabe mit Zwischenschichten **c–e**. Das weit in das rechte Stammgangliengebiet reichende Aneurysma hat zu einer Kompression des rechten Vorderhornes geführt. Der primär weitgehend isodense zentrale Aneurysmaanteil weist keine sichtbare Kontrastverstärkung auf **c, d**. Schmaler perifokaler Saum erniedrigter Absoprtion mit Fortsetzung in die dorsalen Anteile der Capsula interna **d, e** (Ödem?)

ca. 20 EMI-Einheiten (= 40 HE) (s. Abb. 114a–c). Im Kontrast-Scan findet sich eine intensive homogene Dichtezunahme (Abb. 114e–f), wobei der quantitative Wert der Kontrastverstärkung zumeist ca. 20 EMI-Einheiten (= 40 HE) beträgt. Dieser Wert entspricht der Kontrastverstärkung im Bereich des fließenden Blutes bei intravenöser Bolusinjektion eines 65%igen Kontrastmittels in einer Dosierung von 1 ml/kg Körpergewicht (STEINHOFF und LANGE, 1976).

Bei *partiell thrombosierten Riesenaneurysmen* findet sich im Nativ-Scan gewöhnlich eine zentrale oder exzentrisch gelegene hyperdense Zone innerhalb eines isodensen Bezirkes, der zumeist von einer peripheren hyperdensen oder kalzifizierten Zone umgeben ist. Nach Kontrastmittelgabe zeigen die zentrale oder exzentrisch gelegene primär hyperdense Zone ebenso wie die periphere Ringzone primär erhöhter Dichte einen deutlichen Absorptionsanstieg, während der primär isodense Bezirk seine Dichte nicht verändert (s. Abb. 115c, d). Hierbei entspricht der isodense Bereich dem thrombosierten Aneurysmaanteil, während die zentrale oder exzentrische primär hyperdense Zone mit deutlicher Kontrastverstärkung den nichtthrombosierten Aneurysmaanteil widerspiegeln. Die periphere Ringzone repräsentiert die Aneurysmawand, deren Kontrastverstärkung auf eine extravasale Kontrastmitteldiffusion in das vaskularisierte fibröse Gewebe der Wandbezirke, analog einer Kontrastverstärkung in der Dura, zurückgeführt wird (PINTO et al., 1979).

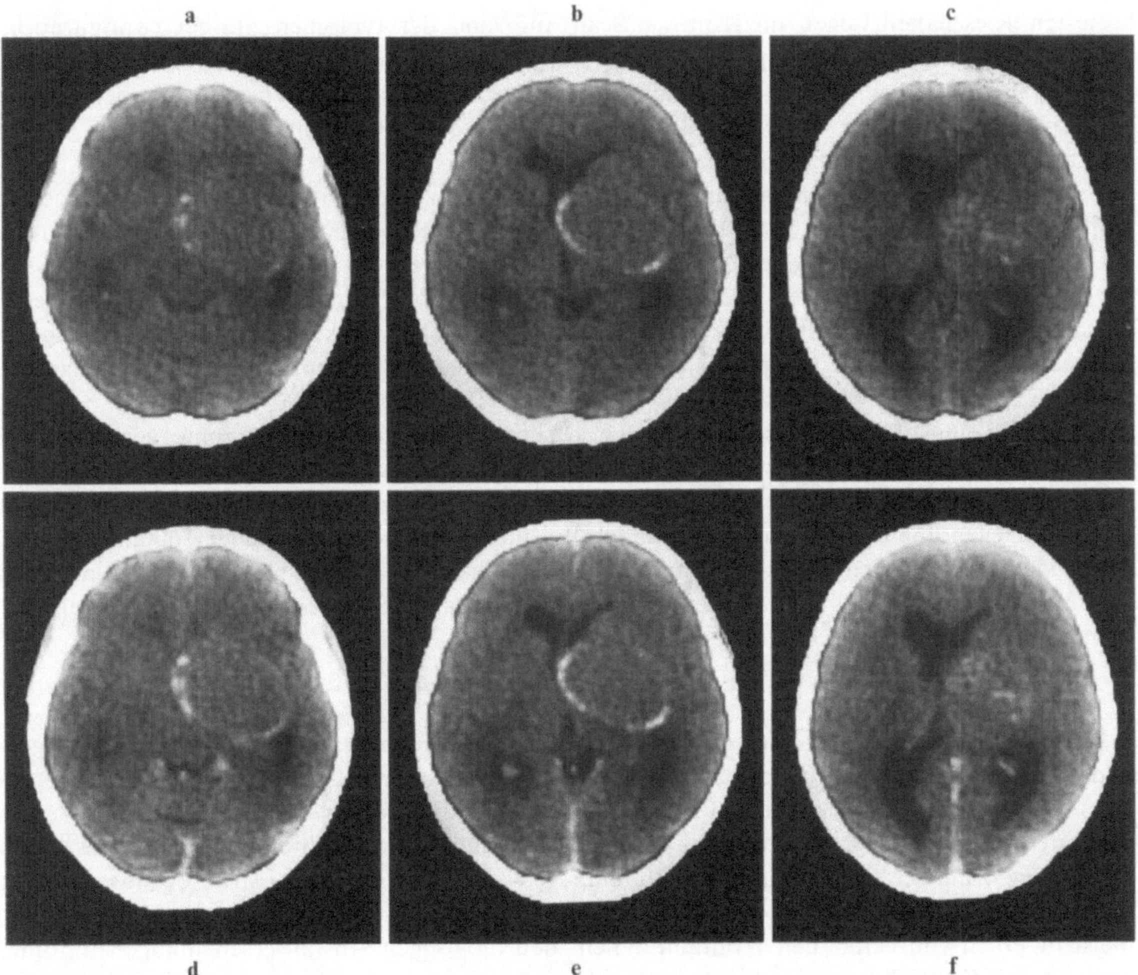

Abb. 116a–f. Vollständig thrombosiertes Riesenaneurysma im rechten Stammganglienbereich mit Aneurysmawandverkalkungen vor **a–c** und nach Kontrastmittelapplikation **d–f**. Kompression des rechten Seitenventrikels und der vorderen Anteile des 3. Ventrikels. Diskrete Kontrastverstärkung im Bereich der Aneurysmawand **d, e**. Keine Dichteveränderung des primär isodensen Aneurysmainhaltes nach Kontrastmittelapplikation

BYRD et al. (1978) vertreten die Ansicht, daß auch das zirkulierende kontrasthaltige Blut in den vasa vasorum der Aneurysmawand die Kontrastverstärkung mitbeeinflußt.

Vollständig thrombosierte Riesenaneurysmen stellen sich im Nativ-Scan als ringförmige hyperdense oder verkalkte Zonen dar, die einen isodensen Bezirk umgreifen. Im Kontrast-Scan findet sich ausschließlich in dieser Ringzone eine mehr oder weniger starke Kontrastverstärkung im Sinne eines Kontrastanstieges im Bereich der Aneurysmawand. Es kommt im Gegensatz zu den teilthrombosierten Aneurysmen zu keiner zentralen oder exzentrisch gelegenen Kontrastverstärkung (Abb. 116d–f).

Die Riesenaneurysmen liegen bevorzugt im kavernösen oder ophthalmischen Abschnitt der A. carotis interna. Weitere Lokalisationen sind die A. cerebri posterior, die A. basilaris, die A. cerebri media, die Teilungsstelle der A. carotis interna und der ramus communicans anterior.

Während die nichtthrombosierten Riesenaneurysmen aufgrund der sehr intensiven und homogenen Kontrastverstärkung computertomographisch häufig als solche zu diagnostizieren sind, können partiell oder vollständig thrombosierte Aneurysmen mit einem Tumor verwechselt werden, wenn nicht genügend auf die computertomographisch sichtbaren Details geachtet wird. So stellen nach Ansicht von PINTO et al. (1979) die computertomographischen Veränderungen bei teilthrombosierten Riesenaneurysmen im Kontrast-Scan aufgrund der typischen „target configuration" einen äußerst spezifischen Befund dar. Die bei den vollständig thrombosierten Riesenaneurysmen anzutreffende ringförmige Kontrastverstärkung innerhalb einer primär hyperdensen oder verkalkten Randzone, die einen isodensen Bezirk umgibt, ist ebenfalls nicht charakteristisch für ein Ringtyp-Gliom bzw. Ringtyp-Glioblastom oder eine Metastase.

Trotz der hier aufgeführten computertomographischen Charakteristika bei nichtthrombosierten, teilthrombosierten und vollständig thrombosierten Riesenaneurysmen können sich differentialdiagnostische Schwierigkeiten in der Abgrenzung gegenüber einem Meningeom, einem Hypophysenadenom, einem Chordom oder einem Gliom ergeben. Obwohl PINTO et al. (1979) bei den Riesenaneurysmen in keinem Falle ein perifokales Ödem beobachteten, kann aufgrund einer eigenen Beobachtung angesichts einer perifokalen Zone verminderter Absorption ein Aneurysma nicht mit letzter Sicherheit ausgeschlossen werden (s. Abb. 115d u. e).

In der Diagnostik von Riesenaneurysmen besitzt die Computertomographie gegenüber der Angiographie den Vorteil, daß mit ihrer Hilfe auch thrombosierte Aneurysmaabschnitte mit zur Darstellung gebracht werden können und somit die Größe des Aneurysmas exakt beurteilbar ist, wohingegen angiographisch ausschließlich die nichtthrombosierten Aneurysmaanteile direkt abgebildet werden. Allein die Angiographie kann jedoch in differentialdiagnostisch unklaren Fällen zur Sicherung der Artdiagnose beitragen und den genauen Sitz des Aneurysmas aufzeigen.

b) Arteriovenöse Angiome

Unter den intracraniellen Angiomen stehen die arteriovenösen Angiome hinsichtlich Häufigkeit und klinischer Bedeutung an erster Stelle. Es handelt sich um Gefäßmißbildungen bestehend aus Gefäßkonvoluten mit arteriovenösen Shunts, die mit dem cerebralen Gefäßsystem in Verbindung stehen und in der Regel stärker dilatierte und geschlängelte zuführende Arterien und abführende Venen aufweisen. Infolge eines Blutentzuges auf dem Boden des arteriovenösen Shunts und der damit einhergehenden Zirkulationsstörung treten die arteriovenösen Angiome klinisch meist in Form von cerebralen Krampfanfällen, neurologischen Ausfallserscheinungen, mitunter auch nur mit Kopfschmerzen in Erscheinung. Angiomrupturen mit subarachnoidalen oder intracerebralen Blutungen können mitunter einen ersten Hinweis auf die zugrundeliegende Erkrankung ergeben. Angiomverkalkungen sind mit einer Häufigkeitsrate zwischen 10% (KENDALL und CLAVERIA, 1976) und 30% (RUMBAUGH und POTTS, 1966) anzutreffen. Arteriovenöse Angiome können partiell oder vollständig thrombosieren.

Seit der Einführung der Computertomographie wurden die diagnostischen und differentialdiagnostischen Kriterien der arteriovenösen Angiome im Computertomogramm eingehend untersucht (PRESSMAN et al., 1975; KRAMER und WING, 1977; TERBRUGGE et al., 1977; KENDALL und CLAVERIA, 1977).

Im *Nativ-Scan* sind stark dilatierte Gefäße direkt sichtbar, da die Absorption des fließenden Blutes im Vergleich zur Absorption normalen Hirngewebes leicht erhöht ist. Die erweiterten Gefäße eines arteriovenösen Angioms gelangen in typischen Fällen, nach KENDALL und CLAVERIA (1977) in 45% der Fälle, bereits im Nativ-Scan als schlingenartige Gebilde leicht erhöhter Dichte zur Darstellung, wenn sie parallel zur Schichtebene verlaufen oder erscheinen als rundliche bzw. ovaläre, mitunter gesprenkelte Bezirke leicht erhöhter Dichte, wenn sie senkrecht zur Schichtebene gerichtet sind (Abb. 117a–c). Der Befund ist im Nativ-Scan jedoch häufig unspezifisch. In etwa 15% (KENDALL und CLAVERIA, 1977) bis zu 27% der Fälle (TERBRUGGE et al., 1977) findet sich ein völlig normaler CT-Befund. Mitunter gelangen fleckförmige Zonen erniedrigter Dichte oder unregelmäßige Bezirke erhöhter Absorption innerhalb einer hypodensen Zone zur Darstellung, wobei die Zonen verminderter Absorption kleinen oder größeren Infarktbezirken in unmittelbarer Nachbarschaft des av-Angioms, bisweilen auch einem Ödem entsprechen. Auch die Zeichen einer fokalen Hirnatrophie können den einzigen computertomographisch faßbaren Befund bei

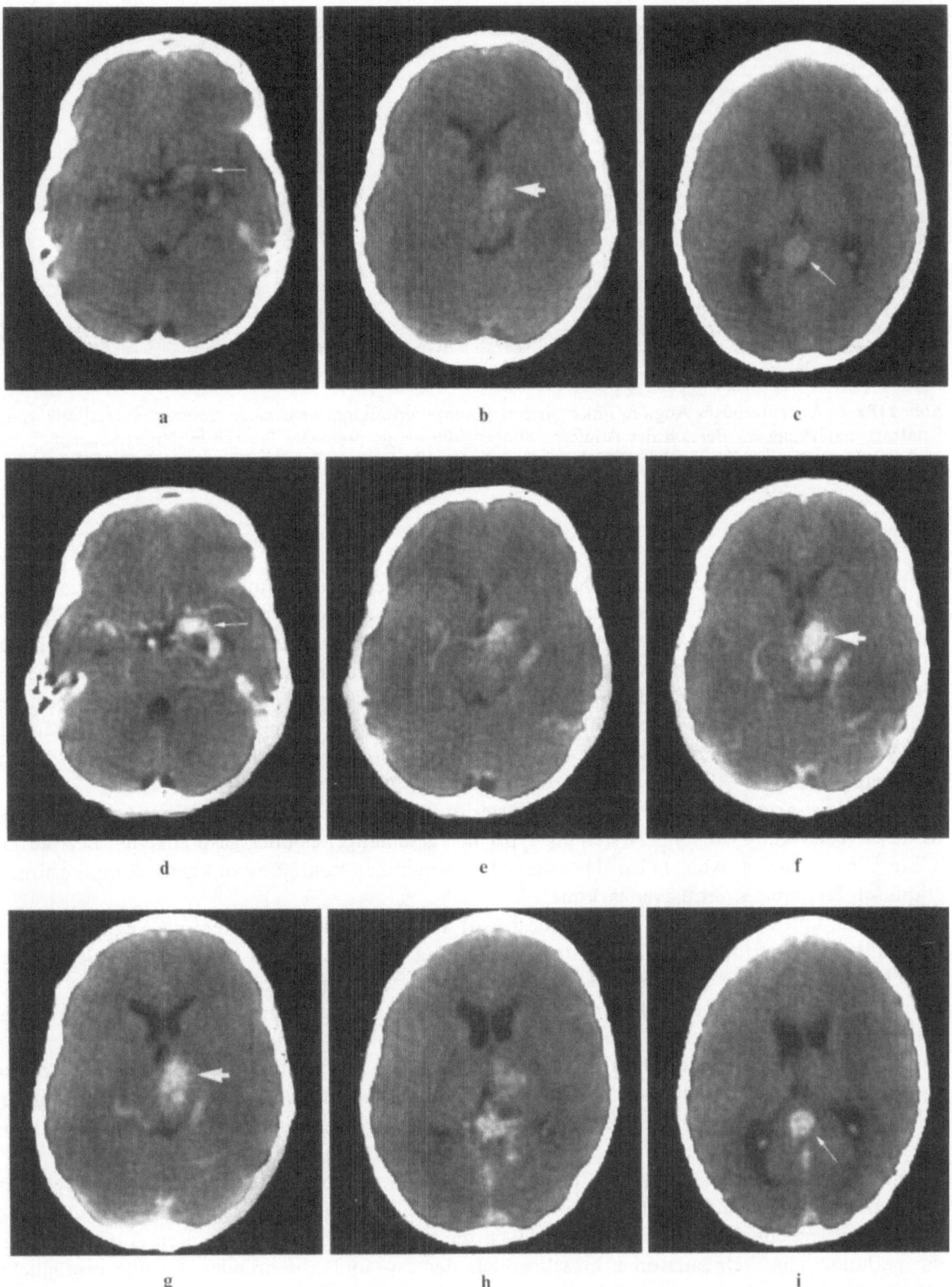

Abb. 117a–i. Arteriovenöses Angiom im rechten Stammgangliengebiet vor **a–c** und nach Kontrastmittelgabe mit Zwischenschichten **d–i**. Korrespondierende Schichten vor und nach Kontrastverstärkung: **a/d**, **b/f** und **c/i**. Das arteriovenöse Angiom (dicke Pfeile) ist primär hyperdens **b**. Auch die großen abführenden Venen (dünne Pfeile) weisen eine primär erhöhte Dichte auf **a, c**

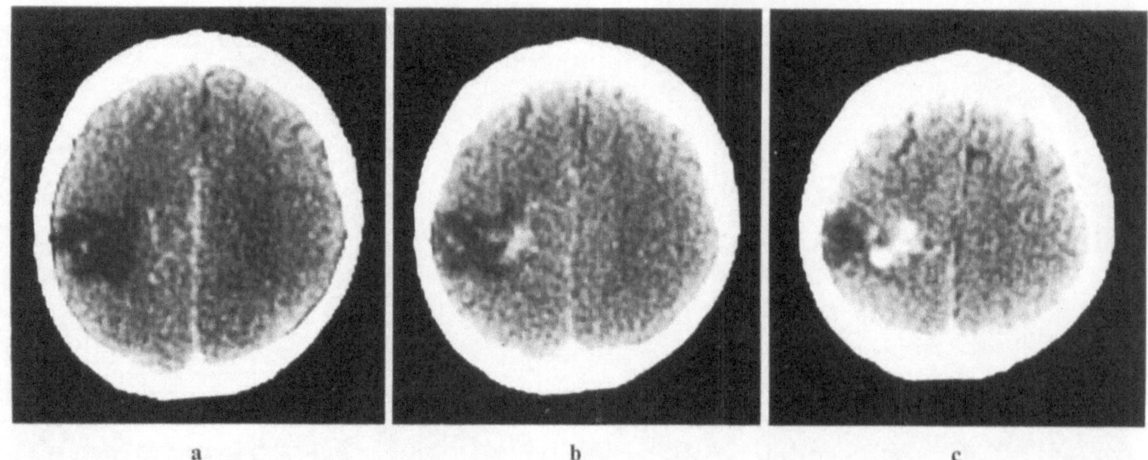

Abb. 118a–c. Arteriovenöses Angiom links parietal (Computertomogramme nach Kontrastmittelapplikation). Kontrastverstärkung im Bereich der Angiomschlingen, die als gesprenkelte Bezirke erhöhter Absorption zur Darstellung gelangen. Die hypodense Zone entspricht einem älteren perifokalen Hirninfarkt

Vorliegen eines av-Angioms darstellen. Zusätzlich zu den bisher aufgeführten Veränderungen im Nativ-CT finden sich nicht selten Verkalkungen im Angiombereich, die unter Umständen auf das Vorliegen eines av-Angioms hinweisgebend sind. TERBRUGGE et al. (1977) fanden bei 22 Patienten mit gesichertem av-Angiom, bei denen eine frische Angiomblutung auszuschließen war, im Nativ-Scan in 14% der Fälle ausschließlich einen oder mehrere Verkalkungsbezirke. Die Autoren beobachteten unter Mitberücksichtigung von Verkalkungen im Sinne von hyperdensen Arealen im Nativ-Scan zu 50% ein gemischtes Absorptionsmuster mit Absorptionswerten zwischen +24 bis 48 HE und +50 bis 100 HE.

Im *Kontrast-Scan* findet sich im Bereich arteriovenöser Angiome gewöhnlich eine signifikante Kontrastverstärkung oft mit Darstellung typischer geschlängelter oder gesprenkelter Bezirke erhöhter Absorption (s. Abb. 117 u. 118). Bei Mikroangiomen kommt es zu keiner computertomographisch faßbaren Kontrastverstärkung.

KENDALL und CLAVERIA (1976) konnten bei 41 Patienten mit gesichertem av-Angiom in 66% der Fälle computertomographisch unter Auswertung des Nativ- und des Kontrast-Scans eine korrekte Artdiagnose erzielen. Die Differenzierung zwischen einem av-Angiom und einem Hirninfarkt im Stadium der Bluthirnschrankenstörung kann computertomographisch Schwierigkeiten verursachen, da nach Kontrastmittelanwendung in hypo- oder isodensen Infarktbezirken band- bzw. schlingenförmige Strukturen erhöhter Dichte in Erscheinung treten können, die denen von av-Angiomen sehr ähnlich sind. Sofern nicht die klinische Anamnese auf ein vorausgegangenes Infarktgeschehen hinweisgebend ist, sind zur Sicherung der Artdiagnose computertomographische Verlaufskontrollen bzw. der Einsatz der cerebralen Angiographie erforderlich.

Auch bei computertomographisch eindeutigen Befunden kann auf den Einsatz der cerebralen Angiographie vor allem im Hinblick auf die Wahl der einzuschlagenden Therapie des av-Angioms keineswegs verzichtet werden, da ausschließlich die Angiographie einen präzisen Aufschluß über die pathologische Gefäßanatomie einschließlich der zu- und abführenden Gefäße ermöglicht. Die Computertomographie bietet hingegen gegenüber der Angiographie den Vorteil einer exakten Angiomlokalisation in bezug zu den umgebenden Hirnstrukturen. Im Gegensatz zur Angiographie können darüber hinaus computertomographisch perifokale Infarkt- oder Ödemareale zur Darstellung gebracht werden (s. Abb. 118). Die computertomographischen Veränderungen bei Angiomblutungen werden im Kapitel über intracranielle Hämatome gesondert behandelt.

III. Degenerative Hirnerkrankungen

1. Hirnatrophie

a) Neuropathologische Gesichtspunkte

Bei den hirnatrophischen Prozessen wird zwischen diffusen und systematischen Hirnatrophien unterschieden.

Die *senile Hirnatrophie* ist durch eine Volumen- und Gewichtsabnahme des Gehirns als Folge einer altersbedingten cerebralen Involution gekennzeichnet. Die Substanzminderung geht mit einer mehr oder weniger deutlichen Verschmälerung der Großhirnwindungen und einer mehr oder minder stark ausgeprägten Dilatation des Ventrikelsystems einher. Die Atrophie des Gehirns wird durch eine Ausweitung und eine vermehrte Liquorfüllung der äußeren und der inneren Liquorräume ausgeglichen.

Die *präsenile Hirnatrophie*, auch als Alzheimer'sche Erkrankung bezeichnet, tritt mitunter bereits im 4. Lebensjahrzehnt klinisch in Erscheinung, wobei die Hirnatrophie zunächst nicht so ausgeprägt ist wie bei der senilen Demenz (BÜCHNER, 1956).

Bei der *Pick'schen Atrophie*, die zu den systematischen Atrophien zählt und häufig zwischen dem 40. und 50. Lebensjahr auftritt, liegt eine Stirnhirnatrophie mit Verschmälerung der Gyri und Erweiterung der Sulci vor. Durch gleichzeitigen Markschwund im Stirnhirnbereich kommt es zusätzlich zu einer Dilatation der Vorderhörner. In fortgeschrittenen Fällen findet sich darüber hinaus eine Atrophie im Bereich des Striatum und des Thalamus.

Weitere systematische Atrophien sind die *Striatumatrophie* einhergehend mit einer Huntington'schen Chorea sowie die *cerebelläre Atrophie*.

b) Computertomographischer Aspekt der Hirnatrophie

Hirnatrophische Prozesse sind computertomographisch durch den Nachweis einer Erweiterung der inneren und/oder äußeren Liquorräume diagnostizierbar (Abb. 119a–c). Über die computertomographischen Kriterien der cerebralen Atrophie liegt eine Reihe von Publikationen vor (HUCKMAN et al., 1975; ROBERTS et al., 1976; MEESE et al., 1976; CLAVERIA et al., 1977; LEE et al., 1978; ROTHMAN und GLANZ, 1978; DOBBEN et al., 1978). Darüber hinaus wurden die inneren und äußeren Liquorräume bei jungen und bei alten Normalpatientenkollektiven computertomographisch analysiert (GYLDENSTED und KOSTELJANETZ, 1975; BARRON et al., 1976; BIERNY und KOMAR,

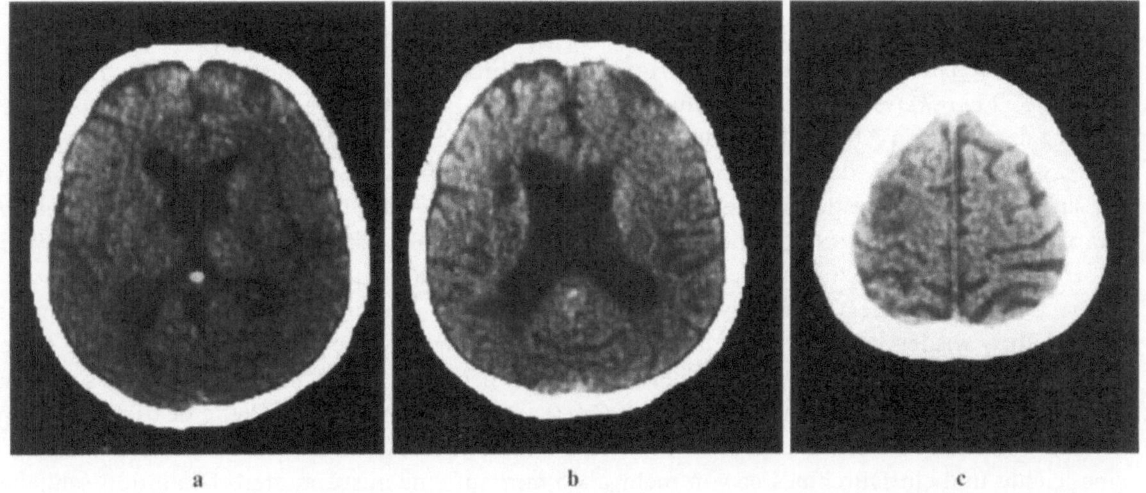

Abb. 119a–c. Linksseitig betonte Mark- und beidseitige Hirnrindenatrophie (46jähriger Patient)

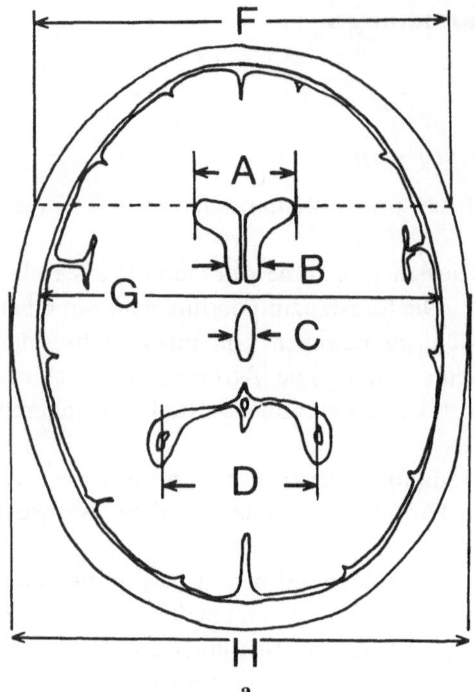

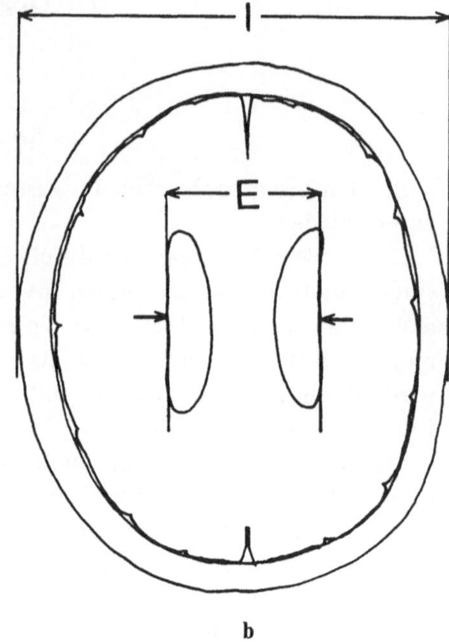

Abb. 120a u. b. Bezugsgrößen zur Klassifizierung der Weite des Ventrikelsystems. A: Größte Distanz der lateralen Vorderhornabschnitte, B: Kleinste Distanz der lateralen Vorderhornabschnitte, C: Weite des 3. Ventrikels, D: Distanz zwischen den Plexus chorioidei, E: Größte Distanz zwischen den lateralen Abschnitten der Seitenventrikel im Bereich der Cella media, F: Größter äußerer Durchmesser des Frontalschädels im Bereich der Vorderhörner, G: Größter innerer Durchmesser der Kalotte im Temporalbereich, H: Größter äußerer Durchmesser der Kalotte im Temporalbereich, I: Größter äußerer biparietaler Durchmesser der Kalotte in Höhe der Cella media

1977; HAUG, 1977; GYLDENSTED, 1977; BRASSOW und BAUMANN, 1978; GONZALEZ et al., 1978; SCHINDLER und LUDWIG, 1978).

Während die computertomographische Diagnose eines Hydrocephalus internus auf zahlreiche Meßwerte unter Anwendung differenter Methoden bezogen werden kann (HUCKMAN et al., 1975; MEESE et al., 1976; SYNEK und REUBEN, 1976; WALSER und ACKERMAN, 1977; BRASSOW und BAUMANN, 1978; HACKER und ARTMANN, 1978; ROTTENBERG et al., 1978), bereitet es oft Schwierigkeiten, eine pathologische Erweiterung der äußeren Liquorräume nach dem CT-Aspekt exakt zu objektivieren und zu klassifizieren.

Die *Klassifizierung der Weite des Ventrikelsystems* stützt sich auf die Ausmessung des *Durchmessers des 3. Ventrikels,* auf die Berechnung der *Huckman-Zahl* (Summe der größten und kleinsten Distanz der lateralen Abschnitte beider Vorderhörner, s. Abb. 120a), die Ermittlung des *Ventrikel-Indexes* (Quotient aus der Distanz zwischen beiden Plexus chorioidei und der größten Distanz der lateralen Anteile beider Vorderhörner, s. Abb. 120a) sowie die Errechnung des *Cella media Indexes nach* SCHIERSMANN (Quotient aus dem biparietalen Schädeldurchmesser und der größten äußeren Distanz der lateralen Ventrikel im Bereich der Cella media, s. Abb. 120b).

Die Graduierung der Ventrikelweite mit Bezug auf die verschiedenen Meßwerte und Indices ist in Tab. 6 wiedergegeben. Die Klassifizierung der Ventrikelweite in „normal", „gering erweitert", „mäßig erweitert" und „stark erweitert" ist gegeben, wenn mindestens 3 verschiedene Parameter eine Übereinstimmung aufweisen (MEESE et al., 1976). Was die Weite der Temporalhörner anbetrifft, vertreten die gleichen Autoren die Ansicht, daß ein Durchmesser von 5 mm auf eine leichte und ein Durchmesser von mehr als 5 mm auf eine ausgeprägtere Dilatation schließen lassen.

Tabelle 6. Graduierte Klassifikation der Werte und Parameter des Ventrikelsystems. (Nach MEESE et al., 1976)

3. Ventrikel (mm)	Huckman-Zahl (mm)	Ventrikelindex	Cella media Index	Klassifizierung der Weite des Ventrikelsystems
<8	<15	>1,6	>4,0	Normal
8–10	16–20	1,4–1,6	3,6–4,0	Gering erweitert
11–14	21–25	1,0–1,3	3,0–3,5	Mäßig erweitert
>14	>25	<1,0	<3,0	Stark erweitert

In neuerer Zeit sind zur *Volumenbestimmung des Ventrikelsystems* aus den computertomographisch gewonnenen numerischen und räumlichen Daten verschiedene mehr oder minder präzise und zum Teil auch aufwendige Verfahren entwickelt worden, die dazu beitragen können, die Beurteilung des Ventrikelsystems zu quantifizieren (WALSER und ACKERMAN, 1977; BRASSOW und BAUMANN, 1978; HACKER und ARTMANN, 1978; PENN et al., 1978; PENTLOW et al., 1978; ROTTENBERG et al., 1978). BRASSOW und BAUMANN (1978), die den Zahlenausdruck zur Abgrenzung des Ventrikelsystems und einen Kurvendigitizer sowie einen digitalen Computer zur Volumenbestimmung benutzen, errechneten das durchschnittliche Ventrikelvolumen an einem Normalpatientenkollektiv im Alter zwischen 20 und 50 Jahren mit $30{,}9 \pm 5{,}7$ ml. Ihre Ergebnisse stehen damit in Übereinstimmung mit denjenigen von BULL (1961), der ein Gesamtventrikelvolumen von ca. 30 ml annimmt. Das Verfahren von BRASSOW und BAUMANN ist jedoch noch zu zeitaufwendig, um routinemäßig eingesetzt zu werden. Über die routinemäßige Anwendbarkeit eines Verfahrens zur Volumenbestimmung des Ventrikelsystems liegen bisher keine Veröffentlichungen vor. Auch über eine Gradeinteilung der Ventrikelerweiterung aufgrund differenter Ventrikelvolumina ist bisher nicht berichtet worden.

α) Subarachnoidalraum

Während bereits bei der computertomographischen Beurteilung der Ventrikelweite Meßungenauigkeiten aufgrund eines partiellen Volumeneffektes auftreten können, die nur durch zusätzliche Techniken vermeidbar sind (PENTLOW et al., 1978; HACKER und ARTMANN, 1978), sind im Bereich des Subarachnoidalraumes die Voraussetzungen für eine quantitative Objektivierung der Verhältnisse wegen der Meßgeometrie wesentlich ungünstiger. So ist es nicht verwunderlich, daß z.B. die Meßergebnisse für die durchschnittliche Breite des Interhemisphärenspaltes von HAUG (1977) für ein Kollektiv 31–45jähriger Normalpatienten mit 1,2 mm und von SCHINDLER und LUDWIG (1978) für ein Normalkollektiv 20–40jähriger mit 3,8 mm erheblich differieren. Immerhin konnten SCHINDLER und LUDWIG (1978) bei einer quantitativen Auswertung der Weite der Inselcisterne bei einem Normalkollektiv über 70jähriger und einer Kontrollgruppe 20–40jähriger eine signifikante Differenz der Durchschnittswerte für beide Kollektive konstatieren, die in Übereinstimmung mit McMENEMEY (1971) dafür spricht, daß die senile Atrophie im Bereich der Inselcisternen deutlich ausgeprägt ist (s. auch Abb. 121a–c). ROBERTS und CAIRD (1976) ebenso wie CLAVERIA et al. (1977) stellen übereinstimmend fest, daß das Ausmaß der Erweiterung der äußeren Liquorräume nicht aufgrund eines einzelnen Meßwertes, sondern nur aufgrund einer Beurteilung mehrerer Rindenabschnitte im Computertomogramm abschätzbar ist. Voraussetzung hierfür ist, daß auch die obersten Hirnabschnitte computertomographisch miterfaßt werden.

Bei dringendem klinischem Verdacht auf eine *cerebelläre Atrophie* empfiehlt sich die Verwendung dünner Schichten oder überlappender Schichten, da hierdurch die computertomographische Nachweisquote einer cerebellären Atrophie wesentlich gesteigert werden kann. Die cerebelläre Atrophie ist im Computertomogramm durch die Darstellbarkeit erweiterter cerebellärer cortikaler Sulci bzw. einer Erweiterung der cerebellären Cisternen charakterisiert. Darüber hinaus können auch die Cisterna praepontis, die Cisternae pontocerebellares und die Cisterna mesencephalica erweitert zur Darstellung gelangen (s. Abb. 122). LEE et al. (1978) vertreten die Ansicht, daß die cerebellären

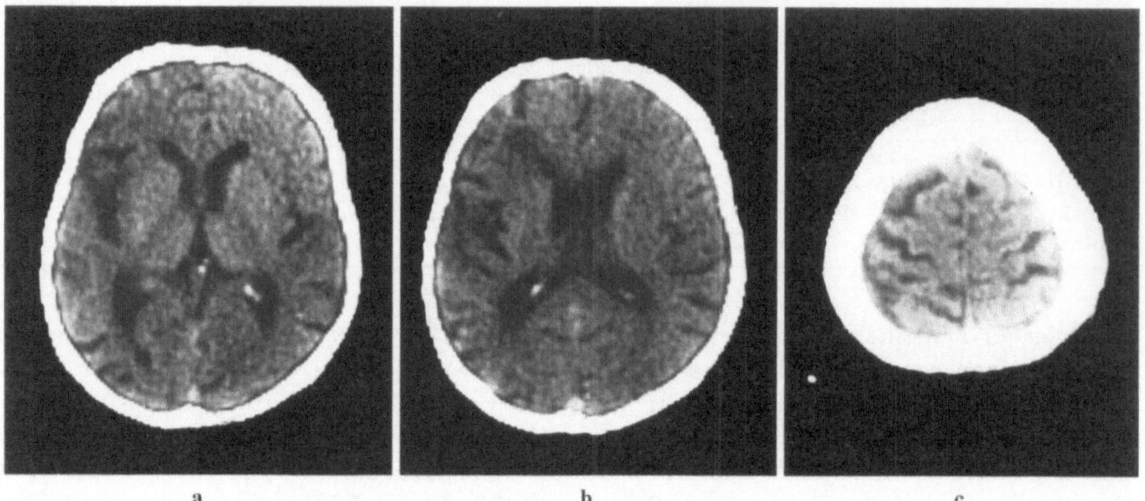

Abb. 121 a–c. Stärkere Dilatation der linken Inselcisterne bei im übrigen altersentsprechender Mark- und Hirnrindenatrophie (69jähriger Patient)

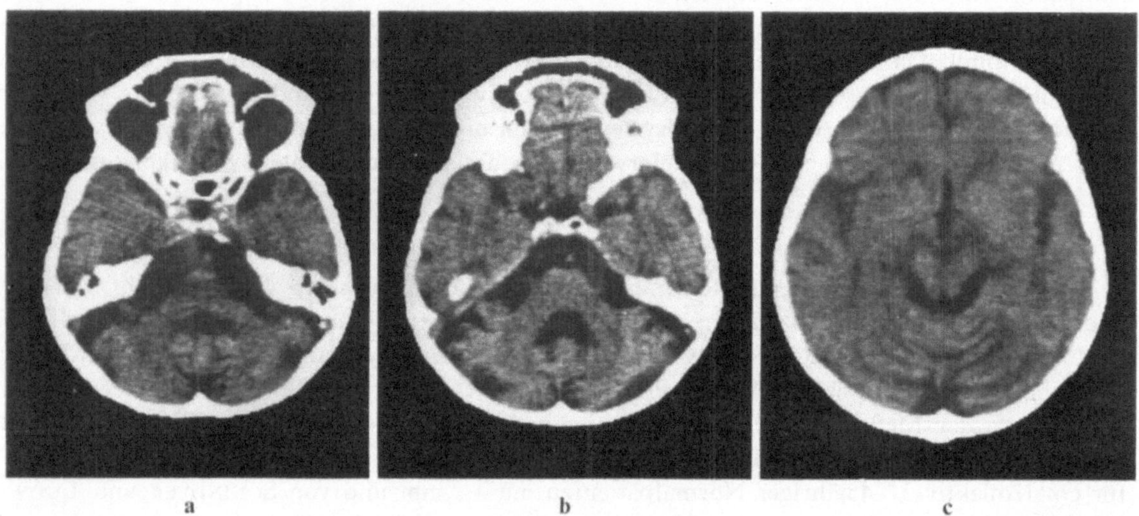

Abb. 122 a–c. Hochgradige Kleinhirnatrophie. Starke Verbreiterung der Kleinhirnsulci sowie ausgeprägte Erweiterung des 4. Ventrikels, der Cisterna praepontis, der Cisternae praepontocerebellares und der Cisterna mesencephalica (42jähriger Patient)

cortikalen Sulci dann als erweitert anzusehen sind, wenn die Weite von 2 oder mehr Sulci 2 mm übertrifft, stellen aber gleichzeitig fest, daß allein eine klare computertomographische Abgrenzbarkeit der Sulci auf eine Erweiterung derselben schließen läßt. Sie sprechen von einer Erweiterung der Cisterna praepontis, wenn deren Durchmesser 12 mm überschreitet und einer Erweiterung der Cisternae ponto-cerebellares und der Cisternae mesencephalicae, wenn diese einen Durchmesser von mehr als 15 mm aufweisen. Gerade diese Regionen sind jedoch nicht selten durch Hounsfieldartefakte überlagert, so daß eine optimale Beurteilung dieser Cisternen nicht ausreichend möglich ist. Die Weite des 4. Ventrikels und insbesondere die der Cisterna cerebello-medullaris weist bereits im Normalfall eine relativ große Variationsbreite auf, so daß aus dem computertomographischen Nachweis eines relativ großen 4. Ventrikels oder einer weiten Cisterna cerebello-medullaris allein keine verbindlichen Rückschlüsse auf das Vorliegen einer Kleinhirnatrophie gezogen werden können.

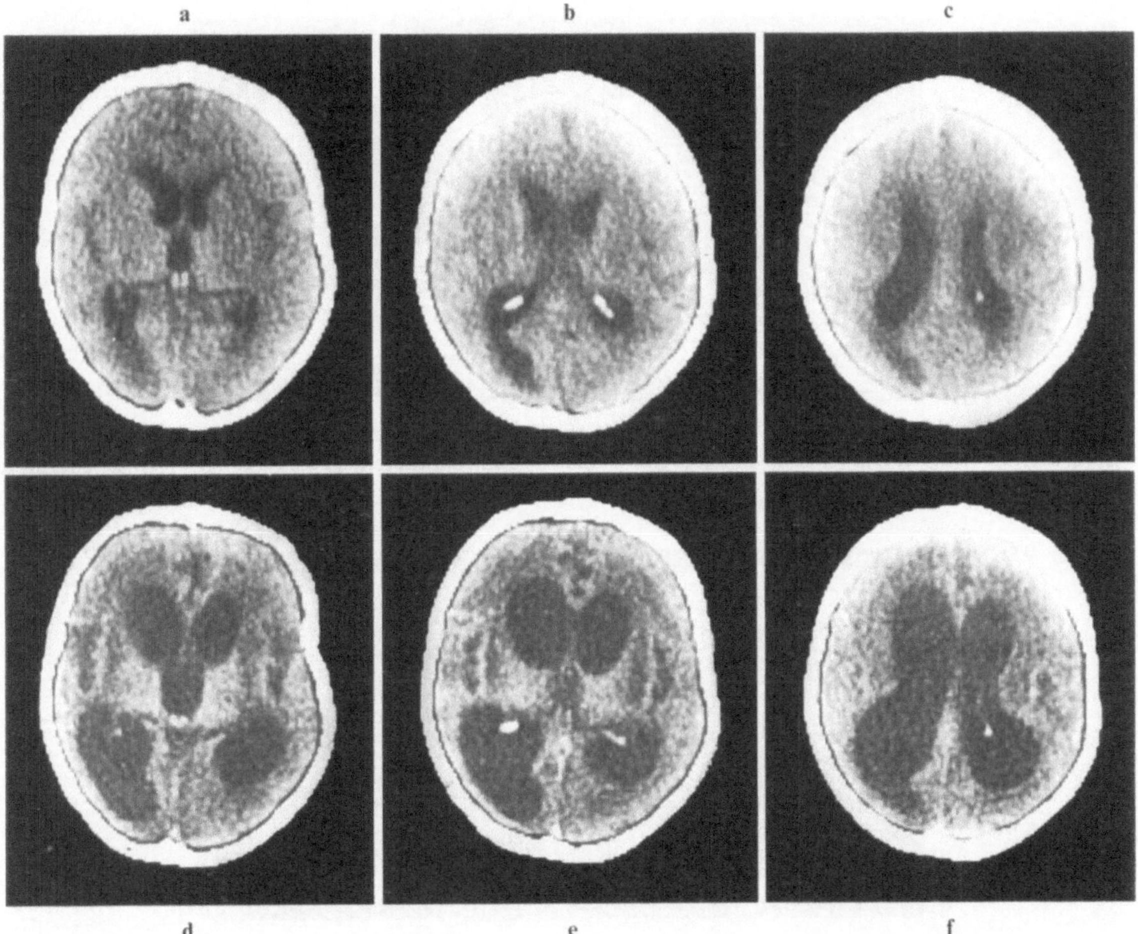

Abb. 123a–f. Computertomogramme einer 40jährigen Patientin am gleichen Tag nach Reanimation **a–c** und nach Ablauf von 3 Monaten **d–f**. Im Kontroll-CT Nachweis eines stark ausgebildeten Hydrocephalus e vacuo als Folge einer hypoxischen Hirnschädigung

β) Interpretation der CT-Befunde

Während im Kleinhirnbereich die computertomographische Darstellbarkeit der cortikalen Sulci mit den derzeit zur Verfügung stehenden CT-Geräten bereits auf das Vorliegen einer cerebellären Atrophie schließen läßt, muß bei der Interpretation des CT-Befundes im Bereich der Sulci der Großhirnhemisphären stets das Alter des Patienten mit ins Kalkül gezogen werden. So stellt der computertomographische Nachweis gering- bis mäßiggradig erweiterter Großhirnwindungsfurchen bei einem 70jährigen Patient einen etwa dem Alter entsprechenden Befund dar. Der gleiche Befund ist beispielsweise bei einem 40jährigen als pathologisch zu bewerten.

Generell ist festzustellen, daß der CT-Aspekt einer Hirnatrophie einen rein morphologischen Befund ohne unmittelbare klinische Signifikanz darstellt (CLAVERIA et al., 1977), andererseits ist die rein klinische Diagnose eines „hirnatrophischen Prozesses" ohne neuroradiologische Absicherung riskant (SCHINDLER und LUDWIG, 1978). Die gleichen Autoren verweisen darauf, daß sie im computertomographisch untersuchten Normalkollektiv über 70jähriger keine Beziehung zwischen den morphologischen Zeichen eines deutlich erweiterten Subarachnoidalraumes über den Großhirnhemisphären und psychopathologischen Merkmalen der Demenz feststellen konnten. Nicht selten fand sich eine ausgeprägte Hirnatrophie bei Patienten mit ungebrochenem Intellekt und ungestörter Affektivität.

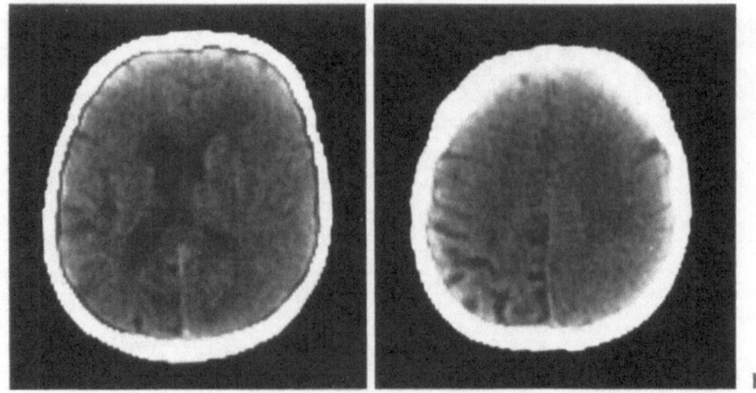

Abb. 124a u. b. Linksseitige Hemiatrophie mit Erweiterung des linken Seitenventrikels und ausgeprägter Verbreiterung der linksseitigen Großhirnsulci (40jähriger Patient mit intermittierender rechtsseitiger Halbseitensymptomatik)

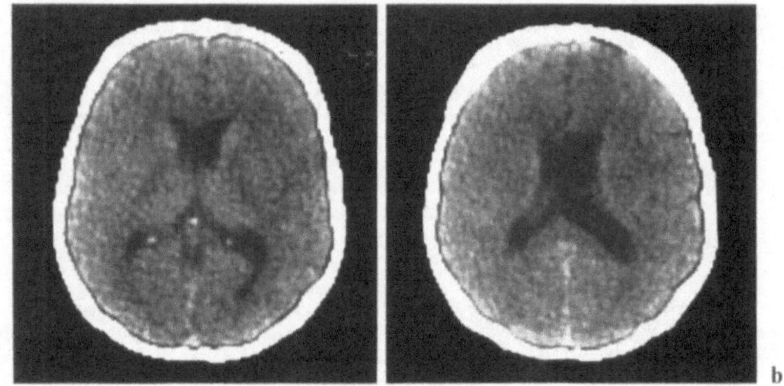

Abb. 125a u. b. Rechtsseitige Markatrophie (30jähriger Patient)

Bei computertomographischem Nachweis einer Erweiterung des Ventrikelsystems müssen selbstverständlich auch andere Ursachen als die einer Hirnatrophie differentialdiagnostisch in Erwägung gezogen werden. Während der Occlusionshydrocephalus in der Regel mit typischen klinischen Symptomen einhergeht, kann differentialdiagnostisch vom klinischen Aspekt her ein Hydrocephalus communicans arresorptivus nicht ohne weiteres ausgeschlossen werden. Die dem Hydrocephalus communicans arresorptivus zugrundeliegende Störung der liquordynamischen Verhältnisse kann mit Hilfe einer ergänzenden CT-Cisternographie nach intrathekaler Eingabe von Metrizamid in den lumbalen Subarachnoidalraum nachgewiesen werden (s.S. 371).

Ein Hydrocephalus e vacuo als Folge einer hypoxischen Hirnschädigung kann sich innerhalb kurzer Zeit ausbilden (Abb. 123a–f). Hemiatrophien sind computertomographisch in der Regel leicht zu diagnostizieren, insbesondere bei kombinierter Mark- und Rindenatrophie (Abb. 124a u. b). Die Differenzierung zwischen einer einseitigen Markatrophie (Abb. 125a u. b) und einer einseitigen Erweiterung des Seitenventrikels als Folge einer Occlusion im Bereich des homolateralen Foramen Monroi bereitet gewöhnlich ebenfalls keine Schwierigkeiten.

Im Vergleich zu den konventionellen Untersuchungsmethoden kann die Computertomographie als eine nicht-invasive und den Patienten nicht belastende Methode zum Nachweis eines hirnatrophischen Prozesses als ein wesentlicher Fortschritt angesehen werden. Im Pneumencephalogramm verhinderte eine unzureichende Luftfüllung der Großhirnsulci oft deren Beurteilbarkeit. Der angiographische Nachweis einer gefäßfreien Zone zwischen Rindenarterien und innerer Begrenzung der Schädelkalotte stellte kein verläßliches diagnostisches Zeichen einer Hirnrindenatrophie dar. Auch die Ergebnisse der Echoencephalographie waren letztlich unzureichend.

2. Hydrocephalus communicans arresorptivus
(Normal-pressure hydrocephalus)

Der von HAKIM und ADAMS (1965) erstmals beschriebene "normal-pressure hydrocephalus" wird auf eine Liquorresorptionsstörung mit Strömungsumkehr der Liquorzirkulation zurückgeführt. Die Pathogenese dieser gewöhnlich mit einer Demenz oder einer Gangataxie einhergehenden Erkrankung ist vielfältig; relativ häufig liegt der Resorptionsstörung eine vorausgegangene Subarachnoidalblutung mit adhäsiven Veränderungen im Bereich der Subarachnoidalräume zugrunde.

Seit der Einführung der Radioisotopen-Cisternographie unter Verwendung von ^{131}J-Humanserumalbumin durch DI CHIRO (1964A) konnten die Liquordynamik erstmals objektiviert und Liquorzirkulationsstörungen, später auch unter Verwendung von ^{111}In-DTPA, diagnostiziert werden (DI CHIRO, 1964B; DI CHIRO et al., 1964; KIEFFER et al., 1971; JAMES et al., 1972; KIEFFER et al., 1973; SCHOSSBERGER und TOUYA, 1976; PARTAIN et al., 1978). Diagnostische Fehlerquoten zwischen 11–24% waren unvermeidbar (LARSON et al., 1972), und die Aussagefähigkeit hinsichtlich der Indikation zu einer erfolgversprechenden Shuntoperation wurden teilweise in Frage gestellt (MESSERT und WANNAMAKER, 1974; WOOO et al., 1974).

Die von GREITZ u. HINDMARSH (1974) inaugurierte Methode der *Computer-Cisternographie* mit intrathekaler Anwendung (subarachnoidaler Injektion) von *Metrizamid* (Amipaque), einen wasserlöslichen, nicht-ionischen Kontrastmittel von niedriger Osmolarität, hat sich als eine der Isotopen-Cisternographie überlegene Methode erwiesen, da sie eine überlagerungsfreie und damit wesentlich genauere Abgrenzung der inneren und der äußeren Liquorräume ermöglicht (GREITZ und HINDMARSH, 1974; HINDMARSH und GREITZ, 1975; DRAYER et al., 1977; INABA et al., 1978; OSTERTAG und MUNDINGER, 1978; TAKAHASHI et al., 1978; TAMAKI et al., 1978). Bezüglich der Liquordynamik ergeben beide Methoden übereinstimmende Ergebnisse (GREPE und GREITZ, 1977; HINDMARSH und GREITZ, 1977), wobei die Computer-Cisternographie jedoch genauere und quantifizierbare Ergebnisse liefert (DRAYER et al., 1977; TAMAKI et al., 1978).

Normale Metrizamid-CT-Cisternographie

Nach intralumbaler Applikation von Metrizamid in isotonischer Lösung (170 mg J/ml) oder leicht hypertonischer Lösung mit einer Gesamtjodmenge zwischen 1,2 g (DRAYER et al., 1977) und 2 g (ENZMANN et al., 1979) gelangen die basalen Cisternen sowie der 4. Ventrikel physiologischerweise im Computertomogramm mit erhöhter Dichte zur Darstellung. Der Zeitpunkt ihrer Darstellbarkeit mit Kontrastmittel ist abhängig von der Patientenlagerung nach erfolgter Kontrastmittelapplikation. Während bei Anwendung einer 30 s lang andauernden Kopftieflagerung des Patienten von 60 Grad bereits im unmittelbar anschließend durchgeführten Computertomogramm eine Kontrastierung erzielt wird (DRAYER et al., 1977), ist bei Rückenlagerung des Patienten mit Kopftieflagerung um nur 5 Grad erst nach ca. 30 min mit einer Darstellbarkeit von Kontrastmittel in den basalen Cisternen und im 4. Ventrikel zu rechnen (OSTERTAG und MUNDINGER, 1978). Eine Kontrastmittelpassage in den 3. Ventrikel und in die Seitenventrikel ist bei Verwendung einer starken Kopftieflagerung auch bei Normalpatienten anzutreffen (DRAYER et al., 1977), was in diesem Falle ausschließlich auf die Auswirkung der Gravität zurückzuführen ist. Es ist beim Normalfall allerdings zu fordern, daß das im Bereich der Seitenventrikel gelegene Kontrastmittel spätestens 12 h p.i. nicht mehr nachgewiesen werden kann. Die Kontrastierung der Großhirnwindungsfurchen ist im Normalfall seitensymmetrisch, ihr Zeitpunkt ebenfalls lagerungsabhängig.

CT-cisternographischer Befund bei Hydrocephalus communicans arresorptivus

Kennzeichnend für eine Störung der Liquorzirkulation mit Strömungsumkehr des Liquorflusses ist eine deutliche Kontrastanreicherung im Bereich der Seitenventrikel, die *mindestens 24 Std lang andauert* und mitunter auch noch nach 48 Std nachgewiesen werden kann. Obwohl der ventrikuläre Reflux des Kontrastmittels und die Kontrastmittelstase im Ventrikelsystem das wichtigste Kriterium des Hydrocephalus communicans arresorptivus darstellen, findet sich mitunter zusätzlich eine reduzierte Kontrastierung der Sulci im Bereich der Großhirnhemisphären.

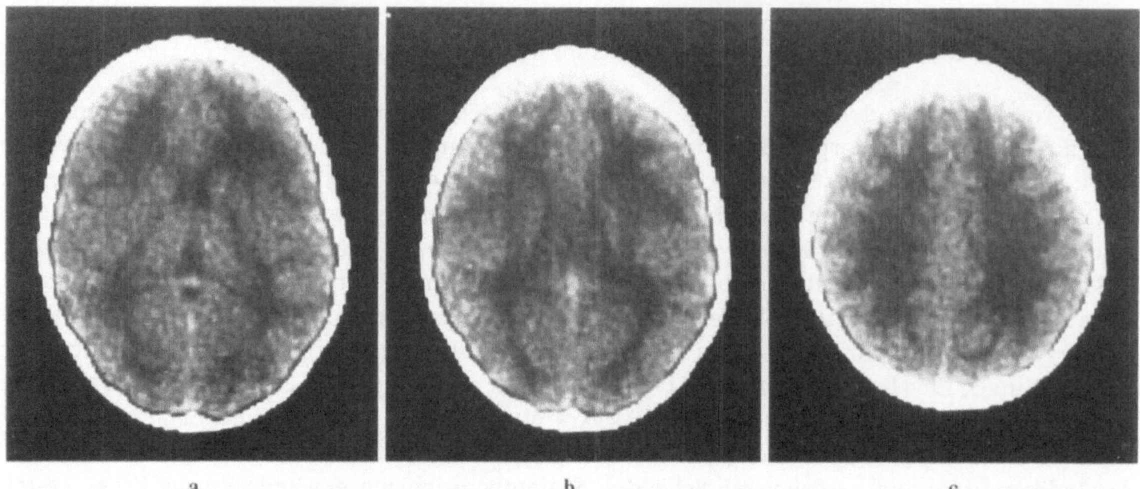

a b c

Abb. 126a–c. Leukodystrophie. Ausgeprägte Dichteminderung im Bereich der weißen Substanz beider Großhirnhemisphären (5jähriger Patient mit klinischem Verdacht auf eine „cerebelläre Ataxie")

3. Demyelinisierende Erkrankungen

Die demyelinisierenden Erkrankungen sind im Computertomogramm durch eine Dichteminderung im Bereich der weißen Hirnsubstanz gekennzeichnet (Abb. 126a–c). Die Adrenoleukodystrophie wurde von SIEMERLING und CREUTZFELDT (1923) als eine Erkrankung mit Atrophie der Nebenniere und cerebral einhergehender Demyelinisierung beschrieben. Weitere Formen sind bekannt unter der Bezeichnung "Schilder's disease" und "Alexander's disease". Der Krankheitsverlauf ist durch einen schleichenden Persönlichkeitsverfall, eine Abnahme der geistigen Leistungsfähigkeit und eine progressive motorische Dysfunktion gekennzeichnet. Die Differentialdiagnose basiert auf den Laborbefunden und dem neuropathologischen Erscheinungsbild. Eine Leukoencephalopathie kann iatrogen durch eine Chemotherapie mit Methotrexat hervorgerufen werden.

IV. Entzündliche Erkrankungen

1. Meningitis

Die computertomographischen Veränderungen bei bakterieller Meningitis sind von einer Reihe von Autoren beschrieben worden (ZIMMERMAN et al., 1976; CLAVERIA et al., 1976; NEWTON et al., 1977; COCKRILL et al., 1978; BILANIUK et al., 1978).

Im akuten Stadium ebenso wie bei erfolgreich therapierten Fällen von bakterieller Meningitis findet sich nicht selten ein normaler computertomographischer Befund. BILANIUK et al. (1978) beobachteten bei einigen ihrer Patienten eine Verbreiterung des Subarachnoidalraumes. Im Kontrast-Scan fanden NEWTON et al. (1977) ebenso wie BILANIUK et al. (1978) eine deutliche Kontrastverstärkung im Bereich der Meningen. Die Zahl der mit Kontrastmittel untersuchten Patienten ist bisher allerdings noch zu gering, um eine Aussage darüber zu machen, wie häufig eine meningeale Kontrastverstärkung auftritt. Als Ursache der Dichtezunahme wird sowohl eine Stauung und Dilatation der Gefäße als auch eine Störung der Blutgefäßschranke im Bereich der Gefäße der Leptomeninx und im Bereich neugebildeter Kapillarsprossungen angenommen.

Der Wert der Computertomographie besteht bei der mit einer typischen klinischen Symptomatik einhergehenden Erkrankung in erster Linie darin, mögliche Komplikationen frühzeitig aufzudekken, damit entsprechende therapeutische Maßnahmen rechtzeitig eingeleitet werden können.

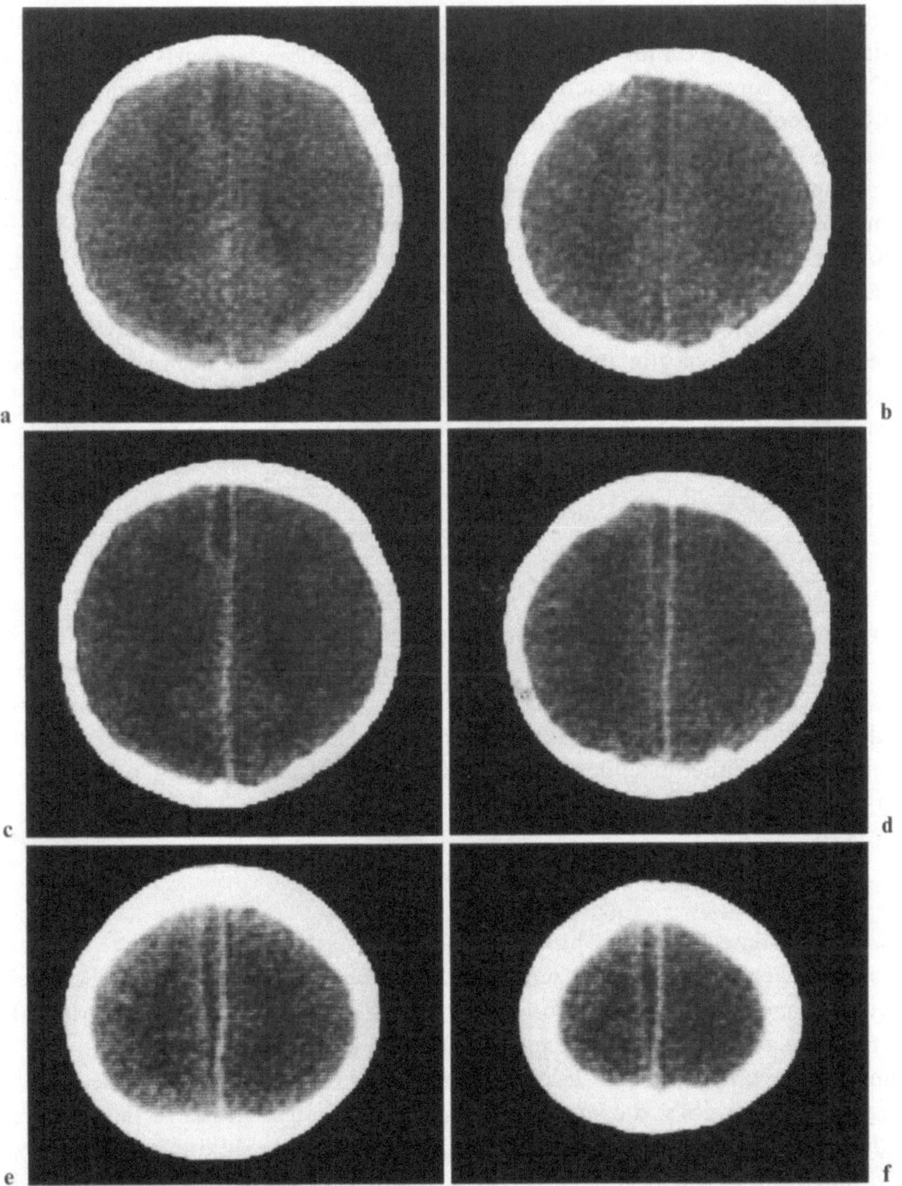

Abb. 127a–f. Empyem im Interhemisphärenspalt. Im Nativ-CT **a, b** deutliche Dichteminderung im Interhemisphärenspalt. Im Kontrast-CT **c–f** bessere Abgrenzbarkeit des Befundes durch Kontrastverstärkung im Bereich der Empyemkapsel (15jähriger Patient)

Die enge Nachbarschaft zwischen den Leptomeningen und dem Gehirn hat zur Folge, daß das Gehirn in der Mehrzahl der Fälle von primärer bakterieller Leptomeningitis nicht unbeteiligt bleibt. Dem computertomographischen Nachweis parenchymaler Abnormalitäten im Hirnrindenbereich mit oder ohne Kontrastverstärkung können unterschiedliche pathologisch-anatomische Veränderungen zugrunde liegen. Hierzu zählen cortikale Infarkte als Folge einer Vasculitis oder einer septischen Thrombose cortikaler Venen sowie eine entzündliche Mitbeteiligung der Hirnrinde im Sinne einer Meningoencephalitis mit ödematöser Auflockerung der oberen Rindenschichten, gelegentlich gefolgt von Ausfällen der Glia- und Ganglienzellen.

Leptomeningeale Entzündungen können auch mit einem blanden subduralen Erguß einhergehen (ZIMMERMAN et al., 1976). Durchbricht die primäre Entzündung des Subarachnoidalraumes die Arachnoidea, kommt es zur Ausbildung eines subduralen Empyems oder eines Empyems im Interhemispherenspalt (Abb. 127a–f).

Insbesondere bei der basalen Meningitis findet sich in der Regel ein Übergreifen der Entzündung auf die Hirnkammern. Kommt es zur Ausbildung einer Ependymitis granularis oder diffusa, kann im Computertomogramm nach Kontrastmittelgabe eine Kontrastverstärkung im Bereich des Ependyms beobachtet werden. Von Zimmerman et al. (1976) wurde bei einem Patienten mit Ventriculitis eine Dichteerhöhung im Bereich beider Occipitalhörner beschrieben, die aufgrund des autoptischen Befundes auf Eitermaterial und Zelldetritus zurückzuführen war.

Die Computertomographie eignet sich in besonderem Maße auch zur frühzeitigen Erkennung eines Occlusionshydrocephalus im Gefolge einer Ependymitis granularis mit entzündlicher Aquaeduktstenose. Pia-arachnoidale Adhäsionen führen mitunter zur Entwicklung von subarachnoidalen Cysten, die im Computertomogramm als Zonen mit Liquordichte in Erscheinung treten. Derartige Cysten liegen besonders häufig im Bereich der basalen Cisternen und können bei Sitz in der Cisterna cerebello-medullaris zu einer Liquorabflußstörung mit Ausbildung eines Hydrocephalus communicans führen, der computertomographisch ebenfalls diagnostizierbar ist.

2. Encephalitis

Bei der septischen Encephalitis findet sich im Nativ-CT eine Zone verminderter Dichte mit oder ohne raumfordernde Wirkung. Im Kontrast-Scan können unregelmäßig angeordnete Bezirke mit gesprenkelter Kontrastverstärkung, oft auch mit einer Kontrastverstärkung im Bereich der angrenzenden Gyri in Erscheinung treten. Die Veränderungen im Nativ-CT sind auf Hirnerweichungsherde und/oder ein Ödem zurückzuführen. Die Kontrastverstärkung resultiert aus einer mit der Encephalitis einhergehenden vaskulären Stauung sowie aus einer Störung der Bluthirnschrankenfunktion.

3. Hirnabszeß

Hirnabszesse entstehen entweder hämatogen-metastatisch oder fortgeleitet, z.B. ausgehend von einer Otitis media, einer eitrigen Entzündung der Siebbeinzellen oder einer Schädelosteomyelitis nach vorausgegangener Duraphlegmone und örtlicher Leptomeningitis. Auch beim offenen Schädelhirntrauma ist der Hirnabszeß eine gefürchtete Komplikation.

Im Rahmen einer phlegmonösen Encephalitis entwickelt sich zunächst eine abszedierende Einschmelzung des Hirngewebes, die von einem Marködem umgeben ist, so daß eine raumfordernde Wirkung des Prozesses resultiert. Sekundär kommt es zur Ausbildung einer Abszeßkapsel, die sich aus Granulationsgewebe, Kollagenfasern und glialen Gewebsanteilen zusammensetzt.

Der computertomographische Befund korreliert weitgehend mit dem jeweiligen Stadium der Abszeßentwicklung. Im Stadium der abszedierenden Gewebseinschmelzung mit Marködem findet sich computertomographisch eine hypodense Zone mit Absorptionswerten, die denjenigen beim Hirnödem entsprechen, verbunden mit den Zeichen einer Massenverschiebung. Im Kontrast-Scan können fleckförmige Bezirke mit deutlicher Kontrastverstärkung in Erscheinung treten. Der Hirnabszeß ist im Frühstadium, d.h. bei noch unvollständig ausgebildeter Kapsel, im Kontrast-Scan noch nicht exakt abgrenzbar (Abb. 128a–d). Erst nach vollständiger Ausbildung des Kapselgewebes findet sich im Kontrast-CT eine Ringstruktur erhöhter Dichte, die zumindest an das Vorliegen eines Hirnabszesses denken läßt. Gewöhnlich zeigt auch in diesem Stadium der Nativ-Scan lediglich eine hypodense Zone mit deutlicher Massenverschiebung. Gelegentlich ist die Abszeßkapsel andeutungsweise als ringförmige Zone leicht erhöhter oder gleicher Dichte wie Hirngewebe erkennbar, die einen zentralen Bezirk verminderter Dichte umgreift und von einer hypodensen Zone umgeben ist, die dem perifokalen Ödem entspricht. Im Kontrast-Scan tritt nahezu ausnahmlos eine signifikante Kontrastverstärkung im Bereich der Abszeßkapsel auf, die in der Regel als Ringstruktur erhöhter Dichte in Erscheinung tritt (Abb. 129c u. d; 130b). Die Ringstruktur erhöhter Absorption

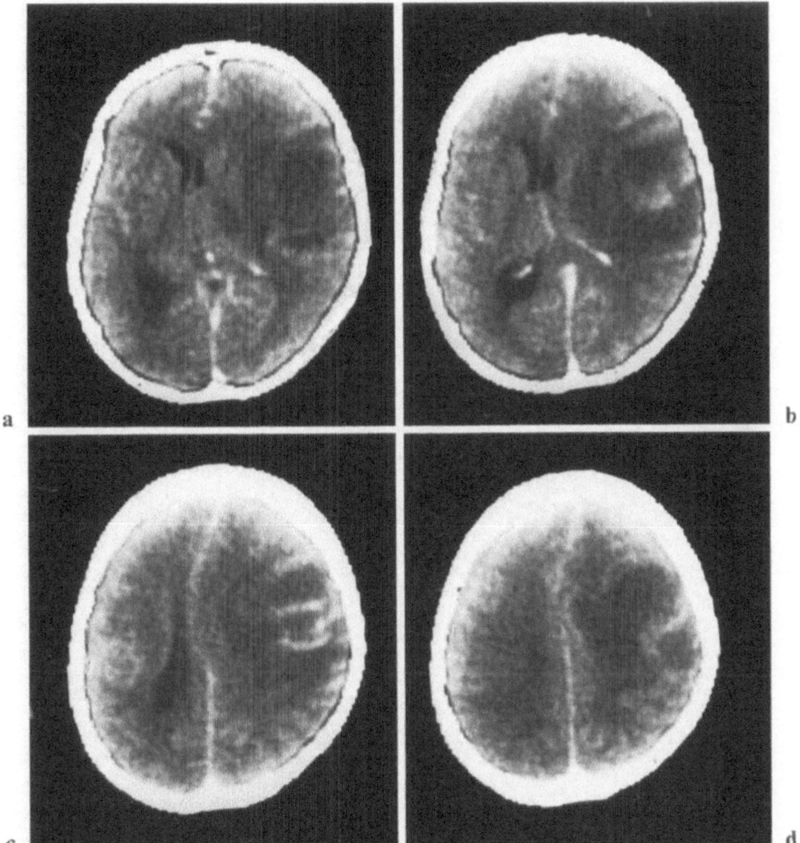

Abb. 128a–d. Hirnabszeß in statu nascendi rechts präzentroparietal (Kontrast-CTs) mit teils ring-, teils streifenförmiger Kontrastverstärkung einen Tag vor operativer Entfernung. Ausgeprägtes Marklagerödem, Kompression des rechten Seitnventrikels und Linksverlagerung des Septum pellucidum um 14 mm

ist gewöhnlich gleichförmig rundlich und glatt begrenzt. Es werden jedoch mitunter auch unregelmäßige Ringformationen sowohl bezüglich der Dichte als auch der Kontur beobachtet. Darüber hinaus werden seltener auch Knotentypen oder Mischtypen, bestehend aus einer Ringformation in Kombination mit einem Knoten, angetroffen (Abb. 131a–d). Bei gasbildenden Abszessen ist der computertomographische Befund zusätzlich durch ein Areal stark erniedrigter Dichte im Bereich des Prozesses charakterisiert (Abb. 130 u. 132).

Obwohl ein gleichförmiger rundlicher glatter Ring erhöhter Dichte einen charakteristischen Befund beim Hirnabszeß darstellt, kann allein aufgrund des computertomographischen Befundes keineswegs eine verläßliche Artdiagnose gestellt werden, da auch Metastasen und Glioblastome im Kontrast-Scan identische Erscheinungsformen aufweisen können. Klinische Symptome und Laborwerte, die das Vorliegen einer akuten Infektion anzeigen, sind wesentliche Faktoren für die differentialdiagnostische Interpretation des computertomographischen Befundes. Ein wichtiger artdiagnostischer Hinweis ist der computertomographische Nachweis von stark erniedrigten Dichtewerten im Bereich des Prozesses im Sinne einer Gasansammlung. Ein derartiger Befund ist jedoch sehr selten und auch nur in den Fällen differentialdiagnostisch verwertbar, bei denen sich eine Luftansammlung als Folge eines offenen Schädelhirntraumas oder einer vorausgegangenen Operation aufgrund der Vorgeschichte ausschließen läßt.

Quantitative Analysen der Absorption im Bereich der Abszeßkapsel ergaben im Nativ-Scan zwischen +29 und +49 HE gelegene Absorptionsmittelwerte mit einem Durchschnittswert von +37 HE ± 4,8. Der Absorptionsmittelwert im Bereich der Abszeßhöhle bewegt sich zwischen

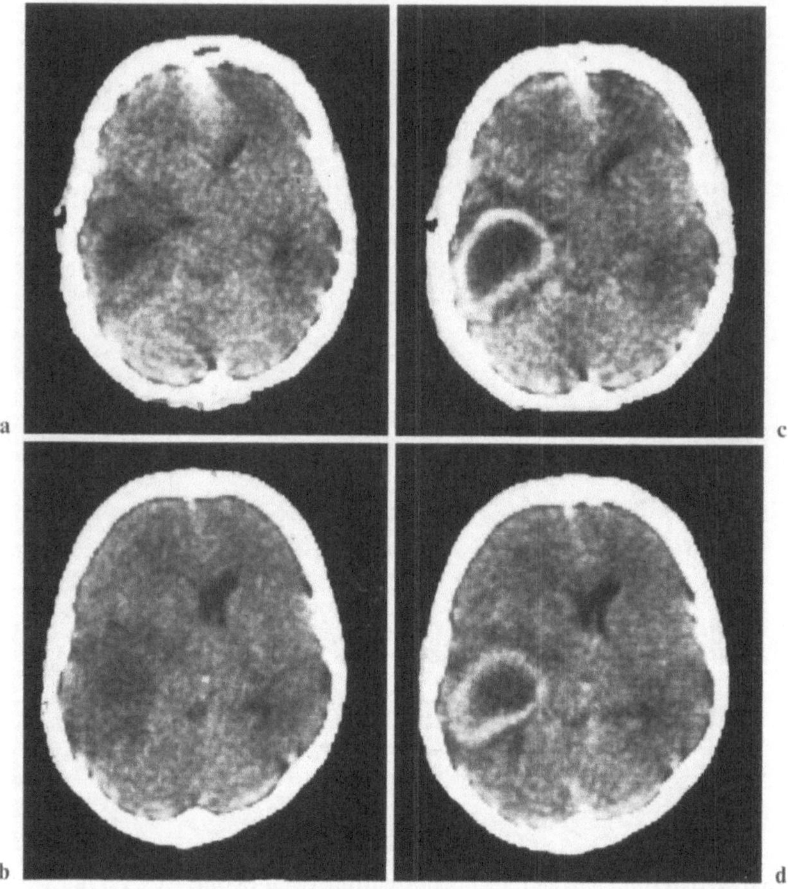

Abb. 129a–d. Otogener Hirnabszeß links temporoparietal mit relativ stark entwickelter Abszeßkapsel vor **a**, **b** und nach **c**, **d** Kontrastmittelapplikation (19jähriger Patient)

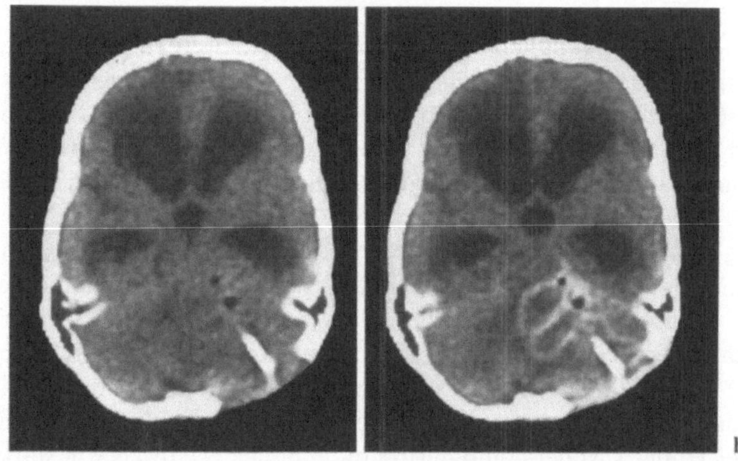

Abb. 130a u. b. Mehrkammeriger gasbildender Abszeß im Bereich des Kleinhirns vor **a** und nach **b** Kontrastmittelgabe mit stark ausgeprägtem Occlusionshydrocephalus (11jährige Patientin)

+12,2 und 23,4 HE bei einem durchschnittlichen Wert von +17,8 ± 5,6 HE. Die Absorption im Nekrosezentrum von Glioblastomen weist vergleichsweise mit einem Durchschnittswert von +23,2 HE ± 4,0 eine geringfügig höhere Dichte auf (STEINHOFF, 1976). Über vergleichbare Ergebnisse wurde auch von NEW et al. (1976) berichtet. Die Streuung der mittleren Absorptionswerte

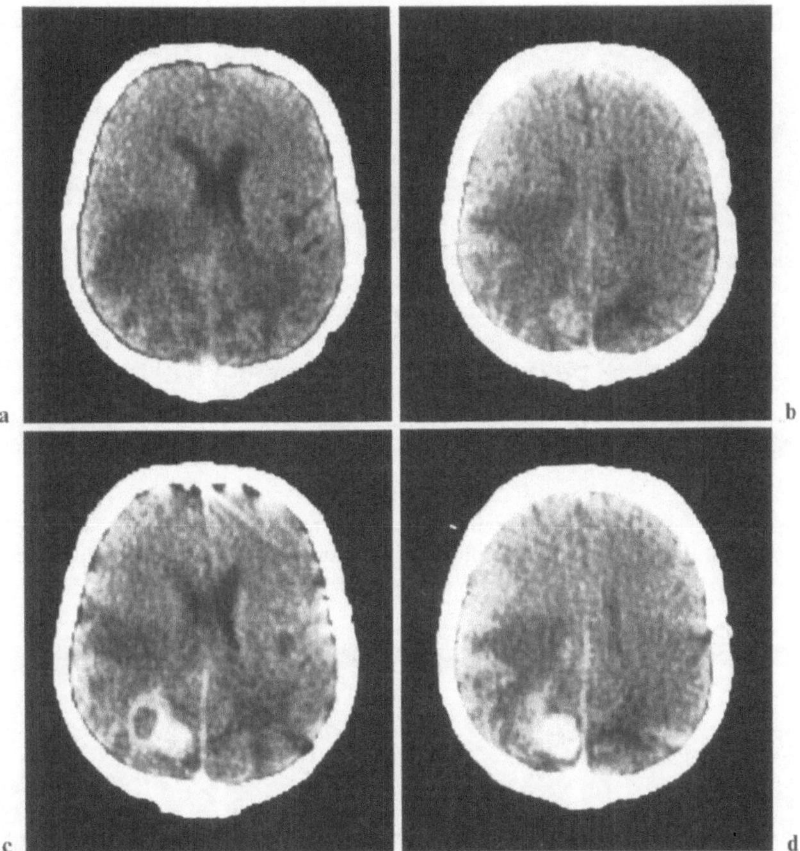

Abb. 131 a–d. Hirnabszeß links occipital vor **a**, **b** und nach **c**, **d** Kontrastmittelgabe (sog. Mischtyp). Zustand nach Operation von Abszessen rechts temporal und rechts occipital (48jähriger Patient)

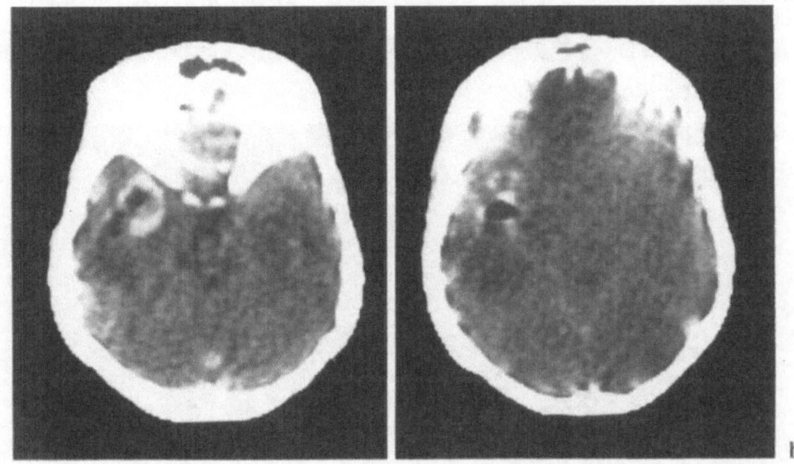

Abb. 132 a u. b. Gasbildender Abszeß links temporobasal nach Kontrastmittelapplikation (40jährige Patientin)

im Bereich der Abszeßhöhle und im Bereich des Nekrosezentrums maligner Gliome ist jedoch so stark, daß die Absorptionsmessungen keine verläßliche Differentialdiagnose ermöglichen.

Die Kontrastverstärkung im Bereich der Abszeßkapsel bewegt sich nach intravenöser Bolusinjektion eines 65%igen Kontrastmittels in einer Dosierung von 1 ml/kg Körpergewicht zwischen

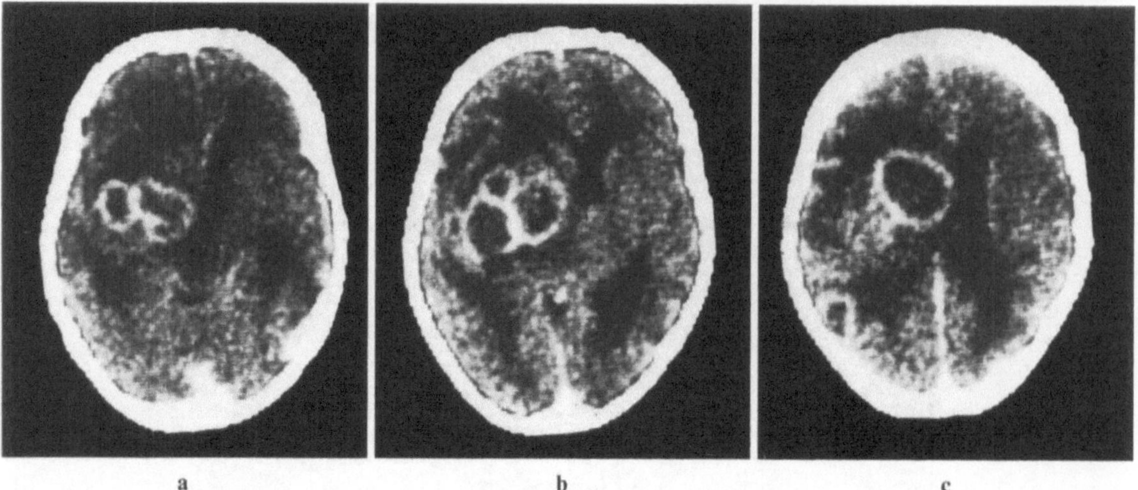

a b c

Abb. 133a–c. Mehrkammeriger Abszeß links temporo-parietal mit Übergreifen auf das linke Stammgangliengebiet. Ein weiterer Abszeß findet sich links occipital. (Kontrast-CTs, von Herrn Prof. Wende freundlicherweise zur Verfügung gestellt)

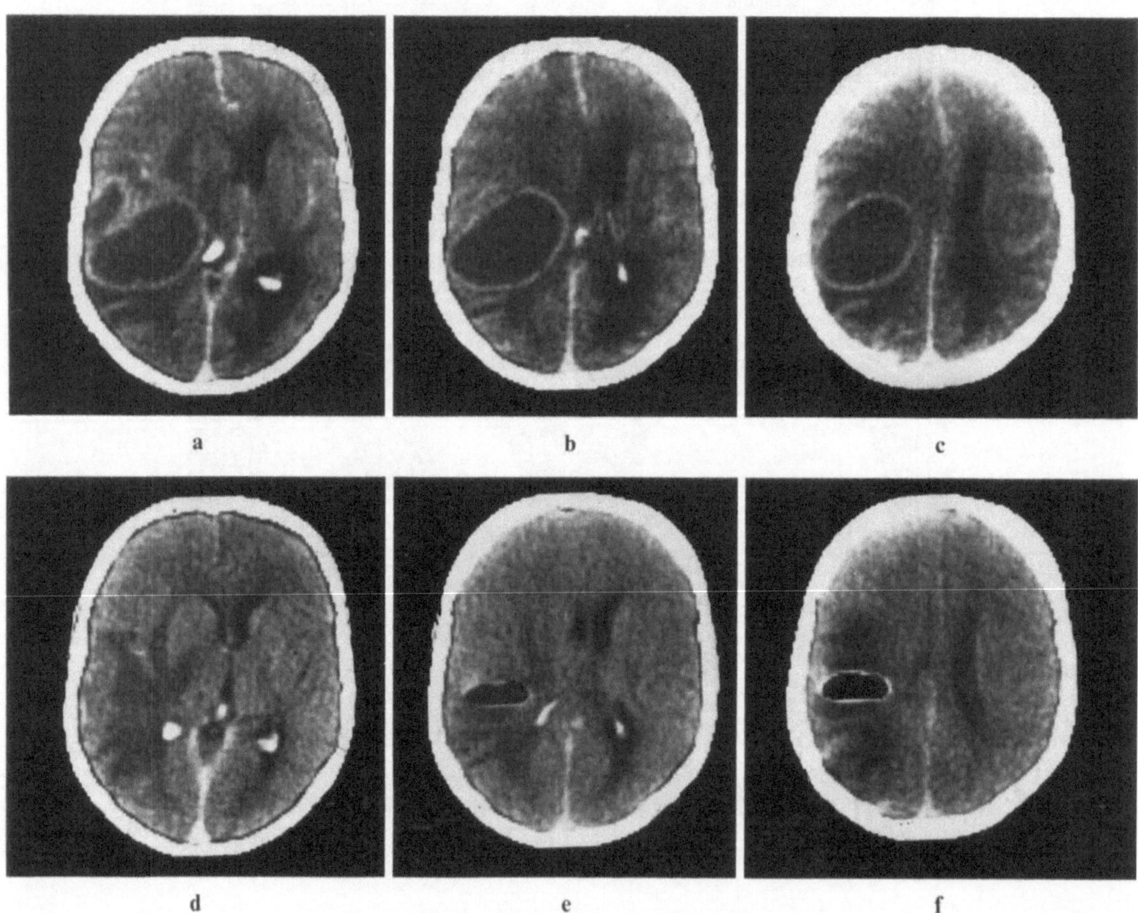

a b c

d e f

Abb. 134a–k. Computertomographische Verlaufsbeobachtung nach Hirnabszeßpunktion (Kontrast-CTs). Hirnabszeß links temporoparietal (mehrkammerig) vor Punktion **a–c**. 2 Tage post punctionem **d–f** erhebliche Abnahme der Massenverschiebung; Luftreste in der Punktionshöhle. 9 Tage nach Punktion weitgehende Normalisierung des CT-Befundes **g–i**. 30 Tage nach Punktion **i, k** Abszeßrezidiv links temporo-parietal (20jähriger Patient) ►

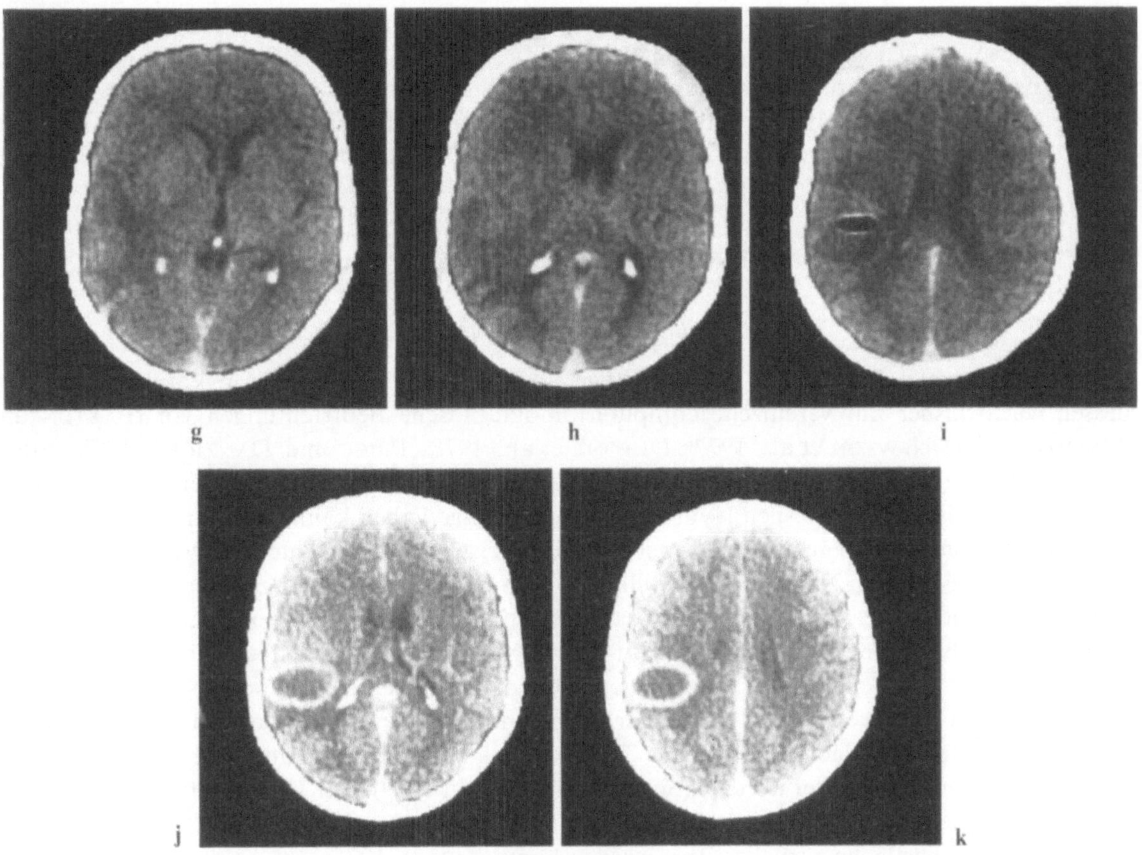

Abb. 134g–k

+3,8 und +21,4 HE mit einem Durchschnittswert von 12,0 HE ± 6,4. Der Grad der Kontrastverstärkung entspricht in etwa den bei Ringtypglioblastomen und Metastasen ermittelten Werten und ist daher differentialdiagnostisch ebenfalls nicht verwertbar (STEINHOFF u. AVILES, 1976).

Ebenso wie bei Metastasen und Gliomen (CROCKER et al., 1976) wird auch bei Abszessen im Bereich der Abszeßkapsel der Grad der Kontrastverstärkung als Folge einer Steroidtherapie deutlich reduziert (NEW et al., 1976), wobei bereits 36 h nach Beginn einer Decadrontherapie eine Verminderung der Dichteanhebung resultieren kann. Dieser Effekt ist auf eine stabilisierende Wirkung der Steroide auf das Kapillarendothel zurückzuführen, die dazu führt, daß die extravasculäre Diffusion des zirkulierenden Kontrastmittels abnimmt.

Das Ausmaß eines begleitenden perifokalen Hirnödems kann bei den Abszessen stark variieren. DANZIGER et al. (1980) fanden bei 99 gesicherten Hirnabszessen 12mal kein Ödem, 25mal ein Ödem Grad I, 44mal ein Ödem Grad II und 18mal ein Ödem Grad III. Das Ausmaß des perifokalen Ödems wird nach Angaben der Autoren nicht nur im Rahmen einer Steroidtherapie sondern auch bei antibiotischer Therapie deutlich rückläufig.

Die Computertomographie stellt eine sehr verläßliche Methode zum Nachweis eines Hirnabszesses dar, wobei jedoch bei motorisch unruhigen Patienten zur Vermeidung von Bewegungsartefakten eine Allgemeinnarkose und die zusätzliche Anwendung von Kontrastmittel stets für eine optimale diagnostische Treffsicherheit unerläßlich sind. DANZIGER et al. (1980), fanden bei 90 computertomographisch untersuchten Patienten mit nachgewiesenem Hirnabszeß in jedem Fall einen pathologischen computertomographischen Befund und hatten darüber hinaus keine falsch negativen Untersuchungsergebnisse. Der Vorteil der Computertomographie gegenüber anderen Untersuchungsmethoden wie z.B. der Hirnszintigraphie und der cerebralen Angiographie besteht in der

Möglichkeit, den Abszeß exakt zu lokalisieren und darüber hinaus mehrkammerige und multilokuläre Abszesse zur Darstellung zu bringen (Abb. 133a–c).

Von besonderem Wert erweist sich die Computertomographie als nicht-invasive Methode für die Verlaufsbeobachtung zur Abschätzung des Therapieerfolges. Dadurch können rezidivierende Abszesse frühzeitig erkannt und rechtzeitig einer erneuten Therapie zugeführt werden (Abb. 134a–k).

4. Seltene intracranielle infektiöse Prozesse

a) *Intracranielle Tuberkulose*

Die intracranielle Tuberkulose ist heutzutage eine sehr selten auftretende Erkrankung. Infolgedessen liegen bisher nur vereinzelte computertomographische Beobachtungen vor (Paxton und Ambrose, 1974; Newton et al., 1977; Dupont et al., 1978; Price und Danziger, 1978; Shiga et al., 1979). Bei der *tuberkulösen Meningitis,* die charakteristischerweise im Bereich der basalen Cisternen lokalisiert ist und einen Hydrocephalus zur Folge haben kann, wurde im Kontrast-Scan eine diffuse Kontrastverstärkung im Bereich der Basalcisternen beobachtet (Newton et al., 1977). *Tuberkulome* können im Nativ-Scan sowohl hypodens, isodens als auch hyperdens in Erscheinung treten. Im Kontrast-Scan erfolgt gewöhnlich eine ausgeprägte Kontrastverstärkung im Tuberkulom. Diese ist bei kleinen Tuberkulomen in der Regel homogen. Bei Tuberkulomen von >2 cm Durchmesser kann eine Ringstruktur erhöhter Absorption mit zentraler hypodenser Zone beobachtet werden. Bei homogener Kontrastverstärkung kann ein Meningeom vorgetäuscht werden, da nicht selten eine enge Nachbarschaft des Tuberkuloms zur Schädelkalotte und ein ausgedehntes perifokales Ödem beobachtet werden konnten (Shiga et al., 1979). Die Randkonturen eines Tuberkuloms sind jedoch meist unregelmäßiger als die beim Meningeom, was auf eine grobknotige oder gelappte Oberfläche zurückgeführt werden kann (Zülch, 1975).

b) *Cerebrale Syphilis*

Cerebrale Manifestationen der Syphilis sind äußerst selten. Godt et al. (1979) berichteten über computertomographische Beobachtungen bei syphilitischer Angiitis, bei syphilitischem Gumma und syphilitischer cerebraler Atrophie. Die Diagnose der cerebralen Syphilis basiert vornehmlich auf klinischen Befunden und serologischen Untersuchungsergebnissen. Der Befund bei syphilitischer Angiitis manifestierte sich in Infarktarealen erniedrigter Dichte im beidseitigen Versorgungsgebiet der A. cerebri posterior und der Aa. cerebellares superiores im Stadium der Bluthirnschrankenstörung mit girlandenförmigen und unregelmäßigen Bezirken erhöhter Absorption in den Infarktarealen und den angrenzenden Hirnstrukturen im Kontrast-CT. Das syphilitische Gumma stellt sich im Computertomogramm als raumfordernder Prozeß mit homogener oder ringförmiger Kontrastverstärkung sowie scharfer und relativ glatter Begrenzung dar. Die computertomographische Diagnose stützt sich auf Verlaufsbeobachtungen, die eine Rückbildung der Veränderung unter Penicillintherapie anzeigen (Godt et al., 1979).

V. Schädelhirnverletzungen

Beim Schädelhirntrauma hat sich die Computertomographie als eine Untersuchungsmethode von höchstrangigem diagnostischen Aussagewert erwiesen.

Im Computertomogramm können erstmals die extra- und intracerebralen Traumafolgen wie Hämatome, Kontusionen und das Hirnödem direkt zur Darstellung gebracht und darüber hinaus deren Auswirkungen auf die normalen Hirnstrukturen sichtbar gemacht werden. Voraussetzung für eine optimale Beurteilbarkeit der Computertomogramme ist allerdings, wie bereits oben erwähnt, eine ausreichende Ruhigstellung des Kopfes während des Untersuchungsvorganges, die bei motorisch unruhigen Patienten in der Regel nur in Intubationsnarkose erzielt werden kann. Wegen des relativ geringen zeitlichen Aufwandes der Untersuchung, die zwischen wenigen Sekunden bis zu einer Minute für eine Doppelschicht in Anspruch nimmt, eignet sich die Methode auch zum Einsatz bei hochakuten Notfällen. Hier stellt die Computertomographie sogar die Methode der Wahl dar, wobei sich der zeitraubende Nachweis einer Schädelfraktur mit Hilfe von Schädelübersichtsaufnahmen erübrigt. Bei hochakuten Notfällen ist es zweckmäßig, die Untersuchung mit einer Doppelschicht in Höhe der Stammganglien und der Seitenventrikel (Schicht 2A und 2B bei Schichten von 13 mm Schichtdicke; Schicht 3A und 3B bei Schichten von 10 mm Schichtdicke) zu beginnen, da hier am ehesten ein extra- oder intracerebrales Hämatom angetroffen wird.

1. Extracerebrale Traumen

a) Epidurale Hämatome

Die durch Verletzungen der Meningealarterien entstehenden epiduralen Hämatome sind *im akuten Stadium* als bikonvexe (Abb. 135a–c), seltener als plankonvexe Zonen erhöhter Dichte unterhalb der Schädelkalotte deutlich abgrenzbar. Dies trifft auch für die relativ seltenen akuten epiduralen Hämatome im Bereich der hinteren Schädelgrube zu. Nur die scheitelnahen coronaren, direkt über dem Sinus sagittalis superior gelegenen epiduralen Hämatome können sich bei axialer Schnittführung dem computertomographischen Nachweis entziehen, wenn die obersten Schädelabschnitte nicht in die Untersuchung miteinbezogen werden. Darüber hinaus kann der partielle Volumeneffekt des angrenzenden Schädelknochens im scheitelnahen Bereich die Beurteilung erschweren. Im Zweifelsfall sollten ergänzende vertikale Schichten zum sicheren Ausschluß eines coronaren epiduralen Hämatoms angefertigt werden.

Ganz frische, noch nicht koagulierte Hämatomanteile, sind durch eine isodense bis hypodense Absorption innerhalb des Hämatominhaltes gekennzeichnet (Abb. 136).

Die seltenen *chronischen epiduralen Hämatome* weisen entweder leicht erhöhte, isodense oder erniedrigte Absorption auf. Nach intravenöser Kontrastmittelapplikation in Standardtechnik (s.S. 284) gelingt nicht selten die Darstellung der Hämatomkapsel aufgrund einer Kontrastmittelaufnahme im Kapselgewebe und damit auch die exakte Abgrenzung des Hämatoms (Abb. 137).

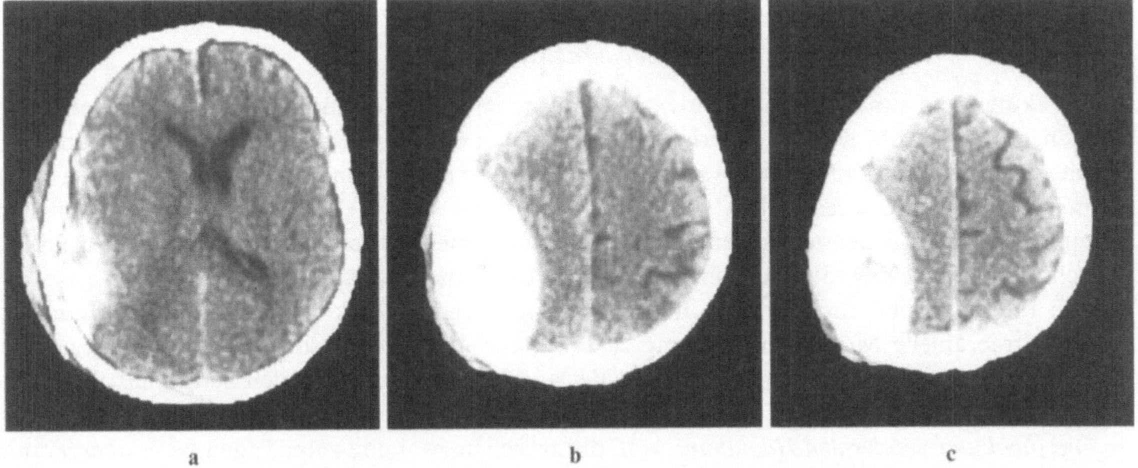

Abb. 135a–c. Akutes epidurales Hämatom links temporo-parieto-occipital mit Kompression des linken Seitenventrikels, Rechtsverlagerung des Septum pellucidum und Kompression der linksseitigen Großhirnsulci. Galeahämatom am Ort der Gewalteinwirkung (60jähriger Patient)

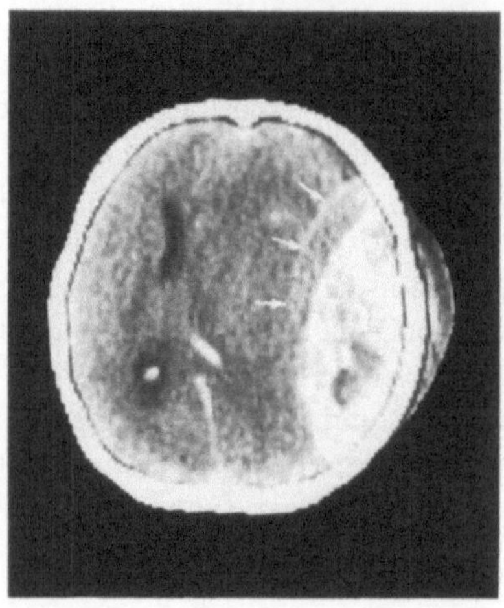

Abb. 136

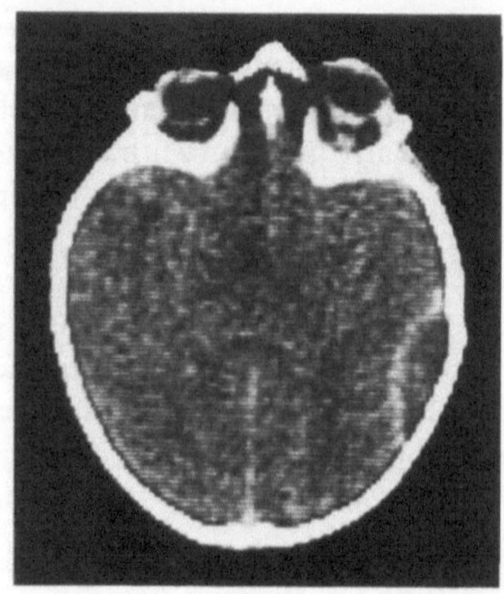

Abb. 137

Abb. 136. Akutes epidurales Hämatom rechts temporo-parietal mit hochgradiger Massenverschiebung (3 Std nach Schädelhirntrauma). Die isodensen und hypodensen Bezirke innerhalb des Hämatominhaltes entsprechen noch nicht koagulierten Hämatomanteilen (s. auch Pfeilmarkierung). Ausgeprägtes Galeahämatom

Abb. 137. Chronisches epidurales Hämatom rechts temporal (Kontrast-Scan). Der Hämatominhalt weist iso- und hypodense Absorption auf. Kontrastdarstellung der abgedrängten Dura durch Kontrastenhancement

Beim Nachweis epiduraler Hämatome stellt die Computertomographie eine verläßliche Untersuchungsmethode dar. So konnten LANKSCH et al. (1978) bei sämtlichen von insgesamt 62 epiduralen Hämatomen einen positiven computertomographischen Befund erheben.

Bei multifokalen benachbarten Blutungsquellen kann eine größere Ausdehnung des epiduralen Hämatoms unterhalb der Schädelkalotte resultieren, die die Differenzierung gegenüber einem akuten subduralen Hämatom erschwert (LANKSCH et al., 1978). Während das akute subdurale Hämatom an seiner inneren Begrenzung die unregelmäßig begrenzte Kontur der Hirnoberfläche erkennen läßt, ist das akute epidurale Hämatom an seiner inneren Begrenzung stets glatt konturiert.

Eine strenge Korrelation zwischen Lage und Größe des Hämatoms einerseits und dem Ausmaß der Verlagerung des septum pellucidum andererseits wurde nicht beobachtet (LANKSCH et al., 1978). Lediglich bei kleineren epiduralen Hämatomen kann eine Verlagerung des septum pellucidum ausbleiben.

b) Subdurale Hämatome

Die akuten und subakuten subduralen Hämatome entstehen durch kortikale Hirngewebsverletzungen, wobei sowohl lädierte Arterien als auch Venen die Blutungsquelle darstellen können.

Die *akuten subduralen Hämatome* gelangen im Computertomogramm als konvex-konkave sichelförmige Zonen homogen erhöhter Dichte unterhalb der Schädelkalotte zur Darstellung (Abb. 138a–c). Im Gegensatz zu den epiduralen Hämatomen erstrecken sie sich meist über größere Abschnitte oder die gesamte Zirkumferenz einer Großhirnhemisphäre, nicht selten mit Fortsetzung in den Interhemisphärenspalt. Eine mit der raumfordernden Wirkung des Hämatoms einhergehende intracranielle Massenverschiebung ist im Computertomogramm an einer Verlagerung des septum pellucidum, einer Kompression und Verlagerung des homolateralen Seitenventrikels, einer Verlagerung der verkalkten Epiphyse und des verkalkten plexus chorioideus deutlich erkennbar.

Die *subakuten subduralen Hämatome*, d.h. die zwischen zwei und zehn Tagen nach dem Trauma klinisch in Erscheinung tretenden subduralen Hämatome, weisen im Hämatominhalt neben erhöhter Dichte mitunter Zonen erniedrigter und/oder gleicher Dichte wie Hirngewebe auf (Abb. 139a–d). Im *chronischen Stadium*, d.h. bei 14 Tage und länger zurückliegendem Trauma, zeigen die

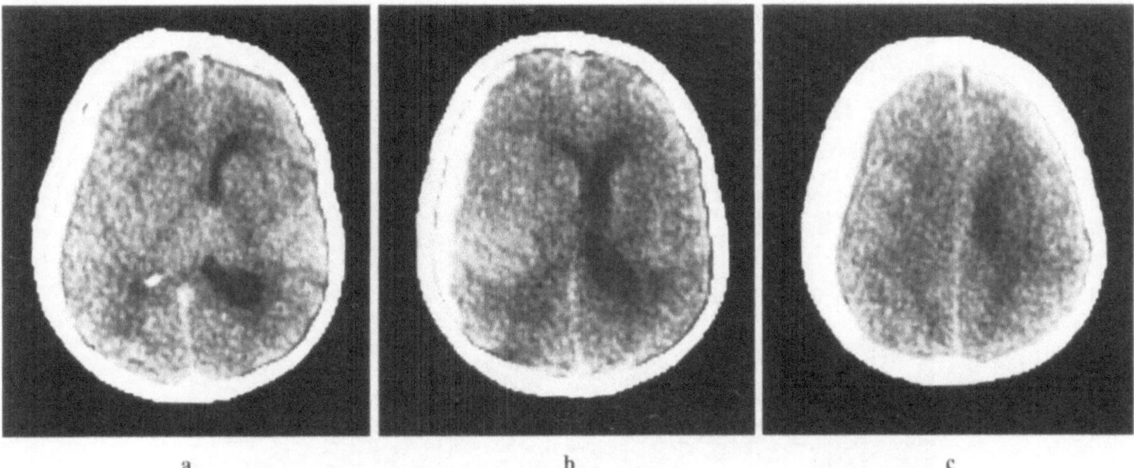

Abb. 138a–c. Akutes linksseitiges subdurales Hämatom mit ausgeprägter Massenverschiebung. Blut im Interhemisphärenspalt. Nativ-CTs einen Tag nach Schädelhirntrauma

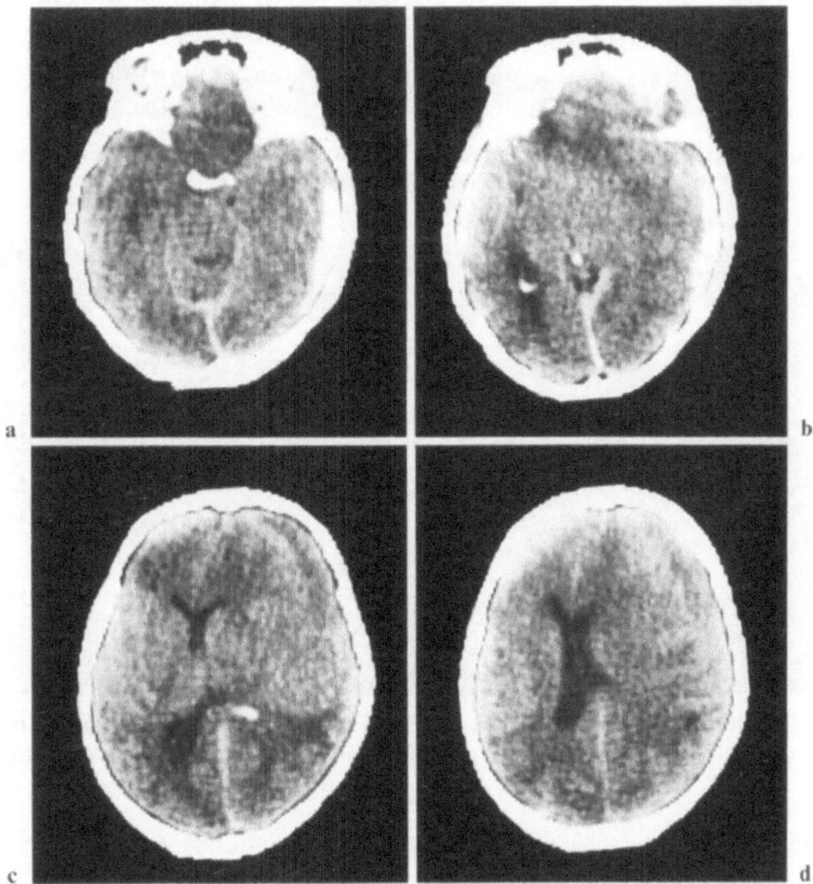

Abb. 139a–d. Subakutes rechtsseitiges subdurales Hämatom mit hyperdensen **a**, **b**, iso- und hypodensen **c**, **d** Hämatomanteilen. Starke Massenverschiebung. Blut im Interhemisphärenspalt (69jähriger Patient 5 Tage nach Schädelhirntrauma)

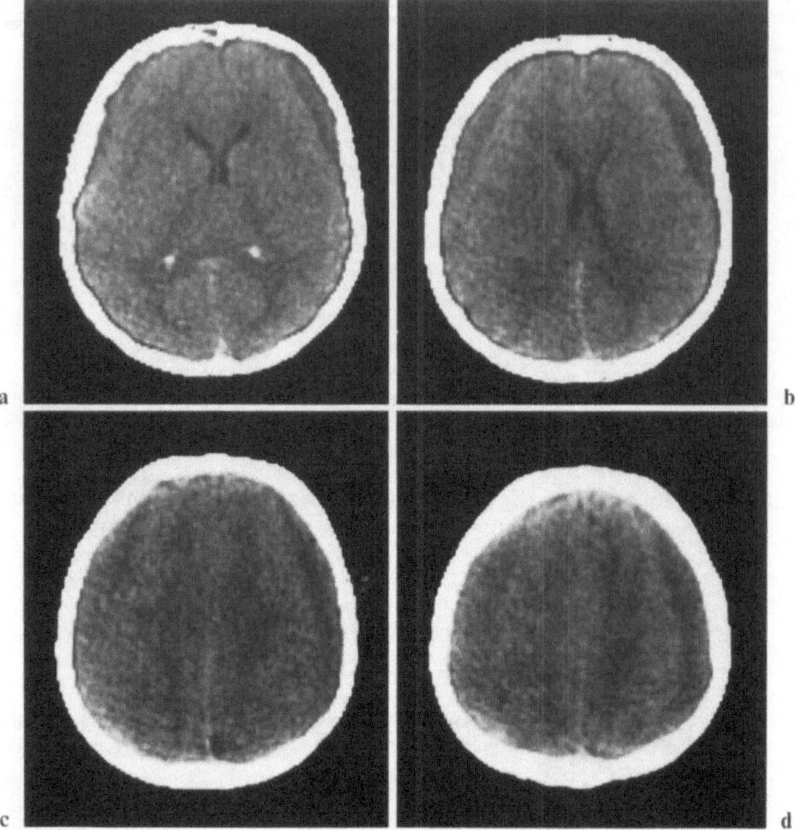

Abb. 140a–d. Doppelseitige chronische subdurale Hämatome vom Typ I mit bilateraler seitensymmetrischer Kompression beider Seitenventrikel

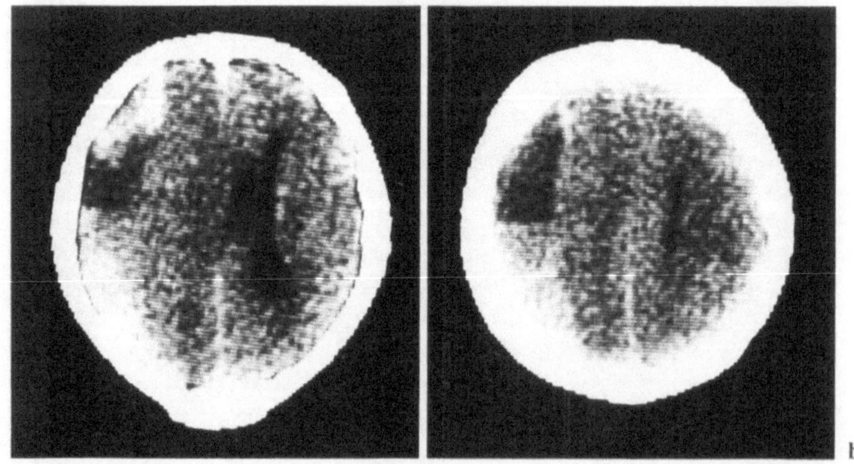

Abb. 141a u. b. Linksseitiges chronisches subdurales Hämatom vom Typ II mit Sedimentation der schwereren Blutbestandteile (Spiegelbildung). Hypo- und hyperdense Hämatomanteile in den vorderen Hämatomabschnitten

subduralen Hämatome unterschiedliche computertomographische Erscheinungsbilder. GRUMME et al. (1976) haben eine Unterteilung der chronischen subduralen Hämatome in 3 Typen vorgenommen. Typ I umfaßt die Hämatome mit geringerer Absorption als Hirngewebe (Abb. 140a–d). Typ II repräsentiert die Hämatome mit Anteilen unterschiedlicher Absorption, wobei neben Arealen erniedrigter Dichte zusätzlich Zonen mit gleicher und/oder erhöhter Dichte angetroffen

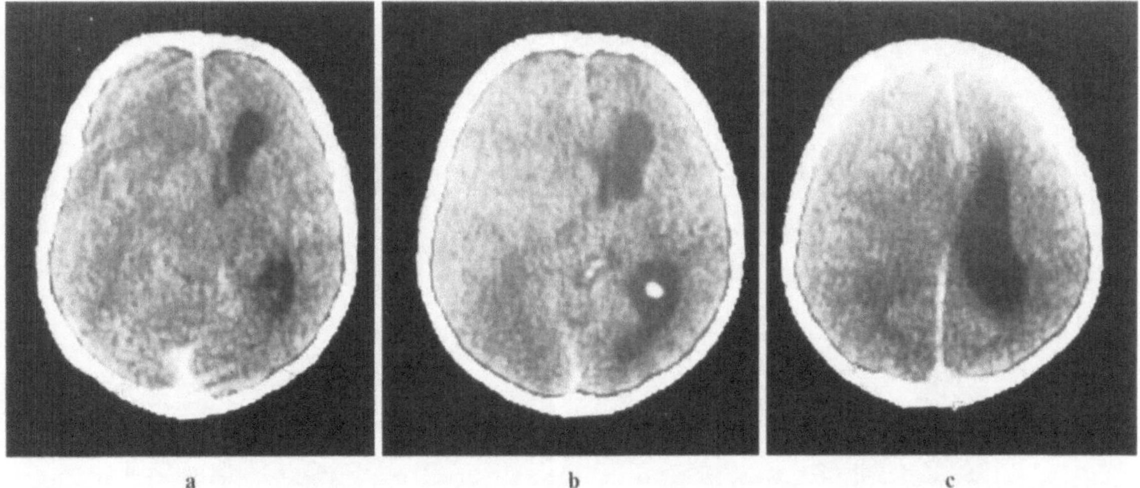

Abb. 142 a–c. Linksseitiges chronisches subdurales Hämatom vom Typ III (isodens) mit starker Massenverschiebung

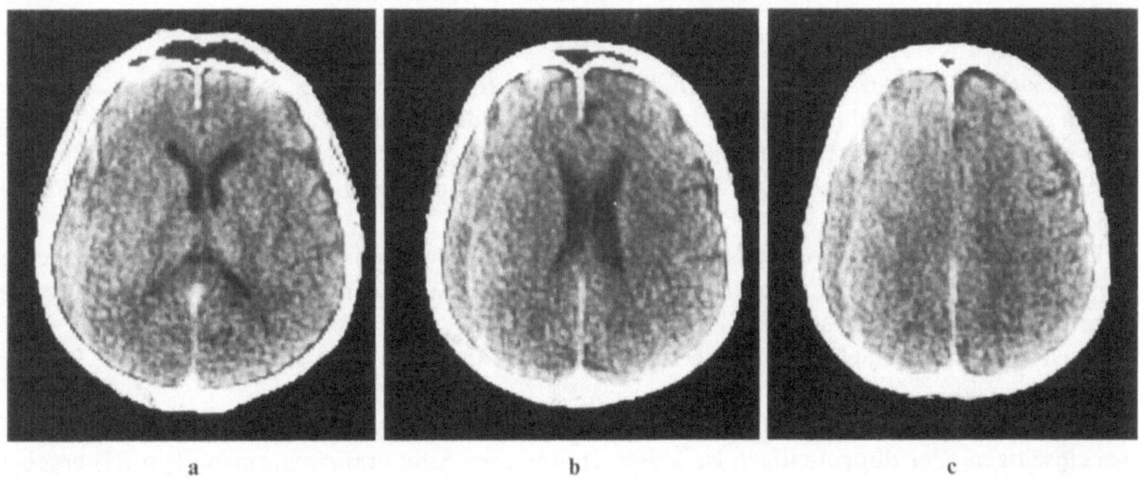

Abb. 143 a–c. Linksseitiges chronisches subdurales Hämatom Typ III. Darstellung der Hämatomkapsel nach Kontrastmittelapplikation **a–c**

werden (Abb. 141 a u. b). Typ III beinhaltet die Hämatome mit Hirngewebsdichte, die ausschließlich durch die Massenverschiebung und/oder eine fehlende Darstellung der Sulci oder der Fissura Sylvii im Bereich der betroffenen Hemisphäre in Erscheinung treten (Abb. 142 a–c). Nach intravenöser Kontrastmittelapplikation sind die chronischen isodensen subduralen Hämatome infolge einer Dichtezunahme in der Hämatomkapsel nicht selten im Computertomogramm exakt abgrenzbar (Abb. 143 a–c). LANKSCH et al. (1978) unterscheiden bei den chronischen subduralen Hämatomen noch einen Typ IV, der durch eine homogene, leicht erhöhte Absorption gekennzeichnet ist.

Das computertomographische Erscheinungsbild der subduralen Hämatome korreliert mit der Beschaffenheit des Hämatominhaltes (LANKSCH et al. (1978)). Durch den Abbau des Blutfarbstoffes nimmt die Dichte des Hämatoms kontinuierlich ab. Zwischen dem 10. und dem 20. Tag können Dichtewerte erreicht werden, die denen von Hirngewebe entsprechen (BERGSTRÖM et al., 1977). Im weiteren Verlauf werden dann in zunehmendem Maße hypodense Absorptionswerte erreicht. Aus der Dichte des Hämatominhaltes können jedoch nicht automatisch Rückschlüsse auf das Alter der Blutung gezogen werden (LANKSCH et al., 1978). Diese Feststellung wird durch

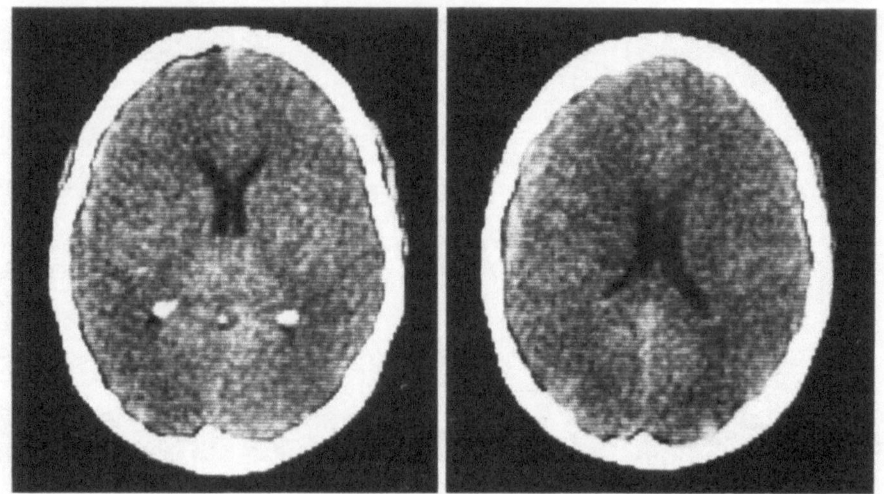

Abb. 144a u. b. Doppelseitige isodense chronische subdurale Hämatome (Typ III). Deutliche bilaterale Kompression der Seitenventrikel mit sog. „Hasenohrphänomen". (Abb. aus „Computed Tomography in Head Injuries", W. Lanksch, Th. Grumme, E. Kazner, Eds.)

die Beobachtungen von ZÜLCH (1956) und von KRAULAND (1961) gestützt, die nachweisen konnten, daß in chronischen subduralen Hämatomen rezidivierende Blutungen aus Kapillaren des Granulationsgewebes der Hämatommembran auftreten können. Derartige Rezidivblutungen führen zu einer Veränderung der Absorption des Hämatominhaltes im Sinne eines vorübergehenden Wiederanstieges der Dichtewerte.

Der computertomographische Nachweis akuter subduraler Hämatome bereitet im allgemeinen keine Schwierigkeiten. Im artefaktfreien Computertomogramm können 2–3 mm breite akute subdurale Hämatome diagnostiziert werden.

Auch der direkte Nachweis subakuter subduraler Hämatome stellt in der Regel kein Problem dar.

Besondere diagnostische und differentialdiagnostische Schwierigkeiten können sich vor allem bei einseitigen oder doppelseitigen isodensen chronischen Subduralhämatomen (Typ III) ergeben. Bei jeder Volumenvermehrung im Bereich einer oder beider Großhirnhemisphären ohne dichteverändernden Prozeß sollte die Möglichkeit des Vorliegens eines ein- oder doppelseitigen Subduralhämatoms vom Typ III in Betracht gezogen werden. In derartig gelagerten Fällen ist die Durchführung zusätzlicher Computertomogramme nach Kontrastmittelapplikation zum Ausschluß eines anderweitigen raumfordernden Prozesses indiziert. Kommt es im Kontrast-CT zu keiner umschriebenen Kontrastmittelaufnahme, empfiehlt sich zur weiteren Abklärung die Durchführung einer ergänzenden seitenentsprechenden Carotisangiographie.

GRAU (1977) hat auf indirekte Zeichen beim doppelseitigen, gleich stark ausgebildeten Subduralhämatom vom Typ III im Nativ-Scan hingewiesen. Dabei handelt es sich um eine bilaterale seitensymmetrische Kompression beider Seitenventrikel, wobei die Vorderhornenden einander genähert, bzw. in Richtung auf die Mittellinie verdrängt sind (Abb. 144a und b). Die Lageveränderung der Vorderhornenden haben MARCU und BECKER (1977) als „Hasenohrphänomen" bezeichnet.

Darüber hinaus muß bei einseitigem Nachweis eines chronischen subduralen Hämatoms vom Typ I, II oder IV angesichts einer fehlenden oder verhältnismäßig geringen Verlagerung der Mittellinienstrukturen an das Vorliegen eines kontralateralen isodensen chronischen subduralen Hämatoms gedacht werden.

Unter Miteinbeziehung sämtlicher direkter und indirekter diagnostischer Kriterien sowie der ergänzenden Kontrastmittelanwendung stellt die Computertomographie auch in der Diagnostik

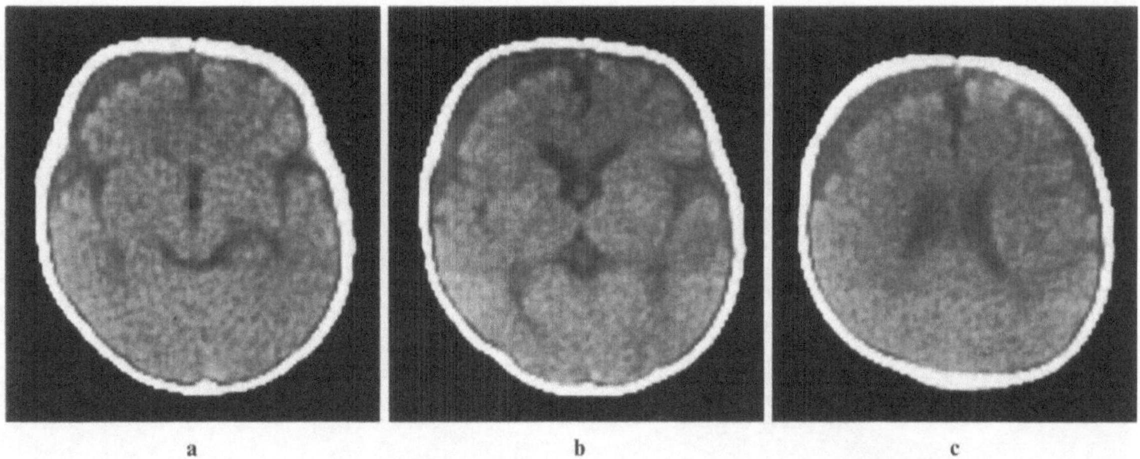

Abb. 145a–c. Subdurales Hygrom links fronto-temporo-präzentral (7 Monate alter Säugling)

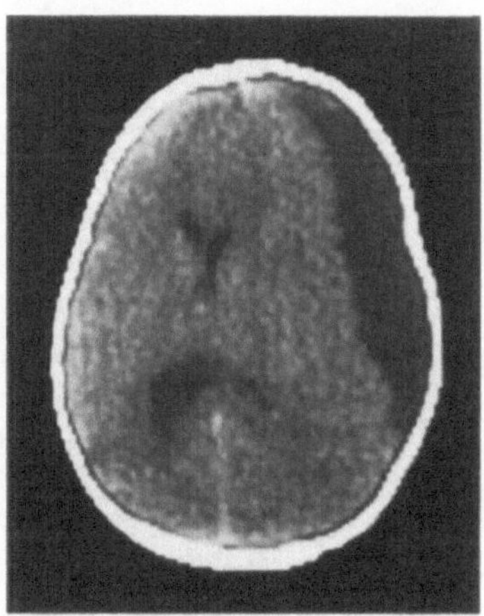

Abb. 146. Akutes subdurales Hygrom rechts fronto-temporo-parietal mit starker Massenverschiebung 4 Tage nach gedecktem Schädelhirntrauma mit einem Absorptionswert von $+6{,}9 \pm 3{,}7$ EMI-Einheiten (5jähriger Patient)

chronischer subduraler Hämatome eine weitgehend verläßliche Untersuchungsmethode dar. Nach LANKSCH et al., 1978 zeigten lediglich 2 von insgesamt 22 isodensen chronischen subduralen Hämatomen in einem Gesamtkollektiv von 86 chronischen Subduralhämatomen einen normalen computertomographischen Befund.

c) Subdurale Hygrome

Subdurale Hygrome gelangen computertomographisch als liquordichte Zonen unterhalb der Schädelkalotte zur Darstellung. Die bevorzugte Lokalisation ist die Fronto-temporo-präzentralregion (Abb. 145a–c). Während akute subdurale Hygrome durch eine Zerreißung der Arachnoidea und Einströmen von Liquor in den Subduralraum entstehen (DANDY, 1932; MCCONNEL, 1941; WYCIS, 1945; PIA, 1961), wobei es infolge eines vermuteten Ventilmechanismus zu einer zunehmenden Liquoransammlung im Subduralraum mit raumfordernder Wirkung kommen kann (Abb. 146), wird bei den mehr chronischen Verlaufsformen im Säuglings-, Kindes- und hohen Erwachsenenalter als Ursache eine posttraumatische Permeabilitätsstörung der Duragefäße mit Austritt eines Trans- oder Exsudates in den Subduralraum angenommen (PIA, 1961), (s. auch Abb. 147a–c).

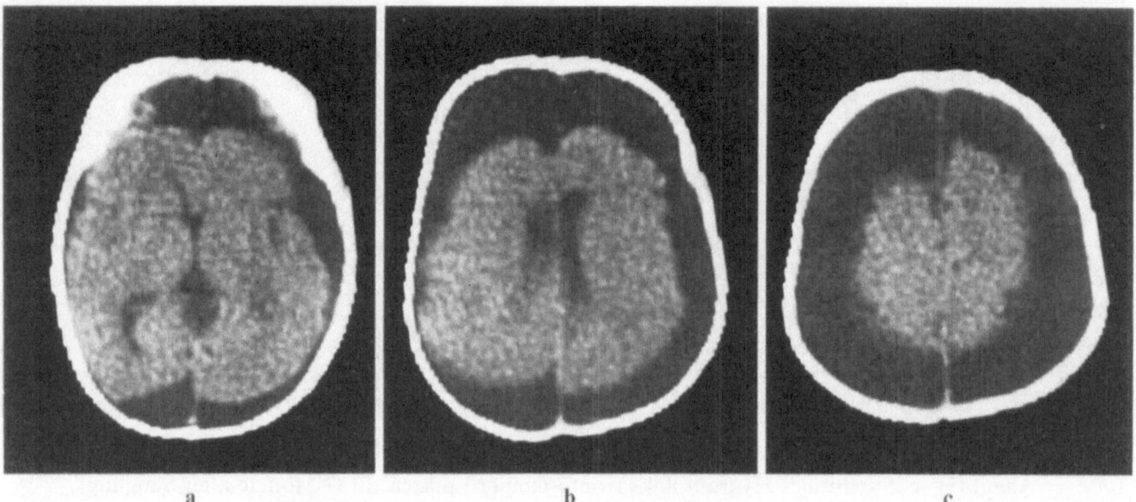

Abb. 147a–c. Stark ausgebildete bilaterale chronische Hygrome (5 Monate alter Säugling mit anhaltender rapider Zunahme des Kopfumfanges)

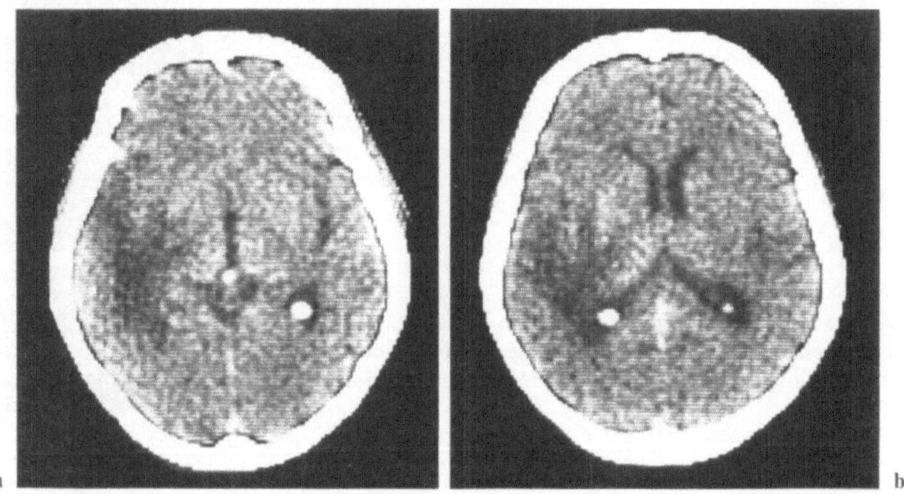

Abb. 148a u. b. Kontusion Typ I im Marklager links temporal in Form einer hypodensen Zone mit raumfordernder Wirkung (diskrete Kompression des linken Seitenventrikels). 38jähriger Patient (Abb. aus „Computed Tomography in Head Injuries", W. Lanksch, Th. Grumme, E. Kazner, Eds.)

2. Intracerebrale Traumen

a) Hirnkontusionen

Im Computertomogramm können die intracerebralen Verletzungsfolgen erstmals direkt zur Darstellung gebracht werden. LANKSCH et al. (1976, 1977) haben eine Einteilung der kontusionellen Hirnverletzungen nach computertomographischen Gesichtspunkten vorgenommen und unterscheiden dabei drei verschiedene Hirnkontusionstypen.

Der *Hirnkontusionstyp I* ist im Computertomogramm durch ein umschriebenes Areal verminderter Dichte mit raumfordernder Wirkung gekennzeichnet (Abb. 148a u. b), wobei als Ursache der Dichteminderung eine Flüssigkeitseinlagerung im traumatisch geschädigten Hirngewebsareal angenommen wird. Der als umschriebenes traumatisches Hirnödem gedeutete Befund bildet sich ebenso wie die klinische Symptomatik innerhalb von 14 Tagen bis zu 3 Wochen wieder zurück (LANKSCH et al., 1978).

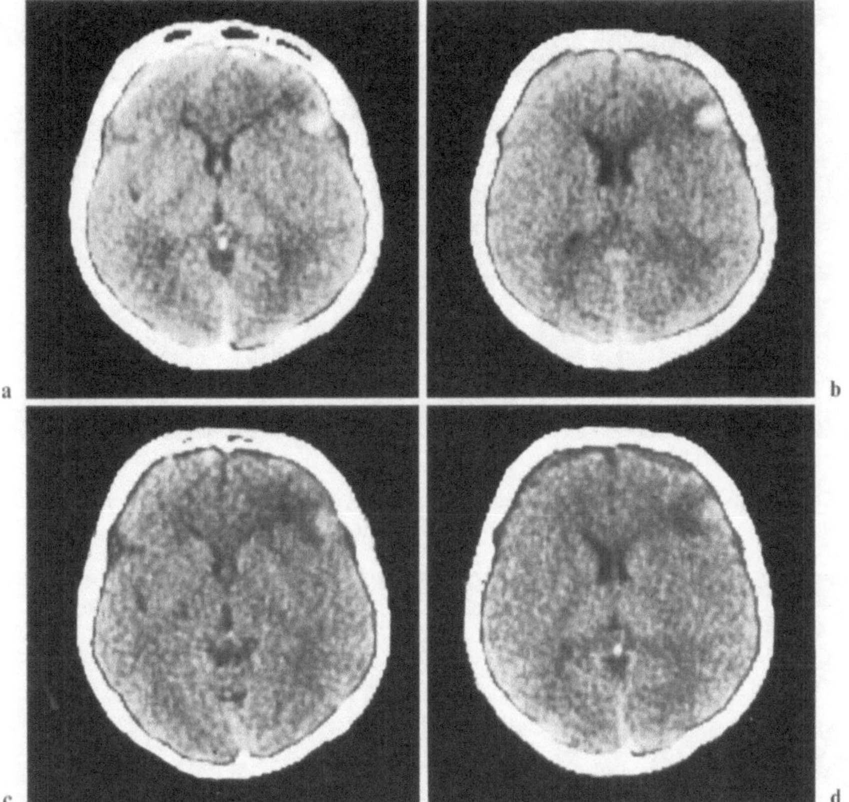

Abb. 149a–d. Kleine Kontusionsblutung (Kontusion Typ II) rechts fronto-temporal 2 Tage **a, b** und 10 Tage **c, d** nach Schädelhirntrauma (38jähriger Patient)

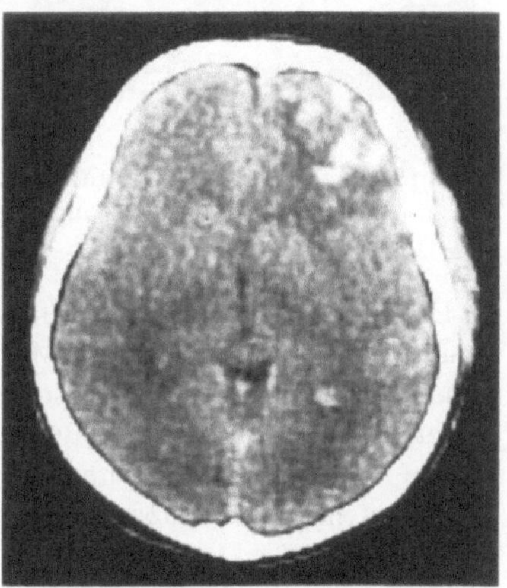

Abb. 150. Kontusion Typ II rechts frontal mit „schneegestöberartiger" blutiger Durchsetzung des betroffenen Hirnareals. (Abb. aus „Computed Tomography in Head Injuries", W. Lanksch, Th. Grumme, E. Kazner, Eds.)

Beim *Hirnkontusionstyp II* handelt es sich um kontusionelle Blutungen. Frische Kontusionsblutungen sind in sämtlichen Regionen einschließlich der Stammganglien, des Hirnstammes und des Kleinhirnes von einem Durchmesser von 5 mm an computertomographisch erfaßbar. Das Spektrum der kontusionellen Blutungen erstreckt sich von vereinzelten kleinen Blutkoagula (Abb. 149a–d) über eine hämorrhagische Durchsetzung traumatisch geschädigter Hirngewebsbezirke (Abb. 150) bis zu größeren konfluierenden intracerebralen Hämatomen (Abb. 151, 152).

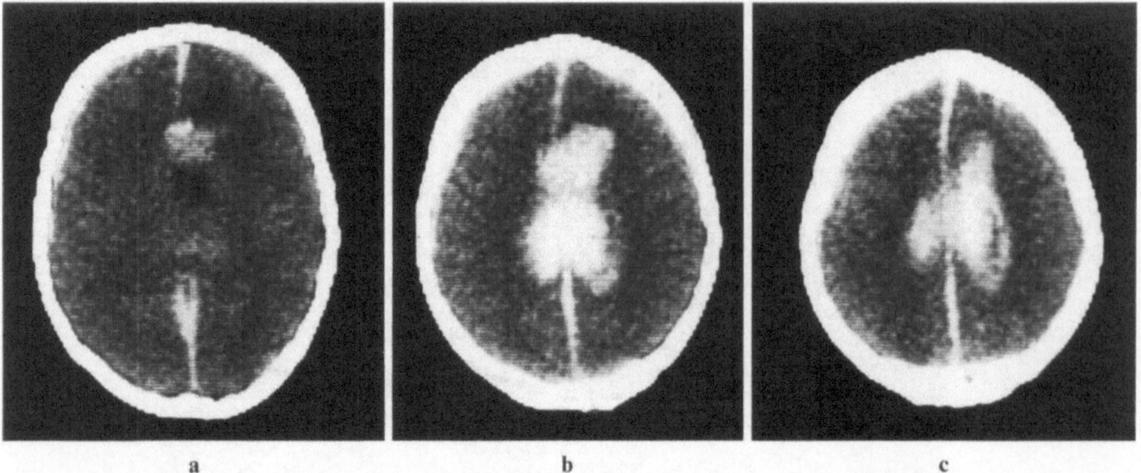

Abb. 151 a–c. Kontusionsblutung im Bereich des Balkens mit Ausdehnung in den Interhemisphärenspalt (20jähriger Patient)

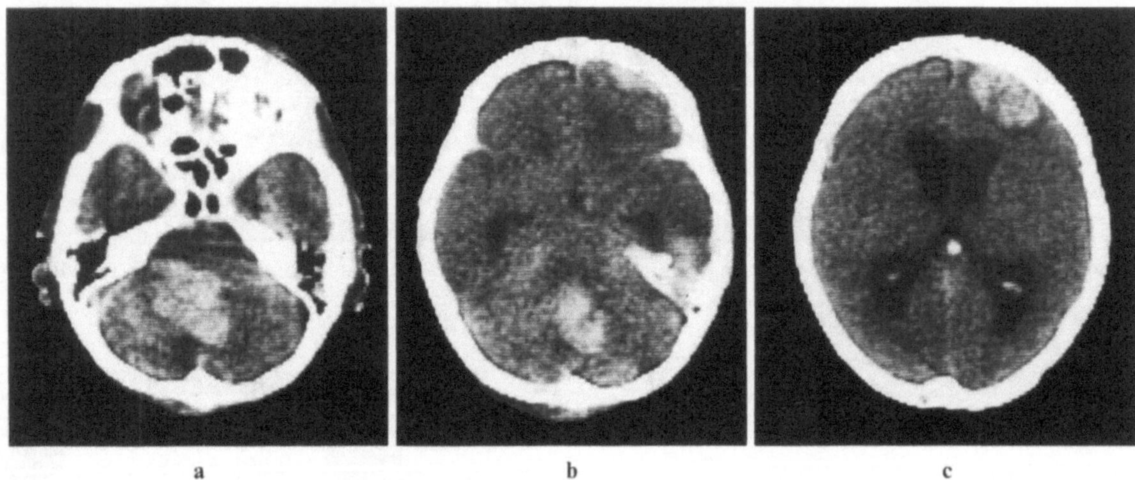

Abb. 152 a–c. Ausgedehnte Kontusion Typ II infratentoriell, vorwiegend links, nach Aufprall auf den Hinterkopf **a, b**. Contrecoup-Herd supratentoriell rechts frontal **c** (66jähriger Patient)

Der *Hirnkontusionstyp III* umfaßt alle Hirnverletzungen mit einem Coup-Contrecoup-Mechanismus. Beim Coup-Contrecoup-Mechanismus entstehen die Hirngewebsverletzungen im Rahmen eines Beschleunigungstraumas sowohl im Bereich einer am Ort der Gewalteinwirkung auftretenden Überdruckzone als auch im Bereich einer am Gegenstoßpol resultierenden Unterdruckzone. Bei einem Aufprall auf das Hinterhaupt können gleichzeitig infra- und supratentorielle Hirnkontusionen entstehen (Abb. 152a–c).

b) Diffuses posttraumatisches Hirnödem

Bei einem Teil der Patienten mit einem Schädelhirntrauma finden sich im Computertomogramm ausschließlich die Zeichen einer generalisierten cerebralen Volumenzunahme, wobei das Ventrikel- und Zisternensystem mehr oder weniger vollständig komprimiert ist, ohne daß ein dichteverändernder Prozeß erkennbar wird (Abb. 153a–d). Es ist bisher noch ungeklärt, ob dieser als diffuse Hirnschwellung gedeutete Zustand das Vorstadium eines diffusen Hirnödems darstellt (LANKSCH et al., 1978). Verlaufsbeobachtungen lassen jedoch hierauf schließen, da nach einigen Tagen ein Marklagerödem mit entsprechender diffuser Dichteminderung im Ödembereich computertomogra-

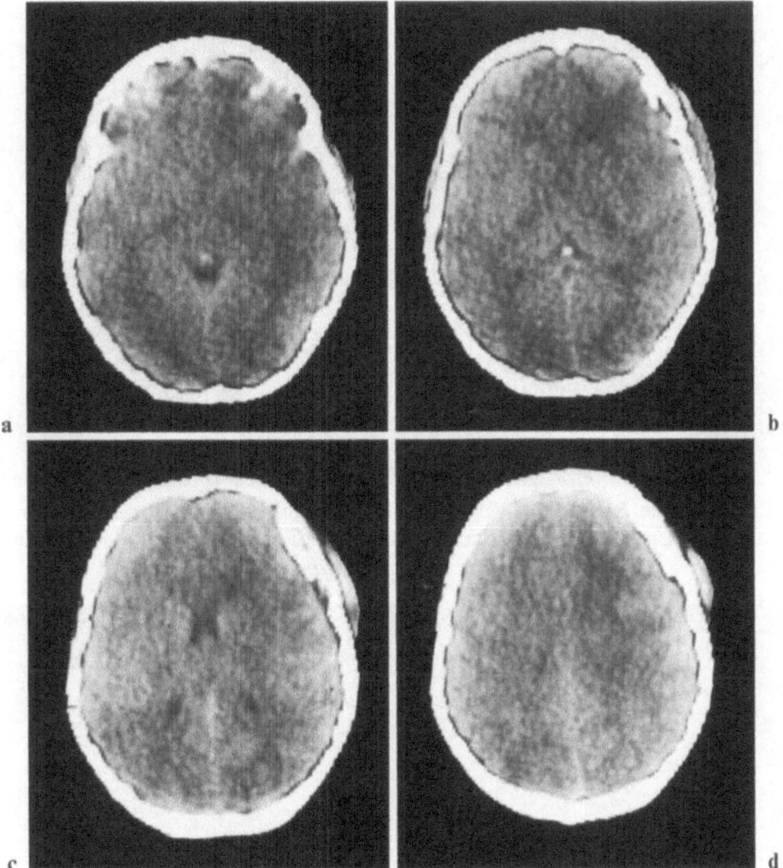

Abb. 153a–d. Generalisierte intracerebrale Volumenvermehrung nach Schädelhirntrauma mit Kompression des Ventrikel- und Cisternensystems. Zusätzlich Impressionsfraktur der Schädelkalotte rechts fronto-temporal **b, c** (13jähriger Patient)

phisch in Erscheinung tritt. Im Krankengut von LANKSCH et al. (1978) wiesen etwa ein Fünftel aller nach einem Schädelhirntrauma bewußtseinsgestörten Patienten im Computertomogramm ausschließlich die Zeichen eines generalisierten Hirnödems auf, wobei die Mortalität in dieser Patientengruppe zwischen 12 und 13% betrug.

c) Seltene Traumafolgen

Zu den seltenen intracerebralen Traumafolgen zählen die durch Verletzung pialer Gefäße entstehenden isolierten Subarachnoidalblutungen sowie ausschließlich intraventrikulär gelegene Blutungen, die nach UNTERHARNSCHEIDT (1963) durch eine Verformung des Ventrikelsystems bei sagittaler Gewalteinwirkung mit entsprechendem Sog an den Ventrikelwänden hervorgerufen werden.

3. Kombinationsverletzungen

Gleichzeitig auftretende extra- und intracerebrale Verletzungsfolgen stellen die sog. Kombinationsverletzungen dar. Hierzu zählen unter anderem die Kombination von subduralen oder epiduralen Hämatomen mit Hirnkontusionen. Hierbei liegt nicht selten ein Coup-Contrecoup-Mechanismus vor. Darüber hinaus können auch homolaterale ortsferne Kontusionsblutungen beobachtet werden.

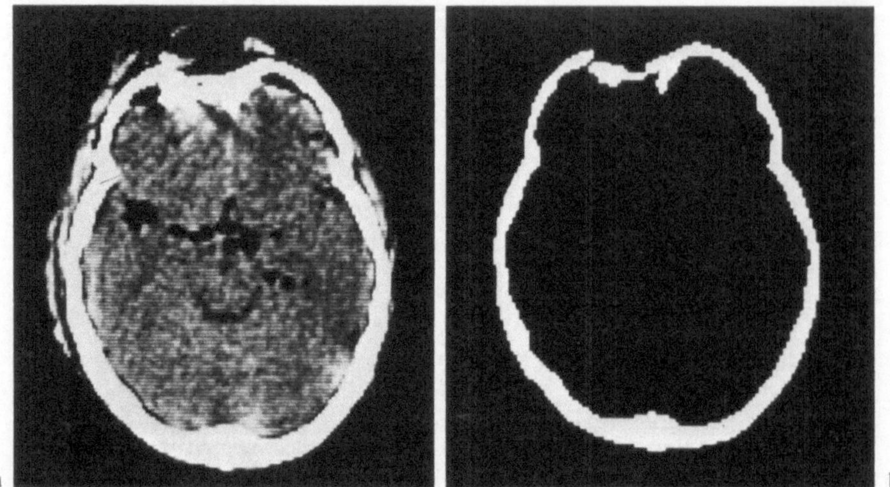

Abb. 154a u. b. Frontobasale Schädelhirnverletzung mit frontaler Impressionsfraktur **b**. Luftansammlungen im Bereich der basalen Cisternen **a** (Abb. aus „Computed Tomography in Head Injuries", W. Lanksch, Th. Grumme, E. Kazner, Eds.)

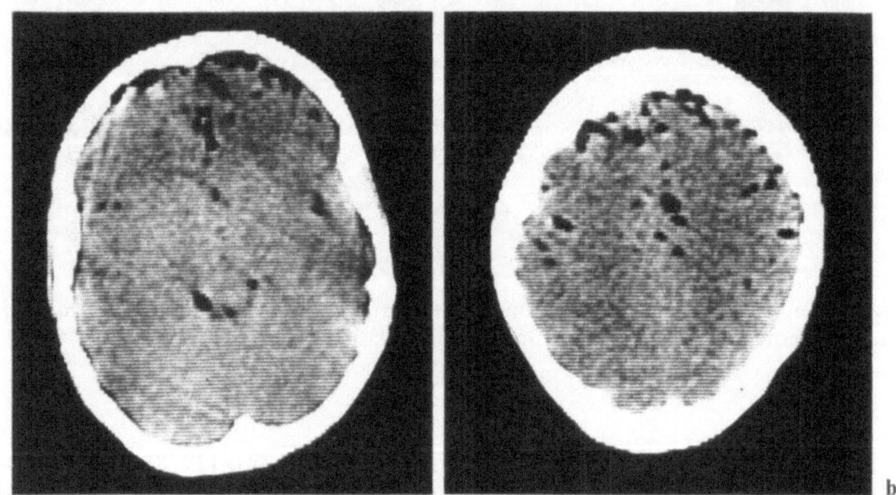

Abb. 155a u. b. Multiple intracranielle Luftblasen nach frontobasaler Schädelhirnverletzung als indirekter Hinweis auf das Vorliegen einer Liquorfistel. (Abb. aus „Computed Tomography in Head Injuries", W. Lanksch, Th. Grumme, E. Kazner, Eds.)

4. Offene Schädelhirnverletzungen

Impressionsfrakturen sind im Computertomogramm nur dann erkennbar, wenn sie Impression senkrecht zur Schichtebene verläuft (s. Abb. 153c u. 154b).

Bei *frontobasalen Schädelhirnverletzungen* besteht mit Hilfe der Computertomographie im Gegensatz zu den konventionellen röntgendiagnostischen Methoden vor allem die Möglichkeit, begleitende kontusionelle oder extracerebrale Verletzungsfolgen direkt nachzuweisen. Multiple intracranielle Luftblasen sind ein indirekter Hinweis auf das Vorliegen einer *traumatischen Liquorfistel* (Abb. 154a u. b und 155a u. b). Bei *Schädelschußverletzungen* ist der Schußkanal infolge von Blutbeimengungen im lazerierten Hirngewebe in der Regel als bandförmige Zone erhöhter Dichte gut erkennbar. Darüber hinaus lassen sich intracranielle Projektile oder Geschoßsplitter und versprengte Knochenfragmente sowie zusätzliche intra- oder extracerebrale Hämatome computertomographisch exakt lokalisieren, sofern keine überlagernden Streifenartefakte von seiten der metalldichten Projektile oder Geschoßsplitter eine Beurteilung unmöglich machen (Abb. 156a u. b).

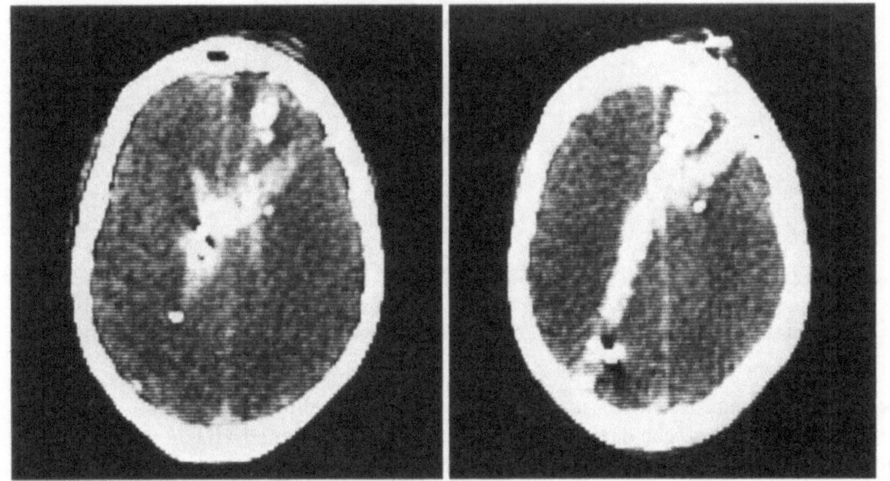

Abb. 156a u. b. Schädelschußverletzung. Der Schußkanal gelangt als bandförmige Straße frisch geronnenen Blutes im lacerierten Hirngewebe zur Darstellung. (Abb. aus „Computed Tomography in Head Injuries", W. Lanksch, Th. Grumme, E. Kazner, Eds.)

VI. Neuropädiatrische Erkrankungen

Die Computertomographie hat auch in der Diagnostik neuropädiatrischer Erkrankungen völlig neue Dimensionen eröffnet. Durch die Möglichkeit der direkten Darstellung der normalen und der pathologisch veränderten Hirnstrukturen hat sich die Computertomographie vor allem seit der Verfügbarkeit von Untersuchungsgeräten mit hohem Auflösungsvermögen als die wichtigste und aufschlußreichste neuroradiologische Untersuchungsmethode im Säuglings- und Kindesalter erwiesen. Auf den Einsatz invasiver Untersuchungsverfahren kann seither nahezu vollständig verzichtet werden. Dies betrifft vor allem die Pneumencephalographie, die praktisch nicht mehr zur Anwendung gelangt. Die cerebrale Angiographie findet im wesentlichen nur noch zur diagnostischen Abklärung vasculärer Prozesse oder zur Vorbereitung und Planung chirurgischer Maßnahmen im supratentoriellen Bereich Verwendung.

Da zur Erzielung optimaler diagnostischer Resultate eine absolute Ruhigstellung des Kopfes während des gesamten Untersuchungsvorganges unerläßlich ist, wird zur Vermeidung von Bewegungsartefakten bei Kindern im Alter von bis zu 4 Jahren aber auch bei älteren, nicht kooperativen oder motorisch unruhigen Kindern die Untersuchung unter den Bedingungen der Allgemeinnarkose empfohlen (Kazner et al., 1976). Houser et al. (1975) befürworten dagegen lediglich eine Sedierung mit Chloralhydrat.

Die hauptsächlichsten Indikationen zum Einsatz der Computertomographie im Säuglings- und Kindesalter sind neurologische Ausfallserscheinungen, Krampfanfälle, Makrocephalie, intracranielle Drucksteigerung, geistige und/oder psychische Retardierung, Mißbildungen, Schädelhirnverletzungen, akuter Bewußtseinsverlust sowie Ventilkomplikationen.

1. Perinatale Gehirnerkrankungen

Bereits im frühesten Säuglingsalter leistet die Computertomographie einen entscheidenden Beitrag zur Abklärung neurologischer Krankheitsbilder. Bei intra- oder postpartaler Asphyxie sind hypoxische Hirngewebsschädigungen, oft in Form eines status lacunaris, computertomographisch nachweisbar (Abb. 157a–c). Ebenso lassen sich kleinste extra- und/oder intrazerebrale Blutungen

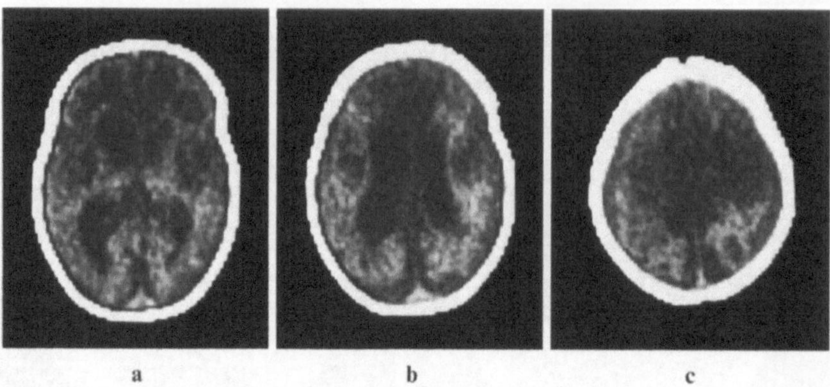

Abb. 157a–c. Zustand nach protrahierter intra- und postpartaler Asphyxie (klinisch Krampfanfälle). Hochgradige fronto-parietal betonte hypoxische Hirnschädigung mit großen lacunenartigen Hirnsubstanzdefekten (status lacunaris), Hirnrindenatrophie und ausgeprägtem Hydrocephalus e vacuo (1 Monate alter Säugling)

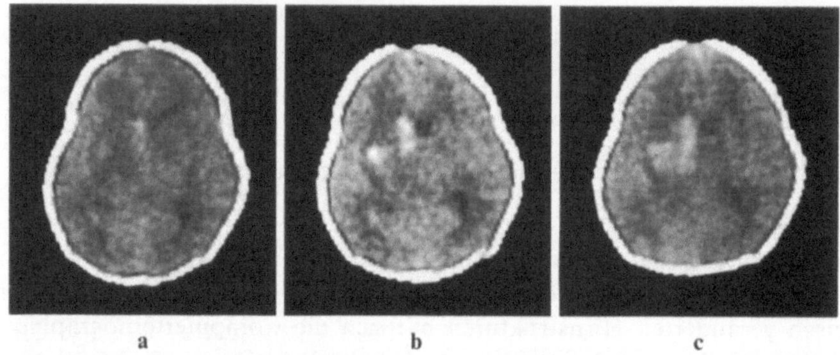

Abb. 158a–c. Frische Blutung im linken Stammgangliengebiet (8 Tage alter Säugling)

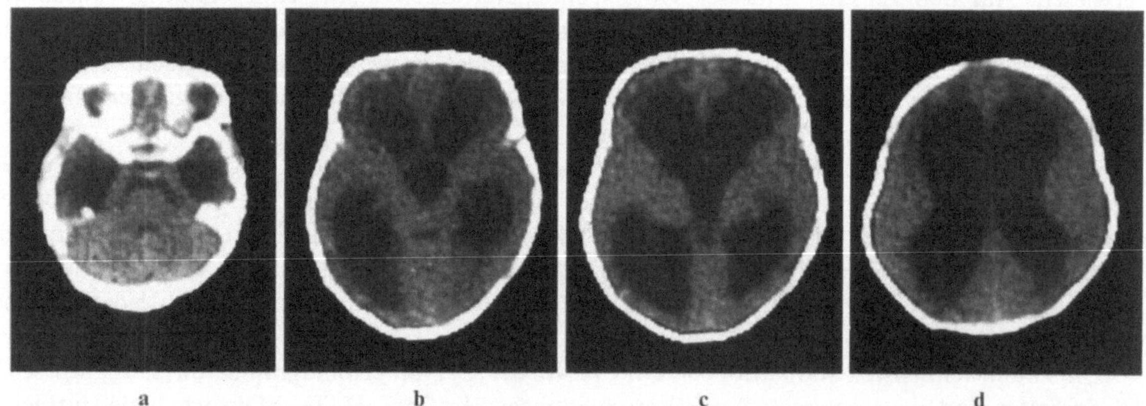

Abb. 159a–d. Aquaeduktstenose. Ausgeprägte Erweiterung des 3. Ventrikels und beider Seitenventrikel bei normal weitem 4. Ventrikel **a**. Subependymale Liquorresorption (periventriculäre Dichteminderung) bifrontal (2 Monate alter Säugling)

im akuten Stadium dank des hohen Auflösungsvermögens der CT-Geräte einwandfrei diagnostizieren (Abb. 158a–c). Bei rapider Zunahme des Kopfumfanges besteht eine absolute Indikation zur Durchführung einer Computertomographie, da der CT-Befund zumeist die Abklärung der Genese des Zustandsbildes ermöglicht. Charakteristisch für das Vorliegen einer Aquaeduktstenose bzw. eines Aquaeduktverschlusses ist der computertomographische Nachweis einer Dilatation

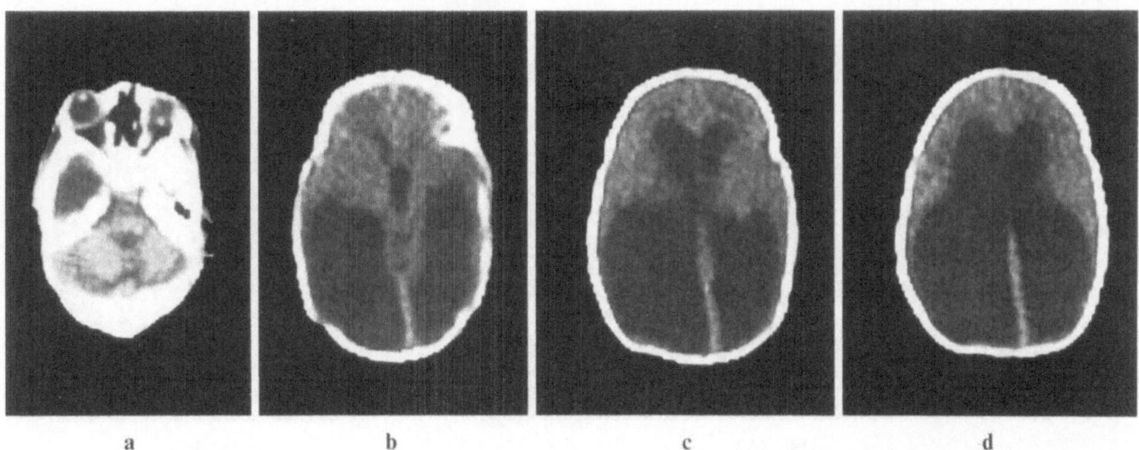

Abb. 160a–d. Hochgradiger occipital betonter Hydrocephalus bei Verdacht auf Aquaeduktstenose (2 Monate alter Säugling)

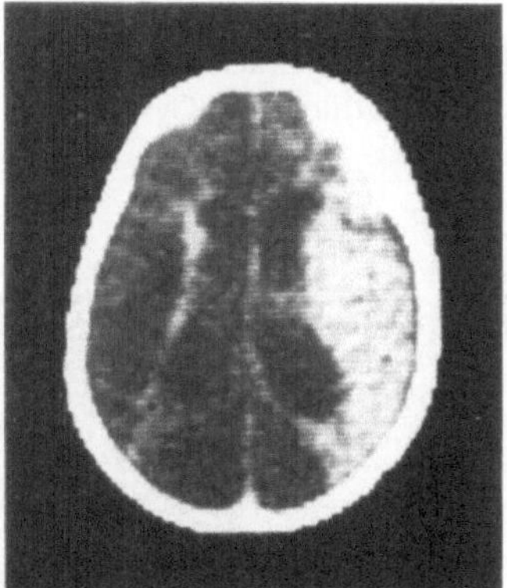

Abb. 161. Postencephalitische Veränderungen mit status lacunaris im beidseitigen Anterior- und Posterior- sowie im linken Mediaversorgungsgebiet (5 Monate alter Säugling)

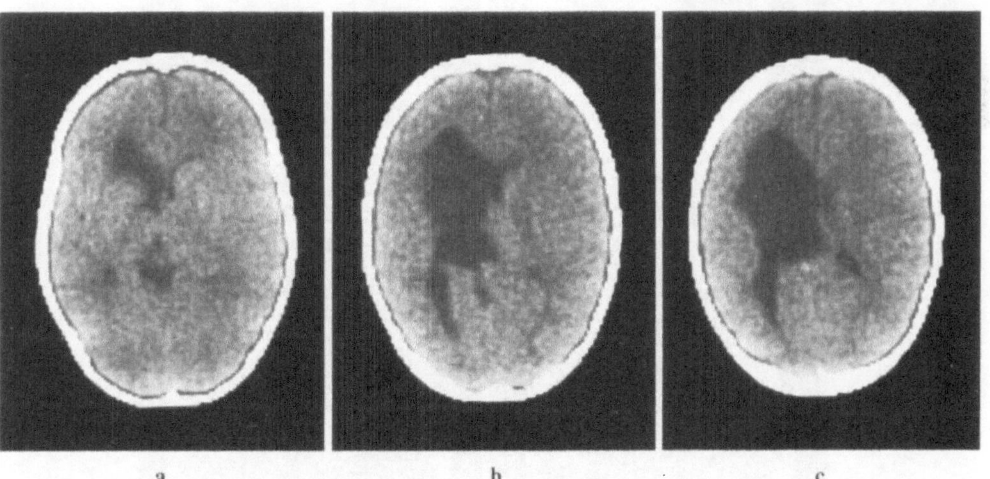

Abb. 162a–c. Porencephale Erweiterung des linken Seitenventrikels (3jähriger Patient)

des 3. Ventrikels und der Seitenventrikel bei normaler Weite des 4. Ventrikels (Abb. 159a–d, Abb. 160a–d). Auf die computertomographischen Befunde bei akuten oder chronischen Hygromen wurde an anderer Stelle hingewiesen (s. S. 387). Hirngewebsschädigungen im Gefolge einer Encephalitis imponieren in der Regel als status lacunaris und weisen dabei zumeist eine deutliche Beziehung zu den Gefäßversorgungsgebieten der großen Hirnarterien auf (Abb. 161).

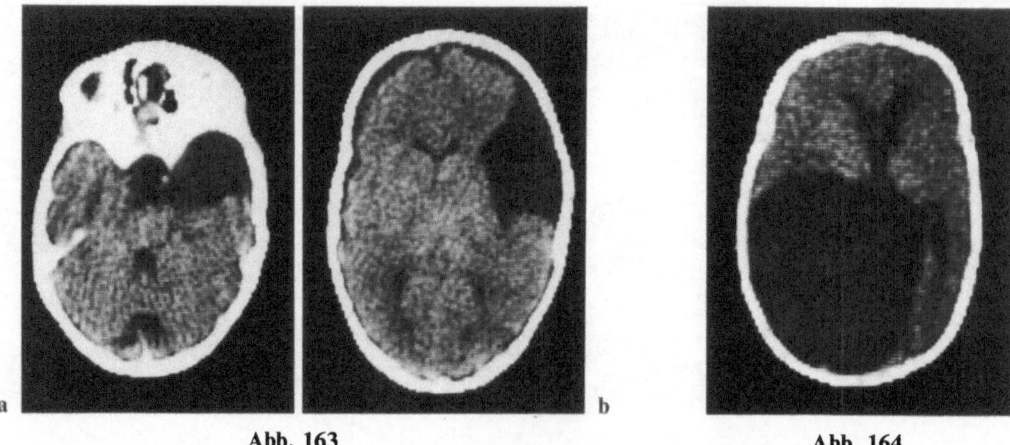

Abb. 163 Abb. 164

Abb. 163a u. b. Arachnoidalcyste rechts temporal. Als zusätzlicher Befund bilaterale Hygrome. Durchschnittlicher Absorptionswert im Bereich der Cyste +3,0 EMI-Einheiten (7jähriger Patient)

Abb. 164. Riesige Arachnoidalcyste links temporo-parieto-occipital. Aufweitung der Schädelkalotte links temporo-occipital durch die Cyste sowie mäßiggradig ausgebildeter Hydrocephalus infolge einer Liquorpassagebehinderung (2 Monate alter Säugling)

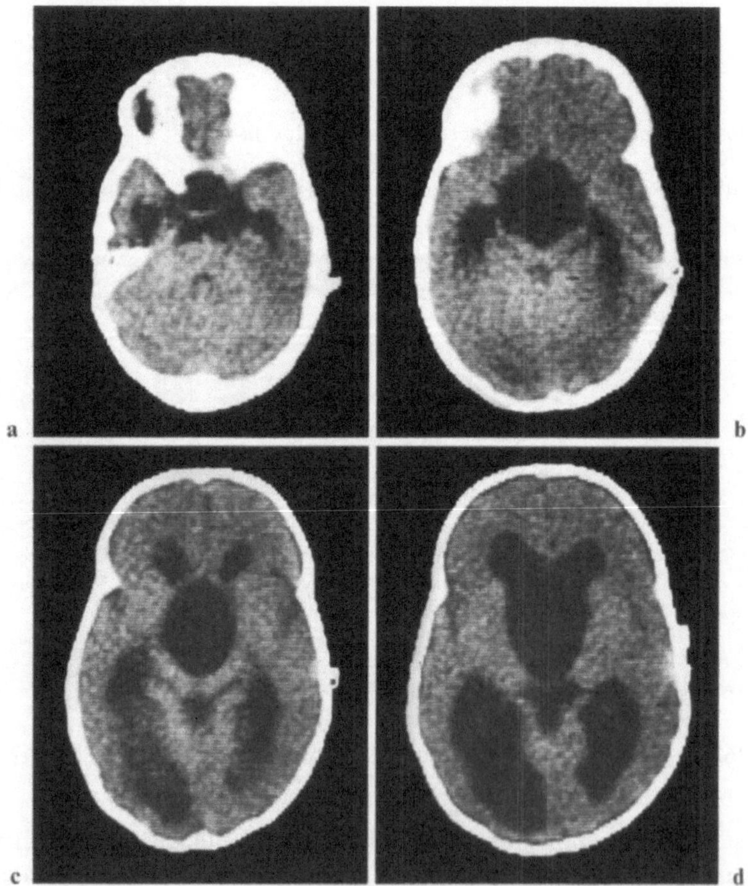

Abb. 165a–d. Arachnoidalcyste im Bereich der Cisterna chiasmatis (operativ gesichert). Die weit nach suprasellär reichende Cyste verursacht eine beidseitige Foramen-Monroi-Blockade mit entsprechender Dilatation der Seitenventrikel (2jähriger Patient)

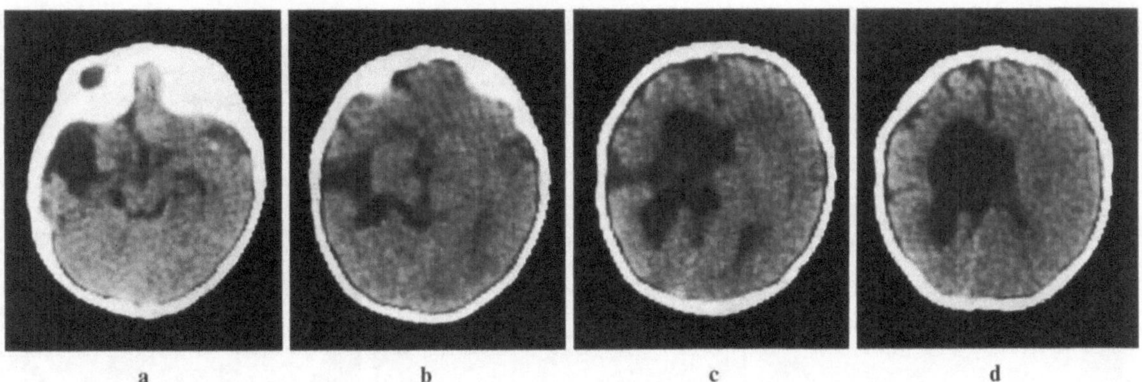

Abb. 166a–d. Linksseitige Hemiatrophie mit zusätzlicher porencephaler Erweiterung des linken Seitenventrikels **c, d** und cerebralem Substanzdefekt links temporobasal **a, b** (8 Monate alter Säugling)

Zu den fötal, perinatal oder postnatal erworbenen Erkrankungen, die mitunter erst im Kindes- oder Erwachsenenalter diagnostiziert werden, zählen unter anderem die Porencephalie (Abb. 162a–c), die Arachnoidalcysten (Abb. 163a u. b, Abb. 164 und Abb. 165a–d) sowie die Hemiatrophie (Abb. 166a–d).

2. Congenitale cerebrale Anomalien

Am häufigsten sind die Septum-pellucidum-Cysten und das Cavum vergae (Abb. 167a u. b). Die Balkenagenesie (Abb. 168a–c) und das Dandy-Walker-Syndrom, bei dem es sich um eine Agenesie des Kleinhirnwurmes sowie eine Atresie der Foramina Magendi und Foramina Luschkae mit ballonförmiger Erweiterung des 4. Ventrikels handelt (Abb. 169a–d), werden dagegen äußerst selten beobachtet. Relativ selten ist auch die Dysplasie des cerebralen Cortex. Seit dem Einsatz der Computertomographie hat die Beobachtungszahl an cerebralen Mißbildungen jedoch deutlich zugenommen. Über typische computertomographische Befunde bei Hydranencephalie und Prosencephalie haben KAZNER et al. (1976) berichtet.

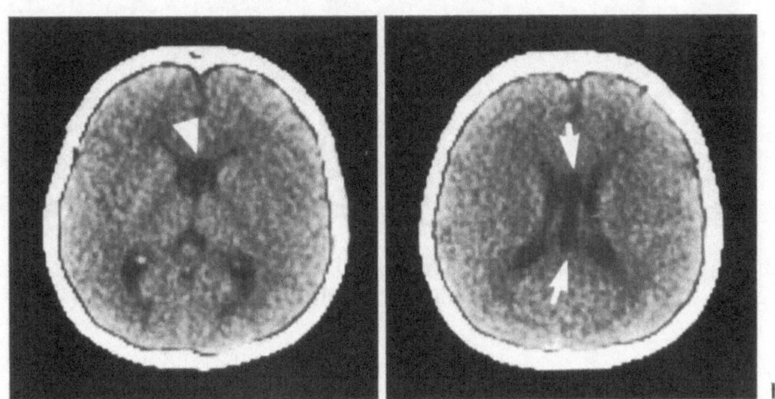

Abb. 167a u. b. Septum-pellucidum-Cyste (s. Pfeil in **a**) kombiniert mit einem Cavum vergae (s. Pfeile in **b**)

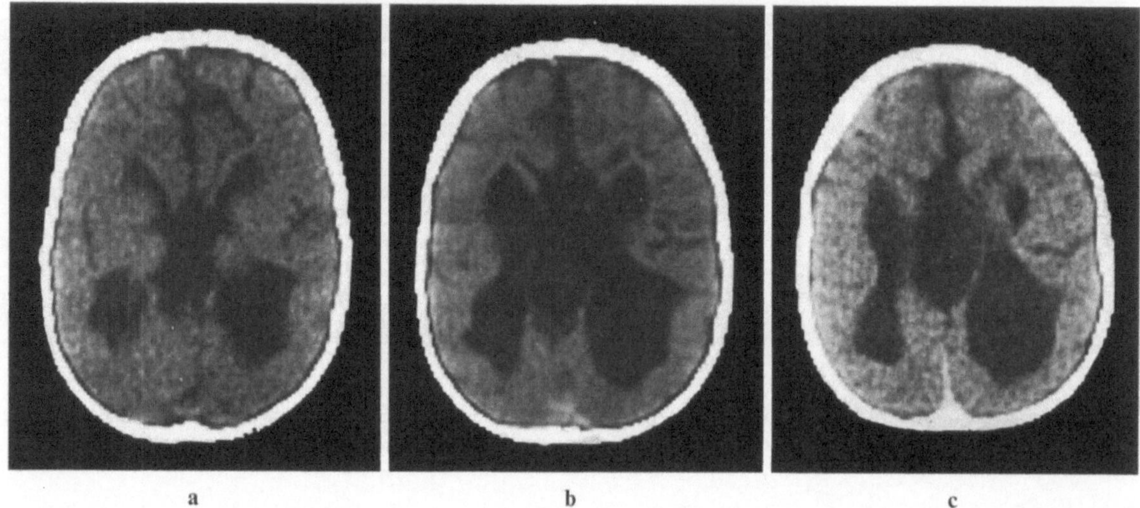

Abb. 168a–c. Agenesie des Corpus callosum. Großer Abstand zwischen den stierhornförmig imponierenden Seitenventrikeln bei weit nach cranial reichendem, stark erweitertem 3. Ventrikel (2jähriger Patient)

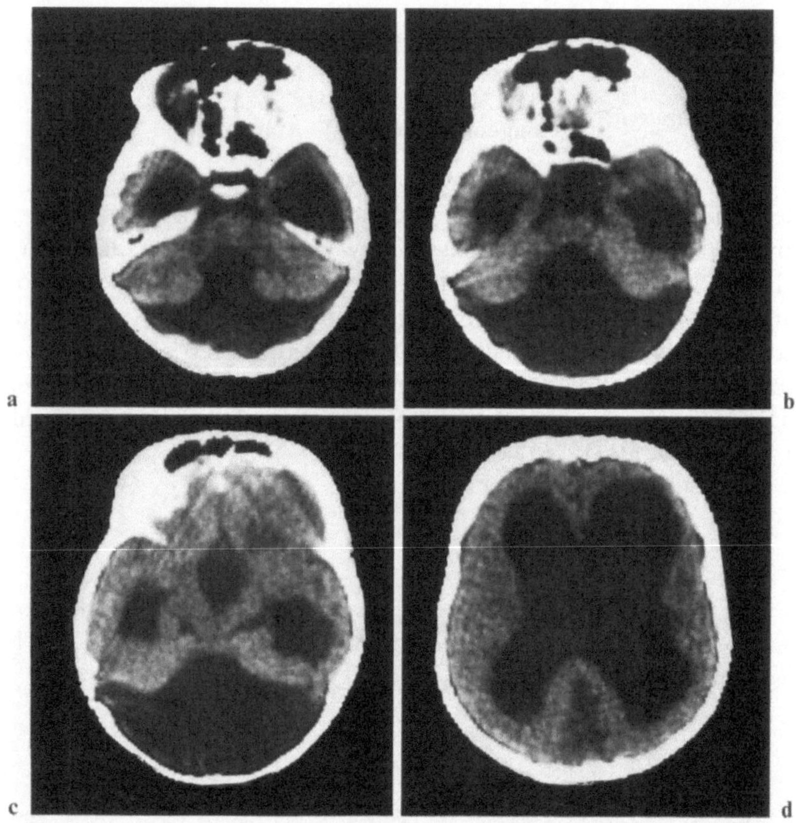

Abb. 169a–d. Dandy-Walker-Syndrom mit hochgradigem Occlusionshydrocephalus. Zustand nach linksseitiger Shuntoperation (10jähriger Patient)

Literatur

ALLEN, J.H.: Computed tomographic scan findings in closed head trauma. J. Comput. Assist. Tomogr. **1**, 115–120 (1977)

ALLEN, J.C., THALER, H.T., DECK, M.D.F., ROTTENBERG, D.A.: Leukoencephalopathy following high-dose intravenous methotrexate chemotherapy: Quantitative assessment of white matter attenuation using computed tomography. Neuroradiology **16**, 44–47 (1978)

AMBROSE, J.A.E.: The usefulness of computerized axial scanning in problems arising from cerebral haemorrhage, infarction or oedema. Brit. J. Radiol. **46**, 736 (1973)

AMBROSE, J.: Computerized transverse axial scanning (tomography): Part 2. Clinical application. Brit. J. Radiol. **46**, 1023–1047 (1973)

AMBROSE, J.: Computerized x-ray scanning of the brain. J. Neurosurg. **40**, 679–695 (1974)

AMBROSE, J., GOODING, M.R., RICHARDSON, A.E.: Sodium iothalamate as an aid to diagnosis of intracranial lesions by computerized axial scanning. Lancet **11**, 669–674 (1975)

AMBROSE, J., GOODING, M.R., RICHARDSON, A.E.: An assessment of the accuracy of computerized transverse axial scanning (EMI scanner) in the diagnosis of intracranial tumours. Brain **98**, 569–582 (1975)

AMBROSE, J., GOODING, M.R., GRIVER, J., RICHARDSON, A.E.: A quantiative study of the EMI values obtained for normal brain cerebral infarction and certain tumours. Brit. J. Radiol. **49**, 827–830 (1976)

AMBROSE, J., GOODING, M.R., UTTLEY, D.: EMI scan in the management of head injuries. Lancet **1**, 847–848 (1976)

AMENDOLA, M.A., OSTRUM, B.J.: Diagnosis of isodense subdural hematomas by computed tomography. Am. J. Roentgenol. **129**, 693–697 (1977)

AMUNDSEN, P., DUGSTAD, G., SYVERTSEN, A.H.: The reliability of computer tomography for the diagnosis and differential diagnosis of meningiomas, gliomas, and brain metastases. Acta Neurochir. **41**, 177–190 (1978)

ANGER, H.O.: Scintillation camera. Rev. Sci. Instrum. **29**, 27 (1958)

ARIMITSU, T., DI CHIRO, G., BROOKS, R.A., SMITH, P.: White-gray matter differentiation in computed tomography. J. Comput. Assist. Tomogr. **1**, 437–442 (1977)

ASADA, M., TAMAKI, N., KANAZAWA, Y., MATSUMOTO, S., MATSUO, M., KIMURA, S., FUJII, S., KANEDA, Y.: Computer analysis of periventricular lucency on the CT scan. Neuroradiology **16**, 207–211 (1978)

AULICH, A., WENDE, S., FENSKE, A., LANGE, S., STEINHOFF, H.: Diagnosis and follow-up studies in cerebral infarcts. In: Cranial computerized tomography (Lanksch, W., Kazner, E., Eds.), pp. 273–283. Berlin-Heidelberg-New York: Springer 1976

AULICH, A., LANGE, S., STEINHOFF, H., SCHINDLER, E., WENDE, S.: Diagnosis and follow-up studies in brain abscesses using CT. In: Cranial computerized tomography (Lanksch, W., Kazner, E., Eds.), pp. 366–371. Berlin-Heidelberg-New York: Springer 1976

AULICH, A., FENSKE, A.: Das Computer-Tomogramm des Schlaganfalles. Akt. Neurol. **4**, 141–155 (1977)

AULICH, A., WENDE, S., KAZNER, E., LANKSCH, W., STEINHOFF, H., GRUMME, TH., LANGE, S., MEESE, W.: Computerised axial tomography for diagnosis and follow-up studies of cerebral infarcts and the development of brain oedema. The effects of dexamethasone and furosemide on perifocal brain oedema in patients with brain tumours. In: The diagnostic limitations of computerised axial tomography (Bories, J., Ed.), p. 105–109. Berlin-Heidelberg-New York: Springer 1978

AULICH, A., SCHINDLER, E., WENDE, S., KAZNER, E., LANKSCH, W., STEINHOFF, H., GRUMME, TH., LANGE, S., MEESE, W.: CT findings in chronic subdural haematomas. In: The diagnostic limitations of computerised axial tomography (Bories, J., Ed.), p. 120–125. Berlin-Heidelberg-New York: Springer 1978

AVERBACK, P.: Developmental arachnoid cysts of the posterior fossa – An analysis of 13 cases. Acta Neurochir. **39**, 181–186 (1977)

AXELBAUM, S.P., SCHELLINGER, D., LUENSSENHOP, A.J., DI CHIRO, G., HARBERT, J.C., TWIGG, H.L.: Intracerebral hematoma: Diagnosis with automatic computerized transverse axial (ACTA) scanning. JAMA **235**, 235–643 (1976)

BAJRAKTARI, X., BERGSTRÖM, M., BRISMAR, K., GOVLATIA, R., GREITZ, T., GREPE, A.: Diagnosis of intrasellar cisternal herniation (empty sella) by computer assisted tomography. J. Comput. Assist. Tomogr. **1**, 105–116 (1977)

BAKER, H.L. JR., CAMPBELL, J.K., HOUSER, O.W., REESE, D.F., SHEEDY, P.F., HOLMAN, C.B., KURLAND, R.L.: Computer assisted tomography of the head: An early evaluation. Mayo Clin. Proc. **49**, 17–27 (1974)

BAKER, H.L. JR., HOUSER, O.W.: Computed tomography in the diagnosis of posterior fossa lesions. Radiol. Clin. N. Amer. **14**, 129–147 (1976)

BALERIAUX-WAHA, D., RETIF, J., NOTERMAN, J., TERWINGHE, G., MORTELMANS, L.L., DUPONT, M.G., JEANMART, L.: CT scanning in the diagnosis of the cerebellar and spinal lesions of von Hippel-Lindau's disease. Neuroradiology **14**, 241–244 (1978)

BANK, W.O., DRAYER, B.P., WILLIAMS, A.L., BLACK, F.O., ROSENBAUM, A.E.: Computed tomographic cisternography: Reduction of diagnostic limitations in computed tomography through intrathecal enhancement. In: The diagnostic limitations of computerised axial tomography (Bories, J., Ed.), pp. 156–161. Berlin-Heidelberg-New York: Springer 1978

BARDFELD, P.A., PASSALAQUA, A.M., BRAUNSTEIN, P., RAGHAVENDRA, B.N., LEEDS, N.E., KRICHEFF, I.I.: A comparison of radionuclide scanning and computed tomography in metastatic lesions of the brain. J. Comput. Assist. Tomogr. **1**, 315–318 (1977)

BARNES, B.D., WINESTOCK, D.P.: Dynamic radionuclide scanning in the diagnosis of thrombosis of the superior sagittal sinus. Neurology **27**, 656–661 (1977)

BARRON, S.A., JACOBS, L., KINKEL, W.R.: Changes in size of normal lateral ventricles during aging by CT. Neurology (Minneap.) **26**, 1011–1013 (1976)

BARRY, J.F., HARWOOD-NASH, D.C., FITZ, C.R., BYRD, S.E.: Unrecognized atypical tuberous sclerosis diagnosed with CT. Neuroradiology **13**, 177–180 (1977)

BECKER, H., DESCH, H., HACKER, H., PENCZ, A.: CT fogging effect with ischemic cerebral infarcts. Neuroradiology **18**, 185–192 (1979)

BELLONI, G., BACIOCCO, A., BORELLI, P., SAGUI, G., DI ROCCO, C., MAIRA, G.: The value of CT scan for the diagnosis of pituitary microadenomas in children. Neuroradiology **15**, 179–181 (1978)

BERGER, P.E., KIRKS, D.R., GILDAY, L.D., FITZ, C.R., HARWOOD-NASH, D.C.: Computed tomography in infants and children, Intracranial neoplasms. Amer. J. Roentgenol. **127**, 129–137 (1976)

BERGER, P.E., HARWOOD-NASH, D.C., FITZ, C.R.: Computerized tomography: Abnormal intracerebral collections of blood in children. Neuroradiology **11**, 29–33 (1976)

BERGSTRÖM, M., RIDING, M., GREITZ, T.: The limitations of definition of blood vessels with computer intravenous angiography. Neuroradiology **11**, 35–40 (1976)

BERGSTRÖM, M., SUNDMAN, R.: Picture processing in computed tomography. Amer. J. Roentgenol. **127**, 17–21 (1976)

BERGSTRÖM, M., GREITZ, T.: Stereotaxic computed tomography. Amer. J. Roentgenol. **127**, 167–170 (1976)

BERGSTRÖM, M., ERICSON, K., LEVANDER, B., SVENDSEN, P., LARSSON, S.: Variation with time of the attenuation values of intracranial hematomas. J. Comput. Assist. Tomogr. **1**, 57–63 (1977)

BERRY, R.G., ALPERS, B.S., WHITE, J.C.: Angiomas. In: Cerebrovascular disease (Ed. C.H. Millikan). Wiliams and Wilkins, Baltimore 1966

BIERNY, J.P., KOMAR, N.N.: The sylvian cistern on computed tomography scanning. J. Comput. Assist. Tomogr. **1**, 227–230 (1977)

BILANIUK, L.T., ZIMMERMAN, R.A.: CT differential diagnosis of pediatric brain tumors based on 101 cases (Abstr.) Comput. Axial Tomogr. **1**, 359 (1977)

BILANIUK, L.T., ZIMMERMAN, R.A., BROWN, L., YOO, H.J., GOLDBERG, H.I.: Computed tomography in meningitis. Neuroradiology **16**, 13–14 (1978)

BOLTSHAUSER, E., SPIESS, H., ISLER, W.: Computer tomography in neurodegenerative disorders in childhood. Neuroradiology **16**, 41–43 (1978)

BRACEWELL, R.: Strip integration in radioastronomy. Aust. J. Phys. **9**, 198–217 (1956)

BRACEWELL, R.N.: Correction for collimator width (restoration) in reconstructive X-ray tomography. J. Comput. Assist. Tomogr. **1**, 6–15 (1977)

BRADAC, G.B., SCHRAMM, J., GRUMME, T., SIMON, R.S.: CT of the base of the skull. Neuroradiology **17**, 1–5 (1978)

BRASSOW, F., BAUMANN, K.: Volume of brain ventricles in man determined by computer tomography. Neuroradiology **16**, 187–189 (1978)

BRAUN, I.F., NAIDICH, TH.P., LEEDS, N.E., KOSLOW, M., ZIMMERMAN, H.M., CHASE, N.E.: Dense intracranial epidermoid tumors: Computed tomographic observations. Radiology **122**, 717–719 (1977)

BROOKS, R.A., DI CHIRO, G.: Theory of image reconstruction in computed tomography. Radiology **117**, 561–572 (1975)

BÜCHNER, F.: Spezielle Pathologie. München-Berlin: Urban & Schwarzenberg 1956

BÜLL, U., NIENDORF, H.P., STEINHOFF, H., KAZNER, E.: Validity of serial scintigraphy with ^{99m}Tc-pertechnetate in comparison with computerized tomography in brain tumors. In: Cranial computerized tomography (Eds. W. Lanksch, E. Kazner), pp. 177–182. Berlin-Heidelberg-New York: Springer 1976

BÜLL, U., TONGENDORFF, J., ROTHE, R., FISCHER, K.: Results of serial scintigraphy with ^{99m}Tc-pertechnetate in comparison with angiography and computerized tomography in cerebrovascular diseases. In: Cranial computerized tomography (Lanksch, W., Kazner, E., Eds.), p. 298–304. Berlin-Heidelberg-New York: Springer 1976

BÜLL, U., KAZNER, E., STEINHOFF, H.: Die Stellung der zerebralen Serienszintigraphie in der nicht-invasiven Diagnostik von Hirnerkrankungen. Fortschr. Röntgenstr. **129**, 562–564 (1978)

BÜLL, U., NIENDORF, H.P., KAZNER, E., LANKSCH, W., WILSKE, J., STEINHOFF, H., GAHR, H.: Computerized transaxial tomography and cerebral serial scintigraphy in intracranial tumors. Rates of detection and tumor-type identification: Concise communication. J. Nucl. Med. **19**, 476–479 (1978)

BÜLL, U., KAZNER, E., RATH, M., STEINHOFF, H., KLEINHANS, E., LANKSCH, W.: Sensitivity of computed tomography and serial scintigraphy in cerebrovascular disease. Radiology **131**, 393–398 (1979)

BULL, J.W.D.: The volume of the cerebral ventricles. Neurology **11**, 1–9 (1961)

BULL, J.W.D.: The changing face of neuroradiology over nearly forty years. Neuroradiology **9**, 111 (1975)

BUONANNO, F.S., MOODY, D.M., BALL, M.R., LASTER, D.W.: Computed cranial tomographic findings in cerebral sinovenous occlusion. J. Comput. Assist. Tomogr. **2**, 281–290 (1978)

BURSTEIN, J., PAPILE, L., BURSTEIN, R.: Subependymal germinal matrix and intraventricular hemorrhage in premature infants: diagnosis by CT. Am. J. Roentgenol. **128**, 971–976 (1977)

BUTLER, A.R., KRICHEFF, I.I.: Non-contrast CT scanning: limited value in suspected brain tumor. Radiology **126**, 689–693 (1978)

BUTLER, A.R., PASSALAQUA, A.M., BERENSTEIN, A., KRICHEFF, I.I.: The contrast-enhanced CT scan and the radionuclide brain scan: Parallel mechanisms of action in the detection of supratentorial astrocytomas. Neuroradiology **16**, 491–494 (1978)

BUTLER, A.R., HORII, S.C., KRICHEFF, I.I., SHANNON, M.B., BUDZILOVICH, G.N.: Computed tomography in astrocytomas. Radiology **129**, 433–439 (1978)

BUTZER, J.F., CANCILLA, P.A., CORNELL, S.H.: Computerized axial tomography of intracerebral hematomas. A clinical and neuropathological study. Arch. Neurol. **33**, 206–214 (1976)

BYRD, S.E., HARWOOD-NASH, D.C., BARRY, J.F., FITZ, C.R., BOLDT, D.W.: Coronal computed tomography of the skull and brain in infants and children. Part I: Technique and results. Part II: Clinical value. Radiology **124**, 705–714 (1977)

BYRD, S.E., HARWOOD-NASH, D.C., FITZ, C.R., ROGOVITZ, D.M.: Computed tomography in the evaluation of encephaloceles in infants and children. J. Comput. Assist. Tomogr. **2**, 81–87 (1978)

BYRD, G.H., BENTSON, J.R., WINTER, J., WILSON, G.H., JOYCE, P.W., O'CONNOR, L.: Giant intracranial aneurysms simulating brain neoplasms on computed tomography. J. Comput. Assist. Tomogr. **2**, 303–307 (1978)

CAILLÉ, J.-M., RENOU, A.-M., BILLEREY, J.: Prognostic value of rCBF measurements and CT in focal cerebral ischemia. Neuroradiology **16**, 238–241 (1978)

CAILLÉ, J.-M., BILLEREY, J., RENOU, A.-M., CONSTANT, P.: Cerebral blood volume and water extraction from cerebral parenchyma by hyperosmolar contrast media. Neuroradiology **16**, 579–582 (1978)

CASTELLANO, F., GUIDETTI, B., OLIVECRONA, H.: Pterional meningiomas "en plaque". J. Neurosurg. **9**, 188–196 (1952)

CATTELL, W.R.: Excretory pathways for contrast media. Invest. Radiol. **5**, 473–486 (1970)

CHESLER, D.A., RIEDERER, S.J., PELC, N.J.: Noise due to photon counting statistics in computed X-ray tomography. J. Comput. Assist. Tomogr. **1**, 64–74 (1977)

CITRIN, C.M., DAVIS, D.O.: Computerized tomography in the evaluation of pituitary adenomas. Neuroradiology **12**, 27–35 (1977)

CLAUSSEN, C.D., LOHKAMP, F.W., KRASTEL, A.: Computed tomography of trauma involving brain and facial skull (cranio-facial injuries). J. Comput. Assist. Tomogr. **1**, 472–481 (1977)

CLAVERIA, L.E., DU BOULAY, G.H., MOSELEY, I.F.: Intracranial infections: Inestigation by computerized axial tomography. Neuroradiology **12**, 59–71 (1976)

CLAVERIA, L.E., KENDALL, B.E., DU BOULAY, G.H.: Computerised axial tomography in supratentorial gliomas and metastases. In: The first seminar on computerised axial tomography in clinical practice (Du Boulay, G.H., Moseley, I.F., Eds.), pp. 85–93. Berlin-Heidelberg-New York: Springer 1977

CLAVERIA, L.E., MOSELEY, I.F., STEVENSON, J.F.: The clinical significance of cerebral atrophy as shown by C.A.T. In: Computerised axial tomography in clinical practice (Eds. G.H. Du Boulay, I.F. Moseley), pp. 213–217. Berlin-Heidelberg-New York: Springer 1977

CLAVERIA, L.E., SUTTON, D., TRESS, B.M.: The radiological diagnosis of meningiomas, the impact of EMI scanning. Brit. J. Radiol. **50**, 15–22 (1977)

CLAVERIA, L.E., DU BOULAY, G.H., KENDALL, B.E.: The diagnostic limitations of computerised axial tomography in hemispheric tumours. In: The diagnostic limitations of computerised axial tomography (Bories, J., Ed.), pp. 2–16. Berlin-Heidelberg-New York: Springer 1978

COBLENTZ, J.M., MATTIS, S., ZINGESSER, L.H., KASOFF, S.S., WISNIEWSKI, H.M., KATZMAN, R.: Presenile dementia. Clinical aspects and evaluation of cerebrospinal fluid dynamics. Arch. Neurol. **29**, 299–308 (1973)

COCKRILL, H.H. JR., DREISBACH, J., LOWE, B., YAMAUCHI, T.: Computed tomography in leptomeningeal infections. Amer. J. Roentgenol. **130**, 511–515 (1978)

COIN, C.G., WILSON, G.H., KLEBANOFF, R.: Contrast enhancement by arterial perfusion during computerized tomography. Neuroradiology **11**, 119–121 (1976)

COIN, C.G., STOLZMAN, D., KAMINSKY, D.: Abnormal perfusion of iodinated contrast material into the ventricular system in cerebral death. J. Comput. Assist. Tomogr. **1**, 352–353 (1977)

CORNELL, S.H., HIBRI, N.S., MENEZES, A.H., GRAF, C.J.: The complementary nature of computed tomography and angiography in the diagnosis of cerebellar hemangioblastoma. Neuroradiology **17**, 201–205 (1979)

CROCKER, E.F., ZIMMERMAN, R.A., PHELPS, M.E., KUHL, D.E.: The effect of steroids on the extravascular distribution of radiographic contrast material and technetium pertechnetate in brain tumors as determined by computed tomography. Radiology **119**, 471–474 (1976)

CRONQVIST, S., BRISMAR, J., KJELLIN, K., SÖDERSTRÖM, C.E.: Computer assisted axial tomography in cerebrovascular lesions. Acta Radiol. (Diagn.) **16**, 135–145 (1975)

CRONQVIST, S., NILSSON, B., SVENDGAARD, N., RISBERG, J., INGVAR, D.H.: Neurocirculatory analysis of potential EIAB patients. Neuroradiology **16**, 242–243 (1978)

CROWTHER, R.A., DE ROSIER, D.J., KLUG, A.: The reconstruction of a three-dimensonal structure from projections and its application to electron microscopy. Proc. R. Soc. Lond. **317**, 319–340 (1970)

CUSHING, H.: Intracranial tumors. Springfield: Ch. C. Thomas 1932

DANDY, W.E.: Ventriculography following the injection of air into the cerebral ventricles. Ann. Surg. **68**, 5 (1918)

DANDY, W.E.: Roentgenography of the brain after the injection of air into the spinal canal. Ann. Surg. **70**, 397–403 (1919)

DANDY, W.E.: Chronic subdural hydroma and serous meningitis. In: Lewis' practice of surgery, Vol. 12, p. 306, 1932

DANZIGER, A., PRICE, H., SCHECHTER, M.M.: An analysis of 113 intracranial infections. Neuroradiology **19**, 31–34 (1980)

DAVIS, K.R., TAVERAS, J.M., NEW, P.F.J., SCHNUR,

J.A., ROBERSON, G.H.: Cerebral infarction diagnosis by computerized tomography. Analysis and evaluation of findings. Amer. J. Roentgenol. **124**, 643–660 (1975)

DAVIS, K.R., NEW, P.F.J., OJEMANN, R.G., CROWELL, R.M., MORAWETZ, R.B., ROBERSON, G.H.: Computed tomographic evaluation of hemorrhage secondary to intracranial aneurysms. Am. J. Roentgenol. **127**, 143–153 (1976)

DAVIS, K.R., PARKER, S.W., NEW, P.F., ROBERSON, G.H., TAVERAS, J.M., OJEMANN, R.J., WEISS,A.D.: Computed tomography of acoustic neuroma. Radiology **124**, 81–86 (1977)

DAVIS, K.R., KISTLER, R.H., MOHR, J.P.: Computed tomography of cerebral infarction: hemorrhagic, contrast enhancement and time of appearance. Comput. Tomogr. **1**, 71–86 (1977)

DAVIS, K.R., TAVERAS, J.M., ROBERSON, G.H., ACKERMAN, R.H., DREISBACH, J.N.: Computed tomography in head trauma. Semin. Roentgenol. **12**, 53–62 (1977)

DAVIS, K.R., PARKER, S.W., WEBER, A.: Acoustic neuroma diagnosis by CT: Analysis and evaluation of findings. Adv. Otorhinolaryngol. **24**, 32–33 (1978)

DAVIS, J.M., DAVIS, K.R., NEWHOUSE, J., PFISTER, R.C.: Expanded high iodine dose in computed cranial tomography: A preliminary report. Radiology **131**, 373–380 (1979)

DEAN, P.B., KORMANO, M.: Intravenous bolus of ^{125}J labeled meglumine diatrizoate. Acta Radiol. (Stockh.) **18**, 239–304 (1977)

DEAN, P.B., KIVISAARI, L., KORMANO, M.: Contrast enhancement: Diagnostic significance from a statistical viewpoint. J. Comput. Assist. Tomogr. **2**, 314–318 (1978)

DECK, M.D.F., MESSINA, A.V., SACKETT, J.F.: Computed tomography in metastatic disease of the brain. Radiology **119**, 115–120 (1976)

DI CHIRO, G.: New radiographic and isotope procedures in neurological diagnosis. J. Amer. Med. Ass. **188**, 524–529 (1964 A)

DI CHIRO, G.: Movement of the cerebrospinal fluid in human beings. Nature **204**, 290–291 (1964 B)

DI CHIRO, G., REAMES, P.M., MATTHEWS, W.B. JR.: RISA ventriculography and RISA cisternography. Neurology **14**, 185–191 (1964)

DI CHIRO, G., ARIMITSU, T., PELLOCK, J.M., LANDES, R.D.: Periventricular leukomalacia related to neonatal anoxia: Recognition by computed tomography. J. Comput. Assist. Tomogr. **2**, 352–355 (1978)

DJINDJIAN, R.: Artériographie super-sélective des branches de la carotide externe. Vortrag vor der Soc. franc. Radiol. (1972)

DOBBEN, G., VALVASSORI, G., MAFEE, M.: The evaluation of occipital lobe atrophy by computerized tomography before consideration of vertebral artery reconstructive surgery. Neuroradiology **16**, 127–129 (1978)

DOLINSKAS, C.A., BILANIUK, L.T., ZIMMERMAN, R.A., KUHL, D.E.: Computed tomography of intracerebral hematomas. I. Transmission CT observations on hematoma resolution. Am. J. Roentgenol. **129**, 681–688 (1977)

DOLINSKAS, C.A., BILANTIUK, L.T., ZIMMERMAN, R.A., KUHL, D.E., ALAVI, A.: Computed tomography of intracerebral hematomas. II. Radionuclide and transmission CT studies of the perihematoma region. Am. J. Roentgenol. **129**, 689–692 (1977)

DOLINSKAS, C.A., ZIMMERMAN, R.A., BILANIUK, L.T., UZZELL, B.P.: Correlation of long-term follow-up neurologic, psychologic and cranial computed tomographic evaluations of head trauma patients. Neuroradiology **16**, 318–319 (1978)

DRAYER, B.P., ROSENBAUM, A.E, HIGMAN, H.B.: Cerebrospinal fluid imaging using serial metrizamide CT cisternography. Neuroradiology **15**, 7–17 (1977)

DRAYER, B.P., ROSENBAUM, A.E., KENNERDELL, J.S., ROBINSON, A.G., BANK, W.O., DEEB, Z.L.: Computed tomographic diagnosis of suprasellar masses by intrathecal (metrizamide) enhancement. Radiology **123**, 339–344 (1977)

DRAYER, B.P., ROSENBAUM, A.E., RIEGEL, D.B., BANK, W.O., DEEB, Z.L.: Metrizamide computed tomography cisternography. Pediatric applications. Radiology **124**, 349–357 (1977)

DRAYER, B.P., ROSENBAUM, A.E., MAROON, J.C., BANK, W.O., WOODFORD, J.E.: Posterior fossa extraaxial cyst: Diagnosis with metrizamide CT cisternography. Am. J. Roentgenol. **128**, 431–436 (1977)

DRAYER, B.P., WILKINS, R.H., BOEHNKE, M., HORTON, J.A., ROSENBAUM, A.E.: Cerebrospinal fluid rhinorrhea demonstrated by metrizamide CT cisternography. Am. J. Roentgenol. **129**, 149–151 (1977)

DUBAL, L., WIGGLI, U.: Tomochemistry of the brain. J. Comput. Assist. Tomogr. **1**, 300–307 (1977)

DUBLIN, A.B., FRENCH, B.N., RENNICK, J.M.: Computed tomography in head trauma. Radiology **122**, 365–369 (1977)

DUBLIN, A.B., MERTEN, D.F.: Computed tomography in the evaluation of herpes simplex encephalitis. Radiology **125**, 133–134 (1977)

DUBOIS, P.J., DRAYER, B.P., BANK, W.O., DEEB, Z.L., ROSENBAUM, A.E.: An evaluation of current diagnostic radiologic modalities in the investigation of acoustic-neurilemmomas. Radiology **26**, 173–179 (1978)

DUBOIS, P.J., HEINZ, E.R., WESSEL, H.B., ZAIAS, B.W.: Multiple cystic encephalomalacia of infancy: Computed tomographic findings in two cases with associated intracerebral calcification. J. Comput. Assist. Tomogr. **3**, 97–102 (1979)

DU BOULAY, G.H., TEATHER, D., HARLING, D., CLARKE, G.: Improvement in the computer-assisted diagnosis of cerebral tumours. Brit. J. Radiol. **50**, 849–854 (1977)

DU BOULAY, G.H., RADÜ, E.-W.: How should one investigate the posterior fossa? Neuroradiology **15**, 253–261 (1978)

DUPONT, M.G., MORTERMANS, L.L., BALERIAUX-WAHA, D., BOLLAERT, A., JEANMART, L.: Inflammatory diseases of the brain. In: Clinical computer tomography. Head and trunk (Eds. A. Baert, L. Jeanmart, A. Wackenheim) pp. 131–138. Berlin-Heidelberg-New York: Springer 1978

Dyment, P.G., Rozhner, A.D., Duchesneau, P.M., Weinstein, M.A.: Computerized tomography in the detection of intracranial metastases in children. Pediatrics **58**, 72–77 (1976)

Edholm, P.: Image construction in transversal computer tomography. Acta radiol. Suppl. **346**, 21–38 (1975)

Elke, M., Wiggli, U., Hünig, R.: Praktische Gesichtspunkte zur Diagnose intracranieller Tumoren durch die Computer-Tomographie (CT). Radiologe **17**, 157–170 (1977)

Enzmann, D.R., Norman, D., Mani, J., Newton, T.H.: Computed tomography of granulomatous basal arachnoiditis. Radiology **120**, 341–344 (1976)

Enzmann, D.R., Hayward, R.W., Norman, D., Dunn, R.P.: Cranial computed tomographic scan appearance of Sturge-Weber disease: Unusual presentation. Radiology **122**, 721–724 (1977)

Enzmann, D.E., Krikorian, J., Norman, D., Kramer, R., Pollock, J., Faer, M.: Computed tomography in primary reticulum cell sarcoma of the brain. Radiology **130**, 165–170 (1979)

Enzmann, D.R., Norman, D., Price, D.C., Newton, T.H.: Metrizamide and radionuclide cisternography in communicating hydrocephalus. Radiology **130**, 681–686 (1979)

Ewen, K., Fischer, P.G., Fiebach, B.J.O.: Die Strahlenexposition durch Nutz- und Störstrahlung bei der Computer-Tomographie. Electromedica **45**, 7–8 (1977)

Faeber, E.N., Wolpert, S.M.: The value of computed tomography in the diagnosis of intracranial lipomata. J. Comput. Assist. Tomogr. **2**, 297–299 (1978)

Fahlbusch, R., Grumme, T., Aulich, A., Wende, S., Steinhoff, H., Lanksch, W., Kazner, E.: Suprasellar tumors in the CT scan. In: Cranial computerized tomography (Lanksch, W., Kazner, E., Eds.), pp. 114–127. Berlin-Heidelberg-New York: Springer 1976

Fawcitt, R.A., Isherwood, I.: Intracranial epidermoid and dermoid tumours. In: The first European seminar on computerised axial tomography in clinical practice (Du Boulay, G.H., Moseley, I.F., Eds.), pp. 94–101. Berlin-Heidelberg-New York: Springer 1977

Fitz, C.R., Wortzman, G., Harwood-Nash, D.C., Holgate, R.C., Barry, I.F., Boldt, D.W.: Computed tomography in craniopharyngeomas. Radiology **127**, 687–691 (1978)

Fitz, C.R., Harwood-Nash, D.C., Chuang, S., Resjo, I.M.: Metrizamide ventriculography and computed tomography in infants and children. Neuroradiology **16**, 6–9 (1978)

French, B.N., Dublin, A.B.: The value of computerized tomography in the management of 1,000 consecutive head injuries. Surg. Neurol. **7**, 171–183 (1977)

Führer, K., Liebetruth, R., Linke, R., Pauli, K., Rührnschopf, E.P., Schwierz, G.: Siretom – ein Schädel-Transversalschichtgerät mit Computer. Electromedica **2–3**, 48–55 (1975)

Gado, M.H., Phelps, M.E., Coleman, R.E.: An extravascular component of contrast enhancement in cranial computed tomography. Part I. The tissue-blood ratio of contrast enhancement. Radiology **117**, 589–593 (1975a)

Gado, M.H., Phelps, M.E., Coleman, R.E.: An extravascular component of contrast enhancement in cranial computed tomography. Part II: Contrast-enhancement and the blood-tissue barrier. Radiology **117**, 595–597 (1975b)

Gado, M.H., Coleman, R.E., Lee, K.S., Mikhael, M.A., Alderson, P.O., Archer, C.R.: Correlation between computerized transaxial tomography and radionuclide cisternography in dementia. Neurology **26**, 555–560 (1976)

Gado, M., Huete, I., Mikhael, M.: Computerized tomography of infratentorial tumors. Semin. Roentgenol. **12**, 109–120 (1977)

Gado, M., Hanaway, J., Frank, R.: Functional anatomy of the cerebral cortex by computed tomography. J. Comput. Assist. Tomogr. **3**, 1–19 (1979)

Galbraith, S., Blaiklock, C.T., Jennett, B., Steven, J.L.: The reliability of computerized transaxial tomography in diagnosing acute traumatic intracranial haematoma. Brit. J. Surg. **63**, 157 (1976)

Gawler, J., Bull, J.W.D., Du Boulay, G.H., Marshall, J.: Computer-assisted tomography (EMI scanner). Its place in investigation of suspected intracranial tumours. Lancet **2**, 419–423 (1974)

Gawler, J., Du Boulay, G.H., Bull, J.W.D., Marshall, J.: Computerized tomography (the EMI scanner): A comparison with pneumoencephalography and ventriculography. J. Neurol. Neurosurg. Psychiatry **39**, 203–211 (1976)

Gega, A., Utsumi, S., Kyoi, K., Hori, Y.: Neuroradiologic evaluation of the subdural pathogenesis in infants with small heads. Neuroradiology **16**, 36–38 (1978)

Ghoshhajra, K., Bahai-Naiini, P., Hahn, H.S., Pena, C.E., Hayat, S.: Spontaneous rupture of a pineal teratoma. Neuroradiology **17**, 215–217 (1979)

Glenn, W.V. Jr., Johnston, R.J., Morton, P.E., Dwyer, S.J.: Image generation and display techniques for CT scan data. Thin transverse and reconstructed coronal and sagittal planes. Invest. Radiol. **10**, 403–416 (1975)

Glenn, W.V., Jr., Johnston, R.J., Morton, P.E., Dwyer, S.J.: Further investigation and initial clinical use of advanced CT display capability. Invest. Radiol. **10**, 479–489 (1975)

Godt, P., Stoeppler, L., Wischer, U., Schroeder, H.H.: The value of computed tomography in cerebral syphillis. Neuroradiology **18**, 197–200 (1979)

GONZALEZ, C.F., LANTIERI, R.L., NATHAN, R.J.: The CT scan appearance of the brain in the normal elderly population: A correlative study. Neuroradiology **16**, 120–122 (1978)

GOODENOUGH, D.J., WEAVER, K.E., DAVIS, D.O.: Potential artifacts associated with the scanning pattern of the EMI scanner. Radiology **117**, 615–620 (1975)

GORDON, R., BENDER, R., HERMAN, G.T.: Algebraic reconstruction techniques (ART) for three-dimensional electron microscopy and X-ray photography. J. theor. Biol. **29**, 471 (1970)

GOULIAMOS, A.D., JIMENEZ, J.P., GOREE, J.A.: Computed tomography and skull radiography in the diagnosis of calcified brain tumor. Am. J. Roentgenol. **130**, 761–764 (1978)

GRAU, H.: Persönliche Mitteilung, 1977

GRAU, H., VON GALL, M., EMRICH, R.: Analysis of cerebral defective states acquired in early life. Neuroradiology **16**, 71–73 (1978)

GREITZ, T., HINDMARSH, R.: Computer assisted tomography of intracranial CSF circulation using watersoluble contrast medium. Acta radiol. diagn. **15**, 497–507 (1974)

GREITZ, T.: Trends in the development of reconstruction tomography in neuroradiology. Am. J. Roentgenol. **127**, 125–127 (1976)

GREITZ, T., MÖLLER, A., OLIVECRONA, H., BERGSTRÖM, M.: Diagnostic efficacy and limitations of computer tomography in posterior fossa lesions. In: The diagnostic limitations of computerised tomography (Bories, J., Ed.), pp. 17–28. Berlin-Heidelberg-New York: Springer 1978.

GREPE, A.: Cisternography with the non-ionic watersoluble contrast medium metrizamide. A preliminary report. Acta Radiol. (Diagn) **16**, 146–160 (1975)

GREPE, A., GREITZ, T.: C.A.T. investigation of the subarachnoid space. In: The first European seminar on computerised axial tomography in clinical practice (Eds. G.H. Du Boulay, I.F. Mosely), Berlin-Heidelberg-New York: Springer 1977

GRINELL, V.S., BENTSON, J.R., HELMER, E., WINTER, J.: Diagnosis of interhemispheric subdural empyema by computerized tomography. Comput. Axial Tomogr. **1**, 99–105 (1977)

GRIVER, J.J., AMBROSE, J., PERRY, B.J.: A graphic display system for use with computer assisted tomographic scanner. Brit. J. Radiol. **49**, 547–549 (1976)

GRUBB, R.L. JR., PHELPS, M.E., RAICHLE, M.E., TER-POGOSSIAN, M.M.: The effects of arteriel blood pressure on the regional cerebral blood volume by X-ray fluorescence. Stroke **4**, 390–399 (1973)

GRUBB, R.L. JR., HERNANDEZ-PEREZ, M.J., RAICHLE, M.E., PHELPS, M.E.: The effects of iodinated contrast agents on autoregulation of cerebral blood flow. Stroke **5**, 155–160 (1974)

GRUMME, TH., LANKSCH, W., KAZNER, E., AULICH, A., MEESE, W., LANGE, S., STEINHOFF, H., WENDE, S.: Zur Diagnose des chronischen subduralen Hämatoms im Computer-Tomogramm. Neurochirurgia **19**, 95–103 (1976)

GRUMME, TH., STEINHOFF, H., WENDE, S.: Diagnosis of supratentorial tumors with computerized tomography. In: Cranial computerized tomography (Lanksch, W., Kazner, E., Eds.), pp. 80–89. Berlin-Heidelberg-New York: Springer 1976

GRUMME, TH., LANKSCH, W., WENDE, S.: Diagnosis of spontaneous intracerebral hemorrhage by computerized tomography. In: Cranial computerized tomography (Lanksch, W., Kazner, E., Eds.) pp. 284–290. Berlin-Heidelberg-New York: Springer 1976

GRUMME, TH., SUWITO, S.: Diagnosis of hydrocephalus by computerized tomography. Advanc. Neurosurg. **4**, 176–182 (1977)

GRUMME, TH., LANKSCH, W., MEESE, W.: Computer tomography in head trauma. In: Total body computerized tomography (Gerhardt, P., van Kaick, G., Eds.), pp. 313–320. Stuttgart: Thieme 1979

GRUMME, TH., AULICH, A., KAZNER, E., KRETZSCHMAR, K., LANKSCH, W., MEESE, W.: Typical findings with computerized tomography in tumors of the posterior fossa. In: Advances in neurosurgery 5 (Frowein, R.A., Wilcke, O., Karimi-Nejad, A., Brock, M., Klinger, M., Eds.), pp. 159–165. Berlin-Heidelberg-New York: Springer 1979

GYLDENSTED, C., KOSTELJANETZ, M.: Measurements of the normal hemispheric sulci with CT: A preliminary study of 44 adults. Neuroradiology **10**, 147–149 (1975)

GYLDENSTED, C., LESTER, J., THOMSEN, J.: Computer tomography in the diagnosis of cerebellopontine angle tumours. Neuroradiology **11**, 191–197 (1976)

GYLDENSTED, C.: Computer tomography of the brain in multiple sclerosis. A radiological study of 110 patients with special reference to demonstration of cerebral plaques. Acta Neurol. Scand. **53**, 386–389 (1976)

GYLDENSTED, C., KARLE, A.: Computed tomography of intra- and juxtasellar lesions. A radiological study of 108 cases. Neuroradiology **14**, 5–13 (1977)

GYLDENSTED, C.: Measurements of the normal ventricular system and hemispheric sulci of 100 adults with computed tomography. Neuroradiology **14**, 183–192 (1977)

HACKER, H., ARTMANN, H.: The calculation of CSF spaces in CT. Neuroradiology **16**, 190–192 (1978)

HAKIM, S., ADAMS, R.D.: The special clinical problem of symptomatic hydrocephalus with normal CSF pressure; observations of CSF hydrodynamics. J. Neurol. Sci. **2**, 307–327 (1965)

HALL, K., GARDNER-MEDWIN, D.: CT scan appearances in Leigh's disease (subacute necrotizing encephalomyelopathy). Neuroradiology **16**, 48–50 (1978)

HALL, K.: Metrizamide CT cisternography combined with Myodil (Pantopaque) cisternography in the investigation of suspected small acoustic neuromata. Neuroradiology **16**, 464–465 (1978)

HANAWAY, J., SCOTT, W., STROTHER, C.: Atlas of the human brain and the orbit for computed tomography. St. Louis, Warren H. Green, 1977

HAND, W.M., WILK, J., HUCKMAN, M.S.: The rubber circle: A technique for analysing computed tomography scans. J. Comput. Assist. Tomogr. **1**, 338–343 (1977)

HANDA, J., HANDA, H., NAKANO, Y., MUKAI, T.: Radiolucent intracranial dermoid cyst. Report on an unusual case. Neuroradiology **17**, 211–214 (1979)

HANSON, I., LEVANDER, B., LILIEQUIST, B.: Size of the intracerebral ventricles as measured with computerized tomography, encephalography and echoventriculography. Acta radiol. diagn. [Suppl.] (Stockh.) **346**, 98–106 (1975)

HARPER, P.V., ANDROS, G., LATHROP, K.A., SIEMENS, W., WEISS, L.: Technetium-99m as a biological tracer. J. nucl. Med. **3**, 209 (1962)

HARWOOD-NASH, D.C.: Neuroradiology and pediatric oncology. Pediat. Clin. N. Amer. **23**, 29–39 (1976)

HARWOOD-NASH, D.C.: Congenital craniocerebral abnormalities and computed tomography. Semin. Roentgenol. **12**, 39–51 (1977)

HARWOOD-NASH, D.C.: The development of paediatric neuroradiology. Neuroradiology **16**, 1–5 (1978)

HATAM, A., BERGVALL, U., LEWANDER, R., LARSSON, S., LIND, M.: Contrast medium enhancement with time in computer tomography. Differential diagnosis of intracranial lesions. Acta Radiol. Suppl. (Stockh.) **346**, 63–81 (1975)

HATAM, A., BERGSTRÖM, M., MÖLLER, A., OLIVECRONA, H.: Early contrast enhancement of acoustic neuroma. Neuroradiology **17**, 31–33 (1978)

HATAM, A., MÖLLER, A., OLIVECRONA, H.: Evaluation of the internal auditory meatus with acoustic neuromas using computed tomography. Neuroradiology **17**, 197–200 (1979)

HATAM, A., BERGSTRÖM, M., GREITZ, T.: Diagnosis of sellar and parasellar lesions by computed tomography. Neuroradiology **18**, 249–258 (1979)

HAUBEK, A., LEE, K.: Computed tomography in alcoholic cerebellar atrophy. Neuroradiology **18**, 77–79 (1979)

HAUG, G.: Age and sex dependence of the size of normal ventricles on computed tomography. Neuroradiology **14**, 201–204 (1977)

HAUGHTON, V.M., HO, K.-C., WILLIAMS, A.L., ELDEVIK, O.P.: CT detection of demyelinated plaques in multiple sclerosis. Am. J. Roentgenol. **132**, 213–215 (1979)

HAYMAN, L.A., EVANS, R.A., HINCK, V.C.: Rapid high dose (RHD) contrast cranial computed tomography: A concise review of normal anatomy. J. Comput. Assist. Tomogr. **3**, 147–154 (1979)

HAYWARD, R.W., ZATZ, L.M.: A thin-section collimator for the EMI scanner. Radiology **117**, 475–478 (1975)

HAYWARD, R.D., O'REILLY, G.V.A.: Intracerebral hemorrhage. Accuracy of computerized transverse axial scanning in predicting the underlying aetiology. Lancet **1**, 1–4 (1976)

HERMAN, G.T., LIU, H.K.: Display of three-dimensional information in computed tomography. J. Comput. Assist. Tomogr. **1**, 155–160 (1977)

HEUSER, G., LEMCKE, W.: Über die Anwendung der direkten radiologischen Vergrößerungstechnik bei der Carotisangiographie. Fortschr. Röntgenstr. **79**, 239–241 (1953)

HILAL, S.K., CHANG, C.H.: Specifity of computed tomography in the diagnosis of supratentorial neoplasms – Consideration of metastases and meningiomas. Neuroradiology **16**, 537–539 (1978)

HILAL, S.K.: Sensitivity and specificity of CT in the diagnosis of intracranial tumors. Consideration of high resolution scanners and coronal planes. Vortrag a.d. VIIIth congress of the european society of neuroradiology, Strasbourg, 7.–8.9.1979

HINDMARSH, T.: Elimination of water-soluble contrast medium from the subarachnoidal space. Investigation with computer tomography. Acta radiol. (Suppl.) **346**, 45–49 (1975)

HINDMARSH, T., GREITZ, T.: Computer cisternography in the diagnosis of communicating hydrocephalus. Acta radiol. diagn. (Suppl.) **346**, 91–97 (1975)

HINDMARSH, T., GREITZ, T.: Hydrocephalus, atrophy and their differential diagnosis – CSF dynamics investigated by computer cisternography. In: The first European seminar on computerised axial tomography in clinical practice (Eds. G.H. Du Boulay, I.F. Moseley). Berlin-Heidelberg-New York: Springer 1977

HOPKINS, L.N., BAKAY, L., KINKEL, W.R., GRAN, W.: Demonstration of transventricular CSF absorption by computerized tomography. Acta Neurochir. **39**, 151–157 (1977)

HOUNSFIELD, G.N.: A method of an apparatus for examination of a body by radiation such as X- or gamma radiation. Patentschr. 1283915, the patent office London (1968)

HOUNSFIELD, G.N.: Computerized transverse axial scanning (tomography): Part I. Description of system. Brit. J. Radiol. **46**, 1016–1022 (1973)

HOUNSFIELD, G.N.: Picture quality in computed tomography. Amer. J. Roentgenol. **127**, 3–9 (1976)

HOUSE, W.F., HITSELBERGER, W.F.: Acoustic tumors. Handbook of clinical neurology, Bd. 17/2, pp. 666–692. Amsterdam: North-Holland 1974

HOUSER, O.W., SMITH, J.B., GOMEZ, M.R., BAKER, H.L. JR.: Evaluation of intracranial disorders in children by computerized transaxial tomography: A preliminary report. Neurology **25**, 607–613 (1975)

HUCKMAN, M.S.: Clinical experience with the intravenous infusion of iodinated contrast material as an adjunct to computed tomography. Surgical. Neurology **4**, 297–318 (1975)

HUCKMAN, M.S., FOX, J., TOPEL, J.: The validity of criteria for the evaluation of cerebral atrophy by CT. Radiology **116**, 85–92 (1975)

HUCKMAN, M.S., ACKERMAN, L.V.: Use of automated measurements of mean density as an adjunct to computed tomography. J. Comput. Assist. Tomogr. **1**, 37–42 (1977)

HUK, W., SCHIEFER, W.: Computerized tomography (Siretom) of acute cerebrovascular events. In: Cranial computerized tomography (Lanksch, W., Kazner, E., Eds.), p. 264–272. Berlin-Heidelberg-New York: Springer 1976

HUK, W., SCHIEFER, W.: Möglichkeiten und Grenzen der Computer-Tomographie beim Schädel-Hirntrauma. Acta traumatol. **7**, 281–291 (1977)

HYMAN, R.A., LORING, M.F., LIEBESKIND, A.L., NAIDICH, J.B., STEIN, H.L.: Computed tomographic evaluation of therapeutically induced changes in primary and secondary brain tumors. Neuroradiology **14**, 213–218 (1978)

INABA, Y., HIRATSUKA, H., KOMATSU, K., TSUYUMU, M., FUJIWARA, K., TAKEI, H., OIE, K., YAMAGUCHI, T., TAKASATO, Y.: Sequential delayed enhanced CT in brain tumors. Neuroradiology **16**, 549–551 (1978)

ISHERWOOD, I., PULLAN, B.R., RUTHERFORD, R.A., STRANG, F.A.: Electron density and atomic number determination by computed tomography. Part I. Methods and limitations, Part II: A study of colloid cysts. Brit. J. Radiol. **50**, 613–619 (1977)

ISHERWOOD, I., PULLAN, B.R., RITCHINGS, R.T.: Radiation dose in neuroradiological procedures. Neuroradiology **16**, 477–481 (1978)

JACOBS, L., KINKEL, W.: Computerized axial transverse tomography in normal pressure hydrocephalus. Neurology **26**, 501–507 (1976)

JAMES, A.E., NEW, P.F.J., HEINZ, E.R., HODGES, F.J., DELAND, F.H.: A cisternographic classification of hydrocephalus. Amer. J. Roentgenol. **115**, 39–49 (1972)

JAMES, A.E., JR., NEW, P.F.J., HEINZ, E.R., HODGES, F.J., DELAND, F.H.: A cisternographic classification of hydrocephalus. Amer. J. Roentgenol. **115**, 39–49 (1972)

JAMES, A.E.: Cerebrospinal fluid imaging (Cisternography). In: Diagnostic nuclear medicine. (Eds. A. Gottschalk, E.J. Potchen), pp. 303–331. Baltimore: Williams and Wilkins 1976

JANKER, R.: Röntgenschichtaufnahme nach Encephalographie und pathologisch-anatomische Schnitte bei Hirntumoren. Zbl. Neurochir. **2**, 47–58 (1937)

JELLINGER, K.: Zur Ätiologie und Pathogenese der spontanen intrazerebralen Blutung. Therapiewoche **22**, 1440–1450 (1972)

JENNETT, B., GALBRAITH, S.L., TEASDALE, G.M., STEVEN, J.L.: EMI scan and head injuries. Lancet **1**, 1026 (1976)

JONES, J.N., SCHWARZ, H.J.: Two cases of giant intracerebral aneurysms simulating neoplasm on CT scan: One with coexistent chronic subdural hematoma. J. Neurol. **215**, 49–57 (1977)

JOYCE, P., BENTSON, J., TAKAHASHI, M., WINTER, J., WILSON, G., BYRD, S.: The accuracy of predicting histologic grades of supratentorial astrocytomas on the basis of computerized tomography and cerebral angiography. Neurodadiology **16**, 346–348 (1978)

JUDITH, M., POST, D., GLASER, J.S., TROBE, J.D.: The radiographic recognition of two clinically elusive mass lesions of the cavernous sinus: Meningiomas and aneurysms. Neuroradiology **16**, 499–503 (1978)

JUDY, P.F.: The line spread function and modulation transfer function of a computed tomographic scanner. Med. Phys. **3**, 233–236 (1976)

KAGSTRÖM, E., LINDGREN, P., TÖRNELL, G.: Changes in cerebral circulation during carotid angiography with sodium acetrizoate (Triurol) and sodium diatrizoate (Hypaque). An experimental study. Acta Radiol. **50**, 151–159 (1958)

KAGSTRÖM, E., LINDGREN, P., TÖRNELL, G.: Circulatory disturbances during cerebral angiography. An experimental evaluation of certain contrast media. Acta Radiol. **54**, 3–16 (1960)

KAN, S., MATUBAYASHI, T.: CT in homonymous hemianopia. Neuroradiology **16**, 299–301 (1978)

KATADA, K., KANNO, T., SANO, H., SHIBATA, T., TODA, T., KOGA, S.: CT in evaluation of the circle of Willis. Neuroradiology **16**, 337–339 (1978)

KAZNER, E., LANKSCH, W., STEINHOFF, H., WILSKE, J.: Die axiale Computer-Tomographie des Gehirnschädels. Fortschr. Neurol. Psychiat. **43**, 487–574 (1975)

KAZNER, E., AULICH, A., GRUMME, TH.: Results of computerized axial tomography with infratentorial tumors. In: Cranial computerized tomography (Lanksch, W. Kazner, E., Eds.), pp. 90–103. Berlin-Heidelberg-New York: Springer 1976

KAZNER, E., LANKSCH, W., STEINHOFF, H.: Cranial computerized tomography in the diagnosis of brain disorders in infants and children. Neuropädiatrie **7**, 136–174 (1976)

KAZNER, E., GRUMME, T., STEINHOFF, H., AULICH, A.: Diagnosis of posterior fossa tumors in infants and children by means of axial computerized tomography (CT). J. Neurosurg. Sciences **21**, 205–210 (1977)

KAZNER, E., WILSKE, J., STEINHOFF, H., STOCHDORPH, O.: Computer assisted tomography in primary malignant lymphomas of the brain. J. Comput. Assist. Tomogr. **2**, 125–134 (1978)

KAZNER, E., STEINHOFF, H., WENDE, S., MAUERSBERGER, W.: Ring-shaped lesions in the CT scan – Differential diagnostic considerations. In: Advances in neurosurgery, Vol. 6 (Eds. R. Wüllenweber, H. Wenker, M. Brock, M. Klinger), pp. 80–85. Berlin-Heidelberg-New York: Springer 1978

KAZNER, E., MEESE, W., KRETZSCHMAR, K.: The role of computed tomography in the diagnosis of brain tumors in infants and children. Neuroradiology **16**, 10–12 (1978)

KAZNER, E., STEINHOFF, H.: Aspect of rare intracranial tumors in the CT scan. In: Total body computerized tomography (Gerhardt, P., van Kaick, G., Eds.), pp. 301–312. Stuttgart: Thieme 1979

KAZNER, E., STOCHDORPH, O., WENDE, S., GRUMME, T.: Intracranial lipoma – Diagnostic and therapeutic considerations. J. Neurosurg. **52**, 234–245 (1980)

KENDALL, B.E., LEE, B.C.P., CLAVERIA, E.: Computerized tomography and angiography in subarachnoid haemorrhage. Brit. J. Radiol. **49**, 483–501 (1976)

KENDALL, B.E., CLAVERIA, L.E.: The use of computed axial tomography (CAT) for the diagnosis and management of intracranial angiomas. Neuroradiology **12**, 141–160 (1976)

KENDALL, B., PULLICINO, P.: Comparison of consistency of meningiomas and CT appearances. Neuroradiology **18**, 173–176 (1979)

KENDALL, B.E., RADUE, E.W., ZILKHA, E., LOH, L.: Xenon as an adjunct in computed tomography. In: Total body computerized tomography (Gerhardt, P., van Kaick, G., Eds.), p. 379–385. Stuttgart: Thieme 1979

KIEFER, S.A., WOLFF, J.M., PRENTICE, W.B., LOKEN, M.K.: Scinticisternography in individuals without known neurological disease. Amer. J. Roentgenol. **112**, 225–236 (1971)

KIEFER, S.A., WOLFF, J.M., WESTREICH, G.: The borderline scinticisternogram. Radiology **106**, 133–140 (1973)

KIJEWSKI, P.K., BJARNGARD, B.B.: Correction for beam hardening in computed tomography. Med. Phys. **5**, 209–214 (1978)

KING, T.T., AMBROSE, J.A.E.: C.A.T. scanning in tumours of the cerebellopontine angle. In: The first European seminar on computerised axial tomography in clinical practice (Du Boulay, G.H., Moseley, I.F., Eds.), pp. 134–138. Berlin-Heidelberg-New York: Springer 1977

KINGSLEY, D., KENDALL, B.E.: Dependent layering of contrast medium in cystic astrocytomas. Neuroradiology **14**, 107–110 (1977)

KINGSLEY, D., KENDALL, B.E.: The value of computed tomography in the evaluation of the enlarged head. Neuroradiology **15**, 59–71 (1978)

KINGSLEY, D.P.E., KENDALL, B.E.: Cranial computed tomography in leukaemia. Neuroradiology **16**, 543–546 (1978)

KISHORE, P.R.S., LIPPER, M.H., MILLER, J.D., GIREVENDULIS, A.K., BECKER, D.P., VINES, F.S.: Posttraumatic hydrocephalus in patients with severe head injury. Neuroradiology **16**, 261–265 (1978)

KJELLIN, K.G., SÖDERSTRÖM, C.E., CRONQVIST, S.: Cerebrospinal fluid spectrophotometry and computerized transverse axial tomography (EMI scanning) in cerebrovascular diseases. Europ. Neurol. **13**, 315–331 (1975)

KOHLMEYER, K., GRASER, C.: Comparative study of computed tomography (CT) and carotid angiography (CAG) in stroke patients. Neuroradiology **16**, 162–163 (1978)

KOHLMEYER, K., GRASER, C.: Comparative studies of computed tomography and measurements of regional cerebral blood flow in stroke patients. Neuroradiology **16**, 233–237 (1978)

KOO, A.H., LA ROQUE, R.L.: Evaluation of head trauma by computed tomography. Radiology **123**, 345–350 (1977)

KORMANO, M., DEAN, P.B.: Extracascular contrast material: The major component of contrast enhancement. Radiology **121**, 379–382 (1976)

KRAMER, R.A., JANETOS, G.P., PERLSTEIN, G.: An approach to contrast enhancement in computed tomography of the brain. Radiology **116**, 641–647 (1975)

KRAMER, R.A., WING, S.D.: Computed tomography of angiographically occult cerebral vascular malformations. Radiology **123**, 649–652 (1977)

KRAMER, R.A., YOSHIKAWA, B.M., SCHEIBE, P.O., JANETOS, G.P.: Statistical profiles in computed tomography. Radiology **125**, 145–147 (1977)

KRAULAND, W.: Über die Quellen des akuten und chronischen subduralen Hämatoms. Zwanglose Abhandlungen aus dem Gebiete der normalen und pathologischen Anatomie. Stuttgart: Thieme 1961

KRAYENBÜHL, H., YASARGIL, M.G.: Die zerebrale Angiographie. Stuttgart: Thieme 1965

KRAYENBÜHL, H., YASARGIL, M.G.: Klinik der Gefäßmißbildungen und Gefäßfisteln. In: Der Hirnkreislauf (Ed. H. Gänshirt), pp. 465–511. Stuttgart: Thieme 1972

KRETZSCHMAR, K., AULICH, A., SCHINDLER, E., LANGE, S., GRUMME, T., MEESE, W.: The diagnostic value of CT for radiotherapy of cerebral tumors. Neuroradiology **14**, 245–250 (1978)

KRETZSCHMAR, K., GRUMME, T., STEINHOFF, H.: Der Wert der Computertomographie und Angiographie für die Diagnose supratentorieller Hirntumoren. Neuroradiology **16**, 487–490 (1978)

KRETZSCHMAR, K., AULICH, A., SCHINDLER, E., KUTZNER, J.: Der Einsatz der Computertomographie in der Strahlentherapie der Hirntumoren. Fortschr. Röntgenstr. **128**, 226–231 (1978)

KRICHEFF, I.I., LIN, J.P., CHASE, N.E.: Computer assisted tomography in intracerebral hematomas and head trauma. Advances in cerebral angiography (Ed. G. Salamon). Berlin-Heidelberg-New York: Springer 1975

KRISHNAMOORTHY, K., FERNANDEZ, R., MAMOSE, K., DELONG, G., MOYLAN, F., TODRES, D., SHANNON, D.: Evaluation of neonatal intracranial hemorrhage by CT. Pediatrics **59**, 165–172 (1977)

KUHL, D.E., EDWARDS, R.Q.: Reorganizing data from transverse section scans of the brain using digital processing. Radiology **91**, 975–983 (1968)

KWAK, S., INOU, S., NAGASHIMA, T., SANO, K.: Classification of hypertensive intracerebral hemorrhage by means of computed tomography. Neuroradiology **16**, 159–161 (1978)

LAGEMANN, K.: Pharmakokinetik angiographischer Kontrastmittel unter besonderer Berücksichtigung des extravasalen Raumes. Eine experimentelle Grundlagenstudie an Hunden zur Charakterisierung der Angiographica. II. Mitteilung: Pharmakokinetik eines angiographischen Kontrastmittels. Fortschr. Röntgenstr. **123**, 515–521 (1975)

LANG, J.H., LASSER, E.C.: Binding of roentgenographic contrast media to serum albumin. Invest. Radiol. **2**, 247 (1967)

LANGE, S., GOLDE, G.: Resolution characteristics of computerized tomography and their impact on quantitative brain diagnosis. In: Cranial computerized tomography (Eds. W. Lanksch, E. Kazner), pp. 52–55. Berlin-Heidelberg-New York: Springer 1976

LANGE, S., GRUMME, T., MEESE, W., ZUM WINKEL, K.: Das epi- und subdurale Hämatom im Computertomogramm. Fortschr. Röntgenstr. **125**, 537–540 (1976)

LANGE, S., GRUMME, T., MEESE, W.: Zerebrale Computer-Tomographie. Med. wiss. Buchreihe Schering Berlin, 1977

LANGE, S., STEINHOFF, H., AVILES, CH., KAZNER, E., GRUMME, TH.: Kontrastmittelkinetik in zerebralen Tumoren. Fortschr. Röntgenstr. **130**, 666–669 (1979)

LANKSCH, W., MEESE, W., KAZNER, E.: CT findings in closed head injuries with special reference to contusions. In: Cranial computerized tomography

(Lanksch, W., Kazner, E., Eds.), p. 318–328. Berlin-Heidelberg-New York: Springer 1976

LANKSCH, W., KAZNER, E.: CT findings in brain edema. In: Cranial computerized tomography (Lanksch, W., Kazner, E., Eds.), p. 344–355. Berlin-Heidelberg-New York: Springer 1976

LANKSCH, W., OETTINGER, W., BAETHMANN, A., KAZNER, E.: CT findings in brain edema compared with direct chemical analysis of tissue samples. In: Dynamics of brain edema (Pappius, H.M., Feindel, W., Eds.), p. 283–287. Berlin-Heidelberg-New York: Springer 1976

LANKSCH, W., GRUMME, TH., KAZNER, E.: Schädel-Hirn-Verletzungen im Computer-Tomogramm. Neue Aspekte in der Neurotraumatologie. Dtsch. Ärztebl. **74**, 2327–2332 (1977)

LANKSCH, W., GRUMME, TH., KAZNER, E.: Schädelhirnverletzungen im Computertomogramm. Berlin-Heidelberg-New York: Springer 1978

LANKSCH, W., GRUMME, TH., KAZNER, E.: Correlations between clinical symptoms and computerized tomography findings in closed head injuries. In: Advances in Neurosurgery 5 (Frowein, R.A., Wilcke, O., Karimi-Nejad, A., Brock, M., Klinger, M., Eds.), pp. 27–30. Berlin-Heidelberg-New York: Springer 1978

LAPORTE, A., RENOU, A.M., MAZEAUX, J.M., CONSTANT, P., HENRY, P., CAILLÉ, J.M., DUCASSOU, D.: Comparative results of 99m Tc-pertechnetate scintigraphy and computerized tomography after contrast injection in cerebral pathology. Neuroradiology **16**, 173–175 (1978)

LARSON, S.M., SCHALL, G.L., DI CHIRO, G.: The unsuccessful injection in cisternography. Incidence, cause and appearance. In: Cisternography and hydrocephalus. A symposium. (Ed. J.C. Harbert), pp. 153–160. Springfield, Ill.: Thomas 1972

LASSEN, N.A.: The luxury perfusion syndrome and its possible relation to acute metabolic acidosis localized within the brain. Lancet **2**, 1113–1115 (1966)

LASTER, D.W., MOODY, D.M., BALL, M.R.: Resolving intracerebral hematoma: Alteration of the "ring sign" with steroids. Am. J. Roentgenol. **130**, 935–939 (1978)

LATCHAW, R.E., PAYNE, J.T., GOLD, L.H.A.: Effective atomic number and electron density as measured with computed tomography scanner: Computation and correlation with brain tumor histology. J. Comput. Assist. Tomogr. **2**, 199–208 (1978)

LECAQUE, G., SCIALFA, G., CORBAZ, J.M., SALAMON, G.: Normal appearances of brain scans produced by computerized axial tomography. J. Neuroradiol. **3**, 121–158 (1976)

LEE, K.F., CHAMBERS, R.A., DIAMOND, C., PARK, C.H., THOMPSON, JR., N.L., SCHNAPF, D., PRIPSTEIN, S.: Evaluation of cerebral infarction by computed tomography with special emphasis on microinfarction. Neuroradiology **16**, 156–158 (1978)

LEE, S.H., ALTAMARINO, L.S., TOGLIA, J.U.: Cerebellar atrophy: Pneumoencephalography and computerized tomography correlation. Neuroradiology **16**, 179–180 (1978)

LEE, B.C.P., GOMEZ, D.G., POTTS, D.G., PAVESE, A.M.: Passage of Amipaque (Metrizamide) through the arachnoid granulations. Neuroradiology **17**, 185–190 (1979)

LEEDS, N.E., NAIDICH, T.P.: Computerized tomography in the diagnosis of sellar and parasellar lesions. Semin. Roentgenol. **12**, 121–135 (1977)

LEVANDER, B., STATTIN, S., SVENDSON, P.: Computer tomography of traumatic intra- and extracerebral lesions. In: Computer tomography of brain lesions (Lindgren, E., Ed.). Acta radiol. (Stockh.), Suppl. **346**, 107–118 (1975)

LILIEQUIST, B., LINDQVIST, M., VALDIMARSSON, E.: Computed tomography and subarachnoid hemorrhage. Neuroradiology **14**, 21–26 (1977)

LILIEQUIST, B., WIRELL, S.: Quantitative estimation of tumor volume on computer assisted tomography. J. Comput. Assist. Tomogr. **2**, 300–302 (1978)

LIN, J.P., KRICHEFF, I.I., LAGUNA, J., NAIDICH, T.P.: Brain tumors studies by computerized tomography. Neoplasia in the central nervous system. In: Advances in Neurology (Thompson, R.A., Green, J.R., Eds.). New York: Raven Press 1976

LINKE, G., PAULI, K., PFEILER, M.: Zur Strahlenbelastung des Patienten bei der Computertomographie. Electromedica **44**, 15–18 (1976)

LITTLE, J.R., TUBMAN, D.E., ETHIER, R.: Cerebellar hemorrhage in adults. Diagnosis by computerized tomography. J. Neurosurg. **48**, 575–579 (1978)

LOTT, T., EL GAMMAL, T., DASILVA, R., HANKS, D., REYNOLDS, J.: Evaluation of brain and epidural abscesses by computed tomography. Radiology **122**, 371–376 (1977)

LUX, W.E., HOCHWALD, G.M., SAHAR, A., RANSOHOFF, J.: Periventricular water content. Effect of pressure in experimental chronic hydrocephalus. Arch. Neurol. **23**, 475–479 (1970)

MAEHARA, T., TASAKA, A.: Cerebral venous angioma: computerized tomography and angiographic diagnosis. Neuroradiology **16**, 296–298 (1978)

MANELFE, C., PASQUINI, U., BANK, W.O.: Metrizamide demonstration of the subarachnoidal space surrounding the optic nerves. J. Comput. Assist. Tomogr. **2**, 545–547 (1978)

MANERY, J.F., BALE, W.F.: The penetration of radioactive sodium and phosphorus into the extra- and intracellular phases of tissue. Amer. J. Roentgenol. **35**, 741–747 (1973)

MARAVILLA, K.R., PASTEL, M.S., KIRKPATRICK, J.B.: White matter of the cerebellum demonstrated by computed tomography: Normal anatomy and physical principles. J. Comput. Assist. Tomogr. **2**, 156–161 (1978)

MARCU, H., BECKER, H.: Computed tomography of bilateral isodense chronic subdural hematomas. Neuroradiology **14**, 81–83 (1977)

MARSHALL, W.H. JR., ALVAREZ, R., MACOVSKI, A., HEALY, J., ZATZ, L.M.: Dual kilovoltage at computed tomography: A prereconstruction method for estimation of effective atomic numbers and electron density. Neuroradiology **16**, 605–606 (1978)

MASS, S., NORMAN, D., NEWTON, T.H.: Coronal computed tomography: Indications and accuracy. Am. J. Roentgenol. **131**, 875–879 (1978)

MAYER, E.TH.: Zentrale Hirnschäden nach Einwirkung stumpfer Gewalt auf den Schädel. Arch. Psychiat. Nervenkr. **210**, 238–262 (1967)

MCATAMNEY, P.: Technical aspects of the CT 1010 EMI head scanner. In: Cranial computerized tomography (Lanksch, W., Kazner, E., Eds.), p. 380–386. Berlin-Heidelberg-New York: Springer 1976

MCCONNFL, A.A.: J. Neurol. Psychiat. **4**, 237 (1941)

MCCULLOUGH, E.C., BAKER, H.L. JR., HOUSER, O.W., REESE, D.F.: An evaluation of the quantitative and radiation features of a scanning X-ray transverse axial tomograph: The EMI scanner. Radiology **111**, 709–715 (1974)

MCCULLOUGH, E.C.: Photon attenuation in computed tomography. Med. Phys. **2**, 307–320 (1975)

MCCULLOUGH, E.C., PAYNE, J.T., BAKER, H.L., JR., HATTERY, R.R., SHEEDY, P.F., STEPHENS, D.H., GEDGAUDUS, E.: Performance evaluation and quality assurance of computed tomography scanners, with illustrations from the EMI, ACTA and DELTA scanners. Radiology **120**, 173–188 (1976)

MCCULLOUGH, E.C.: Factors affecting the use of quantitative information from a CT scanner. Radiology **124**, 99–107 (1977)

MCCULLOUGH, D.C., KUFTA, C., AXELBAUM, S.P., SCHELLINGER, D.: Computed tomography in clinical pediatrics. Pediatrics **59**, 173–181 (1977)

MCMENEMEY, W.H.: The aging brain. In: Pathology of the nervous system, II (Ed. J. Minkler), pp. 1372–1379. New York: McGraw-Hill 1971

MEESE, W., LANKSCH, W., WENDE, S.: Cerebral atrophy and computerized tomography – aspects of a qualitative and quantitative analysis. In: Cranial computerized Tomography (Eds. W. Lanksch, E. Kazner), pp. 222–232. Berlin-Heidelberg-New York: Springer 1976

MEESE, W., AULICH, A., KAZNER, E., WÜLLENWEBER, R.: CT findings in angiomas and aneurysms. In: Cranial computerized tomography (Eds. W. Lanksch, E. Kazner), pp. 291–297. Berlin-Heidelberg-New York: Springer 1976

MERINO DE VILLASANTE, J., TAVERAS, J.M.: Computerized tomography (CT) in acute head trauma. Am. J. Roentgenol. **126**, 765–778 (1976)

MESSERT, B., WANNAMAKER, B.B.: Reappraisal of the adult occult hydrocephalus syndrome. Neurology **24**, 224–231 (1974)

MESSINA, A.V., CHERNIK, N.L.: Computed tomography: The "resolving" intracerebral hemorrhage. Radiology **118**, 609–613 (1975)

MESSINA, A.V.: Computed tomography: Contrast enhancement in intracerebral hemorrhage. Proceedings of the 14th annual meeting of american society of neuroradiology **12**, 43–55 (1976)

MESSINA, A.V.: Computed tomography: contrast enhancement in resolving intracerebral hemorrhage. Am. J. Roentgenol. **127**, 1050–1052 (1976)

MESSINA, A.V., POTTS, D.G., SIGEL, R.M., LIEBESKIND, A.L.: Computed tomography: Evaluation of the posterior third ventricle. Radiology **119**, 581–592 (1976)

MESSINA, A.V.: Computed tomography: Contrast media within subdural hematomas (a preliminary report). Radiology **119**, 725–726 (1976)

MESSINA, A.V., POTTS, G., ROTTENBERG, D., PATTERSON, R.H.: Computed tomography: Demonstration of contrast medium within cystic tumors. Radiology **120**, 345–347 (1976)

METZGER, J., GARDEUR, D., NACHANAKIAN, A., MILLARD, J.C.: Comparaison des tomodensitométrie, cinégammagraphie, et angiographie dans les diagnostics topographique et histologique pré-opératoires de 300 tumeurs intracrâniennes sustentorielles. Neuroradiology **16**, 495–498 (1978)

MICHELS, L.G., BENTSON, J.R., WINTER, J.: Computed tomography of cerebral venous angiomas. J. Comput. Assist. Tomogr. **1**, 149–154 (1977)

MIKHAEL, M.A.: Radiation necrosis of the brain: Correlation between computed tomography, pathology, and dose distribution. J. Comput. Assist. Tomogr. **2**, 71–80 (1978)

MIKHAEL, M.A., MATTAR, A.G.: Malformation of the cerebral cortex with heterotopia of the gray matter. J. Comput. Assist. Tomogr. **2**, 291–296 (1978)

MILSTEIN, J.M., RENNICK, J., GOETZMANN, B.W.: Computerized axial tomography of the brain in neonates and young infants. Surg. Neurol. **8**, 59–62 (1977)

MÖLLER, A., ERICSON, K.: Computed tomography of isoattenuating subdural hematomas. Radiology **130**, 149–152 (1979)

MÖLLER, A., HATAM, A., OLIVECRONA, H.: The differential diagnosis of pontine angle meningioma and acoustic neuroma with computed tomography. Neuroradiology **17**, 21–23 (1978)

MÖLLER, A., HATAM, A., OLIVECRONA, H.: Diagnosis of acoustic neuromas with computed tomography. Neuroradiology **17**, 25–30 (1978)

MONIZ, E.: L'encephalographie artérielle, son importance dans la localisation des tumeurs cérébrales. Rev. neurol. **2**, 72 (1927)

MOORE, G.E.: Fluorescein as an agent in the differentiation of normal and malignant tissue. Science **106**, 130 (1947)

MORI, K., KURATA, T., NAKANO, Y., HANDA, H.: Periventricular lucency in hydrocephalus on computerized tomography. Surg. Neurol. **8**, 337–340 (1977)

MOSELEY, I.F., RADÜ, E.W.: Factors influencing the development of periventricular lucencies in patients with raised intracranial pressure. Neuroradiology **17**, 65–69 (1979)

MOSELEY, I.F., HOLLAND, I.M.: Ectasia of the basilar artery: The breadth of the clinical spectrum and the diagnostic value of computed tomography. Neuroradiology **18**, 83–91 (1979)

MÜLLER, H.R., WÜTHRICH, R., WIGGLI, U., HÜNIG, R., ELKE, M.: The contribution of computerized axial tomography to the diagnosis of cerebellar and pontine hematomas. Stroke **6**, 467–475 (1975)

MÜLLER, H.R., WIGGLI, U.: Cerebral cerebellar and pontine haemorrhages. In: Computerised axial tomography in clinical practice (eds. G.H. Du Boulay, I.F. Moseley), pp. 249–253. Berlin-Heidelberg-New York: Springer 1977

MUTLU, N., BERRY, R.G., ALPERS, B.J.: Massive cerebral hemorrhage: clinical and pathologic correlations. Arch. Neurol. **8**, 644–661 (1963)

NADJMI, M., RATZKA, M., WODARZ, M.: Giant aneurysms in CT and angiography. Neuroradiology **16**, 284–286 (1978)

NAIDICH, T.P., EPSTEIN, F., LIN, J.P., KRICHEFF, I.I., HOCHWALD, G.M.: Evaluation of pediatric hydrocephalus by computed tomography. Radiology **119**, 337–345 (1976)

NAIDICH, T.P., PINTO, R.S., KUSHNER, M.J., LIN, J.P., KRICHEFF, I.I., LEEDS, N.E., CHASE, N.E.: Evaluation of sellar and parasellar masses by computed tomography. Radiology **120**, 91–99 (1976)

NAIDICH, T.P., LIN, J.P., LEEDS, N.E., KRICHEFF, I.I., GEORGE, A.E., CHASE, N.E., PUDLOWSKI, R.M., PASSALAQUA, A.: Computed tomography in the diagnosis of extra-axial posterior fossa masses. Radiology **120**, 333–339 (1976)

NAIDICH, T.P., LEEDS, N.E., KRICHEFF, I.I.: The tentorium in axial section. I. Normal CT appearance and non-neoplastic pathology. Presented at the 14 th annual meeting of the American Soc. of Neuroradiology, Atlanta, Georgia. May 18–22, 1976

NAIDICH, T.P., LEEDS, N.E., KRICHEFF, I.I., PUDLOWSKI, R.M., NAIDICH, J.B., ZIMMERMAN, R.D.: The tentorium in axial section. II. Lesion localization. Radiology **123**, 639–648 (1977)

NAIDICH, T.P.: Trauma. In: Computed tomography (Norman, D., Korobkin, M., Newton, T.H., Eds.). St. Louis, Mosby, 1977

NAIDICH, T.P., PUDLOWSKI, R.M., LEEDS, N.E., NAIDICH, J.B., CHISOLM, A.J., RIFKIN, M.D.: The normal contrast-enhanced computed axial tomogram of the brain. J. Comput. Assist. Tomogr. **1**, 16–29 (1977)

NAIDICH, T.P., LIN, J.P., LEEDS, N.E., PUDLOWSKI, R.M., NAIDICH, R.M., NAIDICH, J.B.: Primary tumors and other masses of the cerebellum and fourth ventricel: Differential diagnosis by computed tomography. Neuroradiology **14**, 153–174 (1977)

NAIDICH, T.P.: Intratentorial masses. Computed tomography 1977 (Norman, D., Korobkin, M., Newton, T.H., Eds.), St. Louis, Mosby, 1977

NEMEC, H.W., ROTH, J.: Über die Strahlenbelastung des Kopfes, insbesondere der Augenlinsen bei der axialen Tomographie mit dem EMI-Scanner. Fortschr. Röntgenstr. **124**, 526–530 (1976)

NEW, P., SCOTT, W.: Computed tomography of the brain and orbit. Baltimore, Williams & Wilkins, 1975

NEW P.F.J., SCOTT, W.R., SCHNUR, J.A., DAVIS, K.R., TAVERAS, J.M., HOCHBERG, F.H.: Computed tomography with the EMI scanner in the diagnosis of primary and metastatic intracranial neoplasms. Radiology **114**, 75–87 (1975)

NEW, P.F.J., ARONOW, S.: Attenuation measurements of whole blood and blood fractions in computed tomography. Radiology **121**, 635–640 (1976)

NEW, P.F.J., DAVIS, K.R., BALLANTINE, H.T.: Computed tomography in cerebral abscess. Radiology **121**, 641–664 (1976)

NEWTON, T.H., KRAMER, R.A.: Clinical uses of selective external carotid arteriography. Amer. J. Roentgenol. **97**, 458–472 (1966)

NEWTON, T.H., GOODING, C.A., PRICE, D.C.: Opacification of the falx and tentorium during cerebral angiography. Preliminary report. Invest. Radiol. **5**, 348–354 (1970)

NEWTON, T.H., NORMAN, D., ALVORD, E.C., SHAW, C.-M.: The CT scan in infectious diseases of central nervous system. In: Computed tomography 1977 (Eds. D. Norman, M. Korobkin, T.H. Newton) pp. 317–338. St. Louis: Mosby 1977

NIELSEN, H., GYLDENSTED, A.: Computed tomography in the diagnosis of cerebral abscess. Neuroradiology **12**, 207–217 (1977)

NIENDORF, H.P., BÜLL, U., KAZNER, E., LANKSCH, W., STEINHOFF, H., GAHR, H.: Wertigkeit der Serienszintigraphie mit ^{99m}Tc-Pertechnetat im Vergleich zur axialen Computer-Tomographie in der Diagnostik von Hirntumoren. Fortschr. Röntgenstr. **126**, 299–306 (1977)

NORMAN, D., ENZMANN, D.R., LEVIN, V.A., WILSON, C.B., NEWTON, T.H.: Computed tomography in the evaluation of malignant glioma before and after therapy. Radiology **121**, 85–88 (1976)

NORMAN, D., PRICE, D., BOYD, D., FISHMAN, R., NEWTON, T.H.: Quantitative aspects of computed tomography of the blood and cerebrospinal fluid. Radiology **123**, 335–338 (1977)

NORMAN, D., ENZMAN, D.R., NEWTON, T.H.: Optimal contrast dosage in cranial computed tomography. Am. J. Roentgenol. **131**, 687–689 (1978)

NORMAN, D., ENZMANN, D.R., NEWTON, T.H.: Comparative efficacy of contrast agents in computed tomography scanning of the brain. J. Comput. Assist. Tomogr. **2**, 319–322 (1978)

NORTON, G.A., KISHORE, P.R.S., LIN, J.: CT contrast enhancement in cerebral infarction. Amer. J. Roentgenol. **131**, 881–885 (1978)

OHNO, K., ENOMOTO, T., IMAMOTO, J., TAKESHITA, K., ARIMA, M.: Lissencephaly (Agyria) on computed tomography. J. Comput. Assist. Tomogr. **3**, 92–95 (1979)

OLDENDORF, W.H.: Isolated flying spot detection of radiodensity discontinuities – displaying the internal structural pattern of a complex object. I.R.E. Trans. Biomed. Electronics **8**, 68–72 (1961)

OLIFF, M., FRIED, A.M., YOUNG, A.B.: Intraventricular hemorrhage in blunt head trauma. J. Comput. Assist. Tomogr. **2**, 625–629 (1978)

OMAR, M.M., BINET, E.F.: Intracranial, extracerebral hematomas; computed tomographic appearances. NY State J. Med. **78**, 207–211 (1978)

OMAR, M.M., BINET, E.F.: Peripheral contrast enhancement in chronic epidural hematomas. J. Comput. Assist. Tomogr. **2**, 332–335 (1978)

OMMAYA, A.K., MURRAY, G., AMBROSE, J., RICHARDSON, A., HOUNSFIELD, G.: Computerized axial tomography: Estimation of spatial and density resolution capability. Brit. J. Radiol. **49**, 604–611 (1976)

ORRISON, W.W., ROBERTSON, W.C., SACKETT, J.F.: Computerized tomography in chronic subdural hematomas (effusions) of infancy. Neuroradiology **16**, 79–81 (1978)

OSBORN, A.G.: The medial tentorium and incisura: normal and pathological anatomy. Neuroradiology **13**, 109–113 (1977)

OSBORN, A.G., HEASTON, D.K., WING, S.D.: Diagnosis of ascending transtentorial herniation by cranial computed tomography. Am. J. Roentgenol. **130**, 755–760 (1978)

OSTERTAG, C.B., MUNDINGER, F.: Diagnosis of normal-pressure hydrocephalus using CT with CSF enhancement. Neuroradiology **16**, 216–219 (1978)

PALACIOS, E., VALVASSORI, G.: Computed axial tomography in otolaryngology. Adv. Otorhinolaryngol. **24**, 1–8 (1978)

PALACIOS, E., SHANNON, M., FINE, M.: Unusual metastases from a medulloblastoma: Case report. Neuroradiology **17**, 219–222 (1979)

PARTAIN, C.L., WU, H.P., STAAB, E.V., JOHNSTON, R.E.: A multiregional kinetics model for cerebrospinal fluid. Radiology **127**, 705–711 (1978)

PASQUINI, U., BRONZINI, M., GOZZOLI, E., MANCINI, P., MENICHELLI, F., SALVOLINI, U.: Periventricular hypodensity in hydrocephalus: A clinico-radiological and mathematical analysis using computed tomography. J. Comput. Assist. Tomogr. **1**, 443–448 (1977)

PAXTON, R., AMBROSE, J.: The EMI scanner: a brief review of the first 650 patients. Brit. J. Radiol. **47**, 530–565 (1974)

PAYNE, JT., MCCULLOUGH, E.C.: CAT: Basic principles of computer assisted tomography. Appl. Radiol. **5**, 53–60 (1976)

PEDERSEN, H., GYLDENSTED, M., GYLDENSTED, C.: Measurement of the normal ventricular system and supratentorial subarachnoid space in children with computed tomography. Neuroradiology **17**, 231–237 (1979)

PENN, R.D., WALSER, R., ACKERMAN, L.: Cerebral blood volume in man. Computer analysis of a computerized brain scan. JAMA **234**, 1154–1155 (1975)

PENN, R.D., WALSER, R.L., KURTZ, D., ACKERMAN, L.V.: Tumor volume, luxury perfusion, and regional blood volume changes in man visualized by subtraction computerized tomography. J. Neurosurg. **44**, 449–457 (1976)

PENN, R.D., BELANGER, M.G., YASNOFF, W.A.: Ventricular volume in man computed from CAT scans. Ann. Neurol. **3**, 216–223 (1978)

PENTLOW, K.S., ROTTENBERG, D.A., DECK, M.D.F.: Partial volume summation: A simple approach to ventricular volume determination from CT. Neuroradiology **16**, 130–132 (1978)

PERRET, G., NISIHIOKA, H.: Report on the co-operative study of intracranial aneurysms and subarachnoid haemorrhage. Section 6, arterio-venous malformation, an analysis of 545 cases of cranio-cerebral arterio-venous malformations and fistulae reported to the co-operative study. J. Neurosurg. **25**, 467–490 (1966)

PERRY, B.J., BRIDGES, C.: Computerized transverse axial scanning (tomography). Part III. Radiation dose considerations. Brit. J. Radiol. **46**, 1048–1051 (1973)

PETERSON, N.T., DUCHESNEAU, P.M., WESTBROOK, E.L., WEINSTEIN, M.A.: Basilar artery ectasia demonstrated by computed tomography. Radiology **122**, 713–715 (1977)

PEVSNER, P.H., GARCIA-BUNUEL, R., LEEDS, N., FINKELSTEIN, M.: Subependymal and intraventricular hemorrhage in neonates: Early diagnosis by computed tomography. Radiology **119**, 111–114 (1976)

PEVSNER, P.H.: Computed tomography in a primate stroke model using selective balloon catheter arterial occlusion. J. Comput. Assist. Tomogr. **3**, 105–108 (1979)

PEYLAN-RAMU, N., POPLACK, D.G., BLEI, C.L., HERDT, J.R., VERMESS, M., DI CHIRO, G.: Computer assisted tomography in methotrexate encephalopathy. J. Comput. Assist. Tomogr. **1**, 216–221 (1977)

PFEILER, M.: The physics and technology of computed tomography; an introduction. In: Cranial computerized tomography (Lanksch, W., Kazner, E., Eds.), p. 2–23. Berlin-Heidelberg-New York: Springer 1976

PHELPS, M.E., HOFFMAN, E.J., TER-POGOSSIAN, M.M.: Attenuation coefficients of various body tissues, fluids and lesions at photon energies of 18 to 136 keV. Radiology **117**, 573–583 (1975)

PHELPS, M.E., KUHL, D.E.: Pitfalls in the measurement of cerebral blood volume with computed tomography. Radiology **121**, 375–377 (1976)

PIA, H.W.: Das traumatische subdurale Hydrom. Zbl. Neurochir. **21**, 74–84 (1961)

PINTO, R.S., KRICHEFF, I.I., BUTLER, A.R., MURALI, R.: Correlation of computed tomographic, angiographic and neuropathological changes in giant cerebral aneurysms. Radiology **132**, 85–92 (1979)

POTCHEN, E.J., DAVIS, D.O., KILGORE, B., HURLEY, R.: The effect of cerebral arteriography on regional cerebral blood flow measurement. In: Recent advances in the study of cerebral circulation (Taveras, J.M., Fischgold, H., Dilenge, D., Eds.), pp. 103–108. Springfield, Ill. Thomas, 1970

POLLOCK, J.A.: Stroke in computed tomography (Norman, D., Korobkin, M., Newton, T.H., Eds.), p. 255–262. St. Louis, Mosby 1977

PRESSMAN, B.D., KIRKWOOD, J.R., DAVIS, D.O.: Computerized transverse tomography of vascular lesions of the brain. Part I: Arteriovenous malformations. Am. J. Roentgenol. **124**, 208–214 (1975)

Pressman, B.D., Gilbert, G.E., Davis, D.O.: Computerized transverse tomography of vascular lesions of the brain. Part II: Aneurysmas. Am. J. Roentgenol. **124**, 215–219 (1975)

Price, H.I., Danziger, A.: Computed tomography in cranial tuberculosis. Amer. J. Roentgenol. **130**, 769–771 (1978)

Price, A., Danziger, A.: The role of computerized tomography in the diagnosis and management of intracranial abscess. Clin. Radiol. **29**, 571–577 (1978)

Probst, F.P., Liliequist, B.: Assessment of posterior fossa tumors in infants and children by means of computed tomography. Neuroradiology **18**, 9–18 (1979)

Pullan, B.R., Fawcitt, R.A., Isherwood, I.: Tissue characterization by an analysis of the distribution of attenuation values in computed tomography scans: A preliminary report. J. Comput. Assist. Tomogr. **2**, 49–54 (1978)

Radue, E.-W., Du Boulay, G.H., Harrison, M.J.G., Thomas, D.J.: Comparison of angiographic and CT findings between patients with multi-infarct dementia and those with dementia due to primary neuronal degeneration. Neuroradiology **16**, 113–115 (1978)

Radue, E.-W., Kendall, B.E.: Xenon enhancement in tumours and infarcts. Neuroradiology **16**, 224–227 (1978)

Rao, P.S., Gregg, E.C.: Attenuation of monoenergetic gamma rays in tissues. Amer. J. Roentgenol. **123**, 631–637 (1975)

Reese, D.F., O'Brien, P.C., Beeler, G.W. Jr., Gerding, P.R., Romme, C.R.: A statistical description of the normal computerized brain scan. Am. J. Roentgenol. **129**, 457–462 (1977)

Riding, M., Bergström, M., Bergvall, U., Greitz, T.: Computer intravenous angiography. Acta Radiol. Suppl. **346**, 82–90 (1975)

Roberson, G.H., Brismar, J., Weiss, A., Davis, K.R., Taveras, J.M., New, P.J.F., Ackerman, R.H., Glenn, W.V.: CSF enhancement for computerized tomography. Surg. Neurol. **6**, 235–238 (1976)

Roberson, G.H., Taveras, J.M., Tadmor, R., Kleefield, J., Ellis, G.: Computed tomography in metrizamide cisternography – importance of coronal and axial views. J. Comput. Assist. Tomogr. **1**, 241–245 (1977)

Roberts, M.A., Caird, F.L., Grossart, K.W., Stevens, J.L.: CT in the diagnosis of cerebral atrophy. J. Neurol. Neurosurg. Psychiatry **39**, 909–915 (1976)

Roberts, M.A., Caird, F.I.: Computerised tomography and intellectual impairment in the elderly. J. Neurol. Neurosurg. Psychiatry **39**, 986–989 (1976)

Rocca, P., Rosadini, G.: Tecnica di angio-stratigrafia cerebrale. G. Psichiat. Neuropat. **88**, 371–384 (1960)

Rodríguez, J.C., Gutiérrez, R.A., Valdés, O.D., Dorfsman, J.F.: The role of computed axial tomography in the diagnosis and treatment of brain inflammatory and parasitic lesions: Our experience in mexico. Neuroradiology **16**, 458–461 (1978)

Rothman, S.L., Allen, W.E., Simeone, J.F.: Direct coronal computerized tomography. Comput. Tomogr. **1**, 157–165 (1977)

Rothman, S.L.G., Glanz, S.: Cerebellar atrophy: The differential diagnosis by computerized tomography. Neuroradiology **16**, 123–126 (1978)

Rottenberg, D.A., Howieson, J., Deck, M.D.F.: The rate of CSF formation in man: Preliminary observation on metrizamide washout as a measure of CSF bulk flow. Ann. Neurol. **2**, 501–510 (1977)

Rottenberg, D.A., Pentlow, K.S., Deck, M.D.F., Allen, J.C.: Determination of ventricular volume following metrizamide CT ventriculography. Neuroradiology **16**, 136–139 (1978)

Rottenberg, D.A., Deck, M.D.F., Allen, J.C.: Metrizamide washout as a measure of CSF bulk flow. Neuroradiology **16**, 203–206 (1978)

Rozario, R., Hammerschlag, S.B., Post, K.D., Wolpert, S.M., Jackson, I.: Diagnosis of empty sella with CT scan. Neuroradiology **13**, 85–88 (1977)

Ruggiero, G., Finizio, F.S., Nuzzo, G., Fagioli, L.: CT and arteriography in cerebral ischemia: A preliminary note. Neuroradiology **16**, 168–170 (1978)

Rumack, C.M., McDonald, M.M., O'Meara, O.P., Sanders, B.B., Rudikoff, J.C.: CT detection and course of intracranial hemorrhage in premature infants. Am. J. Roentgenol. **131**, 493–497 (1978)

Rumbaugh, C.L., Potts, D.G.: Skull changes associated with intracranial arterio-venous malformations. Amer. J. Roentgenol. **98**, 525–534 (1966)

Rutherford, R.A., Pullan, B.R., Isherwood, I.: Calibration and response of an EMI scanner. Neuroradiology **11**, 7–13 (1976)

Rutherford, R.A., Pullan, B.R., Isherwood, I.: Measurement of effectiv atomic number and electron density using the EMI scanner. Neuroradiology **11**, 15–22 (1976)

Rutherford, R.A., Pullan, B.R., Isherwood, I.: X-ray energies for effective atomic number determination. Neuroradiology **11**, 23–28 (1976)

Sackett, J.F., Messina, A.V., Petito, C.K.: Computed tomography and magnification vertebral angiotomography in the diagnosis of colloid cysts of the third ventricle. Radiology **116**, 95–100 (1975)

Sako, Y.: Hemodynamic changes during arteriography. JAMA **83**, 253–256 (1963)

Salamon, G., Lecaque, G.: Choice of the plane of incidence for computed tomography of the cerebral cortex. J. Comput. Assist. Tomogr. **2**, 93–97 (1978)

Sarwar, M., Batnitzky, S., Schechter, M.M.: Tumorous aneurysms. Neuroradiology **12**, 79–97 (1976)

Savoiardo, M., Passerini, A.: CT, angiography and RN scans in intracranial cavernous hemangiomas. Neuroradiology **16**, 256–260 (1978)

Savoiardo, M., Passerini, A., Allegranza, A.: The hypodense meningioma: Report of two cases. Neuroradiology **16**, 558–560 (1978)

Schiefer, W.: Klinik der intracerebralen Massenblutungen und spontanen Haematome. In: Der Hirnkreislauf (Ed. H. Gänshirt), pp. 680–714. Stuttgart: Thieme 1972

SCHIEFER, W., HUK, W.: Computerized tomographic findings with brain abscesses. In: Cranial computerized tomography (Lanksch, W., Kazner, E., Eds.), pp. 360–363. Berlin-Heidelberg-New York: Springer 1976.

SCHINDLER, E., KRETZSCHMAR, K., AULICH, A., WENDE, S., KUTZNER, J.: Serial CT studies of a metastatic pinelaoma with reference to the radiotherapeutic problems. Neuroradiology **14**, 127–132 (1977)

SCHINDLER, E., LUDWIG, B.: Beitrag zur Diagnose der Rindenatrophie: Auswertung von Computertomogrammen und Angiogrammen über 70 Jahre alter Patienten. Neuroradiology **16**, 183–186 (1978)

SCHLEGEL, W., SCHARFENBERG, H., MÜLLER, W., BADER, R., LORENZ, W.J.: Computereinsatz zur Bearbeitung und Auswertung von CT-Aufnahmen. Elektromedica **5**, 189–196 (1977)

SCHOSSBERGER, P.F., TOUYA, J.J.: Dynamic cisternography in normal dogs and in human beings. Neurology **26**, 254–260 (1976)

SCHUBIGER, O., VALAVANIS, A., MENGES, H.: Computed tomography of small acoustic neuromas. Neuroradiology **15**, 287–290 (1978)

SCOTT, W.R., NEW, P.F., DAVIS, K.R., SCHNUR, J.A.: Computerized axial tomography of intracerebral and intraventricular hemorrhage. Radiology **112**, 73–80 (1974)

SCOTT, W.R., DAVIS, K.R., TREVOR, R.P., SCHNUR, J.A.: Computed tomography of the cerebellopontine angle. In: Neurological surgery of the ear (Eds. H. Silverstein, H. Norell), pp. 206–215. Birmingham, Alabama: Aesculapius 1977

SCOTTI, G., TERBRUGGE, K., MELANCON, D., BELANGER, G., TAYLOR, S.: Computer assisted tomography in the diagnosis of subdural haematomas. In: The diagnostic limitations of computerised axial tomography (Bories, J., Ed.), p. 126–130. Berlin-Heidelberg-New York: Springer 1978

SHELDON, P., MOLYNEUX, A.: Metrizamide cisternography and computed tomography for the investigation of pituitary lesions. Neuroradiology **17**, 83–87 (1979)

SHIGA, H., YAGISHITA, A., AKIYAMA, T.: The neuroradiological findings in a case of cerebral tuberculoma. Neuroradiology **17**, 279–281 (1979)

SIEMERLING, E., CREUTZFELDT, H.G.: Bronze-Krankheit und sklerosierende Encephalomyelitis. Arch. Psychiatr. Nervenkr. **68**, 217–244, 1923

SIGEL, R.M., MESSINA, A.V.: Computed tomography: The anatomic basis of the zone of diminished density surrounding meningiomas. Amer. J. Roentgenol. **127**, 139–141 (1976)

SMITH, P.R., PETERS, T.M., BATES, R.H.T.: Image reconstruction from finite numbers of projections. J. Phys. A. Math. Nucl. Gen. **6**, 361 (1973)

SNYDER, R.D., STOVRING, J.: The follow-up CT scan in childhood meningitis. Neuroradiology **16**, 22–23 (1978)

SÖDERSTRÖM, C.E., KJELLIN, K.G., CRONQVIST, S.: Computer tomography compared with spectrophotometry of cerebrospinal fluid in cerebrovascular diseases. Acta Radiol. (Suppl. 346), 130–142 (1975)

SOM, P.M., PATEL, S., NAKAGAWA, H., ANDERSON, P.J.: The iron rim sign. J. Comput. Assist. Tomogr. **3**, 109–112 (1979)

SORTLAND, O.: Computed tomography combined with gas cisternography for the diagnosis of expanding lesions in the cerebellopontine angle. Neuroradiology **18**, 19–22 (1978)

SPATZ, H.: Pathologische Anatomie der Kreislaufstörungen des Gehirns. Z. Neur. **167**, 301–349 (1939)

STEINER, L., BERGVALL, U., ZWETNOW, N.: Quantitative estimation of intracerebral and intraventricular hematoma by computer tomography. Acta Radiol. [Suppl.] (Stockh.) **346**, 143–154 (1975)

STEINHOFF, H., LANGE, S.: Principles of contrast enhancement in computerized tomography. In: Cranial computerized tomography (Eds. W. Lanksch, E. Kazner), pp. 60–68. Berlin-Heidelberg-New York: Springer 1976

STEINHOFF, H., AVILES, CH.: Contrast enhancement response of intracranial neoplasms – Its validity for the differential diagnosis of tumors in CT. In: Cranial computerized tomography (Eds. W. Lanksch, E. Kazner), pp. 151–161. Berlin-Heidelberg-New York: Springer 1976

STEINHOFF, H., KAZNER, E., LANKSCH, W., GRUMME, T., MEESE, W., LANGE, S., AULICH, A., WENDE, S.: The limitations of computerised axial tomography in the detection and differential diagnosis of intracranial tumours. A study based on 1304 neoplasms. In: The diagnostic limitations of computerised axial tomography (Bories, J., Ed.), p. 40–49. Berlin-Heidelberg-New York: Springer 1978

STEINHOFF, H., LANKSCH, W., KAZNER, E.: Die computer-tomographische Darstellung encephalomalacischer Herde und ihre Bedeutung für Praxis und Klinik. Internist **17**, 32–37 (1976)

STEINHOFF, H., LANKSCH, W., KAZNER, E., GRUMME, T., MEESE, W., LANGE, S., AULICH, A., SCHINDLER, E., WENDE, S.: Computed tomography in the diagnosis and differential diagnosis of glioblastomas. A qualitative study of 295 cases. Neuroradiology **14**, 193–200 (1977)

STEINHOFF, H.: Unpubl. Untersuchungsergebnisse

STOVRING, J.: Contralateral temporal horn widening in unilateral supratentorial mass lesions: A diagnostic sign indicating tentorial herniation. J. Comput. Tomogr. **1**, 319–323 (1977)

STRECKER, E.P., NOVAK, G.R., JAMES, A.E. JR.: Compartemental analysis of cerebrospinal fluid-blood alubimin transfer. Consideration of kinetics in normal animals with chronic communicating hydrocephalus. Eur. Neurol. **16**, 203–212 (1977)

SUTTON, D., CLAVERIA, L.E.: Meningiomas diagnosed by scanning: A review of 100 intracranial cases. In: Computerised axial tomography in clinical practice (Eds. G.H. Du Boulay, I.F., Moseley), pp. 102–110. Berlin-Heidelberg-New York: Springer 1977

Svends, N.P.: Computer tomography of traumatic extracerebral lesions. Brit. J. Radiol. **49**, 1004–1012 (1976)

Synek, V., Reuben, I.R.: The ventricular brain ratio using planimetric measurements of EMI-scans. Brit. J. Radiol. **49**, 233–237 (1976)

Syvertsen, A.H., Dugstad, G., Amundsen, P.: Computerized tomography in brain tumours correlated to histology, angiography, gas encephalography, and isotope encephalography. In: Cranial computerized tomography (Eds. W. Lanksch, E. Kazner), pp. 167–170. Berlin-Heidelberg-New York: Springer 1976

Tadmor, R., Davis, K.R., Roberson, G.H., Kleinman, G.M.: Computed tomography in primary malignant lymphoma of the brain. J. Comput. Assist. Tomogr. **2**, 135–140 (1978)

Takahashi, M., Arii, H., Tamakawa, Y.: Comparison of metrizamide CT cisternography with radionuclide cisternography in abnormal cerebrospinal fluid dynamics. Neuroradiology **16**, 199–202 (1978)

Takeuchi, J., Handa, H., Otsuka, S., Takebe, Y.: Neuroradiological aspects of suprasellar germinoma. Neuroradiology **17**, 153–159 (1979)

Tamaki, N., Kanazawa, Y., Asada, M., Kusunoki, T., Matsumoto, S.: Comparison of cerebrospinal fluid dynamics studied by computed tomography (CT) and radioisotope (RI) cisternography. Neuroradiology **16**, 193–198 (1978)

Taveras, J.M., New, P.F.J., Merino De Villasante, J.: CT evaluation of cranial trauma. Vortrag gehalten auf: International Symposium and Course on computed cranial tomography, Hamilton/Bermuda, 9.–14. 3. 1975

Taveras, J.M., Wood, E.H.: Diagnostic neuroradiology, vol. 2, 2nd ed. Baltimore, Williams & Wilkins, 1976

Terbrugge, K., Scotti, G., Ethier, R., Melancon, D., Tschang, S., Milner, C.: Computed tomography in intracranial arteriovenous malformations. Radiology **122**, 703–705 (1977)

Terrence, C.F., Delaney, J.F., Alberts, M.C.: Computed tomography for Huntington's disease. Neuroradiology **13**, 173–175 (1977)

Thaler, H.T., Ferber, P.W., Rottenberg, D.A.: A statistical method for determining the proportions of gray matter, white matter, and CSF using computed tomography. Neuroradiology **16**, 133–135 (1978)

Theron, J., Metzger, J.: Explorations radiologiques des tumeurs sellaires et juxta sellaires. Traité de radiodiagnostic, Masson Ed. Paris, T. XIV, vol. 2, 297–346 (1976)

Thibaut, A., Rumeau, C.: CT scan and gas encephalography in diagnosis of arachnoid cyst and epidermoid cyst of Galen's cistern. Neuroradiology **16**, 556–557 (1978)

Thomson, J.L.G.: Computerised axial tomography and the diagnosis of glioma: A study of 100 consecutive histologically proven cases. Clin. Radiol. **27**, 431–441 (1976)

Thron, A., Bockenheimer, S.: Giant aneurysms of the posterior fossa suspected as neoplasms on computed tomography. Neuroradiology **18**, 93–97 (1979)

Tsai, F.Y., Huprich, J.E.: Further experience with contrast-enhanced CT in head trauma. Neuroradiology **16**, 314–317 (1978)

Tsai, F.Y., Huprich, J.E., Gardner, F.C., Segall, H.D., Teal, J.S.: Diagnostic and prognostic implications of computed tomography of head trauma. J. Comput. Assist. Tomogr. **2**, 323–331 (1978)

Unterharnscheidt, F.: Die gedeckten Schäden des Gehirns. Experimentelle Untersuchungen mit einmaliger, wiederholter und gehäufter Gewalteinwirkung auf den Schädel. Monographien aus dem Gesamtgebiet der Neurologie und Psychiatrie, Heft 103. Berlin-Göttingen-Heidelberg: Springer 1963

Valavanis, A., Schubiger, O., Wellauer, J.: Computed tomography of acoustic neuromas with emphasis on small tumor detectability. Neuroradiology **16**, 598–600 (1978)

Veiga-Pires, J.A., Dossetor, R.S., Van Nieuwenhuizen, O.: CT scanning for papilloma of choroid plexus. Neuroradiology **17**, 13–16 (1978)

Vignaud, J.: Comparison between multidirectional tomography and CT scanner. In: The diagnostic limitations of computerised axial tomography (Bories, J., Ed.), pp. 174–176. Berlin-Heidelberg-New York: Springer 1978

Vonofakos, D., Hacker, H.: Computed tomography histogram in the pathologic definition of supratentorial brain tumors. Neuroradiology **16**, 552–555 (1978)

Walser, R.L., Ackerman, L.V.: Determination of volume from computerized tomograms: Finding the volume of fluid-filled brain cavities. J. Comput. Assist. Tomogr. **1**, 117–130 (1977)

Waltino, O., Eistola, P., Vuolio, M.: Brain scanning in the detection of intracranial arteriovenous malformation. Acta neurol. scand. **49**, 434–442 (1973)

Weichert, H.C., Löhr, E., Clar, H.E., Grote, W.: Limitations of computerized tomography in diagnosis of subdural hematoma. Neuroradiology **16**, 469–471 (1978)

Weinstein, M.A., Duchesneau, P.M., MacIntyre, W.J.: White and gray matter of the brain differentiated by computed tomography. Radiology **122**, 699–702 (1977)

Weinstein, M.A., Duchesneau, P.M., Weinstein, C.E.: Computed angiotomography. Am. J. Roentgenol. **129**, 699–701 (1977)

Wende, S., Aulich, A., Kretzschmar, K., Grumme, T., Meese, W., Lange, S., Steinhoff, H., Lanksch, W., Kazner, E.: Die Computer-Tomographie der Hirngeschwülste. Eine Sammelstudie über 1658 Tumoren. Radiologe **17**, 149–156 (1977)

WENDE, S., AULICH, A., SCHINDLER, E., GRUMME, T., MEESE, W., LANGE, S., KAZNER, E., STEINHOFF, H., LANKSCH, W.: A German multicentre study of intracranial tumours. In: Computerised axial tomography in clinical practice (Eds. G.H. Du Boulay, I.F. Moseley), pp. 111–117. Berlin-Heidelberg-New York: Springer 1977

WENDLING, L.R., CROMWELL, L.D., LATCHAW, R.E.: Computed tomography of intracerebral leukemic masses. Am. J. Roentgenol. **132**, 217–220 (1979)

WIGGLI, U., ELKE, M., MÜLLER, H.R., HÜNIG, R., WÜTHRICH, R.: The CT pattern of meningioma – Is it specific? In: Cranial computerized tomography (Eds. W. Lanksch, E. Kazner), pp. 162–166. Berlin-Heidelberg-New York: Springer 1976

WIGGLI, U., BENZ, U.F.: Normal computed tomography anatomy of the suprasellar subarachnoid space. Radiology **128**, 65–70 (1978)

WILSON, J.L., MOSELEY, I.F.: A diagnostic approach to cerebellar lesions. In: The first European seminar on computerised axial tomography in clinical practice (Du Boulay, G.H., Moseley I.F., Eds.) pp. 123–133. Berlin-Heidelberg-New York: Springer 1977

WING, S.D., NORMAN, D., POLLOCK, J.A., NEWTON, T.H.: Contrast enhancement of cerebral infarcts in computed tomography. Radiology **121**, 89–92 (1976)

WING, S.D., OSBORN, A.G., WING, R.W.: The vertex scan: An important component of cranial computed tomography. Am. J. Roentgenol. **130**, 765–767 (1978)

WODARZ, R., NADJMI, M., RATZKA, M.: Topographische Korrelation angiographischer und computertomographischer Befunde bei zerebralen Gefäßprozessen. Neuroradiology **16**, 164–167 (1978)

WOLFMAN, N.T., BOEHNKE, M.: The use of coronal sections in evaluating lesions of the sellar and parasellar regions. J. Comput. Assist. Tomogr. **2** 308–313 (1978)

WOOD, J.H., BARTLET, D., JAMES, A.E., UDVARHELYI, G.B.: Normal-pressure hydrocephalus: Diagnosis and patient selection for shunt surgery. Neurology **24**, 517–526 (1974)

WRASSE, K.: Das Schädelhirntrauma im Computertomogramm. Inaugural-Dissertation FU Berlin 1978

WÜLLENWEBER, R., ZUM WINKEL, K., GRUMME, T., LANGE, S., MEESE, W.: Differentialdiagnose des Schlaganfalles im Computer-Tomogramm. Neurochirurgia **19**, 1–9 (1976)

WÜLLENWEBER, R., SCHNEIDER, U., GRUMME, TH.: Computertomographische Untersuchungen bei Schädel-Hirn-Verletzungen. Z. Rechtsmedizin **80**, 227–246 (1977)

WYCIS, H.T.: Subdural hygroma, a report of 7 cases. J. Neurosurg. **2**, 340–357 (1945)

YOCK, D.H., MARSHALL, W.H.: Recent ischemic brain infarcts at computed tomography: appearances pre- and post-contrast infusion. Radiology **117**, 599–608 (1975)

YOCK, D., NORMAN, D., NEWTON, T.H.: Pitfalls in the diagnosis of ischaemic cerebral infarcts by computed tomography. In: The diagnostic limitations of computerised axial tomography (Bories, J., Ed.), p. 90–104. Berlin-Heidelberg-New York: Springer 1978

ZATZ, L.M.: The effect of the kVp level on EMI values. Radiology **119**, 683–688 (1976)

ZATZ, L.M.: Image quality in cranial computed tomography. J. Comput. Assist. Tomogr. **2**, 336–346 (1978)

ZEIDLER, U., KOTTGE, S., HUNDESHAGEN, H.: Hirnszintigraphie – Technik und Klinik, II. Aufl. Berlin-Heidelberg-New York: Springer 1975

ZIEDSES DES PLANTES, B.G.: Subtraction. Stuttgart: Thieme 1961

ZILKHA, E., LADURNER, G., ILIFF, L.D., DU BOULAY, G.H., MARSHALL, J.: Computer subtraction in regional cerebral blood-volume measurements using the EMI-scanner. Brit. J. Radiol. **49**, 330–334 (1976)

ZIMMERMAN, R.A., PATEL, S., BILANIUK, T.: Demonstration of purulent intracranial infections by computed tomography. Amer. J. Roentgenol. **127**, 155–165 (1976)

ZIMMERMAN, H.M.: Hemorrhagic infarct of the temporo-parietal region. Cancer Semin. **1**, 21–23 (1977)

ZIMMERMAN, R.A., BILANIUK, L.T.: Prognostic value of computed tomography in intracerebral hematomas. Comput. Axial. Tomogr. **1**, 93–96 (1977)

ZIMMERMAN, R.D., LEEDS, N.E., NAIDICH, T.P.: Ring blush associated with intracerebral hematoma. Radiology **122**, 707–711 (1977)

ZIMMERMAN, R.A., BILANIUK, L.T., PAHLAJANI, H.: Spectrum of medulloblastomas as demonstrated by computed tomography. Radiology **126**, 137–141 (1977)

ZIMMERMAN, R.A., BILANIUK, L.T., GALLO, E.: Computed tomography of the trapped fourth ventricle. Am. J. Roentgenol. **130**, 503–506 (1978)

ZIMMERMAN, R.A., BILANIUK, L.T., BRUNO, L., ROSENSTOCK, J.: Computed tomography of cerebellar astrocytoma. Am. J. Roentgenol. **130**, 929–933 (1978)

ZIMMERMAN, R.A., BILANIUK, L.T., BRUCE, D., SCHUT, L., UZZELL, B., GOLDBERG, H.I.: Interhemispheric acute subdural hematoma: A computed tomographic manifestation of child abuse by shaking. Neuroradiology **16**, 39–40 (1978)

ZIMMERMAN, R.A., BILANIUK, L.T.: Computer tomography of traumatic intracerebral hemorrhagic lesions: The change in density and mass effect with time. Neuroradiology **16**, 320–321 (1978)

ZIMMERMAN, R.A., BILANIUK, L.T., BRUCE, D., SCHUT, L., UZZEL, B., GOLDBERG, H.I.: Computed tomography of craniocerebral injury in the abused child. Radiology **130**, 687–690 (1979)

ZÜLCH, K.J.: Histologische Untersuchungen bei chronischen subduralen Hämatomen. Hefte Unfallheilk. **53**, 121 (1956)

ZÜLCH, K.J.: Atlas of gross neurosurgical pathology. Berlin-Heidelberg-New York: Springer 1975

Namenverzeichnis – Author Index

Die *kursiv* gesetzten Zahlen beziehen sich auf Literatur
Page numbers in *italics* refer to the references

Sachverzeichnis

(Deutsch – Englisch)

Bei gleicher Schreibweise in beiden Sprachen sind die Stichwörter nur einmal aufgeführt

Subject Index

(English – German)

Where English and German spelling of a word is identical, the German version is inmitted